A. Sigel · R.-H. Ringert (Hrsg.) Kinderurologie

Springer-Verlag Berlin Heidelberg GmbH

A. Sigel · R.-H. Ringert (Hrsg.)

Kinderurologie

2., vollständig überarbeitete Auflage

Mit 258 Abbildungen in 494 Einzeldarstellungen und 75 Tabellen

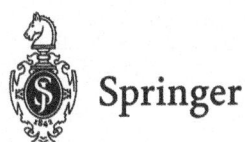 Springer

Prof. Dr. med. A. Sigel
Urologische Klinik und Poliklinik
der Universität Erlangen-Nürnberg
Maximiliansplatz, 91054 Erlangen

Prof. Dr. med. R.-H. Ringert
Klinik und Poliklinik für Urologie
der Georg-August-Universität Göttingen
Robert-Koch-Str. 4, 37075 Göttingen

ISBN 978-3-662-08081-8   ISBN 978-3-662-08080-1 (eBook)
DOI 10.1007/978-3-662-08080-1

Die Deutsche Bibliothek-CIP-Einheitsaufnahme
Kinderurologie : mit 75 Tabellen / Alfred Sigel (Hrsg.). – 2., vollst. überarb. Aufl. –
Berlin ; Heidelberg ; New York ; Barcelona ; Hongkong ; London ; Mailand ; Paris ;
Singapur ; Tokio : Springer, 2001

© Springer-Verlag Berlin Heidelberg 2001
Ursprünglich erschienen bei Springer-Verlag Berlin Heidelberg New York 2001.
Softcover reprint of the hardcover 2nd edition 2001

Umschlaggestaltung: de'blik, 10435 Berlin
Satz: FotoSatz Pfeifer GmbH, 82166 Gräfelfing/München
Gedruckt auf säurefreiem Papier – SPIN: 10508563   22/3130 – 5 4 3 2 1 0

Vorwort zur 2. Auflage

Die Struktur des Buches ist gleich geblieben wie in der ersten Auflage. Sie ist im dortigen Vorwort präzise beschrieben und wird so auch vorangestellt. Die Mehrheit der Autoren der ersten Auflage hat ihre bewährten Dienste auch der zweiten Auflage in überarbeiteter Fassung beigegeben.

Nachdem der Verlag einen zweiten Mitgestalter wünschte, wurde dafür Professor Ringert aus Göttingen gewonnen. Seine redaktionelle Mitarbeit brachte neu hinzu die Göttinger Beiträge. Wertvoll wie alle anderen, brachten sie es mit sich, daß andere bewährte Autoren der jetzigen zweiten Auflage nicht mehr angehören. So die der Kapitel Kanzerologie, Traumatologie, humangenetische Ableitungen und neurogene Blase.

Blieb die Struktur des Buches gleich, so haben wir dennoch Vieles verbessert. Es wurde noch strenger als bisher gegliedert und definiert zwischen Genese, Patho-Morphologie und Pathophysiologie, weiter gegliedert zwischen diagnostischen Methoden und therapeutischen Modalitäten. Die Indikationen als übergeordneter intellektueller Beitrag zur operativen Medizin werden stärker herausgearbeitet. Operationstechnik stand nicht im Vordergrund, dagegen klar die Operationsmethodik.

Die zentralen Kapitel des gestörten Harntransportes erhalten vertiefte Darstellung. Der Unterschied zwischen kongenitaler Dysplasie und kongenitaler Hypoplasie rückt oft in den Vordergrund, so vielfältig bei der distal wie proximal ansetzenden Obstruktion, der Refluxkrankheit, der Prune-Belly-Krankheit, den Doppelungen des Harnleiters, sogar bei der neurogenen Blase. Zeitverschiedener Verschluß des Allantoisganges entscheidet zwischen dysplastischer und hypoplastischer Parenchymreduktion. Der weithin überschätzte Begriff des „sekundären Refluxes" wird auf seine kongenitale begrenzte Grundlage hin gedeutet. Das neue Postulat des gestörten Renin-Angiotensin-Systems als übergeordnete Ursache aller renalen Fehlformationen wird angeführt.

Wie alle Kapitel wurden vertieft dargestellt auch die ausgedehnte Onkologie, die Harnsteinkrankheit, weiter die eingreifenden Harnableitungen und Pouches im Kindesalter, ebenso intensiv die urologische Traumatologie. Die Spaltfehlbildungen der Harnröhre und der Harnblase gehören zu den Zentralstücken der Kinderurologie. Sie wurden perfekt dargestellt, ähnlich auch die testikulären Fehlbildungen und Erkrankungen, ebenso die Erkrankungen des Penis, am Rande auch gynäkologische Urologie des Kindesalters und urologische Relevanz der Analatresie. Zentral wieder das Kind mit intersexuellem Genitale. Am Schluß steht ein neues Kapitel „Die Zukunft der Kinderurologie".

Die Nephrologie des Kindesalters ist immer kinderurologisches Begleitthema, in der Extremtherapie auch die Nierentransplantation des Kindesalters. Kongenitale makrozystische Nephropathie gehört in das Gebiet zwischen Kinderurologie und Kindernephrologie, am Rande auch renovaskuläre Hypertonie, auch spezifische Entzündungen und vor allem bakterielle.

Kritiken zur vorausgegangenen Auflage waren alle anerkennend und freundlich.

Der ältere der beiden Herausgeber verabschiedet sich mit seinem dritten Lehrbuch der Kinderurologie definitiv aus der Facharbeit. 18 der 29 Kapitel und die Abstracte sind aus seiner Feder. Er wünscht, daß in einer allfälligen weiteren Auflage die maßgebliche Herausgeberschaft wie bisher aus seiner früheren Erlanger Urologischen Universitätsklinik kommt. Dort haben wir vor 40 Jahren eine Reihe von Schwerpunkten gesetzt. Einer davon war und ist die Kinderurologie. Den Kinderärzten unseres Universitäts-Klinikums sind wir über 3 Generationen hinweg verbunden.

A. Sigel, Mai 2000

Vorwort zur 1. Auflage

Kinderurologie, Teil der allgemeinen Urologie, zusammenfassend nach letzten Einsichten und Fortschritten darzustellen, überschreitet die Zuständigkeit eines einzelnen. Der Herausgeber weiß sich daher allen Ko-Autoren für ihre Beiträge dankbar verbunden. Über die Spanne der Thematik informiert das gut gegliederte Inhaltsverzeichnis.

Kinderurologie hat überwiegend mit angeborenen Fehlformen und Fehlfunktionen zu tun. Deshalb muß ihre Beschreibung an den Ursprüngen beginnen, mithin mit Pathoembryologie und Humangenetik. Hauptsächlich fortfahren muß sie mit klinischer Pathologie und pathologischer Physiologie, beides stets mit pathogenetischem Hintergrund als eigentlichem Leitfaden. Daraus ergibt sich klare Diagnostik, die mehr Differenzierung als früher verlangt.

Pathomorphologisch steht kongenital-reduktive Nephro- und Uropathie im Vordergrund. Schwierig einsehbar und darzustellen ist ihre Zusammensetzung aus Dysplasie, Obstruktion und bakterieller Entzündung. Die nominale Reihenfolge spiegelt die veränderte Wertigkeit und daneben auch die Grenzen operativer Korrigierbarkeit. Die oft vordergründige, überwiegend aus Dysplasie oder Neurogenität entstandene Refluxkrankheit hat dreifach Anteil in derselben Rangfolge. Trigonale Organisations- samt Induktionspotenz und Knospenhierarchie sind bestimmende Faktoren.

Pathophysiologisch haben drei Entdeckungen der letzten Zeit die Kinderurologie verändert, erstens die der funktionellen Obstruktion, intermittierend wie permanent (Hinman-Erkrankung), zweitens die Differenzierung der supravesikalen Dilatation in obstruktiv und nichtobstruktiv, in transient und permanent und drittens vorgegebener Defektstillstand auf vielen möglichen Stufen. Alle drei Entdeckungen haben unsere Operationsindikationen differenziert und reduziert. Endoskopische und perkutane Techniken haben an Wert und Bedeutung gewonnen, ebenso praktische Uropharmakologie.

Auf diagnostischem Gebiet hat das Ultraschallverfahren am meisten für schöpferische Unruhe gesorgt. Aber auch die anderen bildgebenden Verfahren, die aufwendigere CT und NMR haben Einfluß genommen, speziell auf den Umgang mit pädiatrischer Neoplasie. Die Nuklearmedizin liefert renal funktionelle Aufklärungen wie sie früher nicht zu erhalten waren. Die unentbehrliche Urodynamik wurde wesentlich verfeinert. Die jahrzehntelang maßgebliche AUR hat daneben an dominanter Bedeutung verloren.

In der Therapie der urologischen Kinderneoplasie ist das Verhältnis zwischen Operation, Chemotherapie und Radiotherapie anders geworden. Die Indikationen haben sich teilweise zu weniger Invasivität verschoben. Teamarbeit ist notwendig. Der Operateur kann zu Unrecht überstimmt werden.

Andere große Teilgebiete, wie testikuläre und peniale Erkrankungen, Spaltfehlbildungen, ambivalente Geschlechtsprägung, ebenso Traumatologie, Steingenese und Harnableitungen haben wichtige Differenzierungen und therapeutisch ausschlaggebende Veränderungen und Neuerungen erfahren. In der Steinbehandlung dominieren ESWL und urologische Endoskopie kaum anders als bei Erwachsenen.

Schematische Zeichnungen und ordnende Tabellen wurden wegen ihres größeren didaktischen Wertes oft der radiologischen Bildgebung vorgezogen.

Viele Kapitel des Buches enden mit einer Zusammenfassung, einer Art „Bestandskatalog", gedacht mehr zu schnellem Einblick für Fortgeschrittene, weniger als Kompendium für Anfangende.

Was kinderurologische Fachstruktur betrifft, so haben sich die Verbindungen zwischen Pädiatrie und Urologie vertieft. Räumlich fast Wand an Wand, nimmt die Kinderklinik samt ihrer Intensivstation alle unsere operationsbedürftigen Säuglinge und Kleinkinder auf, und der Kinderurologe begreift, daß kranke Kinder mehr und anderes sind als „verkleinerte Ausgaben der Erwachsenen". Besonders eng hat sich die Zusammenarbeit auf dem neuen Feld der Kindertransplantation entwickelt.

Unverändert problematisch ist das Verhältnis zwischen Kinderurologie und Kinderchirurgie. Einzig Teilhabe an Kinderurologie wird essentiell beansprucht. Alle übrigen Felder wie pädiatrische Kardiochirurgie, Neurochirurgie, ZMK, HNO, Gynäkologie, Traumatologie und Orthopädie befinden sich ganz oder überwiegend in Händen der jeweiligen Fachgebiete. Jedoch hat die Kinderchirurgie kinderurologische Verdienste aufzuweisen. Sie hat sich schon zu einer Zeit darum bemüht, als die Urologie es noch lange nicht tat. Außerdem gibt es nach wie vor viel urologische Lizenzen mit kinderurologischem Defizit. Das schwierige Strukturproblem wäre am besten zu lösen mittels neu zu schaffender, amtlich lizenzierter kinderurologischer Abteilungen an großen urologischen wie kinderchirurgischen Kliniken. Eine geprüfte Zusatzbezeichnung „Kinderurologie" sollte beide Fächer verbinden und nur aus diesen Abteilungen kommen.

Wer in der Universitäts-Medizin ein größeres Arbeitspensum erbracht hat, vergißt nicht die Quellen, aus denen er Bleibendes bezog. Pures Fachwissen läßt sich großenteils zusammentragen, selbst gewinnen und fortwährend erneuern. Es stammt zu einem hohen Anteil aus der englischsprachigen Medizin, in erster Linie aus den USA. Was aber

Ärztlichkeit, feste Klinikführung, die Art und Weise der Wissensermittlung und der Unterrichtsvermittlung betrifft, die Hauptfunktionen des Medizinischen Hochschullehrers, so trägt er darin Einflüsse vieler mit sich. Sie begannen schon in der Studentenzeit und reichten weit in die Oberarztzeit hinein. Meine wichtigsten Quellen waren akademische Persönlichkeiten wie der Pathologe F. Büchner, der Internist R. Siebeck, die Chirurgen R. Zenker und G. Hegemann, die Urologen L. Lurz und J. Cibert, die Pädiater C. Noeggerath und A. Windorfer.

Der engagierte Kliniker war immer auch gleichsam in doppelter Ehe verbunden, einer beständigen mit seiner Ehefrau, gleichzeitig in einer zweiten mit der jeweiligen Klinik, die ungezählte Male Vorrang beanspruchte. Eine matrimoniale Hintergrunddienstleistung begleitet daher auch dieses Fachbuch, das jetzt eine kinderurologisch interessierte Leserschaft ansprechen möchte.

Alle beteiligten Autoren haben sich zu bedanken bei ihren ungenannten Helfern wie schreibgewandten Sekretärinnen, versierten wissenschaftlichen Zeichnern und Fotografinnen. Dank auch den Damen und Herren des Springer-Verlages für viele verständnisvolle Hilfen sowie großzügige Ausstattung und perfekte Herstellung des Buches.

Erlangen, Frühjahr 1993   *A. Sigel*

Inhaltsverzeichnis

Autorenverzeichnis

Böhles, H., Prof. Dr. med., Zentrum für Kinderheilkunde
Klinikum der Johann-Wolfgang-Goethe-Universität Frankfurt
Theodor-Stern-Kai 7, 60267 Frankfurt/Main

Carbon, R., Priv.-Doz. Dr. med., Chirurgische Klinik der Universität
Erlangen-Nürnberg, Abt. Kinderchirurgie
Maximiliansplatz, 91054 Erlangen

Gross, A., Priv.-Doz. Dr. med., Klinik und Poliklinik für Urologie der
Georg-August-Universität Göttingen
Robert-Koch-Str. 4, 37075 Göttingen

Hautmann, R., Prof. Dr. med., Urologische Klinik und Poliklinik
der Universität Ulm, Prittwitzstr. 43, 89075 Ulm

Hümmer, G. P., Prof. Dr. med., Chirurgische Klinik der Universität
Erlangen-Nürnberg, Abt. Kinderchirurgie
Maximiliansplatz, 91054 Erlangen

Kühn, R., Prof. Dr. med., Urologische Klinik und Poliklinik
der Universität Erlangen-Nürnberg
Maximiliansplatz, 91054 Erlangen

Lakomek M., Prof. Dr. med., Kinderklinik der Georg-August-Universität
Göttingen, Robert-Koch-Str. 4, 37075 Göttingen

Michalk, D., Prof. Dr. med., Klinik für Kinderheilkunde der Universität
zu Köln, Joseph-Stelzmann-Str. 9, 50924 Köln

Pekrun, A., Priv.-Doz. Dr. med., Kinderklinik der Georg-August-
Universität Göttingen, Robert-Koch-Str. 4, 37075 Göttingen

de Petriconi, R., Priv: Doz. Dr. med., Urologische Klinik und Poliklinik
der Universität Ulm, Prittwitzstr. 43, 89075 Ulm

Reuter, M., Dr. med., Urologische Universitätsklinik Göttingen
Robert-Koch-Str. 4, 37075 Göttingen

Ringert, R. -H., Prof. Dr. med., Klinik und Poliklinik für Urologie
der Georg-August-Universität Göttingen
Robert-Koch-Str. 4, 37075 Göttingen

Rösch, W., Priv.-Doz. Dr. med., Urologische Klinik und Poliklinik
der Universität Erlangen-Nürnberg
Maximiliansplatz, 91054 Erlangen

Ruder, H., Prof. Dr. med., Klinik für Kinder und Jugendliche
der Rummelsberger Anstalten Innere Mission e.V.
Gehfeldstr. 24, 82467 Garmisch-Partenkirchen

Schott, G., Prof. Dr. med., Urologische Klinik und Poliklinik
der Universität Erlangen-Nürnberg
Maximiliansplatz, 91054 Erlangen

Schrott, K. M., Prof. Dr. med., Urologische Klinik und Poliklinik
der Universität Erlangen-Nürnberg
Maximiliansplatz, 91054 Erlangen

Seseke, F., Dr. med., Klinik und Poliklinik für Urologie
der Georg-August-Universität Göttingen
Robert-Koch-Str. 4, 37075 Göttingen

Sigel, A., Prof. Dr. med. (Emeritus), Urologische Klinik und Poliklinik
der Universität Erlangen-Nürnberg
Maximiliansplatz, 91054 Erlangen

Weißmüller, J., Prof. Dr. med., Urologische Klinik mit Kinderurologie
Stadtkrankenhaus, Am Hasenkopf, 63739 Aschaffenburg

Westenfelder, M., Prof. Dr. med., Klinik für Urologie und Kinderurologie
Krankenhaus „Maria Hilf", Oberdießemer Str. 94, 47805 Krefeld

Zöller, G., Priv.-Doz. Dr. med., Klinik und Poliklinik für Urologie
der Georg-August-Universität Göttingen
Robert-Koch-Str. 4, 37075 Göttingen

Kapitel 1

Embryologie des Urogenitaltraktes

F. Seseke und R.-H. Ringert

Abstract. Für das Verständnis einer Vielzahl kinderurologischer Erkrankungen sind ausreichende Kenntnisse über die embryonale Entwicklung des Urogenitaltrakts unmittelbare Voraussetzung. Insbesondere die kongenitalen Erkrankungen, die oft eine operative Intervention zur Folge haben, lassen sich in aller Regel auf eine embryologische Fehlentwicklung zurückführen. Je früher in der Entwicklung eine solche Störung auftritt, desto komplexer ist das resultierende Krankheitsbild. Die Ätiologie dieser Störungen ist in den meisten Fällen unbekannt.

Die folgende Übersicht über die embryonale Entwicklung des Urogenitaltrakts dient als Grundlage für das Verständnis der einzelnen kinderurologischen Krankheitsbilder. Die Pathoembryologie wird im Rahmen der Besprechung der Ätiologie und Pathogenese dieser Erkrankungen abgehandelt.

1.1
Niere

Die Entstehung der Nieren beginnt in der 4. Woche der embryonalen Entwicklung und ist die Folge komplexer Interaktionen zwischen mesodormalen und endodermalen Strukturen. Neben der Medianlinie haben sich mesodormale Kompartimente, die Ursegmente oder Somiten, gebildet. Aus dem angrenzenden intermediären Mesoderm entstehen auf Höhe der Segmente 2 und 6 Zellverbände, die tubuläre Strukturen differenzieren und die *Vorniere (Pronephros)* bilden. Von kranial nach kaudal entsteht zwischen diesen Tubuli eine Verbindung. Der so entstandene Vornierengang setzt sich als mesonephritischer Gang (Wolff-Gang) weiter nach kaudal fort. Die Vorniere besteht nur für sehr kurze Zeit. Die Tubuli haben keine sekretorische Funktion.

Durch kaudales Längenwachstum gewinnt der Wolff-Gang am Ende der 4. Woche Anschluß an die Kloake. So entstehen durch Kontakt mit dem intermediären Mesoderm aus dem Wolff-Gang erneut tubuläre Strukturen. Diese Strukturen entwickeln sich zu Nephronen, die aus Glomerulus, Tubulus und Sammelrohren bestehen. Zum Zeitpunkt des Anschlusses des Wolff-Gangs an die Kloake sind etwa 40 Tubuli-Paare vorhanden. Die so entstandene paarige *Urniere (Mesonephros)* ist bis zur Mitte der 6. Woche vollständig ausgebildet (Abb. 1.1 A). Nach 10 Wochen beginnen die kaudalen Tubuli der Urniere, die jetzt bereits eine sekretorische Funktion besitzt, zu degenerieren. Die kranialen Anteile verschmelzen mit der Gonadenanlage.

Nachdem der mesonephritische Gang mit der Kloake in Kontakt getreten ist, entsteht an seinem dorsomedialen Ende als divertikuläre Ausstülpung die Ureterknospe (Abb. 1.1B) Sie wölbt sich in das metanephrogene Mesenchym. Durch Interaktion

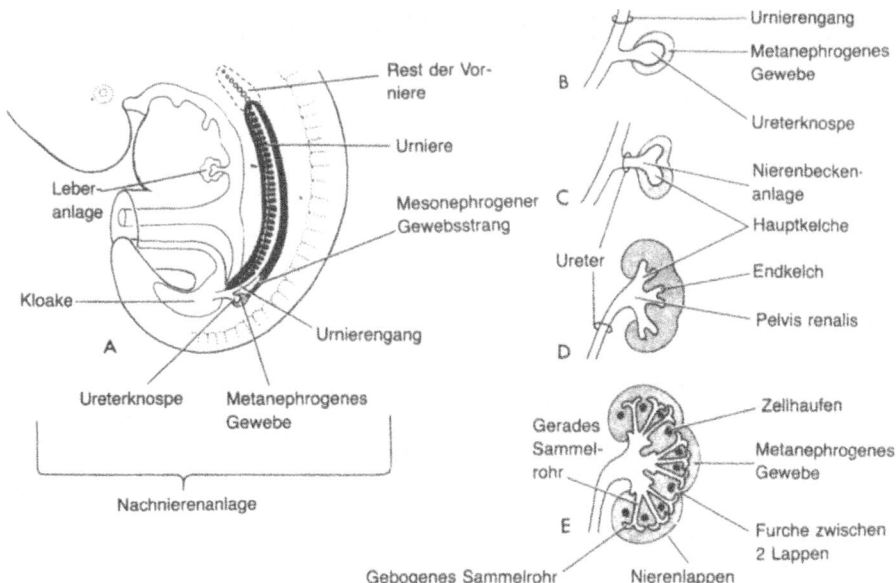

Abb. 1.1 A. 5 Wochen alter Embryo in Seitenansicht. Anlage der Urniere und Nachniere. **B–E** Aufeinanderfolgende Stadien der Entwicklung der Nachniere vom Aussprießen der Ureterknospe, aus der durch dichotome Verzweigung Nierenbecken, Nierenkelche und die Sammelrohre entstehen (Moore u. Drecoll 1996)

beider Strukturen entsteht als eigentliche Nierenanlage die *Nachniere (Metanephros)*. Die vollständige Ausbildung der Nachniere erfolgt zwischen der 5. und 36. Woche.

Die Ureterknospe beginnt sich dichotom zu teilen. Aus dem Stiel entsteht durch Längenwachstum der spätere Harnleiter. Die 1. Aufzweigung definiert die Pole der Niere, die nächsten 10 Aufzweigungen führen zur Bildung des Nierenbeckens und der Nierenkelche. Die Geschwindigkeit der Teilungen ist peripher schneller als zentral, wodurch die typische Nierenform entsteht. Die nächsten Generationen der Aufzweigungen entwickeln sich zu den Sammelrohren (Abb. 1.1 B–E). Nach 7 Wochen entstehen aus den Aufzweigungen die ersten *Nephrone*. Hierfür ist die unmittelbare Nähe zum metanephrogenen Mesenchym unbedingt erforderlich. Durch Kontakt eines Ärmchens der Aufzweigungen der Ureterknospe wird im Mesenchym die Entwicklung des Nephrons induziert. Aus einem Bläschen entstehen Glomerulus, Tubulus und Henle-Schleife mit Anschluß an das Sammelrohr. Gleichzeitig entwickelt sich die Gefäßversorgung durch Umscheidung des tubulären Systems mit mesenchymalen Zellen, die sich später zu Endothelien differenzieren. Im weiteren Verlauf bilden sich aus einem Ärmchen der Ureterknospe bis zu 8 Nephrone, was zu vermehrtem zentrifugalem Wachstum des Organs führt. Hierdurch entsteht die typische renale Konfiguration mit der zentralen Medulla, die die Sammelrohre beinhaltet, und dem peripheren Kortex, in dem die Nephrone angeordnet sind. Etwa in der 36. Woche der Entwicklung endet die Induktion der Nephronbildung durch die Arme der Ureterknospe. Es folgen Modifizierungen der räumlichen Anordnung der einzelnen Strukturen. Danach ist die morphologische Entwicklung der Nieren zunächst abgeschlossen [1].

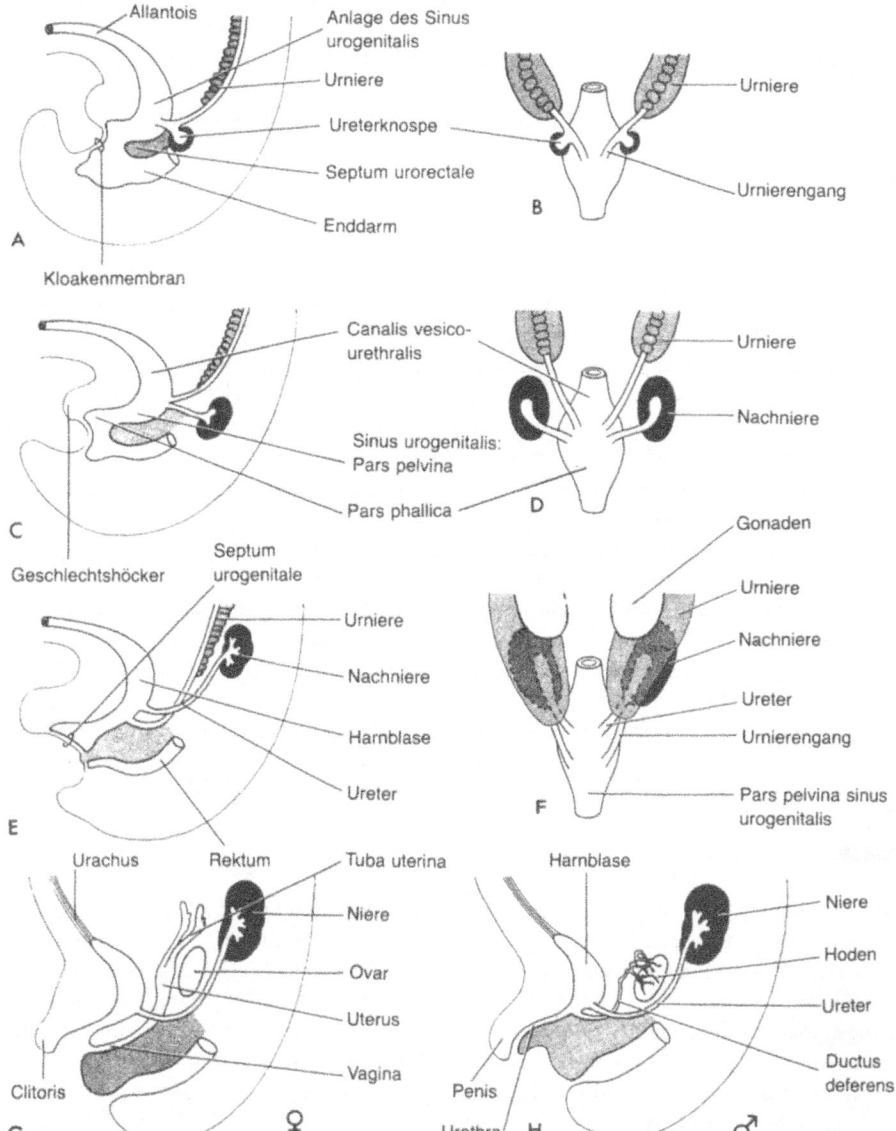

Abb. 1.2 A–H. 5.–12. Woche der Entwicklung. Teilung der Kloake in Rektum und Sinus urogenitalis durch das Septum urorektale. Umbildung der Urniere und Entstehung der Nachniere. Entwicklung der Harnblase und der proximalen Urethra. Veränderung der topographischen Beziehung zwischen Urnierengang und Ureter. **A, C, E, G, H** *Seitenansicht,* **B, D, F** *Dorsalansicht* (Moore u. Drecoll 1996)

Die primäre Anlage der Nachniere erfolgt im Bereich der oberen sakralen Segmente. Ihre endgültige Lage in Höhe der oberen lumbalen Wirbelkörper ist Folge mehrerer verschiedener Mechanismen, deren Verbindung als *Ascensus renalis* bezeichnet wird:

Da die Niere im Retroperitonealraum fixiert ist, kommt es durch das kaudale Längenwachstum des Fetus zu einem passiven Höhersteigen des Organs, das durch ein aktives Längenwachstum des Ureters zusätzlich unterstützt wird. Gleichzeitig rotiert die Niere um die longitudinale Achse nach medial durch. Dadurch kommt das Nierenbecken nach medial zu liegen, die Kelche zeigen in laterale Richtung (Abb. 1.2 A–H).

1.2
Ureter

Nach der Induktion der Ureterknospe entwickelt sich der primitive Ureter zunächst als hohler Schlauch. Die Verbindung zum Sinus urogenitalis ist durch eine Membran, die Chwalla-Membran, verschlossen. Das Ureterlumen ist mit Urin der Vorniere gefüllt. Durch die Zunahme des hydrostatischen Drucks reißt diese Membran ein.

Im weiteren Verlauf kommt es zu einer fast vollständigen Obliteration des Ureterlumens, die wahrscheinlich durch das schnelle Längenwachstum des Organs in dieser Periode bedingt ist. Die erneute Rekanalisation beginnt im mittleren Anteil, wobei der Bereich des pyeloureteralen Übergangs und der Einmündung in die Harnblase den Abschluß bildet, dies erklärt z. T. ihre Rolle als physiologische Engstellen. Die zwischenliegenden Anteile erweitern sich spindelförmig.

Das Längenwachstum des Ureters ist in Relation zum Längenwachstum des gesamten Fetus unverhältnismäßig schnell. Die Folgen sind eine zunehmende Schlängelung (*Kinking*) des Harnleiters und dadurch eine Faltenbildung der Ureterwand. Erst postnatal kehrt sich das Verhältnis der Wachstumsgeschwindigkeiten um, und der Harnleiter streckt sich.

Getriggert durch den Abfluß des ersten von der Nachniere gebildeten Urins beginnt die Bildung der periureteralen Muskulatur [1].

1.3
Blase

Am Ende der 4. Woche gewinnt der Wolff-Gang Anschluß an die Kloake. Nach deren Teilung in Rektum und Sinus urogenitalis durch das Septum urorectale entwickelt sich kranial der Einmündungsstelle die spätere Blase. Der Wolff-Gang erweitert sich nach Induktion der Ureterknospe nach distal und bildet einen gemeinsamen Ausführungsgang mit dem primitiven Ureter (Abb. 1.2 A–D). Das Mesenchym um die Einmündungsstelle wächst nach medial in den Sinus urogenitalis ein, fusioniert in der Mittellinie und bildet dort ein dreieckiges Areal, das primitive Trigonum vesicae.

Inzwischen hat sich die distale Verbindung zwischen Wolff-Gang und Ureter geteilt. Die Öffnung des Wolff-Gangs wandert nach kaudal, trifft dort auf die Einmündungsstellen der Müller-Gänge in den Sinus urogenitalis (Abb. 1.2 E–H) und bildet die Anlage des späteren Verumontanum. Diese Bewegung nach kaudal ist mit einer Rotation nach ventral kombiniert (Weigert-Meyer-Regel).

In der 10. Woche ist die primitive Blase ein von Bindegewebe umgebener zylindrischer Schlauch, dessen kranialer Anteil in den Allantoisgang übergeht, aus dem später der Urachus entsteht. In der 13. Woche differenzieren sich aus dem neben der Blasenanlage gelegenen Mesenchym Muskelstränge, die sich in 3 übereinanderliegenden Schichten anordnen. Dabei liegt eine Schicht zirkulär verlaufender Muskelfasern zwi-

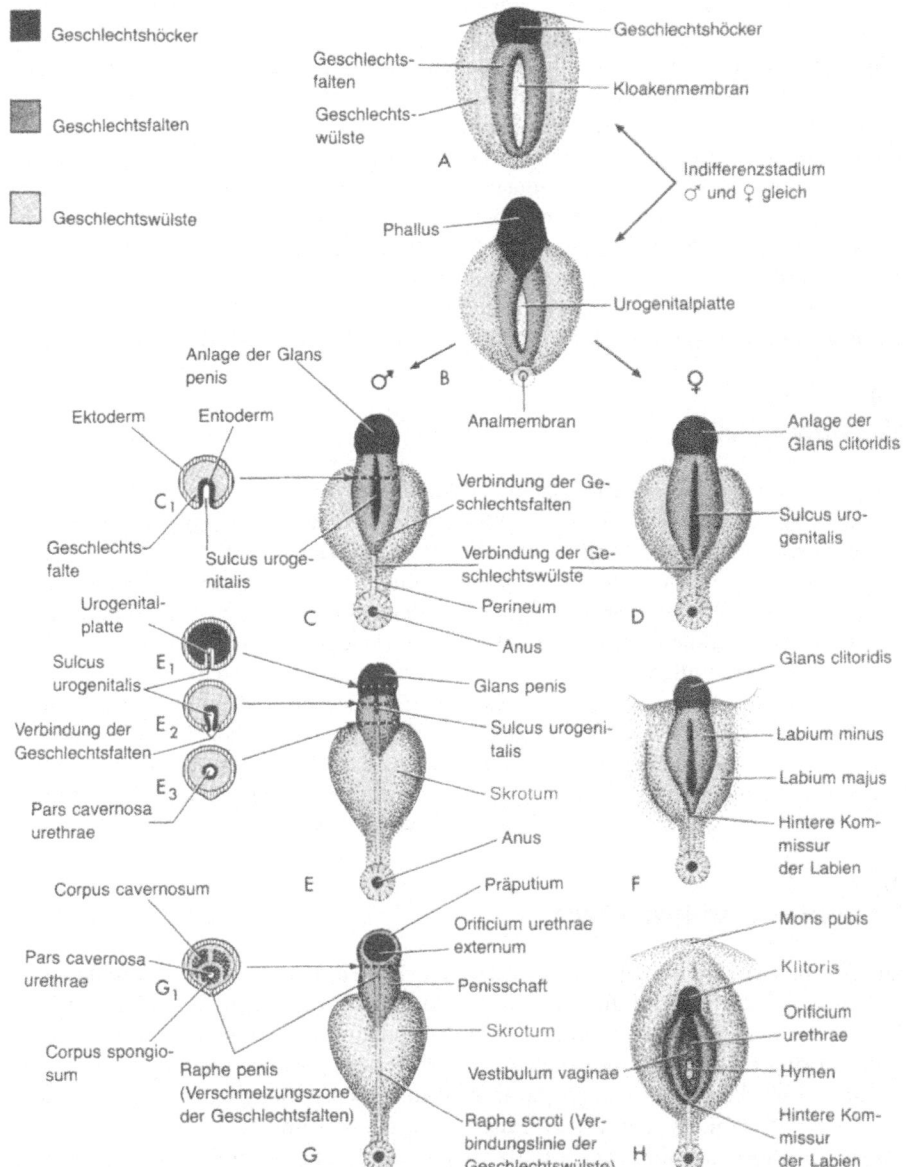

■ Geschlechtshöcker

▨ Geschlechtsfalten

□ Geschlechtswülste

Geschlechtshöcker

Geschlechtsfalten

Geschlechtswülste

Geschlechtshöcker

Kloakenmembran

A

Indifferenzstadium
♂ und ♀ gleich

Phallus

Urogenitalplatte

Anlage der Glans penis

♂ B ♀

Ektoderm Entoderm

Analmembran

Anlage der Glans clitoridis

C₁

Geschlechts-falte

Sulcus uroge-nitalis

Verbindung der Ge-schlechtsfalten

Verbindung der Ge-schlechtswülste

Sulcus uro-genitalis

Urogenital-platte

Perineum

C

D

Sulcus urogenitalis E₁

Anus

Glans clitoridis

Glans penis

Verbindung der Geschlechtsfalten E₂

Sulcus urogeni-talis

Labium minus

E₃

Skrotum

Labium majus

Pars cavernosa urethrae

Anus

Hintere Kom-missur der Labien

Corpus cavernosum E

Präputium F

Orificium urethrae externum

Mons pubis

Pars cavernosa urethrae G₁

Klitoris

Penisschaft

Orificium urethrae

Corpus spongio-sum

Skrotum

Raphe penis (Verschmelzungszone der Geschlechtsfalten)

Vestibulum vaginae

Hymen

Raphe scroti (Ver-bindungslinie der Geschlechtswülste)

Hintere Kom-missur der Labien

G

H

Abb. 1.3 A–H. 4.–12. Woche der Entwicklung. Entwicklung des äußeren Genitale in Abhängigkeit der sexuellen Differenzierung. **A, B** 4.–7. Woche: Indifferenzstadium. **C, E, G** 7.–12. Woche der Entwicklung des männlichen äußeren Genitale mit Querschnitten durch den Penis innerhalb dieser Entwicklungsstadien. **D, F, H** 7.–12. Woche der Entwicklung des weiblichen Genitales (Moore u. Drecoll 1996)

schen 2 Schichten mit longitudinalem Faserverlauf. Besonders ausgeprägt ist diese Entwicklung im Bereich des Trigonums. Die dadurch bedingte Einengung des Lumens führt zur Bildung des Blasenhalses und des M. sphincter ani internus. Ein kontinenter Verschluß der Blase ist etwa nach der 16. Woche möglich. Er liegt damit zeitlich deutlich vor dem Abschluß der Entwicklung der muskulären Strukturen des Trigonums nach der 21. Woche [1]. Die Menge der gebildeten Muskelfasern ist von der Dehnung der Blasenwand und damit der Blasenkapazität abhängig. Desweiteren ist für eine normale Entwicklung des Trigonums das Zusammenspiel von Füllung und Entleerung der primitiven Blase notwendig.

Eine weitere Voraussetzung für eine normale Ausbildung der Harnblase ist die ungestörte Entwicklung der vorderen unteren Bauchwand durch Fusion von lateral einwachsenden Mesenchymbrücken, die in der Mittellinie kranial der Kloakenmembran das Tuberculum genitale bilden (Abb. 1.3 A, B). Die mesenchymalen Strukturen zwischen der endodermalen Kloaken- bzw. Urogenitalmembran und den ektodermalen Anteilen der Bauchdecke verstärken die Festigkeit und Elastizität der Bauchdecke.

1.4
Sinus urogenitalis

Aus dem Sinus urogenitalis entwickeln sich Anteile des inneren Genitales und die Harnröhre. Dieser Prozeß verläuft bei beiden Geschlechtern bis zur 10. Woche gleich. Der Anteil kranial der Einmündung der mesonephritischen Gänge entwickelt sich zur Blase. Distal davon verengt sich der Sinus und bildet die pelvine Urethraanlage. Weiter distal bis hin zur Urogenitalmembran erweitert sich der zylindrische Schlauch und bildet die Anlage der phallischen Urethra. Kranial wird die Urogenitalmembran vom Tuberculum genitale begrenzt. Entlang der lateralen Seiten des phallischen Anteils des Sinus urogenitalis verdichtet sich mesenchymales Gewebe. Dazwischen entsteht eine Einstülpung, die Urethralfurche. Das innerhalb dieser Furche liegende Endoderm bildet die Urethralplatte. Weiteres mesenchymales Wachstum entlang der Ränder der Urethralplatte führt zur Ausbildung der seitlichen Urethralfalten. Danach erfolgt die weitere Entwicklung entsprechend der geschlechtlichen Differenzierung (Abb. 1.3 A, B).

1.5
Embryonale Geschlechtsgänge

Die Geschlechtsgänge entstehen zwischen der 5. und 6. Woche der Embryonalgenese. Bis zur 10. Woche verläuft ihre Entwicklung parallel der des Sinus urogenitalis unabhängig von der späteren geschlechtlichen Differenzierung. Ab der 6. Woche zieht der Müller-Gang an der laterodorsalen Seite des Wolff-Gangs nach kaudal in Richtung Kloake; er wird deshalb auch als paramesonephritischer Gang bezeichnet. Im distalen Bereich fusioniert er mit dem Gang der Gegenseite und bildet dadurch das Primordium uterovaginalis. Dieses trifft weiter distal auf die Hinterwand des bereits durch das Septum urorectale vom Rektum separierten Sinus urogenitalis. Die Wand wird imprimiert, aber nicht perforiert, und es entsteht das Müller-Tuberkel. Es liegt zwischen und kranial versetzt der Einmündung der mesonephritischen Gänge.

Zwischen der 4. und 8. Woche ist es zu einer Rückbildung des kranialen Anteils der Urniere gekommen. Der kaudale Anteil des Mesonephrons wird von der indifferenten Gonadenanlage umgeben, aus der sich nach dem Entstehen endokrin aktiver Zellen abhängig von der geschlechtlichen Differenzierung später der Hoden oder das Ovar ausbildet (Abb. 1.4).

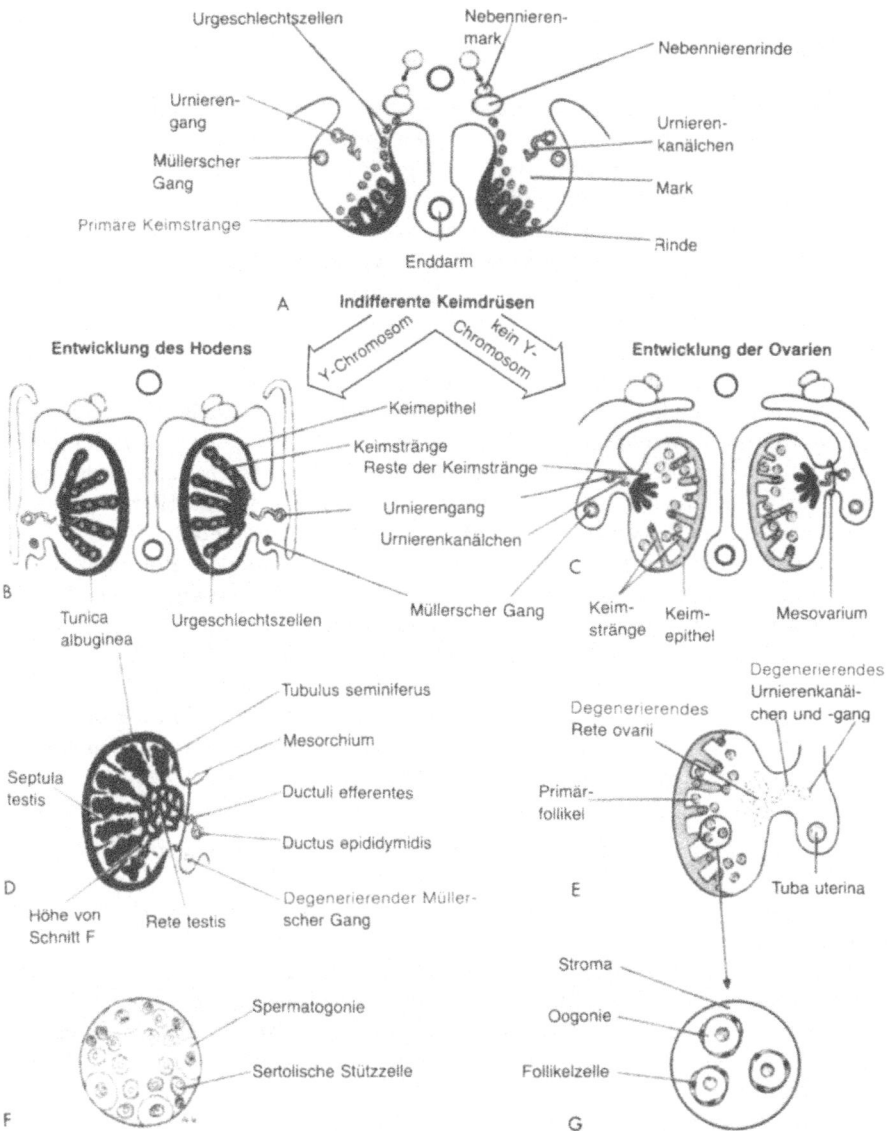

Abb. 1.4 A–G. 6.–20. Woche der Entwicklung. Darstellung der sexuellen Differenzierung der Keimdrüsen. **B** 7. Woche. Die Präsenz eines Y-Chromosoms führt zur Produktion männlicher Geschlechtshormone, wodurch die Entwicklung in Richtung Hoden gesteuert wird. Die primären Keimstränge bilden sich zu Samensträngen und trennen sich vom Kapselrand, der zur Tunica albuginea wird. **C** 12. Woche. Bei Fehlen des Y-Chromosoms verdrängen sekundäre Keimstränge die primären nach zentral, wo diese degenerieren und zum Rete ovarii werden. **D** 20. Woche. Aus den primären Samensträngen haben sich Tubuli seminiferi entwickelt, die nach zentral mit dem Rete testis fusionieren. Aus dem Urnierengang sind der Nebenhoden und die Ductuli efferentes entstanden, die ebenfalls Anschluß an das Rete testis finden. **E** 20. Woche. Anlage des Ovars mit Ausbildung von Primärfollikeln. Der Urnierengang und die primären Keimstränge haben sich zurückentwickelt. **F** Schnitt durch einen Tubulus seminiferus eines 20 Wochen alten Feten. **G** Schnitt durch die Rinde des Ovars eines 20 Wochen alten Feten und Darstellung von 3 Primärfollikeln (Moore u. Drecoll 1996)

1.6
Männliches Genitale

Die ektodermalen Anteile des Tuberculum genitale proliferieren und verursachen durch das Längenwachstum die Entstehung des primitiven *Phallus*. Distal entsteht eine schräg koronar verlaufende Einschnürung, die die Glans vom Penisschaft separiert. Ebenfalls vom Tuberculum genitale ausgehend bilden sich aus mesenchymalem Gewebe die Anlagen der Corpora cavernosa. Nach 12 Wochen ist die Penisanlage im wesentlichen komplett. An der ventralen Seite der Glans entsteht nun eine Furche, wodurch die Fossa navicularis definiert wird. Im weiteren Verlauf kommt es v. a. dorsal zu einer überschießenden Hautproliferation des Penisschaftes. Die Haut überwächst die Glans von dorsal und fusioniert ventral im Bereich der Fossa navicularis. Das Präputium ist entstanden (Abb. 1.3 C, E, G).

Durch Fusion der lateralen Ränder der Urethralfurche entsteht die endgültige *Harnröhre*. Die Fusion beginnt proximal und setzt sich entlang der gesamten phallischen Urethraanlage bis hin zur Fossa navicularis fort. Die so entstandene bulbäre und penile Harnröhre induziert die Bildung des glandulären Anteils. Hierfür müssen die lateralen Ränder der ventralen Glansfurche ebenfalls fusionieren.

Proximal entsteht zusammen mit der ventralen Vereinigung der Präputialanlage das Frenulum. Durch die Fortsetzung der Fusion nach distal erreicht der Meatus urethrae seine endgültige Position auf der Spitze der Glans penis.

Aus dem pelvinen Anteil des Sinus urogenitalis entwickeln sich der distale Anteil der prostatischen Harnröhre und die membranöse Harnröhre. In der 8. Woche entstehen im Mesenchym, das den primitiven Sinus urogenitalis umgibt, Fibroblasten. In der 10. Woche beginnen epitheliale Zellen in das umgebende Mesenchym einzuwandern und verzweigen sich in 5 Gruppen, die sich um die Urethraanlage anordnen:

Gruppe 1. Sie liegt zwischen Blase und Einmündungsstelle der Ductus ejaculatorii und bildet die Anlage des Mittellappens der Prostata.

Die *2. und die 3. Gruppe* nehmen ihren Ursprung von der lateralen Urethrawand und bilden die beiden Seitenlappen.

Distal der Einmündung des Ductus ejaculatorius entwickelt sich die *4. Gruppe*, die nach dorsal über die Seitenlappen wächst. Eine Bindegewebsschicht trennt sie von diesen Seitenlappen. Sie induziert durch Aufspaltung der die Urethra umgebenden zirkulären Muskelfasern deren Umbildung in Bindegewebe und dadurch die Bildung der Prostatakapsel.

Die *5. Gruppe* entwickelt sich in der Vorderseite der prostatischen Harnröhre und bildet einen anterioren Prostatalappen, der nur zwischen der 16. und 21. Woche nachweisbar ist und sich dann zurückbildet. Seine Funktion ist unklar. Bereits in der 10. Woche kommt es wegen der Stimulation durch Androgene in den Lumina der Tubuli der primitiven Prostata zur Bildung von saurer Phosphatase [1].

In der 12. Woche entstehen im Bereich der membranösen Harnröhre als endodermale Knospen des Sinus urogenitalis die Anlagen der Cowper-Drüsen (Glandulae bulbourethrales). Die Cowper-Drüsen lagern sich der Basis des primitiven Corpus spongiosum jeweils lateral der Urethra an und werden in der 18. Woche mit Drüsenepithel ausgekleidet.

Zwischen dem distalen und dem membranösen Anteil der prostatischen Harnröhre vermehren sich zirkulär verlaufende Muskelfasern und bilden den M. sphincter
ani externus. Zusätzlich wachsen von dorsal ausgehend von der Rektumvorderwand
weitere Muskelfasern in den Bereich des externen Sphinkters ein.

Die primitive *Hodenanlage* entwickelt sich durch Androgeneinfluß (Abb. 1.4 A–
D). Sie vereinigt sich in der 12. Woche mit den Tubuli der kaudalen Anteile des Mesonephros und bildet das Rete testis mit dem Vas efferens. Dieses findet Anschluß an
den mesonephritischen Gang und wird so zum Vas deferens (Abb. 1.4 D). Dessen kranialer Anteil wächst in die Länge und beginnt sich zusammenzurollen: Der primitive
Nebenhoden ist entstanden. Von ihm führt der Ductus deferens nach kaudal. Sein
kaudaler Anteil wird durch die Bildung in den Ductus ejaculatorius und die Samen-
blasenanlage geteilt. Die restlichen Anteile des Wolff-Gangs bilden sich zurück. Am
kaudalen Pol des Hodens und des Nebenhodens entsteht ein geleeartiger Strang, das
Gubernaculum testis. Es ist die Leitstruktur für den Descensus testis, der aus aufeinanderfolgenden Schritten besteht:

In der 1. Phase kommt es als Folge zunehmenden Längenwachstums des Fetus zu
einer passiven Annäherung an den inneren Leistenring.

Im 2. Schritt wird durch eine Volumenzunahme des Gubernaculum testis der Hoden
in der 26. Woche aktiv durch den Leistenkanal gezogen. Während dieser Zeit liegt der
Hoden dorsal einer peritonealen Ausstülpung, des Processus vaginalis peritonei. Der
genaue Mechanismus der Passage durch den Leistenkanal ist nicht genau geklärt.

Im 3. Schritt schrumpft das Gubernaculum testis zu einem bindegewebigen Strang
und zieht dadurch den Hoden in seine endgültige Position im Skrotum. In der 32. Woche
ist diese Entwicklung bei über 90 % der männlichen Feten abgeschlossen (Moore 1996).

Bereits in der 8. Woche differenzieren aus der primitiven Hodenanlage Sertoli-Zellen,
die eine Substanz für die Rückbildung der Müller-Gänge produzieren. Der kraniale
Anteil der Müller-Gänge kann als Appendix testis (Hydatide) persistieren. Nach der
16. Woche ist der Müller-Gang kaudal bis auf das Niveau des Ductus ejaculatorius
zurückgebildet. Das Primordium uterovaginale entwickelt sich zum Utriculus prostaticus im Bereich des Verumontanums [1].

1.7
Weibliches Genitale

Aus dem pelvinen Anteil des Sinus urogenitalis entwickeln sich beim weiblichen
Fetus die distale Urethra und Teile der Vagina (Abb. 1.2 G). Im urethralen Bereich
wachsen homolog zur männlichen Prostataanlage in der 11. Woche tubuläre Strukturen in das die Urethra umgebende Gewebe und bilden die Anlage der paraurethralen
Drüsen (Skene-Drüsen). Das Fehlen von Androgenen bzw. die mangelnde Sensibilität ihnen gegenüber führt zur Feminisierung des äußeren Genitales. Der primitive
Phallus krümmt sich nach ventral und wird zur *Klitorisanlage*. Desweiteren kommt
es nicht wie bei männlichen Feten zur Fusion der lateralen Ränder der Urethralfurche. Aus dem phallischen Anteil des Sinus urogenitalis wird das Vestibulum vaginae.
Hier bilden sich kaudal des Tuberculum genitale die Anlagen der Bartholin-Drüsen,
sie entsprechen den Anlagen der Cowper-Drüsen beim Mann. Die beiden Labioskro-
talwülste fusionieren im dorsalen Bereich und bilden die hintere Kommissur des spä-

teren Introitus. Die Wülste entwickeln sich zu den äußeren Labien, während die inneren Labien aus den medial davon liegenden Urethralfalten gebildet werden (Abb. 1.3 D, F, H).

Die Anlage des Uterus, der Eileiter und eines Teils der Vagina entsteht aufgrund des fehlenden Einflusses von Androgenen aus den Müller-Gängen. Diese fusionieren an ihrem kaudalen Ende und bilden einen Schlauch, das Primordium uterovaginale (Müller-Gang), aus dem sich der Uterus und ein Teil der Vagina entwickelt. Die kranialen Anteile fusionieren nicht und werden zu den primitiven Eileitern.

Die Spitze der Müller-Vagina findet in Höhe der Einmündungsstelle der mesonephritischen Gänge Anschluß an die Hinterwand des Sinus urogenitalis. An dieser Stelle entwickelt sich das Müller-Tuberkel. Inzwischen haben sich die Wolff-Gänge bis auf den distalen Anteil vollständig zurückgebildet oder sind zu Gartner-Gängen umgebildet, bindegewebigen Strängen, die an der Außenseite von Uterus und Vagina zum Sinus urogenitalis ziehen. Im Bereich des Müller-Tuberkels verdichtet sich das Epithel des Sinus urogenitalis. Zusammen mit den distalen Anteilen der Müller-Vagina verschmilzt es zur soliden Vaginalplatte. Diese weitet sich nach kranial aus und wird von distal her kanalisiert. Ab der 24. Woche bilden die Sinusvagina und die Müller-Vagina ein zusammenhängendes Hohlsystem. Nach distal ist dieses nur noch durch eine dünne Membran, den Hymen, vom Vestibulum vaginae getrennt; diese Membran reißt im Verlauf der weiteren normalen Entwicklung ein.

Homolog zur Entwicklung der Testes beim männlichen Fetus entsteht bei fehlendem Einfluß von Androgenen aus der indifferenten Keimanlage das *Ovar* (Abb. 1.4 A, C, E).

Literatur

1. Moore Keith L (1996) Embryologie: Lehrbuch und Atlas der Entwicklungsgeschichte des Menschen. Übers. und Bearb. Elke Lütjen-Drecoll. 4. Aufl. Schattauer, Stuttgart
2. Maizels, M (1998) In Walsh, PC et al.: Campbell's Urology, 7th ed, WB Saunders Co., Philadelphia

Kapitel 2

Genetische Aspekte von Fehlbildungen in der Urologie

R.H. Ringert

2.1
Formale Genetik

Mehrere urologische Krankheitsbilder werden klassisch vererbt. Hier kommt der genetischen Beratung eine besondere Bedeutung zu. Wichtig ist die Erstellung möglichst exakter Stammbäume, um so im Falle einer Erkrankung das Wiederholungsrisiko abschätzen zu können.

Autosomal-rezessiver Erbgang. Beispiele für diese Vererbungsform sind autosomal-rezessiv vererbte Zystennieren, das adrenogenitale Syndrom und das Meckel-Syndrom. Der erkrankte Patient ist reinerbig für das pathologische Gen, die Eltern sind mischerbig. Das Wiederholungsrisiko, noch ein Kind mit der Erkrankung zu zeugen, beträgt für die Eltern 25 %.

Autosomal-dominanter Erbgang. Beispiele für diese Vererbungsform sind autosomal-dominant vererbte Zystennieren, das Hippel-Lindau-Syndrom und die tuberöse Sklerose. Bei einem gesunden Partner beträgt das Risiko 50 %, ein Kind mit der Erkrankung zu zeugen. Auf die Möglichkeit von dominanten Neumutationen, wie bei der tuberösen Sklerose beschrieben, sei hier hingewiesen.

X-chromosomal-rezessiver Erbgang. Beispiele für diese Vererbungsform sind die testikuläre Feminisierung und das Lowe-Syndrom. Erkrankt sind fast ausschließlich Männer, die das pathologische Gen auf ihrem X-Chromosom tragen. Die Mütter der erkrankten Söhne sind Konduktorinnen mit meist nur wenigen oder keinen Symptomen. Für Söhne dieser Konduktorinnen beträgt das Erkrankungsrisiko 50 %, 50 % der Töchter sind gesunde Konduktorinnen.

Multifaktoriell bedingte Erkrankungen. Im Vergleich zu den monogen vererbten Krankheiten sind die multifaktoriell bedingten Störungen sehr viel häufiger. Hierbei sind nicht allein pathologische Gene für die Ausbildung der Erkrankung ursächlich, sondern ein Zusammenspiel von exogenen Faktoren mit genetischer Disposition. Beispiele für diese Vererbungsform sind Erkrankungen des Hypospadie- und Epispadie-Formenkreises, vesikorenaler Reflux und Wilms-Tumor. Die Abschätzung des Wiederholungsrisikos bei 10 erkrankten Kindern ist dadurch erschwert, daß zu den exogenen Faktoren eine Heterogenie hinzukommt. Vereinfacht kann das Wiederholungsrisiko für Verwandte 1. Grades als die Wurzel aus der Häufigkeit des Merkmals in der Normalbevölkerung angegeben werden. Bei den betroffenen Patienten kommt es immer dann zum Ausbruch der Erkrankung, wenn die Summe aus genetischer Disposition und exogenen Faktoren einen Schwellenwert übersteigt.

2.2
Krankheitsbezogene Genetik

2.2.1
Zystennieren

Nach Osathannondh u. Potter wird das sog. Potter-Syndrom in 3 Typen eingeteilt:

- **Typ I:** Diese Form der infantilen polyzystischen Nierendegeneration ist autosomal-rezessiv vererbt. Die Patienten fallen meist durch bereits bei der Geburt extrem vergrößerte Nieren auf. Aufgrund einer großen Manifestationsbreite kann die Erkrankung allerdings auch erst im Erwachsenenalter augenfällig werden – meist durch die begleitende Leberfibrose.
  Die Häufigkeit dieser Form der Zystennieren wird auf 1:40.000 geschätzt. Die pränatale Diagnostik ist schwer, da sonographisch die Diagnose selten vor der 24. Schwangerschaftswoche (SSW) gestellt wird und die beschriebene erhöhte Terhalase und die P-Aktivität unsichere Parameter sind.

- **Typ II:** Diese Form des Potter-Syndroms ist sehr variabel. Abhängig von der kontralateralen Niere finden sich sowohl multizystische hyperplastische (Typ II a) als auch kleine hypoplastische (Typ II a) Nieren. Oft wird zusätzlich eine Ureterstenose beobachtet.
  Obwohl erbliche Faktoren nur eine untergeordnete Rolle spielen dürfen, sind autosomal-rezessive, autosomal-dominante und X-chromosomale Erbgänge beschrieben. Eine umfangreiche Stammbaumanalyse ist unbedingt erforderlich. Aufgrund der Möglichkeit von noch unentdeckten Krankheitsträgern sollten auch Familienangehörige sonographiert werden.
  Das Wiederholungsrisiko nach der Geburt eines Kindes mit bilateralen Zystennieren des Typs II beträgt etwa 5 %; es kann allerdings in den angeführten seltenen Fällen auf 50 % ansteigen.

- **Typ III:** Aufgrund der Häufigkeit dieser Form der autosomal-dominant vererbten Zystennieren – bis zu 10 % der Dialysepatienten leiden unter dieser Erkrankung – konzentrierte sich die molekularbiologische Forschung darauf, das verantwortliche Gen zu identifizieren. Es gelang Reeders et al. (1988), das *PKD1*-Gen auf dem kurzen Arm von Chromosom 16 für diese Form der Erkrankung zu identifizieren. Durch die Manifestation der Erkrankung erst im Erwachsenenalter gelingt es durch RFLP (Restriktionlängenpolymorphismus), Krankheitsträger bereits in utero festzustellen. Dies ist möglich, weil die polyzystische Nierendysplasie vom Typ I (Phosphoglyzeratkinase und Hämoglobin a) mit 2 weiteren polymorphischen Markern auf Chromosom 16 verknüpft ist. Da keine Rekombination von *PDK1* und Phosphoglyzeratkinase und eine Rekombinantenwahrscheinlichkeit von 5 % mit Hämoglobin a besteht, kann mit 95%iger Sicherheit ein Merkmalsträger für Typ-III-Zystennieren herausgefunden werden.

Tabelle 2.1. Syndrome mit dem Symptom Zystennieren

Syndrom	Symptome	Genetik
Variable Chromosomen-Störungen (z. B. Trisomie 10p, 13, 17, XYY, Triploidie)	Zystennieren, weitere Fehlbildungen, faziale Dysmorphie	De-novo-Chromosomenstörung
Brachiorenale Dysplasie-Syndrome	Zystennieren, Präaurikularfisteln, Halsfisteln, Taubheit	Autosomal-dominant
Jeune-Syndrom	Zystennieren, enger Thorax, Extremitäten, Beckenveränderungen	Autosomal-rezessiv
Meckel-Syndrom	Zystennieren, Polydaktylie, Enzephalopathie	Autosomal-rezessiv
Prune-belly-Syndrom	Hydronephrose, Zystennieren-Bauchwand-Defekt, verschiedenste Harntraktfehlbildungen, Kryptorchismus	Autosomal-rezessiv?
Retinale/renale Dysplasie-Syndrome	Zystennieren, Retinopathie, weitere Nierenveränderungen, Dysplasie-Syndrome	Autosomal-rezessiv
Short-rib-Polydaktylie-Syndrome	Zystennieren, kurze Rippen und Extremitäten, Polydaktylie	Autosomal-rezessiv
Tuberöse Slerose	Zystennieren, Adenoma sebaceum, Oligophrenie, Krämpfe	80 % Neumutationen autosomal-dominant
Hippel-Lindau-Syndrom	Zystennieren, Neoplasie der Niere, Angiomatosis retinae, Hämangiome, zerebelläre Hämangioblastome	s. o.; autosomal-dominant mit unvollständiger Penetranz und variabler Expressivität beschrieben
Zellweger-Syndrom	Zystennieren, Muskelhypotonie, Hepatomegalie, Gesichtsdysmorphie	Autosomal-rezessiv

Syndrome, bei denen das Symptom Zystenniere auftritt, sind in Tabelle 2.1 zusammengefaßt.

2.2.2
Testikuläre Feminisierung

Alterationen der normalen männlichen sexuellen Differenzierung werden unter „männlichem Pseudohermaphroditismus" (Pseudohermaphroditismus masculinus) zusammengefaßt und reichen vom komplett weiblichen äußeren Genitale bis zur unvollständigen männlichen Ausprägung. Auch die testikuläre Feminisierung – die häufigste Form dieser Erkrankungsgruppe – umfaßt diese phänotypische Spannbreite. Die Erkrankung wird X-chromosomal-rezessiv vererbt, ist also nicht von Vater zu Sohn vererbbar. Sie wird zu 50 % von der Mutter als Konduktorin an ihre Nachkommen weitergegeben, d. h., 50 % der Söhne werden erkranken, 50 % der Töchter genotypisch das Merkmal tragen.

Rezeptorbindungsversuche mit Testosteron und DHT zeigten einen veränderten

Androgenrezeptor bei Patienten mit testikulärer Feminisierung. Meist fanden sich qualitative Veränderungen der Proteinstabilität oder der Fähigkeit des Rezeptors, Testosteron überhaupt zu binden. Molekularbiologische Analysen ergaben, daß Punktmutationen im Gen für den Androgenrezeptor Ursache der Erkrankung sind. Das Gen wurde von Brown auf dem langen Arm des X-Chromosoms lokalisiert. Lubahn berichtet von einer krankheitstragenden Familie mit einer einzigen Punktmutation in diesem Gen, die sowohl bei dem erkrankten Sohn als auch bei der Mutter nachgewiesen wurde. Hier führte die Mutation zu einer Veränderung in der steroidbindenden Domäne des Rezeptorproteins, das damit vollständig androgenblind wurde.

2.2.3
Blasenekstrophie

Bei Geschwistern und eineiigen Zwillingen wird zwar eine gehäufte Blasenekstrophie beobachtet; das Wiederholungsrisiko für Eltern, die bereits ein Kind mit Blasenekstrophie haben, liegt allerdings unter 1 %. Shapiro untersuchte 215 Kinder von Patienten mit dieser Erkrankung und fand lediglich 3 Kinder mit gleicher Fehlbildung.

2.2.4
Hypospadie

Eine familiäre Häufung der Hypospadie ist seit langem bekannt. Opitz gibt das Wiederholungsrisiko für Eltern, die bereits ein Kind mit Hypospadie haben, mit 7 % an; auf 3,5 % beläuft sich das Risiko für Väter mit Hypospadie, die Erkrankung an ihre Söhne weiterzugeben. Diese Beobachtungen weisen auf einen multifaktoriellen Erbgang mit Schwellenwert hin. Interessant erscheint, daß bei höhergradigen Hypospadien das empirische Wiederholungsrisiko zunimmt, und zwar auf 16,7 % bei einer Ausprägung 4. Grades. Kemp beschreibt das Auftreten von autosomal-dominanten Erbgängen. Ob allerdings hier seltene Mutationen zur Erkrankung geführt haben oder eine kleine Gruppe autosomal-vererbter Hypospadieformen existiert, ist noch nicht geklärt. Da Patienten mit Hypospadien manchmal weitere Fehlbildungen aufweisen, müssen einige Syndrome ausgeschlossen werden:

- Smith-Lemli-Opitz-Syndrom: autosomal-rezessiver Erbgang, Hypospadie und Kryptorchismus, Syndaktylie der 2. und 3. Zehe, antevertierte Narinen und/oder Ptosis,
- BBB-(Opitz-)Syndrom: autosomal-dominanter Erbgang, Hypospadie, Hypertelorismus, Asymetrie des Kopfes, geistige Retardierung,
- G-(Opitz-Frias-)Syndrom: autosomal-dominanter Erbgang, Hypospadie, Hypertelorismus, Stridor mit Schluckbeschwerden,
- Rieger-Syndrom: autosomal-dominanter Erbgang, Hypospadie, Hypodontie, Irisdysplasie, abnorme Pupillen, Glaukom,
- Kryptophthalmus-(Fraser-)Syndrom: autosomal-rezessiver Erbgang, Hypospadie mit Kryptorchismus, Ohrmuschelanomalien.

2.2.5
Vesikorenaler Reflux

Trotz einiger Kasuistiken, die einen autosomal-dominanten Erbgang nachweisen, ist eine multifaktorielle Genese der Erkrankung anzunehmen. DeVegas berechnete bei 186 Patienten mit Reflux ein Risiko von 10 % für deren Verwandte 1. Grades. Das Wiederholungsrisiko für Eltern, die bereits ein Kind mit Reflux haben, liegt bei knapp 10 %. Bei prospektiver Analyse fand diese Studie sogar eine Rate von 26,2 %.

2.2.6
Nierenagenesie

Kommt es zu einer Störung bei der Induktion des Nierengewebes – beim Zusammenkommen von metanephrogenem Blastem mit der Ureterknospe –, kann eine Nierenagenesie resultieren. Spätere Störungen führen zu milderen Erkrankungen wie z. B. den zystischen Nierenerkrankungen (s. oben).

Es existieren Stammbäume, die die Nierenagenesie als autosomal-rezessiven, autosomal-dominanten oder auch X-chromosomal-rezessiven Erbgang beschreiben. Bei leerer Familienanamnese wird allerdings das Wiederholungsrisiko nach der Geburt eines Kindes mit Nierenagenesie mit 5 % angegeben. Dieser Prozentsatz erhöht sich auf bis zu 50 %, wenn weitere Fälle in der Familie vorkommen.

2.2.7
Neoplasie der Niere

Mehrere Fallstudien haben ergeben, daß der erbliche Anteil an Wilms-Tumoren bei 5–10 % liegt, bei gesunden Übertragern der Anlage bei 30 %. Allgemein gilt, daß bilaterale und multifokale Tumoren immer erblich sind. Nach Matsanuga ist multiple Allelie der Vererbungsmodus; aber auch Mutationen werden als Ursache diskutiert. Matsunaga berichtet folgende Risikowerte: Nachkommen von Patienten mit Wilms-Tumor haben ein Risiko von 2–4 %, ein Kind mit derselben Erkrankung zu bekommen, wenn kein weiterer Fall in der Familie bekannt ist. Bei bilateralem oder multifokalem Befall erhöht sich diese Rate auf 50 %. Bei Personen, die in ihrer Familie einen isolierten Fall von Wilms-Tumor haben, liegt das Risiko < 1 %, ein Kind mit dieser Erkrankung zu bekommen. Sollte die Person allerdings als Übertrager anzusehen sein, beträgt das Risiko 30 %, ein Kind mit der Erkrankung zu bekommen. Wenn bereits Fälle in der Familie bekannt sind, erhöht sich dieser Prozentsatz. 1 % der Wilms-Tumoren rekrutiert sich aus dem Aniridie-Wilms-Tumor-Syndrom, das die Folge einer Deletion von Chromosom 11 (11p13) ist. Diese Chromosomenaberration ist meist eine Neubildung und nicht als Folge einer familiären Translokation entstanden.

Hippel-Lindau-Syndrom. Wenngleich familiäre Häufungen mit autosomal-dominantem Erbgang beschrieben sind, dürften dennoch meist Spontanmutationen auslösend sein. Für die familiären Fälle sind insbesondere die Erkrankung in jungen Jahren sowie ein bilateraler und multifokaler Befall charakteristisch. Diese Patienten wurden mit modernen molekularbiologischen Methoden hinsichtlich genetischer

Ursachen der Erkrankung untersucht. So fanden sich strukturelle Veränderungen bei mehreren zytogenetischen Studien, und zwar meist auf dem kurzen Arm von Chromosom 3,3p, die die Vermutung nahelegten, daß hier genetisches Material verlorengegangen sein muß. Weitere molekularbiologische Analysen, insbesondere RFLP-Untersuchungen, bestätigten diese Vermutung auch bei nichtfamiliär Erkrankten und in Zellkulturen von Tumoren dieser Patienten. Ergebnis dieser Studien ist, daß es wahrscheinlich an 3p14, einer fragilen Chromosomenstelle, zum Brechen und Verlust eines Tumorsuppressorgens kommt und daß deshalb nach weiteren karziogenen Schädigungen die Tumorerkrankung ausbricht.

Weitere das Nierenzellkarzinom betreffende Chromosomenaberrationen sind für die Chromosomen 1, 5, 8, 14, 17 und 7 beschrieben. Diese Veränderungen sind allerdings fast immer auf Spontanmutationen zurückzuführen.

2.3
Urogenitaler Anteil an chromosomalen Fehlbildungssyndromen

Im vorangehenden Abschnitt wurden bereits Krankheitssyndrome angeführt, die mit der Ausbildung einer Hypospadie verbunden sind. Ergänzend zu diesen Syndromen sind mehrere Chromosomenstörungen wie 4p, 13q, 21q und Triploidie mit Hypospadieerkrankung gepaart. Weitere Fehlbildungen, insbesondere Hydronephrose (s. Tabelle 2.2) und faziale Dysmorphie sind hier beschrieben. Verantwortlich sind meist De-novo-Chromosomenstörungen und nur äußerst selten familiäre Translokationen.

Tabelle 2.2. Syndrome, die mit dem Symptom Hydronephrose assoziiert sind

Syndrom	Symptom	Genetik
Variable Chromosomenstörungen (z. B. Trisomie 8, 13, 18, X0, Triploidie)	Hydronephrose sowie weitere Fehlbildungen, insbesondere faziale Dysmorphie	De-novo-Chromosomenstörung
EEC-Syndrom	Hydronephrose mit Ektrodaktylie, ektodermale Dysplasie, Lippen-Gaumen-Spalte	Autosomal-dominant mit unvollständiger Penetranz und variabler Expressivität
Johanson-Blizzard-Syndrom	Hydronephrose, Nasenveränderungen, Pankreasstörung, Taubheit	Autosomal-rezessiv
Laurence-Moon-Biedl-Bardet-Syndrom	Hydronephrose, Retinopathie, Polydaktylie, Genitalhypoplasie, Obesitas, geistige Retardierung	Autosomal-rezessiv
Prune-belly-Syndrom	Hydronephrose, Zystennieren-Bauchwand-Defekt, verschiedenste Harntraktfehlbildungen, Kryptorchismus	Autosomal-rezessiv
Rubinstein-Taybi-Syndrom	Hydronephrose, breite Daumen und Zehen, Maxillahypoplasie, geistige Retardierung, Minderwuchs	Wiederholungsrisiko < 1 %?, Neumutationen

Kapitel 3

Struktur, Funktion und Reifung der gesunden Harnblase

A. Gross und R.-H. Ringert

Anatomisch ist die Harnblase samt Auslaßregion und Trigonum eine komplizierte Struktur, über die es noch keine einheitlichen Auffassungen gibt. Man unterscheidet 4 verschiedene Muskelstrukturen, von denen 3 aus glatten und 1 aus quergestreiften Muskeln bestehen. Die beiden wesentlichen Blasenfunktionen, Urinspeicherung und Urinentleerung, sind jedoch nicht nur aus der Kenntnis der anatomischen Strukturen zu verstehen. Zusätzlich muß man die Innervation des unteren Harntraktes durch das spinale Miktionszentrum und dessen Kontrolle durch ein höheres, zentrales Miktionszentrum kennen. Bis zur Kontinenz des Erwachsenen unterliegt die Harnblase einem längeren Reifungsprozeß, der sich über die ersten Jahre der Kindheit erstreckt.

3.1
Struktur der gesunden Harnblase

Die einzelnen Komponenten, die aus den 4 verschiedenen Muskelstrukturen gebildet werden, sind:

1. Detrusor vesicae (Körper des Blasenhohlmuskels),
2. Lissosphinkter (Blasenauslaß und Verschlußzone),
3. ureterotrigonale Muskelgruppe,
4. Rhabdosphinkter (äußerer Schließmuskel).

3.1.1
Detrusor vesicae

Der Körper des Blasenhohlmuskels ist aus einer komplexen, in sich verwobenen Struktur von glatten Muskelfasern aufgebaut, die in einer inneren und äußeren Längsschicht und einer mittleren Zirkulärschicht angeordnet sind. Die Übergänge der einzelnen Schichten sind fließend, so daß die jeweilige Identifizierung schwer ist [3]. Diese Anordnung bewirkt bei der Miktion eine konzentrische Verkleinerung des Blasenlumens. In der Anordnung der Myofibrillen gibt es keine Hierarchie. Sie liegen je nach Blasenfüllung in Faszikeln verschiedener Breite [2]. Histologisch werden einfache und mehrfache Einheiten von Muskelfasern unterschieden. Dazwischen liegen lockeres Bindegewebe und kollagene Fibrillen. Das Mengenverhältnis von Muskulatur zu Bindegewebe wird bei gesunden jungen Menschen mit 4:1 angegeben. Später verändert es sich zugunsten der kollagenen Anteile. Pathologisch gesteigert geschieht dies auch in früheren Jahren schon bei einer Obstruktion.

3.1.2
Lissosphinkter

Der Blasenauslaß wird von der Blasenbasis gebildet. Die kaudale Ausstrahlung in die Urethra bildet das distale Ende, der kraniale Einbezug der Waldeyer-Scheide (ureterovesikale Verbindung) das proximale Ende. Form und Position dieser Strukturen bleiben während der verschiedenen Füllungszustände relativ konstant. Die Basis wird weiter unterteilt in ventrale und dorsale Anteile. Die ventrale Gruppe besteht aus 3 Bündeln:

- 2 laterale longitudinale Muskelstränge, die am Blasenhals zusammenfließen, um dort den vorderen Blasenring zu bilden,
- ein äußeres anteriores Bündel, das im vorderen Blasenring endet und diesen verstärkt und außerdem zur Befestigung des Blasenhalses am Os pubis dient,
- ein inneres anteriores Muskelbündel strahlt in die Urethra aus und bildet dort die inneren longitudinalen Fasern der anterioren Urethrawand.

Die dorsale Muskelgruppe der Detrusorbasis besteht aus 3 Muskelsträngen, 2 posterolateralen und einem besonders stark ausgebildeten posterolongitudinalen Bündel. Letzteres zieht von der tiefen trigonalen Muskulatur der Blase zum kranialen Ende der Prostata bzw. zum urethrovaginalen Septum. Die beiden anderen Bündel ziehen lateral zu den Ostien, wo sie sich in einen medialen und einen lateralen Anteil spalten [5]. Als periureterale Scheide umschließt der kraniale Anteil der Blasenbasis alle Muskelkomponenten des distalen Ureters.

Die Unterscheidung zwischen Körper und Basis des Detrusor vesicae ist wesentlich durch die unterschiedliche Innervierung beider Anteile bestimmt [4].

3.1.3
Ureterotrigonale Muskelgruppe

Die Längsfasern der Harnleitermuskulatur strahlen bei ihrem Kontakt mit der Blase unterhalb der Ostien in die trigonale Muskulatur ein. Die oberflächliche Schicht der Trigonummuskulatur wird fast vollständig von diesen einmündenden Fasern gebildet. Ob diese Anordnung der Verhinderung des vesikoureteralen Refluxes dient oder lediglich der Fixation der Harnleitereinmündungen, wird kontrovers diskutiert.

3.1.4
Rhabdosphinkter

Der urethrale Rhabdosphinkter ist Teil des Diaphragma urogenitale. Er ist durch eine Bindegewebsschicht von der Urethra getrennt. Beim Erwachsenen ist in der Nähe des Apex prostatae eine äußere Schicht zirkulär angeordneter Muskeln in Hufeisenform gebildet. Diese Struktur ist beim Fetus und Säugling als kompletter Ring angelegt und bildet den M. sphincter urethrae externus (Rhabdosphinkter). Dieser ist von den periurethralen Muskeln des Beckenbodens abzugrenzen. Bei Frauen liegt der äußere

Blasenschließmuskel als ca. 1,5 cm breite, ringförmige Struktur in der Mitte der Urethra. Er verdünnt sich nach kranial, ist aber bis zum Blasenhals nachweisbar. Beim Mann ist der Rhabdosphinkter anders angeordnet. Der kaudale Anteil bildet einen kompletten Ring von schräg angeordneten, quergestreiften Muskelfasern um die membranöse Urethra. Er ist Teil der Urethrawand. Ein mittlerer prostatischer Teil zieht longitudinal auf die Vorderseite der Prostata. Ein kranialer Anteil, der querverlaufend an der Harnröhre beginnt, zieht sich dann schrägverlaufend über die Vorderseite der Prostata und um den Blasenhals. Er verbindet sich im Bereich der Samenblasen mit den Fasern der Blasenbasis.

3.2
Nervale Struktur des distalen Urogenitaltraktes

Die zentrale, spinale Versorgung des unteren Harntraktes ist im kaudalen Rückenmark lokalisiert. Der sympathische, autonome Nukleus liegt in der intermediolateralen grauen Substanz ungefähr in der Höhe von Th10–12. Das parasympathische Zentrum liegt bei S 2–5 [9].

Die Strukturen des unteren Harntraktes werden von 3 verschiedenen peripheren Nervenstrukturen versorgt [6]:

1. sakralen parasympathischen Nerven (pelvinen Nerven),
2. thorakolumbalen sympathischen Nerven (hypogastrischen Nerven und sympathischem Grenzstrang),
3. sakralen somatischen Nerven (pudendalen Nerven).

Die sakralen parasympathischen Nerven haben exzitatorischen Einfluß auf die Harnblase. Sie verlaufen über den N. pelvicus bzw. den N. hypogastricus zur Blasenwand. Die Impulse aus dem Grenzstrang erreichen über die pelvinen Nerven die Blase. Die Fasern des oberen lumbalen und unteren mesenterischen Ganglions setzen sich in den hypogastrischen Nerven fort. Der wesentliche Einfluß dieser Strukturen besteht in einer Hemmung des Blasenmuskels durch Stimulation von Betaadrenorezeptoren. Die somatische (efferente) Innervation der periurethralen und externen urethralen Muskeln stammt aus einer ganz umschriebenen Region des lateralen ventralen Hornes (Nucleus Onuf). Die Zellen haben Axone, die sich im N. pudendus fortsetzen [8].

Das spinale Miktionszentrum wird seinerseits von einem höheren Zentrum in der Formatio pontomesencephalia kontrolliert. Über pyramidale und extrapyramidale Bahnen wirkt diese übergeordnete neurale Struktur modulierend exzitatorisch und inhibitorisch auf die untergeordneten Zentren. Weitermodulierende, meist inhibitorische Impulse treffen hier aus den übergeordneten zerebralen Zentren ein und werden umgeschaltet.

Die wesentlichen afferenten Nervenstrukturen haben ihren Ursprung im Bereich des Blasenhalses und des Trigonums. Sie werden durch die Nn. pelvici bzw. hypogastrici weitergeleitet. Das nächste Zentrum liegt im thorakolumbalen und sakralen Rückenmark. Dort liegen die Nervenstrukturen in den dorsalen Ganglien. Diese Ganglien entsprechen der Höhe der spinalen Segmente, wie sie auch für die sympathische und parasympathische Versorgung angegeben werden. Nach dem Eintritt in das Rückenmark kommt es auch zu Verschaltungen mit Zellen aus den dorsalen Hörnern der Gegenseite. Die afferenten Bahnen steigen dann in den ipsilateralen und kontralateralen Bahnen des Tractus spinothalamicus auf. Wieder andere erreichen höher gelegene Zentren über die ipsilateralen Goll- bzw. Burdach-Faszikel. Im Thalamus findet die zentrale Umschaltung aller afferenten Impulse von den Miktionsorganen statt.

3.3
Funktion der gesunden Harnblase

Bei der gesunden Harnblase sind grundsätzlich 2 Funktionen zu unterscheiden: die Harnspeicherung und die Harnentleerung. Bei der Speicherung ist der Blasendruck konstant, bei der Entleerung steigt er nur unwesentlich auf ca. 40 cm H_2O. Dabei kommen mehrere Reflexbögen zur Geltung. Die Miktion wird durch afferente Impulse aus allen oben erwähnten 4 Teilen des unteren Harntrakts getriggert, wobei die Blasenbasis und der Blasenmuskel die wesentliche Rolle übernehmen. Die Funktion des vesikoureteralen Übergangs ist in der Sammel- und in der Miktionsphase integraler Bestandteil des Miktionsreflexes. Der Reflex ist sympathisch und parasympathisch, cholinerg und adrenerg [7].

Blasenentleerung. Die Einleitung der Miktion durch die Öffnung des Blasenauslasses wird wahrscheinlich von dem gleichen parasympathischen Nervenimpuls veranlaßt, der auch die Kontraktion des Detrusor vesicae initiiert. Die Relaxation der Muskulatur des Blasenauslasses ist ein aktiver Prozeß und Folge einer sympathischen betaadrenergen Innervation. Nach der Initialisierung der Miktion wird die sympathisch gesteuerte Relaxation durch eine parasympathisch gesteuerte Kontraktion ersetzt. Dadurch bleibt der Blasenhals während der gesamten Miktion offen. Danach wird der Lissosphinkter durch sympathische Aktivität geschlossen – die Miktion ist beendet.

Blasenspeicherfunktion. Die Speicherung des Urins steht unter Kontrolle des sympathischen Nervensystems. Während der Füllung der Blase sorgt eine adrenerge Innervation für ausreichende Adaptation des Detrusor vesicae. Der Sympathikus gewährleistet die Suffizienz des Lissosphinkters.

3.4
Reifung der gesunden Harnblase

Beim Erwachsenen ist die ausgereifte Blasenfunktion dadurch gekennzeichnet, daß die Einleitung der Miktion durch höhere neuronale Zentren gesteuert ist. Kontinenz wird dadurch erreicht, daß der Blasenentleerungsreflex willentlich unterdrückt werden kann [10]. Bei Kindern ist dies nicht so, da unfreiwillige Detrusoraktivitäten auftreten (instabile Blase) und die Miktion durch einen einfachen spinalen Reflex vermittelt wird [1]. Neuere Untersuchungen zeigen, daß wahrscheinlich auch bei Kindern bereits kompliziertere neuronale Verschaltungen vorliegen [10]. Der Zeitpunkt der Kontinenz unterliegt der Modulation eher als einem Ausreifen der zentralen oder peripheren neuronalen Ebene. Die willentliche Kontrolle erwirbt das Kind im 3.–4. Lebensjahr. Die Entleerung erfolgt bei Säuglingen binnen 24 h ungefähr 20mal, unabhängig von Schlaf- oder Wachphasen. Binnen 2 Jahren geht die Frequenz auf die Hälfte zurück. Das Blasenvolumen nimmt zu.

Literatur

1. Bauer SB, Colodny AH, Retik AB, Hallet M, Khoshbin S (1980) The unstable bladder of childhood. Symp Pediatr Urol 7:321–335
2. Donker PJ, Droes JP, Van Alder BM (1992) Anatomy of the musculature and innervation of bladder and urethra. In: Chrisholm GO, Williams DI (eds) Scientific Foundations of Urology. Year Book, Chicago, pp. 404–441
3. Elbadawi A (1982) Ultrastructure of vesicoureteral innervation. I. Neuroeffector and cell junctions in the male internal sphincter. J Urol 128:180–188
4. Elbadawi A, Schenck EA (1966) Dual innervation of the mammilian urinary bladder. A histochemical study of cholinergic and adrenergic nerves. Am J Anat 119:405–411
5. Gil-Vernet S (1969) Structural and dynamic function of the ureteral muscels. An R Acad Nac Med Madr 86:347–364
6. Groat WC de, Steers WD (1990) Autonomic regulation of the urinary bladder and sex organs. In: Loewy AD, Spyer KM (eds) Central regulation of autonomic functions. Oxford University Press, Oxford, pp. 310–333
7. Malkowicz SB, Atta MA, Elbadawi A, Wein AJ, Levin RM (1985) The effect of parasympathetic decentralization on the feline urinary bladders. J Urol 1 33:521–523
8. Thor K, Morgan C, Nadelhaft I, Housten M, Groat WC de (1989) Organization of afferent and efferent pathways in the pudendal nerve of the cat. J Comp Neurol 288:263–279
9. Van Kerrebroeck PE, Wijkstra H, Bemelmans B, Sauerwein D, Debruyne FM (1991) Urethral sphincteric responses to sacral root stimulation. Eur Urol 20:70–73
10. Yeung CK, Godley ML, Ho CKW, Ransley PG, Duppy PG, Chen CN, Li AKC (1995) Some new insights into bladder function in infancy. Br J Urol 76:235–240

Kapitel 4

Krankheitslehre der Harnblase des Kindesalters

A. Sigel

Abstract. Jegliche Vesikopathie des Kindesalters dreht sich von Anfang an um gestörte Speicherung und um gestörte Entleerung, bedingt entweder obstruktiv, permanent wie temporär, oder refluxiv oder neurogen. Molekulargenese und Morphogenese bedingen einander. Frühembryonaler Beginn der Obstruktion verändert den Detrusor dysplastisch und veranlaßt mittels vorzeitigem Verschluß des Urachus aszendierend urorenale Dysplasie. Spätembryonaler Beginn der Obstruktion gestaltet den Detrusor hyperkollagenisierend mittels Faser- und Nuxusverarmung hypoplastisch und induziert aszendierend hypoplastische Uronephropathie. Vorzeitige Erschöpfung des Dehnungspotentials bedingt Residualharn. Refluxive Vesikopathie, aus trigonaler Dysmorphie und Desorganisation, verhält sich zur obstruktiven Vesikopathie vorausgehend und koinzidental, ist nicht obstruktiv verursacht. Fehlerhafte Knospenanlage hat viel Anteil. Neurogene Vesikopathie, später erscheinend, form- und funktionslädierend, gleicht sich beiden an, der obstruktiven wie der refluxiven Komponente. Zusätzlich bringt Neurogenität verschieden hohe Grade der Harninkontinenz erschwerend hinzu. Blasendivertikel sind ein Sonderfall der obstruktiven Vesikopathie. Kollagenisiertheit des krankhaften Detrusors erschwert jede Art von operativer Harnleitereinpflanzung. Bakterielle Urethrozystitis, mit und ohne Pyelonephritis, überkommt jede Form der kongenitalen Vesikopathie. Extremform der chronisch erkrankten und reduzierten Harnblase ist die Endstadien-Schrumpfblase. Enuresis ist Ausdruck einer neuroregelativen Funktionsstörung einer verspäteten Maturation.

4.1
Diagnosen und Pathomechanismen

Alle genannten Krankheiten weisen einzelnen, mehrfach oder auch gesamt alles auf, was die Tabelle 4.1 unter Pathomechanismen auflistet. Alle 9 Diagnosen erhalten ein eigenes Kapitel innerhalb dieses Buches. Dennoch entspricht es der Bedeutung der Vesikopathie, ihre Pathophysiologie in einem eigenen Kapitel zusammengefaßt und gerafft darzustellen. „The Kidneys go as the bladder is going" sagt ein alter englischer Lehrsatz, und da unser Leben (u. a.) an den Nieren hängt, erhält die Harnblase vitale Bedeutung, somit auch die Kenntnis und das Verständnis ihres Zustandes im Gesunden wie im Kranken. Hier sollen nur die Zusammenhänge dargestellt werden. Einzelheiten sind den klinischen Kapiteln zu entnehmen.

Tabelle 4.1. Krankheitslehre der Vesikopathie des Kindesalters

Diagnosen
- Klappenkrankheit, hypoplastisch – dysplastisch (s. Kap. 10)
- Vesikorenale Refluxkrankheit, einfach – kompliziert (s. Kap. 8)
- Prune-Belly-Syndrom – dysplastisch (s. Kap. 9)
- Neck-Syndrom – dysplastisch (s. Kap. 8)
- Neurogene Harnblase (Myelomeningozele) – sakrale Dysgenesie – Tethered cord (s. Kap. 11.)
- Urethrozystitis von einfach bis Endstadienblase (s. Kap. 4 und 8)
- Gestörter Urachusverschluß (s. Kap. 10 und 13)
- Ekstrophie der Harnblase (s. Kap. 24)

5 Pathomechanismen
   Obstruktiv – refluxiv – neurogen – hydrodynamisch – bakteriell

Pathophysiologica
- Erhöhter Auslaßwiderstand von temporär bis permanent
- Vorzeitiger Verschluß des Allantoisganges
- Residualharn – Volumenvergrößerung
- Detrusor: Kollagenisierung – kontra Fasernexus
- Compliance-Verlust bis DS – BNDS
- Mündung der Harnleiter als 2. Obstruktionsstufe
- Ostiale ureterorenale Refluxivität, Pendelharn
- Neurogen: parasympathische Hyperreflexie – Hyporeflexie vv Sympathischer Modulationsverlust
- Inkontinenz – Überlaufblase – Durchlaufblase
- Hyperdynamisch – Enuresis nocturna
- Hypodynamisch – Diabetes insipidus – Lazy bladder – Viszerale Myopathie
- Detrusorfibrose und Harnleiterneostomie
- Detrusorfibrose und Endstadienblase

4.1.1
Pathomechanismen der Vesikopathie

Die Pathomechanismen der Vesikopathie sind relativ einfach zu erkennen und zu benennen. Sie verteilen und begrenzen sich auf fünf Gruppen: in obstruktiv, refluxiv, neurogen, hypodynamisch und bakteriell, alle 5 Gruppen treten getrennt und in Kombination auf.

4.1.2
Molekulare Genese der Harnblase und ihrer Störungen

Die Morphologie der Harnblase ist zusammengesetzt aus Kompartimenten, aus bindegewebiger Matrix, aus Kollagenen, aus Muskulatur und nervalen Substanzen. Hinzu kommen noch mehrere Gewebefaktoren wie Prostaglandine und Polypeptide. Sie zusammen halten ein biomechanisches Gleichgewicht aufrecht. Es sind kontraktile Proteine.

Die Kollagene, das hauptsächliche Strukturprotein des Körpers, besitzt viele Untergruppen. Fortschreitende Unlöslichkeit vermittelt Stabilität des Parenchyms. Störungen dieser normalen Entwicklung gehen oft auf Obstruktion zurück. Es sind dann mesenchymale wie epitheliale Störungen, die wahrscheinlich den Urachus einbeziehen und ihn vorzeitig verschließen. Die frühembryonale Ventilfunktion des

Detrusors entfällt damit, Obstruktion wird wirksam und sie kann nur während des 1. und noch anfangs des 2. Trimenon Dysplasie verursachen. Wie in der Nierenentwicklung laufen auch im ableitenden Harnsystem viele Interaktionen zusammen. Nervale und intramurale Schäden entstehen. Trabekulation ist ominöses Zeichen des Abbaus, keineswegs eines Kompensationsmechanismus. Nur anfänglich gibt es eine flüchtige Hypertrophie aller Zellteile, hinterher setzt Abbau ein. Die Kontraktilität geht verloren, vor allem weil das synsytiale Netzwerk durch interstitielle Fibrose gestört wird. Dazu kommt die reduzierte nervale Dichte, verminderte Zahl von Rezeptoren und vor allem obstruktiv mitbedingt Ischämie, außerdem auch noch Störungen des Kalziumstoffwechsels. Dies verursacht dann auch noch die stets mitbeteiligte Instabilität der Blase. Residualharn ist beteiligt, weil die Muskelzelle vorzeitig unter Depolarisation fällt. Die funktionelle Kapazität bleibt weit hinter der räumlichen zurück.

4.2
Pathophysiologie

4.2.1
Funktionelle Auslaßobstruktion

Die funktionelle Auslaßobstruktion stört potentiell am meisten den gesamten Harnweg und Harnapparat. Mit gradueller Erhöhung ihres Binnendruckes (Normalwert Ruhe bis 15, Miktion bis 30 cm H_2O) gerät die Harnblase auf die negative Bahn (Abb. 4.1). Von oberer Normgrenze bis pathologisch über 120 H_2O gibt es alle Übergänge. Einfachste Erscheinung der Druckerhöhung ist die atypische Kontraktion, die, bei gehäuftem Auftreten als Instabilität (instabile Blase) die Grenze zur Krankheit anzeigt [1].

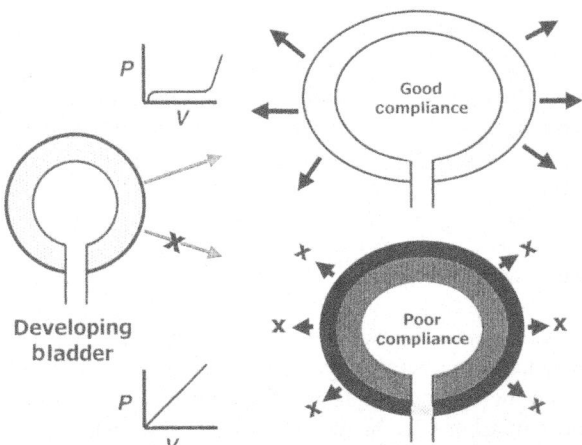

Abb. 4.1. *Oben:* obstruktionsfreier Blasenauslaß, niedriger Füllungsdruck. Ein quantitativ ausgewogenes Verhältnis zwischen glatter Muskelzellsubstanz, extrazellulärer Kollagensubstanz und sympathischen wie parasympathischen Rezeptoren begleiten eine morphologisch normale Entwicklung der Harnblase. Ihre Funktion besteht aus guter Kontraktionsfähigkeit und Elastizität, aus nerval gesteuerter Regelung von Füllung und Entleerung, alles zusammengefaßt mit dem Begriff gute Compliance. *Unten:* Ein obstruierter Blasenauslaß (Klappenkrankheit der männlichen Harnröhre) erhöht den Binnendruck der Harnblase dauerhaft, reduziert die Muskelzellsubstanz samt den nervalen Rezeptoren und steigert umgekehrt exzessiv die interstitielle kollagene Substanz. Daraus entsteht verminderte Kontraktilität und Elastizität, vermindertes Miktionsvolumen bei erhöhtem Füllungsvolumen, mithin Residualharn, zusammengefaßt als schlechte Compliance. Es gibt aber alle Stadien von milde bis extrem. (Aus Keating [12b])

Als Hyperkontraktilität definiert gibt es sie vereinzelt, in der Nacht weniger als tagsüber, intermittierend und im Extrem permanent, nicht nur eigenständig, sondern betont als Begleiterscheinung fast aller Erkrankungen der Harnblase – besonders der Refluxkrankheit sowie der einfachen Zystitis. Der Patient spürt die atypische Kontraktion oft gar nicht. Umgekehrt erscheint sie völlig unvermittelt als flüchtiger Harndrang, als leicht unterdrückbar und ohne physiologisches Miktionsvolumen. Sie ist die mildeste Form der Hyperreflexie. Die Grenzen des Normalen und die Anfänge des Pathologischen gehen weit auseinander [2].

4.2.2
Hinman-Erkrankung

Heißt nach ihrem Entdecker ein fakultativ erworbener fortgeschrittener Zustand der instabilen Harnblase (Abb. 4.2). Sie erscheint graduell unterschiedlich mit den Kennzeichen: erhöhter Ruhe- und Miktionsdruck und atypische Kontraktionen des Destrusors, öfter, nicht immer verbunden mit abnormer Verspannung des Beckenbodens bis hin zu Detrusor-Sphinkter-Dyssynergie (DSDS). Je nach Kennzeichen ist der Blasenhals oder die Sphinkterregion kontrahiert. Beides wirkt auf die Blase flüchtig obstruktiv, weniger flüchtig und intensiv dann, wenn die atypischen Kontraktionen längere Zeit anhalten, meist bis immer intermittierend, im Prinzip als milde infravesikale Obstruktion.

Das Hinman-Syndrom tritt bei Kindern wie bei Erwachsenen auf, bei Männern auch ohne prostatische Überlagerung, bei Frauen seltener, aber im Grunde nicht anders wie bei kleinen Mädchen. Neuromuskuläre Unreife ist die bei Kindern am meisten herangezogene Erklärung zur Entstehung. Eine andere legt mehr Gewicht

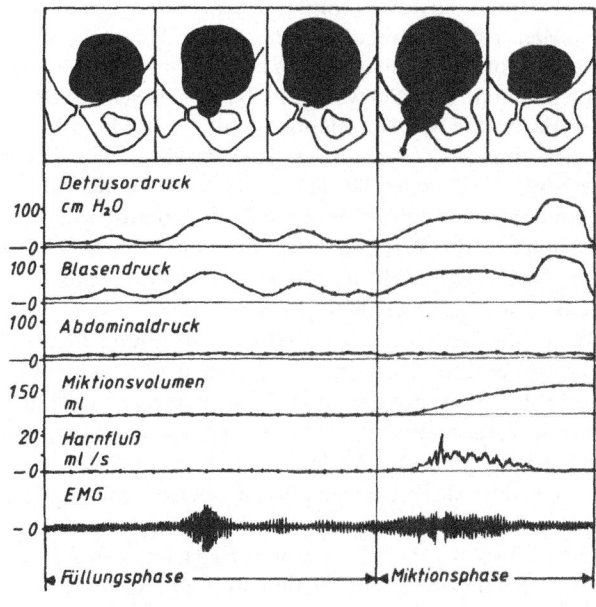

Abb. 4.2. Ruhe- und miktionelle Zystourethrographie mit Urodynamik (Messung von Drücken, Fluß und EMG. *MCU*: Blase asymmetrisch, Externusspastik mit erhöhtem Ruhedruck und BB-Aktivität (= Instabilität), Rückkehr zu Normaldruck, dann miktionelle Ballonierung der Harnröhre, Beckenbodenspastik samt abnormen EMG, dann Restharn unter erhöhtem Druck. Insgesamt: Instabile Blase und DSDS. (Schönberger et al. [10])

auf miktionelles Fehlverhalten der Kinder, bei Mädchen mehr als bei Knaben. Bekannt ist das Verhalten kleiner Mädchen in hockender kauernder Position, das Überhören normaler und abnormaler Miktionsreize, das unrichtige Erlernen der Miktion sowie die Unachtsamkeit der Mütter. Viele dieser Kinder sind gleichzeitig mit enteraler Obstipation behaftet, was dann gemeinsame neuralvegetative Nachbarschaft anzeigt Umgekehrt sind etwa 10 % der Kinder mit Megakolon stark mit Instabilität der Harnblase behaftet. Die Instabilität schwindet binnen weniger Jahre, Nachreifung des labilen Detrusors ist die Regel, Progredienz die Ausnahme.

Das Hinman-Syndrom reicht von harmlos flüchtig, kaum krankhaft bis zum verfestigten Extrem und Vollbild einer funktionellen urologischen Panobstruktion, vergleichbar dann dem nichtrefluxiven Klappensyndrom (Valve I). Ein älteres Synonym ist non neurogenic neurogenic bladder [11].

Jenseits der Fachgrenzen ergeben sich für die vorerwähnte immature Verhaltensweise der Kinderharnblase Analogien in anderen Organbezirken vegetativer Innervation, so zu spastischem Kolon und auch zu supraventrikulärer Reizleitungsstörung des Herzens.

4.2.3
Detrusor unter organischer Obstruktion

Wenn der abnorme Funktionszustand ins Pathologische übergeht, wenn organische Auslaßobstruktion (Klappenkrankheit) – effektiv vom 3. Trimenon an nach physiologischem Verschluß des Allantoisganges und verstärkt postnatal – besteht und wenn der Dialysebeitrag der Plazenta entfällt, dann gerät der Detrusor auf die gefährliche Bahn graduell zunehmender Kollagenisierung. Die Folge ist die bekannte Wandverdickung, die traditionell als kompensatorische Hypertrophie mißverstanden wurde [4]. Das Gegenteil trifft zu, eine interstitielle Fibrose. Die Muskelzelle des Detrusors wird weniger leistungsfähig. Sie verliert die physiologische Eigenschaft der prämiktionellen Faserverlängerung, das Dehnungspotential erschöpft sich vorzeitig, bevor die Miktion die Blase entleeren kann. Notwendig entsteht Residualharn, dieser dann entsprechend dem Schweregrad der Auslaßobstruktion. Eine Volumenvergrößerung der Harnblase ist zwangsläufig damit verbunden (Abb. 4.3).

Die abnorme Vermehrung der extrazellulären kollagenen Matrix zerstört den notwendigen Nexus der Muskelfasern und beendet damit die synchrone Öffnung des Blasenhalses und die Relaxation des Trigonum urogenitale. Sie verhindert damit die Compliance des Detrusors (die Fügsamkeit) samt seiner Gefügedilatation, die gesunder vegetativ innervierter Muskulatur eignet (Abb. 10.13) [10]. Der Verlust der Compliance setzt über Erhöhung des Blasenbinnendruckes und Residualharn die zweite Obstruktionsstufe an der Harnleitermündung nierenwärts in Gang (s. Abb. 10.3). Verlust der Compliance mit allen Folgen kann auch ohne organisches Auslaßhindernis (Valve) rein funktionell zustande kommen (s. Hinman-Syndrom). Gestörter Kalziumstoffwechsel der Muskelzelle hat Anteil an den pathologischen Abläufen. Eine α-Blockade kann den Auslaßwiderstand der Harnblase mindern.

Der obstruktiv indizierte Kollagenexzeß hat am Ende seine nierenzerstörenden Folgen schon nach wenigen oder auch erst nach 10–20 oder 30 Lebensjahren vollzogen (s. Kap. 10). Der Detrusor verliert mit der Zeit seine Kontraktilität vollends, dies mit oder ohne zusätzliche sekundäre Refluxivität, die dann auf Rezeptorverarmung zurückgeht und ist von primär koexistentieller Refluxivität zu unterscheiden (s. Kap. 8).

4.2.4
Refluxivität

Die Refluxivität einer oder beider Harnleitermündungen als Hauptsymptom der einfachen Refluxkrankheit hat mit infravesikaler Obstruktion nichts zu tun. Sie kann jedoch koexistieren, dann ist sie die ältere der beiden Fehlformen (1. Trimenon). In diesen Fällen treten obstruktive und refluxive Uronephropathie auf, beides in einem (s. Kap. 8).

Die eigenständige einfache Refluxkrankheit (ohne infravesikale Obstruktion) belastet die Harnblase mit Pendelharn, einem Pseudorestharn, der den Detrusor strukturell unterschiedlich, in der Regel jedoch weniger belastet (Abb. 8.2). Die extreme Refluxkrankheit in Gestalt des Megaureter-Megazystis-Syndroms (MCMUS) (s. Kap. 8) ähnelt sowohl in ihrer gravierenden vesikalen Pathophysiologie als auch in ihrer dysplastischen Beteiligung (s. Kap. 10) dem refluxiven Klappensyndrom.

4.2.5
Neurogene Vesikopathie

Die neurogene Vesikopathie gleicht der obstruktiven an hohem Krankheitswert. Ihre Ursache liegt weit extravesikal in der myelogenen Dysplasie, am häufigsten in der MMC, aber auch verwandt in der sakralen Myelodysplasie und im sog. Tethered Cord, selten in erworbenen höher lokalisierten Schäden des ZNS (s. Abb. 11.11). Offene und geschlossene Fehlformen des Myelons sind zu trennen. Die offenen Fehlformen verlangen in der Regel unverzögert den operativen Verschluß, der den bestehenden Schaden fallweise vergrößern kann. Die geschlossenen Fehlformen symptomatisieren oft erst im Laufe der Kindheit (s. Kap. 11).

Neurogenität verursacht strukturell an den Harnwegen nichts Dysplastisches, sondern Hypoplastisches, mit oder ohne Entzündungsschäden. Der oft beteiligte vesikorenale Reflux geht auf die parasympathisch nervale Parese der Antirefluxstruktur zurück. Obstruktion, Inkontinenz und Refluxivität beherrschen die neurogene Vesikopathie. Fehlende Koordination von Speicherung und Entleerung, die DSDS oder BNDS und der Verlust der Compliance in ihrer obstruktiven Bedeutung (s. Kap. 11) stehen im Vordergrund.

Die neurogene Vesikopathie kann in 4 verschiedenen Verbindungen erscheinen (Abb. 11.6) [17, 18]:

- Hyperreflexie des Detrusors und des sphinkterialen Verschlußsystems des Trigonum urogenitale, Teil des Beckenbodens,
- Hyperreflexie des Detrusors und Hyporeflexie des sphinkterialen Verschlußsystems, was Inkontinenz mit sich bringt,
- Areflexie beider Systeme, was die sog. Durchlaufblase verursacht,
- Areflexie des Detrusors und Hyporeflexie des sphinkteralen Verschlußsystems, was zu obstruktiver Überlaufblase führt.

Mit einer von Beginn an konsequenten intermittierenden Entleerung der Harnblase, die aus täglich mehrfacher CIC in Verbindung mit anticholinergischer Medikation

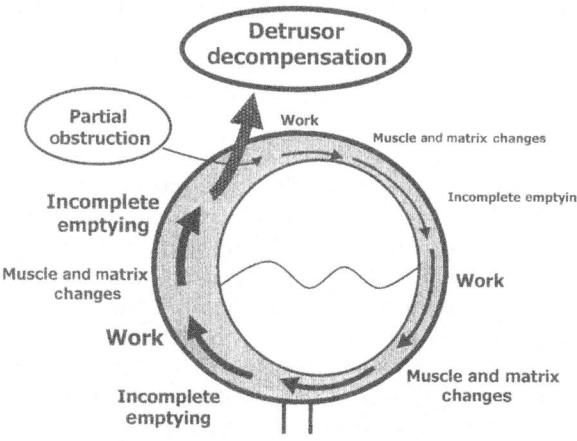

Abb. 4.3. Schema des obstruierten Detrusors. Die autonom innervierte Muskulatur samt Vaskularisierung hypoplasiert, die Kollagene hyperplasieren. Der Fasernexus, die initiale Faserverlängerung und damit die Kontraktilität leiden, alles mit der Intensität der Obstruktion und deren Dauer zunehmend. Mißverhältnis zwischen Miktionsvolumen und Füllungsvolumen. Der Prozeß kann in milderen Stadien stehen bleiben. Nach der therapeutischen Desobstruktion kann die exzessive Fibrose sich partiell zurückbilden. Was an Muskelzellen der obstruktiven Apoptose verfiel, ist definitiv verloren. (Aus Keating [12b])

(Oxybutynin) besteht, können die oft schwerwiegend obstruktiven renalen Schäden der neurogenen Vesikopathie und diese selbst samt detrusorialer Kollagenisierung vermieden werden [10, 17]. Dagegen hat die Endstadienblase aus neurogener Herkunft die geringsten Therapiechancen (Abb. 4.3).

4.2.6
Megazystis (Tabelle 4.2)

Sie bezeichnet eine heterogene Organinsuffizienz der Harnblase und ist überwiegend obstruktiv bei der Klappenblase (vollständig), im Prune-Belly- und Neck-Syndrom (partiell) sowie bei hochgradiger bilateraler einfacher Refluxkrankheit, bei komplizierter Refluxkrankheit (überwiegend) und auch bei der neurogenen Blase (im Effekt). Die kollagene Infiltration des Detrusors zerstört den physiologischen Netzcharakter des muskulären Synzytiums [2, 4]. Die Insuffizienz der Harnblase setzt sich über die refluxiven Harnleitermündungen nach supravesikal fort (s. Kap. 10).

Tabelle 4.2. Megazystis, Gruppendiagnose

Ganz oder teilweise obstruktiv	Nicht obstruktiv
Klappenkrankheit	Diabetes insipidus
Prune-Belly-Syndrom	Lazy bladder
Neck-Syndrom (s. Kap. 8 und 10)	Viszerales Muskelsyndrom
Refluxkrankheit V	
Neurogene Blase	

Idiopathische normotone Megazystis

Obgleich wesentlich erhöhte Volumina der Kinderharnblase meist Folge einer Auslaß-obstruktion sind, gibt es daneben als eher seltenes Vorkommen eine scheinbar idiopa-thische Dilatation, verbunden mit „Hyperelastoris" [4]. Kausal sind die Zusammen-hänge unklar.

Ein juveniler Diabetes insipidus (s. Kap. 10), ausheilend wie fortbestehend, bean-sprucht den Detrusor überdurchschnittlich, indem seine Muskulatur (mittels Gefü-gedilatation) auf erhöhte Volumina nicht mit erhöhter Miktionsfrequenz, sondern mit struktureller räumlicher Anpassung reagiert. Eine Erhöhung des vesikalen Bin-nendrucks bleibt aus, daher unterbleibt auch die nachteilige Rückwirkung nach supravesikal, und es unterbleibt auch Refluxivität.

Eine drucknormale Megazystis ist auch bekannt unter der Bezeichnung „Lazy bladder". Der Residualharn ist konstant, die Infektion nahezu nicht, Knaben sind öfter betroffen als Mädchen. Solche Krankheitsbilder gibt es auch bei erwachsenen Männern, unklar, ob verborgen angeboren oder später erworben. Dort läßt sich aber überwiegend, jedoch nicht immer eine diskrete (resektable) Auslaßobstruktion des Blasenhalses nachweisen. Bei Kindern bleiben Unklarheiten. Verlaufsbeobachtungen sind kaum bekannt.

Die hypodynamische Harnblase gibt es auch als Teil eines „Hollow-visceral-Myo-pathie-Syndroms", mit dem sich die pädiatrische Gastroenterologie beschäftigt [6, 14]. Das Syndrom besteht systemisch in vakuoliger Degeneration der glatten Muskel-zelle und zugehörig in Kollagenexzeß des Synzytiums. Es tritt bei Mädchen wie Jun-gen selten auf, wobei Mädchen etwas häufiger betroffen sind. Den Kindern wird ein ungenügender Darmtransport zum Verhängnis. Die Harnblase ist an Krankheitswert dabei nachgeordnet.

4.2.7
Hyperdynamik: Enuresis nocturna

Die Enuresis nocturna ist auf nächtliches Einnässen begrenzt, aus verspäteter zen-tralvenöser Reifung der Miktionszentren abzuleiten und eine nachhaltige temporäre Störung subkortikaler und kortikaler Zentren. Sie ist somit nicht primär eine Erkrankung der Harnblase, sondern diese nur Erfolgsorgan zentral neurogener Stö-rungen (s. Kap. 4.3).

Unfreiwilliges Einnässen tagsüber wie nachts, irrtümlich als sog. sekundäre Enu-resis bezeichnet, entspricht einer reell einzuordnenden Vesikopathie, die eine ver-kannte infravesikale Obstruktion, eine diskrete neurogene Blase oder eine Harnleiter-ektopie sein kann. Die Differenzierung kann mitunter schwierig sein, weil Raritäten verwirren. Dazu gehört die sog. Vielfachmiktion tagsüber (day time high frequency).

4.2.8
Harninkontinenz des Kindesalters

Harninkontinenz, unfreiwilliger oder planwidriger Harnabgang ist keine Krankheit sui generis, sondern Teil einer Klassifikation: eindeutig anatomisch bedingt oder funktionell pathologisch bedingt (Tabelle 4.3).

Tabelle 4.3. Klassifikation der Harninkontinenz des Kindesalters

Anatomisch	Funktionell
Distale Ektopie eines Harnleiters	Neurogene Blase manifest, auch okkult
Ekstrophie der Harnblase	Gravierendes DV (Dysfunctional Voiding)
Epispadie des Blasenhalses und der Harnröhre	Enuresis diurna
Hochgradige weibliche Hypospadie	
Sinus urogenitalis	
Trauma – extern oder instrumentell	
Auslaßobstruktion, Überlaufblase	

Anatomisch: Die Insuffizienz der Blasenekstrophie liegt gleichsam auf der Hand. Die Epispadie zeigt den Blasenhals nicht minder gespalten, dies mit partieller oder kompletter Fortsetzung auf die Penisvorderseite (s. Kap. 24). Die hochgradige Obstruktion des Blasenhalses, die sog. Überlaufblase, entspricht einer mechanischen Überforderung des Blasenauslasses. Der Befund normalisiert sich fast immer post desobstruktionem. Hochgradige weibliche Hypospadie, die die Harnröhre verkürzt, unterschreitet die funktionell erforderliche Mindestlänge der Kontinenz. Es ist dies eine Übergangsform zum Sinus urogenitalis.

Funktionell: Alle Pathophysiologica der neurogenen Blase, von Hyperreflexie bis zur Hyporeflexie, verbunden mit und ohne Obstruktion, mehr funktioneller als organischer, verbunden mit oder ohne Residualharn, häufiger mit – alle sind sie mit unterschiedlichem Grad an Inkontinenz behaftet. Langdauernde kausal nicht obstruktive Harninkontinenz ist oft endogen-subklinisch mit Hypermotorik des Detrusors verbunden, was sich histologisch in kollagenöser Dissoziation des muskulären Synzytiums niederschlägt, einem energieverbrauchenden Vorgang, verwandt dann der obstruktiven Vesikopathie [4] und fremd einer illusionären „kompensatorischen Hypertrophie", letztlich eine Variante des Dysfunctional Voiding, vorzugsweise bei Mädchen zwischen 4 und 12 Jahren und später auch bei erwachsenen Frauen. Die abnorme Verhaltensweise des Detrusors bleibt kausal unklar. Die Urodynamik bestätigt eine normale Miktion, nur eben bei geringer Füllung.

4.2.9
Urethrovaginaler Harninflux

Urethrovaginaler Harninflux kommt relativ häufig vor, Vulvovaginitis begünstigend, hat doppelte Herkunft, eine endogene und eine exogene. Endogen geht der Influx zurück auf vaginal-anatomisch vorzeitige Ausmündung der Harnröhre. Noch weiter proximal mündende Harnröhre heißt Short urethra, identisch mit weiblicher Hypospadie, die es (wie die männliche) graduell anatomisch unterschiedlich gibt (s. Abb. 17.3). Diskrete Formen der Short urethra können funktionell ausheilen, die schwerwiegenden bedürfen operativ plastischer Korrektur. Sie grenzen sich von der weiblichen Hypospadie kaum ab.

Exogen kommt urethrovaginaler Influx zustande, wenn kleine Mädchen ihre Miktion vernachlässigen, sie unterdrücken, weil sie sie im Augenblick als störend empfinden. In hockender Stellung oft kneifen sie den Beckenboden zusammen, können aber dennoch den Übertritt nicht verhindern, den sie auch bewußt gar nicht wahrnehmen. Miktionstraining unter mütterlicher Anleitung zeigt den Ausweg (vgl. Hinman-Erkrankung).

4.2.10
Bakterielle Urethrozystitis

Sie ist die häufigste aller urologischen Erkrankungen, bei Mädchen weit mehr als bei Jungen. Diese verborgen kongenitale Vesikopathie bezieht ihre Bakterien aus dem Fecal Pool, vermittelt über einen perineal lokalisierten Defekt der Immunabwehr. Ungünstige Hygiene verschlimmert die „Anfälligkeit der Harnblase", verursacht sie aber nicht. Spontanheilung erfolgt spätestens bis zur Menarche. Die Mädchen-Zystitis rekurriert, sie ist nicht „chronisch", ist noch unvollständige Ausreifung der vesikourethralen Verbundstruktur, erkennbar an miktioneller Ballonierung der Harnröhre. Eine tägliche warme Perinealdusche hilft vorzubeugen. Intermittierende resistenzgerechte Chemotherapie und Antibiose sind über lange Zeit angezeigt. Zur Pathourodynamik der Bakteriurie s. Kap. 8. Weitergehende Darstellung der bakteriellen Urethrozystitis s. Kap. 6.

4.2.11
Interstitielle Zystitis

Sie ist chronisch fibrotisierend, genetisch oft ungeklärt, geht mit vermindertem Fassungsvermögen einher, mithin mit gehäufter bis qualvoller Dysurie. Das Kindesalter ist kaum davon betroffen, eher schon Jugendliche gegen Ende des 2. Lebensjahrzehnts. Sie wie die Erwachsenen haben unter interstitieller Zystitis enorm zu leiden. Dazu gehört auch infiltrierender Befall der Harnblase, männlich wie weiblich, durch chronisch entzündliche Darmerkrankung wie Sigma-Divertikulitis, Morbus Crohn und Colitis ulcerosa, die zwar bei Jugendlichen, aber kaum bei Kindern bekannt ist.

4.2.12
Endstadienblase

Gemeint ist die Schrumpfblase als Folge einer chronisch gewordenen bakteriellen Zystitis. Dazu gibt es 4 verschiedene Unterformen. Alle werden refluxiv oder sind es von Anfang an:

- Die vorerwähnte interstitielle Zystitis hat eine unklare Genese und ist eher sekundär bakteriell überlagert. Sie liefert ein lebensgefährliches Krankheitsbild.
- Die anfänglich rekurrierende refluxierende Mädchen-Zystitis chronifiziert ausnahmsweise im Verlauf wiederholter Graviditäten. Sie bringt Niereninsuffizienz mit sich.
- Ein Vollbild der qualvollen Schrumpfblase ist tuberkulöser Herkunft. Der detrusorzerstörende Prozeß zerstört immer zugleich die antirefluxive Funktion.
- Eine Endstadienblase aus neurogener Herkunft (s. Abb. 4.1) erscheint im zweiten Dezenium. Eine inadäquate Behandlung hat stets allen Anteil.
- Die Schrumpfblase aus Bilharziose-Herkunft kommt bei Kindern wie Erwachsenen in unserer Weltgegend kaum vor. Bekannt ist aber Umwandlung in Urothelcarcinom.

4.2.13
Detrusorfibrose und Harnleiterneueinpflanzung

Diese Indikation ergibt sich, wenn der klappengeschädigte Detrusor die Mündungszone des Harnleiters mechanisch dauerhaft einengt. Nach distaler Klappendesobstruktion genügt oft eine temporäre Schienung zu funktioneller Erholung des urethrovesikalen Übergangs.

Die Indikation ist immer dann schwierig, wenn die Einpflanzung des Harnleiters einer Spenderniere ansteht. Die Lösung des Problems besteht weniger darin, unbedingt eine antirefluxive Neostomie anzustreben, sondern den Schutz vor neuer Stenosierung voranzustellen. Ohnehin werden viele eingepflanzte Harnleiter refluxiv, auch jene Mehrheit, die auf eine gesunde Harnblase treffen. Die zu transplantierenden Klappenkinder befinden sich meistens in ihrem zweiten Dezenium, ab dem die Refluxivität an Krankheitswert verliert. Die bakterielle Infektion muß vorher zuverlässig beseitigt sein. Die meist zu geringe Kapazität der Harnblase läßt sich vorher kontinuierlich mittels Katheterperfusion erhöhen. So vorbereitet sind dann die Ergebnisse der Harnleiterneostomie im letzten Jahrzehnt wesentlich besser geworden, beim Prune-Belly-Syndrom allerdings noch mehr als bei der Klappenblase [7].

4.2.14
Gestörter Urachusverschluß

Der Allantoisgang, später Ductus urachus, unterliegt einer doppelten Störung in der Zeitwahl des physiologischen Verschlusses: entweder vorzeitig oder verspätet bis gar nicht [5]. Verzögerter oder ausbleibender Verschluß führt zu den Variationen der Urachusfistelung (s. Kap. 13). Vorzeitiger Verschluß, theoretisch postuliert bei frühembryonal beginnender infravesikaler Obstruktion, neuerdings experimentell belegt (Kap. 10), bedeutet urorenale Dysplasie. Normzeitiger Verschluß (bei gleicher Obstruktion) bedeutet hypoplastische Nephropathie (s. Kap. 7 und 10).

4.2.15
Divertikel und Celen der Kinderharnblase s. Kap. 12 und 13

Literatur

1. Allen TD (1988) Voiding dysfunction in children. AUA update series 7:22
2. Bauer STB: Neurogenic Dysfunction of the lower urinary tract in Children, Chapter 65 in Campbells Urology VII Ed 1997, ed Walsh-Retik-Vaughan-Wein, Saunders New York, Philadelphia, ebenso in VI und V Edition, ebenso in Kelalis-King: Clinical Pediatric Urology 1986 und 1992
3. Dickman L (1998) Diabetes in sipidus renalis. In: Bachmann KD et al. (Hrsg.) Pädiatrie in Praxis und Klinik. Thieme, Stuttgart, S. 155–157
4. Elbadawi A: Pathology and pathophysiology of detrusor incontinence. Urol. Cl. NA (1995) 22:499–512
5. Gearhart JP (1992) Urachal anomalies P. 613–619 in Kelalis-King-Belman (eds) Clinical Pediatric Urology. Vol. 2, Saunders, Philadelphia
6. Ghavamian R, Wilcox DT, Duffy PG and Milla PJ: The urological manifestation of hollow visceral myopathy in children. J. Urol. (1997) 158: 1286–1290
7. Gonzales R: Editorial: Renal transplatation into abnormal bladders. J. Urol. (1997) 158:895
8. Hanson S, Hjälmas K, Jodal U, Sixt R (1990) Lower urinary tract dysfunction in children with untreated asymptomatic BU. J. Urol. 143:333–335

9. Hinman J jr. (1986) Non-neurogenic neurogenic bladder (the Hinman-Syndrome) 15 years later. J. Urol. 136:769
10. Holmdahl G, Sillen U, Bachelard M et al. (1995) The changing urodynamic pattern in valve bladders during infancy. J. Urol. 153:463–467
11. Jayanth VR, Khoury AE, Mc Lorie GE, Agarval SK (1997) The non-neurogenic neurogenic bladder of early infancy. J. Urol. 158:1281–1285
12. Kaplan SA (1987) Nephrogenic diabetes insipidus. In: Holiday MA, Barrett TM, Verner LR (eds) Pediatric nephrology. 2nd edn. Williams & Wilkins, London, chap. 35
12b. Keating MA (1999) Effect of Obstruction on the Detrusor. Congenital and Acquired, chapter 14. In: Gonzales, Bauer (eds) Pediatric Urology Practice. Lippincott – Williams – Wilkins, Philadelphia
13. Mc Cuire E (1995) Fluid management by the urinary tract and vice versa. J. Urol. 154:742–744
14. Prem Puri and Tsuji M (1992) Megacystis-microcolon-intestinal hypoperistalsis syndrome (neonatal hollow visceral myopathy). Pediatric Surgery Int. 7:18–22
15. Schönberger B, Gesch R, Otting U (1990) Enuresis im Kindesalter. Krankenhausarzt 63:580–586
16. Van Cool JD, Dick O, Van Gent, H, Nesselaar, C and de Jong, TVM: Clean intermittend catherisation and anticholineric in infants with spina bifida and detrusor-sphincter dyssynergia. European Urology Today 1997, VII
17. Wein AJ and Barrett DM (1992) Physiology of micturition and urodynamics. Chapter 6 in: Kelalis-King-Belman, Clinical Pediatric Urology, 3. Ed. Vol I, Saunders, Philadelphia
18. Wein AJ: Pathophysiology and categorisation of voiding dysfunction. Chapter 27 in Campbells Urology VII Ed, ed Walsh-Retik-Vaughan-Wein, Saunders, Philadelphia

4.3
Enuresis aus urologischer Sicht

G. Schott

Abstract. Subjektiv steht die Blase im Vordergrund, der Hintergrund ist ein problematisches Stück Neurourologie. Als erstes notwendig ist definitorische Klärung. Nicht „primäre oder sekundäre" Enuresis plagt die Kinder, mehr Knaben als Mädchen, sondern einerseits eine leicht aufklärbare symptomatische und andererseits die schwierig einsehbare immature Form der Enuresis. Sie hat eine komplexe Ätiologie von verzögert neuromuskulärer Entwicklung, über subkortikal mangelhafte Dämpfung des Miktionsreflexes, über gestörte nächtliche Hemmung der Diurese, über Schlaf- genetische und psychische Faktoren. Die Ätiologie der symptomatischen Enuresis dagegen ist örtlich in der Blase morphologisch erkennbar. Sie erscheint klinisch in Gestalt der sensorischen Urgeinkontinenz. Ihre Therapie ergibt sich aus den örtlichen Befunden. Ganz ungleich schwieriger ist die Therapie der immaturen Enuresis. Sie hat näher beschriebene 3 Arme, die psychologische Führung, fallweise auch Psychotherapie, das Miktionstraining mit Biofeedbackkontrolle und den medikamentösen Arm (Sympathomimetika, Parasympathikolytika, antidiuretisches Hormon, Antidepressiva). Spontanheilung ist schließlich nicht zu vergessen. Das pathophysiologisch schwierige Kapitel ist souverän dargestellt.

4.3.1
Definition

Unter Enuresis versteht man das fortbestehende oder wiederauftretende regelmäßige oder intermittierende Einnässen eines Kindes nach dem 5. Lebensjahr. Die monosymptomatische Enuresis ist definiert als Einnässen im Schlaf an mindestens zwei Nächten pro Monat nach dem 5. Lebensjahr, also in einem Alter, in dem normalerweise die Blasenkontrolle erreicht ist.

4.3.2
Inzidenz

Annähernd 15 % der Kinder sind mit 5 Jahren noch nächtliche Bettnässer [5]. Die spontane Maturationsrate liegt bei etwa 15 % pro Jahr. 99 % der Kinder sind im Alter von 15 Jahren trocken [9]. Ein Drittel der Kinder näßt fast täglich ein, ein weiteres Drittel etwa wöchentlich einmal und das letzte Drittel etwa einmal im Monat oder seltener. Mehr als 80 % der Enuretiker nässen ausschließlich nachts ein.

4.3.3
Gliederung des Begriffs „Enuresis"

Enuresis ist ebenso wie Harninkontinenz keine eigenständige Erkrankung, sondern Leitsymptom einer primären oder sekundären Funktionsstörung des unteren Harntrakts. Entscheidend ist die Abgrenzung der sog. immaturen Enuresis von der symptomatischen, funktionellen oder organischen Enuresis, die durch infravesikale Obstruktion oder Harninfektion bedingt ist. Die Begriffe primäre und sekundäre Enuresis haben vielfach Verwirrung verursacht. Einerseits wird unter primärer Enuresis die immature Form im Gegensatz zur sekundären, also der symptomatisch bedingten Enuresis verstanden. Andererseits wird der Begriff primäre Enuresis in der Literatur auch für die Enuretiker, die ohne Trockenintervalle sind und seit jeher einnässen, in Abgrenzung zu der Gruppe verwendet, die nach unterschiedlich langem Trockenintervall erneut einnäßt, also entsprechend als sekundäre Enuretiker bezeichnet werden.

Die immature Form ist typischerweise in der Regel auf nächtliches Einnässen beschränkt (monosymptomatische Enuresis nocturna), während die Enuresis diurna et nocturna überwiegend symptomatisch in organischen Ursachen begründet ist (kindliche Harninkontinenz, Enuresis diurna et nocturna, symptomatische oder komplizierte Enuresis). Sie ist mit 2–4 % bei 6jährigen eindeutig niedriger als die immature Form und erwartungsgemäß mit hoher Inzidenz urogenitaler Fehlbildungen vergesellschaftet. Urologisch-poliklinisches Krankengut, durch Kinderärzte hoch selektioniert, setzt sich je zur Hälfte aus beiden Formen zusammen. Dies ist durch die Zuweisung der urologisch behandlungsbedürftigen Kinder erklärbar, während die Kinder mit immaturer Enuresis oftmals in den Händen der Kinder- und Hausärzte verbleiben. Jungen und Mädchen leiden ungefähr gleich oft unter Enuresis, wobei rein nächtliches Einnässen bei Jungen häufiger beobachtet wird.

4.3.4
Ätiologie der imaturen Enuresis

Ableitung aus der Neuropysiologie übergeordneter Zentren. Alle bekannten Hypothesen unterstellen ein multifaktorelles Geschehen [12]. Der Säugling, ein Vaguswesen, entleert seine Blase spontan ungehemmt, rein reflektorisch über das spinale Zentrum. Die Säuglingsblase, ausgestattet noch mit kleiner Kapazität von 50–90 ml, kontrahiert sich entsprechend ungehemmt wellenförmig. Im Alter von 1,5–2 Jahren beginnt durch Topftraining die willentliche Kontrolle. Das Blasenwachstum beträgt ca. 25 ml pro Jahr; zwischen 2 und 4,5 Jahren steigt die Blasenkapazität auf das Doppelte an, und die Zahl der enuretischen Kinder verringert sich von etwa 40 % bei den 2jährigen auf ca. 15 % bei den 4,5- bis 5jährigen. Das altersentsprechende Blasenvolumen errechnet sich nach der Formel: Alter × 30 = ml Harn.

Die Vorgänge zur Kontrolle der Miktion reifen in 3 Entwicklungsschritten heran [35]:

- Dämpfung der Aktivität des Miktionsreflexes,
- Entwicklung einer bewußten Wahrnehmung der Blasenfüllung,
- Entwicklung der Fähigkeit einer bewußten Einleitung oder Verhinderung der Miktion.

Enuresis ist Ausdruck vorläufigen Ausbleibens der Vergrößerung der Blasenkapazität, die normalerweise mit der Harnproduktion konform ansteigt. Es ist somit offensichtlich, daß die neuromuskuläre Entwicklung von der kleinen unwillkürlichen spinalen Reflexblase des Säuglings bis zur willentlichen zerebralen Kontrolle tagsüber und zur nächtlichen unbewußten Regelung durch übergeordnete bulbäre, pontine und mesencephale Zentren der Vesikokonstriktion und -relaxation bei manchen Kindern zeitlich nachhinkt. Die immature Form der Enuresis ist dann Ausdruck einer Maturationshemmung [13, 15, 19, 29].

Verzögerte neuromuskuläre Entwicklung. Sie betrifft die sympathisch innervierten mesodermalen Derivate des Trigonums, des Blasenhalses und des hinteren Harnröhrenabschnittes und ist Variante einer neurogenen Blasenstörung mit unterer sympathischer Neuronläsion. Klinisch entspricht dem oft die Zwiebelgestalt der Harnröhre samt weitem Blasenhals und fallweise Reflux – alles bekannt als Zeichen mangelhafter spontaner Maturation und somit fehlender alphasympathikotoner Profilierung der Auslaßregion [4, 29].

Subkortikal mangelhafte Dämpfung des Miktionsreflexes. Subkortikal bleibt die zeitgerechte Dämpfung des Miktionsreflexes aus, wahrscheinlich als Folge einer verspäteten Reifung übergeordneter zerebrospinaler Kontrollzentren wie dem paarigen bulbären, dem pontinen und dem mesenzephalen Areal – alle zuständig für Vesikorelaxation. Somit besteht Verwandtschaft zur inkompletten, parasympathischen und somatischen Neuronläsion der „uninhibited bladder", die urodynamisch auch mit einer motorischen Urgeinkontinenz vergleichbar ist. Die genannten Umstände verhindern eine funktionelle Aufdehnung der Harnblase, wobei unklar bleibt, ob die geringe miktionelle Kapazität Ursache oder Folge ist [29].

Nächtliche Bewußtseinsschranke und spätere Nachreifung miktioneller Schutzreflexe. Zusätzlich zu den bisher geschilderten Vorgängen kommt eine nächtliche Bewußtseinsschranke, welche die Wahrnehmung schwächerer Blasenreize blockiert, so daß nur stärkste sensitive Impulse das Bewußtsein erreichen [37]. Reifungsstörungen von Bahnen zwischen Hypothalamus und Kortex werden dafür verantwortlich gemacht, so daß subkortikal unvollständig gehemmte Blasenkontraktionen zentral nicht registriert und deshalb mit unbewußten subkortikalen Entleerungsmechanismen beantwortet werden. Dem entspricht urodynamisch eine Detrusorhyperaktivität (Instabilität) infolge mangelnder zentraler Hemmung des Miktionsreflexes, meist auch kombiniert mit fehlender Sphinkterrelaxation und deutlich erhöhten Miktionsdrucken. Die Ähnlichkeit zur inkompletten oberen parasympathischen und somatischen Neuronläsion entsprechend der „uninhibited bladder" des Erwachsenen ist deutlich, hier allerdings infolge degenerativer Demyelinisierung, was bei Kindern ausscheidet, jedoch umgekehrt möglich ist im Sinne einer verzögerten Myelinisierung. Diese könnte sowohl die afferenten Bahnen (den sakrobulbären Trakt im Seitenstrang und den pelvisch-sensorischen Vagus in den Hintersträngen) als auch die Efferenz (ventrale retikulospinale Relaxation des Detrusors und mediale retikulospinale tonisierende Impulse auf den urethralen Sphinkter) betreffen. Mehr oder weniger ausgereift sind dann entsprechend die bekannten 3 Reflexe zur Unterdrückung vorzeitiger Miktion bei zunehmender Blasenfüllung [10, 17, 29]:

- Speicherreflex nach Kuru: Der Blasendruck erregt verstärkt die vesikorelaxierenden Zentren und weniger die vesikokonstriktiven aufgrund der Dominanz der paarigen bulbären Zentren der Vesikorelaxation.
- Kontinenzreflex nach Garry: Der zunehmende Blasendruck steigert den externen Sphinktertonus über einen sakralen Reflexbogen bei S 3/S 4.
- Schutzreflex nach Garry: Eintritt von Harn in den hinteren Harnröhrenabschnitt löst reflektorisch eine externe Sphinkterkontraktion aus.

Somit kann das Kind bei zunehmender Maturation des Zentralnervensystems mittels Myelinisierung der Hauptnervenbahnen über zentrale Verarbeitung der sensorischen Impulse seine Blasenfüllung kontrollieren und zugleich das Detrusorzentrum im Hirnstamm willkürlich stimulieren oder hemmen (durch motorische Impulse vom übergeordneten Miktionszentrum des Lobus frontalis der Großhirnrinde). Damit erlernt das Kind die willkürliche Kontrolle des Miktionsreflexes, und es wird trocken.

Urodynamische Faktoren. Bei Kindern mit Tagessymptomatik findet sich eine vielfach reduzierte funktionale Blasenkapazität gegenüber Normalpersonen. Auf Anticholinergika erfolgt entsprechend ein Wachstum der funktionellen Blasenkapazität über 25–600%. Die Blaseninstabilität erscheint bei vielen Kindern mit Tag- und Nachteinnässen. Im Gegensatz hierzu besteht bei monosymptomatischem nächtlichem Einnässen eine große Variabilität im Bereich der Blasenstabilität. Die Blasenstabilität tagsüber erscheint bei Kindern mit monosymtomatischer Enuresis nocturna nicht in signifikanter Häufigkeit. Blaseninstabilität während des Schlafes erscheint bei über 50% der Enuretiker und kann während der aktiven Füllung provoziert werden. Obwohl die nächtliche Enuresis nicht ohne eine Blasenkontraktion zu Stande kommen kann, reichen die Kontraktionen per se nicht aus, eine Inkontinenz zu begründen. Bei den meisten Kindern führt eine derartige Kontraktion zum Aufwachen und damit zur Vermeidung des Einnässens. Entsprechend wird die monosymptomatische nächtliche Enuresis durch Anticholinergika auch meist nicht effektiv beeinflusst.

Gestörte nächtliche Hemmung der Diurese. Bereits 1952 wurde die relative nächtliche Polyurie als pathogenetischer Faktor der Enuresis diskutiert. Die physiologische nächtliche Hemmung der Diurese kommt dabei nicht planmäßig zustande, möglicherweise aufgrund eines Mangels an Vasopressin [1]. Seit 1975 ist bekannt [11], daß die ADH-Sekretion einem zirkadianen Rhythmus unterliegt – mit wachsender Sekretion während der Nacht. Einige Kinder mit Enuresis haben tagsüber und nachts stabile ADH-Spiegel mit entsprechender Steigerung der Urinsekretion während der Nachtstunden [20, 25, 26].

1993 fand man heraus [32], daß nur bei etwa einem Viertel der Kinder mit nächtlicher Enuresis eine signifikant gestörte nächtliche ADH-Sekretion vorliegt. Eine Vielzahl von Stimulanzien, wie Schmerz, Emotion, Konzentration, Medikamente etc., können die ADH-Sekretion während des Schlafes und während der Wachstunden beeinflussen. Jüngste Untersuchungen aus Skandinavien weisen darauf hin, dass möglicherweise Elektrolytverschiebungen im Kindesalter eine Rolle bei der Enuresis spielen könnten. So konnte gezeigt werden, dass bei einem großen Teil enuretischer Kinder eine absorptive Hyperkalziurie vorliegt. Bei diesen Kindern wird demnach stärker als bei anderen Kindern Kalzium aus dem Darm resorbiert und, da es vom Körper nicht benötigt wird, wieder über die Blase ausgeschieden. Durch die osmotische Wirkung steigt das Harnvolumen und die Blasenkapazität wird früher erreicht [22]. Darüber hinaus wird die ADH-Sekretion evtl. auch durch die Blasenfüllung direkt gesteuert. Klinische Studien beobachteten 1993, dass bei supravesikaler Harnableitung der physiologische Unterschied der ADH-Sekretion zwischen Tag und Nacht verschwindet und außerdem während der Blasendruckmessungen die ADH-Spiegel mit zunehmender Blasenfüllung steigen und bei leerer Blase niedriger sind. Möglicherweise führt die Blasendehnung und Blasenfüllung mit Muskeldehnung durch Harnspeicherung über neuronale Stimulation zur Regulation von ADH. Nächtliches Bettnässen mit Entleerung der Blase könnte somit gleichfalls der Grund für die vielfach gemessenen niedrigen nächtlichen ADH-Spiegel bedeuten [14, 28]. Urinosmolalitätsmessungen des Morgenurins von Enuretikern und trockenen Kindern zeigten jedenfalls keine signifikanten Unterschiede [14]. Der nachgewiesene gestörte zirkadiane Rhythmus des ADH (nur bei ca. 25 % der Enuretiker [32]) erklärt überdies nicht, warum die Patienten bei überforderter Blasenkapazität einnässen und nicht infolge von Harndrang aufwachen.

Schlaffaktoren. Die Behauptung, Enuretiker hätten eine unruhigere Schlafphase oder vermehrte Tiefschlafphasen und könnten entsprechend nicht durch Miktionsreize geweckt werden, wird durch kontrollierte Studien widerlegt [27]. Die Schlafmuster unterscheiden sich nicht von denen nichtenuretischer Kinder [8]. Die meisten Enuretiker nässen auch nicht in Tiefschlafphasen ein. Der Grund der Enuresis liegt vielmehr in einem Entwicklungsrückstand der Perzeption und Inhibition von Blasenfüllung und Kontraktion durch das Zentralnervensystem [16].

Genetische Faktoren. Enuresis kommt familiär gehäuft vor. Wenn beide Eltern Enuretiker waren, sind 77 % der Kinder enuretisch; bei einem Elternteil sind immerhin noch 44 % der Kinder Bettnässer; demgegenüber nur 15 % bei Kindern nichtenuretischer Eltern. Die Genetik der immaturen Enuresis kann als gesichert gelten [2, 3, 12]. Die familiäre Disposition scheint am langen Arm des Chromosoms XIII lokalisiert [6]. Weitere Genorte sind auf dem Chromosom XI und XVIII bekannt.

Psychogene Krankheitsursachen. Emotionale Störungen bei enuretischen Kindern sind nur geringfügig häufiger als in der gesunden Population [7, 34]. Enuresis und psychopathologische Veränderungen können koexistieren, wobei gestörte Kinder jedoch nicht gehäuft einnässen.

4.3.5
Ätiologie der symptomatischen Enuresis

Die symptomatische Enuresis äußert sich als Folge obstruktiver oder entzündlicher Veränderungen des unteren Harntrakts und entspricht damit einer sensorischen Urgeinkontinenz. Demgemäß ist auch die Tagessymptomatik vorhanden und die Enuresis entsprechend nachts und tagsüber. Pollakisurie und imperativer Harndrang sind Zeichen myogener Irritationen des Detrusors. Sie finden sich betont häufig im selektionierten Krankengut. Ätiologisch kommen bei den Mädchen die seltenen, echten Meatusstenosen in Form von fibrösen membranösen, atrophischen und hypertrophischen Veränderungen der Harnröhre in Betracht. In ihren obstruktiven Wirkungen umstritten sind dagegen die relativen Fehlformen der weiblichen Harnröhrenmündungen, wie anteriore urethrale Prolongation, das klitoriswärts hochgezogene Orificium urethrae externum oder die vestibulär retrahierte Form, die sog. distale weibliche Hypospadie oder auch der seitlich verzogene, relativ stenotische Meatus mit asymmetrisch unilateral hohem Hymenalansatz. Diese Formen sind in der Regel mit urethrovaginalem Influx assoziiert und haben Teil an der Anfälligkeit gegenüber Bakteriurie.

Bei den Knaben dominieren neben seltener Meatusstenose und seltenen distalen Harnröhrenengen vor allem kongenitale obstruktive Veränderungen in der bulbomembranösen Grenzzone, so die bulbären Spangen, Ringe oder kollikuläre Membranen bzw. transsphinkter ziehende kollikuläre Segelklappen. Blasenhalskontraktur, soweit sie auftritt, ist in den meisten Fällen sekundär, selten nur primär und dann bei neurogener oder entzündlicher Genese. Dies ist ein Ausdruck der Hypertrophie der detrusoralen Endschleife mit Trabekulierung. Ausnahmsweise nur kann sie sich verselbständigen zur sog. Fibroelastose des Blasenhalses. Sie ist dann irreversibel und bedarf operativer endoskopischer Resektion [29, 30, 31].

4.3.6
Diagnostik

Vordergründig ist die Abgrenzung zwischen immaturer Form und symptomatischer Form der Enuresis, also zwischen monosymptomatischer Enuresis und kindlicher Harninkontinenz. Eine gründliche Anamnese gibt bereits viele Hinweise, so die Abklärung auf nur nokturnale, nur diurnale Enuresis oder beides gemeinsam. Ein Miktionsprotokoll ist immer wertvoll. Die weitaus überwiegenden immaturen Enuresisformen können in der ambulanten Sprechstunde abgeklärt werden. Normale Sonographie, normaler Harnstatus und eine mittlere Harnflußrate genügen dazu.

Eine weiterführende urologische Diagnostik, vor allem bei auffälligem Sonographiebefund, bei Restharn oder Blasenwandverdickung oder reduzierter Harnflußrate, umfaßt dann das MCU, die endoskopische Zystoskopie sowie fallweise die Zystomanometrie bei fehlendem infravesikalem Korrelat.

Differentialdiagnostisch kommen in erster Linie neurogene Blasen (Spina bifida occulta, sakrale Dysgenesie, Hinman-Syndrom), extraurethrale Mündungen von Harnleitern bei Mädchen oder auch vesikovaginale oder urethrovaginale Fisteln in Betracht.

4.3.7
Therapie

Bei den symptomatischen Formen steht naturgemäß die Sanierung des unteren Harntrakts im Vordergrund. Sofern trotz Desobstruktion eine Blasenhalssklerose zurückbleibt, kommt Alphasympathikolyse in Betracht – sollte dies nicht ausreichen, dann endoskopische Resektion.

Das weitaus größere Problem stellt die Therapie der immaturen Form der Enuresis dar. Die Behandlung müßte dreigleisig erfolgen: Psychologische Führung bzw. Psychotherapie, Blasentraining mit Biofeedback und medikamentöser Weg. Alle 3 sind problematisch und nicht einfach zu bewerten, weil eine jährliche Spontanremissionsrate von 15–30 % auftritt [35].

Psychologische Führung, Hypnotherapie und Psychotherapie. Schuldgefühle sollte man nicht entstehen lassen, auf jeden Fall sind sie dem Kind zu nehmen. Verständnis innerhalb der Familie ist notwendig, strenge Erziehungsmaßnahmen oder gar Strafen sind völlig fehl am Platz. In Einzelfällen können Hypnotherapie und Psychotherapie bei besonderen Patientengruppen effektiv sein.

Blasentraining mit Biofeedback. Ziel ist die willkürliche Kontrolle, die Konditionierung und bewußte Steuerung der Miktion mit Hilfe von regelmäßigen Miktionsintervallen. Bewußte Relaxation der Blasenauslaßregion, ebenso Schärfung des Bewußtseins für Harndrang, Beherrschung der Dämpfung des Miktionsreflexes in der Erlernung tagsüber gehören hierzu. Damit verbessern sich die Chancen der nächtlichen Kontrolle. Die Wirksamkeit dieser Trainingsverfahren wird durch Biofeedback-Kontrollen optischer oder akustischer Natur nicht nur bei gestörter Kondition im Sinne einer Detrusor-Sphinkter-Dyssynergie deutlich verbessert. Bei Enuresis nocturna verhilft die Konditionierung mit Weckapparaten in Form von elektrischen Warnsystemen bei zwei Dritteln der Fälle innerhalb von 8 Wochen zum Erfolg. Allerdings ist ein Rückfall bei rund einem Drittel dieser Kinder nach Therapieabbruch zu erwarten [33]. Ein Meßfühler vermittelt das Aufwecken bei geringster Benetzung der Unterlage und versetzt das Kind in die Lage, Miktionsreflexe zu unterdrücken. Sofern konsequentes Blasentraining dieser Art tagsüber trotz Kontrolle mit einem Miktionsprotokoll nicht zum Ziel führt, dienen die Maßnahmen dennoch als Basistherapie für eine nachfolgende medikamentöse Behandlung.

Medikamentöse Behandlung. Sympathomimetika sollen die Blasenauslaßregion funktionell auf der bekannten Grundlage der Rezeptorenverteilung verbessern. Dafür sind Ephedrin oder Midodrin geeignet. Sie verbessern die mangelhafte Kontinenzfunktion gegenüber reflektorischen Kontraktionen des Detrusors. Mit einer verbesserten Kontinenz steigt auch die funktionelle Kapazität der Harnblase an. Gleichzeitig werden extramurale, parasympathische Ganglien inhibiert und schließlich auch synergistisch dessen betasympathische Dilatation aktiviert und dadurch der Detrusor vermehrt ruhiggestellt. Zusätzlich können anticholinerge Medikamente wie Trospiumchlorid oder Oxybutinin die überhöhte Reflexaktivität des Detrusors bremsen. Die Detrusorhyperaktivität, die besonders die Enuresis diurna kennzeichnet, wird damit stark gebremst. Bei rein nächtlicher Enuresis war die Erfolgsrate unter 50 % und nur 11 % bei den Kindern mit normalem urodynamischem Befund [23]. Entsprechend haben Anticholinergika vergleichsweise wenig Wert bei Kindern mit monosymptomatischer Enuresis und normalem urodynamischem Befund [23]. Zentralnervös-antidepressiv-thymoleptisch wirkende Psychopharmaka wie Imipramin erzielen bis zu 70 % Erfolge, vor allem bei isoliert nächtlicher Enuresis, die mit weniger Detrusorüberaktivität einhergeht [13]. Imipramin ist eine Kombination anticholinerger, alphaadrenerger und zentralnervöser Effekte. Der Entzug dieser Medikation ist jedoch identisch mit einer 60%igen Relapswahrscheinlichkeit [15].

Medikamente, die Urinvolumina beeinflussen. Die Reduktion der nächtlichen Urinproduktion zur Behandlung des Bettnässens ist theoretisch attraktiv. Abendliche Flüssigkeitsrestriktion oder relative Dehydratation während der Nachtstunden sind jedoch kaum effektiv. Die Manipulation des ADH-Spiegels scheint bei einigen Patienten nützlich, zumal manche Enuretiker reduzierte nächtliche Vasopressinspiegel und entsprechende nächtliche Polyurie haben. Bis vor kurzem waren die verfügbaren Vasopressinmedikationen für die Enuresis nicht wirksam, da ihr medikamentöser Effekt zu kurz und mit zu vielen Nebenwirkungen behaftet war. Mit der Entwicklung der Vasopressinanaloga zeichnete sich eine neue Behandlungsmöglichkeit ab [1, 21]. Die Medikamente können intranasal oder oral appliziert werden. Kurzzeitstudien mit einem Follow-up von weniger als 1 Jahr zeigen einen raschen initialen Effekt. Langzeitstudien zeigen, daß nach Behandlungsabbruch keine nachteiligen Effekte auf die physiologische ADH-Sekretion entstehen. Nebenwirkungen sind selten. Diese Desmopressin-Abkömmlinge (DDAVP = 1-Desamino-8-D-Arginin-Vasopressin) scheinen vor allem die Enuresisfrequenz zu reduzieren [18]. Der Effekt von DDAVP scheint dosisabhängig zu sein sowie in Beziehung zur Behandlungsdauer und dem Absetzungsmodus zu stehen.

Die DDAVP-Therapie beruht auf der Wirkung des antidiuretischen Hormons Vasopressin, das im Hypophysenhinterlappen produziert wird. Steigt der osmotische Druck, so reagieren die Osmorezeptoren in der Hypophyse and induzieren eine Vasopressinfreisetzung in das Blut. Vasopressin hat bekanntlich unterschiedliche Rezeptoreffekte:

V1-Rezeptoren finden sich unter anderem systemisch in der glatten Muskulatur der Blutgefäße, des Intestinums und des Uterus.

V2-Rezeptoren sind in der Niere lokalisiert, vorwiegend in den Sammelrohren and der Henle'schen Schleife. Vasopressin führt dort zu einer vermehrten Wasserrückresorption und somit zu einer Konzentrierung des Urins. Desmopressin ist ein selektiver V2-Rezeptoragonist, ein synthetisches Analogon von humanem Vasopressin mit einer ausschließlichen Wirkung auf die V2-Rezeptoren in der Niere. Vasopressin und Desmopressin sollen überdies die motorische Aktivität über das dopaminerge System stimulieren und auf diesem Weg die Erweckbarkeit des Patienten durch eine volle Blase günstig beeinflussen. Die Dosierung des Desmopressin erfolgt initial in einer Dosis von 20 µg. Wird das Kind innerhalb von 3 Tagen nicht trocken, so wird die Dosis um 10 µg bis maximal auf 40 µg erhöht und dann für 8 Wochen belassen. Erst nach zuverlässiger Trockenheit wird mit der sog. Ausschleichphase begonnen und Schritt für Schritt die Dosis um jeweils 10 µg pro Tag reduziert. Bei Relaps erfolgt die neuerliche Dosiserhöhung auf die ursprünglich erfolgreiche Menge. Bei ausreichender Dosierung und korrektem Management sprechen durchschnittlich 65–70 % der Kinder an.

Zeigt sich unter der DDAVP-Therapie nur ein Teilerfolg bzw. kommt es unter der Dosisreduzierung rasch zum Relaps, ist eine Kombinationstherapie entweder in Verbindung mit einem Alarmsystem oder bei grenzwertiger verfügbarer Blasenkapazität in Verbindung mit einem Anticholinergikum, das nur abends appliziert wird, vertretbar und Erfolg versprechend. Noch ungeklärt ist jedoch, warum nächtliche Enuretiker, die eine erhöhte nächtliche Urinproduktion aufweisen, bei voller Blase letztlich nicht aufwachen.

Literatur

1. Aladjem M, Wohl R, Boichis H, Orda S, Cotan D, Freedman S (1982) Desmopressin in nocturnal enuresis. Arch Dis Child 57:137–140
2. Bakwin HAT (1971) Enuresis in twins. Am J Dis Child 121:222
3. Bakwin HAT (1973) The genetics of enuresis. In: Kolvin I, McKeith RC, Meadow SR (eds) Bladder control and enuresis. Heineman, London, p 73–77
4. Brookfield RW (1937) Ephedrin, the treatment of enuresis. Lancet 233:623
5. DeJonge DA (1973) Epidemiology of Enuresis: Survey of Literature. In: Colvin I, McKeith RC, Meadow SR (eds) Bladder control and enuresis. Heinemann, London, p 39
6. Eiberg H, Berendt J and Mohr J (1995) Assignment of dominant inherited nocturnal enuresis to chromosome XIII q. Nature Genet 10:354–356
7. Fergusson DM, Horwood LJ, Shannon FT (1986) Factors related to the age of attainment of nocturnal bladder control: an 8-year longitudinal study. Pediatrics 78:884–890
8. Finley WW, Wansley RA (1977) Auditory intensity as a variable in the conditioning treatment of nocturnal enuresis. Behave Res Ther 15:181
9. Forsythe WI, Redmond A (1974) Enuresis and spontaneous cure rate: Study of 1129 enuretics. Arch Dis Child 49:259
10. Garry RC, Robest TDM, Todd JK (1959) Reflexes involving the external urethra sphincter in cat. J Physiol (London) 149:653
11. George CPL, Messeril FH, Gennest J et al. (1975) Diurnal variation of plasma vasopressin in man. J Endocrinol Metab 41:332
12. Hallgren B (1957) Enuresis: A clinical and genetic study. Acta Psychiat Scand 32 [Suppl] 114: 1–15
13. Kass EJ, Diekno AC, Montealegre A (1979) Enuresis: Principles of management and result of treatment. J Urol 121:794–796
14. Kawaouchi A, Watanabe H, Kitamori T et al. (1993) The possibility of centripetal stimulation from the urinary bladder for vasopressin excretion. J Kyoto Pref Univ Med 102:747–752
15. Koff SA (1984) Non eneuropathic vesico-urethral dysfunction in children. In: Mundy AR, Stephenson TP, Wein AJ (eds) Urodynamics. Principles, practice and application. Churchill-Livingstone, Edinburgh, pp 311–325
16. Koff SA (1995) Why is desmopressin sometimes ineffective at curring at wetting? Scand J Urol 29 [Suppl 173]:103–108
17. Kuru M (1965) Nervous control of mictiurition. Physiol Rev 45:425
18. Moffatt MEK, Harlos S, Kirshen AJ et al. (1993) Desmopressin acetate and nocturnal enuresis: How much do we know? Pediatrics 92:420
19. Nash DFE (1949) The development of mictiorition control with special reference to enuresis. Ann Roy Coll Surg Engl 5:318
20. Norgaad JP, Pederson EB, Djurhuus JC (1985) Diurnal antidiuretic hormone levels in enuretics. J Urol 134:1029
21. Norgaad JP, Rittig S, Djurhuus JC (1989) Nocturnal enuresis: An approach to treatment based on pathogenesis. J Pediatr 114: 705–710
22. Pace G (1999) Nocturnal enuresis can be caused by absorptive hypercalciuria. Scand J Urol Nephrol (Sweden) 33 (2):111–114
23. Persson-Jünemann C, Seemann O, Kohrmann KU et al. (1993) Comparison of urodynamic findings and response to oxybutynin in nocturnal enuresis. Eur J Urol 24:92–96
24. Poulton EM (1952) Relative nocturnal polyuria as a factor in enuresis. Lancet 2:906

25. Puri VN (1980) Urinary levels of antidiuretic hormone in nocturnal enuresis. Indian Pediatr 17:675
26. Rittig S et al. (1989) Abnormal diurnal rhythm of plasma vasopression and urinary output in patients with enuresis. Am J Physiol 256:664–671
27. Ritvo ER, Ornitz EM, Gottlieb F et al. (1969) Arousal and non-arousal enuretic events. Am J Psychiatry 126:115
28. Schaumburg HL, Schmidt F, Rittig S, Hunsballe JM, Pedersen EB and Djurhuus JC (1997) The effect of a full bladder on vasopressin secretion and urine production in healthy young adults. ICCS Paris, 1st Congress June 12–13. Final program (abstracts)
29. Schrott KM, Sigel A (1976) Neue Aspekte der Pharmakotherapie der neurogenen Blase. In: Verh Ber Dtsch Ges Urol 27. Tag. Düsseldorf, 1.–4.10.1975. Springer, Berlin Heidelberg New York, S 141–147
30. Schrott KM (1976) Enuresis, eine überwiegend organische und behebbare Erkrankung im Kindesalter. Z Kinderchir 19:299–312
31. Schrott KM, Sigel A (1976) Das urologisch kranke Kind. Infravesikale Harnstauung. Therapiewoche 26: 4410–4415
32. Steffens J, Netzer M, Isenberg E et al. (1993) Vasopressin deficiency in primary nocturna enuresis. Results of a controlled prospective study. Eur Urol 24:366–370
33. Turner RK (1971) Conditioning treatment of nocturnal enuresis. Present status. Clin Develop Med 48/49: 195–210
34. Werry JS (1967) Enuresis – a psychosomatic entity? Can Med Assoc J 97:319
35. Wolters A, Schulte K, Sökeland J (1980) Medikamentöse Behandlung von funktionellen Blasenentleerungsstörungen. Dtsch Ärzteblatt 34:2019–2028
36. Yeates WK (1973) Bladder function in normal mictiorition. Clin Develop Med 48/49:28–36
37. Yeates WK (1973) Bladder function: Increased frequency and nocturnal incontinence. Clin Develop Med 48/49:151–155

Kapitel 5

Wertung der Methoden kinderurologischer Diagnostik

G. Zöller und R.-H. Ringert

Abstract. Was bei Erwachsenen oft die halbe Diagnostik und mehr bestimmt, eine auf Kenntnis gegründete Anamnese, entfällt bei Kindern weitgehend, je jünger, desto mehr. Deshalb ist der überlegte Einsatz des diagnostischen Arsenals doppelt wichtig, und alle Vorurteile gegen apparative und instrumentelle Diagnostik belegen mehr Unkenntnis als Kenntnis. Die Sonographie hauptsächlich hat seit 2 Jahrzehnten die diagnostische Szenerie der Kinderurologie grundlegend verändert, pränatal wie postnatal, zur Primärdiagnostik wie zur Nachbeobachtung, allerdings alles nur in morphologischer Sicht. Die funktionelle Seite überbleibt der Isotopennephrographie, künftig möglicherweise auch der Farbduplexsonographie. Das instrumentelle wie radiologische miktionelle Zystorethrogramm mitsamt Videokette steht nächst der Sonographie im Zentrum kinderurologischer Diagnostik. Die pervenöse Ausscheidungsurographie, so wertvoll sie uns mit ihren Spätaufnahmen jahrzehntelang war, steht jetzt mehr im Hintergrund. CT und NMIR dominieren die onkologische Diagnostik bei Kindern wie bei Erwachsenen. Zusammenarbeit und genügende Information an den Radiologen sind notwendig. Noch bedeutsamer ist die Zusammenarbeit mit dem Nuklearmediziner in der Beurteilung der verschiedenen Varianten der Isotopennephrographie, die bei allen Fortschritten in funktioneller Hinsicht ziemlich weite Grenzen der Bewertung offen läßt.

Die urologische Endoskopie nimmt bei Kindern punktuell ihren Platz ein, mehr therapeutisch als diagnostisch, insgesamt aber weniger als vergleichsweise bei Erwachsenen.

Die Urodynamik, wie die Sonographie schon länger fester Bestandteil kinderurologischer Diagnostik, hat ihre Hauptindikation in der Bewertung neurourologischer Störungen, vor allem bei der Meningomyelozele und anderer spinaler Dysraphie.

Die kinderurologische Diagnostik unterscheidet sich wesentlich von der Diagnostik im Erwachsenenalter. Die gerätetechnischen Voraussetzungen für die Untersuchung von Kindern jeglicher Altersstufen müssen dabei ebenso gegeben sein wie die zeitlichen und personellen Voraussetzungen für die oft zeitintensiven Untersuchungen bei z. T. wenig kooperativen Kindern. Funktionelle Untersuchungen wie das *Miktionszystourethrogramm*, die Nierenfunktionsszintigraphie und die Urodynamik nehmen einen weitaus breiteren Raum in der kinderurologischen Diagnostik ein, als sie dies in der erwachsenenurologischen Diagnostik tun. Strahlenbelastende Untersuchungen wie das Urogramm oder eine invasive Diagnostik wie die transurethrale Endoskopie sind dagegen in der kinderurologischen Diagnostik weitgehend in den Hintergrund gedrängt worden.

5.1
Sonographie

Die Sonographie steht wegen ihres nichtinvasiven Charakters heute im Zentrum der Primärdiagnostik und dient im weiteren zu Therapiekontrollen. Sie kann die Nieren und die Harnblase bereits pränatal ab der 16.–18. Schwangerschaftswoche (SSW) darstellen und erlaubt damit eine prä-, peri- und postnatale Diagnostik. Ein pränatales sonographisches Screening zum Ausschluß angeborener Fehlbildungen (Organschall) ist im Rahmen der Schwangerschaftsuntersuchungen zwischen der 17. und 20. SSW vorgesehen.

Die *Möglichkeiten der pränatalen Sonographie* haben wesentlich zum Fortschritt in der Kinderurologie beigetragen. Sonographische pathologische Befunde am Urogenitaltrakt finden sich bei 1–1,4 % der Schwangerschaften. Von diesen pathologischen Befunden persistieren allerdings postnatal nur 50 %. Pränatal erhobene Befunde müssen deshalb postnatal bestätigt werden [1].

Das sonographische Screening des kindlichen Harntrakts ermöglicht es, pathologische Befunde prinzipiell bereits zu einem Zeitpunkt zu erkennen, an dem noch kein klinisches Krankheitsbild vorliegt. Damit kann der pathologische Befund bereits therapiert werden, bevor zusätzliche Schädigungen wie Infektionen den Harntrakt getroffen haben.

Es muß aber beachtet werden, daß mit Hilfe der Sonographie bei der Frage funktioneller Störungen, z. B. bei der Differenzierung zwischen einer einfachen Dilatation und einer signifikanten Obstruktion des oberen Harntrakts, lediglich morphologische Veränderungen erfaßt werden können, deren funktionelle Bedeutung durch andere, funktionelle Untersuchungsverfahren wie ein Isotopennephrogramm verifiziert werden muß.

Entwicklungen in der Gerätetechnik wie die Einführung der *farbkodierten Duplexsonographie,* die eine farbliche Gefäßdarstellung im parenchymatösen Gewebe mit Doppler-Untersuchung des Gefäßes ermöglicht, können diesen Nachteil der fehlenden funktionellen Aussagekraft der Sonographie in Zukunft vielleicht ausgleichen. So kann heute bereits die Obstruktion im Nierenbecken durch die konsekutive Veränderung in der renalen Hämodynamik – gemessen am Widerstandsindex (Resistance-Index, RI) der intrarenalen Arterien – sonographisch bzw. dopplersonographisch erfaßt werden [6]. Ob durch den Einsatz der *dreidimensionalen Sonographie (3-D-Sonographie)* in Zukunft technisch aufwendigere Schnittbilduntersuchungen wie die Computertomographie und die Kernspintomographie in der Tumordiagnostik oder bei der Untersuchung komplexer Fehlbildungssyndrome ersetzt werden können, bleibt abzuwarten.

5.2
Miktionszystourethrographie

Die *Miktionszystourethrographie* (MCU) nimmt gegenwärtig aufgrund ihrer morphologischen und funktionellen Aussagekraft die zentrale Stellung in der Diagnostik des unteren Harntrakts ein. Sie sollte aus Strahlenschutzgründen nur noch unter Verwendung einer Videokette, die mittels einer 100-mm-Kamera die wesentlichen Röntgenbefunde dokumentiert, oder unter Verwendung von digitalisierten Röntgensystemen erfolgen. Von der Dokumentation auf Film-Folien-Systemen wird abgeraten [Bundesärztekammer, 1995].

Nach retrograder Kontrastmittelfüllung der Harnblase über einen transurethralen Katheter oder antegrader Kontrastmittelfüllung über eine suprapubische Blasenpunktionskanüle erlaubt die Miktionszystourethrographie Aussagen zur Blasenmorphologie, Blasenkapazität und Kompetenz der vesikourethralen Verbindung (vesikorenaler Reflux).

Die *Miktionsphase* ist wesentlicher und unabdingbarer Bestandteil des Miktionszystourethrogramms. In der Miktionsphase muß sowohl beim Mädchen als auch insbesondere beim Jungen die gesamte Harnröhre zur Darstellung kommen, um anatomische oder funktionelle subvesikale Pathologien zu erfassen [2]. Die Aufnahme nach der Miktion dokumentiert die vollständige Blasenentleerung oder Restharnbildung.

Die Miktionszystourethrographie ist unverzichtbarer Bestandteil in der Diagnostik des vesikorenalen Refluxes, der subvesikalen Obstruktion und bei komplexen Fehlbildungssyndromen des unteren und oberen Harntraktes.

5.3
i.v.-Urogramm

Das i.v.-Urogramm hat aufgrund der damit verbundenen Strahlenbelastung viel von seiner Bedeutung verloren. Morphologische Veränderungen am Urogenitaltrakt werden heute mit Hilfe der Sonographie erfaßt, funktionelle Störungen im oberen Harntrakt durch die wesentlich strahlungsärmere *Nierenfunktionsszintigraphie*. Das i.v.-Urogramm hat aber noch immer seinen festen Platz in der Diagnostik der Urolithiasis und präoperativ vor rekonstruktiven Eingriffen am oberen Harntrakt.

Für die Durchführung eines i.v.-Urogramms im Kindesalter bestehen nach den Leitlinien zur Qualitätskontrolle andere gerätetechnische Voraussetzungen als für die Röntgenuntersuchung im Erwachsenenalter. So sollten aus Strahlenschutzgründen Film-Folien-Kombinationen mit einer Empfindlichkeit von 400–800 ASA (Erwachsene: ≤ 400 ASA) und Zusatzfilter zum Einsatz kommen [3].

5.4
Computer- und Kernspintomographie

Schnittbildverfahren wie die Computertomographie oder die Kernspintomographie ermöglichen bei hoher Ortsauflösung eine exakte Organbeurteilung und die Beurteilung von Lagebeziehungen. Sie sind deshalb unverzichtbarer Bestandteil in der Therapie kindlicher urogenitaler Tumoren. Um atmungsbedingte Bewegungsartefakte beim Bildaufbau zu vermeiden, werden beide Untersuchungsverfahren noch immer weitgehend in Narkose – mit der Möglichkeit der kontrollierten Beatmung – durchgeführt. Dies gilt insbesondere für die Kernspintomographie, die gegenüber der Computertomographie noch etwas längere Bildaufbauzeiten benötigt, dafür aber den Vorteil der fehlenden Strahlenbelastung und der Abbildung in der planaren, axialen und koronaren Schnittebene hat.

Besondere Aufnahmetechniken nach der Gabe von Gadolinium ermöglichen zudem die bildliche Darstellung der ableitenden Harnwege in der planaren Ebene, die einem konventionellen Urogramm entsprechen. Dies kann bei einer Kontrastmittel-allergie die i.v.-Gabe von Kontrastmitteln vermeiden.

Darüber hinaus gestattet die Kernspintomographie mit ultraschnellen Sequenzen nach der parenteralen Gabe von Gadolinium eine exakte Darstellung und Quantifizierung der Durchblutung von Nierenrinde und Nierenmark. Hämodynamische Effekte, z. B. bei der obstruktiven Uropathie können damit erfaßt und diagnostisch genutzt werden [4].

5.5
Isotopennephrographie

Wichtige Entwicklungen in der nuklearmedizinischen Diagnostik haben die moderne Kinderurologie mit ihrem Verständnis in der Differenzierung zwischen morphologischem Bild und funktionellem Korrelat wesentlich beeinflußt. Moderne Radionukleotide wie das Mercapto-Acetyl-III-Guanidin (MAG-III) ermöglichen neben der rein funktionellen Untersuchung zur (seitengetrennten) renalen Clearance auch die bildliche Darstellung des Harntrakts.

Diese funktionelle Untersuchung zu den Abflußverhältnissen aus dem oberen Harntrakt ist zentraler Bestandteil der Diagnostik der *obstruktiven Uropathie* im Kindesalter. Hier hat die Einführung der Diureserenographie nach der Gabe von Furosemid mit der Quantifizierung des abgeflossenen Radionukleotids bei nicht eindeutigem Befund in der Diagnostik und Indikationsstellung zur operativen Intervention einen breiten Raum eingenommen [10]. Neuere Entwicklungen zeigen jedoch, daß gerade bei der noch nicht vollständig entwickelten Niere im Neugeborenenalter und frühen Säuglingsalter die Befunde der Diureserenographie vorsichtiger interpretiert werden müssen, als dies bisher der Fall war. Hier hat sich der Schwerpunkt der nuklearmedizinischen Forschung in den letzten Jahren von der punktuellen Betrachtung der Diureserenographie zu longitudinalen Beobachtungen der Nierenentwicklung, gemessen an der seitengetrennten Nierenfunktion, verlagert [7].

Bei der Isotopenrenographie kann nach der Akkumulation des Radiopharmakons in der Blase während der anschließenden Miktion ein Rückfluß von Radiopharmakon in die Nieren im Sinne eines vesikorenalen Refluxes nachgewiesen werden (indirektes Isotopen-MCU). Diese Untersuchung ist allerdings ungenauer als das direkte Isotopen-MCU, bei dem analog zum Röntgenverfahren das Radiopharmakon mit Hilfe eines transurethralen Katheters in die Blase instilliert wird (direktes Isotopen-MCU) [8]. Das Isotopen-MCU läßt aber keine morphologische Beurteilung von Niere, Harnleiter, Blase oder Urethra zu.

Aus diesem Grund ist die Aussagekraft des Isotopen-MCU in der Primärdiagnostik eingeschränkt; allerdings eignet sich das Isotopen-MCU wegen der im Vergleich zum konventionellen Miktionszystourethrogramm deutlich niedrigeren Strahlenbelastung hervorragend für Verlaufskontrollen, z. B. in der Therapie des vesikorenalen Refluxes.

Rein bildliche Nierendarstellungen, beispielsweise Nierenparenchymnarben mittels der Szintigraphie mit Dimercaptosuccinylsäure (DMSA), haben in Deutschland nicht die Verbreitung gefunden wie im englischen Sprachraum.

Eine Besonderheit in der nuklearmedizinischen Diagnostik stellt die Szintigraphie mit ^{131}mIMBG (Metaiodbenzylguanidin) in der Diagnostik des Neuroblastoms dar. Dieses Radioisotop wird in den Katecholaminstoffwechsel eingeschleust und reichert sich damit in Gewebe mit lebhaftem Katecholaminstoffwechsel an. Es eignet sich damit zur szintigraphischen Lokalisation des Primärtumors und zur Metastasensuche bei Kindern mit Neuroblastom.

5.6
Endoskopie

Die Endoskopie der Harnröhre und der Blase steht heute wegen ihrer Invasivität mit der Notwendigkeit zur Narkoseuntersuchung am Ende des diagnostischen Spektrums; sie sollte nur nach Ausschöpfung der weniger invasiven diagnostischen Verfahren zum Einsatz kommen. Wenn möglich ist die Endoskopie mit der Option zur operativen Intervention zu verbinden. Gerätetechnische Entwicklungen mit Kinderendoskopen von 8 Charr Außendurchmesser erlauben eine beinahe altersunabhängige diagnostische und operative Endoskopie. So ist mit modernen Kinderendoskopen die retrograde Ablation von Harnröhrenklappen noch in der Neugeborenenperiode möglich. Einen zunehmend breiteren Raum in der Therapie des vesikorenalen Refluxes nehmen endoskopische Verfahren ein, in denen nach der endoskopischen Beurteilung der Ureterostien durch subureterale Injektion mittels unterschiedlicher heterologer oder xenologer Substanzen (Kollagen, Teflon) in 60–95 % der Fälle ein dauerhaftes Sistieren des Refluxes erreicht werden kann [5].

Die Laparoskopie im Kindesalter hat sich bisher nur bei einigen wenigen, z. T. seltenen Indikationen (Intersex) als diagnostisches Verfahren etabliert. Unbestreitbar gehört die Laparoskopie aber zur Diagnostik des echten kryptorchen Hodens. Hier kann die reine laparoskopische Hodensuche mit der operativen Verlagerung des Hodens z. B. im Sinne eines 1- oder 2zeitigen Fowler-Stephens-Verfahrens kombiniert werden.

Perkutane endoskopische Eingriffe an der Niere, z. B. die perkutane Nephrolitholapaxie, sind heute wegen der gerätetechnischen Voraussetzung mit Kindernephroskopgrößen von ca. 15 Charr nur bei größeren Kindern und Jugendlichen möglich.

Insgesamt nimmt die Endoskopie in der Kinderurologie nicht den breiten Raum ein, den sie in der Erwachsenenurologie hat.

5.7
Urodynamik

Die Urodynamik (Zystomanometrie) ist eine äußerst wertvolle Untersuchung, die in Kombination mit einem Miktionszystourethrogramm (Video-Urodynamik) die zentrale Untersuchungsmethode bei der Abklärung von funktionellen, neurogenen und organischen Blasenfunktionsstörungen darstellt. Sie ist im Behandlungskonzept der Neurourologie, z. B. bei Kindern mit Meningomyelozele, unverzichtbar.

Während der Urodynamik werden bei kontrollierter artifizieller Blasenfüllung simultan Blaseninnendruck, Rektaldruck, Beckenboden-EMG und – in der Miktionsphase – Uroflow gemessen. Die Untersuchung ermöglicht somit die Beurteilung der Blase in der Urinspeicherphase und während der Miktion. Sie erlaubt in Kenntnis der Blaseninnervationsverhältnisse Rückschlüsse auf neurogene oder funktionelle Blasenstörungen und ist wegweisend für eine adäquate Therapie [9].

Die Zystomanometrie ist eine störanfällige Untersuchungsmethode, die neben einer großen persönlichen Erfahrung die intensive, zeitaufwendige Zuwendung zum Kind erfordert, da dessen Kooperation bei der Untersuchung unabdingbare Voraussetzung ist und Untersuchungen in Narkose wenig aussagekräftig sind. Der Untersucher hat die wichtige Aufgabe, in der Beurteilung der Urodynamik die Meßergebnisse mit dem beobachteten Zustandsbild des zu untersuchenden Kindes zu korrelieren. Eine alleinige Kurveninterpretation ist für eine gute urodynamische Beurteilung nicht ausreichend.

Die fehlende Korrelationsmöglichkeit von Meßkurven und dem dazugehörigen klinischen Erscheinungsbild des Patienten sind ein wichtiger Grund dafür, daß sich nichtüberwachte Langzeitmessungen, z. B. über Nacht, in der Diagnostik von Blasenfunktionsstörungen bislang nicht etablieren konnten.

5.8
Blut-, Serum- und Urinuntersuchung

Laborchemische Untersuchungen in der Kinderurologie weichen nicht von den aus der Erwachsenenmedizin bekannten Standards ab. Allerdings sollten die labortechnischen Möglichkeiten zur Diagnostik aus möglichst kleinen Blutmengen, insbesondere bei der Betreuung von Neugeborenen und Säuglingen vorhanden sein.

Die Uringewinnung weist im Kindesalter Besonderheiten auf. Bei Säuglingen und Kleinkindern mit unkontrolliertem Miktionsverhalten haben sich in der Routinediagnostik Urinklebebeutel zur Uringewinnung bewährt. In Zweifelsfällen ist aber auch bei Kindern Katheterurin oder Blasenpunktionsurin zu gewinnen.

Literatur

1. Blyth B, Snyder HM, Duckett JW (1993) Antenatal diagnosis and subsequent management of hydronephrosis. J Urol 149:693–698
2. Bundesärztekammer (1992) Richtlinien über Kriterien zur Qualitätsbeurteilung in der radiologischen Diagnostik gemäß § 136 SGB V (Qualitätsbeurteilungs-Richtlinien). Dtsch Ärztebl 89:1939–1945
3. Bundesärztekammer (1995) Leitlinien der Bundesärztekammer zur Qualitätssicherung in der Röntgendiagnostik. Qualitätskriterien röntgendiagnostischer Untersuchung. Dtsch Ärztebl 92:2272–2285
4. Fichtner J, Spielman D, Herfkens R, Boineau FG, Lewy KE, Shortliff LMD (1994) Ultrafast contrast enhanced magnetic resonance imaging of congenital hydronephrosis in a rat model. J Urol 152:682–687
5. Frey P (1996) Die endoskopische Behandlung des vesikoureterorenalen Refluxes beim Kind. Urologe A 35:97–103
6. Fung LCT, Steckler RE, Kouhry AE, McLoire GA, Chait PG, Churchill BM (1994) Intrarenal resistive index correlates with renal pelvis pressure. J Urol 152:607–611
7. Koff SA, Cambell KD (1994) The nonoperative management of unilateral neonatal hydronephrosis: natural history of poorly functioning kidneys. J Urol 152:593–595
8. Mandell GA, Eggli DF, Gilday DL, Heyman S, Leonard JC, Miller JH, Nadel HR, Treves ST (1997) Procedure guidelines for radionuclide cystography in children. Society of Nuclear Medicine. J Nucl Med 38:1650–1654
9. Melchior H (1981) Urologische Funktionsdiagnostik. Thieme, Stuttgart
10. O'Reilly RH, Testa HJ, Lawson RS, Farrar DJ, Edwards EC (1978) Diuresis renography in equivocal urinary tract obstruction. Br J Urol 50, 76–80

Kapitel 6

Kindernephrologie

D.V. Michalk

Abstract. Wohl liegt die Betonung auf bakterieller Uropathie, im letzten Drittel der Erkrankung aber – wie in der Phase der Organinsuffizien – gerät die Bakteriologie in den Hintergrund. Unentbehrlich gehört deshalb zum Fach Urologie auch ein Stück Nephrologie, für die Kinderärzte kein erkenntnistheoretisches Problem, wie der Autor hier vorführt, eher aber für den Kinder- wie Erwachsenen-Urologen.

Von perineal-urethral aszendierender bakterieller Besiedelung des Harnhohlsystems, obstruktiv angestoßen, öfter funktionell, temporär intermittierend, seltener permanent organisch obstruktiv, oft, nicht immer die pyelorenale Grenzzone refluxiv überschreitend, mit defektem Papillendarm, fallweise auch mit dysplastischem Hintergrund, so geht der Prozeß über eine Reihe von pathophysiologischen Mechanismen zu fibrotisierender interstitieller Nephritis; mit Heilungschance versehen, sofern frühzeitig antibiotische Therapie einsetzt, andernfalls weiter in sog. Durchbruchinfektion identisch dann mit hämoobliterativer herdförmiger Nephrozirrhose und Parenchymuntergang zwischen 10 und 70 % seiner Substanz. Weitere Stichworte: Toxinämie, Virulenzfaktoren, eine Reihe von Eigenheiten der Bakterien, Fimbrien, Adhäsionen; asymptomatische Bakteriurie (ASBU) als verwirrende Beigabe. Entscheidend ob ein- oder doppelseitiger Befall, globale Insuffizienz als ungünstiges Schicksal voraussagend. Dabei im Hintergrund: Eiweißstoffwechselstörung, Minderwuchs, renale Hypertonie im Anglotensinmechanismus, Anämie, Osteodystrophie etc. Das Bakterielle tritt in Spätstadien zurück. Uropathische und nephropathische Genese gehen dann ineinander über. Sorgfältige Darstellung aller Facetten der chronischen Niereninsuffizienz ibs hin zur Dialyse. Informative Tabellen vermitteln ochnelle Einblicke. Die Mehrheit aller Fälle heilt jedoch (z. T. spontan) in einem tolerablen beliebigen Defekt-Zwischenstadium nach mehrfacher Rekurrenz bis zur Menarche aus. Verlaufsbestimmend ist frühestmögliche Diagnose und frühestmögliche antibiotische Therapie. Am Ende des besonders dankenswerten pädiatrischen Beitrages je eine kurzgefaßte Abhandlung der renovaskulären Hypertonie und der Urotuberkulose des Kindesalters.

6.1
Bakterielle Erkrankung der Harnwege und der Nieren

6.1.1
Definition

Die bakterielle Infektion der Harnwege und der Nieren, im folgenden als *Harnwegsinfektion* bezeichnet, ist gekennzeichnet durch 1. die Besiedelung und Invasion der Harnwege mit pathogenen Bakterien, kenntlich an einer signifikanten Bakteriurie, und 2. durch die Antwort des Organismus auf das infektiöse Agens, kenntlich an einer signifikanten Leukozyturie. Neben diesen obligaten Merkmalen einer Harnwegsinfektion können fakultativ klinische Symptome und morphologische Veränderungen hinzukommen.

Die Besiedelung der Harnwege mit Bakterien ohne eine entsprechende Reizantwort soll als Kennzeichen der *asymptomatischen Bakteriurie* verstanden werden. Leider wird im Schrifttum eine solch scharfe Trennung zwischen Invasion und Immunantwort einerseits und einer lediglichen Besiedelung des Harntrakts andererseits nicht vorgenommen, so daß Aussagen über Häufigkeit und Prognose und damit die Wertigkeit der beiden Entitäten erschwert sind. Es ist evident, daß Gewebeschädigungen nur bei Invasion der Erreger und reaktiver eitriger Entzündung auftreten, während eine vorübergehende Besiedelung des Harntrakts ohne Invasion keine bleibenden Schäden verursachen kann.

6.1.2
Häufigkeit

Die Angaben über die Häufigkeit von Harnwegsinfektionen schwanken, je nach dem, ob man symptomatische Harnwegsinfekte oder bei Screeninguntersuchungen festgestellte Bakteriurien zugrunde legt. Das Risiko, an einer symptomatischen Harnwegsinfektion zu erkranken, liegt bei Knaben zwischen 0,5 und 1,1 % und bei Mädchen zwischen 3 und 5 %, mit einem Häufigkeitsgipfel im 1. Lebensjahr [18, 23]. In dieser Altersperiode sind Knaben häufiger als Mädchen betroffen, während im späteren Lebensalter eindeutig die Mädchen überwiegen.

6.1.3
Einteilung

Harnwegsinfektionen können nach verschiedenen Gesichtspunkten eingeteilt werden:
Nach der Lokalisation unterscheidet man eine Zystourethritis, bei der die Infektion auf den unteren Harntrakt beschränkt ist, von einer Pyelonephritis, bei der die Infektion vom Pyelon auf das Nierenparenchym übergegangen ist. Eine weitergehende Unterteilung der Entzündung auf die verschiedenen Abschnitte des Harntrakts (Urethritis, Zystitis, Ureteritis, Pyelitis, Nephritis) ist nach klinischen und laborchemischen Kriterien nicht möglich. Therapeutisch wichtig ist die Unterscheidung zwischen Infektion des oberen oder des unteren Harntrakts. Bei Fehlen der charakteristischen Symptome ist auch diese Unterscheidung oft nicht möglich, so daß dann übergeordnet nur von einer Harnwegsinfektion gesprochen werden kann.

6.1.4
Verläufe

Nach dem Verlauf unterscheidet man eine akute, eine rezidivierende und eine chronische Zystourethritis oder Pyelonephritis. Die akute Form ist gekennzeichnet durch rasches Aufflackern der Symptomatik und ebenso rasche Beseitigung derselben durch entsprechende antibiotische Therapie.

Diese akute Form kann bei mehr als der Hälfte der Kinder rezidivieren, in 99 % der Fälle handelt es sich hierbei um eine echte Neuinfektion mit einem anderen Erreger. Die rezidivierende Harnwegsinfektion sollte scharf von der chronischen Infektion unterschieden werden, die dadurch charakterisiert ist, daß die Erreger im Gewebe persistieren und zu einer allmählichen Parenchymdestruktion führen. Diese Form ist äußerst selten und findet sich meist nur bei infizierten Harnsteinen, bei der xanthogranulomatösen Pyelonephritis oder bei Mißbildungen des Harntrakts, bei welchen trotz ausreichender antibiotischer Therapie eine Elimination der Erreger nicht gelingt. Leider wird der Ausdruck „chronische Pyelonephritis" auch zur Bezeichnung fokaler, radiologisch sichtbarer Defekte des Nierenparenchyms verwendet. Hierbei sollte man besser von Narben sprechen, da es sich meist um Defektzustände nach Abheilung der Infektion handelt und nicht um einen aktiv chronisch-entzündlichen Prozeß.

Für die Therapie und Prognose besonders wichtig ist die Unterscheidung, ob die Infektion ohne oder mit einer Harnwegsobstruktion vergesellschaftet ist. Harnwegsinfektionen mit Obstruktionen sind zwar selten (1–2 % der Mädchen und 5–10 % der Knaben mit Harnwegsinfektionen), sollten jedoch rasch erkannt und behandelt werden, da sie schnell zu irreversiblen Nierenschädigungen führen können [16].

6.1.5
Ätiologie und Pathogenese

Krankheitserreger. Mehr als 75 % aller Harnwegsinfektionen werden durch Escherichia-coli-Bakterien verursacht, wobei von den ca. 150 bekannten E.-coli-O-Gruppen nur etwa 8–10 (O 1, O 2, O 4, O 6, O 7, O 18, O 75) bei mehr als zwei Drittel aller Infektionen nachgewiesen wurden. In der Regel entsprechen die im Urin nachgewiesenen E.-coli-Serotypen denen der Stuhlflora. Klebsiellen findet man relativ häufig bei Harnwegsinfektionen des Neugeborenen, während Proteus bei älteren Knaben und Staphylococcus albus bei älteren Mädchen vermehrt gefunden werden. Auch bei Harnwegsobstruktionen überwiegen E. coli als Auslöser der Infektion, jedoch finden sich hier nicht selten Problemkeime wie Pseudomonas aeroginosa, besonders nach urologischen Eingriffen [23].

Prädisponierende anatomische Faktoren. Für die Pathogenese einer Harnwegsinfektion sind mehrere Faktoren bedeutsam, die wichtigsten prädisponierenden Faktoren sind in Tabelle 6.1 dargestellt.

Die Besiedelung des Harntrakts mit Erregern erfolgt in der Regel durch Aszension von Keimen aus der periurethralen Region, nur im Neugeborenenalter scheint auch

Tabelle 6.1. Prädisponierende Faktoren für die HWI

1. Störungen des Harntransports
   - Obstruktive Uropathie
   - Vesikoureteraler Reflux
   - Funktionelle und neurogene Blasenentleerungsstörungen

2. Mißbildungen der Niere
   - Dysplasie
   - Zystennieren

3. Virulenz des Erregers

4. Abwehrschwäche des Patienten

ein hämatogener Infektionsweg vorzukommen. Es ist nicht bekannt, wie oft unter normalen Bedingungen Keime in die Harnblase gelangen, ohne eine Entzündung auszulösen. Die meisten Keime dürften rasch wieder eliminiert werden [6]. Die Verlängerung der Verweilzeit und damit die Erhöhung der Reproduktionsrate eingedrungener Bakterien dürfte der wesentliche Grund für das Angehen von Infektionen bei Vorliegen von Harnwegsobstruktionen sein, wobei Störungen der Harnblasenentleerung sicher die größte Rolle spielen. Bei Urethralklappen oder neurogenen Blasenentleerungsstörungen kommt es früher oder später immer zur Infektion, während Obstruktionen des oberen Harntraktes (Ureterabgangsstenose) oft über Jahre steril bleiben, wenn nicht zusätzlich ein vesikoureteraler Reflux vorliegt. Blasenhalsstenosen oder Meatusstenosen der Urethra scheinen keine oder nur eine unbedeutende Rolle für die Pathogenese rezidivierender Infektionen zu spielen. Dagegen haben manche jüngere Mädchen die Angewohnheit, die Harnblase trotz Völlegefühl und Harndrang nicht gleich zu entleeren [17]. Bei ihnen scheint ein intermittierendes Öffnen und Schließen des Sphincter internus eine Art Pumpmechanismus zu bewirken, wodurch Keime aus der vorderen Harnröhre in die Blase befördert werden können. Bei ihnen lassen sich Harnwegsinfekte oft durch einfache Regulierung der Harnblasenentleerungen beseitigen.

Das Vorliegen minderwertigen Nierengewebes bei Nierendysplasien und zystischen Nierenveränderungen scheint das Angehen von Infektionen zu begünstigen, genaue Zahlen liegen hierüber jedoch nicht vor [24].

Virulenzfaktoren. In letzter Zeit mehren sich Beobachtungen, die spezielle Eigenschaften der Bakterien für das Angehen der Infektion wahrscheinlich machen. Die wichtigsten Virulenzfaktoren von E. coli sind in Tabelle 6.2 aufgelistet. Lipopolysaccharidhaltige Bestandteile der äußeren Bakterienmembran (sog. O-Antigene) lösen als Endotoxine eine starke entzündliche Reaktion mit Fieber und gelegentlich Schock aus [11]. Eine starke Immunantwort gegen diese Antigene verhindert in der Regel eine Reinfektion mit demselben Serotyp. Die Kapselantigene (K-Antigene) gramnegativer Bakterien tragen eine negative Oberflächenladung, die die Bakterien gegenüber der Phagozytose und der Komplementaktion schützt. Sie induzieren nur eine geringe

Tabelle 6.2. Virulenzfaktoren von E. coli

O-Antigene (Lipopolysaccharide der Membran)
Fieber, Schock; starke Immunantwort

K-Antigene (saure Polysaccharide der Kapsel)
- Phagozytosehemmung, Adhäsivitätssteigerung
- Nur Geringe Immunantwort
  (Strukturähnlichkeit mit körpereigenen Makromolekülen)

H-Antigene (Geißeln)
Fortbewegung

Hämolysine (bakterielle Enzyme)
Gewebezerstörung

P-Fimbrien
Bindung an Erythrozyten (Blutgruppe P)
und Uroepithelzellen (Gal – 1-4/α-Gal-Rezeptor)

Immunantwort. Geißeln der Bakterien (H-Antigene) ermöglichen eine aktive Fortbewegung. Bestimmte Bakterienenzyme scheinen bei der Gewebezerstörung eine Rolle zu spielen. Die soeben geschilderten Virulenzfaktoren können erst wirksam werden, wenn es zu einem dauerhaften Kontakt zwischen Uroepithel und Bakterium gekommen ist. Und genau diese Faktoren, welche die Anheftung der Bakterien an das Uroepithel ermöglichen, scheinen die größte Bedeutung für das Angehen rezidivierender Harnwegsinfekte zu besitzen. Virulente E.-coli-Stämme besitzen haarähnliche Strukturen, sog. Fimbrien oder Pili, welche von der Bakterienoberfläche ausgehen [9, 11]. Diese Fimbrien finden sich an spezifischen Molekülen der Uroepithelmembran, und zwar erkennen sie Strukturen, die galaktosehaltige Disaccharide (Gal-1α-4β-Gal) enthalten. Dieses Kohlenhydrat ist Bestandteil des P-Blutgruppenantigens, deshalb werden diese Fimbrien „P-Fimbrien" genannt. Mehr als 90 % der E.-coli-Stämme, die eine akute Pyelonephritis auslösen, enthalten P-Fimbrien, dagegen nur wenige der Bakterien, die mit einer Zystourethritis oder asymptomatischer Bakteriurie einhergehen. Umgekehrt haben 97 % der Patienten mit nichtobstruktiver Pyelonephritis die Blutgruppe P, die sonst nur in 75 % der normalen Population vorkommt. Die P-Fimbrien ermöglichen es den Bakterien, sich an die Uroepithelien und Nierenepithelien anzuheften und sich somit dem Urinstrom zu widersetzen. Die fimbrienvermittelte Anheftung an das Uroepithel erklärt auch die Beobachtung, daß bei den meisten Patienten mit rezidivierenden Harnwegsinfektionen erhöhte Keimpopulationen in der periurethralen Region und am Introitus urethrae vorliegen [4].

Neben diesen Erreger-Wirt-Interaktionen scheinen auch unspezifische Abwehrmechanismen bei Patienten mit rezidivierenden Harnwegsinfektionen gestört zu sein. Während Uroepithelien von gesunden Probanden in der Lage sind, Bakterien abzutöten oder wenigstens im Wachstum zu hindern, ist diese Fähigkeit bei Patienten mit rezidivierenden Harnwegsinfektionen eingeschränkt [11].

6.1.6
Klinik

Die klinische Symptomatik ist abhängig vom Alter und Geschlecht der Patienten, der Lokalisation der Entzündung und dem Vorhandensein von Harnwegsanomalien.

Je jünger die Kinder sind, um so uncharakteristischer ist die Symptomatik. Im Neugeborenenalter finden sich häufig die Zeichen einer Sepsis mit Fieber, gräulich-zyanotischer Hautfarbe, aufgetriebenem Abdomen, Mattigkeit und Berührungsempfindlichkeit. Ältere Säuglinge und Kleinkinder weisen neben den Allgemeinsymptomen Fieber und Abgeschlagenheit vor allem gastrointestinale Symptome wie Appetitlosigkeit, Erbrechen, Obstipation und uncharakteristische Bauchschmerzen auf. Auffallend scharf und übel riechende Windeln sowie gelegentlich eine Makrohämaturie weisen auf eine Affektion des Harntrakts hin. Ingesamt sind jedoch die Symptome eher unspezifisch; bei jeder unklaren fieberhaften Erkrankung sollte deshalb an eine Harnwegsaffektion gedacht und der Urin untersucht werden.

Mit zunehmendem Alter treten die Lokalsymptome in den Vordergrund. Bei Infektion des unteren Harntrakts dominieren Schmerzen und Brennen beim Wasserlassen, abnormer Harndrang und Pollakisurie. Gelegentlich nässen vorher trockene Kinder wieder ein. Hohes Fieber, druck- und klopfschmerzhafte Nierenlager, ziehende, in die Lendengegend ausstrahlende Schmerzen sind Zeichen der Pyelonephritis. Das Fehlen dieser Symptome schließt jedoch eine Mitbeteiligung der Nieren nicht aus.

Bei Vorliegen von Ureterabgangsstenosen oder Nephrophtose stehen nicht selten kolikartige Bauchschmerzen im Vordergrund. Die hydronephrotisch erweiterten Nieren lassen sich dann als derbe, prall-elastische Tumoren im Oberbauch tasten. Eine gestörte Blasenentleerung mit dünnem, unterbrochenem Harnstrahl bei hochstehender Blase weist auf eine infravesikale Abflußbehinderung hin. Diese Zeichen können jedoch selbst bei hochgradigen Urethralklappen fehlen.

6.1.7
Laborbefunde

Conditio sine qua non für die Diagnose einer Harnwegsinfektion ist der Nachweis einer „signifikanten" Anzahl von Bakterien und Leukozyten im Urin. Die Definition der Grenzwerte einer signifikanten Bakteriurie und Leukozyturie wurde empirisch gewonnen. Die Zahlen sind abhängig von der Uringewinnung. Im Spontanurin werden normalerweise weniger als 10^4 Bakterien/ml und weniger als 20 Leukozyten/mm^3 ausgeschieden. Fraglich sind Keimzahlen von 10^4–10^5/ml und Leukozyten von 20–50/mm^3. Diese Werte sollten kontrolliert werden. Sicher pathologisch sind über 10^5 Bakterien/ml und über 50 Leukozyten/mm^3 Urin. Die Werte für den Mittelstrahlurin sind etwas enger gefaßt und alters- und geschlechtsunterschiedlich. Sicher pathologisch sind Keimzahlen über 5 x 10^4/ml Urin und über 50 Leukozyten/mm^3 Urin bei Mädchen und über 10 Leukozyten/ml Urin bei Jungen über 3 Jahren [18]. Die Diagnose des Harnwegsinfektes erfordert eine saubere Abnahmetechnik und rasche Verarbeitung des Urins. Da ein spontan gewonnener Urin immer Bakterien enthält, werden bei längerem Stehenlassen des Urins bei Zimmertemperatur infolge der Vermehrung der Bakterien rasch signifikante Keimzahlen erreicht, die dann zur Fehldiagnose Anlaß geben. Bei allen zweifelhaften Befunden sollte deshalb die Harnwegsinfektion durch Gewinnung eines Blasenpunktionsurins gesichert werden. Dieser Urin ist normalerweise steril und enthält weniger als 5–10 Leukozyten/mm^3.

Neben diesen Hauptkriterien im Urin findet sich nicht selten eine Mikrohämaturie, gelegentlich auch eine Makrohämaturie, letztere sollte jedoch eher an eine Glomerulonephritis denken lassen. Zeichen für eine Mitbeteiligung des Nierenparenchyms sind eine leichte bis mäßige Proteinurie, Leukozytenzylinder, die vermehrte Ausscheidung von Bürstensaumenzymen (Leuzin-Aminopeptidase, alkalische Phosphatase u. a.) und β_2-Mikroglobulin. Häufig kommt es auch zu einer erheblichen Einschränkung des Konzentrationsvermögens, die sich erst im Laufe von Wochen nach Abheilung zurückbildet [2]. Entzündliche Blutveränderungen wie Leukozytose, beschleunigte BKS und erhöhte CRP-Spiegel finden sich in der Regel nur bei Entzündungen des Nierenparenchyms, während Infektionen des unteren Harntrakts meist ohne Veränderungen der Blutchemie einhergehen.

Aufgrund der klinischen und laborchemischen Parameter ist oft eine Aussage über die Lokalisation der Infektion möglich (Tabelle 6.3), so daß aufwendige direkte Methoden wie der Blasenauswaschtest oder eine retrograde Ureterkatheterisierung nur selten vorgenommen werden müssen.

Eine vorübergehende Einschränkung der Nierenfunktion mit Anstieg der harnpflichtigen Substanzen findet man nicht selten bei Säuglingen mit hohem Fieber,

Tabelle 6.3. Differentialdiagnosen der Harnwegsinfektionen

Klinik	Pyelonephritis	Zystitis	Asympt. Bakteriurie
Bakteriurie (10^5/ml)	+	+	+
Leukozyturie	+	+	–
Klinische Symptome	+	+	–
Fieber	> 38,5° C	< 38,5° C	–
BSG	> 25 mm/h	< 25 mm/h	n
CRP	+	–	–
Konzentrations-vermögen	–	n	n
Leukozytenzylinder	+	–	–

rezidivierendem Erbrechen, ungenügender Flüssigkeitszufuhr und daraus resultierender Dehydratation [2]. Unter entsprechender Flüssigkeits- und Elektrolytsubstitution bilden sich die Nierenfunktionsstörungen zurück. Eine persistierende Nierenfunktionseinschränkung ist immer ein Hinweis für das Vorliegen einer schweren Nierenanomalie. Bei Nierendysplasien und Hydronephrosen kommt es frühzeitig zu Salz-/Wasserverlust und zu einer Störung der Säureausscheidung, die sich klinisch als Polyurie und metabolische Azidose manifestieren.

6.1.8
Sonographische und radiologische Diagnostik

Der Einsatz der bildgebenden Verfahren hat das Ziel, infektionsbegünstigende Harnwegsanomalien zu entdecken, bereits eingetretene Parenchymnarben und deren eventuelle Progression nachzuweisen und das Nierenwachstum zu kontrollieren.

Bei uns hat sich folgendes Vorgehen bewährt: Bei jedem gesicherten Harnwegsinfekt erfolgt eine Ultraschalluntersuchung der Nieren und ableitenden Harnwege. Bei unauffälligem Befund wird bei Säuglingen und Knaben eine Miktionszystourographie angeschlossen, um einen vesikoureteralen Reflux Grad II–III auszuschließen, der sonographisch nicht sicher diagnostiziert werden kann. Wegen der Häufigkeit unkomplizierter Harnwegsinfekte bei älteren Mädchen kann mit der Durchführung der Miktionszystourographie bei unauffälligem Sonographiebefund bis nach dem ersten Rezidiv gewartet werden. Bei pathologischem Sonographiebefund ist das weitere Vorgehen abhängig von den Veränderungen. Bei erweiterten Harnleitern (ein- oder beidseitig) erfolgt zunächst immer das Miktionszystourogramm, danach in Abhängigkeit vom Befund nuklearmedizinischer Untersuchungen wie seitengetrennte Nierenfunktionsszintigraphie mit Lasix wash-out. Bei Verdacht auf Ureterabgangsstenose erfolgt zunächst die nuklearmedizinische Untersuchung und erst später evtl. das Miktionszystourogramm. Mit diesem Vorgehen können die meisten Harnwegsanomalien sicher diagnostiziert werden, so daß i.v.-Urographien nicht mehr routinemäßig durchgeführt werden, sondern nur unter einer speziellen Fragestellung, z. B. vor und/oder nach Operationen.

Bezüglich weiterer Untersuchungstechniken und deren Indikation wird auf die entsprechenden Kapitel dieses Buches verwiesen.

Tabelle 6.4. Orale Therapie der Harnwegsinfektionen beim Kind

| Medikament | Schubbehandlung[a] | | Reinfektions- |
	Tagesdosis mg/kg KG	Einzeldosen pro Tag	prophylaxe[b] mg/kg KG (1mal abends)
Cotrimoxazol und ähnliche	6/30	2	1/5
Amoxicillin	50	3	
Cephalosporine			
Cephaclor	50	3	10
Cephuroxim	25	3	5
Cephixim	8	2	2
Nitrofurantoin	5	3	1

[a] Für 7–10 Tage.   [b] Für 3–6 Monate.

6.1.9
Therapie

Ziel der Behandlung ist die Verhütung irreversibler Parenchymschäden oder deren Progression. Sie gründet sich auf die chemotherapeutische Elimination der Erreger und auf die operative Beseitigung eventuell vorhandener prädisponierender Harn-wegsanomalien. Bei unkomplizierten Harnwegsinfektionen ist eine antibiotische Schubbehandlung mit einem der in Tabelle 6.4 aufgeführten Antibiotika ausrei-chend. Mittel der ersten Wahl ist das Kombinationspräparat Cotrimoxazol (beste-hend aus dem Folsäureantagonist Trimethoprim und dem Sulfonamid Sulfamethoxa-zol), welches bei mehr als 90 % aller frischen Harnwegsinfekte wirksam ist und des-halb bereits vor Eintreffen des Antibiogramms eingesetzt werden kann [17]. Die wei-tere Behandlung erfolgt natürlich nach Resistenzlage des Erregers. In den meisten Fällen genügt eine 7- bis 10tägige Behandlung. Beim Vorliegen schwerer Harnwegs-anomalien oder Urosepsis gelingt eine Keimelimination meist nur durch eine hoch-dosierte intravenöse Therapie, wobei vor allem beta-laktamasestabile Zephalospo-rine, Akylaminopenizilline und Aminoglykoside zur Anwendung kommen. Bei ihrem Einsatz muß der therapeutische Nutzen gegenüber unerwünschten Nebenwir-kungen, wie z. B. Oto- und Nephrotoxizität, abgewogen werden. Aminoglykoside sollten nicht länger als 14 Tage verabreicht werden, möglichst unter Kontrolle der Serummedikamenten-Spiegel.

Zur Therapiekontrolle sollte der Urin 3–4 Tage nach Beginn und eine Woche nach Ende der Behandlung untersucht werden. Wegen der Rezidivneigung empfehlen sich in den ersten 6 Monaten nach HWI zunächst 4wöchentliche und später vierteljährli-che Urinkontrollen (bis 2 Jahre),

6.1.10
Antibiotische Reinfektionsprophylaxe

Die Indikation und der Wert einer Reinfektionsprophylaxe wird oft kontrovers disku-tiert. Sie hat nur dann einen Sinn, wenn sie in der Lage ist, Beschwerden und irrever-sible Schäden zu verhindern [20]. Während früher relativ großzügig über Jahre Antibiotika prophylaktisch gegeben wurden, hat sich das Indikationsspektrum und die Dauer der Prophylaxe auf wenige Indikationen eingeengt. Diese sind:

1. rezidivierende Pyelonephritis (Dauer der Prophylaxe: 6–12 Monate),
2. persistierender VUR Grad II–V (bis zur Spontanmaturation oder operativen Beseitigung),
3. nach Operationen von Harnwegsobstruktionen (1–3 Monate),
4. häufige schmerzhafte Zystourothritis (3–6 Monate).

Wegen der raschen Resistenzentwicklung haben sich eigentlich nur folgende Medikamente zur Reinfektionsprophylaxe bewährt: das bereits erwähnte Kombinationspräparat Cotrimoxazol oder Trimethroprim und Nitrofurantoin [17, 21]. Irn Gegensatz zur Therapie eines akuten Harnwegsinfektes sind für die Prophylaxe wesentlich niedrigere Dosen dieser Medikamente ausreichend; es genügt die Verabreichung von 1 mg/kg Körpergewicht DMP oder Nitrofurantoin in einer einzigen abendlichen Dosis. Durch dieses Vorgehen werden unerwünschte Nebenwirkungen weitgehend vermieden, und die Compliance wird erhöht. Nitrofurantoin hat den Vorteil, daß es die intestinale Darmflora kaum beeinflußt und Resistenzentwicklungen relativ selten sind. Natürlich kann es unter der Reinfektionsprophylaxe auch zu Rezidiven kommen. In hartnäckigen Fällen, besonders bei einer neurogenen Blasenentleerungsstörung, kann durch die alternierende Gabe (in 14tägigem bis 4wöchentlichem Wechsel) von Cotrimoxazol und Nitrofurantoin oft Rezidivfreiheit erreicht werden.

Wegen der Gefahr der Kumulation und Intoxikation muß bei Niereninsuffizienz eine Dosisanpassung der Medikamente erfolgen. Cotrimoxazol und Nitrofurantoin sollten bei fortgeschrittener Niereninsuffizienz (GFR < 30 ml/min/1,73 m^3) nicht verabreicht werden.

6.1.11
Prognose

Die Prognose ist abhängig vom Ausmaß begleitender Harnwegsanomalien, dem Alter bei Diagnosestellung, dem Beginn der Therapie und der konsequenten Behandlung jeder Reinfektion. Je jünger die Kinder sind, desto eher wird eine schwere Pyelonephritis nicht oder erst verspätet erkannt. Die meisten Parenchymnarben entstehen bereits im Säuglingsalter. Neue Parenchymdestruktionen bei normalen Harnwegen sind im späteren Lebensalter selten [24]. Die Prognose ist bei Fehlen von Harnwegsanomalien ausgesprochen günstig, selbst zahlreiche Rezidive führen bei rechtzeitiger Behandlung nicht zu einer Parenchymdestruktion.

Parenchymdestruktionen. Ungünstig ist dagegen die Prognose bei bereits ausgedehnten Parenchymdestruktionen. Bei einer Einschränkung der glomulären Filtrationsrate unter 30 ml/min/1,73 m^3 ist trotz Infektfreiheit mit einer langsamen Progredienz (über Jahre) in eine terminale Niereninsuffizienz zu rechnen. Die genauen Pathomechanismen hierfür sind unbekannt. Einerseits scheint es ein rein quantitatives Problem zu sein. Die mit dem Wachstum zunehmende Synthese von Stoffwechselprodukten muß bei gleichbleibender eingeschränkter Nierenfunktion zu einer Erhöhung dieser Substanzen in den Körperflüssigkeiten führen. Bei fehlender Regenerationsfähigkeit der Nieren kommt es im Verlauf des Wachstums zu einer relativen Ver-

schlechterung der Nierenfunktion, selbst wenn keine neuen Parenchymdestruktionen auftreten. Die chronisch erhöhte Hyperfiltration der verbliebenen intakten
Nephrone scheint jedoch mit einer allmählichen Fibrosierung derselben einherzuge-
hen, so daß es zusätzlich zu der relativen Nierenfunktionseinschränkung auch noch
zu einer echten Parenchymreduktion kommt. Es ist leicht einzusehen, daß diese Prozesse um so rascher ablaufen, je früher eine irreversible Nierenschädigung eingetreten ist.

Nicht selten entwickelt sich im Verlauf eine Hypertonie, besonders bei bestimmten
Formen der Refluxnephropathie, die ihrerseits zu einer zusätzlichen Schädigung des
Nierenparenchyms (maligne Nephrosklerose) führen kann. Die Kontrolle und ggf.
medikamentöse Einstellung des Blutdrucks ist deshalb von entscheidender Bedeutung für die Prognose der Uropathien.

Asymptomatische Bakteriurie. Bei der asymptomatischen Bakteriurie handelt es
sich wahrscheinlich nicht um eine Erkrankung, sondern um eine vorübergehende
Symbiose zwischen Erreger und Wirt. Da es in der Regel zu einer spontanen Beseitigung der Bakteriurie kommt, ist eine Therapie nicht notwendig [22]. Im Gegenteil
scheint die Eliminierung von Bakterien mit geringer Virulenz durch Behandlung die
Gefahr einer Reinfektion durch einen virulenteren Bakterienstamm zu begünstigen.

Bei diesem Vorgehen sind jedoch regelmäßige Urinkontrollen notwendig, um
einen Übergang der harmlosen asymptomatischen Bakteriurie in eine Infektion
rechtzeitig zu erkennen.

6.2
Chronische Niereninsuffizienz

6.2.1
Definition

Die chronische Niereninsuffizienz ist durch einen langsamen Verlust der Nierenfunktion mit konsekutivem Anstieg der harnpflichtigen Substanzen im Serum gekennzeichnet.

6.2.2
Häufigkeit

In Deutschland sind 5–6 Kinder mit chronischer Niereninsuffizienz im Stadium der
kompensierten Retention bezogen auf 1 Mio. Einwohner zu erwarten [1]. Davon
erreicht jährlich 1 Kind pro 1 Mio. Einwohner das Stadium der terminalen Niereninsuffizienz. In den letzten Jahren ist eine Zunahme der Kinder zu beobachten, die
bereits vor Ablauf des 2. Lebensjahres in ein Dialyseprogramm aufgenommen wurden [7].

6.2.3
Ätiologie

Ursachen der chronischen Niereninsuffizienz im Kindesalter sind in zwei Drittel der Fälle angeborene oder hereditäre Nierenerkrankungen, vor allem die verschiedenen Formen der Hypoplasien und Dysplasien mit oder ohne Harnwegsmißbildungen. Ein Drittel der Fälle sind erworbene Erkrankungen, meist chronische Glomerulonephritiden [7].

6.2.4
Pathophysiologie

Die Nieren erfüllen vor allem 3 Aufgaben:

1. Ausscheidung von Stoffwechselabbauprodukten,
2. Regulation des Wasser- und Elektrolythaushaltes,
3. endokrine Funktionen wie die Regulation der Blutbildung, der Kalziumhomöostase und des Blutdrucks.

Beim Nierenversagen sind alle 3 Funktionen mehr oder weniger beeinträchtigt. Die Auswirkungen auf den Gesamtorganismus werden als urärnische Intoxikation oder Urämie bezeichnet.

Der fortschreitende Untergang der Nephrone führt zu einer Abnahme der Filtrationsfläche und der Rückresorptionskapazität. Damit bei eingeschränkter Filtrationsoberfläche pro Zeiteinheit die Menge der täglich anfallenden harnpflichtigen Substanzen ausgeschieden werden kann, steigt die Konzentration dieser Substanzen im Blut an, und zwar exponentiell zur Abnahme der Filtrationsrate, beginnend bei einer Einschränkung der glomerulären Filtrationsrate auf ca. 50 ml/min/1,73m^3 [13]. Auf diese Weise wird die Ausscheidung der harnpflichtigen Substanzen bis zu einer Abnahme der glomerulären Filtrationsrate auf 5 % der Norm aufrechterhalten (Stadium der kompensierten Retention).

Erst bei weiterer Einschränkung kommt es zur Dekompensation und lebensgefährlichen Intoxikation.

Die Verminderung der tubulären Rückresorptionsoberfläche bei gleichzeitiger Vermehrung der Filtrationslast der verbliebenen Nephrone (osmotische Diurese) führt zu einer Abnahme der Konzentrierungsfähigkeit mit konsekutivem Wasser- und Elektrolytverlust und zu einer Störung der Säureausscheidung. Die tubulären Funktionsverluste treten bei Uropathien früher als bei Glomerulopathien auf. Die Störungen der inkretorischen Leistungen der Niere sind für die Entwicklung der renalen Anämie, der Osteopathie und der Hypertension verantwortlich. Sie sollen weiter unten im einzelnen besprochen werden.

Die Pathophysiologie der Urämie ist sehr komplex und in vielen Punkten noch unklar. Wie erwähnt, kommt es in Abhängigkeit von der Reduktion funktionstüchtigen Nierengewebes zum Anstieg toxischer Substanzen, sog. Urämietoxine, die zum überwiegenden Teil beim Abbau von Nahrungseiweiß entstehen. Auf die Vergiftung des Organismus mit diesen Substanzen wird ein Teil der klinischen, besonders der neurologischen Symptomatik zurückgeführt [13]. Neben einer direkten Wirkung auf den Zellstoffwechsel scheinen Urämietoxine auch über die Beeinträchtigung der

Nahrungsaufnahme an der Entstehung der Fehlernährung niereninsuffizienter Kinder beteiligt zu sein. Die Malnutrition führt wiederum zu Störungen im Aminosäurenstoffwechsel und zum Abbau von eigener Körpersubstanz, und damit wiederum zur erneuten Produktion von Stoffwechselgiften (Circulus vitiosus). Zahlreiche chemische Substanzen, die in urämischem Plasma in erhöhter Konzentration gefunden wurden, sind als urämische Toxine oder sogar als „das Urämietoxin" angesehen worden [13]. Es ist jedoch trotz 150jähriger Forschung nicht gelungen, das ganze Spektrum der urämischen Toxizitätserscheinungen durch Akkumulation bekannter urämischer Substanzen zu erklären.

6.2.5
Klinik und Therapie

Von den Auswirkungen sind nahezu alle Organsysteme betroffen, deshalb ist die klinische Symptomatik komplex (Tabelle 6.5). Die Symptome entwickeln sich in der Regel sehr langsam, weshalb die Erkrankung oft erst im fortgeschrittenen Stadium erkannt wird. Frühzeichen sind Polydipsie, Polyurie und sekundäre Enuresis. Später treten dann die für das Kindesalter typischen Störungen des Wachstums, des Knochenstoffwechsels und der Blutbildung auf. Kardiale und neurologische Komplikationen sind im Kindesalter seltener als bei Erwachsenen, sie treten meist erst nach Dekompensation der Nierenfunktion auf und zwingen dann zu einer raschen Dialysebehandlung [8, 14].

Tabelle 6.5. Symptomatik der chronischen Niereninsuffizienz des Kindes

Gesamtorganismus	Minderwuchs, verzögerte Pubertät
Haut	Grau-gelbliche Blässe, Juckreiz, Blutungen
Gehirn	Motorische Unruhe, Konzentrationsstörungen, Apathie, Krampfanfälle, Koma
Nerven	Polyneuritis, verlangsamte Leitgeschwindigkeit
Herz und Kreislauf	Hypertension, Herzinsuffizienz, Perikarditis, Rhythmusstörungen
Lunge	Foetor uraemicus, Kußmaul-Atmung, Lungenödem
Magen, Darm	Appetitlosigkeit, Übelkeit, Erbrechen, Durchfall, Gastroenterokolitis
Blut	Anämie, Gerinnungsstörungen
Muskulatur	Schwäche, fibrilläre Zuckungen
Knochen	Demineralisation, Osteopathie

Minderwuchs. Bei vielen Kindern mit chronischer Niereninsuffizienz ist das Wachstum eingeschränkt. Die Wachstumsretardierung ist von Beginn und Dauer des Nierenversagens und damit der Grundkrankheit abhängig. Angeborene Nierenerkrankungen (z. B. Nierenhypoplasie, Uropathien, Nephronophthise) mit in der Regel frühzeitiger Einschränkung der Nierenfunktion und langsamer Progredienz gehen meist mit einem stärkeren Minderwuchs einher als die später einsetzenden und rascher progredient verlaufenden erworbenen Glomerulopathien. Besonders kritisch ist der Wachstumsverlust in den ersten beiden Lebensjahren, da dieser meist später nicht mehr aufgeholt werden kann [8]. Die Ursachen des renalen Minderwuchses sind multifaktoriell, wobei jedoch die Wertigkeit der einzelnen Faktoren und ihre Interaktion noch unzureichend untersucht sind. Neben metabolischer Azidose, renalem Elektrolytverlust und Osteopathie scheint vor allem die urämiebedingte Malnutrition für das ungenügende Wachstum verantwortlich zu sein. Wachstumshormone werden bei chronisch niereninsuffizienten Kindern normal oder sogar vermehrt sezerniert. Es wurden jedoch niedrige Spiegel von Wachstumshormonrezeptoren sowie erhöhte Serumkonzentrationen von Proteinen gefunden, die Somatomedin C (insulin-like growth factor 1, IGFI) binden und damit dessen Funktion (Wachstumsstimulation, Einbau von Sulfat in die Glykosoaminoglykane der Grundsubstanz des Knochens) beeinträchtigen [12]. Diese Befunde lassen auf einen erhöhten Wachstumshormonbedarf in der Urämie schließen. Die subkutane Gabe von Wachstumshormon in supraphysiologischen Dosen (4 E/m^2 Körperoberfläche/die) führt zu einer deutlichen Verbesserung des Wachstums bei renalem Minderwuchs.

Die wichtigste Maßnahme in der Prophylaxe und Therapie des renalen Minderwuchses ist eine adäquate Ernährung. Dies hat das Ziel, die Synthese von Urämietoxinen möglichst niedrig zu halten und Mangelerscheinungen zu verhindern. Dies gelingt durch Einschränkung der Eiweißzufuhr und eine reichliche Kalorien- und Vitamingabe [3, 5, 10]. Bei der Eiweißzufuhr muß jedoch der für die jeweilige Altersgruppe gültige Mindestbedarf berücksichtigt werden. Eine zu niedrige Eiweißgabe verstärkt die katabole Stoffwechsellage. Säuglinge benötigen etwa 2,0, Kleinkinder 1,5 und ältere Kinder 1,0 g Eiweiß/kg Körpergewicht. Mit Hilfe einer Diätassistentin gelingt es meistens, die Ernährung der Kinder so abwechslungsreich zu gestalten, daß sie sich an die Einschränkungen halten. Bei appetitlosen Kindern sollte jedoch eine zu starre Reglementierung der Diät unbedingt vermieden werden. Es ist sicher besser, zuviel Eiweiß, aber ausreichend Kalorien als zu wenig Nahrung zu sich zu nehmen. Im Stadium der kompensierten Retention können die Kinder frei trinken, sie regeln ihren Flüssigkeits- und Salzbedarf zuverlässig nach dem Durstgefühl. Bei Säuglingen mit salzverlierenden Hydronephrosen muß zusätzlich zur normalen Säuglingsernährung Flüssigkeit und Kochsalz verabreicht werden. Eine höhergradige Azidose (HCO$_3$⁻ < 15 mval/l) wird oral mit dünndarmlöslichen Natriumkarbonat Kapooln (Nephrotrans 1 bis 3mal 300 mg) behandelt.

Osteodystrophie. Der renalen Osteodystrophie liegt vor allem eine Störung der inkretorischen Funktion der Niere zugrunde. Mit der Nahrung aufgenommen oder in der Haut gebildetes Vitamin D$_3$ wird in der Leber in Position 25 des Moleküls hydroxyliert und auf dem Blutwege zur Niere transportiert. Dort erfolgt durch Einführung einer weiteren Hydroxylgruppe in Position 1 die Bildung von 1,25-Hydroxycholecalciferol, des eigentlichen aktiven Vitamin-D-Metaboliten, der wegen seiner Wirksamkeit im Pikogrammbereich eher als Hormon denn als Vitamin anzusehen ist. Er stimuliert die Kalziumresorption aus dem Darm. Neben 1,25-Hydroxycholecalciferol wird noch 24,25-(OH)-Cholecalciferol in der Niere gebildet, dessen Funktion aber noch nicht eindeutig geklärt ist. Die verminderte Bildung beider Metaboliten in der Niereninsuffizienz (GFR unter 40 ml/min/1,73 m^3) führt zu einem Abfall des Serumkalziums und zu einer Störung der Knochenmineralisation, die sich klinisch bei Kindern als Rachitis, bei Erwachsenen als Osteomalazie manifestiert [8, 14]. Der Abfall des Serumkalziums infolge ungenügender Resorption aus dem Darm wird verstärkt durch eine mangelhafte Ausscheidung von Phosphat und Sulfat [13]. Die resultierende Hyperphosphatämie und Hypersulfatämie führen durch Bindung von freien Kalziumionen zu einer Verminderung des ionisierten Kalziums. Erniedrigte Serumkalziumspiegel regen die Sekretion von Parathormon aus den Nebenschilddrüsen an, es entwickelt sich ein sekundärer Hyperparathyreoidismus. Parathormon aktiviert die Freisetzung von Kalzium aus dem Knochen und verstärkt dadurch die Demineralisation. Außerdem induziert es einen verstärkten Knochenumbau mit Auftritt von Faserknochen und Fasergewebe (Ostitis fibrosa). Das im Wachstum befindliche Skelettsystem mit seinem erhöhten Mineralbedarf reagiert besonders empfindlich auf Störungen, dies gilt vor allem für die Periode beschleunigten Wachstums in der Säuglingszeit und während der Pubertät [13]. Die schweren Manifestationen der renalen Knochenstörung wie Spontanfrakturen und Epiphysenlösungen finden sich gehäuft in diesen Altersgruppen und hinterlassen meist bleibende Skelettdeformierungen. Röntgenologische Zeichen der renalen Osteopathie sind ein verminderter Kalksalzgehalt, subperiostale Resorptionszonen als Ausdruck des Hyperparathyreoidismus und becherförmige Auftreibungen der Ephiphysen mit submetaphysären Aufhellungszonen als Ausdruck der Rachitis. Diese Veränderungen lassen sich am besten am Handskelett beobachten, weshalb regelmäßige Röngtenaufnahmen der Hand (im Abstand von 6 Monaten bis 1 Jahr) zur Routinekontrolle bei Kindern mit chronischer Niereninsuffizienz gehören.

Die Prophylaxe und Therapie der renalen Osteopathie richtet sich nach der Pathogenese. Der Hyperphosphatämie kann durch Phosphatrestriktion in der Nahrung und Gabe von intestinalen Phosphatbindern (vorzugsweise in Form von Kalziumcarbonat 1–4 g/die) entgegengewirkt werden. Eine positive Kalziumbilanz wird erreicht durch diätetische Kalziumzulagen und Substitution von Vitamin D_3 oder 1,25-Hydroxycholecalciferol. Meist ist die Kombination von Kalziumkarbonat und Vitamin D_3 (2500 E/m^2 Körperoberfläche) zur Prohylaxe ausreichend [8]. Bei manifester Osteopathie sollte 1,25-Hydroxycholecalciferol (1–3 µg/die) gegeben werden, da es leichter steuerbar als Vitamin D_3 (cave Hyperkalzämie!) und rascher wirksam ist. Die Entfernung der Nebenschilddrüse bei therapieresistenter Fibroosteoklasie ist bei rechtzeitiger Prophylaxe im Kindesalter in der Regel nicht erforderlich.

Renale Anämie. Für die Entstehung der renalen Anämie sind 3 Faktoren verantwortlich:

1. eine verminderte Produktion von Erythrozyten,
2. eine gesteigerte Hämolyse,
3. endogene und exogene Blutverluste.

Der wichtigste Faktor ist die ungenügende Stimulation der Stammzellen des Knochenmarks durch verminderte Bildung und Ausschüttung des in der Niere gebildeten Hormons Erythropoetin.

Die parenterale Substitution mit gentechnisch hergestelltem Erythropoetin ist heute die wichtigste Maßnahme bei der Behandlung der renalen Anämie [19]. Während die Anwendung von Erythropoetin für Dialysepatienten heute unumstritten ist, ist der Einsatz in der präterminalen Phase noch im Versuchsstadium. Bluttransfusionen sollten nur unter strenger Indikationsstellung (z. B. Herzinsuffizienz, erhebliche Einschränkung der Leistungsfähigkeit (Hb < 6 g/dl) oder Blutungen gegeben werden. Neben der Infektionsgefahr (Hepatitis, Zytomegalie, HIV) besteht immer das

Risiko einer Sensibilisierung gegen fremde Histokompatibilitätsantigene, wodurch sich die Chancen für eine spätere Nierentransplantation verringern. Wegen der Gefahr der Hämochromatose sollte eine Eisensubstitution nur bei nachgewiesenem Eisenmangel (niedriges Serumeisen und Serumferritin) durchgeführt werden. Nicht selten ist unter Erythropoetin-Substitution auch eine Eisenzufuhr notwendig.

Hypertension. Im Gegensatz zur renalen Osteopathie und Anämie ist die Hypertension bei niereninsuffizienten Kindern nicht Folge einer verminderten Produktion eines renalen Hormons, sondern einer gesteigerten Bildung und inadäquaten Ausschüttung des im juxtaglomerulären Apparat der Niere produzierten Renins. Renin ist ein Enzym, das aus Angiotensinogen, einem in der Leber gebildeten α_2-Globulin, das Dekapeptid Angiotensin I freisetzt. Eine spezifische Serumpeptidase (converting enzyme) spaltet daraus das Oktapeptid Angiotensin II ab, das eine der am stärksten vasokonstriktorisch wirksamen Substanzen des Organismus ist. Außerdem stimuliert Renin die Bildung von Aldosteron, welches die Rückresorption von Natrium in der Niere fördert. Die Blutdruckerhöhung bei Niereninsuffizienz ist also Ausdruck einer gesteigerten Vasokonstriktion und Salzwasserretention. Im Unterschied zu Anämie und Osteopathie kommt es nicht bei allen niereninsuffizienten Kindern zur Hypertension. Für die betroffenen Patienten besteht jedoch das Risiko, schwere z. T. irreversible Folgeerkrankungen des erhöhten Blutdrucks wie Herzinsuffizienz, Lungenödem, frühzeitige Arteriosklerose oder Hirnblutungen zu entwickeln. Außerdem hat die Hypertension per se einen negativen Einfluß auf die Nierenfunktion. Die engmaschige Kontrolle des Blutdrucks und rechtzeitige Therapie hat deshalb einen entscheidenden Einfluß auf die Langzeitprognose dieser Patienten [18].

Tabelle 6.6. Orale Antihypertonika: Dosierung und Hauptnebenwirkungen

	Anfangsdosis mg/kg/die	Höchstdosis mg/kg/die	Einzeldosen	Nebenwirkungen
Diuretika				
Furosemid	1	5	2–3	Hypokaliämie
Hydrochlorothiazid[a]	0,5	2	2	Hypokaliämie
Spironolacton[a]	1	5	2–3	Hyperkaliämie
Betarezeptorenblocker				
Propranolol	1	5	2–3	Bradykardie
Atenolol[a]	1	2	1	Bronchospasmen
Vasodilatatoren				
Dihydralazin	1	5	2–3	Tachykardie, SLE
Prazosin[b]	0,02	0,5	2	Hypertension, Ödeme
Minoxidil	0,01	0,05	2	Ödeme, Hypertrichose
Kalziumantagonisten				
Nifedipin	0,5	2	2–3	Flush, Tachykardie, Unterschenkelödeme
Konversionsenzymhemmer				
Captopril[b]	0,2	2,0	2–3	Agranulozytose
Enalapril[b]	0,1	0,5	1–2	Agranulozytose

Bei Niereninsuffizienz: [a] Nicht zu verwenden.
[b] Halbe Dosierung.

Für die *Behandlung* der chronischen Hypertonie hat sich ein stufenweises Vorgehen unter Verwendung der in Tabelle 6.6 aufgeführten Medikamente bewährt.

Stufe I: Sie besteht in einer Monotherapie mit einem Betarezeptorenblocker, der durch Senkung der Herzfrequenz zu einer Erniedrigung des Herzzeitvolumens führt. Bei Vorliegen einer Salz-Wasser-Retention empfiehlt sich eher der Einsatz eines Diuretikums, in der Niereninsuffizienz sollte Furosemid gegenüber anderen Diuretika bevorzugt werden. In letzter Zeit werden immer häufiger Kalziumantagonisten als Mittel der ersten Wahl für die Behandlung des Blutdrucks eingesetzt. Diese hemmen den Einstrom von Kalzium in die Zelle und führen dadurch zur Erschlaffung der glatten Muskelzelle der Gefäßwand. Ihr Vorteil ist ein rascher Wirkungseintritt, leichte Steuerbarkeit und eine niedrige Nebenwirkungsrate.

Stufe II: Sie besteht in einer Zweierkombination, z. B. Betablocker + Kalziumantagonist, Betablocker + Vasodilator (Dihydralazin oder Prazosin) oder Diuretikum + Konversionsenzymhemmer. Konversionsenzymhemmer (ACE-Hemmer) sind Substanzen, die die Umwandlung von Angiotensin I in Angiotensin II hemmen. Wegen unvorhergesehener Blutdruckabfälle sollte ihr Einsatz nur unter stationären Bedingungen und mit vorsichtiger Anfangsdosierung erfolgen (Anfangsdosis von Captopril 0,2 mg/kg/die, Enddosis nicht mehr als 2 mg/kg/die). Durch Erniedrigung des glomerulären Widerstands scheinen Konversionshemmer einen langfristig günstigen Effekt auf die Skleroserate der Glomerula und damit auf die Progression der Niereninsuffienz zu haben.

Stufe III: Gelingt mit der Zweierkombination keine befriedigende Blutdruckeinstellung, so ist man auf eine Dreifach- oder sogar Vierfachkombination von Antihypertensiva angewiesen.

Dieses Stufenschema sollte schrittweise beginnend mit der niedrigsten Dosis durchgeführt werden, wobei zu berücksichtigen ist, daß der Wirkungseintritt oft Tage bis 2 Wochen betragen kann.

Notfälle: Hypertensive Notfälle, die häufig mit Symptomen einer Enzephalopathie (Kopfweh, Schwindel, Sehstörungen, Bewußtseinstörungen) oder akuter Herzinsuffizienz einhergehen, erfordern die sofortige stationäre Behandlung mit einem rasch wirksamen Vasodilatator. Mittel der Wahl ist die Gabe von Nifedipin sublingual 0,3–1 mg/kg (Kapsel zerbeißen lassen), meist kommt es innerhalb einer halben Stunde zu einem deutlichen Blutdruckabfall, der gewöhnlich einige Stunden anhält. Bei primärem Therapieversagen kann das Medikament 0,5–1 h später in der gleichen oder doppelten Dosis nochmals versucht werden.

Bei ungenügender Wirksamkeit wird Diazoxid (Hypertonalum) als rascher Bolus intravenös in einer Dosierung von 2 bis maximal 5 mg/kg verabreicht. Der oft abrupte Blutdruckabfall geht nicht selten mit Übelkeit, Herzsensationen und Reflextachykardie einher. In resistenten Fällen hilft häufig nur noch Natrium-Nitroprussid, das in Form einer Dauertropfinfusion (0,5 mg/kg Körpergewicht/min) unter Intensivüberwachungsbedingungen verwendet wird.

Chirurgische Maßnahmen: Chirurgische Maßnahmen zur Beseitigung der Hypertonie (Polyresektionen, Nephrektomie) sind in der präterminalen Phase nur dann erfolgversprechend, wenn die übermäßige Reninproduktion überwiegend nur von einer Niere her stammt (z. B. segmentale Nierenhypoplasie, Refluxnephropathie). Die Entfernung beider Nieren sollte erwogen werden, wenn in der terminalen Niereninsuffizienz keine befriedigende medikamentöse Einstellung des Blutdrucks gelingt oder wenn dies nur durch Anwendung einer Vielzahl von Medikamenten möglich ist, die eine erhebliche, oft unzumutbare Belastung für den Patienten darstellen. Die beidseitige Nephrektomie ist in diesen Fällen auch sinnvoll im Hinblick auf eine spätere Nierentransplantation, da diese in 60–80 % mit einer Verstärkung der Hypertonie einhergeht [15].

Die Kontrolle des Blutdrucks nach medikamentöser Einstellung erfolgt am besten durch die Patienten oder deren Eltern im häuslichen Milieu, wobei definierte Bedingungen (5- bis 10minütiges Liegen oder Sitzen) eingehalten werden sollten. Zur Therapiekontrolle gehören in halb- bis jährlichen Abständen Untersuchungen des Herzens (EKG, Echokardiographie) und des Augenhintergrundes.

6.2.6
Nierenersatztherapie

Wenn die Niereninsuffizienz so weit fortgeschritten ist, daß mit lebensbedrohlichen Komplikationen zu rechnen ist, muß die Nierenersatztherapie begonnen werden. Diese erfolgt zunächst meist in Form einer Dialysebehandlung, die bis zu einer erfolgreichen Transplantation durchgeführt wird. Die Indikation ist gegeben, wenn die glomeruläre Filtrationsrate auf weniger als 5 ml/min/1,73 m^3 Körperoberfläche abgesunken ist; gewöhnlich liegen dann die Harnstoffwerte über 200 mg/dl. Diese Regel gilt aber nur bedingt. Entscheidender für den Beginn der Dialysebehandlung ist der Allgemeinzustand. Herzinsuffizienz, Lungenödem, therapierefraktäre Hypertonie und urämische Neuropathie erfordern häufig schon einen Dialysebeginn vor Erreichen des laborchemischen terminalen Stadiums [13]. Grundsätzlich stehen zur Dialysebehandlung zwei Verfahren zur Verfügung. Zum einen die Hämodialyse, bei der das Blut mittels einer künstlichen Niere gereinigt wird, zum anderen die *Peritonealdialyse,* bei der die Stoffwechselgifte mittels einer in die Bauchhöhle instillierten Dialyseflüssigkeit entfernt werden, wobei das Peritoneum als semipermeable Dialysemembran fungiert. Welche der beiden Methoden im Einzelfall bevorzugt wird, hängt von zahlreichen Faktoren ab, die für den jeweiligen Patienten individuell erhoben werden müssen. Wegen der vielschichtigen pädiatrischen, psychologischen und soziologischen Probleme sollten Kinder mit chronischer Niereninsuffizienz grundsätzlich in pädiatrisch-nephrologischen Abteilungen dialysiert und transplantiert werden, wobei die frühzeitige Vorstellung der Patienten empfehlenswert ist, damit in Abstimmung mit dem Hausarzt die nötigen therapeutischen Schritte rechtzeitig eingeleitet werden können (s. kap. 19).

6.3
Renovaskuläre Hypertonie

A. Sigel

Auf der Grundlage der Hyperreninämie und des bekannten Angiotensin-Renin-Mechanismus gibt es Hypertonie im Kindesalter auf doppelte Weise, einmal originär infolge intimaler fibroepithelialer, lumenreduzierender und damit durchblutungsmindernder Dysplasie der A. renalis oder ihrer Zweige. Die Therapie ist im allgemeinen operativ, entweder durch Rekonstruktion der A. renalis, durch partielle Nephrektomie. Neuerdings auch mittels minimal invasiver endoluminaler Technik. Die Erfolge sollen günstig sein. Die operativen Maßnahmen liegen in den Händen der Gefäßchirurgie.

Häufiger als kongenitale Gefäßdysplasien gibt es die sekundäre renovaskuläre parenchymale Hypertonie. Sie ist zurückzuführen auf den gleichen vorerwähnten Reninmechanismus, insbesondere nach gravierender refluxiver Pyelonephritis, aber auch infolge pyelonephritischer Begleiterkrankung einer obstruktiven Nephropathie (s. auch Kap. 8).

Die Abklärung der Hypertonie erfolgt bevorzugt mit der Captopril-Radionukleid-Nephrographie, ergänzt von Farbduplexsonographie und renaler Angiographie. Die Therapie der parenchymalen Hypertonie liegt in der Hand der Kinderärzte und später der Internisten. Andere „antifibrolic agents" sind noch in der Testphase (21a, 21b]. Die ältere Vorstellung, den (anfänglich) einseitigen Prozeß mittels Organverzicht (Nephrektomie) auszuschalten, erweist sich als Fehlschlag, weil der Prozeß frühzeitig auch das kontralaterale Geschwisterorgan ergreift (Renalisierung). Der juxaglomeruläre Apparat mit seiner Macula densa und seinen Rezeptoren steuert den komplizierten Prozeß.

6.4
Urotuberkulose des Kindesalters

A. Sigel

In den letzten Jahrzehnten war eine Tuberkulosekrankheit in Mittel- und Westeuropa fast zur Seltenheit geworden. Die Ausschaltung der Rindertuberkulose und medikamentöse Tuberkulozidie brachten diesen Fortschritt. Neuerdings erscheint die Tuberkulose wieder in unseren Breitengraden. Die Völkerwanderung von Ost und Süd nach Norden hat daran wesentlich Anteil.

Ungleich seltener als Erwachsene, aber systematisch gleich – genetisch wie morphologisch – erkranken auch Kinder an Urotuberkulose. Sie entsteht wie dort postprimär nach der Lungenerkrankung. Die Latenzzeiten sind wesentlich kürzer als bei Erwachsenen. Wie dort sind initial beide Nieren erkrankt, manifest wird aber oft nur eine von beiden oder beide stark asymmetrisch. Unerkannt durchläuft die Erkrankung die Stadien von parenchymatös über ulzerös zu ureteral obstruktiv und vesikal schrumpfend. Die Diagnose der Spezifität stützt sich auf den Nachweis der Tuberkelbazillen (Abb. 6.1). Die herkömmlichen Kulturverfahren benötigen hierzu wochenlang Zeit, aber die Methode der Polymerasekettenreaktion (PCR) liefert das Ergebnis innerhalb weniger Tage. Die Therapie mit einer Kombination aus Tuberkulostatika hat gute Chancen der Ausheilung, jedoch nur dort, wo Durchblutung noch funktioniert. Stark vernarbte oder gar exkludierte Zonen werden besser operativ reseziert.

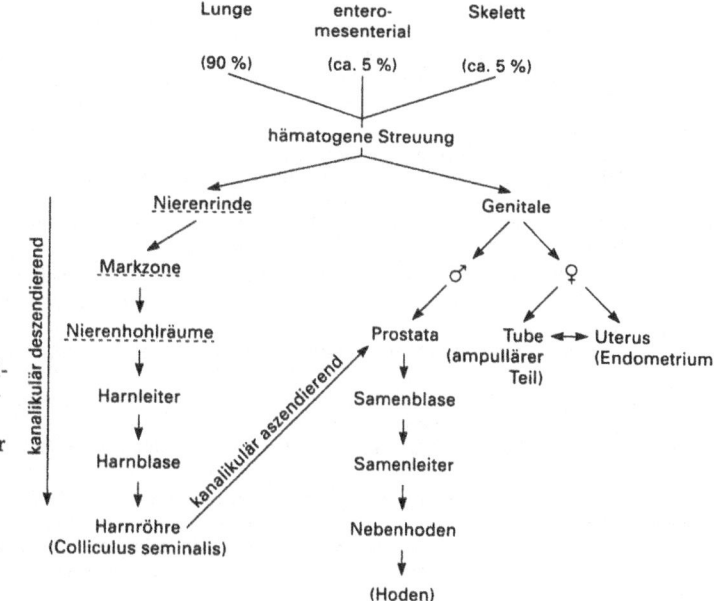

Abb. 6.1. Entstehung und Ausbreitung der Urogenitaltuberkulose nach hämatogener Streuung des Primärkomplexes, identisch bei Erwachsenen und Kindern. (Aus Rodeck 1993)

Genitale Ausweitung der Tuberkulose auf Prostata, Nebenhoden oder Ovarien ist im Kindesalter kaum bekannt.

Neuerdings wurde das Genom des Myobacterium tuberculosis sequenziert. Verbesserte antimikrobielle Therapie läßt sich daraus erwarten.

Literatur

1. Arbeitsgemeinschaft für pädiatrische Nephrologie (Pistor K, Olbing H, Schärer K, Writing committee) (1985) Children with chronic renal failure in the Federal Republic of Germany: I Epidemiology, modes of treatment, survival. Clin Nephrol 23:278–284
2. Berg U (1981) Renal function in acute febrile urinary tract infection in children: pathophysiologic aspect of reduced concentrating capacity. Kidney Int 20:753–758
3. Bergström J (1984) Discovery and rediscovery of low protein diet. Clin Nephrol 21:29–35
4. Bollgren I, Winberg J (1976) The periurethral aerobic flora in girls highly susceptible to urinary tract infections. Acta Paediatr Scand 65:81–87
5. Brenner BM, Meyer TW, Hostetter TH (1982) Dietary protein intake and the progressive nature of kidney disease. N Engl J Med 307:652–659
6. Cox CE, Hinman F (1961) Experiments with induced bacteriuria, vesical emptying and bacterial growth on the bladder defense to infection. J Urol 86:739–743
7. Ehrich JHH, Rizzoni G, Brunner FP, Geelrings N, Fassbinder W, Raine AEG, Selwood NH, Tufveson G (1991) Combined report on regular dialysis and transplantation of children in europe 1989. Nephrol Dialysis Transplantation 6 (Suppl 1):37–47
8. Gilli G. Mehls O (1989) Chronische Niereninsuffizienz. In: Bachmann KD, Ewerbeck H, Kleihauer E, Rossi E, Staider G (Hrsg) Pädiatrie in Praxis und Klinik, Bd. III. Thieme Stuttgart New York, S 66–71
9. Jann K (1982) Bacterial structure involved in urinary tract infections. In: Schulte-Wissermann H (ed) Clinical, bacteriological and immunological aspects of urinary tract infections in children. Thieme, Stuttgart New York, pp 78–82

10. Kleinknecht C, Laouari D, Thorel D, Docu C, Gouget B, Nalbandian E, Broyer M (1987) Protein diet and uremic toxicity: Myth or reality? Kidney 32 (Suppl. 22):62–66
11. Mannhardt W, Schofer O, Schulte-Wissermann (1986) Pathogenic factors in recurrent urinary tract infections and renal scar formation in children. Eur J Pediatr 145:330–336
12. Mehls O, Tönshoff B, Blum WF, Heinrich U, Seidel C (1990) Growth hormone and Insuline-like growth factor I in chronic renal failure – Pathophysiology and rationale for growth hormone treatment. Acta Paediatr Scand (Suppl) 370:28–34
13. Michalk DV (1985) Pathophysiologie der Urämie in der Adoleszenz. In: Müller-Wiefel (Hrsg) Der jugendliche Dialysepatient. Bibliomed, Melsungen, S 39–49
14. Michalk DV (1990) Die Betreuung des chronisch nierenkranken Kindes. Extracta Paediatar 14:54–58
15. Offner G, Aschendorf C, Hoyer PF, Krohn HP, Ehrich JHH, Pichlmayr R, Brodehl J (1988) End stage renal failure: 14 years' experience of dialysis and renal transplantation. Arch Dis Childh 63:120–126
16. Ogra PL, Faden H (1985) Urinary tract infections in childhood: an update. J Pediatr 106:1023–1029
17. Olbing H (1985) Kinder mit Harnwegsinfektionen: Risikogerechte Diagnostik und Therapie. Dtsch Ärzteblatt 92:2404–2414
18. Olbing H (1985) Harnwegsentzündungen bei Kindern und Jugendlichen, 3. Aufl. Thieme, Stuttgart New York
18a. Rodeck G (1993) Nierentuberkulose. In: Brass, Phillip, Schulz (eds) Nephrologicum VIII, 3,4. Dustin, Deisenhofen
19. Schärer K (1990) Renale Hypertension und Nierengefäßerkrankungen. In: Reinhardt D, Harnack GA (Hrsg) Therapie der Krankheiten des Kindesalters. Springer, Berlin Heidelberg New York Tokyo, S 672–678
20. Scigalla P, Bonzel KE, Bulla M, Burghard R, Dippel J, Geisert J, Leumann E, v Lilien T, Müller-Wiefel DE, Offner G, Pistor K, Zöllner E (1989) Therapy of renal anemia with recombinant human erythropoietin in children with endstage renal disease. Contrib Nephrol 76:227–241
21. Smellie JM (1981) Antibiotische Prophylaxe rezidivierender Harnwegsinfektionen bei Kindern. Mschr Kinderheilkd 129:328–331
21a. Vaughan ED (1998) Renal medicine and renal transplantation, editorial comment. Curr Opinion Urology 8:111–112
21b. Vaughan ED, Sosa RE (1997) Renovascular Hypertension. Campbells Urology, VII Ed. Saunders, Philadelphia
22. Wettergren B, Jodal U (1990) Spontaneous clearance of asymptomatic bacteriuria in infants. Acta Paediatr Scand 79:300–304
23. Winberg J (1989) Harnwegsinfektionen. In: Bachmann KD, Ewerbeck H, Kleihauer E, Rosse E, Stalder G (Hrsg) Pädiatrie in Praxis und Klinik, Bd III. Thieme, Stuttgart New York, S 81–99
24. Winberg J, Bollgren J, Kallenius G, Möllby R, Svenson SB (1982) Clinical Pyelonephritis and focal renal scarring. A selected review of pathogenesis, prevention and prognosis. Pediatr Clin North Am 29:801–814

Kapitel 7

Kongenitale urorenale Pathomorphologie

A. Sigel

Abstract. Die in der Uropathologie des Kindes vorherrschende Fehlentwicklung erscheint in zwei verschiedenen Strukturen: entweder dysplastisch oder hypoplastisch. Beide Strukturen sind histologisch definiert. Beide erscheinen häufig getrennt, aber oft auch gemeinsam. Beide verhindern eine nephronale Normausstattung und verursachen wesensgemäß eine parenchymal reduktive Nephropathie.
Urorenale Dysplasie geht auf eine frühembryonale mesenchymale Störung zurück. Zwei Quellen kann man erkennen. Die eine entstammt einer (ein- oder doppelseitig) endogen dysmorphen Harnleiterknospe, die, weil genetisch formativ führend, alle ihre Derivate dysplastisch gestaltet und so am Ende auch den Metanephros mit einbezieht; Beispiel: Grad V der einfachen Refluxkrankheit. Die zweite Dysplasiequelle entstammt frühembryonaler Obstruktion des Harnstroms, kenntlich am Klappensyndrom I, das integral bilateral verbunden ist mit vesikorenaler Refluxivität. Ähnliche obstruktive Ursache hat die seltene dysplastische Harnleitermündungsstenose (Chwalla I), weiter auch die renal multizystische Dysplasie (RMD). Das nur einseitig refluxive Valve-III-Syndrom, einseitig dysplastisch und kontralateral hypoplastisch, ist mit rein infravesikal obstruktiver Genese nicht zu erklären. Statt dessen muß man Koinzidenz zweier Entitäten (Dysplasie und Hypoplasie) annehmen und begründen (s. Kap. 10).
Urorenale Hypoplasie geht auf spätembryonal obstruktiv erhöhten Binnendruck des Nierenhohlsystems zurück, der über mehrere Pathomechanismen hämoobliterativ die Glomerulogenese reduziert, so gültig für das nichtrefluxive Valve-II-Syndrom, weiter für die Abgangsstenose des Harnleiters oder auch dessen häufigere Mündungsstenose (Chwalla II). Alle reduktiven Prozesse können in jeder Phase als Defektstillstand ein Ende finden oder aber fortschreitend die Nierensubstanz bis in die Organinsuffizienz hinein reduzieren. Alle gibt es örtlich-morphologisch von schwach über mittelgradig bis hochgradig ausgeprägt, je nachdem verhalten sich der Krankheitswert und die Prognose. Neuerdings wird eine fetale Störung des Renin-Angiotensin-Systems ursächlich für alle angeborenen Fehlbildungen des Nieren-Harn-Systems herangezogen.
Postnatal erworbene reduktive Nephropathie unterscheidet sich grundlegend von der kongenitalen darin, daß sie von parenchymalem Normbestand ausgeht, mithin auch stets die bessere Prognose hat. Systematische Darstellung dieses Kapitels zwingt fast etwas zu Pedanterie.

7.1
Zweiteilung in Renale Dysplasie und Renale Hypoplasie

Renale Dysplasie, histologisch seit langem klar definiert, beruht formal auf Störungen der normalen Nierenentwicklung, die an eine Reihe geordneter Abläufe gebunden ist, so an die Induktion und Ausgestaltung des mesenchymalen Metanephros durch eine störungsfreie Harnleiterknospe, darin dann einverbunden die Ausgestaltung des Interstitiums, das hauptsächlich aus dem arteriellen und venösen Gefäßbaum samt Lymphnetz besteht. Eine Reihe von Wachstumsfaktoren und Gentransformationen sind damit verbunden.

Störungen in diesen normalen Abläufen, Pathomechanismen, gebunden an eine lädierte Harnleiterknospe, an Inhibitoren der extrazellulären Matrix, behindern die normale Ausgestaltung des Metanephros. Minderausstattung nach Quantität und Qualität ist die Folge.

Kausalgenetisch ist die Nierendysplasie auffallend oft mit Harnobstruktion verbunden, so daß sie als eine hauptsächliche Ursachen gelten kann, auch weil umgekehrt normale Nierenentwicklung einen normalen Harnstrom voraussetzt. Sichtbare Ursachen wie die Klappenkrankheit der Harnröhre sind bekannter Beleg, auch die hochgradige Refluxkrankheit verhindert normalen Harnstrom und ist so oft mit Dysplasie verbunden.

Renale Hypoplasie, wie die Dysplasie mikroskopisch und makroskopisch klar definiert, ebenfalls meist auf obstruktiver Grundlage, aber später entstanden, jenseits des dysplasiepotenten 1. Trimenons, geht mit verminderter parenchymaler Substanz einher, jedoch ist sie frei von qualitativer dysplastischer Abwertung (s. Abb.7.1).

Was letztlich das normale Wachstum der Niere und die Entstehung der Nephrone vermittelt, ist eine Interaktion zwischen mehreren Wachstumsfaktoren, Rezeptoren, Transskriptoren und Enzymen.

7.2
Embryogenetische Ableitung der urologisch reduktiven Nephropathie

Kinderurologie besteht aus zwei großen Krankheitsgruppen. Die eine, überwiegend externer Herkunft (bakterielle Infektionen, Neoplasie, Steinerkrankungen, Traumata), entsteht aus parenchymalem Normbestand. Deshalb besteht hier eine Verwandtschaft mit der Pathologie der Erwachsenen.

Urorenale Dysgenesie			
Pur Hypoplasie		Dysplasie mit Hypoplasie	
Obstruktive Nephropathie inklusive Valve-II-Syndrom, Chwalla II, PUJSt		Obstruktive Nephropathie inklusive Valve-I-Syndrom, Chwalla I	
Einfache Refluxkrankheit II, III Ostien abnormal		Refluxkrankheit IV, V Ask-Upmark Niere	} nicht obstructiv
Renale Dystopie lumbal, thorakal, gekreuzt	nicht obstruk- tiv	Prune-belly-Syndrom Neck-Syndrom inklusive MCMUS Pathologisch Renaler Duplex Ostien alle abnormal, refluxiv oder stenosiv	Obstruktiv temporär oder koinzi- dental
True Oligonephronia inklusive Oligomeganephronia			

Abb. 7.1. Schema urorenaler Dysgenesie, aufgegliedert in Fehlbildungsdiagnosen nach Hypoplasie, Dysplasie, Obstruktion und Refluxivität

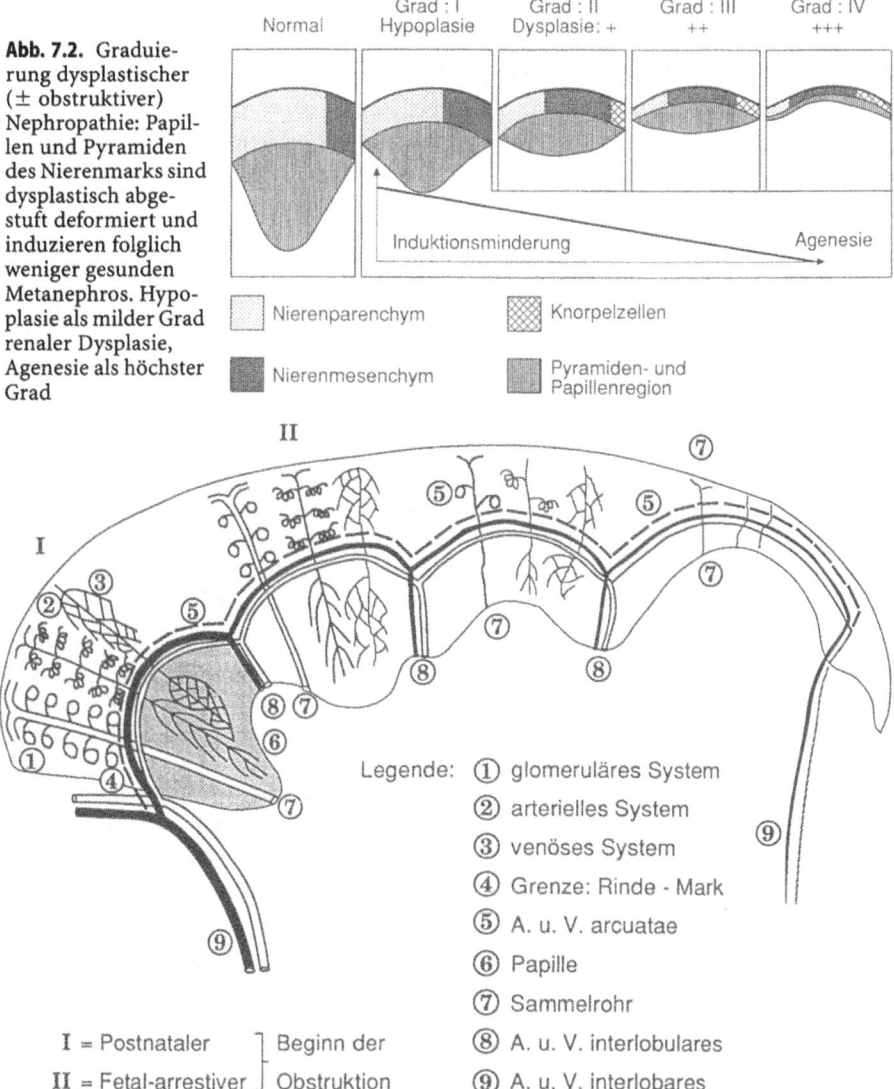

Abb. 7.2. Graduierung dysplastischer (± obstruktiver) Nephropathie: Papillen und Pyramiden des Nierenmarks sind dysplastisch abgestuft deformiert und induzieren folglich weniger gesunden Metanephros. Hypoplasie als milder Grad renaler Dysplasie, Agenesie als höchster Grad

Abb. 7.3. Phasen der obstruktiven Nephropathie, beginnend papillär-pyramidal reduktiv, kortikal fortschreitend, sämtliche vasalen und damit auch spezifischen Strukturen vermindernd, graduell bis zur bindegewebigen Ruine in pyramidaler Gestalt. Kongenital verursacht beginnt der Prozeß in II. potentiell mit Dysplasie. Postnatal entstanden beginnt er in I, hier ohne Dysplasie

Die zweite Krankheitsgruppe ist kongenitaler Herkunft, wie Obstruktionen, Refluxivität, Aberrationen des Harnleiters oder Prune-belly-syndrome (s. Tabelle 7.1) verdeutlichen. Sie leidet ab initio unter parenchymaler Destruktion und Reduktion und ist deshalb renal nie im Besitz qualitativer und quantitativer Normausstattung (Abb. 7.1). Sie ist zu unterteilen in Dysplasie (Abb. 7.2) und Hypoplasie (Abb. 7.3).

Für die Darstellung dieser speziellen kinderurorenalen Pathomorphologie dienen gültige Leitsätze aus der allgemeinen Embryogenetik, der pathologischen Anatomie, der klinischen Empirie und experimenteller Nachbildung. Die Leitsätze lauten:

- Urorenale Dysplasie (mit definierten renal histologischen Kriterien) entsteht während des 1. Trimenons [4]. Sie kann kausal doppelt entstehen, obstruktiv oft [3], aber auch autochthon aus gravierender Dysmorphie des Trigonum vesicae, das im Gesunden wie im Kranken als Organisationszentrum agiert [1], ostiale Dystopie hat realisierend Anteil, kraniale Dystopie (Grad V der einfachen Refluxkrankheit) wie auch kaudale (Ren duplex), soweit ein Kernstück der Bud-These (s. Kap. 12).
- Dysplastisch (dysmorph) Bud-gesteuert graduell defekt sind nicht nur die Nieren, sondern synchron einverbunden auch die Harnleiter, mithin alle Derivate der Ureterknospe bis hin zu den Markpyramiden der Nieren [17].
- Die Derivate der Ureterknospe führen formativ gegenüber dem Metanephros, auch darin im Gesunden wie im Kranken [1].
- Der Allantoisgang verschließt sich normalerweise im 2. Trimenon [5] und schützt solange die Harnwege vor infravesikal ansetzender Obstruktion.
- Hauptkennzeichen kongenital purer Harnobstruktion ist hämoobliterativ reduzierte Glomerulogenese, mithin nephronale Hypoplasie (Abb. 7.4).
- Hauptkennzeichen dysplastischer Uronephropathie sind strukturelle Mängel der ableitenden Harnwege und damit verminderte metanephronale Induktion [9].

Vor dem Hintergrund dieser Leitsätze folgt die klinische Einordnung und Auseinandersetzung mit dem pathobiologisch dominierenden Begriffspaar Dysplasie und Hypoplasie, mithin mit den beiden Folgen kongenital reduktiver Uronephropathie. Nur mit diesem Hintergrund läßt sich die komplexe Pathomorphologie der kongenitalen urorenalen Fehlbildungen verstehen.

Wir folgen einer eigenen tabellarischen Zusammenfassung (Tabelle 7.1). Die Erläuterungen in den anschließenden Kapiteln ergänzen sich, wenngleich Überschneidungen zwischen Pathomorphologie und beteiligten Interferenzen vereinzelt vorkommen.

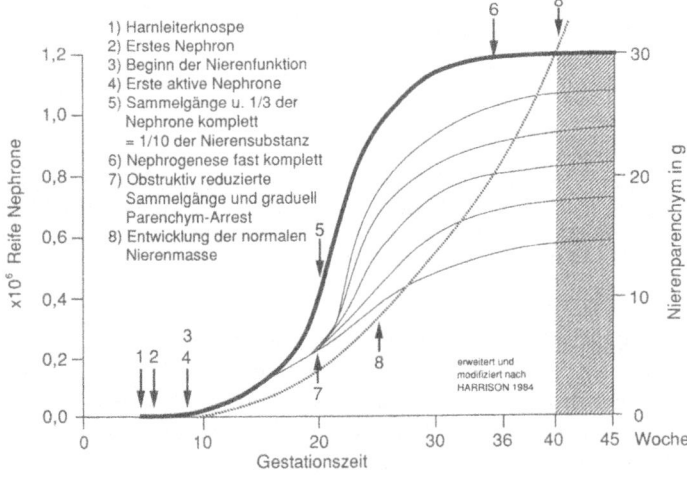

Abb. 7.4. Das Schema zeigt fetal quanitativ chronologisch die normale Entstehung der Nephronie, daneben deren Hypogenese bei unterschiedlichen Graden kongenitaler Obstruktion (Erweitert nach Harrison et al. 1982)

Tabelle 7.1. Gliederung urologisch kongenital reduktiver Nephropathie

I.   Urorenale Dysplasie aus Bud-Autochthonie
      Einfache Refluxkrankheit (V) einschließlich Ask-Upmark-Niere

II.   a) Urorenale Dysplasie aus permanenter infravesikaler frühembryonaler Obstruktion:
         Refluxives Valve-I-Syndrom

      b) Urorenale Dysplasie aus temporärer infravesikaler frühembryonaler Obstruktion:
         Prune-belly-syndrome, Neck-syndrom

III. Urorenale Dysplasie aus supravesikaler Obstruktion:
      Harnleitermündungsstenose (Chwalla I)
      Renal multizystische Dysplasie (RMD) – pyelonale Hypoplasie

IV.   Urorenale Hypoplasie aus spätembryonaler Obstruktion:
      – Nicht refluxive Klappenkrankheit (Valve-II-Syndrom)
      – Harnleitermündungsstenose (Chwalla II), Harnleiterabgangsstenose (PUJSt)
      – Nicht obstruktive idiopathische renale Hypoplasie
      – Lumbale und thorakale renale Dystopie

V.   Koinzidenz von Dysplasie und Hypoplasie
      – Einseitig refluxives Valve-III-Syndrom
      – Ren duplex, obere Anlage dysplastisch

VI.   Kausal nephrologisch reduktive Nephropathie
      – s. makro- und mikrozystische Erkrankungen der Nieren

SS: I, II, III Dysplasie – IV Hypoplasie – V Koinzidenz

7.2.1
Urorenale Dysplasie aus Bud-Autochthonie (Tab. 7.1.I)

Organisationszentrum Trigonum vesicae. Mutativ, toxisch oder anders kryptogen, nicht hereditär gerät die Harnleiterknospe dysmorph, mono- oder bilateral. Alle ihre aszensiven Derivate, vom Ostium bis zu den Sammelrohren, geraten zwangsläufig fortzeugend in Dysplasie. Das Trigonum vesicae übernimmt dabei die Rolle eines Organisationszentrums. Weil so genetisch formativ führend [11], übertragen die Knospenderivate ihre Dysmorphie in den stets nachgeordneten Metanephros, gestalten sie ihn ebenfalls dysmorph, dies mit verminderter Induktionskraft, die sich äußert in Rezessus und unvollständiger Gewebestruktur wie unreifen Glomerula, unreifen Tubuli, vermehrt Mesenchym, vermehrt Venen, vermindert Arterien, axiomatisch alles definiert als renale Dysplasie. Die abnorme Gestalt des Trigonums mit ihren (bekannt) kranialisierten oder kaudalisierten Ostien, alle abgestuft deformiert, spiegeln im voraus die ureterale wie renale dysplastische Entsprechung [17] (s. auch Kap. 8). Refluxivität ist stets Teil solcher Dysplasie. Dazu gehört die einfache Refluxkrankheit in ihrer stärksten Ausprägung (Grad V), aber nicht in ihrer schwächeren Ausprägung (Grad I–III). Die dysplastische Reduktion des Nierenparenchyms beträgt zwischen 20 und 70 % der Norm (Abb. 7.5–7.10) [14, 15]. Pyelonephritogene Nephropathie hat oft (nicht immer) schwer zu bezifferbaren Anteil.

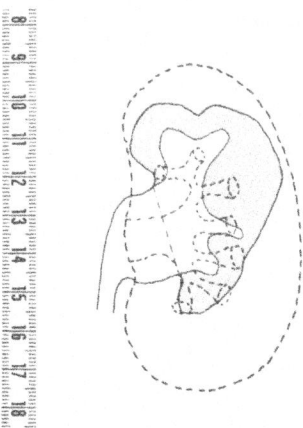

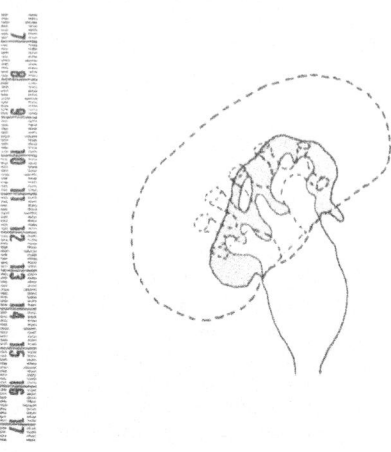

Abb. 7.5. *(oben links)*. 10jährige, Reflux-nephropathie, Refluxgrad IV, Parenchym-minderung 67 %, Minderung des Längsma-ßes 35 %, ausgeprägt Lacunae als Zeichen pyramidaler Reduktion, Erweiterung des NHR um 9 %. Hypertonie

Abb. 7.6. *(oben rechts)*. 8jähriger, Reflux-nephropathie, Refluxgrad V, Parenchym-minderung 78 %, Minderung des Längsma-ßes 44 %, ausgeprägt Lacunae, Pyelon erweitert als Zeichen reaktiver Harnleiter-abgangsstenose. Hypertonie

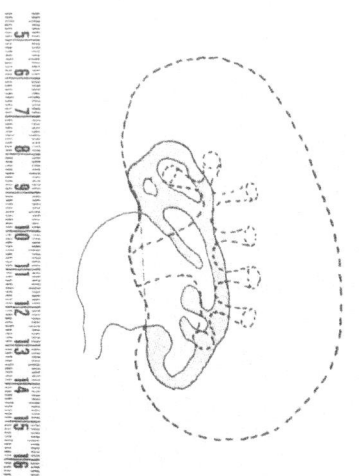

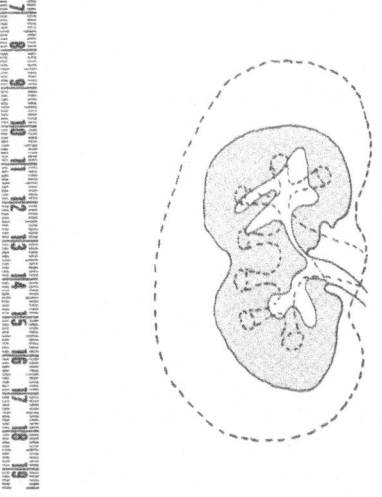

Abb. 7.7. *(unten links)* 14jähriger, MCMUS, Harnröhrenklappe, Refluxgrad V, bilateral, Transplantationsfall, Parenchymreduktion 86 %, hochgradige Lacunae, Pyelon, Harn-leiter und Blase erweitert, Längsmaß um 35 % vermindert. Hypertonie. Histologie: Dysplasie. Planigraphie aus [17]

Abb. 7.8. *(unten rechts)*. 15jährige, Ask-Upmark, Variante der Refluxnephropathie, fibromuskuläre Dysplasie der A. renalis. Parenchymminderung 58 %, typische Mit-telsenke, Längsmaß – 313%. Harn steril. Hypertonie

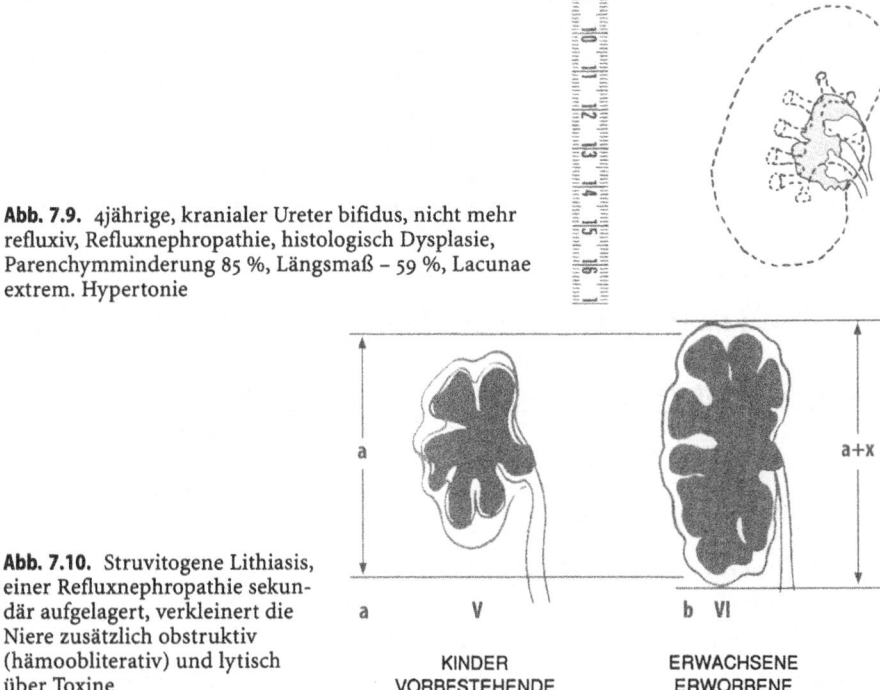

Abb. 7.9. 4jährige, kranialer Ureter bifidus, nicht mehr refluxiv, Refluxnephropathie, histologisch Dysplasie, Parenchymminderung 85 %, Längsmaß – 59 %, Lacunae extrem. Hypertonie

Abb. 7.10. Struvitogene Lithiasis, einer Refluxnephropathie sekundär aufgelagert, verkleinert die Niere zusätzlich obstruktiv (hämoobliterativ) und lytisch über Toxine
a 16 J □,   **b** 28 J □

a   V

KINDER
VORBESTEHENDE
REFLUXKRANKHEIT

b   VI

ERWACHSENE
ERWORBENE
REFLUXKRANKHEIT

Im Effekt gleich, aber weit mehr und anders nypothetisierend argumentieren Stephens et al. [17]: Für sie besitzt der Metanephros normale Qualität nur in seiner Mittelzone, oberes und unteres Drittel sind dysmorph-, dysplastisch angelegt. Dorthin transponiert das abnorme Trigonum vesicae seine Harnleiter und vermittelt damit renale Dysplasie (s. Kap. 12).

7.2.2
Urorenale Dysplasie aus infravesikal frühembryonal permenanter Obstruktion
(s. Abb. 7.2 und Tab. 7.1.II a, S. 73)

Was Entwicklungspathologen schon früher diskutierten [4, 5], daß renale Dysplasie aus Obstruktion entstehe, wurde in den 70er Jahren experimentell belegt, zuerst mittels supravesikal ansetzender Obstruktion eines Harnleiters, später auch mittels infravesikal, paraurethralem Ansatz, verbunden mit Reflux bilateral, zeitlich ausgeführt beide Male Anfang des 2. Trimenons und ergänzt mit Ligatur des Allantoisganges (s. Kap. 10).

Die gleiche Experimentation, im 3. Trimenon ausgeführt, erbringt nicht mehr refluxive Dysplasie, sondern nur noch refluxivfreie Hypoplasie (s. oben). Die Entstehung der Dysplasie ist an das 1. Trimenon gebunden.

Die klinische Analogie zum frühembryonal experimentellen Ergebnis (refluxive renale Dysplasie) ist vorhanden (refluxives Klappensyndrom), jedoch ist die obstruktive Refluxgenese nicht sicher belegbar, weil Refluxivität auch autochthon über ein defektes Trigonum zustande kommt. Außerdem würde eine obstruktive Genese der Dysplasie samt Refluxivität vorzeitigen Verschluß des Allantoisganges voraussetzen, was physiologisch erst im 2. Trimenon geschieht (u. a. [3]). Umgekehrt entsteht Dysplasie ausschließlich im 1. Trimenon. Weiteres Fragezeichen zur obstruktiven Genese der Refluxivität des Valve-Syndroms liefert die bekannte Erfahrung, nach der das Syndrom auch einseitig refluxiv erscheint, die andere Seite refluxfrei bleibt (s. unten, Koinzidenz zweier Entitäten und Kap. 8 und 10).

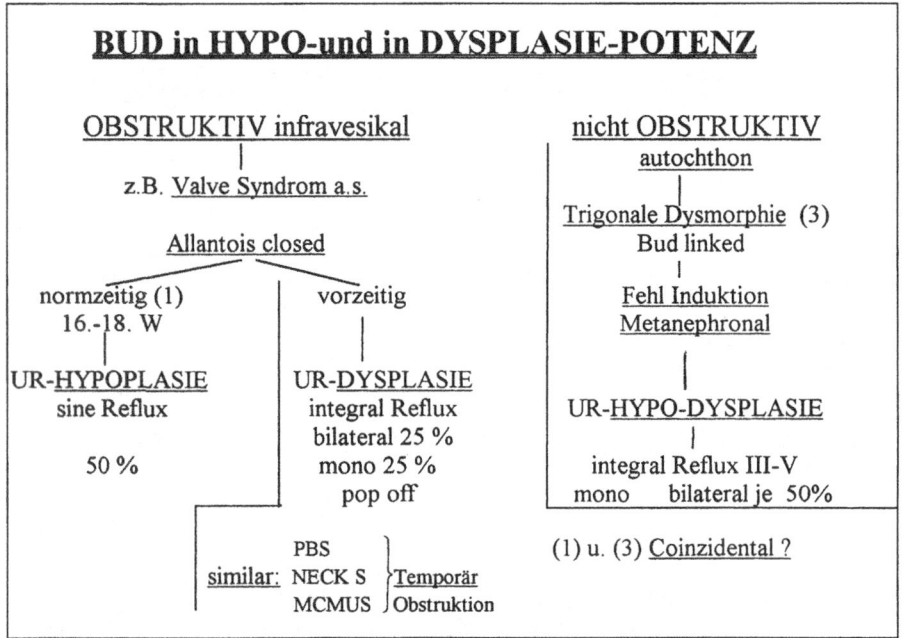

7.2.3
Urorenale Dysplasie aus infravesikal frühembryonal temporärer Obstruktion (s. Tabelle 7.1.II b)

Zwei Varianten aus der mehrschichtigen komplizierten Refluxkrankheit halten die These infravesikal obstruktiv verursachter Dysplasie offen: das Prune-belly-syndrome (PBS) und das Neck-Syndrom (s. Kap. 9). Temporäre Obstruktion infravesikal bei PBS und kollar beim Neck-Syndrom ist ein postulierter Bestandteil der Pathomechanik, mesenchymal detrusoriale Unordnung (toxisch oder vaskulär-traumatisch) ein weiterer. Innerhalb des ersten wäre der vorher bedachte vorzeitige Verschluß des Allantoisgangs als Bestandteil zu infravesikal obstruktiv verursachter Dysplasie erforderlich, eine naheliegende Hypothese, allerdings kein Beweis. Neuerdings wurde dies experimentell reproduziert (s. Kap. 10).

7.2.4
Urorenale Dysplasie aus supravesikal ansetzender Obstruktion (Tab. 7.1.III)

Drei Krankheitsbilder gehören hierher:

- stenosierte Harnleitermündung (Chwalla I) zusammen mit urorenaler Dysplasie, damit erwiesen frühembryonal entstanden und klinisch gesichert, obgleich sie selten vorkommt und deshalb wenig bekannt ist (Abb. 7.11, 7.12 [10, 15]).
- renal multizystische Dysplasie (RMD). Sie hat einen verengten Harnleitr zur Grundlage der obstruktiven Fehlbildung, der meist längerstreckig atretisch ist.
- pyelonale Hypoplasie. Es besteht Unklarheit darüber, ob diese seltene Fehlform als dysmorphes Derivat der Harnleiterknospe zu gelten hat oder ob Hypoxyose eines Durchblutungsinsults während der ersten Fetalhälfte zugrunde liegt: Das Nierenparenchym erscheint dysplastisch reduziert (Abb. 7.11).

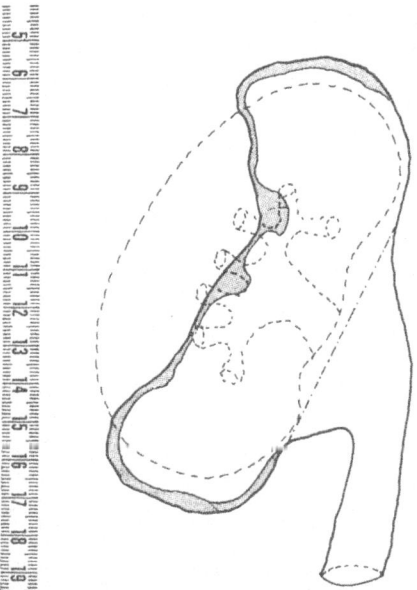 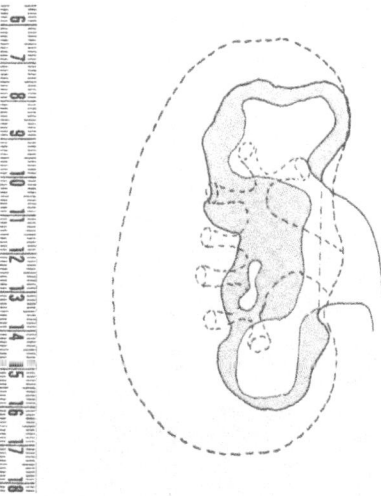

Abb. 7.11. *(links).* 18jähriger, kongenitale Mündungsstenose des linken Harnleiters, stille Anamnese, obstruktive Nephropathie, Parenchym – 89 %, minimaler Parenchymsaum. Längsmaß + 15 %, Harnleiter megasiert und in Schleifen

Abb. 7.12. *(rechts).* 30jähriger, kongenitale Mündungsstenose, kombiniert dysplastisch und obstruktiv, Parenchymminderung 70 %, hochgradige Lacunae, Längsmaß reduziert um 21 %

7.3
Urorenale Hypoplasie aus spätembryonaler Obstruktion (Tab. 7.1.IV)

Infravesikale Obstruktion wird erst im 2. Trimenon effektiv, weil der Allantoisgang bis zu diesem Zeitpunkt schützt. Sie reduziert die Glomerulogenese ab initio parallel dem Grad der Obstruktion, so die nicht refluxive Klappenkrankheit (s. Abb. 7.4). Sie trifft vorgängig zentrifugal alle Papillen und Pyramiden gleich. Die renale Minderentwicklung verteilt sich deshalb gleichmäßig über die gesamte Niere. Am Ende ist die Nephropathie eine obstruktiv-hämoobliterative Zirrhose in pyramidaler Gestalt und Kontur [18] (s. Abb. 7.14). Details dazu s. Pathophysiologie.

Ob solcherart hypoplasierende Obstruktion infravesikal im 2. Trimenon einsetzt (Valve-II-Syndrom) oder ebenfalls im 2. Trimenon supravesikal, ureterovesikal oder pyelouretral (PUJSt), unterscheidet sich letztlich nicht in den renalen Folgen, sondern nur im unterschiedlichen zeitlichen Ablauf. Je nierennäher die Obstruktion ansetzt, um so schneller und höherwertig sind die Folgen. Der gesamte Vorgang ist mit der undurchsichtigen Eigenschaft des Defektstillstandes (Steady state) ausgestattet (s. Kap. 10). Die Stenose des pyelouretralen Überganges ist das geläufigste Beispiel für hypoplastische Reduktion, dies in Werten von 10–80 % Parenchymverlust (Abb. 7.14).

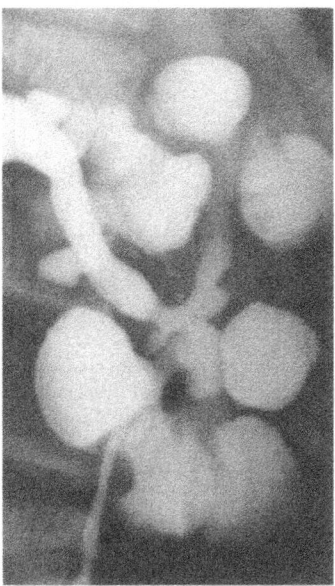

Abb. 7.13. Komplette pyelonale Hypoplasie, generalisierte Kelchdivertikel mit hochgradiger parenchymaler Dysplasie

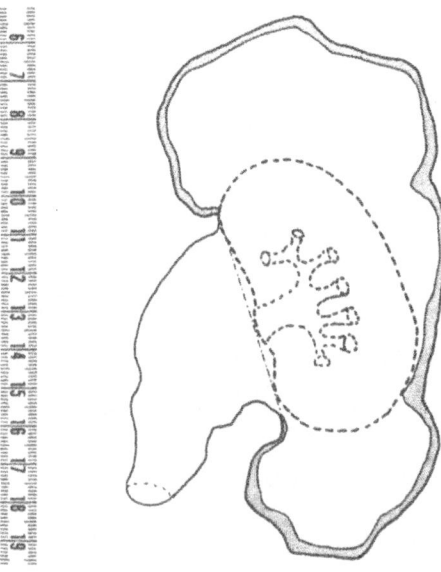

Abb. 7.14. 6jähriger, Harnleiterabgangsstenose, Parenchymminderung 81 %, Längsmaß um 92 % erhöht, Nierenhohlraum um 1670 % in der Fläche vergrößert (Histol.: Hypoplasie)

7.4
Renale Hypoplasie ohne Obstruktion

Diese Variante kommt selten vor, sie erscheint als verkleinerte Ausgabe der Norm (s. Abb. 7.15). Die Ursachen, die zu vorzeitigem Wachstumsstillstand führen, sind unbekannt.

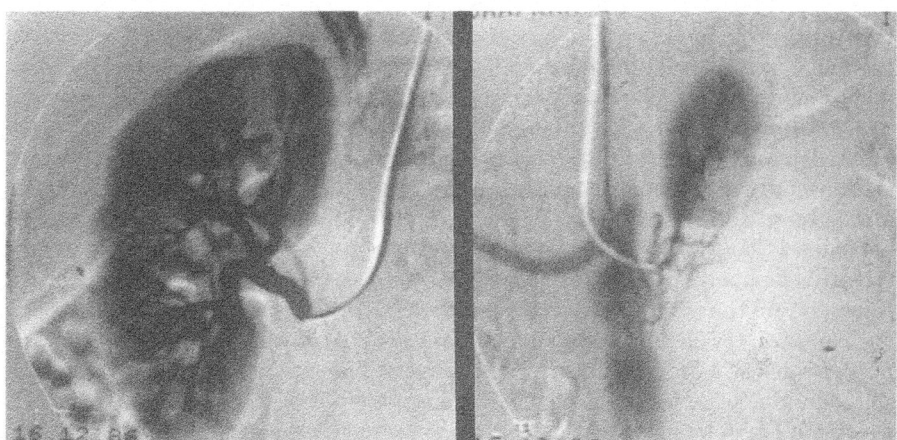

Abb. 7.15. *Links:* Normal strukturierte, extrem idiopathisch hypoplasierte Niere. Gegenseite extrem hyperplasiert

7.5
Koinzidenz aus Dysplasie und Hypoplasie (Tab. 7.1.V)

Diese Konstellation der beiden Entitäten zu unterstellen, zwingt das bekannte Vorkommen der einseitig dysplastisch refluxiven Klappenblase zusammen mit nicht refluxivem hypoplastischem Geschwisterorgan (valve III) (s. Kap. 10) [15].

Auch die sog. Doppelniere gehört hierher (s. Kap. 12).

Terminus Hypodysplasie. Mittelgradige Formen der einfachen Refluxkrankheit gehen nicht notwendig oder nur gering mit parenchymreduzierenden Narbenbezirken einher. Sie sind histologisch zwischen postentzündlich und hypogenetisch nicht verbindlich zu trennen. Da die hochgradige Refluxkrankheit (V) mit Dysplasie verbunden ist, faßt die neue Bezeichnung Hypodysplasie beides zusammen [5]. Sie ist überall gültig, wo Obstruktion und Dysplasie koexistieren.

7.6
Kausal-nephrologisch kongenital reduktive Nephropathie (Tab. 7.1.VI)

Die infantile und adulte polyzystische Nierendysplasie entsteht nicht urologisch, d. h. nicht aus Derivaten der Harnleiterknospe, sondern primär aus kortikaler Fehlbildung (s. Kap. 6).

7.7
Interferenzen aus Dysplasie, Hypoplasie, Refluxivität und Obstruktion (Tabelle 7.2)

7.7.1
Urorenale Dysplasie

Dieser liegt oft eine Obstruktion zugrunde, öfter infra- als supravesikal ansetzend. Formal: unter Obstruktion induzieren die Derivate der Harnleiterknospe sich selbst mangelhaft und folglich so auch den nachgeordneten Metanephros. Weil Dysplasie nur im 1. und allenfalls noch anfangs des 2. Trimenons entsteht, gehört bei infravesikalem Ansatz der Obstruktion ein vorzeitiger Verschluß des Allantoisventils postulativ notwendig zur Pathomechanik, notwendig, weil der Allantoisgang, physiologisch offen bis ins 2. Trimenon, solange alle Obstruktion ventiliert (s. auch Kap. 10). Ein vorzeitiger Gangverschluß wäre erklärbar, wenn eine urogene Dysplasie die gesamte Harnstrecke oberhalb des kausal obstruktiven Ansatzes sowie die Harnblase samt Allantois und Harnleiter dysmorph verändert. Dieser Folgeablauf ist Ausdruck genetisch formativer Führung, die der Wolff-Gang in allen seinen Derivaten fortsetzt, dies im gesunden wie im krankhaften. Eine normale Harnleiterknospe entläßt gesunde Derivate, eine fehlerhafte Knospe entläßt nur pathologische, beides induktiv vorgegeben mit Fortsetzung im Metanephros. Ein vorzeitiger Verschluß des Allantoisganges gerät jetzt (1998) in theoretisches und experimentelles Interesse [8], Jahre nach unserer initialen Diskussion [16].

Tabelle 7.2. Interferenzen aus urologischer Dysplasie, Hypoplasie, Refluxivität und Obstruktion (a = spätembryonal, b = frühembryonal, Hl = Harnleiter, PBS = Prune-belly-syndrome, MCMUS = Megacystis-Megaureter-Syndrom, RMD = renal multizystische Dysplasie)

I. Obstruktion permanent	
Urorenale Hypoplasie aus – Valve-I-Syndrom sine Reflux – Hl-Stenose distal Chwalla I – Hl-Stenose pyeloureteral junction	a)
Urorenale Dysplasie – Valve-I-Syndrom und Reflux bilateral – Hl-Stenose distal – Chwalla II – Hl-Stenose medial – RMD – Pyelonale Hypoplasie	b)
II. Obstruktion temporär Urorenale Dysplasie – PBS, Neck-Syndrom, MCMUS, Reflux integral	
III. Nicht obstruktiv Autochthon trigonale Dysmorphie = urorenale Hypo-Dysplasie = einfache Refluxkrankheit Grad III–V	c)
IV. Koinzidenz Ia und III Valve-II-Syndrom und ein- wie doppelseitig refluxiv	

7.7.2
Vesikorenale Refluxivität

Diese ist kausal oder koinzidental (s. Kap. 8 und 10) integraler Bestandteil subvesikal obstruktiv induzierter urorenaler Dysplasie. Das refluxive Klappensyndrom ist ein entsprechendes Beispiel (s. Abb. 7.1, 7.2, 7.7, 7.10). Obstruktion und Refluxivität addieren sich dabei funktionell ungünstig. Der Reflux heißt kompliziert, nicht sekundär.

7.7.3
Urorenale Dysplasie mit Obstruktion

Urorenale Dysplasie entsteht (wahrscheinlich) nicht nur infolge von permanenter, sondern auch infolge von temporärer Obstruktion, so z. B. PBS und Neck-Syndrom (s. Kap. 8 und 9).

7.7.4
Urorenale Dysplasie ohne Obstruktion

Alternativ entsteht urorenale Dysplasie auch ohne Obstruktion, so autochthon infolge von hochgradiger trigonaler Dysmorphie, was dem dislozierten Golflochostium und Grad V der einfachen Refluxkrankheit entspricht [10]. Erneut gilt der Leitsatz: Pathologische Knospenderivate induzieren den Metanephros pathologisch. Welche Umstände die Harnleiterknospe initial fehlerhaft machen, wissen wir nicht. Schwache Heredität ist bekannt. Toxine, die experimentell graviden Versuchstieren in einem frühen Stadium verabreicht werden, können vergleichbares induzieren [12] (siehe 7.9 und S. 84).

7.7.5
Urorenale Hypoplasie

Gegensätzlich zu Dysplasie entsteht urorenale Hypoplasie obstruktiv stets erst im 2. Trimenon, was in der Regel ein offenes Allantoisventil bis dahin voraussetzt. Normale Ostien, kein Reflux und graduell reduzierte Glomerulogenese infolge Hämoobliteration sind ihre Kennzeichen (s. Abb. 10.8). Ein bilateral nicht refluxives Klappensyndrom ist hierfür ein Beispiel. Jede infravesikale experimentelle Obstruktion, zeitlich begonnen nach der ersten Hälfte des 2. Trimenons, ergab keinerlei Reflux [8].

7.7.6
Einseitig refluxives Klappensyndrom, Valve III

Zu der bisherigen Interpretation: Ein obstruktiv überhöhter Binnendruck der Harnblase, das oft und fälschlich unterstellte zentrifugale Punktum moviens der sekundären Refluxivität, müßte nicht nur eine, sondern beide Harnleitermündungen strukturell zerstören. Die Klärung muß ein gedankliches Konstrukt zu Hilfe nehmen, muß Koinzidenz der beiden schon beanspruchten Störungen unterstellen, Koinzidenz aus vorerwähnter autochthoner trigonaler Dysplasie des 1. Trimenons, möglich ein- wie doppelseitig, zusammen mit infravesikaler obstruktiver Hypoplasie des 2. Trimenons (s. Tabelle 7.1, 7.2) (Details dazu in Kap. 10).

7.7.7
Trigonal gesteuerte Aszendogenese

Die Grundlage [11, 17] der Norm wie der pathologischen Pan-Hypoplasie und Pan-Dysplasie, erlaubt sich sozusagen einen transtrigonalen Sprung und Ansatz erst unmittelbar supravesikal. Obstruktion an dieser Stelle, an der Harnleitermündung, betreibt wie infravesikal ein Doppeltes, nämlich urorenale Dysplasie (1. Trimenon) und urorenale Hypoplasie (2. Trimenon), beides häufiger monolateral als bilateral. Beides ist nur histologisch unterscheidbar.

Die echte Stenose der Harnleitermündung (ohne Refluxivität), ist eindeutig obstruktiv und selten. Sie erscheint darin aszensiv mit allen Attributen urorenaler Dysplasie (s. Abb. 10.16). Ungleich häufiger gibt es dagegen die Harnleitermündungsstenose in pur urorenaler Hypoplasie (2. Trimenon) (s. Abb. 10.17) (s. Kap. 14 und 15).

Die erste Situation, die obstruktive Dysplasie, wurde 1972 in der 1. Hälfte der Gravidität an Lammföten experimentell reproduziert [3a]. In der 2. Hälfte entstand regelhaft nur obstruktive Hypoplasie [3b].

Diesem überaus bedeutenden Experiment folgte 10 Jahre später die operationstechnisch schwierige Übertragung auf infravesikalen Ansatz bei sonst gleicher Versuchsanordnung und mit gleichem Ergebnis. Nur die Ligatur des Allantoisganges war zusätzlich erfolgt [9] (s. auch Kap. 10).

7.7.8
Obstruktive Dysplasiepotenz

Diese erweist sich klinisch weiter an dem Krankheitsbild der renalen multizystischen Dysplasie (RMD). Immer liegt eine langstreckige Stenose des Harnleiters zugrunde (s. Abb. 15.4).

7.7.9
Pyelonale Dysplasie

Genetisch und morphologisch ähnlich, am weitesten mit kranialem Ansatz einer frühembryonalen Obstruktion, erweist sich die pyelonale Dysplasie. Sie kommt nur selten vor [17] (s. Abb. 7.14), auch mit der täuschenden Bezeichnung „pyelonale Hypoplasie".

7.7.10
Dysplastische und integral refluxe Potenz

Insgesamt ist dysplastische und integral refluxe Potenz einer frühembryonalen infravesikalen Obstruktion auch deswegen ziemlich gesichert, weil sie experimentell reproduzierbar ist. Neuere Publikationen folgen ebenfalls dieser Interpretation [12a]. Sie ist aber klinisch nicht vollständig erwiesen, weil Koexistenz von autochthoner refluxiver Dysplasie und infravesikaler Obstruktion mehrfach denkbar wäre. An einem obstruktiv supravesikalen Ansatz zu dysplastischer (nicht refluxiver) Potenz und Valenz besteht jedoch kein Zweifel (s. auch Kap. 10).

7.7.11
Einwände gegen den Zusammenhang von Obstruktion und Dysplasie

Einwände gegen einen ursächlichen Zusammenhang von Obstruktion und Dysplasie stützen sich auf die (erwähnte) nicht obstruktive Gegebenheit der trigonal-ostial refluxiven Dysplasie (Reflux V). Sie sehen in einer auffälligen Obstruktion nur eine Akzentuierung, nicht eine Verursachung und vermuten statt dessen eine übergeordnete Störung, die beides bedingt, sowohl die Obstruktion als auch die Dysplasie [11]. Auch der Einwand, daß Harnobstruktion erst vom 2. Trimenon an stattfinden kann, ist gültig, wenn der Allantoisgang sich plangemäß verschlossen hat, wenn Dysplasiepotenz nicht mehr besteht. Ob eine in der Anlage geschädigte Harnblase den Gang vorzeitig verschließt, ist neuerdings experimentell belegt [7] (s. auch Kap. 10).

Autoren, die einer obstruktiven Dysplasie widersprechen, vermuten einen primär mesenchymal ureteronephrogenen Schaden toxischer oder vasculotraumatischer Herkunft. Auch Rezeptoren könnten die notwendige Induktion zwischen Knospenderivat und Metanephros stören. Diese Meinungen nähern sich der Pan-Bud-These [6, 8].

7.7.12
Fazit

Trotz aller Einwände fällt die Häufigkeit auf (50 %), in der infravesikale Obstruktion mit Refluxivität und Dysplasie einhergeht – wenngleich oft nur halbseitig. Es gibt – alles in allem – eine obstruktiv und eine nicht obstruktiv refluxive Dysplasie sowie eine weder obstruktive noch refluxive Dysplasie, die allerdings höchst selten vorkommt. Unsere Kenntnisse auf diesem Gebiet sind noch nicht lückenlos [13].

7.8
Im Kindesalter Erworbene urologisch-reduktive Nephropathie

Es gibt 6 verschiedene Modi, wie erworbene Parenchymreduktionen der Nieren im Kindesalter zustandekommen. Im folgenden finden Sie die einzelnen Kapitel, in denen die erworbenen Reduktionen beschrieben sind:

- pyelonephritogene Nephrozirrhose (Refluxnephropathie) s. Kap. 6 und 8,
- lithogen ureteral und pyelogen obstruktive Nephropathie (s. Kap. 10), (Abb. 7.17, 10.29),
- paraureterale Obstruktion (postentzündliche Darmerkrankungen, Ormond-Syndrom, Mykosen) (s. Kap. 10),
- traumatogen hämoobliterative Nephropathie (s. Kap. 21),
- arteriell obstruktive Reduktion – fibromuskuläre Hypoplasie der A. renalis (s. Kap. 14),
- Nierenvenenthrombose (s. Kap. 14), (Abb. 7.16)

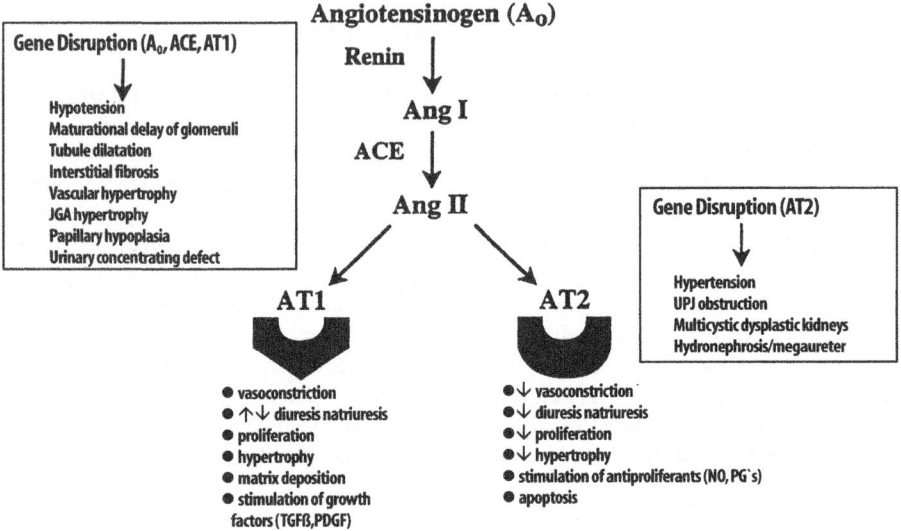

Abb. 7.16. Rolle des Renin-Angiotensin-Systems bei Fehlformen des Harntraktes. Ein Zuviel an ACE verursacht Rupturen an beiden Angiotensingenen, AT1 Schäden macht mildere Grade der Fehlformen, (Li. Hälfte des Schemas). AT2 Schäden macht höhergradig Schaden (Re. Hälfte des Schemas).
Ang. I = Antiotensin I Rezeptor. ACE = Antiotensin converting Enzym.
Ang. II = Antiotensin II Rezeptor. NO = Nitritoxyd.
JGA = Juxaglomerulärer Apparat. UPJ =Ureteropelvic junction.
PG = Prostaglandin. TGFβ = transforming growth factor.
PTGF = Plateled derived factor.
Aufwärtspfeile bedeuten Wachstum, Abwärtspfeile Rückbildung. (Aus Brock 1998) [6]

7.9
Das Renin-Angiotensin-System innerhalb normaler und pathologischer Entwicklung der Nieren und Harnwege

In neuester Zeit hat, tierexperimentell gestützt, eine Revision der bisherigen Interpretation der urorenalen Embryogenese begonnen [6]. Renale Hypertonie erscheint nur noch als Teil des Renin-Systems. Statt dessen hängt die gesamte normale Entwicklung von Nieren und Harnwegen von einem ungestörten Renin-Angiotensin-Mechanismus ab. Gestört wird das System mutativ von einem Angiotensin-Converting Enzym (ACE). Es gibt 2 Angiotensin-Gene. Sie erleiden potentiell Genrupturen, verschieden in Angiotensin 1 und Angiotensin 2 (AT1 und AT2). Beide Rupturen bedingen Schäden am Nieren-HarnSystem, bei AT2 wesentlich schwerer wiegende als bei AT1, abhängig von unterschiedlicher Verteilung des ACE und von zellulären Mediatoren. Geringere Grade der Genruptur (linke Rechteckkammer in Abb. 7.6) verursachen renale Hypoplasie. Höhergradige Rupturen verursachen höhergradige Schäden wie Obstruktionen, Refluxkrankheit und makrozystische Erkrankungen, mithin das, was mehr unter Polymorphie und Nierendysplasie steht. Erhöhter Binnendruck des Nierenhohlsystems erhöht das gefährliche Converting Enzym. Dessen Blockade geriete mithin in das Zentrum einer künftigen vorbeugenden Therapie. Die neue These widerstreitet nicht der Bud-These (s. Kap. 8 und 10).

Literatur

1. Ask-Upmark E (1929) Über juvenile Nephrosklerose und ihr Verhältnis zu Störungen in der Nierenentwicklung. Acta Pathol Microbiol Scand 6:383–442
2. Baum Nh, Moriel E, Cariton E (1978) Renal vein thrombosis. J Urol 119:443–448
3. Beck AD (1971) The effect of intrauterine urinary obstruction upon the development of the fetal kidney. J Urol 105:784–781
3b. s. Glick Lit. Kap. 10
4. Becul L, Quesada EM, Medel R et al. (1988) Small kidneys associated with primary vesicoureteral reflux in children. Europ Urol 14:127–140
5. Bernstein J (1997) The morphogenesis of renal parenchymal maldevelopment (renal dysplasia). Pediatr Clin N Am 18:395
6. Brock JW III, Hunley TE, Adams MC, Kon K (1998) Role of the Renin Angiotensin System in Disorders of the Urinary Tract. J Urol 160:1812–1819
7. Glassberg KJ (1997) Renal dysplasia and cystic disease of the kidney. Chapter 59 in Campbells Urology, VII Ed.
8. Gobet R, Bleakley J and Peters A (1998) Premature urachal closure induces Hydroureteronephrosis in male fetuses. Journal Urology 160:1463–1467
9. Hamerman MR, Rogers SHA and Ryan G (1993) Growth factors and kidney development. Pediatr Nephrol 7:616–620
10. Harrison MR, Golbus MS, Filly RA (1984) Congenital hydronephrosis in „The unborn patient". Grune & Stratton, pp 227–248
11. Laberke HG (1987) Die Refluxnephropathie. In: Dhom G et al. (Hrsg) Veröffentlichung aus der Pathologie. Fischer, Stuttgart
12. Löfgren F (1949) Das topographische System der Markpyramiden der Menschenniere, Monographie. Berlinska Boktryckeriet Lund
12a. s. Peters Lit. Kap. 10
13. Maizels M (1992) Morphogenesis of renal dysplasia. Chapt 32 in: Walsh-Retik-Stamey-Vaughan (eds). Campbells Urology, 6. Ed, Vol II, p 1310–1313, 7. Ed, 1997 Chapter 51
14. McVary KT, Maizels M (1989) Urinary obstruction reduced glomerulogenesis in the developing Kidney: A model in the rabbit. J Urol 142:646–651
15. Risdon RA, Ransley PG (1979) The pathogenesis of reflux-nephropathy. Contr Nephrol 16:90–97
16. Sigel A, Schück R (1990) Reflux-Nephropathie, Definition, Genese und Morphologie. Nierenhochdruckkrankheiten 19:31–36
17. Sigel A, Langer W (1993) Kongenital reduktive Nephropathie. Kap. 7 in Kinderurologie, A. Sigel (Hrsg.), Springer, Heidelberg
18. Stephens FD, Durham Smith E and Hutson JM (1996) Congenital Anomalies of the urinary and genital tracts. JSIS medical media, Oxford
19. Uhlenhut E, Amin M, Harthy JJ, Howerton LW (1990) Infundibulopelvic dysgenesis: A spectrum of obstruction renal disease. Urology 35:334–337
20. Zollinger HU (1981) Pathologische Anatomie, 5. Aufl., Bd. II, Thieme, Stuttgart

Einfache und komplizierte vesikorenale Refluxkrankheit – Genese, Naturgeschichte, diagnostische und therapeutische Richtlinien

A. Sigel

Abstract. Von herkömmlicher Darstellung abweichend unternimmt es dieser Beitrag, die Mehrschichtigkeit der vesikorenalen Refluxkrankheit aufzugliedern. Hauptgesichtspunkt ist es, die einfache, nichtobstruktive, morbidativ überwiegende Refluxkrankheit von der kleineren Gruppe des obstruktiv überlagerten komplizierten Refluxes zu unterscheiden. Die 2. Gruppe hat den größeren Krankheitswert.

Die einfache Form, mono- wie bilateral, geht knospenbedingt zurück auf autochthon trigonale Dysmorphie samt ostialen Insuffizienzen und samt genetisch verbundener gradueller urorenaler Hypodysplasie.

Die komplizierte, klinisch in sich immer schwerwiegende Form besteht aus Koinzidenz der einfachen frühembryonal entstandenen Refluxkrankheit und hinterher aufgesetzter infravesikaler Obstruktion, diese effektiv erst im 2. Trimenon, weil das Allantoisventil vorher schützte.

Anstelle von zweizeitiger Koinzidenz zweier Entitäten kann frühembryonale Obstruktion alternativ urorenale Pan-Dysplasie verursachen, wozu dann bilaterale Refluxivität integral gehört und was vorzeitigen Verschluß des Allantoisgangs voraussetzt. Das nur einseitig refluxive Klappensyndrom ist darin jedoch nicht unterzubringen. Es verweist stattdessen auf die vorerwähnte Koinzidenz zweier Entitäten.

Neben permanent infravesikaler Obstruktion gibt es wahrscheinlich auch fetal temporäre Obstruktionen mit genetisch bilateral-integraler Refluxivität. Das PBS und das Neck-Syndrom (Synonym: non neurogenic neurogenic bladder) passen hierher, beide ausgestattet mit ähnlicher urorenaler Dysplasie wie das refluxive Klappensyndrom.

Die renale Hypoplasie der einfachen Refluxkrankheit (Grad III und IV) geht auf quantitativ verminderte metanephronale Induktion zurück, eine fortgezeugte Beigabe der zugrundeliegenden mutativ entstandenen Schadhaftigkeit der Ureterknospe. Dysplasierte Refluxnephropathie (Grad V) geht zurück auf qualitativ verminderte Induktionskraft. Virulente aszendierte bakterielle Pyelonephritis überzieht postnatal beide Ausprägungen zusätzlich mit parenchymreduzierenden Narbenzonen und der Gefahr zu renovasculärer Hypertonie.

Während die Diagnostik der Refluxkrankheit kaum Probleme mit sich bringt, auch nicht die Modalitäten der beiden gegensätzlichen Therapien, sind die Indikationen zwischen invasiv und nicht invasiv nicht streng genug gezogen.

Unsere Darstellung der genetischen Mehrschichtigkeit der Refluxkrankheit erscheint zunehmend auch in der englischsprachigen Fachliteratur. Die deutschsprachige verweigert sich.

8.1
Thematik, Material und Methodik

Das mehrschichtige Thema der vesikorenalen Refluxkrankheit läßt sich nur begreifen, wenn man anerkennt, daß sie in zweifacher Gestalt und Genese vorkommt: einmal als eigenständige, nichtobstruktive Krankheit (A), das andere Mal als kausal integrierte (nicht „sekundäre") Teilerscheinung einer frühembryonal infravesikal

Tabelle 8.1. Systematik der vesikorenalen Refluxkrankheit (Urolog. Universitätsklinik Erlangen)

A.   Einfache Refluxkrankheit, trigonal autochthon (Mehrheit)
 • Dysmorphes Trigonum, aszendogenetisch Organisationszentrum
 • Refluxnephropathie aus Norm oder heterogen aus Hypodysplasie
 • Pyelonephritogene Nephropathie samt Cofaktoren inklusive Instabilität der Harnblase
 • Pathomechanik der refluxiven BU
 • Maturation, Progredienz – Persistenz – Defektheilung
 • Sonderform refluxiver Megaureter

B.   Komplizierte Refluxkrankheit, obstruktiv hypoplastisch – dysplastisch (Minderheit)
 • Permanente infravesikale Obstruktion: Valve-Syndrom a. s.
 • Bilaterale und monolaterale Manifestation, Koinzidenz zweier Entitäten – Schaltstelle Allantoisgang?
 • Temporäre infravesikale Obstruktion: PBS und Neck-Syndrom = Megazystis-Megauretersyndrom (MCMUS),
 • Niereninsuffiziente Refluxkrankheit,
 • Neurogene Refluxkrankheit,
 • Refluxivität der sogenannten Doppelniere (Ren duplex),
 • Sekundärer Reflux

C.   Nicht strukturelle Refluxkrankheit
 • Okkulter Reflux

D.   Hintergrund differenter therapeutischer Indikationen

oder kollar ansetzenden Obstruktion (B) (Tabelle 8.1). Die obstruktive Form gibt es ungleich seltener als die nichtobstruktive und sie hat den größeren Krankheitswert. Sie erscheint notwendig früher und befällt vorwiegend Knaben. Die nichtobstruktive Form erscheint später und vorwiegend bei Mädchen. Die obstruktive Form ist häufiger angeboren, die nichtobstruktive Form ist häufiger erworben.

Die postrefluxiven Narbenfelder (Scars) (Refluxnephropathie) gelten nach überwiegender Lehrmeinung als erworben und bakteriell-pyelonephritogen bedingt. Nephrektomiepräparate belegen diesen Sachverhalt. Andere Präparate von Refluxnephropathie belegen auch urorenale Hypodysplasie in den histologischen Erfordernissen ihrer Definition – dies mit und ohne infravesikale Obstruktion. Offen bleibt, ob Refluxivität nur ostial-eigenständig oder auch ein integraler Bestandteil infravesikaler Obstruktion ist, ob die Refluxnephropathie nur pyelonephritogen oder auch kongenital hypo- und dysplastisch ist und ob Koinzidenz zweier Entitäten besteht. Vor diesem schwierigen Hintergrund möchten wir den zu etablierenden Dualismus der Refluxkrankheit embryogenetisch wie klinisch belegen. Bezüge zur Klappenkrankheit sind enthalten.

8.2
Gemeinsamkeiten der beiden Formen der Refluxkrankheit

8.2.1
Bakteriurie und segmental vernarbende Pyelonephritis

Beide Formen werden von rekurrierender bakterieller Infektion heimgesucht. Über eine Reihe von Mechanismen entwickeln sich eine aszendierende Pyelonephritis, eine interstitielle Nephritis, eine herdförmige Nephritis mit nachfolgenden zonalen

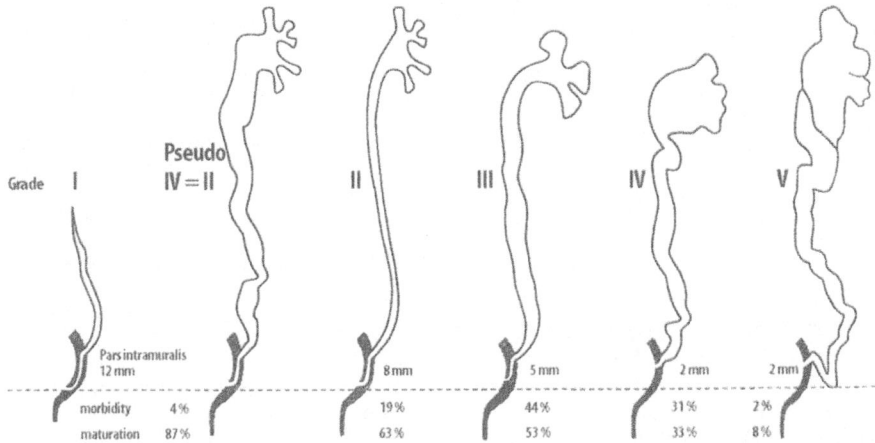

Abb. 8.1. Die bisher weltweit gültige Graduierung des vesikorenalen Refluxes in Grad I – Grad V wird beibehalten, jedoch erweitert mit Pseudo IV zusätzlich zu IV. Pseudo IV zeigt die früher nicht klar erkannte idiopathische Erweiterung des Harnleiters, die ebenso mit wie ohne Reflux vorkommt, zwei Formationen dann ineinander. Damit ist die relativ hohe Maturationsrate bei nicht differenziertem Grad IV zu erklären.

Parenchym-Narbenfeldern (Abb. 8.1). Die Ausbildung der Narbenfelder, identisch mit Parenchymverlusten und Verkleinerung der Nieren, beansprucht in der Regel viele Wochen bis Monate, kann aber auch ausnahmsweise binnen ganz kurzer Zeit zustandekommen.

8.2.2
Gestörte Urodynamik – verborgene obstruktions-instabile Harnblase?

Sie ist leicht zu erkennen bei der obstruktiven (komplizierten) Refluxkrankheit. Relativ neu ist die Einsicht, daß gestörte Urodynamik in Gestalt temporärer Instabilität der Harnblase wichtiger Kofaktor auch des nichtobstruktiven Refluxes ist, als atypische, den Ruhe- wie den Miktionsdruck der Harnblase erhöhende Kontraktionen (s. Abb. 4.1).

Die Kontraktionen, in unregelmäßigen Abständen, auch in unterschiedlicher Intensität und (selten) auch dauerhaft bis zur Extremformation des Megazystis-Megaureter-Syndroms (MCMUS). Der Intervallcharakter der atypischen Kontraktionen bedingt wahrscheinlich die Intervalle der aszendierenden pyelonephritischen Schübe. Infektunterhaltend wirkt weiter die unterschiedliche Dauer der Entleerungszeit des refluxierten Harns (Verdoppelungszeit der Bakteriurie). Besonders das Dysfunctional Voiding (DV) ist Bestandteil der Krankheit, und es berührt die ältere Unterscheidung von Nieder- und Hochdruckreflux, identisch mit Reflux schon in Ruhe, oder nur während einer Miktion. Inkonstanz der atypischen Kontraktionen nach Frequenz und Intensität erschwert die Einsicht. Die Angaben zur Morbidität liegen zwischen 50 und 90 % [23]. Somit besteht hintergründig eine obstruktive Beigabe zu der per definitionem nichtobstruktiven einfachen Refluxkrankheit.

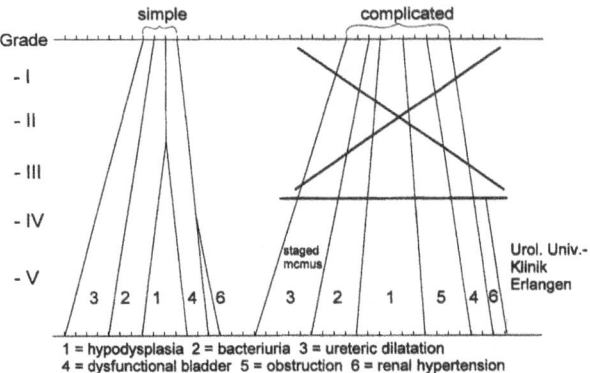

Abb. 8.2. Dieses Schema analysiert die strukturellen und genetischen Unterschiede zwischen einfacher und komplizierter Refluxkrankheit. Alle 6 Bestandteile (1–6) enthält der komplizierte Reflux nur in seiner Graduierung IV–V, nicht bei I–III. Die einfache Refluxkrankheit ist frei von organischer Obstruktion. Sie trägt Hypo- und Dysplasie nur in den höheren Refluxgraden in sich und darin auch Hypotoniepotenz. Die Harnleiterdilatation und die Bakteriurie sind beim einfachen Reflux geringer beteiligt als beim komplizierten.

Zugehörige Dilatation der Harnwege geht auf systemimmanente muskuläre Hypoplasie und auf Toxine, aber auch auf hydrodynamische Mehrlast infolge von Pendelharn und Polyurie zurück. Hinzu kommt nicht selten idiopathische, später spontan schwindende Dilatation (Pseudo Grad IV) (Abb. 8.2).

Das DV hat mit seinen atypischen und die BU begünstigenden Kontrationen kein Feld, solange die Phase der reflektorischen Miktion die Blase dirigiert. Deshalb symptomatisiert die Refluxpotenz der Mädchen, Hauptkontingent der einfachen Refluxkrankheit, in der Regel erst nach dem 2. bis 3. Lebensjahr (s. auch Kapitel Instabilität der Harnblase) [10].

8.3
Pathodynamik der refluxiven pyelonephritogenen Bakteriurie (BU)

Das erste Drittel der Refluxkrankheit verläuft völlig refluxfern und refluxunabhängig. Die Urethrozystitis gibt es viel öfter ohne als mit Refluxkrankheit. Sie entsteht über einen Defekt der immunologisch gesteuerten Abwehr bakterieller Besiedelung des Perineums, der alle Menschen physiologisch graduell unterliegen. Sie stammt aus dem Fekal-Pool und ist weitgehend unabhängig von äußerer Hygiene. Ob alle Arten von Darmbakterien teilnehmen oder nur bestimmte Gruppen, steht dahin. Bakteriurie entsteht dann über die sog. „Anfälligkeit der Harnblase", die einem kleinen Teil der Menschen eigen ist und mit den Jahren spontan schwindet. Die Anfälligkeit ist ein mehrfach zusammengesetzter Vorgang. Bestimmte Bakterien mit Fimbrien, Blutgruppenantigen und anderen Eigenschaften treffen auf epitheliale Adhärenzen und Rezeptoren, die eine miktionelle Ausschwemmung der eingedrungenen Bakterien verhindern. Hinzu kommt die Instabilität der Harnblase als Ausdruck einer unfertigen neuromuskulären Ausreifung – zu erkennen an miktioneller Trichterung und Ballonierung der Harnröhre – was die Bakterien von ante portas in die Blase hereinwirbelt (Abb. 8.5). Genauere Darstellung der bakteriellen Mechanismen enthält Kap. 6.

Die männliche Anatomie ist solcher Anfälligkeit aus topischen Gründen viel weniger ausgesetzt als die weibliche. Phimose der männlichen Säuglinge kann jedoch während der ersten Lebensjahre eine vergleichbar ungünstige Rolle spielen. Die Empfehlung zu operativer Beseitigung bezieht von hier einen Teil ihrer Indikation.

Das zweite Drittel bakterieller Pathodynamik ist dann refluxbedingt, in der Regel graduell zur ostialen Fehlformation, aber auch abhängig vom Grad der Instabilität der Harnblase, den atypischen Kontraktionen, der Erhöhung des Binnendrucks sowie der Beschaffenheit und Reaktion der Harnleiter. Abnorme Konfiguration der Papillen vermittelt der BU weiter den Weg in das Interstitium der Niere (Abb. 8.6). Sie ist mit der obstruktiven Fornixruptur vergleichbar. Damit ist der weitere Weg zu interstitieller Nephritis, dem restlichen Drittel der Krankheit mit allen nephronal reduktiven Folgen in einer Reihe von Zwischenstadien, frei (s. Kap. 6). Den Anfang macht temporär überhöhter Blasendruck. Am Ende steht die pyelonephritogene Narbenzone. Refluxivität in vesikaler Normotomie besitzt wenig Krankheitswert, weil fast immer Maturation mit den Jahren zu erwarten ist.

Was die hochfebrilen Schübe der Säuglingspyelonephritis betrifft, so sollen diese nicht nur aszensiv, sondern zugleich auch hämatogen zustandekommen. Die Diskussion darüber ist bis heute offen [7].

Die Stufen der bakeriellen Pathodynamik zu gliedern, ist sinnvoll, um den Wert der invasiven gegenüber der nichtinvasiven Refluxtherapie abzuwägen. Korrekte operative Aufhebung der Refluxivität unterbindet in der Regel alle weiteren fieberhaft aszendierenden Schübe und reduziert damit die Refluxivität auf die Stufe normal gestalteter Ostien, die nur ausnahmsweise und dann mit wesentlich geringeren Folgen durchlässig werden (s. unten [17]). Die Aufhebung der Refluxivität mittels invasiver Methoden ändert nichts an der vorläufig fortbestehenden distalen Anfälligkeit von Harnröhre und Blase für bakterielle Entzündungen. Sie besteht solange, bis die Refluxivität samt allen vesikalen Kofaktoren ihre aufhebende Maturation erreicht, was parallel zur heraufziehenden Menarche geschieht.

8.4
Autochthon strukturelle Refluxkrankheit aus trigonaler Fehlorganisation (einfacher Reflux)

8.4.1
Morphologische Graduierung

Die bekannte ostiale Pathomorphologie (Lateralisation, Kranialisation, Deformation) (marginal, Hufeisen, Stadion, Golfloch) und die ebenfalls bekannte Dysmorphie der terminalen Harnleiterstrecke (Abb. 8.3, 8.4) verhindern gemeinsam den physiologischen Antirefluxmechanismus, indem sie graduell die Pars intramuralis und intravesikalis des Harnleiters verkürzen und damit das erforderliche Wandwiderlager aufheben (s. Abb.8.1).

Der Durchtrittskanal und die lichte Weite bestehen normalerweise im Verhältnis 5 : 1. Weniger als 3 : 1 bedingt Refluxivität. Zystoskopie und Ausmessung des Kanals vermitteln deshalb maßgebliche Auskünfte. Abwertung endoskopischer Refluxdiagnostik ist nicht gut begründet.

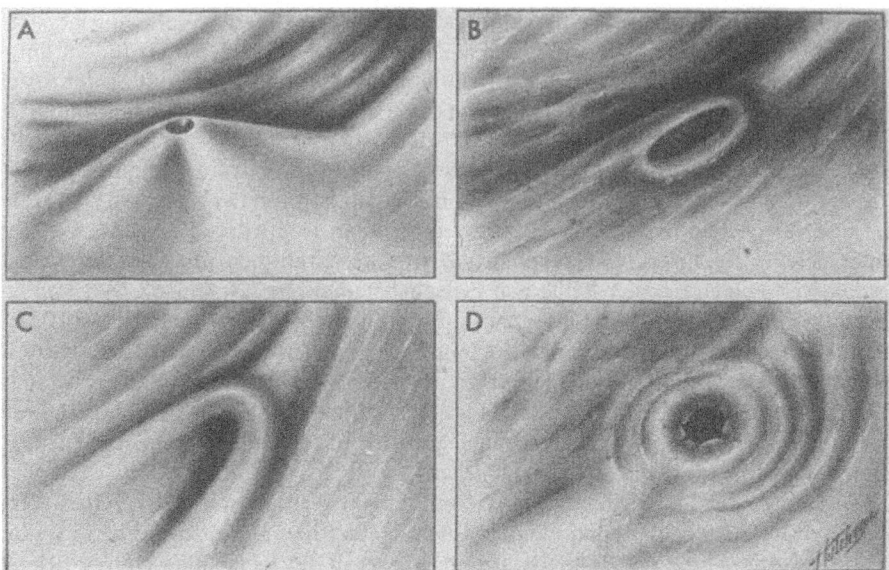

Abb. 8.3. Klassifikation der Morphologie des Harnleiterostiums beim VUR. **A** normal, **B** Stadionform, **C** Hufeisenform, **D** Golfloch

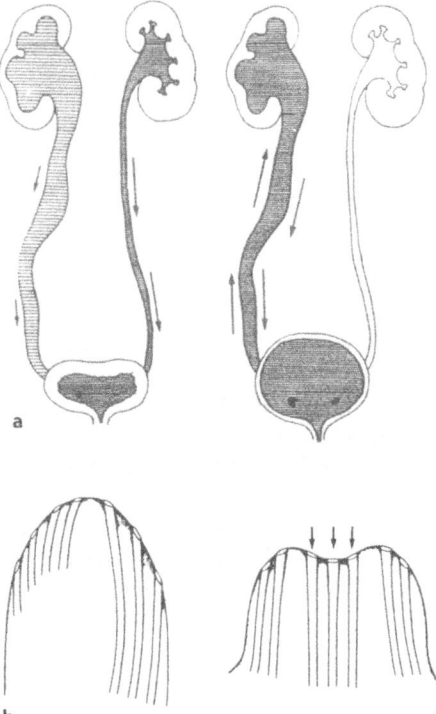

Abb. 8.4.a Schematische Darstellung, wie im refluxiven Harnleiter der Harn in Turbulenz und damit betont unökonomisch und hydromechanisch widersinnig verlangsamt vor sich geht, was auch die Aufenthaltsdauer der Bakterien verlängert, ihre Verdopplungszeit begünstigt und damit die Harninfektion unterhält. Pure Einbahnigkeit, nur abwärts oder nur aufwärts, kann nur ausnahmsweise vorkommen. Turbulenz ist die Regel. **b** Normal gestaltete Mündungen der Sammelrohre verhindern intrarenalen Reflux (IRR), abgeflachte Papillen ermöglichen ihn, offen ob Dysplasie oder Erworbenheit [29]

PN-Narbenfelder

7 Pyramidenpaare

oder Dysplasie

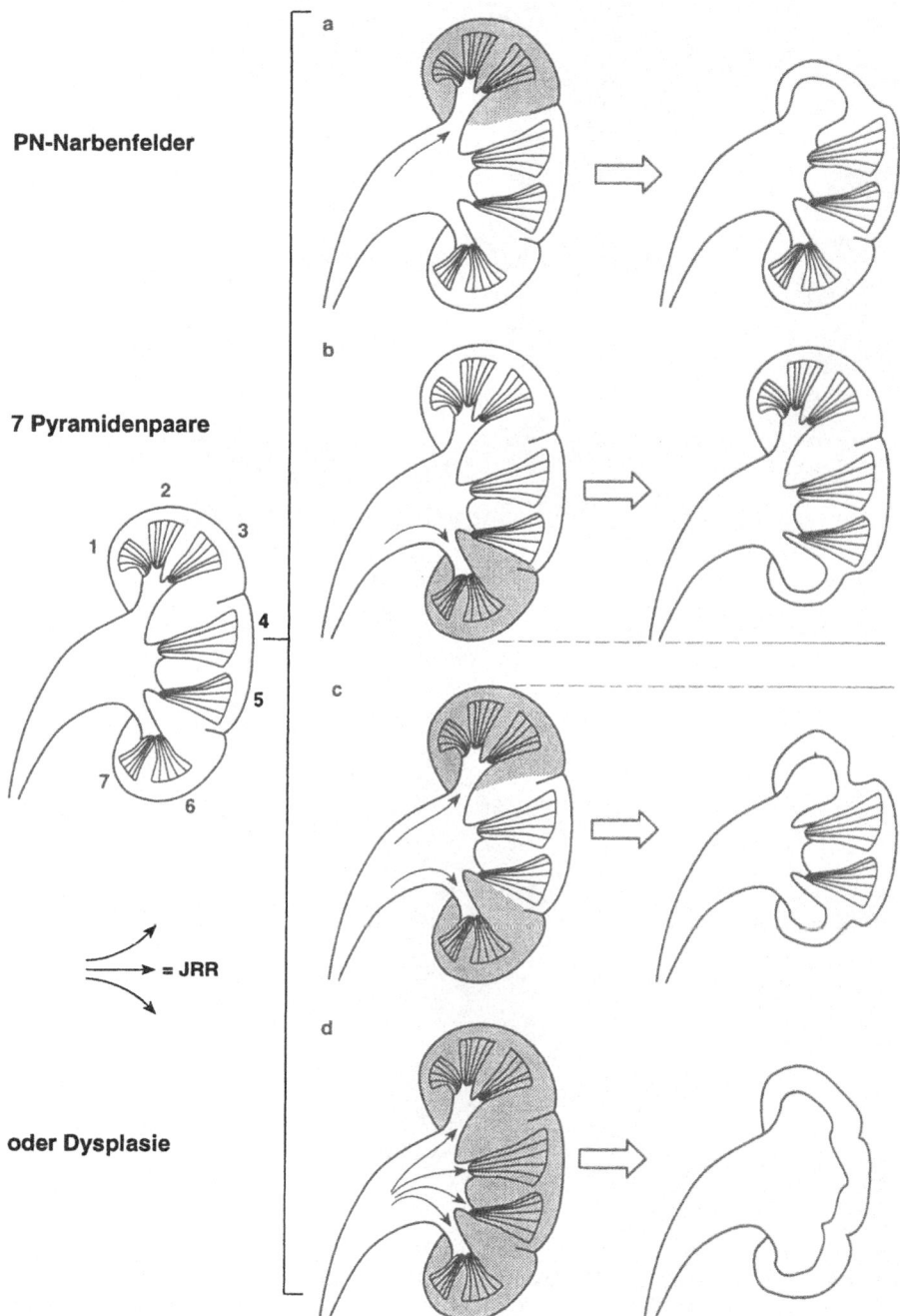

Abb. 8.5. *Links:* Die Makrostruktur der normalen Niere ist in 7 symmetrische Pyramidenpaare gegliedert. *Rechts:* Schema der normalen Struktur der Markpyramiden der Niere und der davon abgeleiteten bakteriellen Pyelonephrogenität. Dies entspricht dem vorgegebenen IRR, der atypische Gestalt der Markpyramiden voraussetzt, diese partiell oder komplett. So entstehen variabel die Narbenfelder des oberen Pols, des unteren Pols, des Mittelgeschosses oder das totale Narbenfeld (**a–d**) [21]

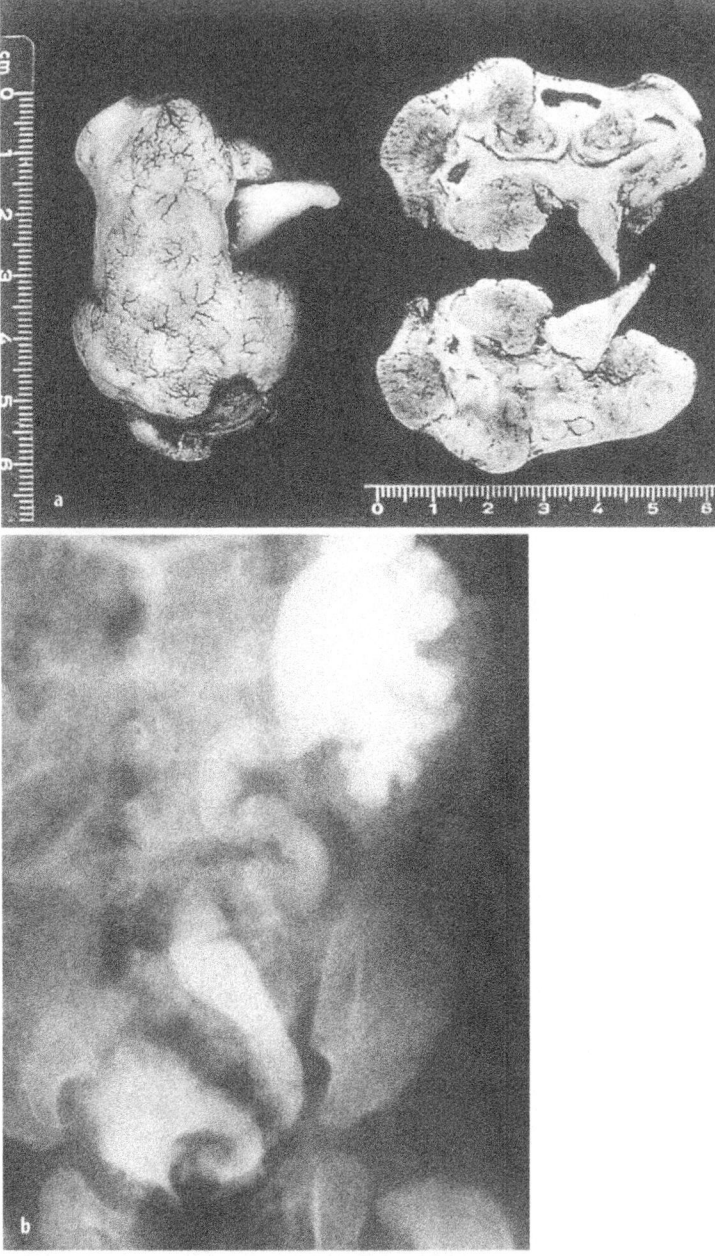

Abb. 8.6.a 7jährige. Vesikorenale Refluxkrankheit Grad IV. Grober Parenchymverlust. Recessus, fehlende Pyramiden, dysplastische Defekte oder pyelonenphritische Narben? **b** 8jährige. Kombination aus Stenose des Harnleiterabgangs und Reflux der Harnleitermündung

8.4.2
Embryo- und molekulargenetische Ableitung

Nachdem bei normaler Morphogenese die Derivate der Ureterknospe (Trigonum, Harnleiter, Nierenbeckenhohlsystem, Papillen und Pyramiden) formativ gegenüber dem Metanephros führen und ihm seine Gestaltung vorgeben [36a], liegt die Fortsetzung nahe: Pathologische Derivate der Harnleiterknospe können den Metanephros nur pathologisch gestalten, ihn vermindert induzieren, in geringer Graduierung (Refluxgrad I und II) nur minimal oder gar nicht beeinträchtigen, in Grad III und IV (Exklusiv Pseudo IV) dem Metanephros aber graduell eine Hypoplasie auferlegen (Abb. 12.4). Der Nachweis wurde mehrfach zytometrisch anhand von exstirpierten Refluxnieren erbracht, Beiträge von grundlegender Bedeutung [36]. Auch die Muskulatur des refluxiven Harnleiters besitzt verminderten Zellbestand und hat damit Anteil an systemimmanenter Hypoplasie.

Der am wenigsten auftretende Grad V geht in der Regel mit Dysplasie einher, auch mit unreifen Glomerula, unreifen Tubuli, Knorpelzellen, einer verminderten Zahl von Pyramiden, vermehrt Mesenchym und Venen, vermindert Arterien, kurz Nephrogenic arrest (Abb. 12.10–12.13, 7.13) [5, 25].

Embryogenetisch dient das Trigonum vesicae im gesunden wie im kranken als Organisationszentrum, normal organisierend im gesunden Menschen, desorganisierend bei pathologischem Zustand (Abb. 8.2). Unsere Argumentation ist mit derjenigen von Mackie und Stephens letztlich verwandt [36], aber nicht identisch und weniger spekulativ (s. Tabelle 8.1).

Die embryogenetisch vorgegebene hypoplastische oder dysplastische Reduktion des refluxiven Nierenparenchyms entzieht der These der steril erworbenen Refluxnephropathie einschließlich des sog. Wasserhammereffekts, der nur geringen Krankheitswert besitzt, den Boden. „Preexisting Limitation of Renal Capacity" heißt ein Leitsatz, der jetzt zunehmend in der Grundlagendiskussion der Refluxkrankheit erscheint, dabei zu 4/5 hypoplastisch bewertet, zu 1/5 dysplastisch [21b].

Weniger belegbar als die embryogenetische Ableitung der Refluxivität erscheint eine molekulargenetische Betrachtungsweise. Sie rückt Apoptose als Leitmotiv in den Vordergrund. Selbst induzierter Zellverfall in der Mündungszone des Harnleiters, vermittelt von einem Mangel an Enzym-glialer Herkunft, läßt örtlich Zellschwund in hypodysplastischer Formation erscheinen, die sich morphologisch in den Graden III–V der Refluxkrankheit erweist. Die Apoptose erzeugt in mysteriöser Ortswahl sekundär die Dysmorphie samt Reflux.

8.4.3
Unklare Ausgangssituation postpartal

Eine initial und perinatal normale Parenchymausstattung der Refluxniere wird weithin unterstellt (u. a. [3]). Die sog. Durchbruchsinfektion kann darauf binnen weniger Tage parenchymale Destruktionen nach sich ziehen. Der Nachweis, daß dieser Vorgang mehr als eine Ausnahme sei, fehlt bis heute. Eine perinatale Sonographie informiert nicht über einfache Refluxkrankheit. Sie läßt zu dieser Zeit eine „kongenitale Limitierung der renalen Kapazität" nicht erkennen [11]. Fündig wird sie erst nach dem 1. Schub des Harnwegsinfekts (HWJ). Angeboren und erworben sind dann nicht mehr zu trennen. *Erweiterte Harnleiter verweisen auf obstruktiv komplizierte* (s. oben). Prae infectionem ist vorbestehende Parenchymhypoplasie somit schwierig zu erkennen.

Bis vor 20 Jahren wiesen, wie vielfach berichtet, rund 80 % der Refluxkinder ihre parenchymreduzierenden Narbenfelder bereits bei der ersten Bildgebung auf. Je mehr die Forderung nach frühestmöglicher antibiotischer Therapie jeder Harnwegsinfektion im Kleinkindesalter sich durchsetzt, desto mehr geht der ominöse Prozentsatz vielerorts zurück. Die Stanford-Klinik meldet jetzt nur noch 25 % [32]. So könnte es sich herausstellen, daß überschlagsweise 3/4 aller Fälle der nichtobstruktiven Refluxnephropathie weit mehr bakteriell erworben als angeboren geprägt sind.

8.4.4
Im Ergebnis komponierte Nephropathie der einfachen Refluxkrankheit

Normale Nierenstruktur in leichten Refluxgraden, Hypoplasie in mittleren und Dysplasie in schweren Graden ist somit die wahrscheinliche Ausgangssituation der nichtobstruktiven Refluxnephropathie. Aszendierende, bakterielle Entzündung fällt, parallel zu ostialer Deformation, rekurrierend darüber, und mittels vorgegeben verformten Papillen (Anleihe an Dysplasie) kommt intrarenaler Reflux zustande (IRR) (Big-bang-These) [19] (Abb. 8.7). Bildgebend erscheint IRR selten [6].

Herdförmige interstitielle Strangulation aller nephronalen und vaskulären Bestandteile ist die Folge. Oxydative Vorgänge sind beteiligt. Oberer oder unterer Polbezirk, einzeln oder gemeinsam, erscheinen bevorzugt befallen, abhängig von der variablen Formation des Kelchsystems (Compound Papillen), das einen Pyramidenbezirk leichter oder weniger leicht der Infektionskraft überläßt (s. Abb. 8.7).

Im Ergebnis setzt sich die Refluxnephropathie heterogen zusammen aus vorbestehend anlagebedingter wie auch betont erworbener bakteriell entzündlicher Parenchymminderung. Gemeinsam beträgt sie fallweise zwischen 5–40 %. Planigraphie hat darin Beweiskraft. Histologisch ist der pyelonephritische Parenchymverlust von einem hypoplastischen nicht zu trennen. Dieser Umstand erschwert die genetische Betrachtung. Die weitaus meisten Narbenfelder erscheinen in den ersten 5 Lebensjahren (vielfach belegt). Was hinterher nachfolgt, hat weit weniger Krankheitswert (s. auch Abschn. 8.4.8).

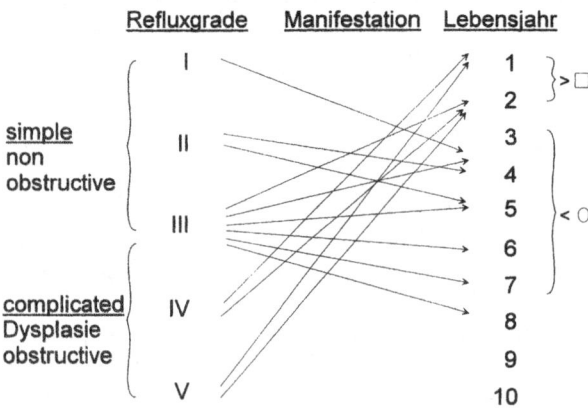

Abb. 8.7. Verhältnisse zwischen Refluxschaden, Erstmanifestation, einfacher und komplizierter Refluxkrankheit. Der einfache Reflux betrifft überwiegend Mädchen, der komplizierte überwiegend Knaben. Der einfache erscheint überwiegend im 3.–6. Lebensjahr (während der Zeit instabiler Miktion), der komplizierte in den beiden ersten Jahren. Dysplasie erscheint nur in Grad IV und V.

8.4.5
Bildgebende Information und Graduierung

Die initial nach wie vor diagnostisch wichtige (standardisierte, atraumatisch gehandhabte) Kontrastmittel-MCU zeigt die graduell unterschiedlichen Weitstellungen des Harnleiters der einfachen Refluxkrankheit (I–V) (s. Abb. 8.1). Der Grad der Weitstellung ist in sich nicht konstant, sondern kann zwischen II und IV wechseln. Die Gruppen III/IV erscheinen oft überbewertet, weil idiopathische und später spontan heilende Dilatation der supravesikalen Harnwege oft mit Refluxivität koexistieren. Der echte Grad IV ist wie Grad V morbiditiv weit in der Minderheit. Für später nachfolgende Kontroll-MCU ersetzt ein Isotop das Kontrastmittel. Die korrelierend reduzierte Nierenkontur erschließt sich eindrucksvoll der pervenösen Infusions-Ausscheidungsurographie (Inf. AUR). Inzwischen ist Scannen das bevorzugte Verfahren (DMSA). Beides ist aber in den beiden ersten Lebensjahren nicht zwingend angezeigt und kontraindiziert in den ersten Lebenswochen wegen methodischer Ungewißheiten [12, 27].

Wichtiger als die morphologische Information der DMSA ist ihre renal funktionelle Auskunft, besonders auch die Differenzierung zwischen Obstruktion und idiopathischer Dilatation mit einer provozierten Diurese und bei entlasteter Harnblase. Kontrastmittel und Isotop erscheinen somit in den Harnwegen parallel der GFR oft verspätet. DMSA spiegelt des weiteren die Schwellung und Entzündung der PN und IN, besonders in kortikaler Region. Der Beleg bleibt vorerst ohne klare Notwendigkeit. Die Konturen und Maße der Entzündungsphase sind nicht notwendig identisch mit den Maßen der später fertigen Narbenfelder. Methodik und Handhabung der DMSA im Kindesalter verlangt viel Einarbeitung, Detailrücksicht und Rücksprache zwischen Klinik und Nuklearspezialisten (s. auch Kap. 10).

Die vielerwähnte Sonographie vermittelt ihren Wert verläßlich weder pränatal noch perinatal, sondern erst nach der 2. bis 3. Lebenswoche im Anschluß an die physiologisch gewordene Harnproduktion. Neuerdings ersetzt und erspart die Kombination aus perivenös eingebrachtem Kontrastmittel und Sonographie viel an Röntgenanwendung, dies renal, ureteral und vesikal einschließlich der Refluxprüfung.

Erweiterung der Harnwege schon während des 3. Trimenons und hinterher belegen Obstruktion wie obstruktive Refluxivität, worüber das MCU hinterher differenziert. Unklare Grenzziehung zwischen Medulla und Kortex belegt eine refluxive PN. Später zeigt die Sonographie unproblematisch, wie die Narbenareale die Nierenkontur nachteilig verändern. Zweidimensionale Untersuchungsmethodik ergibt mehr Aufschlüsse als nur eindimensionale [32].

Die *Basisdiagnostik* besteht aus folgenden Punkten: Anamnese, Palpation, Serum-Chemie, Elektrolyte, geordneter überwachter Mittelstrahlharn, inklusive Bakteriologie und Resistographie. Das Screening begrenzt auf Mutter-Tochter und Zwillinge.

8.4.6
Maturation der einfachen Refluxkrankheit

Gemeint ist der bekannte Vorgang, der die große Mehrheit aller Refluxivität im Laufe des 1. Lebensjahrzehnts spontan schwinden läßt, darunter viele unbekannt und gesund gebliebene. Je geringer der Refluxgrad, desto höher ist die Quote der Maturation. Auch der komplizierte Reflux kann maturieren, wahrscheinlich auch der intrarenale. Die meisten Refluxkinder profitieren davon. Jedoch ist es oft eine Defektheilung [14]. Was an Narbenfeldern entstand, bleibt Narbenfeld. Genauer besehen besteht die Maturation aus zwei Vorgängen [34, 37]. Einmal wächst die glatte Muskulatur des terminalen Harnleiterabschnittes tatsächlich nach, damit stabilisieren sich die Ostien. Sie behalten aber ihre Deformation und Verlagerung, ein Umstand, der die Genese der Nephropathie für alle Zeit festhält und zystoskopisch jederzeit erkennen läßt. Der Prozeß der interstitiellen Fibrosierung samt seiner nephronalen Folgeschäden ist nicht reparabel, sondern nur im erreichten Zustand festzubinden (Ausnahmen s. oben).

Die zweite Hälfte der Maturation besteht zeitgleich in dem spontanen Sistieren aller Vorgänge, welche die Bakterien in die Blase hereinbrachten.

Je näher die Mädchen an die Menarche herankommen, desto mehr schwindet die „Anfälligkeit" der Harnblase, endet die Rekurrenz der pyelonephritischen Schübe, endet die Instabilität des Detrusors mit seinen atypischen Kontraktionen, welche die Schubintervalle bestimmten. So wie eingangs die infektbegünstigenden Kofaktoren sich verflochten, so entflechten sie sich jetzt und lösen sich auf. Kausal hat wahrscheinlich auch eine Nachreifung der örtlichen Bezirke des sympathischen NS Anteil an der Maturation. Dem endgültigen Verschwinden der Refluxivität geht oft eine Phase des intermittierenden Refluxes voraus.

8.4.7
Postoperativ Neuerkrankung kontralateral

Das Gegenteil von Maturation, daß nach einseitiger antirefluxiver Operation kontralateral Reflux neu erscheint, ist entweder iatrogen bedingt oder vorher unregistriert gewesen, gehört in die Untergruppe des intermittierenden Refluxes und besitzt deshalb keinen hohen Krankheitswert. Die Variante wird öfter überschätzt [3, 26].

8.4.8
Progredienz und Persistenz

Festgeschriebenheit tolerabler Defektheilung am Ende des 1. Dezenniums war lange Zeit anerkannt und ist es vielfach noch heute [2]. Neuerdings wird zunehmend langsame Progredienz der Narbenfelder während des 2. Dezenniums diskutiert, und dies mit oder ohne maturierten oder aktiv beseitigten Reflux. Die Angaben sind stark widersprüchlich, sie gehen von 10–40 % der Morbidität [35]. Wo sie bildgebend belegt wurden, war solches Fortschreiten planimetrisch gering ausgeprägt. Auch gibt es eine Täuschung. Hypertrophie gesunder Parenchymbezirke läßt vernarbte Bereiche markanter erscheinen.

Refluxgrade IV maturieren urodynamisch nur noch zum Teil, Refluxgrade V meist gar nicht mehr. Einseitig vorhanden und kompliziert mit renitenter renovaskulärer Hypertonie (10–15 %) kann die Nephrektomie sinnvoll sein.

Reninvermittelte vaskuläre Hypertonie kann binnen 8–15 Jahren noch als Spätfolge der Refluxkrankheit auftreten, öfter bei doppelseitiger als bei einseitiger Erkrankung. Zu Spät- und Endstadien s. Kap. 4.

Eine schlimme Form von Persistenz überkommt jene Frauen und Mütter, deren Refluxkrankheit infolge ungenügender Behandlung während der Kindheit zur

Schrumpfblase führte. Auch sie sind in ihrem 3.–4. Jahrzehnt Anwärterinnen auf Nierenersatztherapie [16].

Harmlosere Grade der Persistenz gibt es in der Form, daß Refluxgrad I oder II bei primär vorhandener Detrusorstabilität ohne Krankheitswert bleibt oder ihn erst dann erhält, wenn Kohabitarche der herangewachsenen Patientin Anfälligkeit der Harnblase einträgt.

Graviditäten können Patientinnen mit stabilisierter auch doppelseitiger Refluxnephropathie (S-Krea > 1,5 mg%) durchaus entgegensehen. Jedoch unterliegen sie vermehrt Störungen urologischer und nephrologischer Art. Diese Störungen sind jedoch alle einer geordneten Behandlung zugängig und bleiben ohne Schaden für das entstehende Kind. Persistierender Reflux in Graviditätserwartung wird besser vorsorglich operativ beseitigt [1].

8.4.9
Sonderform refluxive Stenose und refluxiver Megaureter (MU)

Bei der autochthonen (einfachen) Refluxkrankheit gibt es fallweise eine Extravesikalisierung der Harnleitermündung, einen dann refluxiven Stenosemechanismus, öfter ein- als doppelseitig. Die Harnblase ist wenig beteiligt. Die obstruktive Komponente überwiegt die refluxive an Krankheitswert, daher auch die Indikation zu operativer Korrektur (Ureterovesikoneostomie).

Einseitiger wie auch beidseitiger refluxiver Megaureter kann bei Männern (nicht bei Frauen), sofern BU ausbleibt, bis ins 3. oder 4. Jahrzehnt asymptomatisch bleiben. Niereninsuffizienz ist meist über viele Jahre progredient [4]. Plastisch-operative Therapie hilft in solchen Spätfällen kaum noch (s. auch Kap. 10).

8.5
Komplizierte Refluxkrankheit (s. Tabelle 8.1)
(s. auch Kap. 10, weil Vorgriff unvermeidlich)

8.5.1
Obstruktiv dysplastische und hypoplastische Varianten

Völlig konträr zu der autochthon-trigonal entstandenen einfachen (und nur bei Höchstgradigkeit dysplastischen) Refluxkrankheit erscheint die obstruktive, komplizierte Form überwiegend dysplastisch (seltener hypoplastisch). Dies ist die Folge einer frühembryonalen subvesikalen Obstruktion, einer sichtbaren wie bei der Klappenkrankheit und einer weniger sichtbaren (aber zu unterstellenden wegen der Gleichheit der Folgen) bei Prune-belly-syndrome und Neck-Syndrom [3, 21b] (s. Kap. 9). Tabelle 8.2 verdeutlicht schematisch die Unterschiede zwischen einfacher und komplizierter Refluxkrankheit.

Urorenale Dysplasie entsteht experimentell erwiesenerweise obstruktiv (nicht exklusiv), jedoch wie jede Dysplasie nur während des 1. Trimenons. Die Refluxivität ist darin integraler Bestandteil und bei rund der Hälfte aller Klappenkinder anzutreffen. Der offene Allantoisgang indessen, normalerweise bis ins 2. Trimenon offen [25, 26], verhindert einen frühembryonalen Beginn der Obstruktion und damit auch die Dysplasie. Daher unsere Folgerung: Obstruktiv veranlaßte urorenale Dysplasie

Tabelle 8.2. Das Schema soll die potentielle Doppelgenese der Refluxnephropathie darstellen, d. h. Refluxivität mit und ohne infravesikale Obstruktion. Beiden gemeinsam ist trigonale Dysmorphie. Unklar bleibt, ob Refluxivität der Klappenkrankheit eigenständige Herkunf hat oder integrierte Folge dysplasiepotenter frühembryonaler Obstruktion ist, dann versehen mit dem Postulat des vorzeitigen Verschlusses des Allantoisganges (UR = Urorenal, BU = Bakteriurie, IR = Intrarenal, DV = Dysfunctional voiding, PN = Pyelonephritis)

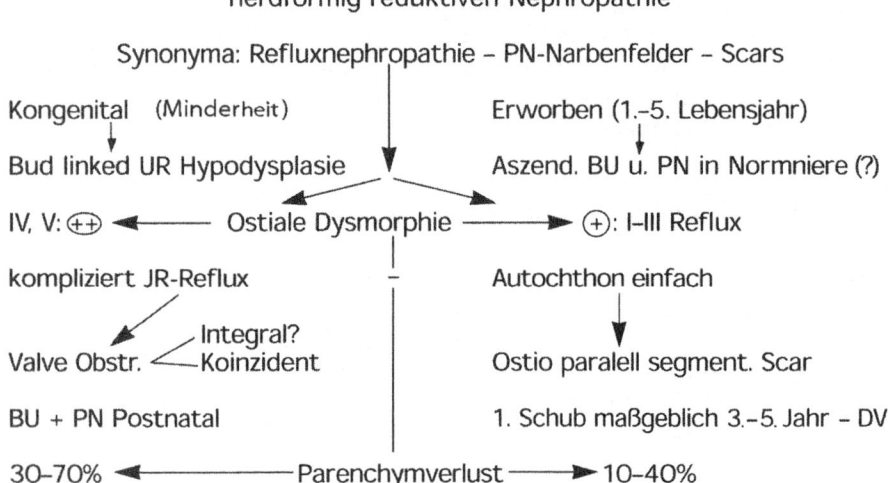

macht nicht nur die Nieren, Harnwege und Harnblase dysmorph, sondern sie verschließt als Bestandteil der Dysmorphie notwendig den Allantoisgang vorzeitig. Beläßt eine (denkbare) geringere Obstruktionspotenz hingegen den Allantoisgang bis ins 2. Trimenon wie normal offen, dann entsteht die Klappenkrankheit ohne Reflux, pur hypogenetisch hypoplasierend (Abb. 10.2), wie es für die andere Hälfte aller Klappenkinder zutrifft. Ein embryonal genetisch unterschiedliches Folgeverhalten der Klappenfehlbildung wäre somit zu erkennen. Es erweist sich auch endoskopisch. Die Ostien der refluxfreien Klappenblase sind normal konturiert, die Ostien der refluxiven Klappenblase dagegen deformiert, nicht anders wie bei Grad IV und V der einfachen Refluxkrankheit. Immer ist die refluxiv belastete Klappennephropathie durch aufgelagerte Bakteriurie samt allen komplikativen Kofaktoren zusätzlich belastet [11, 25]. Die nicht refluxive Klappenkrankheit verharrt dagegen oft lange Zeit in infektionsfreier Hypoplasie. Unser Postulat des zeitverschiedenen Allantoisverschlusses erscheint jetzt seit 1998 in der fachliterarischen Diskussion [13].

Renale Dysplasie ohne zugrundeliegende urologische Fehlbildung (Obstruktion oder Refluxivität), entstanden pur endogen aus eigenständig mangelhafter Differenzierung des Metanephros, wird am Rande diskutiert [17]. Mit Hilfe von Toxinen ist experimentell dergleichen fetal zu erreichen [4]. Ein klinisches Pendant ist jedoch kaum bekannt.

8.5.2
Obstruktiv bilateral, refluxiv monolateral und dysplastisch, Koexistenz 2er Fehlformen?

Wie erwähnt erscheint etwa die Hälfte der Klappenkinder nur einseitig refluxiv, dies öfter links als rechts. Die nichtrefluxive Gegenseite unterliegt pur obstruktiv hypoplastischer Nephropathie. Hatte unsere bisherige Argumentation schon eine Hypothese beansprucht (vorzeitiger Verschluß des Allantoisganges als Voraussetzung der infravesikal obstruktiv refluxiven Dysplasie), so zwingt die einseitige Refluxivität innerhalb der Klappenkrankheit zu der zweiten, insgesamt besseren Hypothese, daß der Allantoisgang sich normzeitig im 2. Trimenon verschließen würde und somit Refluxivität und infravesikale Obstruktion zwei voneinander unabhängige Vorgänge seien. Infravesikale Obstruktion bei normzeitigem Allantoisverschluß wäre erst im 2. Trimenon effektiv und hätte somit potentiell nichts Dysplastisches, sondern nur Hypoplastisches in sich. Einseitige und doppelseitige Refluxivität müßte, weil bei Grad V der einfachen Refluxkrankheit empirisch immer dysplastisch, der ältere der beiden Vorgänge sein. Damit erweist sich dysplastische Refluxivität – dualistisch – als Dysplasie infolge frühembryonaler Obstruktion oder als antochthone trigonale Dysplasie.

Macht eine solche Koinzidenz, d. h. die frühembryonal (nichtobstruktiv) autochthon urorenale Dysplasie und die spätembryonale obstruktive Hypoplasie jegliche Obstruktion als Voraussetzung einer Dysplasie und damit auch das Postulat eines zeitdifferenten Verschlusses des Allantoisganges entbehrlich? Wahrscheinlich nicht; denn es gibt zweifelsfrei experimentell in der ersten Fetalhälfte obstruktiv verursachte bilaterale Dysplasie – sowohl infravesikal (Lit. 7.3), wie auch unmittelbar supravesikal (Abb. 7.12), einschließlich des klinischen Pendants (Abb. 10.15) (s. auch Kap. 10). Einseitigkeit der Refluxivität bei Klappenkrankheit (Abb. 10.7) verhilft der kontralateralen nichtrefluxiven Niere zu einer begrenzten Druckentlastung (sogenannter Pop-off-Mechanismus) [18, 31].

8.5.3
Sekundärreflux?

Nach zählebiger Vorstellung [4, 7, 22] soll es der permanente Überdruck der Klappenblase sein, der die anfänglich intakte trigonale Verbundstruktur sekundär außer Kraft setzt und sie damit oft refluxiv macht. Stichhaltig war die Begründung nie (z. B. Dysplasie) [37, 38]. Spätestens die Einseitigkeit des Vorgangs muß Zweifel wecken, nachdem die Zentrifugalkraft des Überdrucks notwendig beide Hälften des Trigonums gleich trifft. Als Spätkomplikation nach vielen Jahren gibt es indessen Sekundärreflux bei primär antirefluxiver Klappenblase, wenn der persistierende Überdruck den progredient geschädigten Detrusor rezeptorial verarmt und die trigonourethrale Verbundstruktur nerval außer Kraft setzt, ein Vorgang, wie er bei der druckerhöhten neurogenen Blase postnatal bald besteht [18, 34].

8.5.4
Obstruktiv hypoplastische Refluxnephropathie

Aus didaktischen Gründen, um das ohnehin nicht einfache Thema verständlich abzuhandeln, wird eine weitere Variante der refluxiven Klappenkrankheit, die obstruktiv hypoplastische Refluxnephropathie, diskutiert (Tabelle 8.1, 8.2). In den bisherigen Dualismus zwischen obstruktiver und autochthoner Dysplasie neigt sich die Waage mehr zugunsten der autochthonen, koexistenten Seite, vor allem weil man damit die refluxive Einseitigkeit erklären kann. So wie das hochgradig dysmorphe Trigonum dysplastische Refluxivität ein- und doppelseitig zuläßt (Grad V), so läßt es, geringgradig vorhanden, auch hypoplastische Refluxivität ein- und doppelseitig zu. Demgemäß gibt es das refluxive Valve-Syndrom halb dysplastisch refluxiv, halb hypoplastisch refluxiv, dann in niedriggradiger ostialer Deformation (Refluxgrad I–III).

Ebenso gibt es komplizierte Refluxivität hypoplastisch bilateral. Wie oft der Reflux der Klappenkrankheit in der schwerer wiegenden und in der leichter wiegenden Variante erscheint, wissen wir nicht. Dazu fehlt es an genauen zystoskopischen Befunden.

8.5.5
Dysplastische Refluxnephropathie des Neugeborenen infolge fetal temporärer Obstruktion

Refluxivität und fetal existente infravesikale Obstruktion sind ein schwer zu interpretierendes Verbindungspaar. Der insgesamt kompetenteste Kenner kongenitaler Uropathologie sieht zwischen beiden keinen kausalen Zusammenhang, nur Koinzidienzen [36a]. Zusätzlich ist Transienz der Obstruktion ein Postulat neueren Datums, das in engagierten Zentren (Erlangen, Mailand, Sao Paulo, London, Brüssel entstanden ist [3, 5, 21b, 30]. Das neue Postulat, definiert als urorenale Dysplasie, integral zugehörig bilaterale Refluxivität, ein mit dem bilateral-refluxiven Valve-Syndrom verwandtes Krankheitsbild. Der Londoner Terminus „Early dysplastic refluxive syndrome" (experimentell obstruktiv hergestellte Urodysplasie) stand theoretisch im Hintergrund. Herausragende Beispiele der fetal transienten Obstruktion sind das Prune-belly-syndrome und das Neck-Syndrom. Der obligate bakterielle Anteil der refluxiven Nephropathie kommt als drittes hinzu. Da beide Krankheitsbilder ausnahmslos mit bilateraler Refluxivität einhergehen, kann die These der obstruktiv induzierten Dysplasie samt inherenter Refluxivität richtig sein. So wie das Valve-III-Syndrom dualistisch aus frühembryonaler Obstruktion alleine oder antipodisch aus Koinzidenz von frühembryonal autochthoner Refluxivität und spätembryonaler Obstruktion (nach Verschluß des Allantoisgangs) bestehen kann, so sind auch Prune-belly-syndrom und Neck-Syndrom nicht aus Kausalität, sondern auch durch Koinzidenzen zu erklären. Eine Ungewißheit bleibt dennoch [38].

Refluxveranlagte Kinder, die von fetaler permanenter und transienter Obstruktion frei bleiben, geraten in die Gefahr der Refluxnephropathie erst nach der Phase der protektiven reflektorischen Miktion. Dies ist erst nach dem 3. Lebensjahr der Fall, wenn nachwirkende Unausgereiftheit des Detrusors atypische Kontraktionen und funktionell Zwiebelungen der Auslaßregion einbringt, die dann gemeinsam die Aszension der Bakteriurie verursachen.

8.5.6
Megazystis-Megaureter-Syndrom (MCMUS)

Unter dieser symptomatisch, nicht kausal gemeinten, auch umstrittenen Bezeichnung kann man alle refluxiven Valve-Syndrome, das PBS und das Neck-Syndrom nomenklatorisch und gruppenspezifisch zusammenfassen – einschließlich des doppelseitigen Grades V der einfachen Refluxkrankheit. Allen ist refluxive urorenale Dysplasie und potentiell das Oligohydramnion gemeinsam, das in wenig geklärter Weise mit pulmonaler Hypoplasie einhergeht und die Lebensprognose mitbestimmt (s. Kap. 10, Abb. 10.6, 10.8). Zur Pathomorphologie der Megazystis s. Kap. 4.

8.5.7
Refluxkrankheit, Niereninsuffizienz und renales Minimum

Doppelseitig hochgradige Refluxnephropathie reduziert potentiell die renale Parenchymsubstanz um 40–70 % der Norm (s. Abb. 7.5–7.8). Der Leitsatz, nach dem 25–30 % gesunder Nierensubstanz eine geordnete kompensierte Nierenfunktion auf sehr lange Zeit zulassen (10–25 Jahre) (renales Minimum), stimmt nur für Erwachsene. Derselbe Reduktionsgrad im Kindesalter führt notwendig zu Niereninsuffizienz. Eine Progression der Erkrankung ist dafür nicht so sehr die Ursache, vielmehr ist es der wachsende Clearance-Bedarf des ansteigenden Körpergewichtes (trotz gewissen renalen Minderwuchses), den die nicht genug mitgewachsenen zirrhotischen Nieren nicht leisten können: Soma kontra Nieren, nephrologisch Hyperfiltration und Fokalsklerose der Glomerula. Im zweiten Dezennium, am Ende der somatisch-physiologischen Wachstumsphase, vollendet sich die Organinsuffizienz. Dann entsteht der Bedarf an Nierenersatztherapie (s. auch Kap. 10 und 13).

Bei weniger schwerwiegender bis mittelgradiger doppelseitiger Refluxnephropathie geht der funktionelle Niedergang über Jahrzehnte (bis in das 7. Jahrzehnt). Dazwischen können lange Zeiten subjektiver Beschwerdefreiheit liegen. Erhöhter Flüssigkeits- und Kaliumbedarf sind wenig betonte stille Hinweise. Fast immer ist die statistische Lebenserwartung verkürzt.

Wie viele Patienten (überwiegend Frauen) am Ende an kindheitsbedingter doppelseitiger Refluxkrankheit sterben, ist sehr schwer zu ermitteln. Einen ungefähren Aufschluß geben die Statistiken der Erwachsenen-Dauerdialyse und -Nierentransplantation. Darin rangiert die kinderurologische Herkunft mit 12–15 %. Obstruktive, die schwerer wiegende und nichtobstruktive Refluxkrankheit sowie refluxfreie Obstruktion sind dort gemeinsam registriert.

8.5.8
Refluxkrankheit und renoparenchymale Hypertonie

Die einfache wie die komplizierte Refluxkrankheit, die doppelseitige mehr als die einseitige, ist in 12–15 % aller Fälle mit arterieller Hypertonie verbunden. Die Verbindung besteht in einer pyelonephritisch-zirrhotisch verursachten Störung des bekannten Angiotensin-Renin-Mechanismus. Sie entsteht oft erst während der Adoleszenz und bestimmt den ungünstigen Verlauf während der späteren Jahrzehnte. Herz-Kreislauf- und zerebrale Komplikation gehen als Todesursache der Urämie voraus. Verglichen mit der rein obstruktiven Nephropathie birgt die refluxiv-pyelonephritische hinsichtlich arterieller Hypertonie die größere Patientengefährdung. Als Konsequenz ergibt sich daraus, daß die herangewachsenen Refluxkinder trotz beseitigter Refluxivität während ihres ganzen 2. Jahrzehnts periodisch auf Hypertonie überprüft und – falls zutreffend – zeitlich unbegrenzt antihypertensiv behandelt werden müssen [14]. Siehe dazu auch Kap. 10 und Kap. 6.

8.5.9
Reflux der neurogenen Blase

Hier liegen nicht primär trigonale Strukturschäden zugrunde, sondern detrusorial und sphinktorial neurologische Paretisierung infolge von lumbalmyelogenen Schadstrukturen. Kompliziert ist der neurogene Reflux gleichwohl, weil Detrusor-Sphinkter-Dyssynergie (DSDS) die obstruktive Komponente einbringt [15] (s. Kap. 11).

8.5.10
Reflux der sog. Doppelniere (Ren duplex)

Kap. 12 beschreibt das Thema Ren duplex. Der Extrakt hinsichtlich beteiligter Refluxivität und Dysplasie: Stets ist die untere Anlage innerhalb der kranial ostialen Graduierung II–V refluxiv, die Graduierung V ist nach Definition dysplastisch strukturiert. Der Harnleiter der oberen Anlage gerät kaudal, indem die zugrundeliegende trigonal-autochthone Dysmorphie seine Mündung in distale Derivate des Wolff-Ganges trägt (Abb. 12.3). Dysplasie des Harnleiters und der zugehörigen oberen Anlage ist stets damit verbunden, ein Hinweis mehr, daß sich kaudale und kraniale Ektopie der Harnleitermündung endogen mit metanephronaler Unterwertigkeit verbindet. Die Pan-bud-These [36] bezieht daraus letztlich ihre Stütze. Obstruktion hat Anteil bei sphinkterialer adnexialer Mündung (Abb. 12.8).

8.6
Nichtstrukturelle vesikorenale Refluxkrankheit

Fast archimedisch könnte die Überschrift alles bisher so kompliziert Morphologische zur Nebensache abstufen und damit die Pädiatrie stützen, die eine zystoskopische Bewertung der Refluxkrankheit geringschätzt. Anlaß zur Verunsicherung ist folgende Situation: Ohne jegliche trigonale Dysmorphie, aus urorenal normaler Anatomie heraus gibt es bei Kindern (und erwachsenen Frauen) eine aszendierende Bakteriurie mit fakultativ nicht obligater Folge parenchymreduzierender Pyelonephritis. Sie ist oft nur eine Hohlraumentzündung, eine pure Pyelokalikozystitis. Instabilität der Harnblase mit ihren atypischen druckerhöhenden Kontraktionen sind fester Teil des Krankheitsbildes. Die Existenz oder Nichtexistenz des sog. marginalen Ostiums wäre noch abzuklären, eines Ostiums, das ohne BU refluxivfrei bleibt, mit BU jedoch temporär refluxiv wird.

Die zugehörigen Krankheitsverläufe und Parenchymminderungen wiegen weniger schwer als bei struktureller Refluxkrankheit [14, 17]. Die Häufigkeit solcher normostialer Nierenzirrhose bei Kindern ist wenig bekannt. Die Stanford-Klinik nennt jetzt 25 % innerhalb aller pyelonephritischen Reduktionen Erwachsener wie der Kinder [32]. Andere Quellen nennen viel weniger. Dazu in Relation: 10 % sämtlicher Fälle von HWJ, ob mit oder ohne sichtbare Refluxivität, verursachen pyelonephritische Narbenfelder, ein Fünftel davon zusätzlich renale Hypertonie [16].

8.7
Erworbene Refluxivität

8.7.1
Reflux des „unused ureter"

Normal gestaltete Harnleitermündungen werden refluxiv, wenn der normale Harnstrom von der Niere gänzlich oder hochgradig ausbleibt (z. B. polyzystische Nieren). Es entfällt damit eine ureterale bolusbedingte Druckkonstante als Bestandteil des physiologischen Antirefluxmechanismus. Reflux dieser Art ist fallweise invasiv im Erwachsenenalter behandlungsbedürftig.

8.7.2
Vesikorenaler Reflux und pyelouretererale Obstruktion

Beides kann auf struktureller Grundlage beim Kind variabel vorkommen, Jungen wie Mädchen. Die Diagnostik für beides sollte getrennt erfolgen, vormittags das obligate MCU, am Nachmittag die Infusions-AUR nach vorheriger Leeraufnahme, ergänzt von Spätaufnahmen, fallweise nachfolgend auch noch DMSA. Die Problematik zwischen obstruktiver und idiopathischer Weitstellung muß aufgelöst und die fragliche Operationsindikation für den pyelouretralen Übergang abgeklärt werden. Invasive Behebung der distalen Refluxivität ist gut und klar begründet (Abb. 8.6b).

8.8
Hintergrund therapeutischer Refluxindikationen

- Obligat: frühestmögliche antibiotische Therapie jeder bakteriellen Harninfektion in jedem Kindesalter, vor allem des allerersten Fieberschubs, wahrscheinlich des wichtigsten [6, 19, 25, 40].
- Weiter obligat: frühestmögliche Differenzierung (radiologisch) zwischen obstruktiv und nichtobstruktiv. Endoskopische Therapie oder andere Entlastung infravesikaler Obstruktion in der 1. Lebenswoche (s. Kap. 10).
- Verläßlich gehandhabt und mit Eltern-Compliance sind geringe und mittlere Refluxgrade konservativ mit Hilfe von Antibiose und Chemotherapie zu Maturation und Defektheilung zu bringen. Täglich warme Perinealdusche, geübtes und überwachtes Miktionstraining und regulierte Darmentleerung samt Analhygiene leisten Infektvorbeugung.
- Nichtinvasive sorgsam überwachte, 3–4 Jahre andauernde medikamentöse und Verhaltenstherapie sind für rund 60 % aller Kinder mit Refluxkrankheit geeignet.
- Endoskopisch Kollagenunterfütterung, für mittlere Refluxgrade begründet. Sie verstärkt das paraostiale Wandwiderlager und hebt damit die Refluxivität oft auf, erreicht aber nicht die Erfolgssicherheit der operativen Therapie.
- Plastisch operative Therapie für hohe Refluxgrade und inkompliante Fälle.

- Die Methodik (in verschiedenen Varianten) besteht in plastischer Verlängerung der Pars intravesikalis des Harnleiters.
Die operative Antireflux-Erfolgsquote liegt in erfahrenen Händen bei 95 %. Fieberhaft aszendierende pyolonephritische Rekurrenz unterbleibt hinterher.
- Perineale „Anfälligkeit zu Urethrozystitis" besteht bei jeder Therapie weiter bis zum spontanen Sistieren in der Nähe der Menarche und benötigt bis dahin alle Aufmerksamkeit.

Trotz aller Kenntnis und allen therapeutischen Engagements gibt es eine Zone indikatorischer Unbestimmtheiten, auch wechselnde. Kinderärzte neigen in Grenzfällen mehr zu nichtoperativen Verhaltensweisen. Sie gewichten die Abwehr der bakteriellen Harnwegsinfektion höher als den sichtbaren Harnreflux. Die Urologen tendieren mehr zur Operation. Mangelhafte Compliance der Eltern und der Kinder kann beides begünstigen, korrektive Erhöhung der Operationszahlen wie deren fehlerhafte Minderung.

Literatur

1. Agarval SK, Khoury AE, Abramson RP et al. (1997) Outcome Analysis of Vesicoureteral Reflux in Children with Myelodysplasia. J Urol 157: 980–982
2. Atala A, Keating MA (1997) Vesicouretral Reflux and Megaureter, Chapter 69 in Campbells Urology, VII Edition, Ed Walsh-Retik et al. W. B. Saunders, Philadelphia
3. Avni EF, Schulman CC (1996) The origin of vesico-Ureteric Reflux in male newborn: further evidence in favor of a transient fetal urethral obstruktion. Brit Urol 78: 454–459
4. Bailey RR, Mailing TH MJ, Sainson CH P (1992) Vesicourologic Reflux, Chapter 24 in Schrier und Gottschalk (Eds) Diseases of the Kidney, Little Brown, Boston, Toronto, 1993
5. Becu L, Quesada EM, Medl R, Podesta MS, Grunfeld B (1988) Small kidney associated with primary vesicoureteral reflux in children. Europ Urol 14: 127–140
6. Belman AB (1995) A Perspective on vericoureteral Reflux. Urol Clin UA 22: 139–150
7. Benador D, Benador N, Slosman D, Mermillod B, Girardin E (1997) Are jounger Children at higher Risk of Squelae after Pyelonephritis. Lancet 349: 17–19
8. (entfällt)
9. Debled G (1974) Der Aufbau des trigonalen Ureters. In: Stromenger P (Hrsg) Der vesicoureterale Reflux. Thieme, Stuttgart
10. Ditchfield MR (1996) Development of Renal scarring in children with urinary tract Infection. Current opinion in Urology 6: 49–52
11. Dixon-Walker R (1994) Vesicoureteral reflux update: Effect of prospective studies on current management. Urology 43: 279–283
12. Flood HD, Ritchey ML, Bloom DA et al. (1994) Outcome of reflux in children with myelodysplasia managed by bladder pressure monitoring. J Urol 152: 1574
13. Gobet R, Cisek L, Zotti P, Peters CA (1997) Fetal vesicoureteral reflux in a Sheep Model, produces interstitial Fibrosis. Childrens Hospital and Harvard Medical School, Boston, MA. Abstract, Berk, Schweiz
14. Goldraich NP, Goldraich JH (1992) Follow-up of conservatively treated children with high and low grade besicoureteral reflux. J Urol 148: 1688–1692
15. Gool v JD, Hjalmas K, Tamminen-Mobius T et al. (1992) Historical clues to the complex of dysfunctional voiding, urinary tract infection and vesicoureteral reflux. J Urol 148: 1699–1702
16. Goonasekera CDA, SHAH V, Wade A, Baratt TM, Dillon MJ (1996) 15-Year Follw-up of Renin and Blood Pressure in Reflux Nephropathy. Lancet 347: 640–642
17. Hinchliffe StA, Chan YF, Jones H, Chan N, Kreczy A, Velzen D (1992) Renal Hypoplasie and postnatally acquired loss in Children with vesicoureteral Reflux. Pediatric Nephrology 6: 439–444

18. Hjälmas K (1994) Vesicoureteral Reflux in Infants and children, a disorder of the bladder. Current Science Ltd 321–326

19. King LR (1992) Vesicoureterale Reflux, Megaureter and Ureteral Reimplantation. Chapt. 44, p 1697–1703, in: Walsh-Retik-Stamey-Vaughan (eds), Campbells Urology, 6 Ed., Saunders, Philadelphia

20. Laberke HG (1987) Die Refluxnephropathie. In: Dhom G et al. (Hrsg) Veröffentlichungen aus der Pathologie. Fischer, Suttgart

21a. Löfgren F (1949) Das topographische System der Makpyramiden der Menschenniere. Monographie. Berlinska Boktycheriet. Lund

21b. Marra G, Barbieri G, Dell Agnola A, Caccamo ML, Castellani MR, Assael BM (1994) Congenital renal damage associated with primary vesicouretero Reflux detected prenatally in male Infanils. J Pediatr 124: 726–730

22. Maizels M, Smith GK, Firlitt CF (1984) The management of children with vesicoureteral reflux and uteropelvic obstruction. J Urol 131: 722

23. Martinell J, Claesson J, Lidin-Janson G, Jodal V (1995) Urinary Infektion, reflux and Renal scarring in females continously followed for 13–38 years. Pediat Nephrol 9: 131–136

24. Metthews GJ, McLorie GA Churchill BA, Steckler RE, Khoury AE (1995) Xanthogranulomatoas Pyelonephritis in Pediatric Patients. J Urol 153: 1958–1959

25. Morecroft JA, MC Kinnow AE (1996) Vesico-ureteric Reflux. Current opinion in Urology 6: 192–195

26. Noe H Norman (1996) Editorial: screening for Reflux – the current Status. J Urol 158: 1808

27. O'Rheilly PH, Shields RA, Te HJ (1986) Nuclear medicine in urology and nephrology, 2nd edn. Butterworths, London Boston

28. Osterhage HR (1985) Kontroverse aspekte zur Genese des Megaureters. Urologe A 24: 198–201

29. Ransley PG, Whitacker RH (1989) Is there a place for reimplanting ureters that reflux? Chap. 2. In: Whitacker RH (ed.) Current perspectives in pediatric urology. Springer, Berlin Heidelberg New York Tokyo

30. Rison RA, Young CK, Ransley PG (1993) Reflux nephrophathy in children submitted to unilateral nephrectomy: a clinicophathological study. Clin Nephrol 40: 308–314

31. Roberts JA (1991) Etiology and pathophysiology of pyelonephritis. AM J Kidney Dis 17: 1–9

32. Shortcliffe LMD (1997) Urinary Track Infection in Infants and Children. Calmpbells Urology, VII. Ed., Chapter 57, Walsh-Retik-Vaugham-Wein

33. (entfällt)

34. Sillen V, Hjälmas K, Jacobson B et al. (1992) Pronounced Detrusor contractility as a cause of gross bilateral Reflux in Infants. J Urol 148: 598–599

35. Smellie JM, Tamminen-Mobius T, Olbing H, Cleasson J, Wikstadt J, Jodal U, Seppanen U (1993) Radiologische Nierenbefunde bei Kindern mit schwerem Reflux. Urologe A 32: 22–29

36a. Stephens FD (1983) congential malformations of the urinary tract. Praeger Scientific, New York

36b. Sutherland RW, Hicks MJ, Gonzales ET et al. (1999) Increased apoptosis at the uretero vesical Junction in children with Congential vesicoureteral Reflux. J Urol (Balt) 161 Supplement Abstract No. 628

37. Scholtermaier, Nijman RHM (1994) Vesicoureteral reflux and videourodynamic studies – Results of a prospectiv study after 3 years of follow up – Urol 43: 714–718

38. Schrier RW (1993) Visicourologic Reflux, Chapter 24 in Schrier and Gottschalk (eds.) Diseases of the Kidney, Little Brown, Boston, Toronto

39. Tanagho EA (1987) Vesicoureteral reflux. In: Smith DR (ed) General Urology. Lange Medical Publishers, Los Albos

40. Winberg J (1987) Clinical apects of urinary tract infecton. In: Holliday MC, Barratt TM, Vermier RL (eds) Pediatric nephrology II. Williams & Wilkins. Baltimore, London, chap 36

41. Wolfish NM, Delbrouck, Shanon MA et al. (1993) Comment by W Scott McDougal: Prevalence of hypertension in children with primary vesicoureteral reflux. J Ped 123: 559–563

42. Zollinger HU (1981) Pathologische Anatomie, 5. Aufl., Bd. II. Thieme, Stuttgart

Kapitel 9

Prune-belly-Syndrom (PBS)

A. Sigel

Abstract. Rückständig in mesenchymaler Entwicklung, zusammen mit hochgradiger vesikoureterorenaler refluxiver Dysplasie, verbunden mit defekter, dysmorpher trigonaler Organisation, weiter verbunden mit Aplasie der Bauchdecke, mit hochgradigem Maldescensus testis, mit unterentwickelter Prostata, zudem noch kompliziert mit peripherer Korrelationspathologie – so ist das Prune-belly-syndrome eine schwerwiegende Mehrfachfehlbildung mit autosomal rezessivem Hintergrund. Plastisch operative Korrekturen an Blase und Harnleiter haben eine begrenzte, dennoch vorteilhafte Indikation. Die Prognose ist oft ungünstig. Viele dieser Kinder müssen sich der Dialyse und Nierentransplantation unterziehen. Mädchen sind kaum beteiligt – und wenn, nur in schwächerer Ausprägung.

9.1
Definition

Dieses Syndrom ist eine Trias aus schwerwiegender Urodysplasie, ventral kaudaler Aplasie der Bauchdecken und bilateralem Maldescensus testis.

9.1.1
Synonyma

Eagle-Barret-Syndrom, Triad-Syndrom, Mesenchymal-Dysplasie-Syndrom; Prunebelly: Pflaumenbauch.

9.1.2
Morbidität

$1:35 - 50:10^5$, fast nur Knaben, 5 % Mädchen, insgesamt ungefähr so häufig wie Ekstrophie der Harnblase [7].

9.2
Pathomorphologie

Bauchdecke. Sie fehlt vom Nabel an abwärts einschließlich der faszialen Umhüllung. Die Haut darüber liegt in Falten und ist überschüssig angelegt, später darin abgemildert, wenn sich subkutanes Fett nachentwickelt (Abb. 9.1, 9.7).

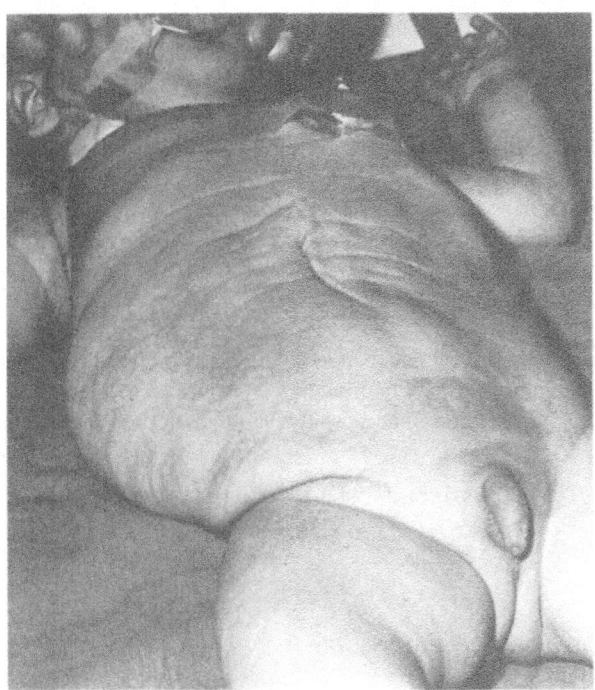

Abb. 9.1. Prune-belly-Kind, 3 Jahre, Bauchwand zerfließend. Vorausgegangene Duraplastik mit wenig Erfolg

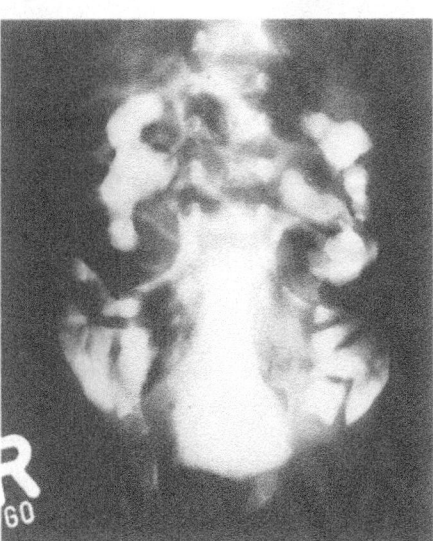

Abb. 9.2. AUR nach 60 min, Säugling, 10 Tage alt, Blasendom weit nach oben reichend. Nierenlängsachsen vergrößert, Harnleiter-Volvulus beidseits extrem, Serumkreatinin 1,4 mg%

Testes. Beidseitiger Maldeszensus als Sekundärerscheinung der inkompletten Bauchdecke. Es ist mechanisch und auch genetisch bedingt, weil öfter eine Dissoziation von Hoden und Nebenhoden erfolgt. Der Leistenkanal ist unterentwickelt.

Prostata. Hypoplastisch mit ungeordneter Feinstruktur, der Kolliculus fehlt häufig. Defekte der Vesiculae seminales und der Corpora cavernosa sind vorhanden, Divertikel der Harnblase sind dann öfter damit verbunden.

Harnröhre. In rund einem Fünftel aller Fälle teilweise obstruktiv, vereinzelt atretisch.

Harnblase. Volumen stark vergrößert, Wand des Detrusors schwach, strukturell dysmorph, z. T. dysplastisch, wenig konturiert, Blasenhals weit offen, Trigonum vergrößert, Ostien beidseits klaffend (Abb. 9.2, 9.3). Urachus oft offen – mit und ohne Urethralatresie.

Harnleiter. Refluxiv beide, beide stark megasiert und serpentenisiert, z. T. in sich obstruktiv verklebt (s. Abb.9.2). Die muskuläre Dystrophie der Harnleiter ist in der oberen Hälfte stärker ausgeprägt als in der unteren. Ebenso ist der Scheitel der vergrößer-

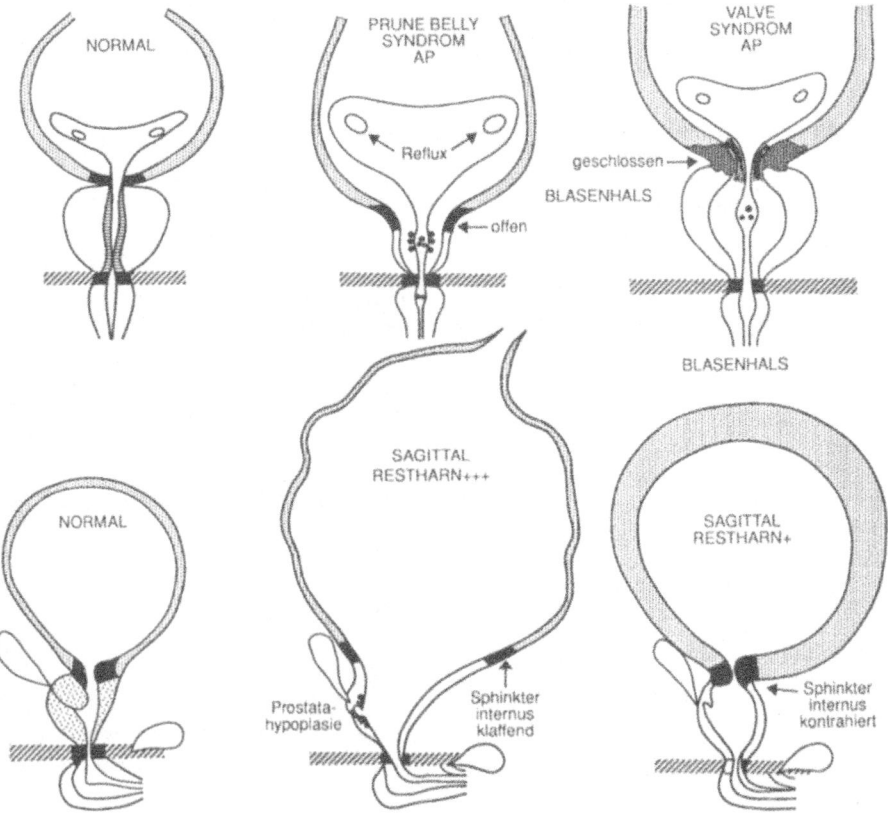

Abb. 9.3. Prune-belly-(PB) und Klappenblase (Valve) gegenübergestellt. Prostata bei PB stark hypoplastisch, bei Klappenblase obstruktiv reduziert. Trigonum beide Male vergrößert, Ostien lateralisiert und eleviert, bei PB fast immer refluxiv, bei Klappenblase (sekundär) obstruiert und nur in der Hälfte (vorbestehend) refluxiv. Detrusor bei PB verdünnt und dysplastisch, bei Klappenblase mehr kollagen als reaktiv-muskulär verdickt. (Erheblich variiert nach Porek et al. [4])

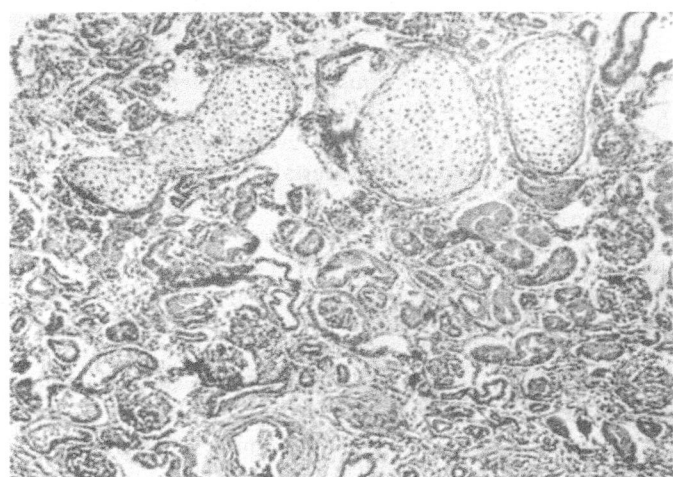

Abb. 9.4. Histologie aus Prune-belly-Niere. Grobe renale Dysplasie, Knorpellinseln, atrophische Tubuli, vermehrt interstitielle Fibrose. Vergr. 100 : 1

ten Blase mehr dystroph als der Fundus. Insgesamt ist die Prune-belly-Blase wesentlich voluminöser als die Klappenblase und ihre Harnleiter sind mehr serpentinisiert.

Nierenhohlsystem. Hydronephrotisch stark erweitert.

Nierenparenchym. Kontur unregelmäßig, Substanz vermindert, dysplastisch wie auch obstruktiv hypoplastisch; beides kommt ungefähr gleich oft vor (50 : 50) (Abb. 9.4) [5].

Das Prune-belly-syndrome ist nicht immer voll ausgeprägt. Inkomplette Formationen kommen bei Mädchen öfters als bei Knaben vor.

9.3
Pathogenese

9.3.1
Formale

Kein sicherer Erbgang, selten chromosomale Abnormität (s. Kap. 2), kein Beweis für autosomaldominant, vereinzelt sind Familiarität, Trisomie und Zwillingsbefall bekannt; bei letzterem dann nur einer von beiden.

9.3.2
Kausale

These des Mesodermalen Arrestes. Auch „Mesenchymales Dysplasiesyndrom". Ein frühembryonaler Insult „intrinsic defect" trifft das laterale pluripotente Mesoderm dreifach:

– die viszerale Schicht des lateralen Mesoderms (künftige Harnwege in trigonal aszendierender renaler Dysplasie),

- das nephrogene Mesoderm (künftige Niere),
- die somatische Schicht des lateralen Mesoderms (künftige Muskulatur); das Mesoderm bringt somit die Grundausstattung der glatten wie der quergestreiften Muskulatur hervor – beides in Gestalt der Myoblasten, die den Myotomen zugeordnet sind, den lumbalen Myotomen für die Muskulatur der Bauchdecke, den sakralen für die Muskulatur der Harnwege [7].

These der temporären Obstruktion. Temporäre frühembryonale subvesikale Obstruktion (mit bleibender Hypoplasie der Prostata verbunden) induziert ähnlich wie das Valve-Syndrom urorenale Pandysplasie einschließlich einverbundener hochgradiger Refluxivität [8].

Dualistisches Vorkommen von renaler Dysplasie und renaler Hypoplasie. Dualistisches Vorkommen von renaler Dysplasie und renaler Hypoplasie innerhalb des PBS (je zur Hälfte) weist auf zeitversetzte Entstehung innerhalb der ersten 16 SSW oder danach hin. Die genetische Klärung des PBS wird damit noch ungewisser.

9.4
Pathophysiologie

Zwei Umstände belasten das PBS besonders: die reduzierte Qualität des Nierenparenchyms durch Dysplasie und/oder Hypoplasie und der erschwerte Transport des Harns durch weit überdimensionierte kontraktionsschwache Harnwege von den Calices bis in den offenen Blasenhals. Die bindegewebige Durchsetzung der Detrusorstruktur neigt zu Progredienz. Dazu kommt die Kompliziertheit durch doppelseitige, meist hochgradige Refluxivität. Es besteht Polyurie mit verminderter Konzentrationsfähigkeit. Desweiteren tritt ein Verlust an Natrium, Kalium und Wasser auf. Das System ist jedoch nicht hyperton. Prune-belly-syndrom und Klappenmechanismus ist oft das Oligohydramnion gemein, das mit pulmonaler Hypoplasie einhergeht und daher oft vordergründig wird (s. Kap. 10). Sofern Bakteriurie einfällt, geht ähnlich wie beim Klappenmechanismus die gesamte renale Zerstörung wesentlich schneller voran.

9.5
Geschlechtsbezogenheit

Der männlichen Dominanz (95 %) liegt möglicherweise eine Entwicklungsstörung der Prostata zugrunde. Der Befall bei Mädchen (5 %) erscheint in doppelter Gestalt, einerseits verbunden mit einer Harnröhrenaplasie, inhärent hochgradig urorenal dysplastische Fehlform samt Bauchdeckenaplasie und adnexialer Hypoplasie, andererseits eine urologisch völlig geordnete Situation, nur belastet mit der Fehlform der Bauchdecke samt Adnexen (Abb. 9.5).

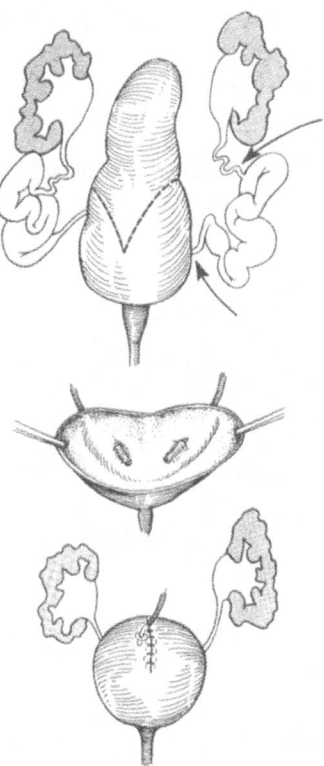

Abb. 9.5. Das extreme Überwachstum der Prune-belly-Formation läßt sich mit ausgedehnter Resektion überschüssiger Harnstrecken funktionell oft besser stabilisieren als mit Verzicht auf jeglichen Eingriff. (Mod. nach Woodward [12])

9.6
Korrelationspathologie

- Orthopädie: Klumpfußanomalie, Hüftdysplasie, Skoliosen [1],
- Gastrointestinaltrakt: Teilatresien, Teilstenosen, Volvulus, mangelhafte mesenteriale Fixation an der dorsalen Bauchwand, Obstipationen,
- kardial: Septumdefekte, auch Fallot,
- Ureterabgangsstenosen und Hypospadie.

Alle korrelativen Pathologien in den Anfangszeiten sind oft vordergründiger als die Symptome des abnormen Harnsystems.

9.7
Symptomatik des PBS

Gestörte Blasenentleerung wie bei infravesikalen Behinderungen. BU und HWJ mit zugehörigen Folgen intermittierend dominant. Für das PBS charakteristisch ist der erschwerte Übergang vom Liegen zum Sitzen und Aufstehen. Die pulmonale Anfälligkeit ist zeitweise krankheitsgewichtiger als die urologische.

Diagnostik. Inspektion und Palpation des Abdomens, Intestina oft tastbar, Nabel kranialisiert, Kryptorchie beidseits zu registrieren, vorsichtige Endoskopie der Harnröhre.

Bildgebend. Sonographie peri- und postnatal ermittelt die erweiterten Harnwege, aber nicht die Diagnose PBS. MCU schonlich mit Bildwandler. Infusions-AUR nach 3–4 Wochen (Abb. 9.6), 99 Tc DTPA später. Diurese-Provokationstest wegen zu langer Harnleiterstrecken zwecklos.

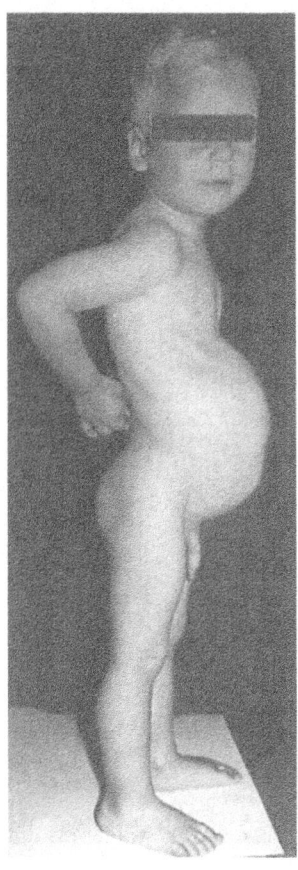

Abb. 9.6. Sog. „Pott-Belly" (Blockbauch) bei zunehmender Entwicklung des subkutanen Fettgewebes

9.8
Therapeutische Indikationen und Maßnahmen in abgestufter Reihenfolge nach dem Gefährdungsgrad (I–III)

9.8.1
Tendenz I: konservierend

- Vorerst „Watchful waiting"; alle Aufmerksamkeit ist auf Blasenentleerung und deren Passage durch die Harnröhre gerichtet, dazu erfolgt BU-Prophylaxe respektive Therapie. Zunächst Verzicht auf invasive Maßnahmen, statt dessen assistierte Miktion, bestehend in vorsichtiger manueller Expression der Harnblase in Abständen von 4–5 h, mithin 5- bis 6mal/die.
- Sofern die Passage durch die Harnröhre erschwert erscheint, wird eine endoskopische Narkoseuntersuchung der Harnröhre auf Stenose, Falten, Ringe und Miniklappen durchgeführt. Die zugehörige endoskopische Korrektur erfolgt im selben Arbeitsgang (ungefähr 20 % aller Fälle).
- Bei konstant hohem Residualharn (Sonographie) temporäre Punktionsvesikostomie. Interimistisches Abklemmen für jeweils 4–5 h. Registratur einer damit verbesserten Qualität spontaner Miktion. Fallweises Aufgeben der Vesikostomie und Erneuerung in Abständen.
- Falls keine Tendenz zur Besserung der Blasenentleerung erkennbar wird, dann erfolgt eine endoskopisch operative Sphinkterotomie [6].
- Temporär operative Vesikostomie bei Riesenharnblase, auch bei nachhaltiger Infektion.
- Falls der Kreatininwert ständig erhöht ist, erfolgt die operative Pyelokutanostomie beidseits, vereinzelt auch verbunden mit Anderson-Heynes-Plastik.
- Falls die Mündungsstenose eines oder beider Harnleiter objektiviert, dann erfolgt die verkürzende Neueinpflanzung [8].

9.8.2
Tendenz II: große plastische Korrekturen (Abb. 9.7)

- Resektion des überschüssigen Blasendomes, angezeigt in rund 1/5 aller Fälle. 2/5 aller Prune-belly-Kinder erreichen damit eine restharnfreie Entleerung ihrer Harnblase, weitere 2/5 kommen mit intermittierendem Katheterismus zurecht [2]. Der große Eingriff schließt verkürzende antirefluxive Harnleiterneuanpflanzung beidseits ein. In erfahrenen Händen ist die Operation erfolgreich, sie hat aber auch Gegner. Selten angezeigt ist eigenständige Antirefluxoperation, neuerdings ersetzbar durch paraostial-endoskopische Kollagenunterfütterung. In wenigen Fällen (10 %) ist spontane Maturation der Refluxivität bekannt, ein Vorgang, der darin ähnlich unsicher belegt ist wie vereinzelte Berichte über primär refluxfreies PBS.

9.8.3
Tendenz III: resignierend substitutiv

- Sofern bleibend ungenügender Harntransport: Transureterostomie und einseitige Punktionsnephrostomie (s. Kap. 18),

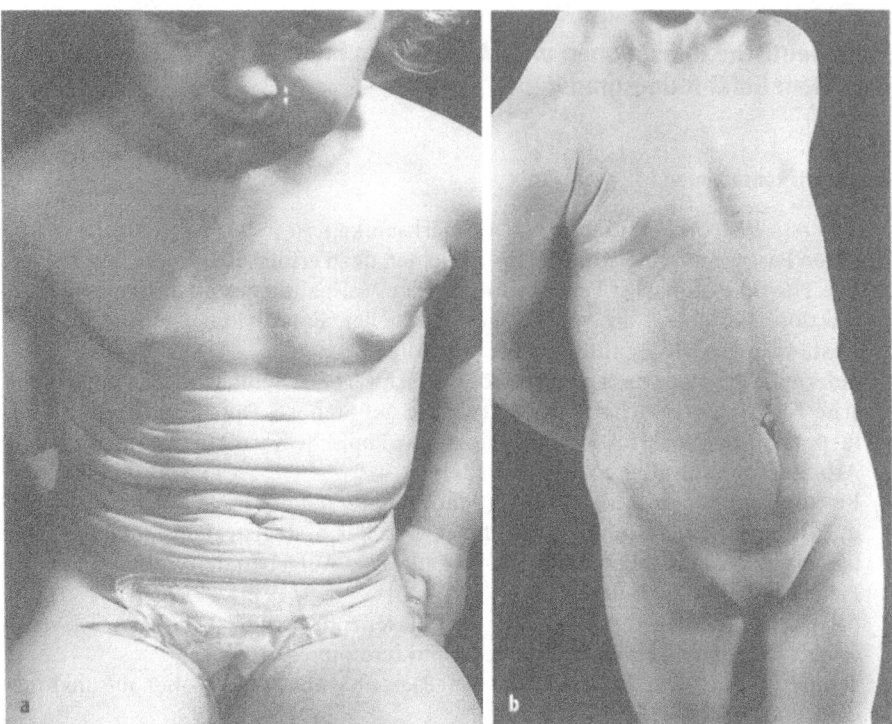

Abb. 9.7a,b. 3 Jahre, weiblich. Prune-belly-Syndrom. Angeborener Mangel an Bauchmuskulatur beim Mädchen ohne Hinweis auf Assoziationspathologien. **a** Vor OP; **b** 12 Monate nach Bauchwandplastik

- sofern therapieresistente Pyonephrose einseitige Nephrektomie,
- sofern alles versagt: Transplantation einer Spenderniere, den Harnleiter entweder in die verkleinerte Harnblase einpflanzen oder mit einem Harnleiterstoma in die Bauchdecke,
- Transplantationsergebnisse besser als bei der Klappenblase, indiziert in rund 25 % der Prune-belly-Kinder [3].

9.8.4
Therapie der Bauchdeckenaplasie

Plastisch exzidierende Korrektur ist nahezu immer angezeigt. Zwischen begrenzt und radikal gibt es verschiedene Auffassungen. Die radikale halten wir mit der UCLA-Gruppe für die Bessere. Die Elektromyographie gibt auch Hinweise. Die Mithilfe des Kinderchirurgen oder plastischen Chirurgen kann sinnvoll sein. Die plastische Bauchdeckenkorrektur verbessert außerdem die pulmonalen Aussichten. Der kosmetische überwiegt jedoch den funktionellen Effekt. Mit den Lebensjahren ist spontane Besserung zu erwarten. Aus „Pflaumenbauch" wird mehr „Blockbauch".

9.8.5
Therapie des Maldeszensus

Die doppelseitige transinguinale Orchidopexie im Verlauf der Bauchdeckenkorrektur ist Teil des großen zusammengesetzten Eingriffs, der das testikulär gefäßanatomische Problem einbezieht. Verlagerung beider Testes nach skrotal in 2/5 aller Fälle möglich, öfter jedoch ist auch ein Zweiteingriff notwendig, Autotransplantation nach der Fowler-Methode ist sinnvoll angezeigt in 3/5 aller Fälle und mit überwiegend günstigem Ergebnis [7]. Darüber hinaus birgt hochgradiger Maldescensus testis innerhalb der PBS vermehrt erhöhtes testikuläres Tumorrisiko, das sich im jungen Erwachsenenalter entscheidet.

9.9
Verläufe und Prognose

Ein Viertel aller PBS-Kinder stirbt pränatal, perinatal oder in urorenaler Insuffizienz in den ersten Lebenswochen. Ein weiteres Viertel kommt in ESRD im Laufe des 2. Lebensjahrzehnts und beansprucht dann Dialyse und Transplantation. Zwei Viertel bleiben renal toleriert, dies mit zunehmend balancierter Miktion. Die Erektionsqualität ist meist gut, die Fertilität dagegen schwach.

Statistisches über die Lebenserwartung ist kaum bekannt.

Literatur

1   Brinker MR, Palutsis RS, Sarwark JF (1995) The orthopedic Manifestation of Prune Belly (Eagle-Barrett) Syndrome. J Bon Joint Surg 77:251–257
2. Fontaine E et al. (1997) Long-term Results of Renal Transplantation in children with the Prune-Belly Syndrome. J Urol 158:892–894
3. Greskovich FJ, Nyborg LM (1988) The prune belly-syndrome: A review of its etiology, defect, treatment and prognosis. J Urol 140:707–712
4. Porek ED, Tyson RW, Miller FJ, Caldwell SA (1991) Prostate development in prune belly syndrome (PBS) and posterior urethral valve (PUV): Etiology of PBS lower urinary tract obstruction or primary mesenchymal defect. Pediatr Pathol 11:1–29
5. Reinberg Y, Shapiro E, Manivel JC et al. (1991) Prune belly syndrome in females: a triad of abdominal musculature deficiency anomalies of the urinary and genital system. J Pediatr 118:315–318
6. Schott G, Herrlinger A, Willithal G (1982) Das Prune-Belly-Syndrom („Pflaumenbauch"). Urologe [Ausg A] 21:322–326
7. Skoog STJ (1992) Prune Belly Syndrom. In: Kelalis-King-Belman, Chap. 20 p 943–975, Vol II. Clinical Pediatric Urology III Ed. – W.B. Saunders, Philadelphia
8. Stephens FD, Gupta D (1994) Pathogenesis of the Prune Belly Syndrome. J Urol 152:2328–2331
9. Walker A, Prokurat J, Irving M (1987) Prune belly syndrome associated with exexomphales and anorectal agenesis. J Pediatr Surg 22:215–217
10. Woodard JR, Smith EA (1997) Prune Belly Syndrome, Chap 62. In: Campbell Urolog VI Ed. 1992 and VII Ed. 1997, Walsh-Retik-Vaughan-Wein (ed), Saunders Philadelphia
11. Woodard JR (1998) Editorial, Lessons learned in 3 Decades of managing the Prune Belly Syndrome. J Urol (Balt) 159:1680
12. Woodard JR, Zucker J (1990) Current management of the dilated urinary tract in prune belly syndrome. Urol Clin North Am 17:407–418

Kapitel 10

Harnobstruktion des Kindesalters

A. Sigel

Abstract. Kongenitale Harnobstruktion betreibt es von Anfang an, die Nieren und die Harnwege nach Funktion und Parenchym zu mindern. Die Minderung geht von milde über tolerabel bis zu völligem Organuntergang. Zeitbeginn der Obstruktion und deren anatomischer Ansatz variieren die entstehende Uronephropathie. Frühembryonaler Beginn verursacht urorenale Dysplasie, implizierend vorzeitigen Verschluß des Allantoisgangs (urachales Postulat). Stets ist frühembryonaler Beginn mit bilateraler Refluxivität verbunden, wahrscheinlich mehr koinzidental als kausal (Valve I). Temporäre Obstruktion kann ähnliche Folgen nach sich ziehen (Prune-belly-Syndrome und Neck-Syndrom). Korrelationspathologisch ist frühembryonale Harnobstruktion, wenn hochgradig, verbunden mit Oligohydramnion, das seinerseits auf unklare Weise mit pulmonaler Hypoplasie korreliert. Darunter leidet die Prognose quo ad vitam. Ein Shunt zwischen Blase des Feten und Amnion der Mutter, eine schwierige Prozedur, im 3. Trimenon vorgenommen, könnte desobstruieren. Die Maßnahme findet weit mehr Ablehnung als Zustimmung. Spätembryonaler Beginn der Obstruktion verursacht hypoplastische Minderung aller urorenalen Struktur, in der Regel ohne Refluxivität (Valve II).

Infravesikale Obstruktion reduziert den Detrusor über erhöhten Binnendruck und Hypoxie, über Durchblutungsminderung und über Hyperkollagenisierung und gestörten Fasernexus. Miktionell depolarisiert die Muskelfaser vorzeitig, daraus entsteht Restharn, überwiegend mit ansteigender Tendenz. Konform damit beengt der wandverdickte Detrusor den Durchtrittskanal des Harnleiters und überträgt damit die obstruktive Potenz nach supravesikal.

Die Harnleiter erleiden eine ähnliche Deformation und Desorganisation (Megaureter), das Bolusprinzip leidet. Der Überdruck führt über eine Reihe von Pathomechanismen zu hämoobliterativer Nephrozirrhose, dies jedoch mit der Fähigkeit, in jedem Zwischenstadium zu sistieren (steady state). Die Glomerulogenese erfährt graduelle Minderungen, dies von 10–80 % sämtlicher Nephrone. Obstruktive und refluxive Vesikouronephropathie, Zentralstücke der Kinderurologie, sind nirgends stärker und schwerwiegender verwoben als in dem Syndrom der Klappenkrankheit der Knabenharnröhre.

Relativ schwierig ist es, mittels nuklearer und bildgebender Methoden zwischen idiopathischer Dilatation und tatsächlicher Obstruktion zu unterscheiden. Demgemäß entsprechende Indikation zu Desobstruktion. Diese variabel endoskopisch, minimal invasiv oder operativ.

Postnataler Beginn der Obstruktion, ein selteneres Vorkommnis, betrifft nephronal normal ausgestattete Nieren und hat deshalb stets den geringeren Krankheitswert.

Jegliche Harnobstruktion des Kindesalters neigt zu bakterieller Sekundärerkrankung, die optimale Antibiose erfordert.

Supravesikal (bei gesunder Blase) setzt obstruktive Nephropathie an der Mündung oder am Abgang des Harnleiters an, einseitig wie doppelseitig. Distal entsteht dabei vereinzelt dysplastische, proximal nur hypoplastische Reduktion. Fornixruptur mit oder ohne Aszites kommt als akute Verschlimmerung vor, ist jedoch z. T. auch Entlastung. Jede bilaterale Harnobstruktion des Kindes kann zu lange tolerablem Defektgleichgewicht finden oder in definitiver Niereninsuffizienz enden, dann verbunden mit dem Zwang zu Dialyse und Transplantation.

Verlorengegangene oder hypoplasierte Nephrone (Apoptose) sind nicht zurückholbare Verluste. Insofern ist jede Verzögerung der Desobstruktion von Nachteil. Verlust (Ektomie) einer Niere, obstruktiv, traumatisch oder onkologisch bedingt, geht, gesundes Geschwisterorgan vorausgesetzt, mit normaler Lebenserwartung einher. Hat das einzelnierig gewordene Organ einen vorbestehenden Schaden in sich, so verursacht die Mehrbelastung vorzeitigen Funktionsabbau, dies parallel dem Grade der Vorschädigung. Kompensierte Nierenfunktion kann noch jahrelang fortbestehen. Es genügen dazu 40 % gesund gebliebener Nierensubstanz (bei Erwachsenen 25 %). Genetik, Sonographie, Szinitigraphie und Urodynamik sind unentbehrliche Bestandteile der Diagnostik. Die Indikationen zwischen konservativ und operativ erhalten viel Gewicht.

10.1
Leitlinien zu Diagnostik, Therapie und Prognostik

10.1.1
Morbidität

$1 : 20 \times 10^3$ Geburten [11].

10.1.2
Zeitpunkt der Diagnostik

Die unterschiedlichen Schweregrade der Klappenobstruktion bedingen weit auseinanderliegende Zeitpunkte primärer Diagnostik. Generell je höher der Schweregrad, desto früher die Krankheitszeichen und umgekehrt. Sonographisch fallen pränatal gravierende Fälle mit Harnwegserweiterung von der 21. Woche an in 20 % auf. Bis zum Ablauf des 3. postnatalen Monats 50 %, nach dem 12. Monat 30 % aller Morbidität [11], vereinzelt aber erst adult oder im Erwachsenenalter.

Je früher fetal eine vergrößerte Blase auffällt, dann auch zusammen mit erweiterten Harnleitern, desto wahrscheinlicher liegt formalgenetisch eine obstruktive Dysplasie und zugehörig großer Krankheitswert samt ernster Prognose zugrunde. Kausalgenetisch handelt es sich um eine partielle Persistenz der Urogenitalmembran. Es gibt dazu detaillierte Erklärungen.

10.1.3
Symptomatik

- Erschwerung der Miktion, v. a. schwacher dünner Harnstrahl, Harn in wäßriger Farbe, trübe, sobald Bakteriurie hinzukommt,
- schlechtes Gedeihen, Hautturgor vermindert, vermehrt Flüssigkeits- und Elektrolytbedarf anzeigend,
- HWI mit Fieber als Regel, bei Refluxivität fast ausnahmslos, später nicht persistent, sondern rekurrierend,
- vergrößerte Harnblase oft palpabel, Blase fast immer vergrößert, seiten verkleinert, häufig mit Inkontinenz,
- Nierenfunktion in mehr als $^2/_3$ aller Klappenkinder unterschiedlich stark eingeschränkt, oft schwerwiegend,

- Serumkreatinin > über 1 mg% problematisch, über 2 mg% bedenklich,
- obligat Labor: außer Serumkreatinin, Elektrolyte, NACl, Kalium, Harn-chemisch, mikroskopisch, bakteriologisch, resistographisch.

10.1.4
Methodik der Bildgebung

- Sonographie pränatal entdeckt nach der 24. Woche die vergrößerte Harnblase, ihre verdickte Wand und in gravierenden Fällen auch die erweiterten supravesikalen Harnwege. In weniger schwerwiegenden Fällen zeigt sich die Erweiterung erst postnatal. Wiederholung der Sonographie in Zweifelsfällen nach ungefähr 10 Tagen angezeigt. Sie zeigt auch die erweiterte Harnröhre, dies jedoch nicht immer verläßlich.
- Schonliches MCU ist einmalig notwendig, um das Valve-Syndrom von hochgradiger eigenständiger Refluxkrankheit zu unterscheiden oder beider Koexistenz zu erweisen (Abb. 10.7, Tabelle 10.1),
- InfAUR mit Spätaufnahme einige Tage später informiert über den Obstruktionsgrad eines nichtrefluxiven Valve-Syndroms. DMSA vorläufig nicht zwingend erforderlich.

Tabelle 10.1. Systematik angeborener (A–C) und erworbener (D, E) Obstruktion der Harnwege

A.	1	Infravesikale Obstruktion ohne Refluxivität, Hypoplasie – Valve I
	2	Infravesikale Obstruktion mit Refluxivität, Dysplasie – Valve II
	3	Temporäre infravesikale Obstruktion mit Refluxivität, Dysplasie – PBS, Neck-Syndrom
	4	Obstruktion infolge kaudaler Harnleiter-Ektopie, Dysplasie, Hypoplasie
B.	1	Supravesikale idiopathische Harnleiterdilatation
	2	Hl-ostiale Obstruktion, Hypoplasie – Chwalla I
	3	Hl-ostiale Obstruktion, Dysplasie – Chwalla II
	4	Hl-MID St-Renal multizystische Dysplasie (RMD)
	5	Pyelonale Hypoplasie = Dysplasie
	6	Pyeloureterale Obstruktion (PUJ) organisch – Hypoplasie
	7	Idiopathische NBKS-Dilatation
C.		Neuropathische Harnleiterobstruktion (neurogene Blase)
D.		Juvenil erworbene Harnleiterobstruktion – Lithora, Strikturen ⎱
E.		Adult erworbene Harnobstruktion – Lithora, BPH, Neoplasie u. a. ⎰ Hypoplasie

A 1–4, B 1–3, C als Megaureter, A 1–3, C als MCMUS verbildet

10.1.5
Pathomorphologie

Urethral und vesikal
Youngs verdienstvolles Gründerschema der posterioren Klappen stimmt nur noch in Annäherung. Keine Klappe gleicht der anderen völlig. Typ II kommt nahezu nie vor. Typ III heißt heute bulbäre Stenose oder Ringe. Typ I überwiegt mit 95 % weit (Abb. 10.1). Falten statt bindegewebiger Klappen und Miniformen gibt es, diese sind

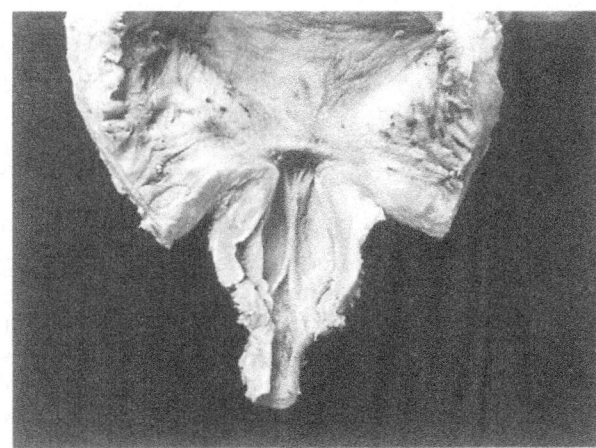

Abb. 10.1. Harnröhrenklappe eines verstorbenen 12jährigen

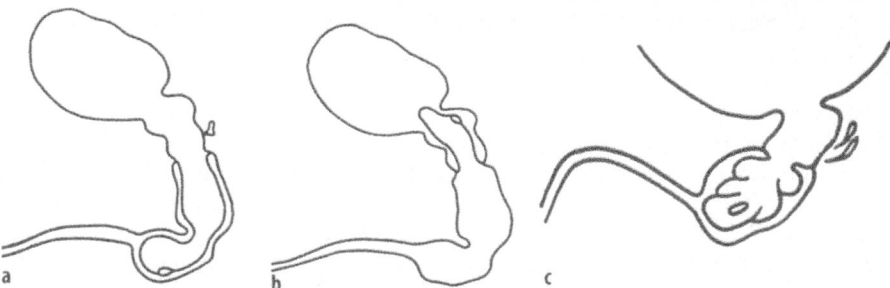

Abb. 10.2a–c. Hr-Klappe, Valve Typ III, „Windsackmembran". **a** Ausgedehnte urethrale Membran, miktionell entfaltet und damit obstruktiv. **b** Retrogrades endoskopisches Spülmanöver pervertiert die Membran in den Blasenhals hinein. Das stenosierende Orifizium erst bulbär, hinterher kollar. **c** Situation ähnlich wie a. Windsack hier multilokulär gestaltet [aus 52]

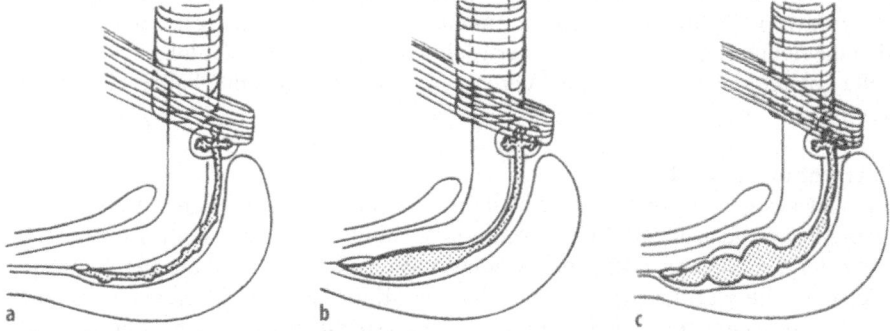

Abb. 10.3a–c. Pathologie der Cowper-Drüsen und Gänge. **a** Norm: Die Cowper-Drüsen liegen kaudal des Sphinkter externus, halb überzogen vom M. puborectalis. Die Gänge verlaufen zwischen dem Harnröhrenepithel und dem Corpus spongiosum. Sie öffnen sich dazwischen und münden hauptsächlich dorsal in das Lumen der Harnröhre. Nicht obstruktiv. **b–c** Ektatische Gänge verengen unterschiedlich das Lumen der Harnröhre und können nach Form und Obstruktion die Klappenkrankheit initiieren [aus 52]

nicht alle obstruktiv, aber auch wandernd und nach bulbär prolabierend (Abb. 10.2), auch verwechselbar mit krankhaften Cowper-Drüsen (Abb. 10.3).

Kennzeichen der Klappenblase ist die meßbar bindegewebig verdickte Wand, das vergrößerte Volumen, das vergrößerte Trigonum mit lateralisierten Ostien, pathologisch gestalteten bei Refluxivität. Mehr funktionell als organisch verfestigt erscheint der Blasenhals kontrahiert, desgleichen der Durchtrittskanal des Harnleiters (Pars intramuralis).

Divertikel der Harnblase sind ein eigenständiges, klappenunabhängiges Krankheitsbild (s. Kap. 13), zurückgehend auf strukturelle Schwachstellen in der Vereinigungszone von Detrusor und Blasenhals samt Trigonum. Eine solche Divertikelanlage – falls vorhanden – erfährt starke Wachstumsimpulse durch die Klappenexistenz. Deshalb sind in 5–10 % Divertikel Bestandteil des Klappensyndroms.

Anteriore Klappen der Knabenharnröhre, auch unter dem Namen Harnröhrendivertikel, haben pathogenetisch und pathophysiologisch mit den posterioren den Dualismus gemeinsam, daß sie entweder in hypoplastisch oder in dysplastisch gestalteter Uronephropathie erscheinen [53].

Bei der Klappenkrankheit korrelativ-pathologisch kommt Maldeszensus testis in 10 % hinzu.

Ureteral und renal

Was die Pathomechanik der Klappenblase supravesikal an Pathomorphologie fortzeugend induziert, vermittelt die 2. Obstruktionsstufe, die komprimierte Pars intra muralis der Harnleiter, komprimiert detrusorial, temporär oder auch bindegewebig definitiv (s. Abb. 10.1, 10.4). Die Folgen erscheinen als obstruktiv bedingtes Überwachstum der Harnleiter, als sekundäre Megaureteren, in Windungen und Verklebungen (Kinks). Die Vaskularisierung der Harnleiter wächst mit, die zunehmende bindegewebige Durchsetzung der Muskulatur der Harnleiter schreitet dennoch voran und mindert grob deren Transportfunktion.

Konform mit den Harnleitern ergreift infravesikal obstruktiv ausgehende Pathomorphologie zeitgleich beide Nieren. Sie werden nach Länge und Breite und NHS größer, an Parenchym dünner, an Vaskularisierung ärmer, wie es die Regeln der obstruktiven Nephropathie vorbestimmen. Wesentlich ungünstiger noch verändert sich die renale Pathomorphologie der Klappenkrankheit, wenn infolge frühembryonaler Entstehung renale Dysplasie der Hypopiasie vorausgeht und beides zusammenkommt.

Intervention pränatal

Shunt zwischen vergrößerter Klappenblase des Feten und Amnionhöhle steht bisher ganz überwiegend in Mißkredit. Änderung bahnt sich teilweise an. Atraumatisch nach der 24. Woche praktikabel, sonographisch gesteuert, könnte der Shunt der bedrohten Glomerulogenese die nachhaltige Minderung des 3. Trimenon ersparen (s. Abb. 10.10) und auch die pulmonale Hypoplasie mindern, jedoch nicht die renale Dysplasie, die im 1. Trimenon entsteht [4, 33]. Das rein obstruktive Klappensyndrom gewänne durch den technisch und anatomisch problematischen Shunt. Das prognostisch ungünstigere refluxive dysplastische Klappensyndrom gewänne nichts. Beide pränatal zu differenzieren, war bisher nicht möglich, ist es aber neuerdings mittels (noch fehleranfälliger) Bestimmung der Elektrolyte und der Mikroglobuline aus per-

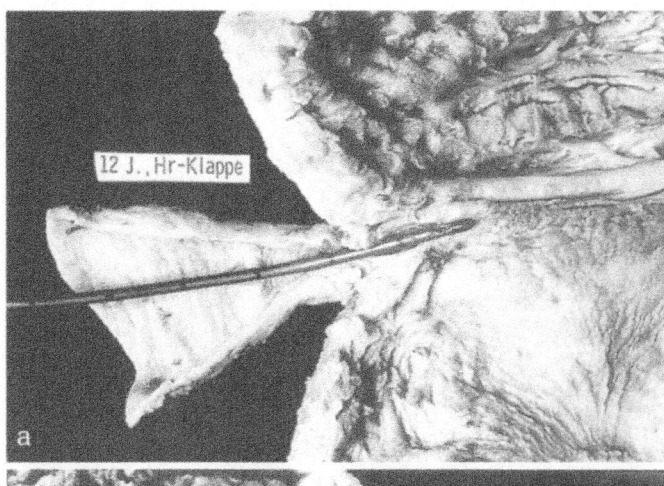

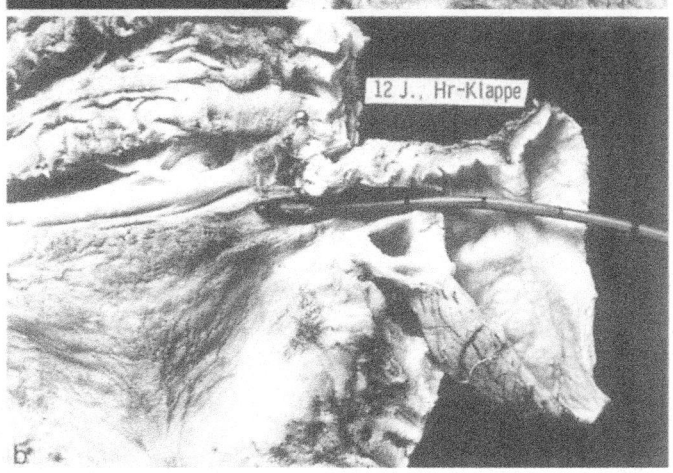

Abb. 10.4a, b. Klappenkrankheit, unbehandelt (Patient mit 12 Jahren verstorben). Beide Segelklappen dargestellt. Sekundäre Kontraktur des Blasenhalses (s. Abb. 10.1). Sekundäre Obstruktion beider Harnleitermündungen, beide nicht refluxiv – Detrusor hochgradig trabekuliert, mithin dekompensiert und neurogenisiert. Trigonum vergrößert, außerstande zu Trabekulierung, weil sympathisch dominant

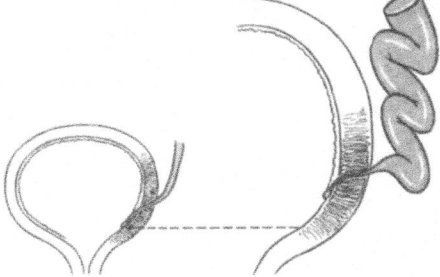

Abb. 10.5. Schema der zweiten Stufe der infravesikal ansetzenden Obstruktion, angreifend in der Pars intramuralis des Harnleiters. Der bindegewebig und auch muskulär reaktiv verdichtete Detrusor engt den durchtretenden Harnleiter ein. Nach kausaler (endoskopischer) Desobstruktion der Harnröhrenklappe ist die Einengung meist rückbildungsfähig

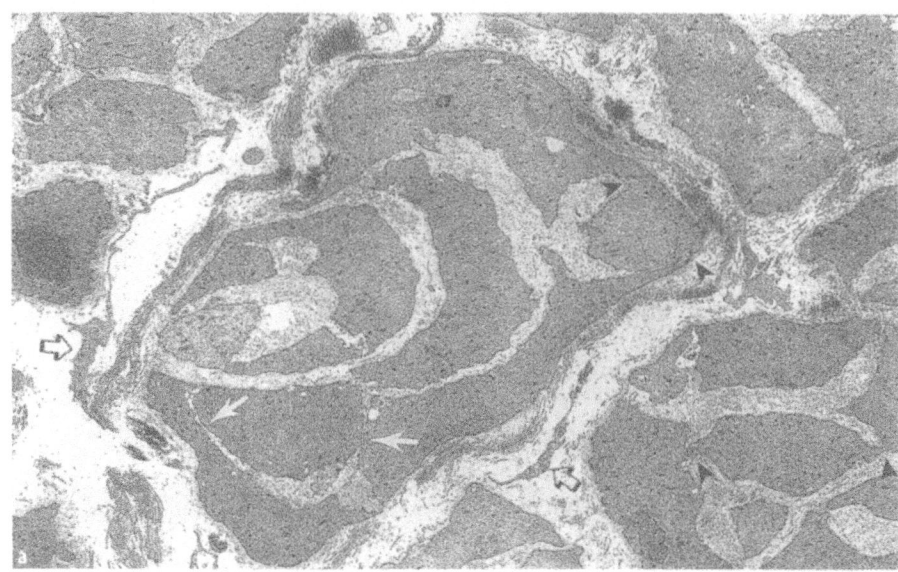

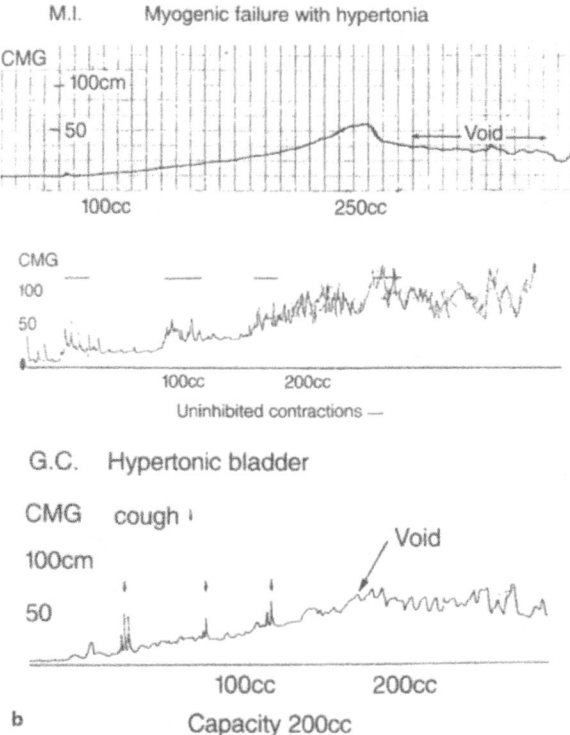

Abb. 10.6. a Elektronenmikroskopisches Bild des obstruierten Detrusors. Die Muskelzellen sind alle vergrößert, ihr synzytiales System jedoch stark aufgehoben (*einfache Pfeile*), an wenigen Stellen noch vorhanden (*offene Pfeile*). Die normalerweise schmalen Räume zwischen den Muskelzellen sind sehr stark vergrößert und exzessiv angefüllt von Kollagen. Kollagenose als Markenzeichen grober Langzeitobstruktion. (Aus [16b]). **b** Die drei verschiedenen Reaktionsweisen der Klappenblase in der Spätphase (2.–3. Dezennium). Sie verteilen sich auf ungefähr je $^1/_3$ der betroffenen Kinder [aus 40]

kutan entnommenem Amnionharn. Sie sind erhöht bei dysplastischen und nicht erhöht bei rein obstruktiven Nieren [9]. So wäre eine abwägende, differenzierende Revision der bis heute fast einheitlichen Ablehnung intrafetaler Desobstruktion fallweise zu begründen. Neben der pädiatrischen Urologie und Nephrologie wäre eine 3. Arztgruppe beteiligt (Gynäkologie), was informierende Teamarbeit notwendig machte.

Die Shunt-Methode (double-Pigtail) ist bis zu 50 % störanfällig [11, 22]. Eine aktive Ärztegruppe, über Jahre vergleichend alternierend den Shunt praktizierend (n = 55), alle Feten mit Oligohydramnion belastet, ermittelte deutliche Verbesserungen [15]. Länger als 4–6 Wochen drainiert kein Shunt. Eine Lernphase an kundiger Ausbildungsklinik könnte die Problematik mindern.

Alternativ und überzeugender bietet sich an, den Geburtsvorgang in der 32. Woche einzuleiten und den überhöhten Binnendruck der Harnwege dann mittels externer Katheterverfahren zu senken. Die in den letzten 4 Wochen normalerweise stark aktive Glomerulogenese erhielte damit eine vorteilhafte Protektion.

10.1.6
Therapeutische Indikationen und Maßnahmen (pränatal und postnatal)

– Haupterfordernis: dauerhafte Druckentlastung des bilateral obstruktiv erweiterten Harnsystems, dies unverzögert mittels dünner Nährsonde als Verweilkatheterismus,
– intermittierendes Abklemmen des Katheters, jeweils 1 h lang, periodisch 4 x binnen 24 h, um einer Kontraktur der Harnblase vorzubeugen,
– nach 6–10 Tagen in adäquater Narkose Urethrozystoskopie und kalte 2- bis 3fache Inzision der Harnröhrenklappen, Registratur der ostialen Qualität und Formation,
– 3–6 Tage nach der Erstmaßnahme probatorische Entfernung des Harnröhrenkatheters,
– nach 4–6 Wochen zystoskopische Überprüfung der valvulären Desobstruktion und Komplettierung je nach Bedarf,
– Messung der Diurese mittels Gewichtskontrolle der Windeln, sonograpische Kontrollen auf Restharn, Vergleich der Harnleiterdilatation vor und nach valvulärer Desobstruktion,
– suprapubischer Verweilpunktionskatheterismus der Harnblase, falls keine vorteilhafte Änderung, diese Maßnahme über wenige Wochen durchgehalten, u. U. auch wiederholt, leistet einiges zu funktioneller Erholung der Blase, wie vorher interimistisches Abklemmen des Katheters um Trockenlegung und Kontraktur der Harnblase zu vermeiden,
– Antibiose konform einer möglichen Bakteriurie,
– von Anfang an adäquate pervenöse Bewässerung samt kontrollierter Elektrolytbilanz,
– transrenale Ableitung mittels PCN, selten angezeigt, sofern die 2. Obstruktionsstufe (Harnleitermündung) fortbesteht, sich nicht spontan zurückbildet oder aber die schadensintegrierte Muskulatur des Harnleiters nicht genügend Transportarbeit leistt, die Bolusfunktion noch fehlt, konform sich nicht normalisiert
– nachfolgende Ureterozystoneostomie nicht oft (15 %) angezeigt und operationstechnisch nicht einfach,
– falls Refluxivität besteht, bis auf weiteres (2 Jahre) spontane Maturation abwarten

und beobachten, nur bei erwiesener Resistenz operative Therapie, auch diese technisch nicht einfach und öfter komplikativ, neuerdings endoskopisch paraostial Kollagen-Unterfütterung,
falls hyperkontraktile, hyperreflektorische Harnblase (Urodynamik) anticholinerge Medikation, fallweise, selten Augmentation im 2. Lebensjahr, falls permanent Restharn, intermittierender Katheterismus (CIC),

- falls zunehmende Niereninsuffizienz (2. Dezenium) Nierentransplantation, besser mit als ohne gleichzeitige Binephrektomie. Einpflanzung und Einheilung des Harnleiters in die strukturell geschädigte Harnblase nicht problemlos (s. Abb.10.1, 10.4), (s. auch Kap. 11)
- Klappenkinder von Anfang an auf Lebenszeit periodisch in urologische und nephrologische Kontrolle, „the kidneys are going, as the bladder goes".

10.1.7
Klappenblase, Langzeitprobleme

Die nicht optimal desobstruierte Klappenblase ohnehin, aber auch die korrekt behandelte geht keineswegs geordneter Funktion entgegen. Der Detrusor ist und bleibt meistens ein strukturell grob geschädigtes Organ. Es reagiert mit den Jahren auf 3 verschiedene Weisen [38, 40] (Abb. 6b):

- Myogene Insuffizienz, oft bleibend, hohe Restharne mit Inkontinenz, fortschreitende Schäden des Rezeptorgefüges, mithin sekundäre Neurogenisierung, n = 1/3, Therapie: cholinergisch, intermittierend Katheterismus,
- Hyperreflexie, Kapazität 30–240 % der Norm, schwindet oft bis zur Pubertät, Urgeinkontinenz, n = 3/8, Therapie: anticholinergisch, fallweise Pouch,
- vesikale Hypertonie, verminderte Kapazität, n = 3/8, Therapie: Druckentlastung und vergrößertes Fassungsvermögen der Harnblase anzustreben. Augmentation fallweise [25].

10.1.8
Verläufe und Prognostik

Ob schwerwiegender oder milder Verlauf, hängt ab von der Intensität der Obstruktion, weiter davon, ob refluxfreies oder refluxhaltiges Valve-Syndrom und v. a., ob Bakteriurie und Pyelonephritis alles gefährlich komplizieren.

Die Funktion der Harnblase kann in milderen Fällen relativ lange in tolerabler Verfassung bleiben. Verschlechterung, insbesondere Inkontinenz im zweiten Dezennium, zeigt ungünstigen weiteren Verlauf an, dies wegen der einverbundenen Rückwirkung auf die Nierenfunktion [13]. Primär refluxfreie Klappenkrankheit kann nach vielen Jahren sekundär refluxiv werden, dies infolge zunehmender Neuropenie des Detrusors. Umgekehrt kann primär hypoplastische (nicht dysplastische) Refluxivität (Grad II–III) bis zur Pubertät urodynamisch maturieren [24].

Der gleichsam vorprogrammierte ungünstige renale Ablauf vollendet sich regelhaft im 2. Dezennium, dann, wenn das Körperwachstum sich vollendet, zwar vermindert, jedoch durch den ansteigenden, v. a. muskulären Clearancebedarf die im Wachstum stark zurückgebliebenen Nieren überfordert (s. u., [47]).

Zwischen Vorhersage und Spätverläufen gibt es viel Irrtum und Ungewißheit. Die

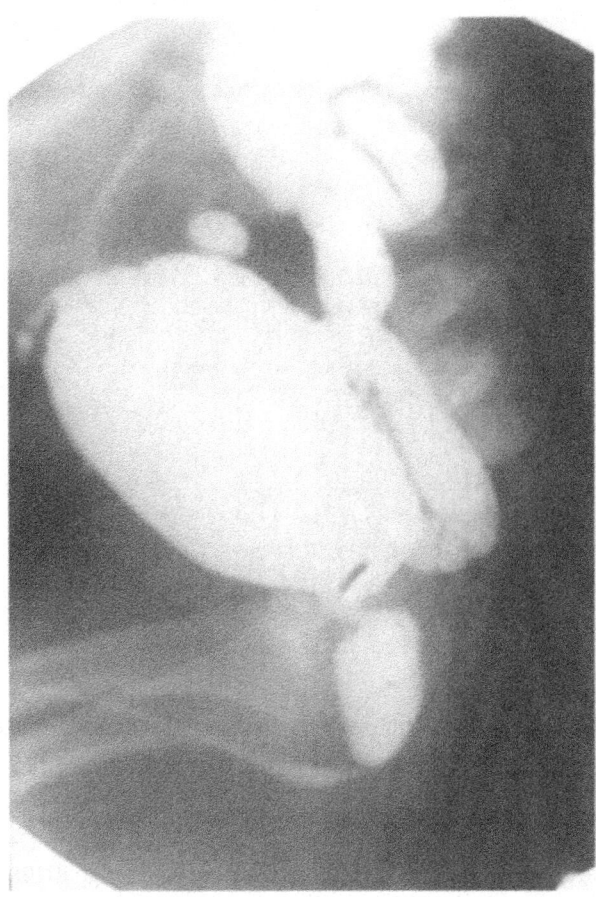

Abb. 10.7. Miktionelles Zystourethrogramm. Valve-Syndrom, Valve III, einseitig refluxiver MU, mithin einseitig dysplastische Uronephropathie, Gegenseite hypoplastischer nicht refluxiver MU. Blasenhals funktionell verengt

bilaterale Obstruktion, die fetal sonographisch schon vor der 20. Woche auffällt, kündigt immer Ungünstiges an. Spätverläufe erscheinen oft vergleichsweise günstig, dies neben krass ungünstigen. Die Erklärung ist in der stark unterschiedlichen Obstruktionskraft zu suchen und zu finden, die von der Klappe ausgeht, des weiteren von der Intensität des Refluxes, die mit Grad I und II die Nierenstruktur kaum verändert, während Grad IV und V renale Dysplasie nach sich ziehen und damit die Prognose von vornherein beeinträchtigen. Je mehr Dysplasie, desto ähnlicher Verlauf und Prognse bei frühzeitiger oder verspäteter endoskopischer Klappenbeseitigung [22, 28] (s. auch Pathophysiologie, S. 69).

Eine initial erwünschte Graduierung des Klappensyndroms, welche den Verlauf voraussagen läßt, gibt es derzeit noch nicht. Mildere Verläufe, bestehend in weniger schwerwiegender örtlicher uretheraler Obstruktion, verhalten sich zu gegenteiler Vorgabe im Verhältnis 2:1 [11, 36]. Das Postulat der Desobstruktion innerhalb der ersten Lebenstage bleibt dennoch gültig.

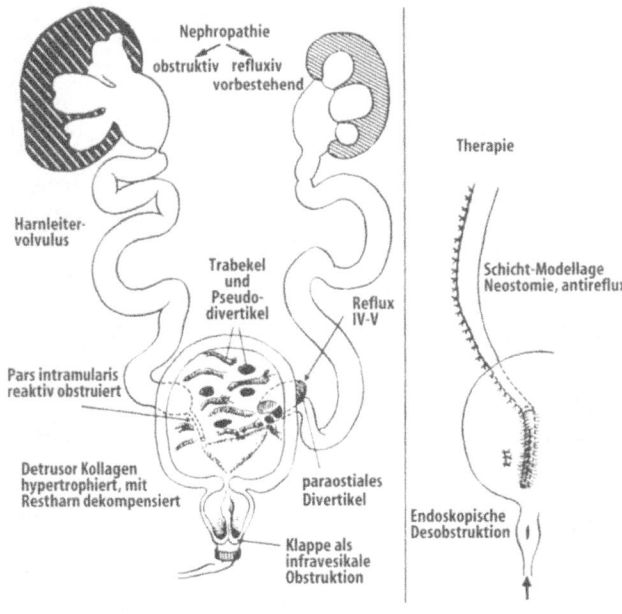

Abb. 10.8. Synopsis infravesikaler kongenitaler Obstruktion. *Links:* Der restharnhaltige, reaktive verdickte Detrusor stenosiert die Pars intramuralis des Harnleiters und setzt damit eine Megasierung des Harnleiters und obstruktive Nephropathie in Gang. *Rechts:* Vorbestehende Refluxivität hat das Nierenparenchym dysplastisch reduziert. Die distale Obstruktion hat verschlimmernden Einfluß

10.1.9
Lebenserwartung samt Transplantationsproblematik der Klappenkinder

Ein Viertel dieser Kinder starb früher in den ersten Lebenswochen, heute sind es weniger (2–4 %) [13]. Der Serumkreatininwert spiegelt ungefähr den Krankheitsverlauf. Anfänglich meist erhöht, dann normalisiert (unter 1 mg%) weist er in tolerable Richtung, erhöht bleibend weist er in ungünstige Richtung.

Das refluxive Valve-Syndrom ist wegen seiner meist dysplastischen Grundlage viel ungünstiger zu bewerten als das rein obstruktive Syndrom. Bakterielle Überlagerung schadet zusätzlich viel. Viele, etwa ein Drittel der Klappenkinder benötigen im 2. Dezennium Dialyse oder Transplantation (Tabelle 10.2).

Die Spätergebnisse der Nierentransplantation gehen parallel dem Funktionswert der Harnblase. Im 2. Jahrfünft postoperativ entstehen Verschlechterungen, wenn der Detrusor sein Ungenügen den Nieren in bekannter Weise weiter vermittelt hat, eine Situation dann, die den ganzen Schweregrad der Klappenkrankheit desillusionierend erweist [10, 13, 25, 38, 43]. Dennoch hat die Handhabung der Harnleitereinpflanzung in die Klappenblase zunehmend Erfolge zu verzeichnen.

Insgesamt ist die Lebenserwartung vermindert, ausgenommen mindergradige Formen. Darin kann sich dann detrusorial-amyogener Restharn (1–3 l) und die renale Insuffizienz (Serumkreatinin 3–6 mg%) bis in das 4. und 6. Dezennium hinein verlängern. Auch ist dann verspätet oder komplettierend nach früherer unvollständiger Desobstruktion diese immer noch endoskopischer Methodik zugänglich. Anale Triggerung kann weiter zu hinreichend restharnfreier Entleerung einer amyogen gewordenen Harnblase und damit zu verlängerter Lebenserwartung verhelfen.

Tabelle 10.2. Detaildiagnosen innerhalb kongenital-urologisch bedingter transplantationsbedürftiger Niereninsuffizienzen. Überhand haben die doppelseitige hochgradige Refluxkrankheit und die hochgradige infravesikale Obstruktion

Renale Endstadien kinderurologischer Herkunft	n	m.	w.
1. Infraves. Obstruktion mit Refluxkrankheit	16	16	–
2. Infraves. Obstruktion ohne Refluxkrankheit	6	6	–
3. Neurogene Blase mitig. Idiop. DSDS	3	2	1
4. Myelodysplasie, sakrale Dysgenesie	–	–	–
5. Prune belly	4	4	–
6. Plasenekstrophie	1	1	–
7. Bilat. Refluxkrankheit IV–V inkl. MCMUS	21	4	17
8. Bilat. ureterovesikale Stenose	6	4	2
9. Bilat. pyelouretrale Stenose	4	3	1
10. Bilat. Nierenhypoplasie	3	2	1
11. Bilat. polyzystische Jugendform	5	3	2
12. Bilat. Nephroblastom	2	1	1
13. Bilat. Struvit-Nephrolithiasis originär	3	1	2
14. Multizystische und andere Nierendysplasien	8	4	4
Urol. Univ.-Klinik Erlangen 1968–1998	82	51	31

10.2
Pathophysiologie kongenital infravesikaler Obstruktion, dargestellt anhand der Klappenkrankheit (Valve-Syndrom)

10.2.1
Amniopathie und Allantopathie

Sobald die Harnproduktion in der 10.–12. Schwangerschaftswoche einsetzt, dient sie auch als Zulieferant für die Amnionflüssigkeit. Der Allantoisgang, interimistisches Ventil zwischen Harnblase und Amnion, normalerweise offen bis in das 2. Trimenon [6, 11, 27], drainiert die klappenbedingte Obstruktion des Blasenauslasses in das Amnion hinein. Wirksam werden kann sie deshalb erst nach dem physiologischen Verschluß des Ganges, dann hypoplasierend nach den Regeln der obstruktiven Nephropathie, ein Vorgang, der für rund 40 % der Klappenkinder zutrifft. Ein Drittel der Klappenkinder weist indessen vordergründig nicht hypoplasierende Obstruktion auf, sondern urorenale Dysplasie, die nur im 1. Trimenon entstehen kann und mit bilateraler Refluxivität integral verbunden ist. Dieser Vorgang impliziert – hypothetisch – vorzeitigen Verschluß des Allantoisganges und damit Entzug seiner Ventilfunktion und damit die Refluxkrankheit zusätzlich zur Obstruktion, zwei Entitäten dann in einem. Die Terminierung des Allantoisverschlusses erscheint jetzt in der Fachdiskussion [Kap. 8, Lit. 13]. Die obstruktiv verursachte Minderproduktion an Harn bedingt das einverbundene Oligohydramnion. Weshalb es oft mit pulmonaler Hypoplasie einhergeht, wissen wir nicht genau [34].

10.2.2
Detrusor und Urethra posterior unter Obstruktion

Dem obstruktiv bedingten Überdruck sind Detrusor und hintere Harnröhre von Anfang an ausgesetzt. Anfänglich soll der Detrusor kurzzeitig zu kompensatorischer Hyperplasie seiner muskulären Zellsubstanz instande sein. Den weitaus größeren Anteil an der bekannten Wandverdickung der Klappenblase hat jedoch eine infiltrierend spezifisch obstruktiv einsetzende einsetzende Hyperkollageninsierung des ganzen Detrusors, diese intra- wie auch extrazellulär [54]. Sie kündigt lebenslänglich graduelle Funktionsminderung im voraus an. Die pathologische Kollagenisierung ist der stärkste negative Faktor in der Pathophysiologie der obstruktiven Harnblase, bei objektivierbarer Obstruktion (Valve) nicht anders wie bei funktioneller Obstruktion (neurogene Blase [16b]. Sie äußert sich in Hyperreflexie über Rezeptorschäden und zugleich in vesikourethraler Diskoordination. Zudem ist und bleibt der Detrusor trotz seiner Übererregbarkeit hyposensibel. Erhöhter Binnendruck während der ganzen Fetalzeit schon ist zentrale Folge, postfetal zunehmend bis 100 mm H_2O und darüber. Der Überdruck besteht auch trotz örtlicher Klappendesobstruktion hinterher weiter (s. Abb. 10.6b).

Die Compliance des Detrusors hängt normalerweise von der Menge der extrazellulären Matrix ab, die sich genetisch bestimmt aus verschiedenen Typen von Kollagen synthetisiert. Obstruktion der Harnblase überhöht die Kollagenisierung weit über normal, und diese Abnormität ist es, welche die Compliance ins Krankhafte verändert. Störungen des Kalziumstoffwechsels der glatten Muskelzelle haben Anteil an der obstruktiven Dekompensation des Detrusors, möglicherweise auch Angiotensin II über einen Fibroblasten-Wachstumsfaktor [7]. Anteil hat auch überdruckbedingte Reduzierung der Rezeptoren im Verhältnis zu der Zahl der Fasern. Das Verhältnis beträgt normalerweise 1:1. Verminderte intramurale Stimulation ist die Folge, einschließlich eines gestörten Verhältnisses zwischen der Zahl der Fasern und der Rezeptoren. Ebenso Anteil hat auch Fibronektin, welches die Obstruktion freisetzt und Kollagen bildet. Das Bemühen, die Compliance physikalisch meßbar in eine Formel zu fassen, hat bisher kein überzeugendes Ergebnis gebracht [22b].

Die exzessive Kollagenisierung drängt die einzelnen Muskelfasern auseinander und beeinträchtigt damit ihren Nexus (s. Abb. 10.6a). Sekundärschäden wie atypische Kontraktionen bis DSDS bringen eine Art Neurogenisierung hervor. Die glatte Muskelfaser braucht wie die quergestreifte eine bestimmte Verlängerung zu ihrer Kontraktion. Je mehr Obstruktion, desto mehr Verlängerung wäre notwendig, parallel dazu erhöhter Energieverbrauch und diesen dann für eine verminderte muskuläre Leistung. Der Stoffwechsel der Muskulatur und ihr Energieverbrauch sind an normale Durchblutung gebunden. Diese geht jedoch an der Harnblase unter Dauerobstruktion zurück und wird hypoxydotisch. Die blutversorgenden Arterien verschmächtigen sich. Äußeres Zeichen für alle diese Vorgänge ist die Trabekulierung des Detrusors, ein Prozeß der Verarmung, nicht der Hypertrophie [48]. Er beginnt schon während der Fetalzeit und verstärkt sich hinterher weiter.

Trigonum vesicae

Als Derivat der Ureterknospe bleibt es frei von Trabekulierung (s. Abb. 10.4), wahrscheinlich, weil es an der Austreibungsaktion des Harns nicht aktiv teilnimmt, sondern sich als sog. Basisplatte miktionell temporär aufrichtet und zusammen mit der pars posterior der Harnröhre sich trichterförmig verkürzt und verformt. Definitiv Verformung erleidet das Trigonum durch die Volumenvergrößerung der ganzen Harnblase unter Auslaßobstruktion. Die Harnleitermündungen distrahieren und elevieren. Die Ostien behalten dabei ihre antirefluxive Funktion.

Miktiopathie

Sie ist intra- wie postfetal beeinträchtigt, unregelmäßig in der Frequenz, immer gehäuft, außerdem volumenmäßig unvollständig, weil sich das Dehnungspotential der glatten Muskelfaser an dem erhöhten Auslaßwiderstand vorzeitig erschöpft. Deshalb wird die Blase miktionell nicht leer, Restharn entsteht bis zu unterschiedlichen Maßen. Das Füllungsvolumen nimmt zu, das Volumen der einzelnen Miktion nimmt ab. Weniger die absolute Höhe des Restharns, sondern das Verhältnis zur miktionellen Kapazität bestimmt den Krankheitswert. Je höher der Quotient, desto ungünstiger die Situation. Auch nach instrumentaler Desobstruktion der dysplastisch geschädigten Klappenblase bleibt die Miktion oft abnorm [10].

Von Toleranz- zu Endstadiumblase

Die obstruktive sekundäre Neurogenisierung der Harnblase ist in sich nicht notwendig progredient. Leichtere und mittelgradige Obstruktion erlaubt eine Defektheilung in tolerabler Höhe, eine halbwegs ausreichende Miktionsqualität, angewiesen auf verstandesmäßig viel Pflege und Beachtung.

Gravierende Fälle jedoch entwickeln sich binnen weniger Jahre bis 2 Jahrzehnten weiter in Richtung der Endstadienblase, dies in 3 Variationen, in Inkontinenz, in sekundär vesikorenalem Reflux und progredienter obstruktiver Nephropathie (s. Kap. 4). Beteiligt in derart schwerwiegender Pathobiographie des Detrusors ist der noch unentschiedene Umstand, ob die strukturelle Minderung nur aus obstruktiven Schäden entsteht oder ob dysplastische Dysmorphie Anteil hat, weil der Detrusor möglicherweise primär auch Anteile aus Derivaten der (dysplasiepotenten) Ureterknospe und des Allantoisganges in sich aufnahm [29] (s. auch Kap. 4).

Supravesikal transponierte Obstruktion

Ureteropathie. Alle Schadfunktionen der Klappenblase zusammen, der erhöhte Binnendruck, das vergrößerte Volumen, die Fibrotisierung des Detrusors, der dauerhafte Restharn, alle belasten sie gemeinsam als nächstes die Pars intramuralis des Harnleiters, den Durchtrittskanal im Detrusor. Damit entsteht die 2. Stufe der Obstruktionspathologie (Abb. 10.4, 10.5). Sie ist hinterher, post desobstruktionem (endoskopische Beseitigung der Klappe) in der Regel rückbildungsfähig, jedoch nicht immer. Vorerst aber setzt sie die obstruktive Nephropathie aszendierend in Gang, dies mit gleichen Pathomechanismen wie vorher an der Harnblase. Die Muskulatur der Harnleiter fibrotisiert graduell, der Binnendruck des Nierenhohlsystems steigt an, die Peristaltik der Harnleiter, dem Bolusprinzip folgend, leidet zunehmend. Beide Harnleiter wachsen serpentinenhaft abnorm in Weite und Länge. Ihr überschüssiges

Wachstum läßt einen obstruktionsspezifischen Wachstumsfaktor vermuten. Die Serpentinisierung kann den Überdruck abmildern. Verlötung und Verklebung der Harnleiterschlingen geht parallel oft beteiligter Harninfektion (z.B. Abb. 10.8).

Obstruktiv bilaterale Nephropathie. Zentrales und letztgültiges Ereignis entsteht aus nachteiliger Einwirkung des erhöhten Binnendruckes auf das Gefäßsystem der Nieren: Der Gefäßwiderstand steigt an. Über eine Reihe von Zwischenstufen biochemischer und physikalischer Art reagieren erst die präglomerulären, dann auch die postglomerulären Kapillaren mit Konstriktion, einer Verengung, die sich verfestigt und die Nieren in Durchblutungsnot bringt. Nachfolgend gerät das ganze makroarterielle Nierengefäßsystem graduell in ein Minderformat bis hin zur verschmächtigten A. renalis. Interstitielle bleibende Fibrose, analog vergleichbar der Kollagenose des obstruierten Detrusors, hat viel Anteil. Sie ist es, die post desobstruktionem eine Rückbildung in Richtung Normalkalibrigkeit verhindert. Hämoobliterative Nephrozirrhose, graduell zur Intensität der Obstruktion, ist am Ende das Ergebnis langdauernder Harnobstruktion (Abb. 10.9). Die erwähnten Zwischenstufen werden gesteuert von einer Reihe von Mediatoren (α-Rezeptoren, Prostaglandinen, Thromboxan, Angiotensin). Hypertonie kommt über Hyperreninämie zustande. Sie ist aber bei der obstruktiven Nephropathie mehr Ausnahme als Regel. Die erwähnte zentral agierende kapillare glomeruläre Konstriktion weckt weiter auf nicht ganz geklärte Weise einen myokardialen Extrakt, das Atrial natriuretische Peptid (ANP). Es trägt bei zu hohem diuretischem Verlust an Natrium und Kalium [17, 24, 26, 28, 54]. Dem nicht rückbildungsfähigen Parenchymverlust beider Nieren geht allgemeiner Minderwuchs des Kindes parallel (s. dazu Kap. 6) [32]. Verbindliche Auskünfte gibt nur die pränatale Experimentation [2, 25, 50].

Eine ausgedehnte Experimentation klärt die formale Genese der obstruktiven Nierenschäden. Die Niere ist hinterher kleiner und an Gewicht leichter als es der Norm entspräche, im Experiment wie in der Klinik. Die Experimentation fand jedoch an zeitgerecht ausgetragenen Versuchstieren statt und nur unter einseitiger Obstruktion (s. PUJSt).

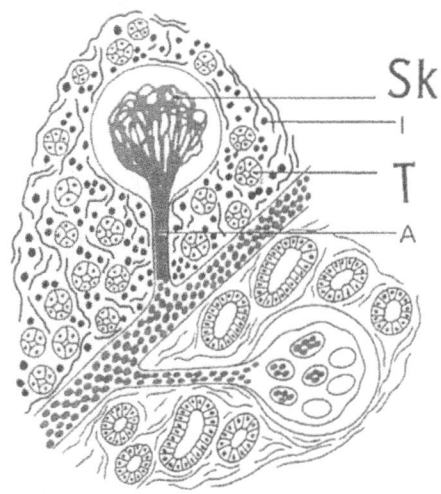

Abb. 10.9. Auf jede distal ansetzende Obstruktion reagiert die Niere mit Einengung des Vas afferens des Glomerulum (*A*). Von hier aus entsteht hämoobliterative Nephrozirrhose, das Endprodukt jeder peristierenden Obstruktion. *Sk* Schlingenkollaps, *I* atrophische Tubuli. (Aus Zollinger [31])

Die bilaterale Obstruktion des Harnsystems menschlicher Feten, so die Annahme, folgt gleichen Vorgängen. Jedoch besteht der prinzipielle Unterschied, daß hier die Obstruktion ein unfertiges nephronales System unter gradueller Hämoobliteration setzt und nie nephronale Normausstattung zuläßt. Glomerula und Tubuli werden nicht nur im Format reduziert, sondern schon in der Entstehung quantitativ vermindert. Die Glomerulogenese ist primär eingeschränkt. An der Apoptose Anteil hat der Angiotensinmechanismus [54]. Ihm wird neuerdings noch ein viel weitergehender Anteil an der Struktur renaler Fehlbildungen zugeschrieben (s. Lit. 6 in Kap. 7). Zytometrie informiert über die Verlustsituation [51]. Planimetrie und Messung der Parenchymdicke informieren annähernd.

Weitere Zeichen der obstruktiven Nephropathie sind folgende: Die Markpapillen flachen unter dem Überdruck ab. Die kortikomedulläre Grenzzone wird bildgebend unscharf. Beides als Ausdruck tubulärer Einschränkung, desgleichen die verminderte Rückresorption von Natrium, Kalium und Wasser. Die Diurese steigt zu minderwertiger Polyurie an, und sie überlädt kontraproduktiv die Harnwege. Fornixruptur und Aszites sind beides Komplikationen wie Druckentlastung in einem (Abb. 10.12). Funktionelles Gleichgewicht im Pathologischen ist möglich (steady state) [20], ebenso aber auch fortschreitender parenchymaler Schwund bis zur Nierenruine in pyramidaler Gestalt.

Das dysplastische Valve-Syndrom inklusive seiner integrierten Refluxivität vollzieht alles schneller als das pur hypoplastische. Sein Bestand an Glomerula und Tubuli ist ab initio deutlich geringer als bei Hypoplasie [28]. Beide Harnleiter und auch die Harnblase sind in die dysplastische Dysmorphie einbezogen.

10.2.3
Polyurie in urologischer Wertung

Polyurie ist fester Bestandteil jeder obstruktiven Nephropathie. Sie trägt mehrfach sinnwidrig Zerstörerisches in sich. Als Harnvolumen, 3- bis 4fach das Normalmaß übersteigend, agiert sie funktionswidrig, indem sie das Übermaß benötigt, um die harnpflichtigen Substanzen leidlich ausreichend auszuscheiden. Umgekehrt überlädt sie die aufgestauten Harnwege kontraproduktiv, steigert die obstruktive Grundtendenz, erhöht den Restharn und schädigt zunehmend den Detrusor. Renal besteht vorerst weiter eine stark verminderte Rückresorption von Natrium, Kalium und H_2O, verbunden mit Hypovolämie und weiter mit renaler Azidose. Das vorerwähnte ANP verstärkt den Salz- und Wasserverlust. Der Prozeß endet in Hyperfiltration und Fokalsklerose der Glomerula. Austrocknung und Gewichtsverlust sind mithin vordergründig. Tubulopathie erscheint aber bei Kindern weniger als bei Erwachsenen.

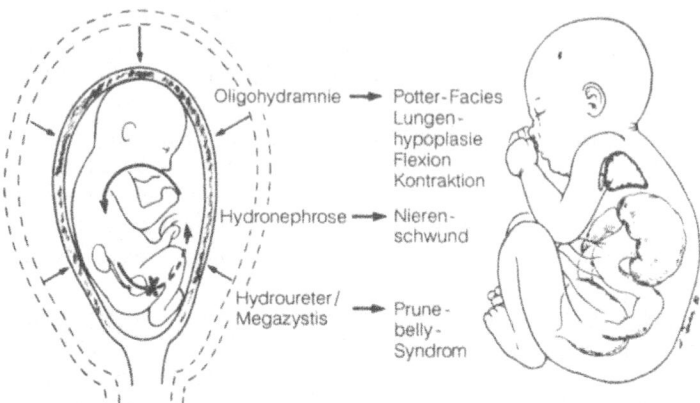

Abb. 10.10. Schema des obstruktiv bedingten Oligohydramnions. Obstruktion mindert den Miktionsharn, der als Amnionflüssigkeit dient und den der Fötus teilweise verschluckt. Verminderte Harnproduktion verursacht deshalb Oligohydramnion. Der Vorgang entsteht nicht-klappenspezifisch, sondern auch bei Prune-belly-Syndrom. Auf unklare Weise damit verbunden sind Hypoplasie der Lunge und andere Entwicklungsstörungen. (Aus Harrison et al. [11])

10.2.4
Desobstruktive Polyurie – sog. Entlastungsreaktion

Sie erscheint bei Erwachsenen stärker als bei Kindern, nach kurzzeitiger Obstruktion mehr als nach langdauernder. Therapeutische Desobstruktion normalisiert die vorher glomerulär verminderte renale Durchblutung relativ schnell, während die geschädigten Tubuli längere Zeit zur Erholung benötigen. So gibt es exzessive Wasserverluste, was zu natriuetischem Schock führt [30a]. Therapie: für einige Tage halbes Ausscheidungsvolumen als Infusion, bestehend aus 5 % Glukose, Kalium und reichlich Kochsalz.

10.2.5
Nichtobstruktive Polyurie

Diabetes insipidus (DJ). Es herrscht eine Zweiteilung in Renal und Zentral. *Renal:* zuviel an ADH. Unerklärte Tubulopathie. Öfter bei Jungen als bei Mädchen. Chromosomal verankert, auch nicht erkennbar hereditär, im Kindes- wie erst im Erwachsenenalter manifest, meist mit der Zeit spontan heilend, auch unerkannt bleibend – so macht die Tubulopathie als urologisches Symptom die Weitstellung der Harnwege, bei Kindern mehr als bei Erwachsenen (weil mehr Gefügedilatation). Keine obstruktive Genese. Therapie: Desmopressin für 12 Monate (erhöht Prostaglandine, die das ausfallende ADH ersetzen). *Zentral:* Mangel an ADH, Ursache unbekannt, lokalisiert im Hypothalamus, hypophysär, meist erworben und transient, auch nach Hirntraumatismen. Vasopressintest differenziert zwischen renalem und zentralem DJ. Zentraler DJ erzeugt selten urologische Symptome. Therapie: ADH-Substitution.

Urina spastica. Flüchtige überschießende Diurese nach gestörter Herz-Kreislauf-Funktion, auch nach vegetativen Erregtheiten. Kaum Krankheitswert.

10.3
Die Klappenkrankheit in ihren 3 Varianten: Grundlagen zu Embryogenese, Pathomorphologie und Krankheitswert

10.3.1
Einleitung

Aus Nephrektomiepräparaten und klinischer Diagnostik wissen wir, daß die Klappenkrankheit männlicher Neugeborener alternativ Dreifaches aufweist:

- rein obstruktiv hypoplastische, nicht refluxive Vesikoureternephropathie,
- dysplastisch refluxive Vesikoureternephropathie,
- beides beim selben Patienten in einem, d. h. einseitig Hypo- und gegenseitig Dysplasie.

Nicht oder kaum bekannt ist, wie diese 3 Varianten zustandekommen. Sie auseinanderzuhalten, hat neben theoretischer auch indikatorische und prognostische Bedeutung. Zu allem bieten wir einen Ansatz mittels einer Grundlagenbetrachtung, wie sie in der bisherigen Fachliteratur fehlt.

10.3.2
Material und Methode

Ausgehend von ihrer morphologisch erwiesenen Dreierexistenz (s. o.) analysieren wir die Klappenkrankheit nach gültigen Leitsätzen der Embryogenetik, der pathologischen Anatomie, der tierexperimentellen Nachbildung und klinischen Empirie. Die Leitsätze lauten:

1. Urorenale Dysplasie (mit definierten renal histologischen Kriterien) entsteht während des 1. Trimenons [51 u.v.a.]. Sie kann kausal doppelt entstehen, obstruktiv oft [17], aber auch autochthon aus gravierender Dysmorphie des Trigonum vesicae, das im Gesunden wie im Kranken als Organisationszentrum agiert [35].
2. Dysplastisch (dysmorph) Bud-gesteuert graduell defekt sind nicht nur die Nieren, sondern synchron einverbunden auch die Harnleiter, mithin alle Derivate der Ureterknospe bis hin zu den Markpyramiden der Nieren.
3. Die Derivate der Ureterknospe führen organisierend-formativ gegenüber dem Metanephros im Gesunden wie im Kranken [17 u.v.a.] (s. Kap. 7.1).
4. Der Allantoisgang verschließt sich normalerweise im 2. Trimenon [7] und schützt solange die Harnwege vor infravesikal ansetzender Obstruktion.
5. Hauptkennzeichen kongenital reiner Harnobstruktion ist hämoobliterativ reduzierte Glomerulogenese, mithin nephronale Hypoplasie [23] (s. Abb. 7.3 u. 7.4).
6. Hauptkennzeichen dysplastischer Uronephropathie sind strukturelle Mängel der genetisch aszendierenden Harnwege und damit verminderte metanephronale Induktion [51] (Abb. 7.2).

10.3.3
Variante I: das Valve-Syndrom als urorenale refluxfreie Hypoplasie

Knapp die Hälfte der Klappenkinder, die frei bleiben von Dysplasie, erleiden ihren gestörten Harntransport als rein obstruktive Nephropathie, als urorenale Hypoplasie. Lokale Kennzeichen sind normal strukturierte nichtrefluxive Ostien und beidseits eine funktionell verfestigte obstruktive Harnleitermündung (s. Abb. 10.3, 10.4). Stärkstes Kennzeichen ist druckreaktiv reduzierte Durchblutung von Mark und Rinde mit dem Ergebnis reduzierter Glomerulogenese und hämoobliterativer Zirrhose, mithin Verlust an Parenchym, das quantitativ ab initio keine Normausstattung erhält. Gleichmäßige Verschmächtigung des ganzen Organs in pyramidaler Kontur und vermindertes Gewicht sind die Folgen, graduell alles abhängig von der jeweiligen Kraft der permanenten Obstruktion, die von milde bis hochgradig geht (s. Abb. 10.2, 10.3, 10.4).

Nicht nur die Nieren, auch Blase und Harnleiter geraten unter den klappenspezifisch überhöhten Binnendruck. Jede Langzeitobstruktion, die kongenitale mehr als die erworbene, zieht betont die muskuläre Struktur des Detrusors in Mitleidenschaft, vermittelt über Kollagenisierung und reaktiv verminderte Durchblutung [28]. Nächste Folge: Beide Harnleiter und Nierenhohlsysteme erweitern sich und vergrößern ihre Volumina in bekannter Weise (Abb. 10.8, 10.4c).

Die zugrundeliegende infravesikale Obstruktion überfällt im 2. Trimenon eine bis dahin normale urorenale Anlage, behindert deren Entwicklung renal, quantitativ wie reduktiv. Daß urorenale Hypoplasie sich ereignet und nicht die ungünstigere Dysplasie, beruht in normzeitigem Verschluß des Allantoisgangs, der bis in das 2. Trimenon hinein die Obstruktion in das Amnion hinein ventiliert. Obstruktive Hypoplasie ist essentiell frei von Refluxivität. So kann auch experimentelle infravesikale Obstruktion im 2. oder 3. Trimenon keinerlei Reflux erzeugen [37].

10.3.4
Valve-Syndrom in urorenaler Dysplasie – Vorfragen zu Variante II

Renale Dysplasie aus infravesikaler Obstruktion
Ein kausaler Zusammenhang zwischen frühembryonal beginnender Obstruktion der Harnwege und renaler Dysplasie wird schon lange diskursiv unterstellt (s. Kap. 7.4). Klinisch erwiesen für supravesikal ansetzende Obstruktion (Chwalla II, RMD und pyelonale Hypoplasie [32], dann auch experimentell reproduziert [2], kam weiter in den 80er Jahren der experimentelle Beleg auch für infravesikal ansetzende Obstruktion [18]. Die Übertragung ins Klinische muß formulieren: Koexistenz der urethralen Valve-Formation mit urorenaler Dysplasie gilt gruppenspezifisch als kausal. Beide sind an das 1. Trimenon gebunden und setzen damit auch vorzeitigen Verschluß des Allantoisganges voraus, wie es die Experimentation konsequenterweise praktiziert [42].

Anders, normzeitiger Verschluß (2. Trimenon), hätte urorenale Dysplasie, weil gebunden an das 1. Trimenon, keine Chance. Sie ist identisch mit einer Schadstruktur der gesamten obstruierten Harnwege und weiter identisch mit metanephronaler Minderinduktion, mit Nephrogenic Arrest (s. Kap. 7.4 u. 7.5).

Einsicht neuerer Zeit [14, 35, 43]: Nicht nur permanente, sondern wahrscheinlich auch temporäre Obstruktion kann ähnlich urorenale Dysplasie hervorrufen. Beispiele dazu wären das PBS und das Neck-Syndrom (s. Kap. 9).

Weshalb die gleiche urethrale Valve-Formation ihre Obstruktion das eine Mal im 1. Trimenon (Dysplasie), das andere Mal erst im 2. Trimenon (Hypoplasie) in Gang setzt, entzieht sich noch unserer Kenntnis. Vielleicht trägt die Variante III zur Klärung bei (s. u.).

Infravesikal obstruktiv urorenale Dysplasie und vesikorenale Refluxivität

Fast ausnahmslos erscheint das dysplastische Valve-Syndrom refluxiv, öfter bi- als monolateral. Bilateral ostiale Insuffizienz, fast immer Grad IV oder V der bekannten Graduierung, strukturell als dysmorph lange bekannt, paßt in den dysplastischen Pathomechanismus, der sämtliche supraobstruktiven Anteile des Harnweges in seine fehlerhafte Strukturierung einbezieht. Insofern muß hochgradige Refluxivität als Integral der Valve-Dysplasie gelten.

Urorenale Dysplasie alternativ nichtobstruktiv aus Trigonaler Dysmorphie

Die gleichen hochgradigen ostialen Deformationen, welche die komplizierte Refluxkrankheit oft kennzeichnen, erscheinen nicht anders bei der unkomplizierten, nicht obstruktiven einfachen Refluxkrankheit als Grad IV und V. Zugrunde liegt nicht eine Obstruktion, sondern ein dysmorphes Trigonum vesicae, dysmorph ganzseitig wie halbseitig, demgemäß die Refluxivität mono- oder bilateral [35].

Bei monolateraler Refluxivität ist der Detrusor reaktiv weniger verändert als bei bilateralem Reflux, hier dann in die Nähe gerückt zum Neck-Syndrom, dem wahrscheinlich temporäre Obstruktion zugrunde liegt [28]. Eine eigenständige trigonale Dysmorphie als Organisationszentrale der dysplastischen wie der hypoplastischen einfachen Refluxkrankheit kann als etabliert gelten [51, 52]. Zugleich liefert solche Etablierung den ausstehenden Schlüssel zu Variante III des Valve-Syndroms (s. u.)

10.3.5
Variante II: das dysplastische Valve-Syndrom

Nachdem experimentell frühembryonal infravesikal wie auch supravesikal ansetzende Obstruktion erwiesenerweise urorenale Dysplasie erzeugt, ist es begründet, diesen Pathomechanismus dem bilateral dysplastischen Valve-Syndrom zu unterstellen. Jedoch dient der offene Allantoisgang während des allein dysplasiepotenten 1. Trimenons als Ventil und verhindert damit vorerst den Effekt einer Obstruktion und vermittelt stattdessen im 2. Trimenon die Variante I der nichtrefluxiven Klappenkrankheit. Soll also obstruktiv induzierte Dysplasie wie akzeptiert [2] zustande kommen, so müßte die einverbundene Dysmorphie des Detrusors den Allantoisgang vorzeitig verschließen. Dies sei eine naheliegende, fast unumgängliche Hypothese und genügend Erklärung des bilateral homogen-dysplastischen Valve-Syndroms.

Das urachale Postulat hat 1998 einen experimentellen Beleg erhalten [19]. Vorzeitiger Verschluß des Urachus, veranlaßt durch Einbeziehung der Detrusorsubstanz in infravesikal induzierte Auslaßstörung (z. B. Harnröhrenklappen), verschließt das urachale Ventil der Harnblase und setzt damit aszendierende Obstruktion in Gang, häufiger dysplastisch als hypoplastisch. Normzeitiger Verschluß (2.–3. Trimenon) hat weniger Schadenspotenz und nicht mehr dysplastisch, nur noch hypoplastisch. Urachale Störung gibt es selten bei weiblicher Differenzierung, weil sie in der Regel frei bleibt von infravesikal ansetzender Regelwidrigkeit.

10.3.6
Variante III: Klappenkrankheit in einseitig dysplastischer Refluxivität

Alle bisherige Argumentation zu Variante II wird unsicher durch den Umstand, daß etwa die Hälfte der refluxiven Klappenkinder ihren Reflux nur einseitig aufweist, mithin auch urorenale Dysplasie nur einseitig, während die zweite Seite in obstruktiver Nephropathie (urorenale Hypoplasie) entsteht und darin verharrt. Englische Nomenklatur: VURD, Valve Unilateral Reflux Dysplasie [13, 43].

Zur Erklärung bietet sich uns als einziger Ausweg ein Umweg an: Koexistenz und Koinzidenz zweier unabhängiger Fehlbildungen, unabhängig trotz Herkunft aus enger topischer Nachbarschaft in der teratologisch anfälligen Zone des Sinus urogenitalis.

Fehlbildung 1. Autochthon dysplastische Refluxivität, möglich ein- wie doppelseitig, hochgradig V mit kranialisierter Golflochformation, frühembryonal entstanden aus trigonaler Dysmorphie, dem Ursprung der einfachen Refluxkrankheit, die in hochgradiger Prägung Dysplasie aufweist, in geringgradiger nur Hypoplasie (s. Kap. 8) [32].

Fehlbildung 2. Obstruktive Klappenformation, in der Folge urorenale Hypoplasie, effektiv vom 2. Trimenon an (nach normzeitigem Verschluß des Allantoisganges), darin eigenständig wie Valve I und der trigonal dysplastischen Refluxivität zeitlich nachfolgend (Valve II oder Valve III).

Schlußfolgerung. Mit so fast unausweichlich postulierter Koinzidenz zweier Fehlformen verlöre die Genese der frühembryonal obstruktiv initiierten dysplastischen Uronephropathie ihren Exklusivcharakter, jedoch behielte sie den alternativen. Denn belegt ist dies analog mehrfach, so durch das stets doppelseitige PBS, das MCMUS (Neck-Syndrom) und auch die RMD (s. Kap.15), weiter belegt experimentell mittels frühzeitiger distaler Einengung des Harnstroms infravesikal wie supravesikal (Tabelle 10.3) [2, 16, 18].

Unterschiedlicher Krankheitswert der 3 Varianten
Die rein hypoplastische Formation der Klappenkrankheit hat, baldige infravesikale endoskopische Desobstruktion postpartal vorausgesetzt, öfter eine relativ gute Prognose. Umgekehrt haben die beiden dysplastischen Formationen primär die ungünstigeren Aussichten. Niereninsuffizienz droht v. a. im 2. Lebensjahrzehnt, dann, wenn die nicht genügend mitgewachsenen Nieren den durch Körperwachstum angestiegenen Clearance-Bedarf nicht mehr leisten können [48]. Glomeruläre Hyperfiltration und Fokalsklerose in nephrologischer Interpretation (s. auch Kap. 6).

Tabelle 10.3. Strukturelle Gliederung des Valve-Syndroms

					Ostien	Morbidität
Valve I	–	UR Hypoplasie	bilateral	nicht refluxiv	normal	40 %
Valve II	–	UR Dysplasie	bilateral	refluxiv	Golf	20 %
Valve IIIa Koinzident	–	⌈ UR Dysplasie	monolateral	Refluxiv IV, V Pop off	Golf	20 %
		⌊ UR Hypoplasie	kontralateral	nicht refluxiv	normal	
Valve IIIb	1	UR Dysplasie	monolateral	refluxiv IV, V	Golf	
	2	UR Hypoplasie	kontralateral	refluxiv I–III	Stadion	20 %
	3	UR Hypoplasie	bilateral	refluxiv I–III	Hufeisen	

Legende (zystoskopische Differenzierung):
II   = Dysplasie und integral Reflux, beides aus Obstruktion
IIIa = Dysplasie autochthon aus gravierender trigonaler Dysmorphie – koinzident mit
       obstruktiver Hypoplasie kontralateral, 2 Entitäten
IIIb$_2$ = Reflux aus geringgradiger trigonaler Dysmorphie
–   = Reflux Grad III–V mit und ohne paraostiale Divertikel
UR = Urorenal

„Pop off". Dem einseitig refluxiven Klappensyndrom wird ein gewisser Vorteil zugebilligt, indem der Überdruck der Harnblase mehr die ohnehin stärker gefährdete refluxive Niere trifft und damit die refluxfreie entlastet. Langzeitbeobachtung brachte wenig Bestätigung [14].

Strukturelle Differenzierung zu diskutabler Shunt-Indikation?
Die weltweit fast einhellige Ablehnung des Shunts ist neu überlegenswert geworden, weil es zunehmend gelingt, dysplastisch von hypoplastisch zu unterscheiden, dies mittels Untersuchung der Amnionflüssigkeit auf Elektrolyte und Albumine. Differente Ergebnisse bringen die Differenzierung [6, 11]. Rein hypoplastisch nach der 24. Woche angelegt (Variante I) könnte der Shunt doppelt Vorteile bringen, zum einen weitere Schädigung der Glomerulogenese verhindern, zum anderen die zunehmend registrierten ungünstigen renalen Spätkomplikationen des Detrusors aufhalten [27b]. Die nicht einfache Handhabung des Shunts und eine derzeit noch beträchtliche Komplikationsrate (Abb. 10.10) legen es nahe, Interventionen dieser Art in wenigen Kliniken zu zentralisieren [6]. Alternative: Einleitung der Geburt in der 32. Woche. Dysplastisch bleibt die Kontraindikation zu beidem.

Cowper-Drüsen. Sie entstehen infrapelvisch in der Vereinigungsstelle von pelvischem und perinealem Anteil der Harnröhre. Differentialdiagnostisch bildgebend und lokal symptomatisierend kann die Anomalie der Klappenformation ähneln (s. Abb. 10.3).

Anteriore Harnröhrenklappe. Sie wird auch als anteriore Harnröhrendivertikel bezeichnet, es gibt sie in doppelter Gestalt, als umschriebene lokale Fehlbildung wie auch in Gestalt schwerwiegendster generalisierter urorenaler Dysplasie (s. Kap. 13).

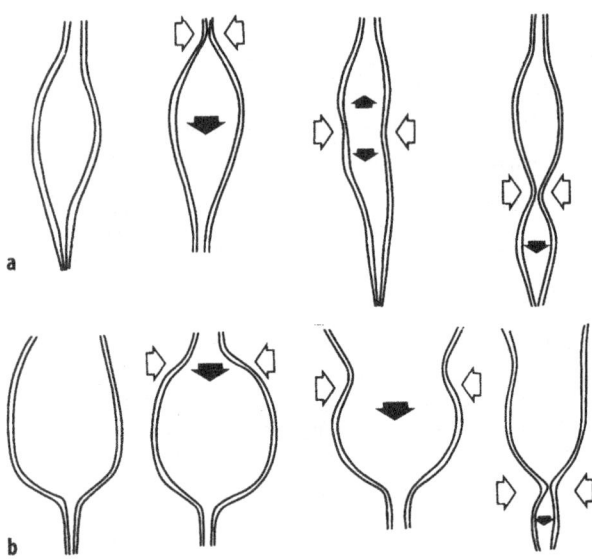

Abb. 10.11. Bolusfunktion des Harnleiters und Substrat des Funktions- und des Schrittmacher-Verlustes. Rückgewinnung nur möglich mittels Querschnittsminderung, fallweise identisch mit plastischer Korrektur. **a** Normal, **b** pathologisch. (Aus Kill [30])

Zusammenfassung

Die Klappenkrankheit (Synonym Valve-Syndrom), erscheint in 3 Varianten, einmal als obstruktive, bilateral symmetrisch dilatative, nicht refluxive Vesikoureteronephropathie (40 %), das zweite Mal makroskopisch ähnlich, aber überwiegend dysplastisch und stets bilateral refluxiv strukturiert (komplizierter Reflux) (30 %), das dritte Mal in Koinzidenz aus beidem, mithin einseitig hypoplastisch, nicht refluxiv, gegenseitig dysplastisch refluxiv (30 %).

Obstruktiv induzierte Dysplasiepotenz, experimentell wie klinisch erwiesen, an das 1. Trimenon gebunden, impliziert bei infravesikalem Ansatz vorzeitigen Verschluß des obstruktionsneutralisierenden Allantoisganges (These 1). Nicht obstruktiv entsteht Dysplasie alternativ aus fehlerhafter Anlage der Ureterknospe, erkennbar an trigonaler Dysmorphie, die, weil formativ führend, sich in ihren Derivaten aszendierend bis in den Metanephros hinein dysplastisch fortsetzt (These 2). Die 2. These, koinzident mit infravesikaler Obstruktion, ist die wahrscheinliche Grundlage der refluxiven Klappenkrankheit.

Jede dysplastische Formation geht mit schlechterer Prognose einher. Detrusor und Harnleiter sind integral dysplastisch mitgeschädigt. Shunt-Intervention, nach der 24. Woche bei eindeutiger Hypoplasie, nur hier (mittels Fruchtwasseranalyse erfahrbar), könnte die gefährdete Glomerulogenese protegieren. Weniger risikobeladen bietet sich stattdessen vorzeitige Geburtseinleitung an.

Wichtigste Maßnahme postnatal ist unverzögerte endoskopische Desobstruktion des Blasenauslasses.

Das Prune belly syndrome und das Neck-Syndrom sind dem Klappensyndrom verwandte Fehlbildungen.

10.3.7
Kongenital infravesikal temporär ansetzende Harnobstruktion

Klinisch und bildgebend erscheint sie als obstruktiv interpretierte Uronephropathie, dabei ohne sichtbar organisches Hindernis, bemüht um Hypothetisches. Die Hypothese der fetal temporären Obstruktion ist schon älteren Datums. Derzeit wird sie weiter bemüht [41], so auch zur Erklärung zweier bekannter Fehlformationen und Erkrankungen aus der Fetalzeit, hier in Kurzfassung wiederholt.

Das PBS (Klinik s. Kap. 9), erwiesenermaßen oft urorenal dysplastisch geprägt und damit genetisch verwiesen auf das erste Schwangerschaftsdrittel, ähnelt morphologisch weitgehend der refluxiven Klappenkrankheit, nur eben ohne sichtbares Hindernis. Eine temporäre Obstruktion während der ersten Schwangerschaftshälfte anzunehmen, bietet sich vergleichend an. Eine kausal temporäre DSDS wäre eines der Denkmodelle. Unterstellte spontane Auflösung der distalen Obstruktion hebt dabei die Obstruktionsfolgen nicht auf, sondern läßt sie, eigenständig geworden, fortbestehen. Dysplasie bleibt ohnehin konstant, aber auch die Megasierung der Harnleiter in ihrem überschüssigen Wachstum besteht fort. Ein durch Obstruktion induzierter Wachstumsfaktor wird diskutiert [28].

Das 2. Beispiel einer unterstellten fetal temporären Obstruktion wäre die ältere, dann verdrängte und neuerdings wiederbelebte Blasenhalskontraktur (Bladder Neck Contracture, Neck-Syndrom, auch „non neurogenic bladder", zuletzt „Hinman Syndrom" (Klinik s. Kap. 8). Urorenal ist sie dysplastisch geprägt, kaum anders als die refluxive Klappenblase (s. Abb. 10.8). Die Harnleiter indessen sind weniger serpentinenhaft verformt. Unbekannt ist, wie die Fehlformation zustande kommt. Analog ist der Hinweis, daß tierexperimentelle Schädigung des RM-Vorderhorns den Blasenhals verengt [46].

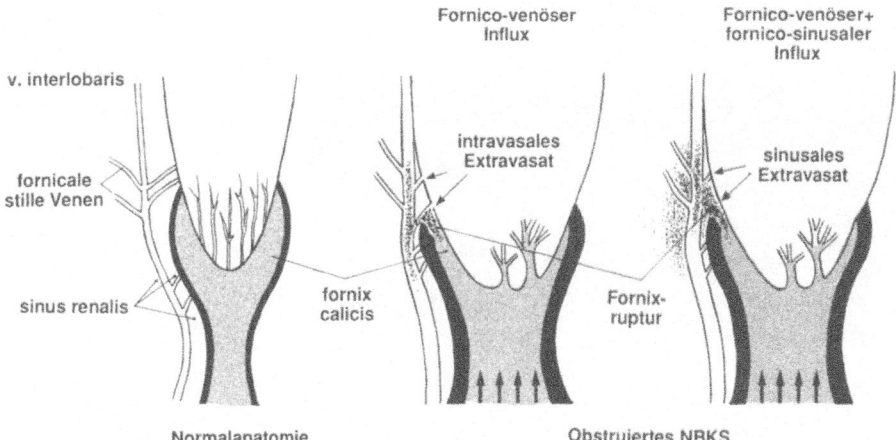

Abb. 10.12. Schema der Fornixruptur bei Steinblockade eines Harnleiters. Der erhöhte Druck akuter Obstruktion veranlaßt zuerst urovaskuläre Umleitungen, kalikolymphatisch und kalikotubulär. Hinterher oder gleichzeitig zerreißt auch fornikales Venengeflecht. Fertiger Harn tritt damit über in den Sinus renalis und weiter in die Fascia gerota. Der gleiche Vorgang führt bei der Klappenkrankheit zu Aszites. (Stark mod. nach Bhagavan [5])

Als MCMUS sind alle sichtbar und nichtsichtbar obstruktiven Formen der Panurodysplasie nomenklatorisch vereint, darunter auch die Extremform der autochthonen Refluxkrankheit (s. Kap. 8).

10.3.8
Kongenital supravesikal permanent oder transitorisch ansetzende Harnobstruktion, Übersicht

Vier verschiedene Ansätze der Obstruktion am Harnleiter sind auseinanderzuhalten.

Stenose der Harnleitermündung mit und ohne Dysplasie
Die organische Stenose der Harnleitermündung (primärer Megaureter) gibt es doppelgestaltig, einmal obstruktiv urorenal dysplastisch, das andere Mal obstruktiv hypoplastisch (Tabelle 10.4). Getrennten Zeitbeginn anzunehmen, gibt es keine andere Wahl: Dysplasie im 1. Trimenon, Hypoplasie im 2. Hypoplasie kommt am Harnleiter ungleich öfter vor als Dysplasie. Die dysplastische Mündungsstenose verweist notwendig auf renale Dysplasiepotenz jeglicher Harnobstruktion im 1. Trimenon (Abb. 10.15). Die kausale Genese ist beide Male unbekannt. Die Ausdifferenzierung der Ureterknospe ist in sich bekannt fehleranfällig. Klinik der Mündungsstenosen des Harnleiters in Kontext mit Megaureter (s. Kap. 10.3).

Tabelle 10.4. Kongenital supravesikale Harnobstruktion (Urol. Univ.-Klinik Erlangen)

Ansatz Ort – Zeit → ↓	1. Trimenon	2. Trimenon
UVJ-Stenose	Urorenale Dysplasie = Chwalla I	UR Hypoplasie = Chwalla II
Long ureteral stenosis	Renal multizystische Dysplasie – RMD	–
PUJ-Stenose	–	UR Hypoplasie
Pyelonale Hypoplasie	Renale Dysplasie	–

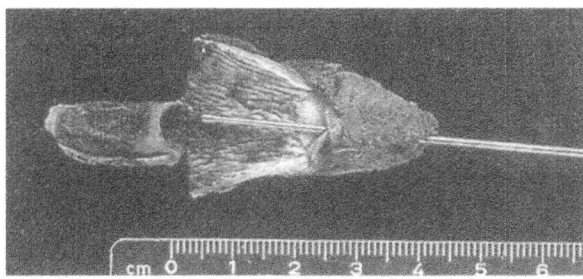

Abb. 10.13. 4jährige, resezierte Mündungsstenose. Harnleiterwand reaktiv verdickt, mehr Kollagen als Muskulatur

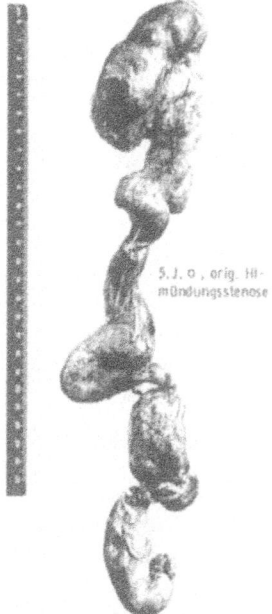

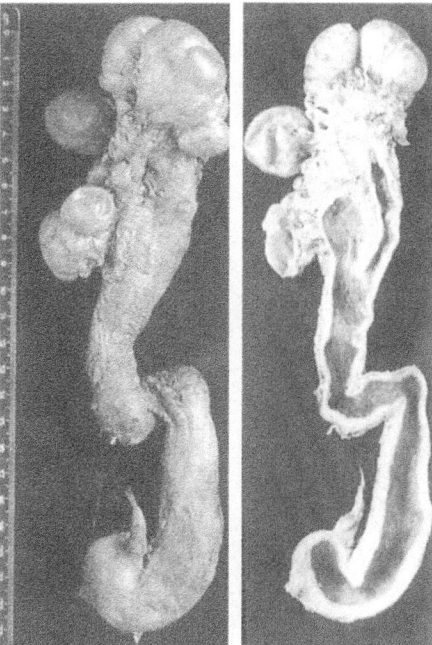

Abb. 10.14. Persistierende Mündungsstenose bei 5jähriger. Harnleiterstrecke verdreifacht, nicht refluxiv.
Volumen 4- bis 6fach vergrößert,
Schleifenbildung, fixiert, hyperplastische Vaskularisierung. Nierenparenchym zu $^4/_5$ reduziert, pur obstruktiv

Abb. 10.15. 22jährige, persistierende Mündungsstenose, Megaureter, nicht refluxiv. Nierenparenchym zu mehr als $^9/_{10}$ obstruktiv
geschwunden, auch zystisch als Ausdruck
obstruktiver Dysplasie, diese histologisch
belegt (vgl. auch Abb. 7.7)

Transitorische Mündungsstenose

Der echten Mündungsstenose bildgebend zum Verwechseln ähnlich erscheint die
unechte Stenose, eine in der Entstehung unklar transitorische, die sich in ihren dila-
tierenden Folgen innerhalb der 1. Lebensjahre unauffällig behebt, dies mit oder ohne
fortbestehende distale Restspindel. Es ist eine der besonderen Aufgaben der Kinderurologie, echte von den häufigeren unechten Stenosen zu unterscheiden und damit
die richtige (eingeschränkte) Operationsindikation zu treffen. Einschränkend jedoch
der Hinweis, daß die transitorische Stenose, das aperistaltische Segment (Abb. 10.18)
nicht immer funktionell ausheilt, sondern auch persistieren kann und dann mit den
Jahren obstruktive Potenz annimmt (Abb. 10.17 und 10.16). Es ist dann alles eine
Frage der Einordnung, ob es primär eine Stenose milderen Grades war oder sekundär
erst später dazu wurde. Periodische Untersuchung über Jahre hinweg allein schützt
vor zu viel oder zu wenig an operativer Intervention. Völlige Klarheit ist bis heute
nicht vorhanden. Weitgehend Vergleichbares ereignet sich oben am Abgang des
Harnleiters. Wegen der mehrfachen Parallelität sei auf Abschnitt III g) verwiesen.

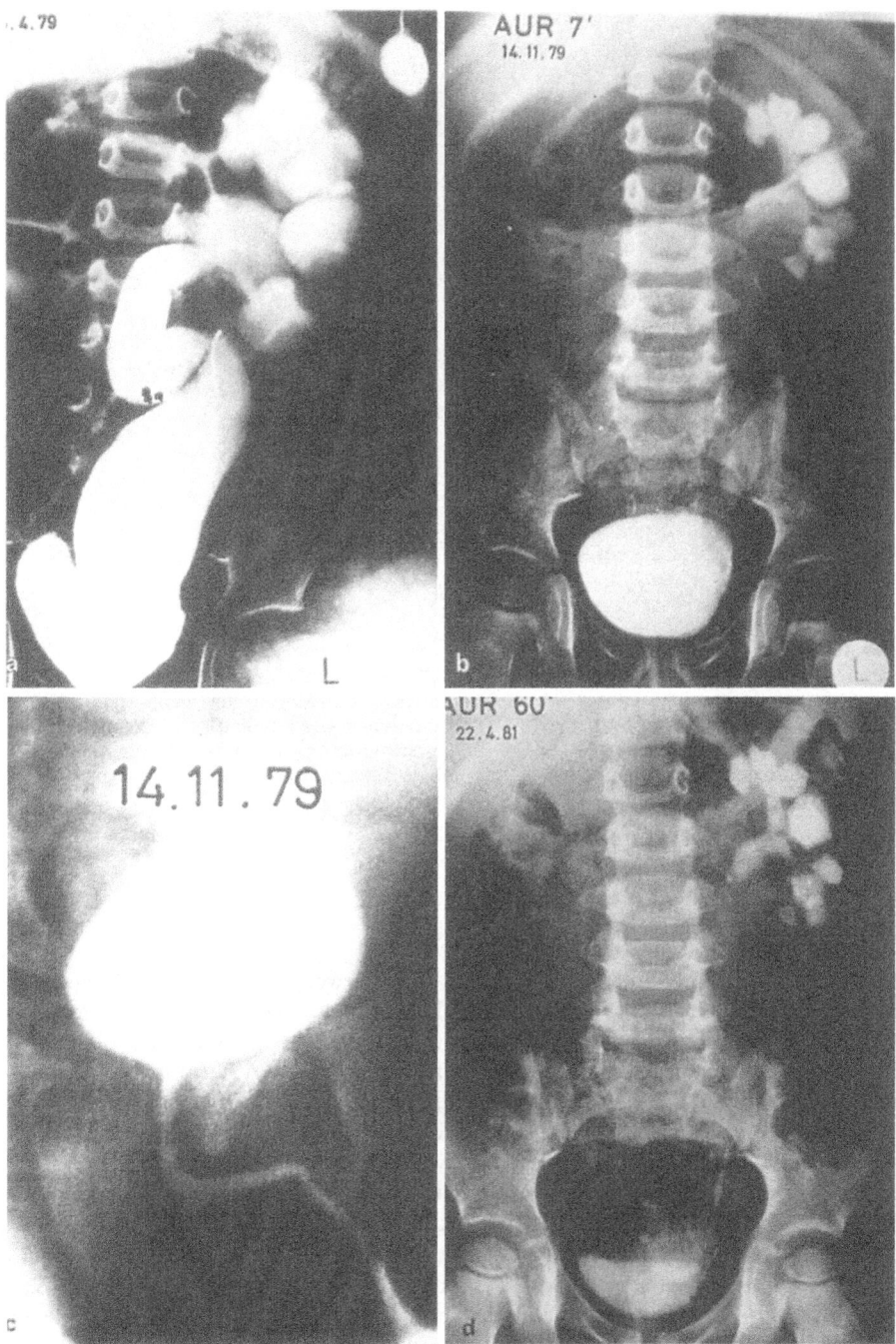

Abb. 10.16a–d. 2jährige, Nierenagenesie rechts. Mündungsstenose links. Einaktige plastische Neostomie, antirefluxiv. Nach 6 Monaten vorteilhaftes Ergebnis, ebenso 12 Jahre später

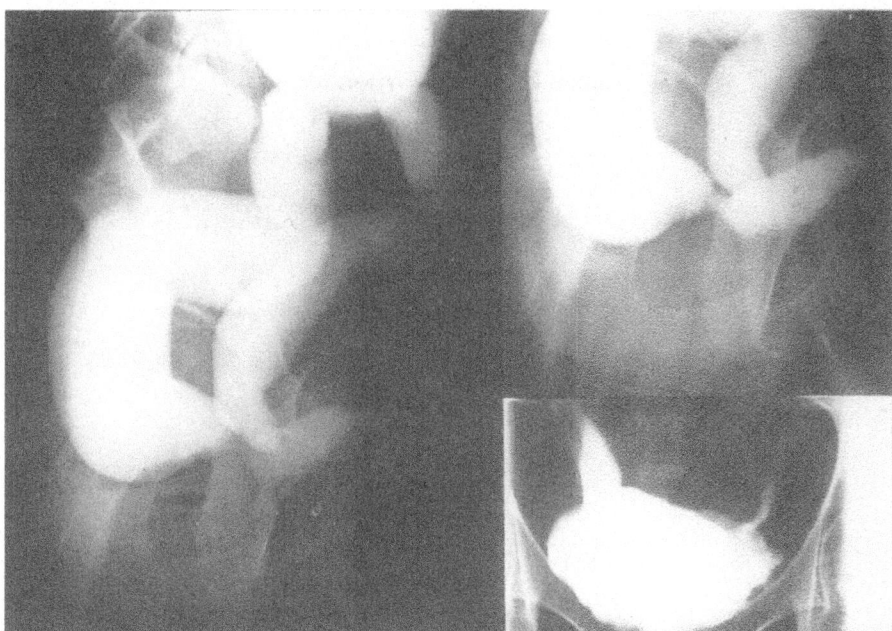

Abb. 10.17. 33jähriger, kongenital Megaureter beidseits, Serumkreatinin 3,1 mg%, adynamisches terminales Harnleitersegment beidseits, beidseits sondierbar, beide Harnleiter postmiktionell entlastet, links normal, rechts nur noch gering weitgestellt. Weiter konservative Therapie, weil in derart vorangeschrittenen Stadien plastische Manöver kaum noch Erfolg bringen

Abb. 10.18. International wird als adynamisches Segment bezeichnet, was zu idiopathischer Dilatation führt, die in der Regel in den Kindheitsjahren maturiert. Das adynamische Segment kann ausnahmsweise zur echten Stenose werden oder auch als adynamisches Segment persistieren und dann mittelgradige obstruktive Tendenz annehmen, am Ende auch destruktive Potenz

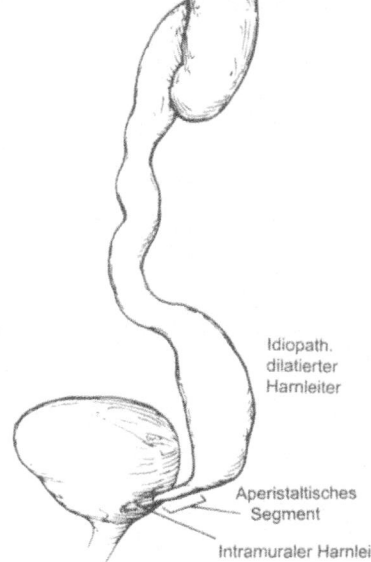

Idiopath. dilatierter Harnleiter

Aperistaltisches Segment

Intramuraler Harnleiter

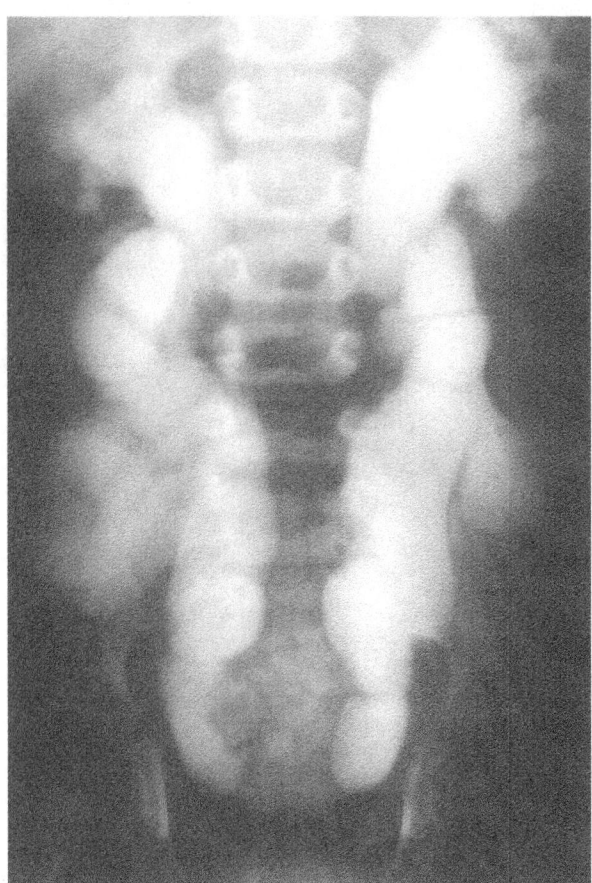

Abb. 10.19. Vierjähriger, adynamisches terminales Harnleitersegment beidseits, nicht refluxiv, sondierbar, konservativ therapiert, Serumkreatinin mit 9 Jahren noch 1,4 mg%. Kind dann der Kontrolle entglitten

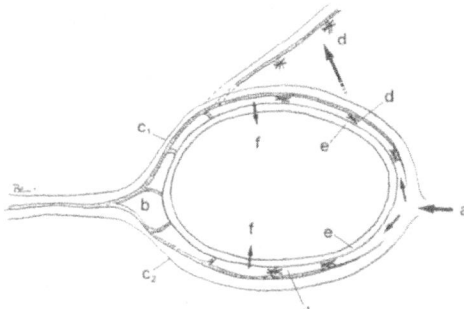

Abb. 10.20. Methodik der plastischen Korrektur des Megaureters mittels gefäß-schonender Schichtmodellage (streifen-förmige Resektion). *a* Antimesenteriale Inzision; c_1, c_2 Adventitia; *d* Adventitia perforierende arterielle Äste koaguliert; *e, e* zu reszierende Harnleiterstreifen [30]

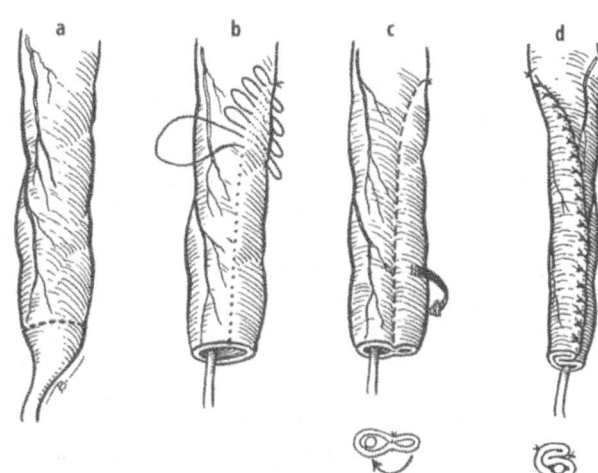

Abb. 10.21a–d. Einfachere Methodik der plastischen Korrektur mittels Fältelung. **a–c** Vorderansicht. **d** Rückansicht. (Nach Kalicinsky et al. [27])

Harnleiterstenose in mittlerer Höhe

Ein längerstreckiger Stenosemechanismus des Harnleiters führt zu der Fehlbildung der renalen multizystischen Dysplasie (RMD), eines bekannten Krankheitsbildes (s. Kap. 15). Je mehr längerstreckig der Harnleiter Schadhaftigkeit aufweist, um so vollständiger ist die dysplastische Reaktion. So weist bei der RMD die Niere gar kein Parenchym oder nur ganz minimal auf, ist mithin ganz überwiegend eine zystische nierenförmige Attrappe.

Pyelonale Hypoplasie

Die am weitesten kranial ansetzende Störung in der Ausdifferenzierung des Harnleiters führt zur pyelonalen Hypoplasie. Sie kann Nierenparenchym nur unvollständig und nur hochgradig dysplastisch induzieren. Die Fehlform kommt selten vor. Doppelseitig kaum bekannt, wäre sie mit Leben nicht lange vereinbar (s. Abb. 7.14).

Pyeloureterale Abgangsstenose (PUJSt) (s. 10.3.9)

Häufigste aller kongenitalen urologischen Obstruktionsmechanismen ist die organische Abgangsstenose des Harnleiters. Ausnahmslos frei von Dysplasie, belegt sie damit Entstehung jenseits des 1. Trimenon. Alles was eingangs über die obstruktive Pathophysiologie (ohne Dysplasie) dargestellt wurde, bis hin zur hämoobliterativen Zirrhose, läuft hier gleichsam in Reinkultur ab, dies mono- wie bilateral (s. Kap. 10.2, S. 129). Zentral unvermeidlich ist reduzierte Glomerulogenese, dies in Abhängigkeit vom Grade der Obstruktion. Operativ-plastische Desobstruktion bald möglichst ist klar indiziert.

Pyeloureteral transitorische Abgangsstenose – idiopathische Weitstellung der Nierenbeckenkelchsysteme

Täuschend zu den organischen Stenosen an dieser Stelle gibt es makroskopisch Ähnliches, in Wirklichkeit jedoch nur Weitstellung, Dilatation, die im Laufe von Monaten bis wenigen Jahren sich spontan zurückbildet, ohne urodynamisch viel Schaden angerichtet zu haben. Problematisch jedoch und mit Aufwand verbunden ist die Differenzierung beider bildgebend verwechselbaren Befunde [36].

Wahrscheinlich geht die untere wie die obere Dilatation des Harnleiters, zurückzuführen auf temporär flüchtige Obstruktionen im 2. Trimenon, nicht während des 1. Trimenons, weil Dysplasie stets fehlt. Im 2. Trimenon setzt die Harnproduktion verstärkt ein, und in diesem Zusammenhang weist der Harnleiter Gefügedilatation auf, eine Eigenschaft glatter Muskulatur. Histologisch erweisen die auffälligen Stellen Hypoplasie [24]. Normale Harnleiterstruktur oberhalb und unterhalb davon verhindert stärkere Transportschädigung.

Derlei kongenitale Dilatationen des Harnleiters und des NBKS kommen 6- bis 8mal öfter vor als tatsächliche Stenosen an gleicher Stelle. Sie bedürfen keinerlei interventioneller Therapie. Bis in die 80er Jahre hinein wurden weltweit aus Unwissen zahllose Harnleiter- und Pyeloplastiken bei Kindern ausgeführt, überwiegend ohne Schäden in versierten Händen. Temporäre Weitstellung gibt es auch in anderen Transportsystemen der menschlichen Morphologie, z. B. Gastrointestinaltrakt (GJT).

10.3.9
Organische und vermeintliche Abgangsstenose des Harnleiters – Pyeloureteral Junction Stenosis (PUJSt) versus Idiopathic Congenital Dilatation

Organische Stenose
Definition. Wie vor erwähnt, gibt es unten an der Mündung des Harnleiters Ähnliches auch an seinem Abgang: die echte und die vermeitliche Stenose. Beides diagnostisch und therapeutisch auseinanderzuhalten, ist die hauptsächliche Aufgabe dieser ambivalenten Entität.

Genese. Die Fehlbildung ist wahrscheinlich entstanden über Regressionsreste der Urnierengefäße, die später den Harnleiterabgang einengen und verbilden (Abb. 10.23). Anders jedoch als (fallweise) am verengten ureterovesikalen Übergang enthält der verengte pyeloureterale nie Dysplastisches, folglich ebenso nicht die zugehörige Niere. Daraus folgt weiter, daß die Stenose des Harnleiterabganges erst im 2. Trimenon entsteht.

Morbidität. Häufigste aller angeborenen urologischen Fehlbildungen, erscheint die Abgangsverengung des Harnleiters perinatal sonographisch 1mal unter 1500 Geburten, mehr männlich als weiblich, öfter links als rechts, in 20 % bilateral, nicht notwendig gleichgradig [24].

Pathomorphologie. Intrinsisches und Extrinsisches überlagert sich. Die verengte Übergangszone ist variabel bindegewebig verändert, minderdurchblutet und in ihrer Folge renal obstruktiv, mithin renal hypoplasierend. Es gibt örtlich eine ganze Reihe unterschiedlicher Formationen, die den pyeloureteralen Übergang verbilden (Abb. 10.22). Intrinsisch mindert die Flußrate mehr konstant, extrinsisch mehr inkonstant. Eine fixierte Übergangszone beeinträchtigt mehr als eine noch verschiebliche, die mehr Volumensanpassung zuläßt. Atypische, renal integrierte, dorsal kreuzende Arterien erhalten sekundär obstruktive Bedeutung (Abb. 10.28).

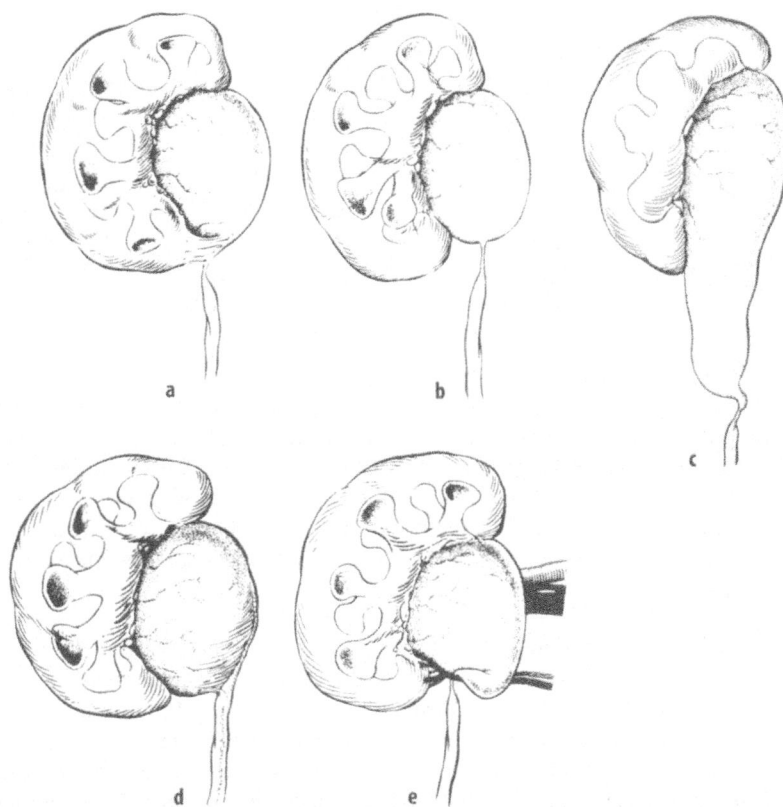

Abb. 10.22a–e. Primär extrinsisch und erst sekundär intrinsisch erscheint der Ureterabgang kurzstreckig oder langstreckig verengt, gering oder hochgradig medial wie kranial verzogen, immer narbig-bindegewebig umhüllt, die Wand verdickt. Die Engstelle gibt es auch subpelvin. **d** Hohe Insertion. **e** Dorsal kreuzende untere Polarterien können den Obstruktionspart ähnlich übernehmen, jedoch zu einem späteren Zeitpunkt, weniger obstruktiv und weniger spezifisches Nierengewebe hypogenetisch vermindern

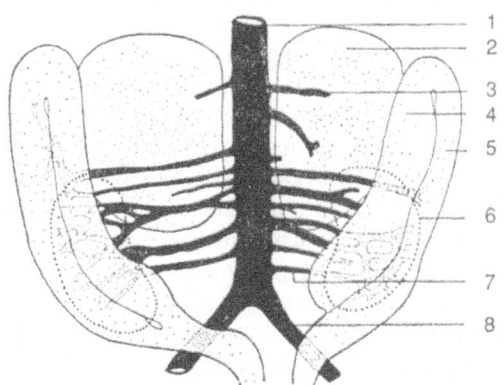

Abb. 10.23. Ein extraurologischer Störfaktor in der Rückbildung der mehrteiligen Gefäßausstattung der Urnieren verursacht (mit Wahrscheinlichkeit) die verschiedenartigen Stenosen des pyeloureteralen Übergangs.
1 Aorta, *2* Nebenniere, *3* A. suprarenalis, *4* Keimdrüse, *5* Urniere, *6* Kontur der Nachniere, *7* A. mesonephroidica, *8* A. iliaca communis. (Aus Keibel [18])

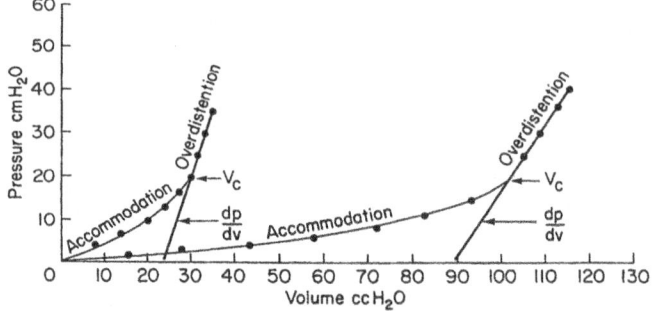

Abb. 10.24. Hinsichtlich Druckerhöhung toleriert das obstruierte NHS unterschiedliche Volumina bis zur physiologischen Grenze von 20 cm Wassersäule. (Aus Koff [20])

Pathophysiologie der echten Stenose
Pyelon. Das Nierenhohlsystem unterliegt wie alle obstruierten Bezirke des Harnweges teleologisch Ausgleichsmechanismen, wie anfänglich Erhöhung des Binnendrukkes, Versuch der Faserverlängerung, Wandverdickung, erst beschleunigter Bolusrythmus, dann Bolusschäden, weiter Rezeptorschäden und bindegewebige Durchsetzung der mehrfachen Muskelschichten des Pyelons. Alle Reaktionen münden in eine unvollständige Entleerungsaktion des Nierenhohlsystems, in Residualharn mit variabler Tendenz.

Pelvimetrie (invasiv, experimentell).   Sie vermittelt genauere Aufschlüsse [12, 31]. Eine vergleichende Reihe ausgewachsener Probanden erweist eine dualistische Verhaltensweise hinsichtlich der Druckreaktion auf erhöhte Volumina des NBKS (Abb. 10.24). Eine Gruppe steigert mit einem auf 25 ml erhöhten Füllungsvolumen den physiologischen Druckwert von 12–15 cm Wassersäule in die Nähe von 40–60 cm. Eine andere Gruppe erreicht denselben Druckwert erst mit einem Füllungsvolumen von 90 ml. Dem unterschiedlichen Verhältnis von Volumen zu Druck konform geht die unterschiedliche, gegensätzliche Reaktion, was Minderung der GFR und die tubuläre Resorption betrifft. Das Experiment informiert über ungleiche hydromechanische Reaktion des dilatierten Nierenhohlsystems, zeigt darin auch den unterschiedlichen Krankheitswert der Abgangsstenose des Harnleiters. Ins Klinische läßt sich die invasive Experimentation nicht gut übertragen, hier hilft stattdessen die Auswaschmethodik in ihren Varianten.

Niere. Ohne Abschwächung durch reaktiv verlängerte Harnleiterstrecke (z. B. Megaureter), trifft die Kraft der pyeloureteral aussetzenden Strombehinderung die Niere auf kürzestem Wege, und nirgends direkter als hier am Abgang des Harnleiters entsteht das Vollbild der rein obstruktiven Nephropathie. Alle (von der Klappenkrankheit her) bekannten reaktiven obstruktiven Mechanismen der vaskulären Umleitungen, der tubulären, glomerulären und arteriellen Einschränkung überkommen das Parenchym unmittelbar und reduzieren es hämoobliterativ, dies das letztlich bestimmende Ereignis jeglicher langdauernden Harnobstruktion.

Unterwegs dorthin betreibt die Kraft der Obstruktion mittels ihrer Druckerhöhung und Durchblutungsminderung obstruktionsspezifische Schäden an der nephronalen Struktur, dies in Gestalt von verminderter DNA-Expression samt Zelluntergängen (Apoptose), was sich zytometrisch ermitteln läßt [36].

An der essentiell beteiligten Vasokonstriktion nehmen gefäßaktive Hormone Anteil, so Thromboxan A und Angiotensin II. Solange sie aktiv sind, solange währt der reduktive Prozeß. Wenn sie zu späterer Zeit, etwa nach 2 Jahren nicht mehr nachweisbar sein sollten, so wäre dann auch der Steady state erreicht, eine Auskunft, die eine operative Korrektur der Abgangsstenose als nicht mehr begründet anzeigen würde, mithin eine Auskunft von hohem Erkenntniswert [13, 20].

Ausgehend nicht von postnatal fertiger parenchymatöser Ausstattung, sondern während der Phase der stärksten Glomerulogenese (2. Trimenon) findet die pyeloureteral ansetzende Obstruktion statt. Hinterher, nach abgeschlossen so erniedrigter Glomerulogenese (1. postnataler Monat) setzt sich der obstruktive Abbau unterschiedlich fort. Mehrheitlich kommt er binnen 2 Jahren zum Stillstand und verharrt dann in Defektheilung, dem erwähnten Steady state [20]. Die bleibende graduelle Minderdurchblutung läßt parallel konform nur vermindertes Wachstum der Niere für künftig zu, dies die wichtigste, bedeutungsschwere Folge kongenitaler Harnobstruktion. Die Parenchymdefizite betragen variabel zwischen 10 und 80 % [32].

Überwiegend kommt die Abgangsstenose des Harnleiters einseitig vor. Das Verhältnis zum gesunden Geschwisterorgan bleibt nachteilig und wird noch ungünstiger, wenn die gesunde Seite mit kompensierender Hyperplasie reagiert, was schon fetal einsetzt. Diesen Zustand, Hyperplasie der gesunden Niere und Rückstand der obstruierten, kann interventionelle Desobstruktion (Pyeloplastik) nicht mehr ändern oder gar rückgängig machen. Die fixierte Vasokonstriktion ist der Grund. Frühere irrtümliche Interpretation lautete „abusus nephropathie" (renal counterbalance).

Doppelseitigkeit pyeloureteraler Obstruktion

Sie ist das potentiell stärkste Beispiel einer Panobstruktion. Alles was einseitig ablief, kann auch doppelseitig ablaufen, nicht notwendig symmetrisch. Der Verlust an Nierenfunktion von links und rechts addiert sich. Zu zwei Dritteln verlorene GFR verkraftet der Organismus. Das restliche Drittel genügt zur Erledigung ausscheidungspflichtiger Substanzen. Dem entspricht die alte operative (und experimentelle) Erfahrung, nach der zwei Drittel der gesamten Parenchymsubstanz entbehrlich sind, vorausgesetzt, der Restbestand ist gesund.

Somit ist auch doppelseitige pyeloureterale Stenosierung in vielen Fällen über Jahrzehnte mit geordneter Lebensführung vereinbar. Die Krankheit hat sich eine tragfähige Stufe errichtet, entweder spontan oder mittels beidseitiger Pyeloplastik. Solche Regeln gelten aber mehr für Erwachsene als für Kinder. Ihnen entgleitet der Restschutz, den der Verlust von drei Vierteln der Nierenfunktion noch gewährt, entgleitet dann, wenn das Kind somatisch erwachsen wird. Seine Nieren sind in der Größen- und Gewichtszunahme weit zurückgeblieben gegenüber dem allgemeinen Körperwachstum und Gewicht. Ein zugehöriger partieller Minderwuchs kann die Diskrepanz nicht ausgleichen. Der Clearance-Bedarf bleibt unerledigt, und terminale Niereninsuffizienz im Verlauf des 2. Jahrzehnts entsteht oft unausweichlich. Soma kontra Nieren (s. auch renales Minimum in Kap. 12). Begleithypertonie ($\sim$ 20 %) verschlimmert die Verlustsituation. Nirgends erweist sich die frühzeitige Indikation zur Operation zwingender als bei doppelseitiger Abgangsstenose des Harnleiters. Umgekehrt erscheint der hohe Krankheitswert in der Dialyse und Transplantationsstatistik (s. Tabelle 10.2, Abb. 10.31).

Parenthese

Weiter distal ansetzende kongenitale Harnobstruktion (nicht refluxive Klappen-krankheit, Harnleitermündungsstenose) verursacht die Pathomechanismen der obstruktiven Nephropathie nicht anders wie die Abgangsstenose, nur deutlich pro-trahierter, weniger aggressiv in der Zeit.

Intermittierende Abgangsstenose und instabiler Übergang

Hydronephrose, oft Sprachgebrauch für alle Varianten echter und unechter Abgangs-stenose, kennt als Spielart mit begrenztem Krankheitswert eine intermittierende Form. So wie es atypisch Kontraktionen mit kurz dauernder Obstruktion in fast allen neuromuskulären Hohlorganen gibt, so auch am pyeloureteralen Übergang.

In dieser Phase bildgebend untersucht, unterscheidet sich der Befund nicht von der echten Abgangsstenose. Hinterher untersucht, dann mit normaler Bildgebung, entsteht leicht die irrige Vermutung „unbemerkter Abgang eines kleinen Harnleiter-steines".

Daneben kann auch ein organisch instabiler pyeloureteraler Übergang vorkom-men, eine etwas hypoplastische Formation, die die meiste Zeit ihre Funktion erfüllt und nur fallweise unter besonderen Umständen dekompensiert, so bei momenta-ner Überlastung oder auch als lokal allergische Reaktion, basierend auf alimentärer oder medikamentöser Grundlage. Paradoxerweise gehört dazu fallweise auch KM, so daß dann eine Infusions-AUR eine temporäre Hydronephrose herbeiführt oder verstärkt.

Instabile und intermittierende Hydronephrose sind wahrscheinlich identisch. Ihr Kennzeichen: Normale Füllungsvolumina passieren geordnet nach dem Bolusprin-zip, abnorme Füllungsvolumina verursachen temporär schmerzhafte Überdehnung, dies im Gegensatz zu stabilen Übergängen, die ein verstärktes Volumen mit verstärk-ter Bolusaktivität beantworten.

Zeigt sich intraoperativ ein Normalbefund im Gegensatz zu vorausgegangener Bildgebung, so hilft dosierte artefizielle Auffüllung des Nierenhohlsystems klärend weiter, indem sich dann die Insuffizienz erweist oder widerlegt.

Symptome der Abgangsstenose

Lumbalschmerz in Abständen ist subjektiv das Hauptsymptom. Es entsteht durch abrupt veränderte Füllungsvolumina des Nierenhohlsystems, oft ohne äußeren Anlaß, betont auch nach momentan überhöhter Flüssigkeitsaufnahme. Die Kinder reagieren mit Erbrechen. Permanente Polyurie weist auf doppelseitige Erkrankung hin. Harnwegsinfektion, oft beteiligt, meldet sich auf ihre Weise. Auch Makrohäma-turie kommt vor und zwingt zu Abklärung.

Manche Hydronephrosen erschließen sich neonatal bimanueller Palpation. Umge-kehrt kann Symptomarmut über viele Jahre überwiegen, mitunter lebenslang kön-nen Symptome ausbleiben und die Niere im Defektstillstand verharren. So gibt es viele späte Zufallsdiagnosen,

Vermeintliche Abgangsstenose – kongenital idiopathisch Dilatation des Nierenhohlsystems
Verwirrende Beigabe der Sonographie-Ära, unterscheidet sie sich bildgebend nicht von der echten Stenose. Wie unten ureterovesikal muß auch oben pyeloureteral im 2. Trimenon temporär eine Verengung bestanden haben. Die reaktive Dilatation des Nierenhohlsystems mit minimaler Rückwirkung auf das Nierenparenchym behebt sich in den ersten Lebensjahren des Kindes spontan. Die somit unechte Abgangsstenose des Harnleiters kommt wesentlich häufiger vor als die echte. Sie verursacht selten Symptome. In Unkenntnis des Unterschiedes bei gleicher Bildgebung wurden früher alle operiert, fast alle mit gutem Ergebnis, was indirekt die spontane Heilungstendenz wie auch iatrogenarme Arbeitsweise der Operateure belegt.

Differenzierende Diagnostik und Indikation zur Operation
Hauptaufgabe ist, echte von unechten Stenosen zu unterscheiden. Die heute regelhafte prä- und perinatale Sonographie, so fundamental wichtig sie ist, kann dies alleine nicht leisten. Die vorhandenen Auswaschmethoden sind dazu hinreichend imstande, so am besten die Scan-Methodik (MAG 3 ^{99}Tc) (Abb. 10.25, 10.26, 10.27). Zeigt sie geordnete Funktion, so belegt sie unechte Obstruktion und umgekehrt. Jedoch sind alle Ergebnisse in den ersten Lebenswochen des Kindes unverläßlich. Deshalb sind Wiederholungsuntersuchungen in Abständen notwendig. Am Ende sind 30–35 % aller Fälle operationbedürftig, meistens zwischen dem 4. und 8. Monat [11, 22, 28].

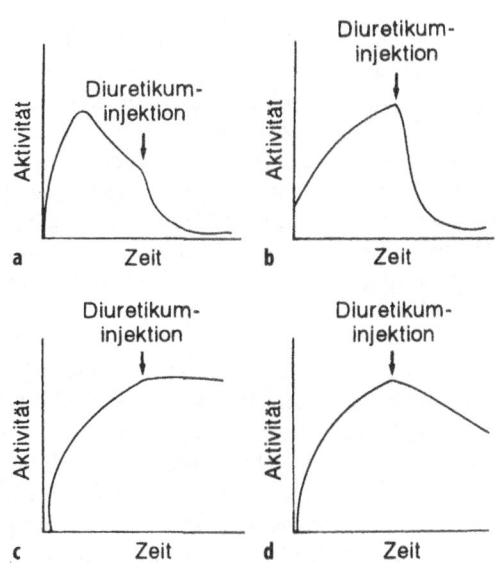

Abb. 10.25. Schematische Darstellung der Varianten der provozierten Nukleiddiurese bei obstruiertem pyeloureteralem Übergang

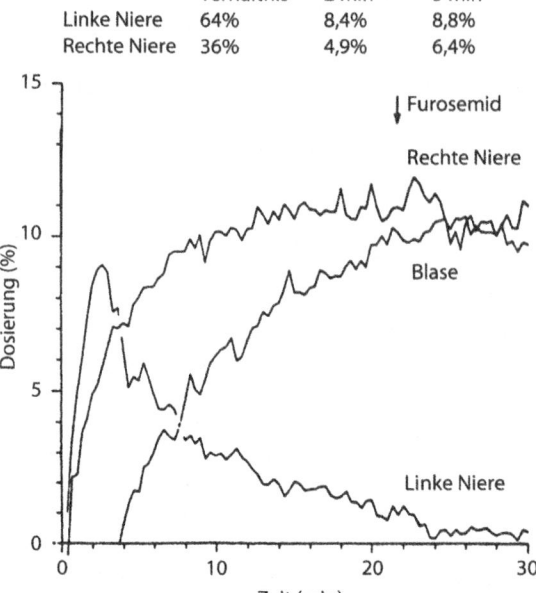

	Funktions- verhältnis	Aufnahme 2 min	Aufnahme 3 min
Linke Niere	64%	8,4%	8,8%
Rechte Niere	36%	4,9%	6,4%

Abb. 10.26. Nukleidscan-Renographie zeigt fehlende Reaktion auf provozierte Diurese und bestätigt damit persistierende Obstruktion des pyeloureteralen Übergangs der rechten Niere, linke Niere geordnet. Funktionsverhältnis links : rechts = 64 : 36 %. Pyeloplastik angezeigt. (Aus O'Rheilly et al. [26])

Öfter jedoch ist echte Obstruktion schon binnen 3–4 Wochen Lebensalter erwiesen und weitere Verzögerungen der Pyeloplastik nicht begründet. Einmaliger bildgebender Nachweis alleine läßt eine korrekte Indikation zur Operation nicht zu. Anwendung und Auswertung der Scan-Methodik verlangt viel Erfahrung des Nuklearmediziners und Abstimmung mit den Urologen.

Es gibt Schwierigkeiten der Interpretation bis hin zur Sophistik. Möglicherweise überzeichnet die Scan-Methodik den renalen Funktionswert, wenn sie die nukleare Absorption von Niere und Leber nicht genügend trennt [54]. Leistet die obstruierte Niere weniger als 35 % der Gesamtfunktion, so der Konsens, ist die Indikation zur Pyeloplastik gegeben.

Der Halbzeitwert unter 10 min widerlegt Obstruktion, über 20 min belegt sie. Die Zwischenzeit ist zweideutig und verlangt periodische Kontrolle (s. Abb. 10.25). Der Scan-Methodik mangelt indessen noch die Korrelation zwischen DMSA und GFR. Liegt der Funktionswert präoperativ unter 25 %, so ist mit einer funktionellen Besserung postoperativ nicht zu rechnen. Deshalb nicht, weil die vorbestehende Parenchymreduktion funktionelle Aufwertung nicht mehr zuläßt. Dieser Umstand erhellt die Bedeutung des rechtzeitigen Termins der plastischen Korrektur.

Wer an Stelle der Scan-Methodik die herkömmliche Infusions-AUR anwendet, ebenfalls erweitert mittels provozierter Diurese und zeitverschobenen Aufnahmen, erhält auch genügend Information. Auch die Planigraphie ist eine Hilfe. Trennende Messung, das Längenmaß der Nierenkontur, abzüglich des Längenmaßes des NHS, erhöht den Wert der Methode, dies trotz aller Interpretationsgrenzen der Planigraphie. Verkleinerung der kranken Seite unterstützt und relativiert die operative Tendenz.

Abb. 10.27a, b.
Schematische Darstellung der Retention des Radiopharmakons (^{123}I-Hippuran) bei Dilatation ohne Obstruktion **(a)** und bei Obstruktion am Ureterabgang **(b)**. Erst nach Indikation einer Diurese

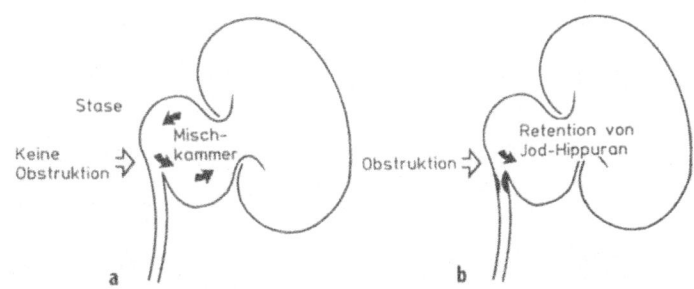

mittels Furosemid nach ausreichender Hydrierung unterscheidet die Radionuklidnephrographie zwischen Ektasie und Obstruktion (Rascher et al. 1992) [43b]

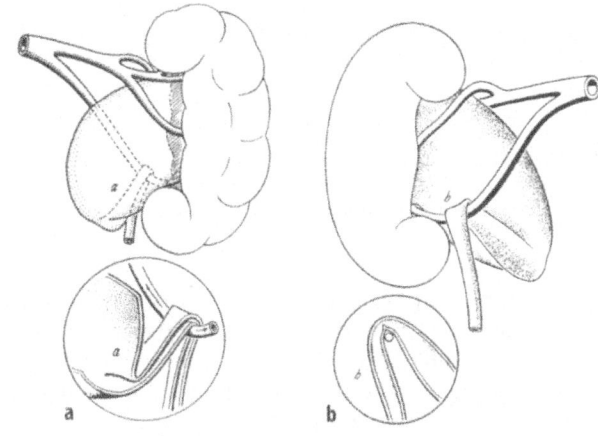

Abb. 10.28. Schema der obstruierenden Kollision zwischen PUJ und kaudalem Ast der A. renalis, A. anterior, P. posterior. Durchtrennung der PUJ und Anderson-Hynes-Plastik. (Aus Stephens [51])

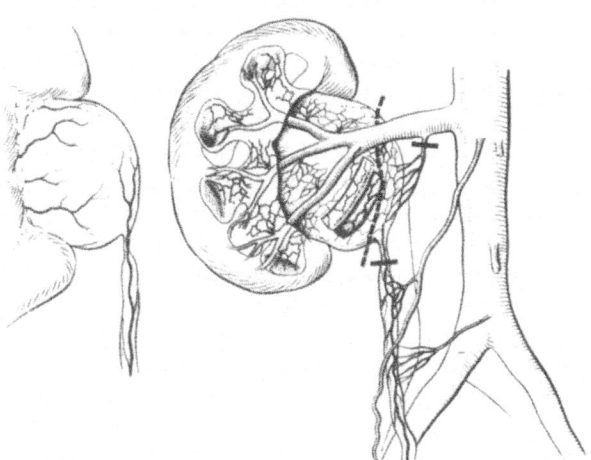

Abb. 10.29. Mehrteilige Vaskularisierung des pyeloureteralen Übergangs erlaubt und begünstigt die vorerwähnte Kontinuitätsresektion

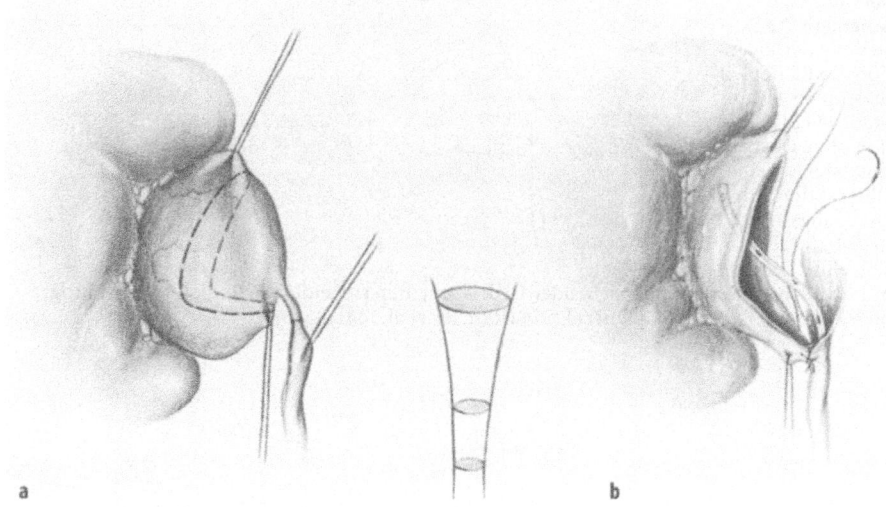

Abb. 10.30. Kontinuitätsresektion des verengten pyeloureteralen Übergangs ist bei Kindern die meist geübte Methode. Sie ist mit dem Namen Anderson-Hynes belegt, hat aber viele Vorläufer. Entscheidend ist die Anastomose am tiefsten Punkt

Entgegen der bisherigen ablehnenden Einschätzung bietet die Magnetresonanztomographie (MRT) in bestimmter Variante (schnelle Form mit vielen Aufnahmen) die Aussicht, verbindlich zwischen echter und vermeintlicher Hydronephrose zu unterscheiden, indem sie Blutfluß und Funktion in einem ergibt.

Als Folge der heutigen Ultraschallzwänge und des nachfolgenden Zwanges zur Differenzierung hat sich der Operationstermin ganz überwiegend in das 1. Lebensjahr verlegt, oft sogar in dessen erste Hälfte. Damit wächst auch der Beitrag der Anästhesie. Später, nach dem 3.–4. Jahr, sind die Indikationen nur noch palliativ symptomatisch, kaum noch kurativ zu begründen. Je später die Operation, desto weniger ist noch eine funktionelle Besserung zu erwarten.

Verbindlichkeit der Differenzierung zwischen Obstruktion und nur funktioneller Hohlraumdilatation ist mithin ein Hauptproblem derzeitiger Kinder-urologischer Diagnostik, besonders während der ersten Lebensmonate des Säuglings. Die Irrtumsrate nach beiden Seiten ist noch beträchtlich. Auch ist zu wenig ermittelt, wie sich nichtoperierte Nieren weiter entwickeln. An dieser Stelle sammeln sich alle Lükken unserer Kenntnis der langzeitobstruktiven Pathophysiologie [17, 23, 28]. Unsere derzeitige Unsicherheit belegt auch der bedenkliche Umstand, daß die Indikation zur Operation unter kompetenten Kliniken der USA zwischen 5 % und 40 % auseinanderweicht. Die Gefahr bei verspäteter Intervention erscheint heute größer als die der vorzeitigen [24]. Prolongation unterstellt, kann die Sonographie gut aushelfen: Das planigraphische Verhältnis zwischen den zweidimensional bestimmten Polarealen (oberer und unterer Pol in cm²) und dem Längsmaß des Nierenhohlsystems (cm) läßt den Krankheitswert der obstruierten Niere erkennen. Weniger als Index 1,6 belegt Indikation zur Operation, mehr widerlegt sie. Zugrunde liegt ein computergestützter

Vergleich zwischen nierengesunden Kindern und jenen mit erweitertem Nierenhohlsystem (Stanford) [8]. (Später im Erwachsenenalter ist eine asymptomatische
Abgangsstenose weder behandlungsbedürftig noch behandlungsfähig. Symptome
wie Schmerzen, HWI und Lithiasis können die Erwachsenenplastik begründen, notfalls auch die Nephrektomie.) Bei Kindern liegt die Nephrektomiequote primär unter
5 %.

Methodik der Pyeloplastik. Sie ist ein Eingriff mit hoher Erfolgsquote. Subtile Technik ist erforderlich. Kontinuitätsresezierende Methodik hat die kontinuitätserhaltende bei Kindern fast ganz ersetzt (Abb. 10.30).

Das eine Verfahren entfernt störendes minderwertiges Gewebe, das andere
benützt es zur plastischen Verbesserung. Zwischen beiden steht die perkutan minimal invasive Methodik. Deren vorerst vielfach günstige Ergebnisse sind auf längere
Zeit abzuwarten. Kreuzende Gefäße und große Volumina des Nierenhohlsystems
sind Gegenanzeigen (Abb. 10.28), Farbduplexsonographie oder Angiographie können indikatorisch differenzieren. Erfolglose minimal invasive Methodik erschwert
jede nachfolgende offene Operation. Umgekehrt leistet die perkutane Technik einiges
nach unbefriedigender offener Operation. Unabhängig vom gewählten Operationsverfahren ist innere Splintung und temporäre Nephrostomie (samt zwischenzeitli-
chem Abklemmen) für 2–3 Wochen sinnvoll. Unter guten äußeren Umständen
genügt 1 Woche stationärer oder kliniknaher Aufenthalt.

Ballondilatation findet auch Fürsprache. Je organischer eine Verengung (jeglicher
Lokalisation), desto unsicherer erscheint die Grundlage dieser Verfahrensweise.

Ergebnisse der Pyeloplastik. Richtige Indikation und perfekte Operation in erfahrenen Händen vorausgesetzt, besteht das Optimum in Festschreibung und Stabilisierung des Ist-Defektzustandes. Daher die Bedeutung der Frühoperation. Funktionelle
Besserung in Grenzen ist in 40 % aller Fälle zu erwarten, jedoch kein Aufholwachstum in normale Maße [6]. Berichte über betontes Aufholwachstum bis hin zu Seiten-
gleichheit, funktionell wie planigraphisch, relativieren hinterher die operative Indikation. Revisionspflichtige Komplikationen sind Ausnahmen.

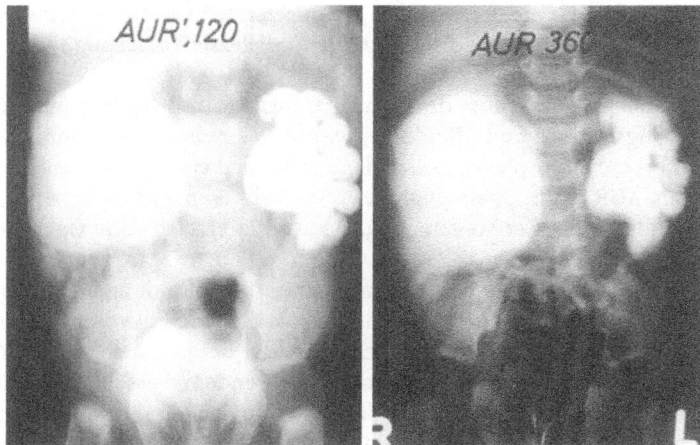

Abb. 10.31.
Doppelseitig
stenosierter
pyelouretaler
Übergang eines
16 Monate alten
Knaben

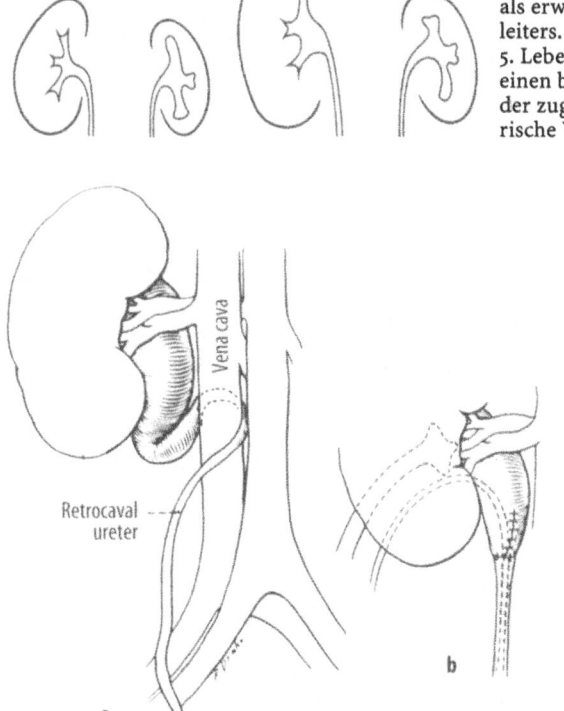

Alter 4,5 Jahre　　　　Alter 16 Jahre

Abb. 10.32. Blockierender Harnleiterstein als erworbene Langzeitstenose des Harnleiters. Mehrmonatige Blockade im 5. Lebensjahr verursacht hämoobliterativ einen bleibenden Wachstumsrückstand der zugehörigen Niere und kompensatorische Vergrößerung der Gegenseite

Retrocaval ureter

Vena cava

Abb. 10.33. *A* Retrocavaler Verlauf des Harnleiters. Operative Durchtrennung links und rechts der V. cava. Das kurze Zwischenstück soll verbleiben; *B* Situation nach plastischer Anastomose zwischen Pyelon und Harnleiterstumpf. (Aus Kelalis-King)

Koinzidenz von Stenose des pyeloureteralen Übergangs und vesikoureteralem Reflux
Primäre Koinzidenz kommt in 3–5 % aller gravierenden Refluxfälle vor (s. Kap. 8). Sorgfältige Scan-Untersuchung bei liegendem Blasenkatheter müßte die Indikation zur Operation für proximal als erstes abklären. Die distale Refluxkrankheit ihrerseits kann sekundär einen instabilen pyeloureteralen Übergang destabilisieren. Antirefluxive invasive Therapie distal wäre dann die erste Folgerung.

Koinzidenz von Stenose des Harnleiterabgangs und der Harnleitermündung
Abgangsstenose und Mündungsstenose in einem, diese Kombination kommt selten vor [33]. Die Morphologie erschließt sich nicht einfach, am besten noch mit der Infusions-AUR, samt Spätaufnahme. DMSA differenziert zwischen echter Obstruktion und idiopathischer Weitstellung. Daraus klären sich dann Operationsindikationen.

Kongenitale Stenosen des Harnleiters zwischen Mündung und Abgang
Morbiditativ viel seltener vorkommend als die beiden anderen Lokalisationen, gibt es die Stenose des Harnleiters auch zwischen beiden, mehr in der Mitte. Die Genese muß man wie unten in fetal intermittierendem Verschluß der Chwalla-Membran sehen, fallweise zeitig früher oder später, je nachdem dysplasierend oder nur hypoplasierend. Endogene Traumata der Vaskularisation können hypoxisch möglicher-

weise ähnlich schaden. Die Stenosen sind meist von kurzer Ausdehnung und deshalb zu operativer Resektion geeignet.

Je längerstreckig die Stenose gerät, desto sicherer ist renale Dysplasie damit verbunden, zurückgehend letztlich auf eine Störung des trigonalen Organisationszentrums (s. auch Kap. 7). Endstelle solcher Entwicklung markiert die multizystische renale Dysplasie (RMD) mit ihrem bekannt atretischen Harnleiter (s. Kap. 15).

Die systemischen Folgen einer erworbenen Harnleiterstenose im Kindesalter zeigt die Abb. 10.32.

Retrokaval verlaufender Harnleiter

Topographiegemäß den rechten Harnleiter betreffend, ist retrokavaler Verlauf des Harnleiters eine kongenitale Fehlbildung. Sie symptomatisiert obstruktiv in der Regel erst jenseits des Kindesalters. Operativ plastische Korrektur bereitet kaum Probleme (Abb. 10.33). Die renale Schadstruktur ist teils hypoplastischer, teils dysplastischer Natur, gleiches gilt für den noch selteneren retroiliakalen Verlauf des Harnleiters.

10.4
Primärer Megaureter (MU)

Genese und Struktur

Querschnitthaft stößt alle Beschreibung der Harnobstruktion auf den Terminus Megaureter. Die Wortwahl stammt aus der Rö-KM-Diagnostik. Sie sammelt rein deskriptiv alle bildgebend serpentinenhaft erweiterten Harnleiter. Der Terminus ist mehr Symptombezeichnung als Diagnose. Wiederholungen und Rückgriffe auf vorausgegangene Kapitel sind nicht gänzlich zu vermeiden, auch nicht ein Vorgriff auf das Kapitel Ren Duplex.

Eine Gliederung ist zwingend (Tabelle 10.5). Keines der vorhandenen Schemata befriedigt ganz, auch nicht das bekannteste aus den USA [24], vermutlich auch nicht

Tabelle 10.5. Kongenitale Megaureter (MU): Pathogenese und Morphologie. (UR = Urorenal; HR = Hohlraum) (Urol. Univ.-Klinik Erlangen)

I. Originäre MU: 1–3 nicht refluxiv

1. Primäre Obstrukt. Hl-MüSt	UR <	Dysplasie 1. Trimenon	
		Hypoplasie 2. Trimenon	meist
2. Nichtobstruktiv idiopathisch	UR	Dilatation	unilateral
3. Ektope Hl-Mündung	± UR	Dysplasie	
4. Refluxive MU	± UR	Dysplasie	

II. Sekundäre MU 2. Stufe infravesikuläre Obstruktion 5, 6, 7, 8, 9

5. Valve-Syndrom I	nicht	refluxiv = UR	Hypoplasie	
6. Valve-Syndrom II	–	refluxiv = UR	Dysplasie	
7. PB-Syndrom	–	refluxiv	Dysplasie	Bilateral
8. Neck-Syndrom	–	refluxiv	Dysplasie	
9. DSDS-Neurogen	–	refluxiv = UR	Hypoplasie	
10. Diabetes insipidus	nicht	refluxiv = UR	Hypoplasie	

I hier Thema, II bereits abgehandelt

das eigene. Alle unterteilen die MU in refluxiv und nichtrefluxiv, in obstruktiv und nichtobstruktiv, in primäre und sekundäre MU.

Genese und Morphologie

Der primäre Megaureter, Riesenharnleiter, das Übermaß nach Wegstrecke zwischen Pyelon und Blase, nach Volumen und Kaliber das 5- bis 15fache normaler Maße, ist ein Produkt der Fetalzeit. Allenfalls noch die erste postnatale Lebenszeit wäre (eingeschränkt) zu solch biologischer Überproduktion imstande.

Zugrunde liegt jedem Megaureter eine intrinsisch obstruktive Harnleitermündung oder parahiatal ein kurzes adynamisches Segment mit obstruktiver Potenz (Abb. 10.13, 10.18). Nur unter obstruktiver Funktion kommt Überschußwachstum zustande, unter temporärer oder permanenter. Wohl besteht es auch aus Gefügedilatation, einer (lange bekannten) speziellen Eigenschaft glatter Muskulatur. Zusätzlich wird ein fetaler Wachstumsfaktor diskutiert. Abnormer Wachstumsreiz indessen ist wieder Ausdruck einer fetalen Obstruktion, auch nach einer postfetalen, in Gestalt einer langdauernden Flüssigkeitsüberlastung.

Den obstruktiven wie auch den nichtobstruktiven primären MU kennzeichnet eine normal strukturierte Harnblase und ein normotopes Ostium. Das Morbiditätsverhältnis beträgt ungefähr 1 : 3. Die Sonde passiert beim obstruktiven MU mühsam, beim nicht-obstruktiven dagegen leicht (Abb. 10.14, 10.18).

Das Krankheitsbild Megaureter befällt eher Knaben als Mädchen und erscheint in 25 % aller Fälle doppelseitig. Korrelationspathologisch besteht in knapp 10 % Nierenagenesie kontralateral (Abb. 10.16).

Hypoplasie versus Dysplasie

Der obstruktiv primäre MU erscheint – literarisch wenig bekannt – in zweifacher Pathologie und mit stark unterschiedlichem Krankheitswert, einmal seltener in dysplastischer, metanephronal induktionsgeminderter Ureteronephropathie (mit den histologischen Erfordernissen) (Abb. 10.15), das andere Mal regelhaft rein obstruktiv hypoplastisch, das erste notwendig im 1. Trimenon entstanden (weil alleine dysplasiepotent), das andere im 2. Trimenon entstanden, weil stets dysplasiefrei (s. Abb. 10.14), beide Male möglicherweise in gleicher Pathomechanik, in temporärem Verschluß mit nachfolgender inkompletter Öffnung, unterschieden nur in der Zeit, 1. oder 2. Trimenon.

Pathophysiologie

Die Rückwirkung (back pressure) des nichtobstruktiven MU auf die Nieren ist und bleibt gering, in klarem Gegensatz zum primär obstruktiven MU, der den Regeln obstruktiver Nephropathie unterliegt. Der Parenchymverlust geht graduell stark unterschiedlich von 10–80 %. Weil distal im Ansatz, mildert die reaktiv überdruck- und volumenbedingte Serpentinisierung der Harnleiterstrecke druckpuffernd die zwangsläufig hypoplasierende Nephropathie, hält sie aber am Ende nicht auf (Abb. 10.18, 10.19). Die Bestandteile supravesikal obstruktiver hämoobliterativer Pathophysiologie detailliert (anhand der Ureterabgangsstenose) (s. S. 150).

Progredienz der obstruktiven Nephropathie in Richtung endgültigen Nierenversagens setzt ein, wenn der Parenchymabbau die 70 %-Grenze überschreitet. Der Prozeß kann auf unklare Weise vorher zum Stillstand kommen (Defektstillstand, Steady

Tabelle 10.6. Diagnostik bei pränatal diagnostizierter ein- oder beidseitiger Harntraktdilatation (Kollerhoff)

1. Lebenstag:	Ultraschall (Nieren, Blase)

1.–5. Lebenstag:	MCU bei V. a. Urethralklappe (abhängig vom Zustand des Kindes)

3.–5. Lebenstag:	Ultraschall (Nieren, Blase)
A.-p. Nierenbeckendurchmesser < 10 mm:	Ultraschall 4. Woche
A.-p. Nierenbeckendurchmesser 10–15 mm:	Ultraschall 2-wöchentlich
A.-p. Nierenbeckendurchmesser > 15 mm: termin	Ultraschall wöchentlich bis zum Szintigraphietermin

Normalbefund nach 1. Lebenswoche:	Kontrollultraschall im 2. Monat!

2.–3. Woche:	MCU bei Verdacht auf Reflux

4.–6. Woche:	Diurese-Renographie mit MAG$_3$ (zum Nachweis einer Harnabflußstörung der oberen Harnwege)

Intervention

Nierenfunktion	< 15 %:	Perkutane Nephrostomie: Nephrektomie falls keine Erholung der Nierenfunktion, sonst Rekonstruktion
Nierenfunktion	15–40 %:	Rekonstruktion
	> 40 %:	a.-p. Nierenbeckendurchmesser < 15 mm: Ultraschall alle 3 Monate Kontroll-Diurese-Renographie alle 6 Monate
		a.-p. Nierenbeckendurchmesser > 15 mm: Ultraschall alle 4 Wochen Kontroll-Diurese-Renographie alle 3 Monate

Bei Nierenfunktionsabnahme auf < 40 %: Rekonstruktion

state) oder sich über Jahrzehnte hinziehen. Die Harnleiter besitzen dann Dünndarmformat, seine parasympathischen Ganglien sind grob druckgeschädigt, die Bolusfunktion aufgehoben (Abb. 10.17). Die Harnblase bleibt dabei weitgehend unbeteiligt gesund.

Korrektiv plastische Eingriffe helfen in solchen Spätstadien nicht mehr und unterbleiben besser. Einseitigkeit der Mündungsstenose samt MU kann lebenslänglich unbekannt bleiben oder frei von effektivem Krankheitswert.

Doppelseitigkeit der Fehlbildung kennt graduell alle Zwischenstufen von tolerabel, von heilbar bis zu terminaler Niereninsuffizienz, endend in Nierenersatztherapie oder tödlich (s. Abb. 10.4).

Primäre versus sekundäre Megaureter

Strikte Trennung zwischen beiden ist unentbehrlich zum klinischen Verständnis des Phänomens MU und außerdem, damit die interventionelle Therapie an der richtigen Stelle ansetzt. Weil der sekundäre MU bekannter Bestandteil des infravesikalen (nicht refluxiven) Valve-I-Syndroms ist und dessen Abhandlung vorausging, soll an seinem Beispiel die Grundlage der Sekundarität gerafft wiederholt werden:

Das zu sekundärem MU definitorisch erforderliche infravesikal ansetzende obstruktive Moment (Harnröhrenklappen) veranlaßt von dort reaktiv die bindegewebige Wandverdickung des Detrusors, welche als negative Beigabe die Pars intramuralis des Harnleiters langfristig einengt und damit die Serpentinisierung der

Harnleiter und mithin die Verbildung zu MU nach sich zieht. So lange einengend, bis urethral kausal die therapeutisch-endoskopische Desobstruktion erfolgt.

Refluxive Megaureter, Systematik
- Der primär obstruktive wie der primär nichtobstruktive MU (aperistaltisches distales Segment, Abb. 10.18) ist und bleibt in aller Regel frei von vesikalem Reflux. Vereinzelt gibt es Ausnahmen, die genetisch schwierig einzuordnen sind (s. Kap. 8).
- Der sekundäre MU des nicht dysplastischen Klappensyndroms ist ebenfalls nicht refluxiv oder wird es erst nach Jahren, falls der Detrusor neurogen dekompensiert.
- Das dysplastische Valve-Syndrom wie auch das Neck-Syndrom (s. Kap. 8) gehen integral mit refluxiven MU einher. Sie vermischen in ihren megasierten Harnleitern das refluxive mit dem obstruktiven Moment und mindern damit doppelt deren strukturelle Qualität.
- Der refluxive Megaureter der neurogenen Blase (Myelodysplasie), vierter in der Systematik, kann sekundär obstruieren, dies hypoplasierend, nicht dysplastisch, weil spätembryonal oder erst postnatal vor sich gehend.
- In Grad III oder IV der einfachen Refluxkrankheit kann fallweise die Harnleitermündung extravesikalisieren und damit gemischt refluxiv wie obstruktiv zu MU mittleren Ausmaßes (s. Abb. 8.1) verleiten.

Symptome des primären Megaureters. Einseitig verursacht der primäre obstruktive MU subjektiv Symptome nur in 20 % seines Vorkommens. Komplikationen wie Bakteriurie (BU) oder Lithora fallen auf und leiten hin zur Diagnostik, meistens erst verspätet nach dem 2.–3. Lebensjahr. Doppelseitig entstehen die Symptome der obstruktiven Nephropathie.

Der sekundär obstruktive MU, naturgemäß doppelseitig, fällt über die einverbundene Dysurie auf, refluxive MU ebenfalls darin, noch mehr über die oft zugehörige HWI.

Diagnostik. Wie bei jeder Störung des Harntransportes: US, AUR und/oder Scan (bei leerer Blase), beide mit provozierter Auswasch-Diurese, damit informierend über obstruktiv oder nur dilatativ (s. Abb. 10.25 u. 10.26), fallweise Endoskopie. CT und MRT entbehrlich. Differenzierung zwischen obstruktiv und nicht obstruktiv oft nach wie vor nicht einfach (s. auch Tab. 6 S. 161).

Therapie-Indikationen. Die Mehrheit aller kongenitalen MU entsteht aus idiopathischer Dilatation der Hl, obgleich temporär ein distales obstruktives Element aktiv gewesen sein muß. Alle diese Fälle bleiben vorerst ohne operative Indikation, vereinzelt kann wiederholte aszendierende Infektion zu operativer Intervention Anlaß geben. Nach einmaliger oder (öfter) wiederholter Scan-Differenzierung zwischen obstruktiv und nichtobstruktiv ist die Operation insgesamt nur in rund 35 % aller bildgebend positiven Fälle angezeigt. Begründet ist sie nur in den ersten Lebensjahren (nicht im Säuglingsalter). Hinterher schreitet der hämoobliterative Prozeß renal nicht mehr fort. Der Steady state (Defektheilung) hat sich oft eingestellt und kann Jahrzehnte symptomlos vorhalten (Abb. 10.17). Eine Enzymbestimmung (NAG) soll der indikatorischen Abklärung dienlich sein. Fallweise auch, eher selten, kann ein obstruktiver (monolateraler) MU akut zur Organinsuffizienz dekompensieren und damit perkutane Nephrostomie für einige Zeit erfordern. Überraschenderweise kommt es vor, daß solche Entlastung die kausal distale Obstruktion schwinden läßt, womit dann hinterher Schwierigkeiten zur Systematisierung der Fehlbildung entstehen: Überlagerungen möglicherweise von transient und permanent.

Operationsmethodik. Die plastische Korrektur in Gestalt einer antirefluxiven Ureterovesikostomie zielt auf eine Rückgewinnung der verlorenen Bolusfunktion, die eine lichte Weite unter 10 mm verlangt (s. Abb. 10.11). Die notwendige operativ plastische Verschmälerung des megasierten Harnleiters ist ein subtiler Eingriff, erfolgreich zu praktizieren nur in den Händen besonders erfahrener Operateure (Abb. 10.16, 10.20, 10.8).

Die Methode der Faltung des Megaureters statt Resektion vereinfacht manches, hat aber eine geringere Erfolgsrate aufzuweisen (Abb. 10.21). Puren Behelfscharakter hat das Verfahren, die oberste Harnleiterschleife mit der untersten zu mastomosieren.

Bakterielle oder Stein-Komplikationen indizieren die operative Korrektur fallweise auch im Erwachsenenalter (Psoas-Hitch-Methode).

Einseitige MU-Dysplasie eignet sich mehr zu Ureternephrektomie als zu distaler Plastik (s. Abb. 10.15).

Fortsetzung von Genese und Struktur inklusive synoptische Rückgriffe:

Apoptose – Ursache oder Folge urorenaler Reduktion?
Verminderte Substanz und Funktion des Nierenparenchyms und verminderte Transportfunktion der Harnwege halten Nephrologie wie Urologie in Dauerbeschäftigung. Als Leitmotiv ist das Wort Apoptose übergreifend in den Vordergrund gerückt. Es meint Zelluntergang, v. a. der nephronalen Substanz, mehr Abbau als Anbau in der Permanenz von Stirb und Werde. Die Frage nach der Genese drängt sich erneut auf. Welche embryonalen Kräfte können die nephronalen und myogenen Elemente nach Qualität und Quantität mindern.

Qualitätsminderung beruht in geschädigter Struktur. Die Minderung äußert sich doppelt, entweder als Dysplasie nach vorgegebenen histologischen Kriterien. Sie entsteht nur im 1. Trimenon. Die zweite Äußerung besteht in nephronaler Hypoplasie, ebenfalls nach vorgegebenen histologischen Kriterien, jedoch nicht nur auf angeborener Grundlage (im 2. oder 3. Trimenon), sondern auch erworben postnatal.

Renale Dysplasie: Die kausale Genese folgt überwiegend einem kryptogenen Defekt der Harnleiterknospe, der sich infolge der Führungsdominante der Knospe samt sämtlicher ihrer Derivate aszendierend bis in den Metanephros fortsetzt, so distal als ostiale Insuffizienz mit zugehöriger vesikorenaler Refluxivität, zentral vermindert induktiv fortsetzt als renale Dysplasie, identisch mit primär unvollständiger und unvollwertiger Nierensubstanz, identisch mit verminderter nephronaler Genese, mit verminderter metanephronaler Induktion, mit nephronenic Arrest. Nicht daß ein Schwund einsetzt, sondern von allem Anfang an besteht eine Mindersubstanz in Minderqualität.

Oft besteht eine Gleichzeitigkeit von ostialer refluxiver Dysmorphie zusammen mit einer infravesikalen Obstruktion, so am bekanntesten bei der Klappenkrankheit. Etwa ein Drittel aller ihrer Fälle geht mit ostialer Deformation samt Refluxivität doppelseitig einher, ein weiteres Drittel zeigt die Refluxivität nur auf einer Seite und das restliche Drittel der Klappenkrankheit erscheint völlig frei von Refluxivität.

Wir wissen nicht, ob die infravesikale Obstruktion die ureterorenale Refluxivität verursacht, wenn ja, müßte sie vorher den Allantoisgang verschließen, denn dessen Normalzeitverschluß am Ende des 2. Trimenons schützt die Nieren bis dahin vor Obstruktion und damit auch vor obstruktiver Dysplasie. Ein urachales Postulat wäre mithin zu erheben.

Wenn die Obstruktion die Dysplasie nicht verursacht, so bestehen infravesikales Hindernis und autochthone trigonale Refluxivität koinzidental nebeneinander. Die Refluxivität, in Grad IV und V mit renaler Dysplasie verbunden, muß die ältere sein, weil Dysplasie nur während des 1. Trimenons entsteht. Die Obstruktion käme erst als zweites nach normzeitigem Allantoisverschluß hinzu.

Renale Hypoplasie: Sie entsteht in den weitaus meisten Fällen auf obstruktiver Grundlage, so bei der vorerwähnten Klappenkrankheit in jenen Anteilen, die ohne Refluxivität einhergehen. Über eine Reihe von Zwischenstufen ist die obstruktive Hypoplasie eine hämoobliterative Zirrhose verschiedenen Ausmaßes. Sie kann bis zur kompletten Auflösung des Nierenparenchyms in Gestalt der pyramidal geformten Ruine zustandekommen, oder aber auch, wie es in der Regel zutrifft, in irgendeinem Zwischenstadium (Steady state) stehenbleiben als Defektheilung, die lange Zeit in kompensierter Funktion verbleiben kann.

Alle Zellminderungen bis Zellschwund tragen heute öfter den Namen Apoptose. Der Unterschied zwischen Dysplasie und Hypoplasie geht in die Wortbildung nicht mit ein. Die Apoptose ist Folge, ist Ergebnis, nicht Ursache der substantiellen Minderung.

An den Harnwegen spielt sich ähnliches ab. Der von distal her entstehende Überdruck macht Übervolumen, macht Transportstörung, hebt das Bolusprinzip auf, mindert die Durchblutung. Die einzelnen Muskelzellen verkleinern sich, der Fasernexus weicht auseinander. Es entsteht Hypoplasie, im 2. Trimenon. Vorher kann aber auch muskuläre Dysplasie eingetreten sein. An den Harnwegen ist jedoch insgesamt die Hypoplasie stärker beteiligt als Dysplasie. Etwas Charakteristisches kommt hinzu. Erhöhter Blasenbinnendruck samt zugehöriger Minderdurchblutung induzieren abnorme Fibroblastentätigkeit, so daß die Wände der ableitenden Harnwege exzessiv stark aus Fibrose zu Lasten der muskulären Substanz entstehen. Bekannt dafür ist die Wandverdickung der Klappenharnblase, lange Zeit irrtümlich als kompensatorische Hypertrophie gedeutet.

Dysplasie wie Hypoplasie ohne mechanischen Faktor, mithin ohne Obstruktion oder ohne Refluxivität ist seltenes Ereignis, so z. B. bei der polyzystischen Nierendegeneration, möglicherweise auch bei kleinzystischen Degenerationen beider Nieren.

Ein erwiesen obstruktives Moment wie bei der Harnleitermündungsstenose hat meist hypoplastische Potenz, seltener dysplastische, während die Störung am Ureterabgang nur in hypoplastischer Form erscheint, hingegen die pyelonale Hypolasie wiederum nur dysplastisch. Alle umschriebenen Stenosen müssen ein vaskuläres Trauma letztlich zur Ursache haben, auch dann, wenn ein schwacher Grad von Erblichkeit beteiligt ist. Störung der örtlichen Homöostase wurde objektiviert und daraus dann auch spekulativ auf einen Anti-Apoptosefaktor glialen Ursprungs geschlossen (s. Abb. 10.14). Dieser Faktor, falls ungestört vorhanden, soll Dysplasie verhindern, umgekehrt sein Mangel Dysplasie begünstigen. Nach der besser begründeten embryologischen Auffassung betreibt die störanfällige Harnleiterknospe eine verminderte Induktion an metanephronaler Substanz. Vorläufig läßt sich ein Fortschritt aus der neuen Apoptoseforschung und Apoptosedefinition im Vergleich mit dem bisher bekannten nicht recht erkennen. Die neueste Forschung sieht die Ursache aller renalen Fehlbildungen in der Macula densa, in einem gestörten Renin-Angiotensin-Mechanismus [6, 7].

Defektheilung – Steady state

Die ganze urorenale Pathophysiologie bündelt sich aufs Neue in der Frage nach der Defektheilung, nach der sich selbst überlassenen Harnobstruktion. Die reelle Abgangsstenose des Harnleiters dient als bekanntes Modell, dies pränatal, postnatal und adult, an Patienten wie experimentell. Einseitigkeit der Obstruktion erleichtert die Bewertung, Doppelseitigkeit erschwert sie. Nuklearmedizinische Diagnostik dominiert.

Nach Meinung vieler Autoren beendet die Abgangsstenose ihre renal hämoobliterative Hypoplasie nach einiger Zeit postpartal [20]. Gebunden ist der Stillstand an Normalisierung des Binnendrucks im Nierenhohlsystem und an Auftreten oder Verschwinden einer Reihe molekulargenetischer, serologischer und hämatologischer Marker, insbesondere der Thromboxanderivate. Letztlich geprägt ist das Ste-

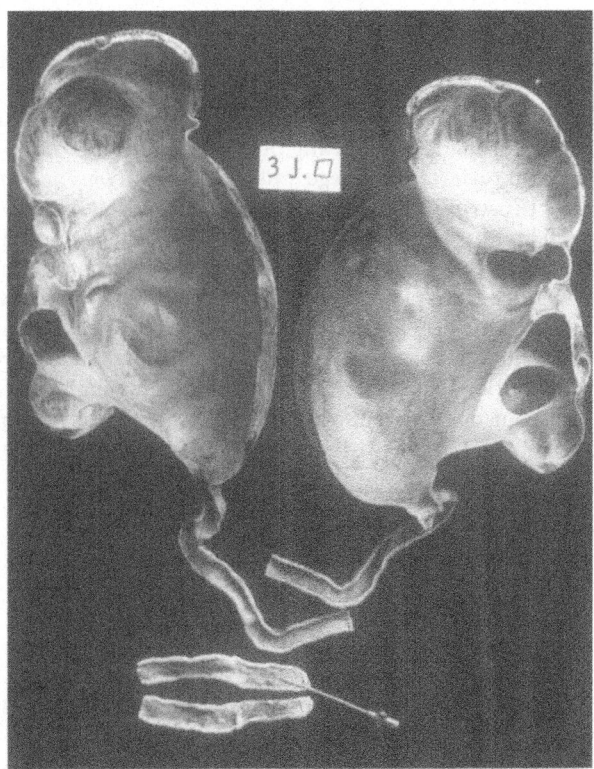

Abb. 10.34. 3 J. Hauptdiagnose: PUJSt. Nierenparenchym zu 95 % hämoobliterativ geschwunden. Kein Steady state (Defektheilung) (vgl. auch Abb. 7.14 u. 7.15 in Kap. 7)

ady state, wenn es existiert, hydrodynamisch. Das Hindernis persistiert. Es löst sich nicht auf. Es engt das autonome muskuläre Strombett permanent ein. Hauptort der hydrodynamischen Toleranz ist das eigenaktive, dem Bolusprinzip folgende Nieren-beckenkelchsystem. Was das Mißverhältnis zwischen permanentem Anstrom und behindertem Abstrom tolerabel macht, ist nicht durchweg bekannt. Eine wichtige Voraussetzung besteht in hydrodynamisch regulierter Arbeitsteilung. Der bekannte zirkadiane Rhythmus, nachts arbeitsgemindert, muß darin Mehrarbeit leisten, um das Transportvolumen zu bewältigen. Zwar produziert die hypoplasierte Niere weni-ger Primärharn als das gegenseitige nichtobstruierte Geschwisterorgan. Die tubulär verminderte Rückresorption gleicht nach purem Flüssigkeitsvolumen aus. Alle Ein-seitigkeit bleibt undramatisch. Punktum cruciens ist die Doppelseitigkeit der konge-nitalen Fehlbildung.

Die postulierte Mehrarbeit des muskulären Nierenhohlsystem ist nicht einfach zu ermitteln. Die Kymmographie vergangener Jahrzehnte, derzeit verbessert und neu belebt, könnte informieren. Die Obstruktion hat auch die beteiligte autonome Inner-vation mitbeschädigt. Wie weit am Ende eine Defektheilung oder doch Progredienz besteht, ist noch offen. Unsere derzeit unsicheren Indikationen zur Pyeloplastik sind auch davon abhängig.

Im Gegensatz zu kongenitalen Obstruktionen tendieren erworbene, sofern nicht therapeutisch behoben, mehr zu völligem Parenchymschwund, identisch dann mit kompletter, druckbedingter Hämoobliteration (Abb. 10.34).

10.5
Erworbene Harnobstruktion von postnatal bis adult

Unterschied zwischen angeboren und erworben (Tabelle 10.7)
Die erworbene Behinderung der Hydromechanik und Urodynamik trifft auf geord-net strukturierte Harnwege und auf Nieren in parenchymaler Normausstattung. Nor-male Urostruktur leistet jeder Obstruktion weit mehr Widerstand als fetal unfertige, noch im Entstehen begriffene. Alles Dysplastische entfällt. Nur Exogenes findet statt. Dabei widerstehen adult ausgewachsene Strukturen besser als noch im Wachstum befindliche. So erleiden obstruierte Nieren des 10jährigen weniger Dauerschäden als die des 2jährigen, aber noch deutlich mehr als die des 18jährigen (Abb. 10.32). Gleich-wohl sind die Vorgänge von postnatal bis adult pathophysiologisch miteinander ver-wandt. Aber auch zwischen fetal und postnatal gibt es Gemeinsames, und die Rück-schau auf das kongenitale Pendant erlaubt hier verkürzte Darstellung. Erworbene Harnobstruktion des Kindesalters kommt ungleich seltener vor als angeborene. Aus-

Tabelle 10.7. Obstruktiv verursachter Nierenparenchymschwund. (c = congenital, a = aquired, a.s. = aut simile, a.s.[1] = Neck-Syndrom, a.s.[2] = Valve II, a.s.[3] = Lithora, Ormond etc., Traumata)

c	I. Trimenon	UR-Dysplasie – z. B. Valve I a.s.[1]
	II. Trimenon	Glomeruläre Hypoplasie ab initio z. B. PUJSt – a.s.[2]
a	Postnatal	Glomeruläre Hypoplasie aus nephronaler Norm 1,5 x 10^6 z. B. PBH a.s.[3]

einanderzuhalten sind dabei Langzeit- und Kurzzeitobstruktion wegen ihres unterschiedlichen Krankheitswertes.

Langzeitobstruktion
Bei infravesikalem Ansatz sind es Strikturen der Harnröhre, fast nur posttraumatisch. Bei supravesikalem Ansatz sind es Harnleiterverengung verschiedener Genese, so Lithora, Traumata, paraureterale Neoplasie, Morbus Ormond, chronische Entzündungen wie Mykosen und Tuberkulose.

Detrusor unter erworbener Obstruktion
- Erhöhter Auslaßwiderstand setzt reaktiv Mechanismen in Gang, die mehr in schädlicher trabekulierender Kollagenisierung als in erhoffter kompensatorischer Hypertrophie bestehen. Sie mindern die Oxygenisierung des Detrusors, verdicken die Blasenwand bindegewebig, engen damit die Harnleitermündung ein und setzen die zweite Obstruktionsstufe in Gang (s. Abb. 10.5).
- Erhöhter Auslaßwiderstand erschöpft das Dehnungspotential, bevor die Blase leer wurde. So entsteht Restharn mit fortschreitender Tendenz. Noch deutlicher als dessen Volumen spiegelt den Krankheitswert der Obstruktion das eingeschränkte Miktionsvolumen, bewertet als Differenz zwischen Blasenkapazität und Residualharn. Je weiter der Quotient die Norm von 1,0 nach oben überschreitet, desto schwerwiegender die Obstruktion.
- Mit pathologisch wachsendem Volumen der obstruierten Harnblase elevieren und distrahieren die Mündungen der Harnleiter passiv. Sie erschweren damit zusätzlich den Einstrom des Harns in die Blase und verstärken die vorerwähnte 2. Stufe subvesikal ausgehender Obstruktion, alles wenig konform zu Formation und Struktur des Blasenauslasses, statt dessen weit mehr abhängig von zugehörig neuromuskulärer Störung des Synergismus zwischen Blasenfüllung und Blasenentleerung.

Nieren
- Obstruktiv bilaterale Nephropathie des Heranwachsenden unterscheidet sich zwar von der kongenitalen durch nephronale Normausstattung zu Beginn des Prozesses. Beiden verbindlich gleich ereignen sich jedoch vaskuläre Umleitung einschließlich Lymphe (500–1000 ml/die), dann tubuläre Einschränkungen (Polyurie, Konzentrationsverlust, Salzverlust, Azidose), weiter glomeruläre Einbußen, am Ende nicht anders ebenso hämoobliterative Zirrhose und Urämie (s. Abb. 10.32).
- Rechtzeitige distal-kausale Desobstruktion hält den renalen Zerstörungsprozeß in jeder Phase auf, bringt ihn zum Stillstand, zum vaskulären und strukturellen Defektstillstand. Erholung zur Norm ist nicht möglich (s. Abb. 10.32).
- Kompensierte Funktionalität kann lange vorhalten, auch bis zu normaler Lebenserwartung, dies deshalb, weil normalstrukturierte Nieren die 4fache Mindestleistung erbringen. Umgekehrt übertrifft erworbene komplette Obstruktion an Radikalität jede angeborene Form, die immer noch – auch im Extremfall – einen schmalen Parenchymsaum beläßt, mithin noch zu einem Steady state findet. Kompletter Verschluß eines Harnleiters durch einen kleinen Stein oder anderes, über Jahre bestehend, macht die Niere unter der Kapsula fibrosa zu einer papierdünnen bindegewebigen Ruine, dies in pyramidaler Gestalt (s. Abb. 10.32, 10.34).

Kurzzeit-Harnobstruktion
- Komplett eingeklemmter Harnleiterstein einseitig als Beispiel, verursacht alle bekannten Schritte der obstruktiven Nephropathie in zeitlich stark verdichteter Abfolge.
- Binnendruck höher als 50 cm H_2O unterbindet die Harnproduktion, dies bei vorerst fortbestehender intrarenaler kurzgeschlossener Durchblutung und erhöhtem Lymphstrom.
- Bald jedoch setzt kompletter Wegverschluß jenen kompensierten Mechanismus in Gang, der als Zentrales die präglomerulären Kapillaren einengt und damit rückwirkend die gesamte Arterialisation der Nieren funktionell und strukturell bis zur Intimafibrose hämoobliterativ irreparabel aufhebt (s. oben).
- Binnen Monaten vollendet sich der Untergang der Niere. Die renale Ruine in pyramidaler Gestalt ist die Folge.

Experimentelles zur Rückbildungsfähigkeit obstruktiver Zirrhose
Komplette (einseitige) ureterale Obstruktion einer Niere verursacht hämoobliterativ binnen 1 Woche deren subtotalen Untergang.

Einwöchige partielle Obstruktion gewährt eine Erholungsfrist von 4–6 Wochen. Längere Dauer der Obstruktion läßt Rückbildung nicht mehr zu. Der Grad der konsekutiv und definitiv verminderten Durchblutung bestimmt das Ausmaß des Parenchymverlusts. Beides sind die entscheidenden Größen. Die Durchblutung beträgt nach 24 h noch 50 % der Norm, nach 6 Tagen 30 %, nach 14 Tagen 20 %, nach 56 Tagen noch 12 % [54].

Entlastungspolyurie (s. oben)
Nierenkolik. Wie jede akute Überdehnung glatter Muskulatur reagiert auch bei Kindern das ableitende Harnsystem mit heftigem Schmerz auf Überladung, mit intermittierendem Schmerz, wenn das Hindernis zwischenzeitlich Harn passieren läßt.

Mikrohämaturie ist obligat und klärt gegenüber nicht urologischer Herkunft lumbaler Schmerzhaftigkeit.

Wiederholte und außergewöhnlich schmerzhafte Koliken erfordern instrumentelle Desobstruktion, am einfachsten mittels eines Splints, weniger oft mittels perkutaner Nephrostomie (PCN).

Abbildung 10.27 zeigt die Fornixruptur: Komplikation sowie Entlastung der Obstruktion.

Ursachen erworbener Stenosen des Harnleiters im Kindesalter
Bei aller Vielseitigkeit der meist paraurologischen Genese ist morbidativ Seltenheit allen erworbenen Stenosen des Harnleiters im Kindesalter eigen. Gemeinsam ist allen auch der rein obstruktive Charakter der zugehörigen Nephropathie, ausgehend von nephronaler Normausstattung, dies ist der stärkste Unterschied zur kongenitalen Stenose.

Die Seltenheit kennt dennoch Unterschiede. Einen langfristig stenosierenden Harnleiterstein im Kindesalter (Abb. 10.32) gibt es öfter als ein Rhabdomyosarkom des kleinen Beckens, das einen oder beide Harnleiter einengt, öfter auch als eine traumatisch entstandene Harnleiterstenose. Klinische Beispiele der Erworbenheit sind in den zugehörigen Kapiteln dargestellt. Was restlich noch an Ursachen einer Harnleiterstenosierung im Kindesalter vorkommt, wird hier der Didaktik zuliebe erwähnt. Die Anamnese dient jeweils als Hinweis.

Die Raritäten in Aufzählung:
- schwerwiegende Colitis ulcerosa oder Morbus Crohn, retroperitoneal infiltrierend,
- retroperitoneale Fibrose, Ormond-Erkrankung, bei Kindern soll Cortisontherapie ausreichen,
- Pilzbefall von der Blase her aufsteigend kann ureteral obstruieren, rechtzeitige antimykotische Therapie kann genügen,
- Harnleiterstenose auf tuberkulöser Grundlage deszendierend von der Niere her (s. Kap. 6),
- Endometriose als Ursache einer Harnleiterstenosierung erscheint präpubertär höchst selten, desgleichen das V.-ovarica-Syndrom,
- Harnleiterstenosierung aus benachbart narbiger Grundlage, so nach eitriger retrozoekaler Appendizitis oder nach ausgedehnter Kolonchirurgie.

Literatur

1. Alcaraz A, Vinaika F, Tejedo A et al. (1991) Obstruction and recanalisation of the ureter during embryonic development. J Urol 145:410–416
2. Allen TD, Husman DA (1989) Ureteropelvic junction obstruction genetic with ureteral hypoplasia. J Urol 142:353–355
3. Argueso LR, Ritchey MJ, Boyle ET Jr, Millner DS, Bergstrahl EJ, Kramer STA (1992) Prognosis of children with solitary kidney after unilateral nephrectomy. J Urol 148:747–751
4. Beck AD (1971) The effect of intrauterine urinary obstruction upon the development of the fetal kidney. J Urol 105:784–789
5. Bhagavan BS, Wenk RE, Dutta D (1979) Rupture of fornix. Human Pathol 10:669
6. Blyth HB, Snyder HM, Duckett JW (1993) Antenatal diagnosis and subsequent management of hydronephrosis. J Urol 149:693–698
7. Caldamone AA (1992) Anormalies of the bladder and cloaca, chap. 54. In: Walsh PC, Gittes RF, Perlmutter AD, Stamey ThA (eds) Campbells urology, vol I. Saunders, Philadelphia
8. Churchill BM, McLorie GA, Khouri AE, Merguerian PA, Houle AM (1990) Emergency Treatment and long-term follow-up of posterior urethral valves. Urol Clin NA 17:343–360
9. Chevalier RL, Chung KH, Smith CD, Ficence M, Gomez RA (1996) Renal apoptosis and clusteria following ureteral Obstruction. The Role of maturation. J Urol 156:1474–1479
10. Connit JP, Burbidge KA (1990) Long-term urinary continence and renal function in neonates with posterior urethral valves. J Urol 14:1209–1211
11. Coplen DE (1997) Prenatal Intervention for Hydronephrosis. Review article. J Urol 157:2270–2277
12. Cost GA, Merguerian PA, Cheerasarn SP, Shortliffe LDM (1996) Sonographic Renal Parenchymal and Pelvicaliceal Areas: New quantitative Parameters for Renal Sonographic Follow up. J Urol 156:725–729
13. Cuckow PM, Dinneen R, Risdon P, Ransley G, Duffy PG (1997) Long-Term Renal Function in Postnatal Urethral valves, Unilateral Reflux and Renal Dysplasia Syndrom. J Urol 158:1004–1007
14. Darracott-Vaughan E Jr (1995) Commentary ab Renal Resistive work. J Urol 154:922
15. Dewan PA, Zappala M, Ransley PG, Duffy PG (1992) Endoscopie Reappraisal of the Morphology of congenital obstruction of the Posterior Urethra. Brit J Urol 70:439–444
16. Elder JS, Duckett JW (1987) Perinatal urology. In: Gillenwater et al. (eds) Adult and pediatric urology. Year Book, Chicago, pp 1512–1603
16b. El Badawi A (1993) Functional Pathology of Urinary Bladder Muscularis. Seminars in Diagnostic Pathology 10:314–354, p 345
17. Gillenwater JA (1992) The Pathophysiology of Urinary tract Obstruction. In: Campbells

Urology, V und VI in: Walsh PC, Retik AB, Stamey TA, Vaughan ED (eds) Philadelphia – W.B. Saunders & Co.

18. Glick PL, Harrison MR, Colbus MS et al. (1985) Management of the fetus with congenital hydronephrosis. J Pediatr Surg 20:976

19. Gobet R, Bleakley J, Peters CA (1997) Premature urachal closure induces Hydronephrosis in male fetuses Childrens Hospital and Harvard Medical School, Boston, MA. Abstract Bern, Schweiz

20. Gonnermann D, Huland H, Schweiker U, Oesterreich FU (1989) Hydronephrotic atrophy after stable mind or severe partial obstructions: natural history and recovery after relief of obstruction. J Urol 143:199–203

21. (Entfällt)

22. Gonzales E Jr (1997) Posterior Urethral valves and other Urethral anomalies. Chapter 67 in Campbells Urology, VII Ed. Walsh-Retik-Vaughan-Wein (eds). Saunders, New York

23. Harrison MR, Golbus MS, Filly RA (eds) (1984) Congenital hydronephrosis. In: The unborn patient. Grune & Stratton, London p 227–248

24. Gulmi FA, Felsen D, Vaughan-Darracott E (1997) Pathophysiology of Urinary Tract Obstruction. Chapter 9 in Campbells Urology VII, in Walsh-Retik-Vaughan-Wein (eds), Philadelphia, Saunders

24a. Harrison MR, Golbus MS, Filly RA (eds) (1984) Congenital hydronephrosis. In: The unborn patient. Grune & Stratton, London, pp 227–248

25a. Johnson MP, Bukowski TP, Reitelman C et al. (1994) In utero Surgical Treatment of Fetal obstructive Uropathie. Amer J Obst Gynec 1770–1779

25b. Kajbafzadeh AM, Quinn FMJ, Duffy PG, Ransley PG (1995) Augmentation cystoplasty in Boys with Posterior Urethral valves. J Urol 154:874–877

26. Kallerhoff M (1993) Nierenfunktionsparameter bei Neugeborenen und Säuglingen. Act Urol 24:151–154

27. Kalycinski ZH, Perdzynski W (1996) Long results after Megaureter folding in Children. J Ped Sur 31:1211–1217

28. Kaplan GW, Scherz HC (1993) Infravesical Obstruction. Pathophysiology Vol 2, S. 840–841, in: Kelalis-King-Belman (eds). Clinical Pediatric Urology III. Ed Saunders Comp Philadelphia

29. Keibl F (1896) Zur Entwicklungsgeschichte des menschlichen Urogenitalapparates. Arch Anat (Leipzig) 1896:55–157

30. Kill F (1957) The function of the ureter and renal pelvis. Saunders, Philadelphia London

30a. Knoers N, Ouweland D van, Dresen J et al. (1993) Nephrogenic Diabetes Insipidus: identification of Neo genetic Defect. Pediatr Nephrology 7:685–688

31. Koff SA (1990) Pathophysiology of ureterpelvic junction obstruction. Urol Clin NA 17:263–272

32. Lyon RR, Marshall S, Baskin LS (1992) Normal growth with renal insufficiency owing to posterior urethral valves, value of long term diversion: a twenty year follow up. Urol Int 48:125–129

33. Maizels M, Smith EK, Firlitt CF (1984) The management of children with vesicourethral reflux and ureteropelvic junction obstruction. J Urol 131:722

34. Mandell J, Peters CA, Estroff JA, Benacerrall BR (1992) DMU severe oligo-hydramnion associated with genitourinary abnormalities. J Urol 148:515–518

35. Mara G, Di Mascio M, Tabini M, Assael CA, Dell'Agnola CA, Secco E (1996) Renal damage in children with posterior urethral valves. J Amer Nephrol 7:1337

36. O'Rheilly PH, Shields RA, Testa HJ (eds) (1986) Renography – In: Nuclear medicine in urology and nephrology, 2nd ed. Butterworths, London Boston

37. Osterhage HR (1985) Kontroverse Aspekte zur Genese des Megaureters. Urologe [A] 24:198–201

38. Parkhouse HF, Woodhouse CRJ (1990) Long-term status of patients with posterior urethral valves. Urol Clin NA 17:373–378

39. Peters CA, Bauer STB (1990) Evaluation and management of urinary incontinence after surgery for posterior urethral valves. Urol Clin NA 17:379–387

40. Peters CA, Bolkier M, Bauer STB, Hendren WH, Colodny AH, Madell J, Retik AB (1990) The urodynamic consequences of posterior urethral valves. J Urol 144:122–126

41. Peters CA, Vasavada S, Dator D, Carr M (1992) The effect of obstruction on the developing bladder. J Urol 148:491–496

42. Peters CA, Mandell J (1990) Experimental congenital obstructive uropathy. Urol Clin NA 17:437–447
43. Ransley PG (1996) Posterior Urethral valves. An Essay in Honour and Memory of Herbert Eckstein, S. 51–55. In Contemporary Issues in Pediatric Urology. Williams DJ, Etker S (eds). Logos Publikation, Istanbul
44. Ruano-Gil D, Coca-Payeras A, Tejedo-Mateu A (1975) Obstruction and normal recanalisation of the ureter in the human embryos. Its relation to congenital ureteric obstruction. Eur Urol 1:287–293
45. Schrott KM, Sigel A (1982) Gefäßschonende Schichtmodellage des Megaureters. Urologe [A] 21:318–321
46. Shishito S, Saito T, Imabayski K (1964) Experimental review of neurogenic bladder. Tohoku J Exp Med 83:327–348
47. Sigel A, Grohmann S, Schott G (1988) Renale Endstadien kinderurologischer Herkunft nach Ursache und invertierender Morphometrie. Urologe A 28:285–288
48. (Entfällt)
49. Smith GHH, Canning DA, Schulma SL, Snyder HM III, Duckett JW (1996) The long term outcome of posterior Urethral valves treated with primary valve ablation and observation. J Urol 155:1730
50. Steinhardt GF, Salinas-Madrigal L, Demello B et al. (1994) Experimental Ureteral Obstruction in the fetal Opossum: Histologic assessment. J Urol 152:2133–2138
51. Stephens FD (1983) Congenital malformation of the urinary tract. Monography. Praeger Scientific. New York
52. Stephens DF, Durham-Smith E, Hutson JM (1996) Congenital Anomalies of the Urinary tract. J-SIS-, Medical Media, Oxford
53. Tank ES (1987) Anterior urethral valves from congenital urethral diverticula. Urology 29:467–469
54. Wilson DR, Klahr S (1993) Urinary react Obstruction, Chapter 23 in Schrier RW, Gottschalk CW. Disease of the Kidney. Vol 1,5 Ed. Little, Brown Comp. Boston, Toronto, London
55. Zollinger HV (1981) Pathologische Anatomie, 5. Aufl., Thieme, Stuttgart

Kapitel 11

Neurogene Harnblase – urologische Relevanz spinaler Dysraphie

A. Sigel

Abstract. Die neurogene Blase ist pathophysiologisch in ein System einzuordnen, das aus einem ungeordnetem zu Viel und einem zu Wenig an vesikaler Harnspeicherung und Harnentleerung besteht. Möglichst frühzeitig erstmalige urodynamische Abklärung und periodische Wiederholung vermittelt die zutreffende Einordnung in ein gültiges neurourologisches Schema. Überdruck hat darin den ungleich größeren Krankheitswert als Harninkontinenz. Das Zustandsbild, das im Entstehen verhindert werden soll, entspricht vergleichsweise der bilateral refluxiven Klappenblase. Täglich 4- bis 6fache Entleerung der Harnblase mittels sauberen Einzelkatheterismus (CJC) von Anfang an folgt der modernen Therapierichtung. Sie vermeidet am besten obstruktive und refluxive Nephropathie. Anticholinergica, oral und noch besser intrakavitär intravesikal tragen wesentlich zum Erfolg bei. Enorme Zumutungen an die Pflege des Kindes sind damit verbunden. Mit dieser neuen Therapierichtung gingen die bisherigen Indikationen zusätzlicher operativer Intervention zurück, so zu Sphinkterotomie, Augmentation der Harnblase, Antirefluxoperation, wahrscheinlich auch zu operativer Neuromodulation am Plexus pelvicus, einer fortschrittlichen Variante, die neuerdings auch bei Kindern fallweise angewandt wird. Künftig fallweise auch fraglich intrafetale transhysteriale Chirurgie?

   Das Syndrom der *geschlossenen* Dysraphie erbringt die operative Indikation erst im späteren Kindesalter. Einordnung in das Innsbrucker Schema der Blasenstörung und Regulierung von Füllung und Entleerung folgt den gleichen Regeln wie bei offener Dysraphie. Mädchen sind öfter betroffen als Knaben. Sie erlernen leichter den täglichen Mehrfachkatheterismus von eigener Hand.

   Langzeitergebnisse beider Formen der spinalen Dysraphie, wahrscheinlich viele ungünstige, sind wenig ermittelt. Am Ende kurze Abhandlung der erworbenen neurogenen Blase des Kindesalters und Stellenwert der Pharmakotherapie für jegliche Genese dieses Krankheitsbildes.

   Unser Beitrag gibt eine Übersicht zu dem schwerwiegenden Syndrom der sog. neurogenen Blase, die nur Teil ist der weitergehenden Syndroms der spinalen Dysraphie. Aus verschiedenen Gründen kommt es in letzter Zeit seltener vor.

11.1
Einleitung

Spinale Dysraphie, Myelodysplasie, Defekt des Neuralrohres umschließt ein Syndrom kongenital-myelogener Fehlbildungen, unter denen der urologische Folgeanteil einer ist neben anderen gleichfalls schwerwiegenden. Alle Anteile haben lebenslängliche Bedeutung. Die Urologie muß ihre Teilhabe einordnen in eine Gesamtschau des Syndroms, muß auch dessen übrige Anteile kennen, mitwerten und hier gerafft Kenntnis nehmen, muß den genetischen und pathomorphologischen Hintergrund der neurogenen Blase verstehen.

```
┌─────────────────────────────────────┐   ┌─────────────────────────────────────┐
│      Neurogene Blase im Kindesalter  │   │    Synopsis neurospinaler Dysraphie │
│                                      │   │   Offen ← Dysraphie → Geschlossen   │
│            A. Kongenital             │   │                                     │
│     offene neurospinale Dysraphie    │   │   Meningocele    │Split – Tethered Cord-S│
│   Meningo – Meningomyelo – Cele      │   │   Meningomyelocele│Lipomeningocele    │
│                                      │   │                  │Sakrale Dysgenesie  │
│   geschlossene neurospinale Dysraphie│   │                                     │
│      Split – Tethered Cord S.        │   │       Neurogene Korrelate           │
│      Lipomeningomyelocele            │   │  Chiari-S. – Untere Mot. Neur. Läs. – Kauda S.│
│      Sakrale Dysgenesie              │   │            (S = Syndrom)            │
│                                      │   │                                     │
│            B. Erworben               │   │   Anale und genitale Dysfunktion    │
│   Spinal Cord Tumors – Traumata      │   │                                     │
│        WK – Osteomyelitis            │   │ Neurogene Harnblase und urorenale Reduktion│
│   iatrogen bei Analatresie OP        │   │                                     │
│    Encephalitis – Polymyelitis       │   │                                     │
└─────────────────────────────────────┘   └─────────────────────────────────────┘
```

(S = Syndrom)

11.2
Extraurologische Bestandteile

11.2.1
Chiari-Syndrom

Der Verlust an Liquor aus der dorsalen Zele mindert den physiologischen Druck im Liquorsystem und drängt damit das Kleinhirn in das Foramen ovale magnum, was dann oberhalb davon in mehr als 85 % zu obstruktiver Weiterung der Liquorräume führt, mithin zu Hydrozephalus. Der Zustand kann fetal noch ausbleiben, kann erst postfetal entstehen, dennoch ist die bekannte Ventildrainage nach atrial oder abdominal synchron mit dem unverzögerten Verschluß der Duraspalte klar begründet, beides Aufgabe der Neurochirurgie [8]. Der Shunt bedarf regelmäßig periodischer Kontrolle, am einfachsten mittels Sonographie der Hirnkammern, bedarf fallweise auch operativer Revision.

Die intellektuelle Entwicklung der Kinder kann normal verlaufen, öfter aber ist sie reduziert, dies von minimal bis deutlich. So bleibt auch die schulische Entwicklung insgesamt unterdurchschnittlich, obgleich andere Kinder Gymnasialreife erreichen. Schwerwiegende psychosoziale und somatische Probleme bleiben oft auf Lebenszeit.

11.2.2
Wirbelspalte und myelonale Dysplasie

Umschrieben unvollständiger Schluß der Wirbelreihe, meist dorsal und lumbal, 1–3 Wirbel befallend, geht einher mit benachbart örtlicher zugehöriger Dysplasie des Myelon, mithin des Sakralmarks. Die Schäden des Myelons können höher reichen als die Spalte der Wirbelreihe.

11.2.3
Offene Wirbelspalte: Morphologie und Korrelationen

Die Wirbelspalte zwischen L1 und L4, topographisch identisch mit den Rückenmark-segmenten S1 bis S3, erscheint in zweifacher Variante. Die pure Meningozele geht in der Regel ohne neurologischen Ausfall her. Die andere Variante, mit weit höherem Krankheitswert verbunden, entläßt Teile des Myelon samt Durazele in den Wirbel-spalt und erscheint offen in der Rückenwand (Abb. 11.1, 11.2). Eine dünne Überhäu-tung geht spontan schon fetal oder gleich postnatal auf. Wegen Infektionsgefahr ist schnellstmöglicher Verschluß erforderlich, am besten nach 72 Stunden postnataler Lebenszeit [6]. Ein iatrogener Schaden, zusätzlich zur vorgegebenen Dysplasie, wird in kundigen Händen auf nicht mehr als 5 % beziffert [8] (Abb. 11.3). Jedoch gehen die versenkten Anteile des Myelons sekundär funktionell-qualitativ Verschlechterungen ein, bezeichnet dann als sekundärer Tethered cord (festgebundener Strang) (Abb. 11.4). Dysplasie der Sakralsegmente 1–3 schließen notwendig auch den Plexus ischiadicus mit ein, dies beidseitig, daher die vorerwähnten Ausfälle in dessen Extre-

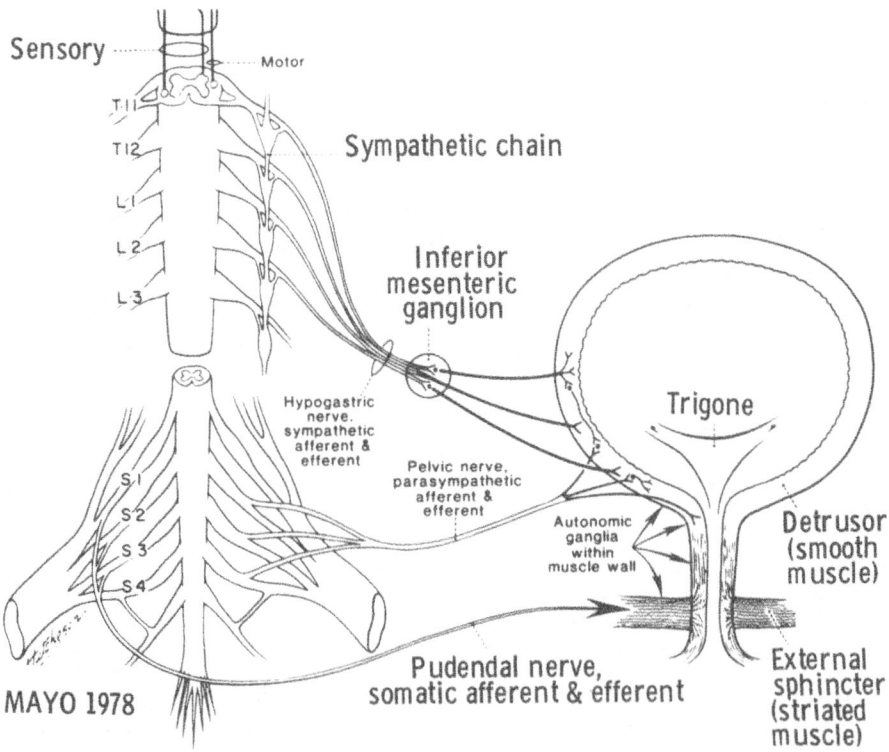

Abb. 11.1. Das Schema zeigt die kombinierte Innervation der Harnblase, des Trigonums, der Harnröhre und des Diaphragma urogenitale, bestehend aus Parasympatikus, Sympatikus und dem gemischt nervigen N. Pudendus (Mayo 1978). Der Parasympatikus entstammt dem Sakral-mark in Wirbelhöhe L4 bis L5

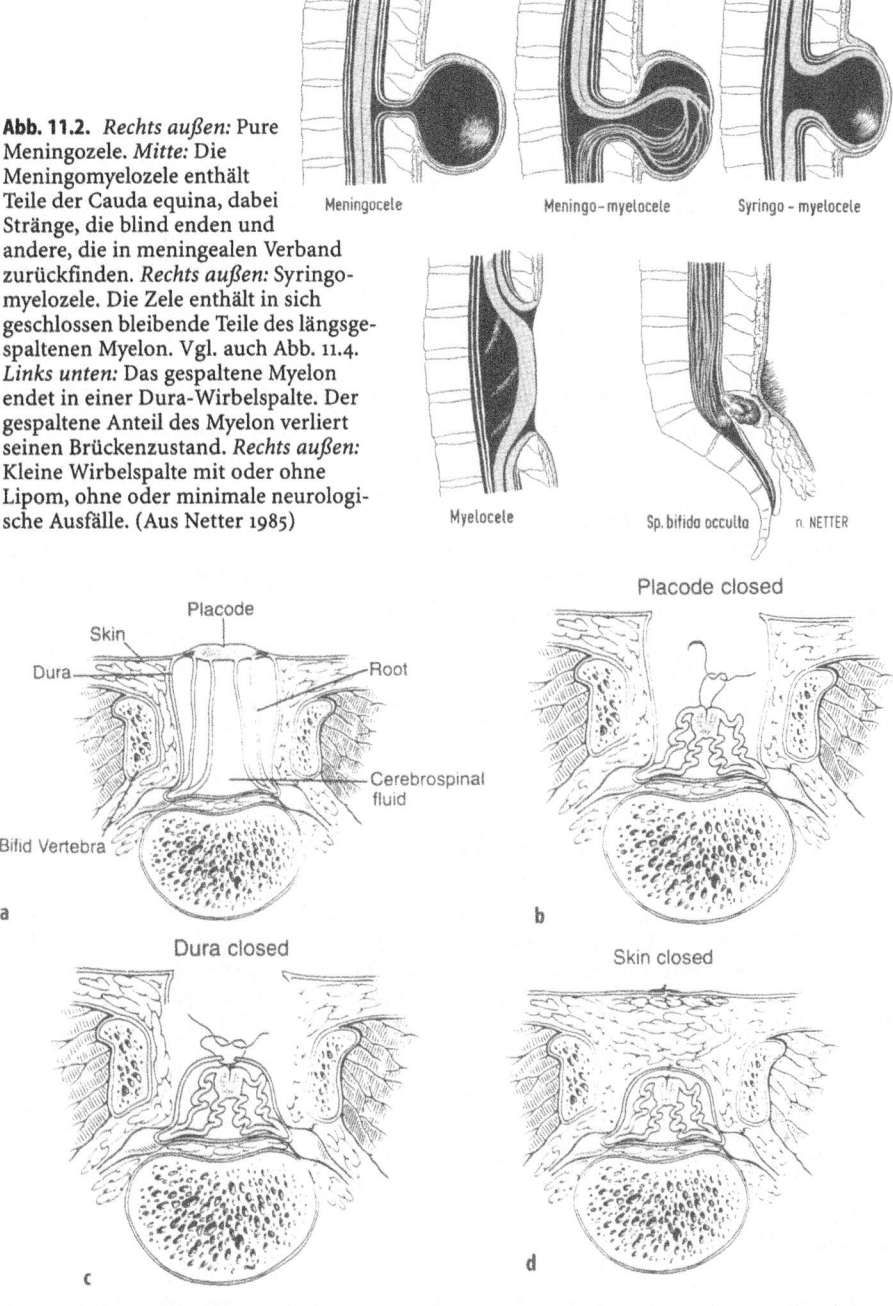

Abb. 11.2. *Rechts außen:* Pure Meningozele. *Mitte:* Die Meningomyelozele enthält Teile der Cauda equina, dabei Stränge, die blind enden und andere, die in meningealen Verband zurückfinden. *Rechts außen:* Syringomyelozele. Die Zele enthält in sich geschlossen bleibende Teile des längsgespaltenen Myelon. Vgl. auch Abb. 11.4. *Links unten:* Das gespaltene Myelon endet in einer Dura-Wirbelspalte. Der gespaltene Anteil des Myelon verliert seinen Brückenzustand. *Rechts außen:* Kleine Wirbelspalte mit oder ohne Lipom, ohne oder minimale neurologische Ausfälle. (Aus Netter 1985)

Abb. 11.3a–d. Das Schema zeigt im Frontalschnitt eine Myelomeningozele, wie der Verschluß über schonliches Ablösen der Nervenstränge geschieht, daran anschließend die Ablösung der Dura, deren Nahtverschluß und darüber den Hautverschluß. (Aus Harris, modifiziert nach grundlegendem Beitrag von Ernst 1909) [4]

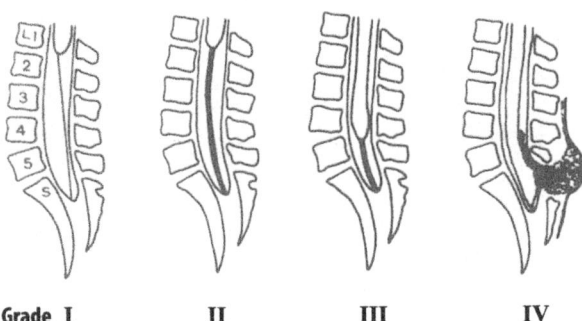

Abb. 11.4. Das Cauda-equina-Syndrom kennt verschiedene Grade der Fehlbildung. Grad I Norm. Grad II Kauda gespalten – Grad III Kauda verkürzt und verdickt, Filum terminale, Grad IV Lipomeningomyelozele

Grade I   II   III   IV

mitäten-Versorgungszone, motorische mehr als sensible. Was unmittelbar postnatal an motorischen Ausfällen erscheint, kann sich binnen Tagen noch aufbessern.

11.2.4
Geschlossene spinale Dysraphie

Analogon zur vorerwähnten offenen Wirbelspalte ist hier ein Doppeltes, die sakrale Dysgenesie, das originäre Tethered-Cord-Syndrom, eine Dysplasie der Cauda equina. Das andere: eine ossäre Dysplasie des Os sacrum mit zugehörigem Kaudaschaden. Beides eigens weiter unten dargestellt (s. Kap. 11.8). Die geschlossene Dysraphie überwiegt an Häufigkeit des Vorkommens inzwischen die offene [12].

11.2.5
Untere Motorneuronläsion

Je höher topisch der Schaden des Myelon, desto mehr motorische Anfälle an den unteren Extremitäten und umgekehrt, je tiefer, desto weniger. Die motorischen Ausfälle unterbinden eine geordnete Entwicklung der Beine und machen sie muskulär hypoplastisch. Die allgemeine Körperlänge bleibt oft unterdurchschnittlich. Die muskulären Minderleistungen begünstigen Hüftdeformationen und Skoliosen der Wirbelsäule. Die Mehrheit der Kinder ist auf Lebenszeit mehr oder minder auf den Rollstuhl angewiesen. Orthopädische Korrekturoperationen sind oft indiziert, oft auch noch in späteren Zeitabständen. Die Beinparesen, wenn grob ausgeprägt, belasten die Kinder und später als Erwachsene innerhalb ihrer spinalen Dysraphie am stärksten. Krankengymnastische Schulung vom frühen Kindesalter an kann viele Minderfunktion verbessern.

11.2.6
Anale Situation

Der Beckenboden, das stets mitgeschädigte Aggregat aus Muskulatur und Faszien, leistet seine Funktionen entweder in einem zu Viel oder einem zu Wenig. Demgemäß neigt die Analsituation mehr zu Inkontinenz oder mehr zu Verhalt. Beide Male macht die Darmentleerung Schwierigkeiten. In der Regel müssen die Kinder von ihrer Pflegeperson digital ausgeräumt werden. Später können sie diese Manipulation selbst erledigen. Suppositorien können zeitweise das digitale Ausräumen ersetzen, umgekehrt können Analtampons anale Inkontinenz abmildern. Hochgradige Obstipation kann das sog. Durchspülmanöver erforderlich machen. Es besteht in periodischer Durchspülung des gesamten Dickdarms, ausgeführt über eine operativ angelegte Fistelung zwischen Coecum und äußerer Haut. Es gibt dazu verschiedene Modelle. Das einfachste ist die Appendikokutanostomie. Sie ist jedoch störanfällig. Ein ausgeschaltetes Dünndarmsegment leistet mehr.

11.2.7
Genitalfunktionen

Im Kindesalter haben sie naturgemäß noch keine Bedeutung. Später kann penile Erektion zustande kommen, i. a. aber keine geordnete Kohabitation. Bei Frauen steht einer Gravidität zwingend nichts im Wege, außer die Genetik. Die Menarche erscheint zeitlich vorverlegt.

11.3
Morbidität und interruptive Prophylaxe

Spinale Dysraphie erscheint in den letzten Jahren seltener als früher 3 ‰, z. Z. 1 ‰ aller Geburten. Weniger an diaplazentaren Noxen ist eine mögliche Annahme. Die andere kann sich auf pränatale Sonographiediagnostik stützen. Die Wirbelspalte läßt sich kaum vor der 20. Woche verbindlich erkennen. Dagegen erweisen sich die flüssigkeitsgefüllten und erweiterten Hirnkammern zu dieser Zeit sonographisch verläßlich. Prophylaktische Unterbrechung der Gravidität bis zur 20. Woche (ohne gesetzliche Regelung) ist anscheinend weithin akzeptiert. Eine Akzeptanz, die Befürworter wie Gegner hat und außerhalb unseres Sprachbereiches wahrscheinlich weitherziger gehandhabt wird. Über den Schweregrad der Dysraphie kann die fetale Sonographie Verbindliches nicht sicher aussagen. Die normzeitige Entbindung des Dysraphiekindes kann infolge eines Zuviel oder eines Zuwenig an Beinbeweglichkeit mit Geburtsschäden verbunden sein [14].

11.4
Genetik der spinalen Dysraphie

Wie sie formal entsteht ist unbekannt, Zeitpunkt bereits in der 6.–10. Fetalwoche. Knaben und Mädchen sind ungefähr gleich oft betroffen. Eine gewisse Erblichkeit ist vorhanden. Mangel an Folsäure im mütterlichen Organismus gilt als eine von mehreren Ursachen. Substitution von Folsäure bei der werdenden Mutter gehört zur Prophylaxe, sofern anamnestisch eine familiäre Beteiligung bekannt ist. Ein Geschwister- und auch ein Mutter-Kind-Risiko der Wiederholung beträgt 3–4 %. Vermehrt Alphafetoproteine im mütterlichen Serum oder im Fruchtwasser gibt Hinweise [15].

11.5
Ärztliche Zuständigkeit der Dysraphiekinder

Primär und auch auf Dauer liegt die Zuständigkeit bei der Pädiatrie. Initial beteiligt (auch intermittierend) ist als erstes die Neurochirurgie zur Behebung des Hydrozephalus und zum Verschluß der Duraspalte. Die Orthopädie bleibt lebenslänglich beteiligt. Sie bemüht sich, Fehlstellungen an Gelenken, Wirbelsäule und unterer Extremität so weit wie möglich zu beheben. Die Abdominalchirurgie kommt fallweise mit der vorerwähnten invasiven Therapie der Darmobstipation zu Hilfe. Die Urologie bleibt Dauerpartner auf Lebenszeit (s. unten). Ärztliche Zentralstellen sind dringlich zu empfehlen und vielerorts bereits verwirklicht, so an nahezu allen Universitätskliniken, aber auch an Großstadtkliniken. Die jeweilige „Klinik für Krankheiten des Kindes- und Jugendalters" unterhält eine Spina-bifida-Ambulanz, verdienstvoll und engagiert geleitet i. allg. von Kinderärztinnen, so auch bei uns von Frau Dr. E. Strehl.

11.6
Urologische Diagnostik der offenen Dysraphie

11.6.1
Methoden

Zur Diagnostik werden Sonographie – Rö-Leer-Urodynamik –, fallweise MCU und pervenöse AUR, selten CT oder NMR angewendet.

Erweiterte Harnwege sind unmittelbar postnatal in 15 % aller Dysraphiekinder zu sehen. Allein Urodynamik in den ersten Lebenstagen verhilft zur nötigen Detailklärung. Dazu gehört v. a. die Registratur des Blasendrucks bei leerer und dosiert gefüllter Harnblase (10 ml/min predicted capacity), weiter das Urethradruckprofil oder stellvertretend die einfacher zu handhabende Elektromyographie des Beckenbodens. Sonographie nach 2 oder 3 Wochen, vergleichend zu derjenigen vor der Urodynamik, läßt begrenzt Rückschlüsse zu, ob der Duraverschluß etwas obstruktiv-iatrogenes mit sich brachte. Solch möglicher Einschluß wird auf 5 % geschätzt [2].

Urodynamische Untersuchung des 2–3 Tage alten Säuglings verlangt ein Hochmaß an Vertrautheit mit der Methode (Abb. 11.5). Nicht überall wird solche Frühdiagnostik praktiziert oder erst dann, wenn sonographisch Retentionserscheinungen des Harns zu sehen sind.

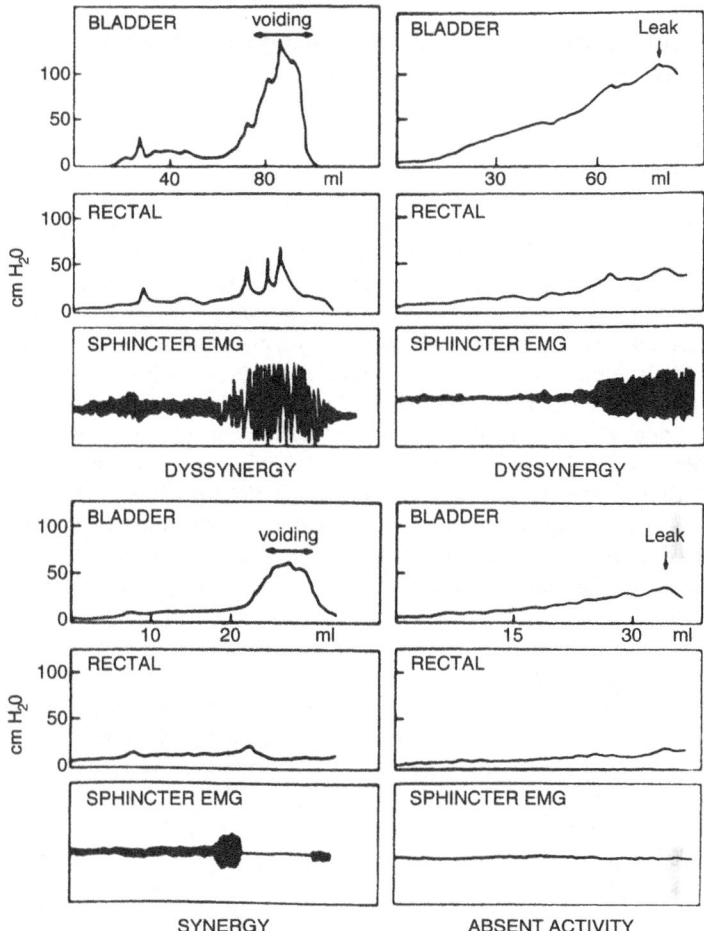

Abb. 11.5. Urodynamisch gewonnenes Schema der neurogenen Blase (aus St. Bauer 1978 bis 1997) [16, 2]. Es unterteilt in Dyssynergie, diese in 2 ähnlichen Formen, daneben in Synergie auf pathologischer Ebene und als 3. in abwesende Aktivität, was in dem nachfolgenden Schema (s. Abb. 11.6) der 4. Variante entspricht, der doppelten Parese. *Oben links* das Schema der urodynamischen Dyssynergie. Der Blasendruck ist unregelmäßig erhöht und erreicht Spitzenwerte über 100 cm Wasserdruck. Das Diaphragma urogenitale ist in Ruhe bereits erhöht tonisiert und abnorm während der Miktion. *Rechts oben* stark verwandt dem Schema links oben, nur in etwas abgeschwächter Formation. Beide Male extrem hohe Drucke der Miktion bzw. der Inkontinenz. *Links unten:* Während der Miktion verhalten sich der Detrusor und der Beckenboden synerg. In der Ruhe ist der Beckenboden gering überaktiv. *Rechts unten* entwickelt der Detrusor nur geringen Druck, ebenso der Beckenboden, insofern leiden beide unter starker Unterfunktion. Der niedrige Leak point entspricht der vorherrschenden Inkontinenz.

11.7
Pathophysiologie und Pathomorphologie der myelodysplastisch neurogenen Harnblase

11.7.1
Gegliederte Dyssynergie

Ausgehend von physiologischer Synergie des Arbeitsaufwands der Harnblase, synerg zwischen Niederdruckspeicherung des Harns und druckerhöhter Austreibung, liefert gegensinnig die myelodysplastisch dirigierte Harnblase eine unterschiedlich zusammengesetzte Dyssynergie, deren Bestandteile nur mittels Urodynamik zu analysieren sind. Obgleich nicht frei von Idealisierung, sind es im wesentlichen 4 verschiedene Funktionsmuster, die alle 4 die neurogene Harnblase kennzeichnen [9, 10]. Ihre Kennzeichen sind zu viel oder zu wenig detrusoriale Kontraktion; weiterhin zu viel oder zu wenig an Beckenbodenaktivität. Dazu kommt die Kombination, auch die Addition beider pathologischen Reaktionsweisen in einem (Abb. 11.6).

In Fachsprache übersetzt sieht man die Kennzeichen als Hyperreflexie des Detrusors, gegenteilig als Hypo- oder Areflexie, desweiteren als Hyperreflexie (Spastizität) der quergestreiften Sphinkterregion und gegenteilig deren Hypo- oder Areflexie. Die Addition: Partimente gemeinsam in Überreaktion, beide in Hyperreflexie oder beide in Areflexie.

Hyperreflexie des Detrusors
Die übermäßige Frequenz der Kontraktionen des muskulären Synzytiums versetzt den Detrusor insgesamt in eine Dauerobstruktion. Nicht Hypertrophie Muskelfasern setzt ein, sondern (nach den Regeln der obstruktiven Vesikopathie) eine abnorm

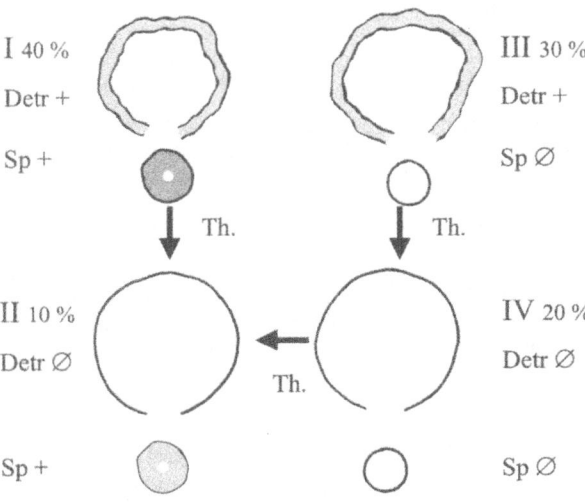

I 40 %

Detr +

Sp +

　Th.

II 10 %

Detr ∅

　　Th.

Sp +

III 30 %

Detr +

Sp ∅

　Th.

IV 20 %

Detr ∅

Sp ∅

Abb. 11.6. Das Schema zeigt die urodynamisch gewonnenen 4 Muster der myelodysplastisch bedingten Fehlfunktion von Blase, Harnröhre und Diaphragma urogenitale (aus Madersbacher 1993) [9]. *Links oben* die Kombination von hyperreflexivem Detrusor und hyperreflexivem Beckenboden. *Rechts oben* die Kombination aus hyperreflexivem Detrusor und schlaffem Beckenboden. *Links unten* die partielle oder vollständige Detrusorparese zusammen mit hyperaktivem Beckenboden. *Rechts unten* die Kombination aus schlaffer Parese des Detrusors und des Beckenbodens. I–IV beziffert Anteil der Gesamtmorbidität in Zahlen. Die Pfeile zeigen die Richtung der therapeutischen Strategie

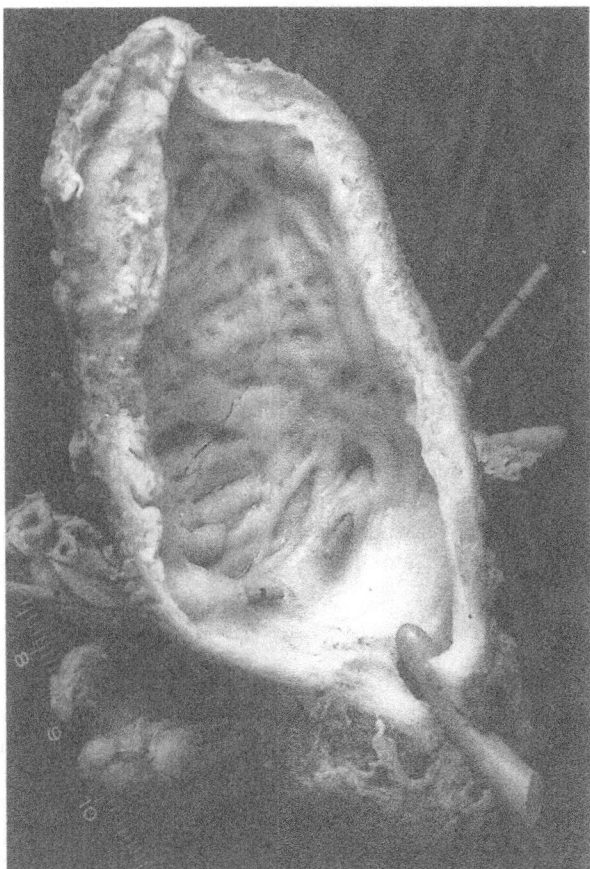

Abb. 11.7. 12jähriger, Blasenhals geschlossen, obstruiert, Spina-bifida – Hyperreflexive, hypertone inkontinente schwach refluxive neurogene Blase, entspräche Abb. 11.6, I. Detrusor als Zeichen zerstörender Fibrosierung extrem trabekuliert und reduziert. Das Trigonum nimmt daran nicht teil, auch nicht die ostiale Zone. Ureterohydronephrose beidseits, Serumkreatinin 2,8 mg%. Nach damaliger Fachmeinung (1974) Ileal conduit. 10 Jahre später Transplantation

gesteigerte Kollagenisierung, die das muskuläre Synzytium stört und den Nexus der einzelnen Muskelfasern unterbricht. Makroskopisch entsteht die bekannte Trabekulierung der Harnblase, Ergebnis eines Abbaus und nicht einer vermeintlich kompensatorischen Hypertrophie (Abb. 11.7). Merkwürdig dabei, wie das Trigonum an allen diesen Veränderungen strukturell nicht teilnimmt. Der Detrusor ist damit auf dem Wege in die Insuffzienz. Seine Wand verdickt, worüber die Sonographie Auskunft gibt. Die Wandverdickung beeinträchtigt den Durchtrittskanal des Harnleiters in die freie Harnblase. Damit setzt die zweite Stufe distaler Harnobstruktion ein, die in obstruktiver Nephropathie endet. Die Arbeit des Harnleiters ist dabei zweifach erschwert, nicht nur durch mechanische Strombehinderung im Durchtrittskanal, sondern auch durch den permanent erhöhten Blasenbinnendruck. Der Weg in die obstruktive hämoobliterative Nierenzirrhose ist beschritten.

Sphinkterapparat

Ist anders als bisher nicht nur der Detrusor, sondern gleichzeitig auch der Sphinkterapparat hyperton (hyperreflexiv), dann verstärkt dieser Umstand alles bisher Gesagte in Richtung der infravesikal obstruktiven Vesikopathie und folglich weiter auch in Richtung der obstruktiven Nephropathie.

Die Muskulatur der Sphinkterapparatur ihrerseits unterliegt ebenfalls den Regeln obstruktiver Muskulopathie. Beide Anteile, der quergestreifte wie der vegetative, erleiden die Dissoziation des Fasersynzytiums. Am Ende dekompensiert die Obstruktion, und Inkontinenz entsteht, zumal der Überdruck des Detrusors fortbesteht. Permanent überhöht abverlangte Arbeitsleistung mit permanent überhöhtem Energieverbrauch und zugleich reduzierter Durchblutung führt wie vorher beim Detrusor in muskulär strukturelle Insuffizienz.

Isolierte Hyperreflexie des Beckenbodens

Dieser Zustand isoliert, d. h. bei geordnetem Detrusor, kommt innerhalb des Verbundes der neurogenen Blase kaum vor. Es gibt jedoch die isolierte sphinkteriale Hyperreflexie zusammen mit Hyporeflexie des Detrusors. Die Blase überdehnt sich, ihr Volumen steigt an. Chronische Zystitis kommt hinzu. Die Sphinkterzone wird, da hyperkontraktil, eines Tages dekompensierend hypokontraktil (Überlaufblase).

Hyporeflexie

Hyporeflexie, noch mehr Areflexie des Detrusors wie auch der Sphinkterzone, die schlaffe Lähmung beider Partimente mithin, besteht oben aus einem strukturell reduzierten Detrusor, reduziert, weil jedes minderinnervierte Organ mit struktureller Hypoplasie einhergeht. Wenn unten die Sphinkterzone nerval gleichsinnig unterversorgt ist, gehen beide mit muskulärer Insuffizienz einher. Der Blasenhals ist ständig weit offen, die Sphinkterzone permanent insuffizient. Harn läuft fast ständig aus. Alle muskulären Strukturen sind primär hypoplastisch und sie verharren darin, erleiden weder eine Verbesserung noch eine Verschlechterung. Die supravesikalen Harnwege und die Nieren sind normal gestaltet und bleiben es auch in der Regel (Durchlaufblase).

Obstruktive Ureteronephropathie

Von distal azendierend zeigt sich bildgebend die obstruktive Komponente im Gefolge der neurogenen Harnblase, dies sonographisch wie ausscheidungsurographisch. CT ist überflüssig. Fetal bleibt die Obstruktion noch hintergründig. Nur 10–15 % der neugeborenen Dysraphiekinder zeigt erweiterte Harnwege. Später, im 4.–5. Lebensjahr, sind es 4- bis 5mal so viele Kinder. Sie kommen meistens aus dem Typ I mit seiner doppelt angelegten obstruktiven Komponente, weiter aus Typ III, viel weniger aus II–IV (s. Abb. 11.6) (Typenlehre s. unten). Im Stande graduell zu Obstruktion sind aber alle, dies deshalb, weil auch schlaffe Parese ein energieverbrauchender Vorgang ist, der letztlich Stromverlangsamung und damit Obstruktion verursacht.

Außerdem sind die „Wechsel" („changes") zu bedenken [2], die fallweise sich ändern können, in der Regel zu ungünstigem Muster, mithin zur Obstruktion.

Leak point pressure [11]

Er bezeichnet den urodynamisch ermittelten Druckwert in der neurogenen Harnblase, an dem die Spontanmiktion einsetzt, zugleich identisch mit Grad und Zeit der Inkontinenz. Der Druckwert hängt ab von der Höhe des Auslaßwiderstands, ist also am höchsten bei Typ I des Schemas (s. Abb. 11.6), erhöht auch bei Typ II, eher erniedrigt bei Typ III und Typ IV. Ein Ruhedruckwert von über 40 cm H_2O, dann verbunden mit einem wesentlich höheren Miktionsdruck, setzt die obstruktive Uronephropathie in Gang, bildgebend sonographisch zu erkennen an Erweiterung der Harnleiter und Nierenhohlsysteme. Der so bezeichnete leak point pressure kann mittels Alphablockade begrenzt erniedrigt werden, am besten jedoch mittels CIC. Anhand des sonographisch ermittelten Blasenvolumens errechnet sich die Frequenz des CIC, i. allg. 4–6x binn 24 h. Der CIC interveniert, bevor der leak point erreicht wird und mindert zugleich die ungünstige Hyperreflexie und verhilft in der Regel zu einem 3- bis 4stündigem trockenen Intervall (social dry). Vor allem bewahrt die Methodik des CIC die neurogen geschädigte Harnblase vor weiterem strukturellen Abbau und vor Fibrotisierung, was umgekehrt alles nur die gefährliche Hyperreflexie neu heraufbeschwören würde.

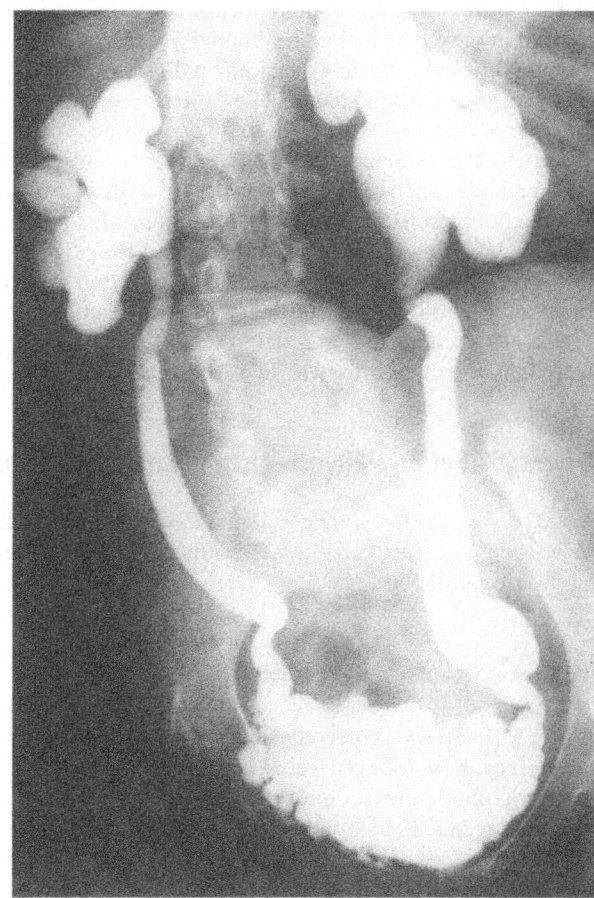

Abb. 11.8. Zystogramm eines 4jährigen Mädchens mit Meningomyelozele Refluxgrad IV beidseits, Harnleiter megasiert, Nierenhohlsystem grob erweitert, Nierenparenchym verdünnt, Blase christbaumartige Restblase. Frühzeitig CIC. Wirbelspalte erkennbar. 1968 Ileal conduit. Nach heutiger Modifikation

Je höher der leak point pressure, initial oder bleibend, um so größer seine zerstörende Potenz auf Nieren und ableitende Harnwege. Umgekehrt: Je verläßlicher die CIC-Taktik Druckanstieg über 40 cm H_2O vermeidet, desto seltener entsteht oder schreitet die obstruktive Ureteronephropathie fort. Die Zahl der Fehlschläge liegt bei 10 % [4].

Die jüngste Erfolgsvariante: Oxybutynin verbessert den Stoffwechsel der paretisierten Detrusormuskulatur.

Vesikorenale Refluxivität der neurogenen Blase
Primär von Anfang an, d. h. bei der allerersten Prüfung mittels Zystourethrographie erscheint Refluxivität mehr ausnahmsweise (10 %). Die Frequenz nimmt im Laufe der ersten Lebensjahre 40–60 % zu. Anders als bei der herkömmlichen einfachen Refluxkrankheit ist die Zone der Harnleitermündung strukturell nicht deformiert, sondern normal gestaltet (Abb. 11.8), jedoch ohne normale nervale Ausstattung und damit auch ohne detrusoriales Widerlager, die beide einen geordneten Antirefluxmechanismus vermitteln. Die Parese ist es, die den Verlust einbringt, dies in der Regel doppelseitig. Dort, wo drucknormal funktionelle Synergie zwischen Austreibung und Speicherung herrscht oder gar Verlust der Sphinkterfunktion, kann Refluxivität ineffektiv und ohne Krankheitswert bleiben, auch spontan maturieren, d. h. ausheilen, und umgekehrt erscheint Refluxivität verstärkt in dem Maße, wie Beckenbodenspastizität besteht. Mittels drucknormalisierendem CIC, was in aller Welt jetzt Eingang gefunden hat, sind bakterielle Aszensionen samt pyelonephritischen Narbenzonen, die spezifischen Folgen der Refluxkrankheit, oft vermeidbar. Jedoch gibt es auch rebellische Refluxformen, für die dann gleiche Operationsindikation gilt wie bei der einfachen oder auch anders komplizierten Refluxkrankheit [16]. Die Operationstechnik ist jedoch mühsamer als bei der herkömmlichen Refluxkrankheit, auch sind die Ergebnisse nicht gleich hoch wie dort. Die Erfolgsziffer geht in dem Maß zurück wie die Fibrotisierung im Detrusor vorangeschritten ist. Anstelle der Schnittoperation findet auch endoskopisch mittels Kollagen erzeugtes Wandwiderlager seine Befürworter. Mittels drucknormalisierender CIC-Methodik gerät die Refluxivität, was den Krankheitswert betrifft, mehr in den Hintergrund.

11.8
Systematik der myelodysplastisch neurogenen Harnblase

Obgleich das verdienstvolle Schema Zwischen- und Übergangsmuster vorenthält, dient es dennoch als Turm der Orientierung und Gliederung in einer mehrschichtigen Neuropathie.

11.8.1
Innsbrucker Schema (Madersbacher) (Abb. 11.6)

Muster I: D+Sp+ = Hyperreflexie des Detrusors sowie des Diaphragma urogenitale
Der Detrusor ist kollagen-verdickt und entfaltet permanent erhöhten Binnendruck. Der Beckenboden setzt dem synchron und sinnwidrig (dyssynerg) erhöhten Widerstand entgegen. Beides verursacht und begünstigt wechselweise supravesikal die obstruktive Ureteronephropathie und mit der Zeit oft auch refluxive (s. oben), dies meistens mit verschlimmernder Bakteriurie. Die Harnblase reagiert anfänglich mit

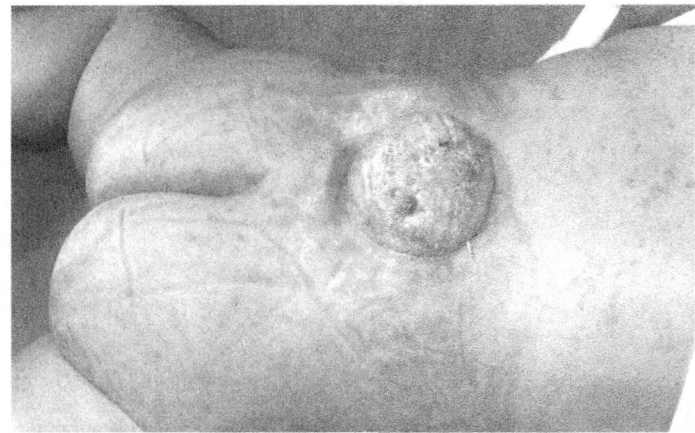

Abb. 11.9. Das Foto zeigt die lumbale spontan überhäutete Meningozele eines 3jährigen Mädchens

vergrößerter Kapazität, später mit verkleinerter. Inkontinenz kommt als Zeichen der Insuffizenz beider Partimente unregelmäßig und willentlich unsteuerbar hinzu.

Die Therapie muß anstreben, den hohen Binnendruck medikamentös mittels Parasympatholythika (Oxybutynin a.s., auch intrakavitär) der Norm anzunähern und gleichzeitig muß sie die Harnaustreibung mittels CIC übernehmen. Eine Maßnahme 4- bis 6mal binnen 24 h praktiziert, kann so den anders drohenden Zustand der kleinkapazitären Blase und bakteriell überlagerter obstruktiver Nephrosklerose verhindern.

Befindet sich die Neurouropathie bereits auf dem Weg dorthin oder ist sie gar schon eingetreten, so gibt es begrenzte Abhilfe, dies als abgestufte endoskopische Sphinkterotomie, in Extremfällen als Blasenaugmentation. Diese Maßnahme in Gestalt einer Plastik aus Dünndarm- oder Magensegment wird inzwischen um so seltener notwendig, je frühzeitiger die konsequente Therapie mittels CIC und Parasympathicolyse einsetzt [1].

Das so definierte Muster I der myelodysplastisch neurogenen Blase hat von allen 4 Mustern den größten Krankheitswert und kommt am häufigsten vor. Letztlich besteht seine Therapie darin, das Muster I in ein Muster III überzuführen. Ausreichend langanhaltende trockene Intervalle sind damit zu erreichen. Invasive Behandlung der mit 40–60 % häufigen bilateralen Refluxivität kann notwendig werden (s. oben).

In früherer Zeit konnte es vorkommen, daß die paretische Harnblase zur septischen Pyovesika verkam und die Zystektomie notwendig wurde (s. Abb. 11.8). Vertiefter Einblick in den strukturell deletären pathomorphologischen Ablauf war damit unangestrebt verbunden.

Muster II: Detrusorschwäche –, Beckenboden überaktiv +

Der Detrusor ist hyporeflexiv und gleichzeitig ist der Beckenboden hyperreflexivobstruktiv. Ein starkes Übergewicht der sympathogenen Struktur ist zu unterstellen (Abb. 11.10), mithin eine Sphinkterhyperreflexie. Der Detrusor ist dagegen schwach. Es kommt zur Überdehnung der Harnblase, zu hohem Restharn und am Ende zur Überlaufinkontinenz. Das obstruktive Moment nach kranial bleibt gering, verglichen mit Muster (s. Abb. 11.6).

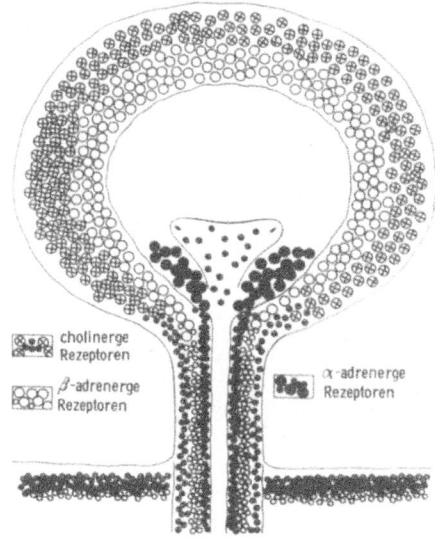

Abb. 11.10. Das Schema zeigt die Verteilung cholinerger und adrenerger Rezeptoren im unteren Harntrakt (aus J.W. Thyroff 1986). Man erkennt das Überwiegen der adrenergen Rezeptoren trigonal und urethral, während detrusorial die cholinergen Rezeptoren dominieren

Die Therapie muß Sympatholyse medikamentös anstreben. Dem schlaffen Detrusor ist nur mittels CIC beizukommen. Das Inkontinenzproblem bleibt bei dieser Musterform gering.

Muster III: D+SP- = Kombination aus hyperreflexiv spastischem Detrusor- und schlaffem Schließmuskel

Nerval dysplastisch ausgestattet, ähnlich wie Muster I, bleibt pathophysiologisch die funktionelle Desorganisation geringer, weil pathologisch erhöhter Gegendruck des Beckenbodens entfällt. Das nach kranial aszendierende obstruktive Element bleibt geringergradig, umgekehrt rückt Inkontinenz in den Vordergrund. Restharn ist mehr Ausnahme. Die Blase läuft ungeordnet aus. Es handelt sich um die sog. Durchlaufblase. Refluxivität, soweit vorhanden, bleibt weitgehend ineffektiv.

Die Therapie besteht ähnlich wie beim Muster I in medikamentöser Parasympatholyse des Detrusors. Hauptproblem ist die Inkontinenz. Im Kindesalter ist vorläufig nicht viel erfolgreich dagegen zu unternehmen, später kommt operativ eine Suspensionsmethodik in Betracht, fallweise auch der (störanfällige) Scott-Sphinkter, beides jedoch erst nach Abschluß der Kindheitsjahre. Urodynamisch formuliert besteht mithin die Therapie des Musters II in der Überleitung in das Muster IV (s. Abb. 11.6).

Muster IV: D-, U- = schlaffe Parese beider Partimente

Innerhalb eingangs erwähnter Übergangsformen erscheint der Detrusor hyporeflexiv, aber auch normoreflexiv, der Beckenboden jedoch stets schlaff areflexiv. Mithin hat der Patient es in erster Linie mit einem Inkontinenzproblem zu tun. Mittels Bauchpresse läßt sich die Harnblase gut triggern bis entleeren, CIC ist dennoch oft angezeigt. Pharmakologisch helfen Adrenergika teilweise. Später im Anschluß an das Kindesalter kommt die Suspensionsplastik oder auch der Scott-Sphinkter in Betracht, dies dann zusätzlich zu der permanenten Notwendigkeit des CIC. Operativapparativ Neuromodulation des Plexus sacralis, aus der Erwachsenenpraxis bekannt, hat auch bei Kindern neuerdings Erfolge.

11.8.2
Bostoner Schema (Einsichten aus postnatal frühzeitiger Diagnostik)

Am meisten kompetent für die hier aufgezeigten Grundlagen der kongenital myelogenen Vesikopathie sind der Österreicher Madersbacher und der Niederländer van Gool [7]. Der eine hat seine Erkenntnisse in ein weithin akzeptiertes Schema gebracht (s. Abb. 11.6), der andere hat zugehörige urodynamische Muster vorgelegt. Aber es muß das Schema mit den den 4 Mustertypen der kongenital myelogenen neurogenen Blase als idealisiert gelten. Darauf verweist indirekt der Autor S.T. Bauer, der die nordamerikanische Fachliteratur dominiert [2]. Er hat Quellenforschung betrieben, indem er über Jahre insgesamt 148 myelodysplastische Kinder schon wenige Tage postnatal urodynamisch untersuchte und sie dann periodisch nachuntersuchte (follow-up). Wie seine europäischen Kollegen erkennt er Dyssynergie als Hauptelement des Pathologischen, aber im Gegensatz zu ihnen auch Synergie, diese auf pathologischer Ebene (s. Abb. 11.5). Beide gleich erkennen die Kombination aus schlaffem Detrusor und schlaffem Sphinkterapparat. Die Überlegung, ganz früh postnatal urodynamisch zu untersuchen und dann periodisch hinterher in variabel größeren Abständen, bringt etwas zutage, was theoretisches und praktisches Interesse beanspruchen muß. Theoretisches erkennt man in Gestalt innewohnender Wechsel (changes) des urodynamischen Musters im Verlaufe der ersten 3 Lebensjahre. Fast immer ist es eine Verschlechterung in Richtung Hyperreflexie und Obstruktion. Eine erstmals spätere, erst symptomorientierte Untersuchung stellt den eingetretenen Schaden nicht anders fest, nur sieht sie den vorausgegangenen Wechsel nicht. Die Frühuntersuchung erbringt daher den großen Vorteil, daß eine frühzeitig möglichst bald postnatal einsetzende medikamentöse Therapie und v. a. der saubere intermittierende Katheterismus (CJC) die anders erst im nachhinein festgestellte ungünstigere Situation primär vermeiden kann, ein Fortschritt großen Ausmaßes (s. oben).

Legt man die initiale Einteilung von Synergie, Dyssynergie und fehlender Innervation aus der Anfangszeit zugrunde, so war ihr morbidatives Verhältnis 28/67/53 = 19/45/36 %. Die Synergiegruppe blieb fast zur Hälfte gleich, die andere verschlechterte sich. Die Dyssynergiegruppe blieb zu 90 % gleich, verschlechterte sich zu 8 %, der Rest ist unbekannt. Von der Gruppe der fehlenden Innervation blieben 95 % gleich, der Rest ist unbekannt. So verschlechtern sich urodynamisch insgesamt 33 von 148 Kindern, während sich in gleicher Zeit 15 verbesserten. Beides ereignet sich weitaus am meisten innerhalb des 1., aber auch noch während des 2. und 3. Lebensjahres.

Verschlechterung bedeutet immer erhöhten Blasendruck, damit auch vermehrt Inkontinenz. Pathologisch erhöhter Blasendruck setzt sich immer um in einen höheren Grad an obstruktiver und refluxiver Vesikoureteronephropathie, hier kaum anders als bei einer infravesikalen Klappenobstruktion. Jedoch ist Dysplasie nie beteiligt, weil spät embryonal oder noch häufiger erst postnatal zustandekommend.

11.8.3
Aktualisiertes Therapiekonzept der neurogenen Kinderharnblase

Die Anamnese gibt den ersten Hinweis. Nachdem prä- und perinatal das urologische Hohlraumsystem samt Blase in 10–15 % bereits erweitert sind, ist obstruktive Teilhabe einverbunden erwiesen. Binnen 3 Jahren leidet schon mehr als die Hälfte der Kinder an obstruktiver Uronephropathie, was sich sonographisch leicht verfolgen läßt. Daraus hat die Bostoner Gruppe ihr Konzept der desobstruktiven Therapie von Anfang an erstellt. Sie stützt sich auf Urodynamik, angefertigt in den allerersten Lebenstagen, was viel Geschicklichkeit und Erfahrung mit der Methodik voraussetzt. Ein Ruhedruck der Harnblase über 30 cm Wassersäule gilt bereits als pathologisch, desgleichen ein miktioneller Druck über 50–60 cm. Die Zeitintervalle des CIC, im Durchschnitt 4- bis 6mal/24 h, richten sich nach der „prädiktiven Kapazität" des jeweiligen Lebensalters. Perfekte Schulung und perfektes Engagement der Mütter oder anderer Pflegepersonen gehören dazu oder lassen umgekehrt die Methodik scheitern, falls es an der Zuwendung und Geschicklichkeit mangelt. Periodisch muß wiederholte Urodynamik, jährlich 1mal bis zum 6. Jahr, ermitteln, ob möglicherweise jeweils ein CIC-Rhythmus übersprungen werden kann. Es dürfte dies jedoch mehr Ausnahme sein, nachdem die Bostoner Systematik eine innenwohnende Tendenz zur Verschlechterung in rund 40 % ihrer Säuglinge und Kleinkinder ermittelt hat. Die Mehrheit der Kinder mit offener Wirbelspalte benötigt CIC auf unbegrenzte Zeit. Dramatisch nennt die Bostoner Gruppe den Fortschritt, den ihre Methodik erbracht hat. Weitgehend entbehrlich macht sie früher erforderliche invasive Zusatzmaßnahmen wie Sphinkterotomien, Blasenerweiterungsplastiken, Blasenhalssuspension und antirefluxive Chirurgie.

Die letzte enorme Steigerung des Fortschrittes ist folgende: Cholinergika, die neuesten, nicht nur oral, sondern ampullenfertig über den Katheterismus intravesikal, auch mehr als einmal täglich [4].

Das Dominierende in jeder Therapie der hyperreflexiven Blase ist mithin die Druckerniedrigung, und insofern nimmt die Methodik des CIC am meisten weg von der bisherigen Dramatik der Krankheit neurogene Blase.

CIC zu praktizieren verlangt viel Einfühlsamkeit und handlichen Umgang. Sie ist besser zu handhaben als anfänglich befürchtet. Die dünnkalibrigen Katheter, insbesondere deren Augen, müssen ganz bestimmte Voraussetzungen erfüllen, damit mechanische Läsionen ausbleiben, die dann wieder Infektion begünstigen würden.

11.8.4
Urologische Langzeitprognose der spinalen Dysraphie

Es fällt auf, daß es weltweit kaum neuere Berichte über Langzeitergebnisse gibt. Vor Jahrzehnten lauteten sie nur ungünstig, die Lebenserwartung lag unter 40 Jahren. Urosepsis stand im Vordergrund, ganz vereinzelt maligne Entartung im Hintergrund [6]. Auch in jahrzehntelanger eigener Erfahrung erschienen kaum Dysraphiepatienten, die älter als 50 Jahre wurden, und umgekehrt erscheinen viele jünger in den Dialysezentren und in der Transplantationsstatistik.

11.8.5
Fetalchirurgie

Einzelkasuistik in Priorität [1a], gründend in tierexperimenteller Vorarbeit, voraussetzend normale Kindes- und Beinbewegungen, sonographisch Nachweis einer großen Meningomyelozele im 20. Monat, erhöhtes Alphafetoprotein, Hirnkammern gering erweitert – mit diesem pathologischen Hintergrund unterzog sich eine 28jährige in der 23. Woche intrafetaler Chirurgie: Allgemeinanästhesie der Mutter ausnützend, transhysterial Verschluß der großen Zele von Th XI bis L V, Shunting des Chiari-Syndroms nach extrakorporal; Ringerlösung als Amnionersatz, geordnetes Postoperativum; Sectio in der 30. Woche: gesundes Kind, neurologisch geordnet bis auf gering gestörte Plantarfunktion einseitig; Neuraldrainage folgenlos gezogen.

Folgerung zur Pathophysiologie: Motorische Schäden der Spina bifida sind Folgen spätembryonaler endogen-örtlicher Traumatismen, ebenso das Chiari-Syndrom, mithin nicht Ausdruck genetischer Dysplasie. Insgesamt ein bedeutsamer Beitrag mit Arbeitspotential für die Zukunft.

11.8.6
Verzicht auf Primärtherapie

Wenn die offene Dura des Rückenmarks offen bleibt, stirbt das Neugeborene an aszendierender Infektion der Liquorräume binnen Tagen bis wenigen Wochen. In den westlichen Ländern ist deshalb primärer operativer Verschluß die Regel. Englischsprachige Länder stimmen überein, daß völlige Lähmung beider unterer Extremitäten den Verzicht auf Primärtherapie begründen kann. Die pure Meningozele, mithin ohne Beteiligung des Myelons, kann spontan verläßlich überhäuten (Abb. 11.9) und die normale Entwicklung des Kindes nicht stören. Es bleibt aber ständige Anfälligkeit zu akuter Druckerhöhung in den Hirnkammern über jede äußere (somit normale) Traumatisierung der Rückenpartie. Späterem operativem Verschluß der Zele, auch im Erwachsenenalter, steht nichts im Wege.

11.9
Geschlossene spinale Dysraphie

11.9.1
Pathomorphologie

Die geschlossenen Formen der kaudalen Dysraphie weisen in sich morphologisch gewisse Unterschiede auf. Vier verschiedene Variationen sind zu trennen (s. Abb. 11.4):

- Filum terminale heißt ein verkürzter verdickter Conus medullaris. Mit dem physiologischen Wachstum der Wirbelsäule nach kaudal und des Rückenmarks nach kranial entsteht ein Mißverhältnis mit zugehörigen neurologischen Ausfällen.
- Als Split-cord-Syndrom wird eine in sich verschiedene Aufteilung des Conus medullaris verstanden.

- Das Tethered-cord-Syndrom bezeichnet regressive Ausfälle der Cauda equina, auch solche, die fallweise im Verbunde mit der Verschlußoperation der offenen Dysraphie entstehen (s. S. 174). Deshalb wird das Tethered-Syndrom in primär und sekundär unterschieden.
- Die Lipomeningozele ist gekennzeichnet durch ein Lipom, das von außen nach interspinal in die Kauda einwächst und damit neurologische Ausfälle verursacht (Abb. 11.2, 11.4).

11.9.2
Pathophysiologie

Die Funktionsstörungen sind in allen 4 Formen gleich und ähneln weitgehend der oben beschriebenen kaudalen Myelodysplasie. Dort wie hier hat das Ergebnis der Urodynamik therapeutisch ausschlaggebende Bedeutung.

11.9.3
Morbidität

Geschlossene Dysraphie kommt inzwischen fast häufiger vor als offene, vielleicht infolge praktikabler und praktizierter Eugenik der offenen Myelodysplasie (s. S. 177).

11.9.4
Diagnostik, Symptomatik

Deutliche Behaarung der Haut über dem Sakrum, eine asymmetrische Glutealfalte und auch abnorme Eindrückbarkeit der Regio sacralis geben äußere Hinweise. Verbindlichen Aufschluß vermittelt die Magnetresonanztomographie (MRT). Die Bilder sind nicht immer einfach zu lesen. Der Kliniker sollte dem Radiologen eine schematische Zeichnung abverlangen. Symptome entstehen oft erst zwischen dem 8. und 12. Lebensjahr. Sie ähneln denen der offenen Dysraphie, abzüglich aber der dort bekannten extraurologischen Hinweise auf Extremitäten und Zentralvenöses. Hinter persistierender Knaben-Enuresis kann sich eine geschlossene Dysraphie verbergen. Mehrheitlich besteht die Tendenz zu Verschlimmerung während der Jugendjahre.

11.9.5
Invasive Therapie

Weil örtlich in morphologischer Fehlbildung fundiert, sucht die therapeutische Strategie ihr Heil in operativer Revision. Gut begründet ist die operative Exploration und Entfernung des sakralen Lipoms. Chirurgie der Konusanomalie, d. h. Beseitigung von Fixationen, kann hilfreich sein und ist Indikation in der Hälfte der Fälle. Eine Vorauswahl in „erfolgreich" und „nicht erfolgreich" ist nicht möglich. Deshalb ist Operation besser begründet als Zuwarten, und die Indikationen und vorteilhafte Ergebnisse sind im Zunehmen begriffen, verbunden damit auch mehr Früh- als Spätoperationen. Klar begründet ist die Operation der sakralen Lipomeningozele. Die Hälfte aller operierten Kinder erfuhr bisher Verbesserung des vorherigen Zustands. Eine Vorhersage ist problematisch. Mitunter ist auch eine Zweitoperation angezeigt.

Manchmal bleibt das Split-cord-Syndrom folgenlos, was sich aber nicht vorhersehen läßt [6].

11.9.6
Sekundäres Tethered-Syndrom

Sowohl initial bei der offenen, operativ verschlossenen lumbalen Myelodysplasie wie auch beim operierten Kaudasyndrom können fallweise neu entstandene Adhäsionen eine Indikation zu operativer Revision ergeben. Primär- wie Sekundäreingriffe gehören sämtlich in das Gebiet der Neurochirurgie.

11.10
Sakrale Dysgenese und Agenesie

11.10.1
Morphologie und Genese

Das Os sacrum fehlt ganz oder in Teilen (Abb. 11.11). Letztlich ist unbekannt, weshalb das Os sacrum teilweise oder gänzlich in der somatischen Entwicklung ausbleibt. Transplazentale teratogene Noxen, auch hereditäre Faktoren werden diskutiert, ebenso mütterlicher Diabetes und frühe Strahlenexposition des Föten [17].

11.10.2
Pathophysiologie

Konform zu dem ossären Defekt fehlen zugehörige Teile der Cauda equina. Ein oder zwei fehlende Kreuzbeinwinkel können folgenlos bleiben. Die neurologischen Schädigungsmuster an Blasenspeicherung und Austreibung ähneln denen der geschlossenen Dysraphie. Sie sind aber weniger einheitlich und verglichen mit der Myelodysra-

Einteilung modifiziert nach Foix und Hillemand (1924)	Komplette sakrale Agenesie	Inkomplette sakrale Agenesie	Hemisakrum total	partiell
	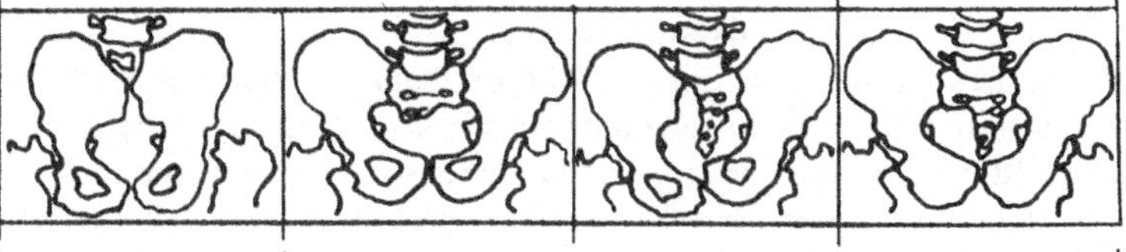			
Literatur-übersicht (n = 165)	56 (34 %)	91 (55 %)	6 (4 %)	12 (7 %)

Abb. 11.11. Das Schema zeigt die verschiedenen Grade der ossär-sakralen Dysgenese bzw. Agenesie. (Aus Weissmüller 1982 [17])

phie weniger schwerwiegend. Wie beim Cauda-Syndrom sind motorische Ausfälle an den Extremitäten gering ausgeprägt oder gar nicht vorhanden.

11.10.3
Korrelationspathologie

Sakrale Dysgenesie kann mit der lumbalen Myelodysplasie koexistieren. Die Korrelate sind regional und überregional lokalisiert. Zu den regionalen gehören neben den urogenitalen betont anale Fehlbildungen, so die rektourethrale Fistel, der Maldescensus testis, Doppelung der H:arnleiter, Strikturen der Harnröhre, auch einseitige Nierenaplasie. Als schwerstwiegend ist die Analatresie zu nennen.

Zu überregionaler Korrelationspathologie gehören Fehlbildungen des Auges, des Herzens, des Digestionstrakts, auch Chromosomanomalien. Desweiteren Fehlbildungen des Skeletts, insbesondere der unteren Extremitäten, am häufigsten Klumpfuß und Hüftdysplasie.

Therapie
Operative Lokaltherapie scheidet aus. Alles übrige an Therapie gleicht der anders geschlossenen oder offenen Dysraphie.

Prognose
Wie bei den beiden Formen der spinalen Dysraphie gibt es noch keine verbindlichen Auskünfte über das Spätschicksal erwachsen gewordener Patienten mit sakraler Dysgenesie.

11.11
Erworbene neurogene Blase im Kindesalter

11.11.1
Äußeres Trauma der Wirbelsäule

Je nach der Topik der Wirbelfraktur ist die obere oder die untere Neuronläsion vordergründig. Typ I des Innsbrucker Musters herrscht vor (s. Abb. 11.6). Die Diagnostik stützt sich auf Bekanntes: neurologische Untersuchung in Rückenlage zuerst, dazu keine Aufrichtung des Oberkörpers, CT, später Sonographie, urodynamische Abklärung in bekannter Weise so bald wie möglich. Therapie von Anfang an CIC, fallweise auch kurzfristig Verweilkatheterismus.

Die neurogene Blase infolge äußerer Traumatismen der Wirbelsäule kommt bei Kindern nicht oft vor, bei Kleinkindern kaum, dann zunehmend mit den Jahren, am häufigsten zwischen dem 10. und 14. Lebensjahr, bei Knaben mehr als bei Mädchen. Die Heilungschancen sind bei Kindern insgesamt besser als bei Erwachsenen, dennoch nicht günstig.

Zu den äußeren Entstehungsmechanismen der neurogenen Blase im Kindesalter zählen auch die seltenen Geburtstraumatismen der Wirbelsäule, vereinzelt auch Iatrogenes bei operativer Korrektur der Skoliose des Kindes, vereinzelt auch destruierende Osteomyelitis von Wirbelkörpern. Anfängliche Durchblutungsschäden sind z. T. erholungsfähig.

11.11.2
Analatresie

Halb vorbestehend infolge geschlossener spinaler Dysraphie, halb traumatisch iatrogen im Verlauf der notwendigen operativen Therapie erscheint die neurogenisierte Blase. Diagnostik und Therapie ergeben sich aus dem Vorstehenden. Seit die operative Therapie über dorsal-medianen Zugang (A. Pena) geschieht, ist die iatrogene Komponente wesentlich seltener gewordenx (s. Kap. 28).

11.11.3
Rückenmarkstumor bei Kindern

Ähnlich den äußeren Verletzungen der Wirbelsäule schädigt der Rückenmarkstumor mehr oberes oder mehr unteres Neuronläsion, häufig beides. Die Erkrankung kommt insgesamt sehr selten vor. Urodynamik und die bekannten Untersuchungsmethoden gehören zur Abklärung, CIC zur Therapie. Gründlichere Deskription gehört zu den Lehraufgaben der Neurochirurgie.

11.11.4
Zerebrale Spastik

Hypoxie perinatal, postnatale Infektion als Meningoenzephalitis und intrakraniale Blutungen verursachen die obere Neuronläsion in etwa 1,5 von 1000 Geburten. Neurogenität der Harnblase spielt bei dieser schwierigen Erkrankung insgesamt eine untergeordnete Rolle, wenn, dann mehr aus mentaler als aus neuronaler Störung. Der urologische Anteil beschränkt sich oft auf die instabile Blase, auf atypische Kontraktionen. Intermittierender Katheterismus ist nur ausnahmsweise notwendig.

11.12
Stellenwert der Pharmakotherapie der neurogenen Blase im Kindesalter

Die spezielle Pharmakotherapie gründet in doppelter Kenntnis, einmal darin, daß der Detrusor überwiegend parasympathische Rezeptoren enthält, die Auslaßregion überwiegend sympathische und der Beckenboden überwiegend dem peripheren Nervensystem untersteht (s. Abb. 11.3). Die zweite Kenntnis stammt aus der Urodynamik mit ihrer Analyse der abnormen Druck-Fluß-Verhältnisse.

Anticholinergika mindern die deletäre Überaktivität des Detrusors samt seiner Hypertonie und stehen deshalb im Vordergrund der Pharmakotherapie. Sympatholytika mindern die Überaktivität der Auslaßregion, und die Lioresal-Gruppe mindert den Spasmus der Externusregion. So bestimmt das Ergebnis der Urodynamik die jeweilige Zusammensetzung der Medikation. Seit die CIC-Methodik Bestandteil fast jeden Therapiefalles geworden ist, ging die erforderliche Dosis an Medikamenten stark zurück. Simultane intrakavitäre Anwendung der Pharmaka erlaubt vollends liberale Dosierung. Doloretika intrakavitär tragen auch dazu bei.

Tabelle 11.1. Pharmakotherapie der neurogenen Blase des Kindesalters – variabel additiv zu CJC. (Verkürzt aus Wein u. Decter [6a]) (a.s. = aut simile)

I. *Medikamente zugunsten der Blasenentleerung*
  1. Verbesserung der Detrusorkontraktilität
     Cholinergika: Beta Necholchlorid a.s.
  2. Minderung des Auslaßwiderstandes
     α-Antagonisten (glatte Muskulatur) – Phenoxybenzamin
     Lioresal a.s. (quergestreifte Muskulatur) – Prazosin a.s.

II. *Medikamente zugunsten der Blasenspeicherung*
  1. Minderung der pathologischen Kontraktilität (Hyperreflexie)
     – Anticholinergika: Oxybutynin, Toloidol a.s.
     – Muskulotropika (Atropin, Flavoxate a.s.)
     – Kalzium- und Kaliumblocker (Verapamil a.s.)
  2. Verbesserung des Auslaßwiderstandes – Kontinenz
     α-Agonisten: Ephedrine a.s. – Antidepressiva

Die intrakavitäre Anwendung anstelle der oralen vermindert die bekannten enteralen Nebenwirkungen. Die vasoaktiv bedingten Nebenwirkungen, wie Störungen der Augen- und der Gesichtsmuskulatur, bestehen fort. Der günstige Effekt der Anticholinergika zeigt sich in erhöhter funktioneller Kapazität der Blase, in verminderter Inkontinenz und verbesserter Compliance. Immer entstehen daraus wesentlich längere trockene Intervalle und v. a. die Drucknormalisierung. Zugleich begünstigt dieser Umstand die Maturationstendenz der meist doppelseitigen Refluxivität.

Die Pharmakokinetik der vorteilhaften intrakavitären Anwendung der Neuropharmaka erscheint noch ungenügend geklärt. Sie geschieht absorptiv lymphogen wie hämatogen, wahrscheinlich auch direkt endoepithelial an den zahlreich vorhandenen Rezeptoren.

Ditropan (Oxybutynin), das meist verwendete Anticholinergikum, gibt es neuerdings in verschiedenen Varianten, die weniger Nebenwirkungen ausüben. Allen wird ein vegetativ muskulär antiproliferativer Effekt zugeschrieben, vermittelt über Minderentwicklung von Wachstumsfaktoren [12a].

Tabelle 11.1 faßt die derzeitige Pharmakotherapie der neurogenen Blase im Kindesalter zusammen.

Literatur

1. Atala A., Bauer StB, Dyro FM, Shefner J, Shillito J, Sathi S, Scott M (1992) Bladder functional changes resulting from lipomyelomeningocele repair. J Urol 148:592–594
1a. Adzick NS, Sutton LN, Crombleholme TM, Flake AW (1998) Successful fetal surgery for Spina bifida. Lancet 352:1675–1676
1b. Bauer St (1997) Neurogenic Dysfunction of the Lower Urinary Tract in Children. Chapter 65. In: Walsh PC, Retik AB, Stamey TA, Vaughan ED (eds) Campbells Urology VI Ed, Philadelphia
2. Bauer St (1992) Early evaluation and management of children with spina bifida. In: King LR (ed) Pediatric Urology, 3rd and 4th edn. Saunders, Philadelphia
3. Bloom DA (1997) Normale und neurogene gestörte Funktion des unteren Harntraktes bei Kindern mit Myelomeningocele. In: Stöhrer, Madersbacher, Palmtag (Hrsg) Blasenfunktionsstörungen, Kap. 21. Springer, Berlin Heidelberg New York
3a. Brendler CB, Radebaugh LC, Mohler JL (1989) Topical oxybutynin chloride (Ditropan) for relaxation of dysfunctional bladder. J Urol 419:1350–1352

4. Buyse G, Verporten C, Vereecken R, Caesar P (1995) Treatment of Neurogenic Bladder Dysfunction in Infants and Children with Neurospinal Dysraphism with Clean Intermittent (self) Catherisation and optimized Intravesical oxybutynin Hydrocloric Therapy. Eur J Pediatr Surg 5 (Suppl I):31–34

5. Elbadawi, A (1995) Pathology and Pathophysiology of Detrusa Incontinence. Urol Clin NA 32:459–512

6a. Decter RM (1998) Nonsurgical Management of the Neurogenic bladder. In: Gonzales, Bauer (eds) Pediatric Urologic practise. Lippincott, Philadelphia

6b. Ernst P (1906) Mißbildungen des Nervensystems III/Kap. II: Störungen des Verschlusses im Bereich der Wirbelsäule. In: Schwalbe (Hrsg) Morphologie der Mißbildungen. Fischer, Jena, S 72–92

7a. Gool van JD (1998) Neurogene Blasen-Sphinkter Dysfunktion, Urodynamische Untersuchungen als Grundlage für Klassifikation und Therapiekonzept. In: Strehl E (Hrsg) Neurogene Harnblase. De Gruyter, Berlin

7b. Grünewald V, Thon WF, Jonas U (1997) Neuromodulation bei neurogener Blasenfunktionsstörung, Möglichkeiten und Grenzen. In: Stöhrer, Madersbacher, Palmtag (Hrsg) Neurogene Blasenfunktionsstörung, neurogene Sexualstörung. Springer, Berlin Heidelberg New York

8. Harris LW, Oakes WJ (1996) Open Neural Tubus Defects. In: Tindall, Cooper, Barrow (eds) The Practice of Neuro Surgery, Vol III. Williams & Wilkins, Philadelphia

8a. Johnston JH, Kathel BL (1971) The obstructed neurogenic bladder in the newborn. Br J Urol 43:206–210

8b. Kaplan WE, Firlit CF (1983) Management of reflux in the myelodysplasie child. J Urol 129:1195–1197

9. Madersbacher H (1993) Neurogene Blasenentleerungsstörungen im Kindesalter. In: Sigel A (Hrsg) Kinderurologie, Kap. 11. Springer, Berlin Heidelberg New York

10. Madersbacher H (1997) Spezielle Aspekte neurogener Blasenentleerungsstörungen bei Kindern. In: Stöhrer, Madersbacher, Palmtag (Hrsg) Neurogene Blasenfunktionsstörung. Springer, Berlin Heidelberg New York

11. Mc Guire EJ, Ohl DA, Noll F (1997) Die Pathophysiologie der neurogenen Blasenstörungen. In: Stöhrer, Madersbacher, Palmtag (Hrsg) Neurogene Blasenfunktionsstörungen. Springer, Heidelberg

11a. McGuire JE, Chi-Chung Wang, Usitelo H, Savastano J (1986) Modified pubovaginal sling in girls with myelodysplasia. J Urol 135:94–99

12. Poppas DP, Bauer StB (1997) Urologic Evaluation of the Myelodysplastic Child. AUA Update Series, Lesson 36, Vol XVI, Houston, Texas

12a. Park JM, Bauer StB, Freeman MR, Peters CA (1999) Oxybutynin Inhibits Proliferation and Suppresses Gene Expression in Bladder Smooth Muscle Cells. J Urol 162:1110–1114

13. Netter F (1975) Diseases of Genito Urinary Tract. Ciba Collection

14. Schönberger B (1997) Ätiologie u Pathomorphologie neurogener Blasenfunktionsstörungen beim Kind. Stöhrer, Madersbacher, Palmtag (Hrsg) Springer Berlin Heidelberg New York

15. Shurtleff DB, Dugay S, Dugay C et al. (1997) Epidemiology of Tethered cord with Meningomyelocele. Europ I Pediatr Surg (Suppl 7–11)

16. Thüroff JW (1986) Funktionsstörungen des unteren Harntraktes, Anatomie und Physiologie. In: Hohenfellner, Thüroff JW, Schulte-Wissmann (Hrsg) Kinderurologie. Thieme, Stuttgart

17. Weissmüller J, Schrott KM, Herrlinger A (1982) Sakrale Dysgenesie und ihr neuro-urologisches Fehlkorrelat. Urologie A 21:327–334

Kapitel 12

Pathologische Doppelnieren - Ren duplex

A. Sigel

Abstract. Ein trigonaler Störfaktor bedingt ortswidrige Mündung der Doppelharnleiter und veranlaßt über verminderte metanephronale Induktion Parenchymverminderung der Niere, Ausstülpung der ektopen Harnleitermündung (Ureterozele) kompliziert die Fehlbildung. Formalgenetisch handelt es sich um eine Verbindung aus obstruktiver, dysplastischer, refluxiver und bakterieller Nephropathie. Kaudale Ektopie (des Hl. der oberen Anlage) hat nach renalem Destruktionsgrad und Therapieaufwand oft größeren Krankheitswert als synchrone Refluxkrankheit der unteren Anlage. Je entfernter die Harnleitermündung von der Normposition, um so mehr reduktive Dysplasie und kompensatorische Hypertrophie der jeweilig gesunden Anlage. Kranial und kaudal ostiale Ektopie können gemeinsam vorkommen und dann ihren Krankheitswert addieren. Beide besitzen neben parenchymal reduktiver auch vasal hypertone Potenz. Obere Anlage meistens ektomiebedürftig samt zugehörigem Harnleiter und Ureterozele. Untere Anlage bedarf antirefluxiver Operation (selten Exstirpation). Selten Indikation zur Inter-Anastomose der beiden Harnleiter. Perinatale Diagnostik vermittelt abgestufte und frühzeitige Therapie. Die pathologische Ren duplex vereinigt in sich dysplastische, obstruktive, refluxive und bakterielle Uronephropathie. Die wichtigsten Beiträge kamen aus der Melbourne-Gruppe.

12.1
Genese und Anatomie der gesunden Doppelniere

Das Verständnis erschließt sich nur, wenn man sich vorher die Struktur der gesunden Doppelniere vergegenwärtigt.

In gesunder Verfassung unterscheidet nichts das Parenchym der Doppelniere von einer Normniere. Nur das Nierenhohlsystem und der Harnleiter sind in bestimmter Weise zweigeteilt (Abb. 12.1) [3]. Die Zweiteilung erschließt sich embryologischer Ableitung (s. Kap. 2).

Die Ureterknospe (Abb. 12.2), links wie rechts in der Einzahl, entläßt distal abnormerweise einen Zwilling. Beide wachsen dem Metanephros entgegen und induzieren zusammen die numerisch vorbestimmten 7 Pyramidenpaare, die ihrerseits den gemeinsamen Metanephros unter sich so aufteilen, daß die 3 oberen Pyramidenpaare die obere Nierenanlage bilden (oberer Pol), während die übrigen 4 Paare (Mittelgeschoß und unterer Pol) die untere Anlage formen, die etwas größere von beiden, $^4/_7$ der Gesamtsubstanz des Parenchyms einnehmend (s. Abb. 12.1). Beide Harnleiter verlaufen parallel in gemeinsamer Scheide. Sie vereinigen sich entweder kurz vor der Einmündung in die Blase, auch höher (Ureter fissus) oder sie münden getrennt, dies nach der bekannten Regel von Weigert-Meyer. Der Harnleiter der unteren Anlage mündet mithin normotop,

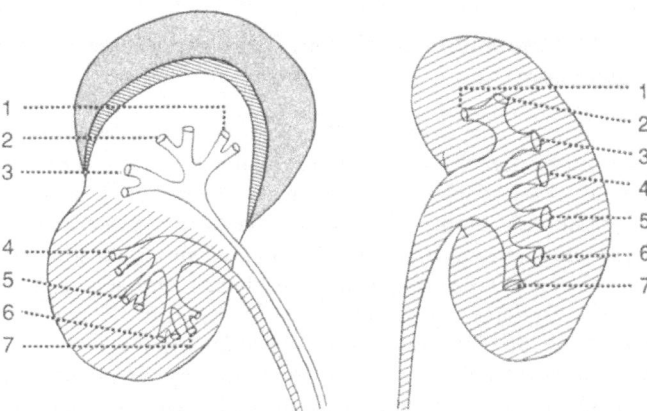

Abb. 12.1. Schema der gesunden Doppelniere und des renalen Minimums. Der kraniale Bifurkationswinkel teilt die stets 7 symmetrisch angelegten Pyramidenpaare im Verhältnis 3 : 4 in die obere und untere Anlage. Mit dieser Gliederung ist parenchymal das renale Minimum berechenbar. Resektion der zweiten Niere vollständig und von der Doppelniere die untere Anlage, beläßt $^3/_{14}$ der gesamten Nierensubstanz, die (beim Erwachsenen) ein geordnetes Leben ermöglicht (Serumkreatinin innerhalb der Norm). Beim Nichterwachsenen entsteht später renale Insuffizienz, dies trotz besserer kompensatorischer Hypertrophie [5]

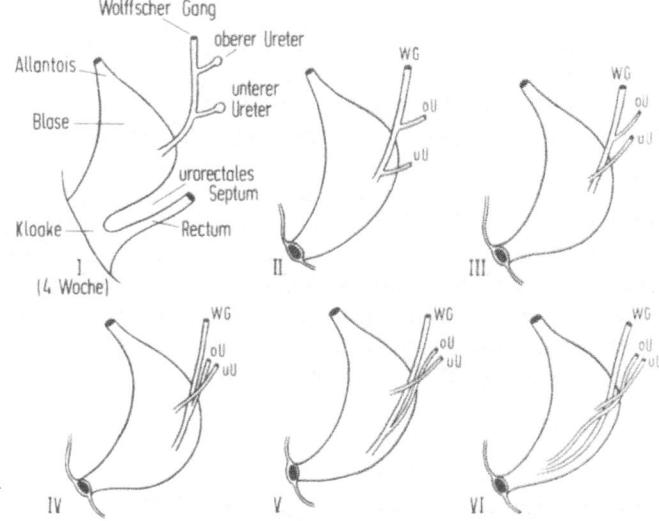

Abb. 12.2. Embryologie der sog. Doppelniere (Schlüssel zum Verständnis ihrer Pathologie). Der Wolff-Gang entläßt nicht eine, sondern zwei Ureterknospen. Bei deren planmäßiger Reintegration in die inzwischen entstandene Harnblase trennen sich WG und Knospen. Dabei gerät die obere Knospe unter dem fortwirkenden Einfluß des WG weiter nach distal als die untere, beide normalerweise innerhalb des Trigonums. Der Harnleiter der oberen Anlage überkreuzt den der unteren und mündet immer kaudal und medial davon (Regel nach Meyer-Weigert). Abnormerweise kann er überall dort münden, wohin die restliche Ausdifferenzierung des WG trägt (s. Abb. 12.3)

derjenige der oberen Anlage medial-kaudal davon, aber innerhalb der Trigonums (s. Abb. 12.3c). Beide Mündungen besitzen eine normale antirefluxive Funktion. Der Harnleiter der oberen Anlage ist entsprechend seiner geringeren Transportbelastung etwas schmächtiger strukturiert als derjenige der größeren unteren Anlage.

12.2
Genese, Pathomorphologie und Pathophysiologie der krankhaften Doppelniere

Das Krankhafte entsteht nierenfern infolge distal ortswidriger Mündung der Harnleiter (Abb. 12.3). Die Abweichung von der Normlage veranlaßt hierarchisch formbestimmt dysplastische Prozesse an den Nieren (Abb. 12.4) [4]. Wie die Tabelle 12.1 zusammenfaßt, sind es embryologische Störvorgänge, aus denen sich die Pathologie der Doppelniere zusammensetzt. Man muß sie aufgliedern, weil anders Kenntnis und therapeutische Folgerung lückenhaft bleiben. Der erste eigenständige Vorgang ist die kraniale Dystopie der Mündung des Harnleiters der unteren Anlage, mithin unsere herkömmliche einfache vesikorenale Refluxkrankheit, begrenzt auf eben die untere Nierenanlage (Abb. 12.5). Den zweiten Vorgang vermittelt auf gleiche Weise der distal zusammenfließende Ureter fissus mit Refluxivität in beide Anlagen. Der dritte eigenständige Vorgang ist kaudale Dystopie, besser Ektopie der Mündung des Harnleiters der oberen Anlage. Der vierte Vorgang besteht in Koexistenz der beiden vorgenannten.

12.2.1
Kraniale ostiale Ektopie des Harnleiters der unteren Anlage

Alles, was bei der Schilderung der vesikorenalen Refluxkrankheit beschrieben wurde, die graduelle ostiale Verformung und Verlagerung, Hypo- und Dysplasie der Harnwege und der Nieren, vor allem der Pyramiden, mit oder ohne pyelonephritische Überlagerung, alles gilt genauso für den auf die untere Anlage begrenzten refluxiven Prozeß. Oft sind die Kindermaße stärker ausgeprägt, nicht nur weil $^3/_7$ der Niere (obere Anlage) gesund bleiben. Die untere Anlage erscheint dann wie ein kleiner Anhang an die obere, deren kompensatorische Vergrößerung den Eindruck des Anhangs noch verstärkt (Abb. 12.6 und 12.5). Derart parenchymal hochgradige Minderung, histologisch nur als Hypoplasie bestätigt, selten als Dysplasie in der engen Sprachregelung, ist kaum anders denn als „nephrogenic arrest" zu deuten. Maturation dieses Refluxes ist weit mehr Ausnahme als Regel, umgekehrt ist renovaskuläre Hypertonie fast regelhaft negative Beigabe.

Tabelle 12.1. Pathomorphologie der Doppelniere

1. Ostium des Harnleiters der unteren Anlage kranialisiert, untere Anlage folglich in refluxiver reduktiver Nephropathie, obere Anlage kompensatorisch vergrößert

2. Ureter fissus, Ostium kranialisiert (I–IV), beide Anlagen in refluxiver reduktiver Nephropathie

3. a) Ektoper Harnleiter der oberen Anlage urethral obstruiert (m, w), mit oder ohne Zele, zugehörige Anlage in dysplastisch reduktiver Nephropathie, untere Anlage normal gestaltet
   b) Ektoper Harnleiter der oberen Anlage vaginal oder vestibulär mündend, Anlage hochgradig dysplastisch reduziert

4. Pathologie beider Anlagen gemeinsam vorkommend, mithin 1. und 3. kombiniert

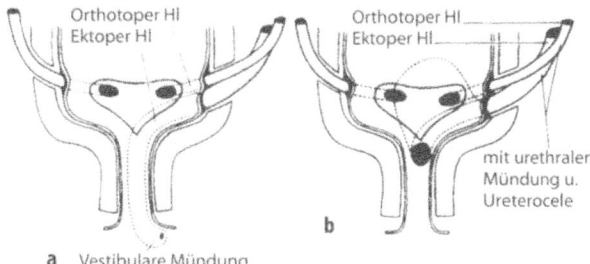

Abb. 12.3 a–d. Schema der ureteralen Realisierung der krankhaften Doppelniere (nach Stephens [6], qualitativ unüberboten).
a Vestibuläre Dystopie (Ektopie) des Harnleiters der oberen Anlage einer linksseitigen Doppelniere. Rechte Niere normal. **b** Urethrale Dystopie des Harnleiters der oberen Anlage, stenosiv, kompliziert durch Ureterozele. Untere Anlage und rechte Niere normal. **c** Normale Doppelniere, beide Harnleiter münden trigonal. **d** Ureter bifidus, Vereinigung terminal, Ostium normotop, mithin gesunde Doppelniere

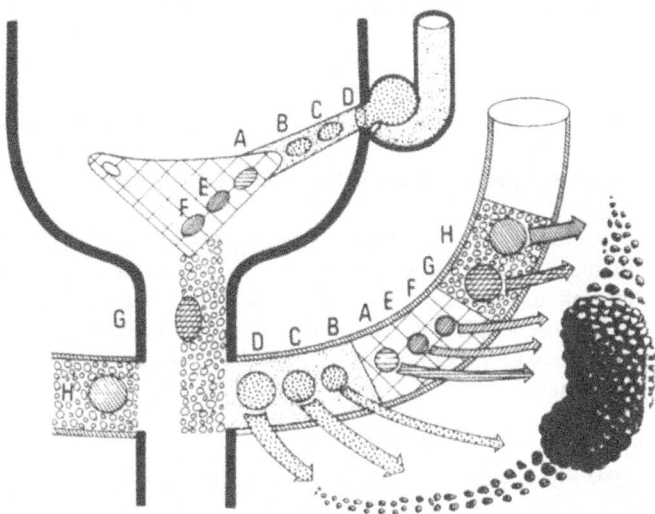

Abb. 12.4. Renale Dysplasie in Abhängigkeit von trigonaler Fehlformation: genetische Aszendopathie (aus Stephens [6]). Ostiale Normotopie innerhalb des Trigonums (*A, E, F*) allein vermittelt ureteral geordnet induzierten Metanephros. Ostialer Sitz kaudal zwischen Trigonum und Orificium internum urethrae (*E, F, G*) oder kraniolateral zwischen Trigonum und Detrusor (*B, C, D*) dirigiert randständige Vereinigung von Ureter und Metanephros und damit mangelhafte metanephronale Induktion. Am meisten trifft dies zu bei extrem kranialer oder extrem kaudaler ostialer Dystopie (*D, H*). Alle Dystopien sind mit Reflux vergesellschaftet. Sämtliche kaudalen Dystopien betreffen weit mehr die obere Anlage einer Doppelniere und wesentlich seltener einen Monoharnleiter

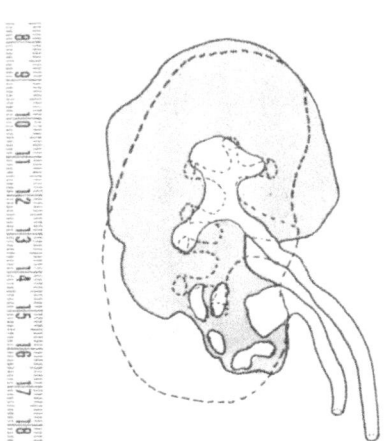

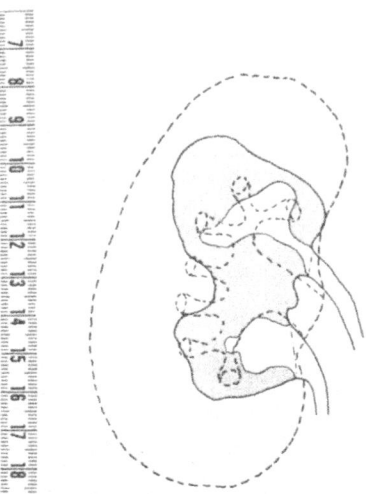

Abb. 12.5. 12jährige, diestaler Ureter bifidus, Refluxnephropathie, obere Anlage papillenflach, Parenchym kompensatorisch vergrößert, untere Anlage hochgradig reduziert, histologisch dysplastisch, obere Anlage herkömmlich Pyelonephritis

Abb. 12.6. 19jährige, Doppelniere, beide Anlagen refluxiv, Harn steril, grobe Lacunae, Parenchymreduktion 68%, Längsmaß – 41%, Mittelsenke, weder arterielle noch renale Dysplasie, nur hochgradige PN belegt. Hypertonie

12.2.2
Ureter fissus – Reflux in beide Anlagen einer Doppelniere

Gleichzeitiger Reflux in beide Anlagen des selben Organs kommt zustande beim Gabelharnleiter, öfter bei distaler als bei proximaler und am häufigsten bei intramuraler Lokalisation der stets spitzwinkeligen Gabelung (s. Abb. 12.3, 12.6). Dabei erscheint die Reduktion der unteren Anlage fast immer um einen Grad höher, auch ohne refluxiven Anstoß von distal pendelt Harn zwischen den beiden Gabelanteilen hin und her.

12.2.3
Kaudale ostiale Ektopie des Harnleiters der oberen Anlage

Der Ort der distalen Mündungsektopie des Harnleiters der oberen Anlage folgt den embryologischen Spuren der Ureterknospe, mithin bei beiden Geschlechtern nach urethral, bei weiblicher Differenzierung nach vestibulär und vaginal (über die Gartner-Gänge) (Abb. 12.9), bei männlicher Differenzierung in die Samenblasen oder den Ductus deferens (s. Abb. 12.3 b). Mündungen im Rektum oder in der Haut sind extreme Seltenheiten. So sehen wir kaudale Ektopie des Harnleiters der oberen Anlage entweder urologisch ektop oder genital ektop, hier weiblich. Je weiter distal kaudal die Ektopie mündet, um so substantiell kleiner erscheint die zugehörige obere Anlage (Abb. 12.7).

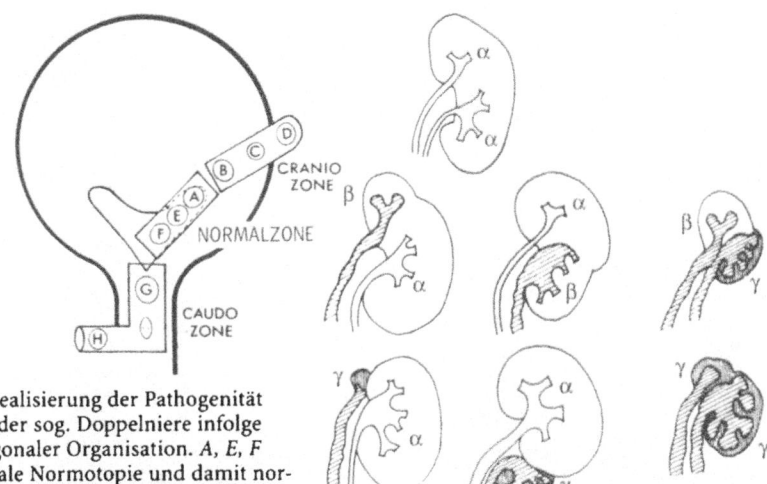

Abb. 12.7. Realisierung der Pathogenität (Dysplasie) der sog. Doppelniere infolge defekter trigonaler Organisation. *A, E, F* belegen ostiale Normotopie und damit normale uretero-metanephronale Induktion (s. Abb. 12.4). *B, C, D, G* und *H* belegen kraniale oder kaudale ostiale Dystopie und damit mangelhafte hypoplastische [4] oder dysplastische [6] metanephronale Induktion. Weil Dystopie regelhaft die Harnleiter von sog. Doppelnieren betrifft, ergeben sich pathologisch-anatomisch die folgenden Konstellationen: α, α Beide Ostien normotop, damit normale Doppelniere. β, α Obere Anlage hypoplastisch infolge kaudal ostialer Dystopie, untere Anlage gesund und kompensatorisch vergrößert. α, β Untere Anlage hypoplastisch, weil kranio-ostiale Dystopie, obere normal. β, γ Obere Anlage hypoplastisch, untere Anlage dysplastisch, weil beide Ostien dystop (vgl. Abb. 12.6). γ, α Extrem distale Ektopie des Harnleiters der oberen Anlage, deshalb hochgradige Dysplasie, dabei Normotopie des Harnleiters der unteren Anlage, diese kompensatorisch vergrößert (vgl. Abb. 12.11). α, γ Genau umgekehrtes Verhalten zwischen oberer und unterer Anlage (vgl. Abb. 12.12). γ, γ Hochgradige Dystopie der Ostien beider Anlagen, der obere Harnleiter kaudal, der untere kranial, deshalb beide Anlagen hochgradig dysplastisch reduktiv. (Aus Mackie et al. [4])

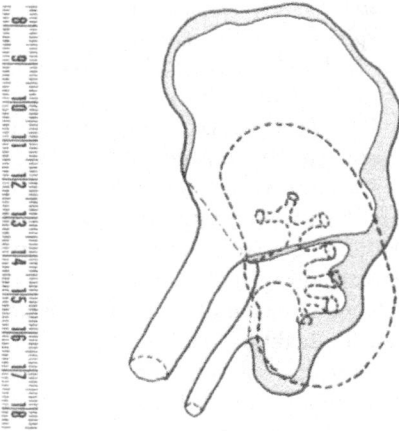

Abb. 12.8. 4jährige, Doppelniere, Harnleiter der oberen Anlage urethral mündend, obstruktiv, Parenchym zu 90% reduziert, untere anlage refluxiv reduziert. Parenchymale gesamtreduktion 85%, Gegenseite stark kompensatorisch hypertrophiert

Das vordergründig Obstruktive ist erkennbar am hohen Grad der Hydronephrotisierung der oberen Anlage (s. Abb. 12.8) und der Lateralverdrängung der kompensatorisch vergrößerten unteren Anlage. Der megasierte Harnleiter und seine grob re-

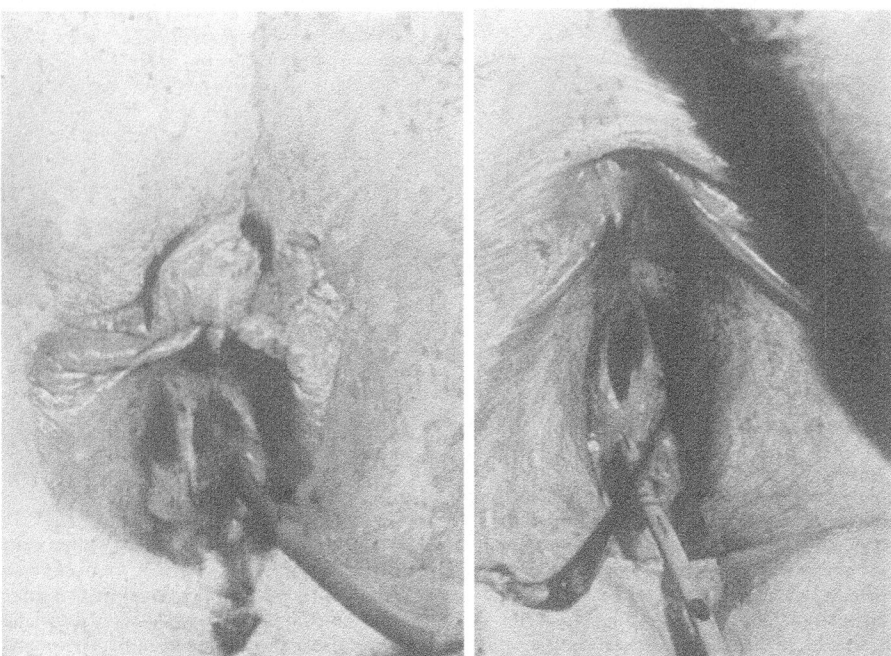

Abb. 12.9. Vestibulum zweier Mädchen, 4 und 6 Jahre alt. Links mündet der Harnleiter unmittelbar unterhalb des Meatus urethrae, rechts gering distant davon. Permanentes Einnässen obligat. Zugehörige obere Anlagen dysplastisch. Mit operativer Entfernung der oberen Anlage Trockenheit von Stunde an

duzierte obere Anlage haben indessen beides zur Ursache, Obstruktion wie auch Dysplasie, obgleich Exstirpationspräparate den histologischen Beleg der Dysplasie nur in der Hälfte der Fälle zulassen. Die Samenblasenlokalisation der Ektopie ist mit Dauerblockade belastet (Abb. 12.13).

Bei der vestibulären und vaginalen Lokalisation der kaudalen Ektopie überwiegt Dysplastisches (s. Abb. 12.9). Es erweist sich in der Neigung zu verkleinertem Anteil der oberen Anlage gegenüber der unteren. Das Verhältnis beider beträgt (anstelle von $^3/_7$ zu $^4/_7$) nur ungefähr $^2/_7$ zu $^5/_7$ oder noch weniger (Abb. 12.10). Es bestätigt sich, daß mit dem Grad der anatomischen Ektopie – je weiter, um so mehr – das Format der zugehörigen oberen Anlage abnimmt, das der unteren zunimmt, sie fast normal erscheint und damit die Diagnose erschwert. Schaut man zurück, so kann man umgekehrte Reaktion bei extremer Refluxkrankheit der unteren Anlage erkennen (s. Abb. 12.5), alles Hinweise, die entzündliche Genese gegenüber dysplastischer in den Hintergrund rücken.

Die kleinen oberen Anlagen mit periurethraler und vaginaler Mündung tragen den kleinen (und größeren) Mädchen oft jahrelang verkanntes Einnässen ein, meist nur tagsüber, auch intermittierend, weniger nächtlich, dies aus statischen Gründen (Abb. 12.10).

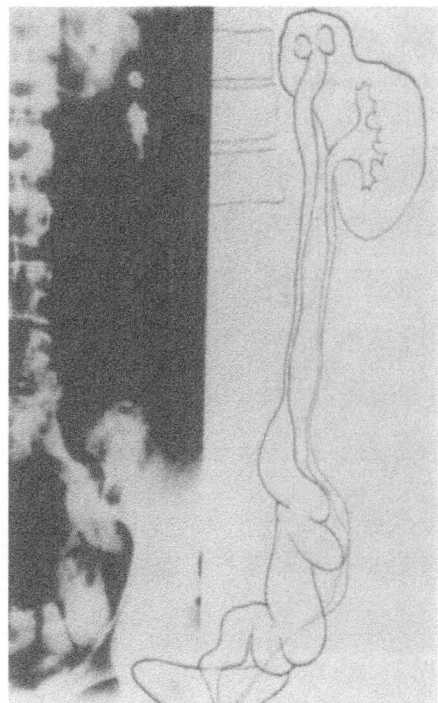

Abb. 12.10. Vaginal-ektop mündender Harnleiter einer oberen linken Anlage, diagnostiziert im Alter von 16 Jahren. *Links:* Zugehörige Ausscheidungsurographie. *Rechts:* Schematische Zeichnung. Ektomie der dysplastischen oberen Nierenanlage und des Harnleiters, soweit von oben erreichbar. Die Patientin wurde von Stunde an völlig beschwerdefrei und hat 2 Graviditäten unproblematisch überstanden

12.2.4
Koexistenz kranialer und kaudaler Ektopie

Die vierte und morphologisch am schwersten wiegende Variante der pathologischen Doppelniere ergibt sich aus der Koexistenz von ostial kranialer Dystopie des Harnleiters der unteren Anlage mit ostial kaudaler Ektopie des Harnleiters der oberen Anlage. Beide Formationen sind dann nebeneinander und gleichzeitig an derselben Niere vorhanden. Die negativen Folgen hinsichtlich verfügbaren Parenchyms addieren sich (Abb. 12.13, 12.8).

12.2.5
Ureterozele – Weiterung kaudaler ostialer Ektopie

Blasige verengte Ausstülpung der Mündung des kongenital vorgeschädigten Harnleiters kennzeichnet oft ureterale Ektopie. Jede Zele entsteht im Zusammenhang mit gestörter Rückbildung der Chwalla-Membran. In der Regel liegt sie dem Trigonum seitlich an. Bei großer Ausprägung ragt sie weit in die Blase hinein. Das Ostium verbirgt sich oft endoskopischer Erkennung. Eine erschwerende Sonderform ist die in die Harnröhre expansiv vordringende Zäkoureterozele, fallweise nach außen vorfallend [5]. Regelrecht multizystisch erscheint die Zelenbildung bei Samenblasenlokalisation.

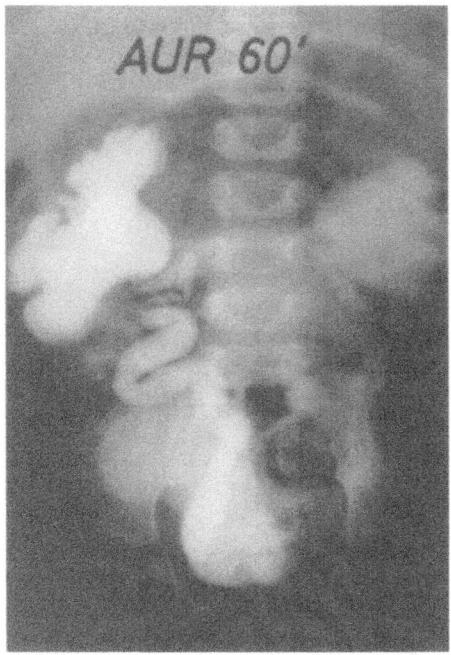

Abb. 12.11. 5 Monate altes Mädchen, Doppelniere links, obere Anlage obstruktiv stark reduziert, weil der zugehörige Harnleiter distal mit Zele urethral ektopiert. Untere Anlage stenosiv durch benachbarte Zele. Rechter Harnleiter terminal ebenfalls obstruiert und zugehörige Niere hydronephrotisiert. Tödlicher Ausgang in Urosepsis (1968)

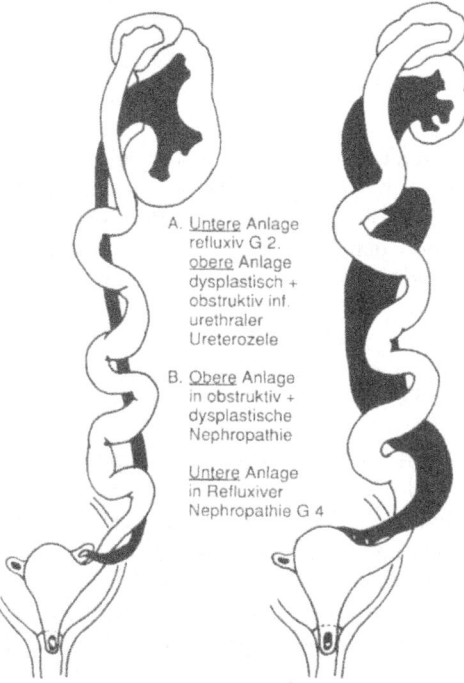

A. Untere Anlage
refluxiv G 2.
obere Anlage
dysplastisch +
obstruktiv inf.
urethraler
Ureterozele

B. Obere Anlage
in obstruktiv +
dysplastische
Nephropathie

Untere Anlage
in Refluxiver
Nephropathie G 4

Abb. 12.12. Zur Pathologie der Doppelniere. Beide Male operative Entfernung der oberen Nierenanlage indiziert samt Megaureter. Fensterung der Zele. Reflux der unteren Anlage. Unterfütterung mit Kollagene

Die zur kaudalen zelenhaltigen Ektopie gehörige obere Nierenanlage leidet unter ihrer permanenten Obstruktion noch mehr als die gleiche zelenlose Formation.

Große kongenitale Ureterzoelen sind fallweise imstande, subtrigonal sich so auszuweiten, daß sie die Mündung des kontralateralen Harnleiters beeinträchtigen und damit das Krankheitsbild wesentlich verschlimmern (Abb. 12.11). Auch kann eine Ureterozele sich nach extravesikal zurückziehen, vergleichbar einem eingestülpten Handschuhfinger, ein Blasendivertikel dann vortäuschend (s. Kap. 13). Urethrale Mündung der Zele hat wesentlich höheren obstruktiven Krankheitswert als vesikale Mündung (Abb. 12.12).

Erworbene Ureterozelen, stets nur vesikale, nicht urethrale, haben wenig Krankheitswert und kommen kaum im Kindesalter vor.

12.3
Morbidität

Etwa 1 % der Menschheit trägt eine Doppelniere in sich [4]. Pathologisch wird davon nur ein kleiner Teil, fast immer endogen vorbestimmt, nahezu nie exogen und manifest meist schon in früher Kindheit. Rund $^1/_4$ aller Doppelnieren ist beidseitig angelegt und $^1/_5$ dieser Patienten erkrankt daran. Demnach verteilt die Ausdifferenzierung der Ureterknospe ihre Mängel öfter ein- als doppelseitig.

So wie insgesamt weibliche Entwicklung größeren Anteil hat am Störpotential der Ausdifferenzierung des Wolff-Ganges, so verhält es sich auch bei der Doppelung der Harnleiter; 2,5- bis 3,5mal öfter sind Mädchen als Knaben betroffen. Was das topische Verhalten innerhalb kaudaler Ektopie angeht, so kommt vestibuläre und vaginale Lokalisation (8 : 1) zusammen ebenso oft vor wie alle urethralen Lokalisationen (männlich wie weiblich). Die Hälfte aller einseitigen Doppelfehlbildungen weist korrelativ einfachen Reflux der Gegenseite auf, was zu der bekannten Anfälligkeit der Knospendifferenzierung paßt. Die Mehrheit dieser Refluxfälle heilt spontan.

12.4
Symptome und Diagnostik

Weniger Schwerwiegendes, wie isolierte Refluxivität der unteren Anlage, fällt oft erst nach dem 3. Lebensjahr auf. Je gröber jedoch die distale Pathologie, um so früher melden sich Symptome. Sie sind: abnorme Miktion, ständiges Einnässen trotz Miktion, Zeichen der Harninfektion, Hämaturie, schlechtes Gedeihen.

Diagnostisch steht die Ultraschalluntersuchung an erster Stelle, und sie wird besser 3mal umsonst als einmal zu wenig ausgeführt. Immer weckt sie Verdacht, und Endoskopie, Ausscheidungsurographie und ausnahmsweise Computertomographie vervollständigen die Diagnose. Jeder distal pathologische Befund verpflichtet zu kranialer Überprüfung. Hier ist allerdings die Dysplasie der oberen Anlage leicht zu verkennen. Im Bedarfsfall klärt das retrograde Pyelogramm definitiv auf. Über den Funktionswert beider Anlagen informiert eine der modernen Scanmethoden (s. Kap. 10).

12.5
Therapie

12.5.1
Therapie pathologischer Doppelnieren

Stark dysplastische, parenchymreduzierte Anlagen, untere wie obere, werden besser exstirpiert als organerhaltend operiert, nicht zuletzt zur Beseitigung vorhandener oder zu erwartender Hypertonie. Der Eingriff verlangt wie fast alle kinderurologischen Operationen viel Subtilität, weil anders die Vaskularisierung der größeren, meist hyperplasierten Anlage in Gefahr gerät. Interanastomose beider Harnleiter statt Exstirpation der kranken Anlage ist nur selten zu begründen. Praktikabel ist sie vergleichsweise einfach, von daher rührt auch manche Bevorzugung. Reflux in die untere Anlage oder bei Fissus in beide unterliegen den Regeln, die allgemein für Refluxtherapie gelten (s. Kap. 8). Gleiches gilt auch für die Chance spontaner Maturation des Refluxes.

12.5.2
Therapie der Ureterozelen

Ureterozelen zu behandeln gehört zu den betont schwierigen Handlungsweisen. Abgestufte Therapie bietet sich heute an, weil die Ultraschallära mit perinataler Diagnose im Vergleich zu früher andere und vorverlegte Entschlüsse verlangt. Nachdem die Zeit zweifelsfrei gegen die obstruierte Anlage arbeitet, oft dazu noch mittels schwer behandelbarer bakterieller Infektion, empfiehlt sich bald postnatal endoskopische sparsame Öffnung der Zele. Man gewinnt damit Zeit, muß aber fallweise

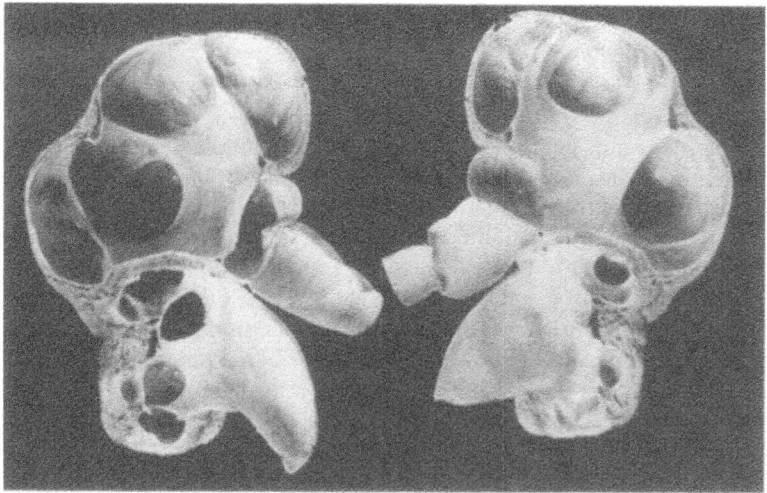

Abb. 12.13. Doppelniere, 4 J. Obere Anlage pyramidale Ruine, weil distal urethral obstruiert. Untere Anlage in refluxiver Dysplasie

Reflux in Kauf nehmen. Der später nachfolgende hauptsächliche Eingriff besteht fast immer in der vorerwähnten Exstirpation der oberen Nierenanlage, verbunden mit vollständiger Entfernung des Harnleiterstumpfes samt Ureterozele, besonders darin eine technisch schwierige Maßnahme im schließlich wiederherzustellenden Blasenhals, verbunden noch mit antirefluxiver Neueinpflanzung des Harnleiters der unteren Anlage. Es gibt keinen besseren Behandlungsvorschlag, jedoch ist die Ausführung mit einer Fehlschlagsquote von 20–25 % belastet, darunter als Schlimmstes schwerwiegende Inkontinenz. Entsprechend hoch ist die Quote notwendiger Nachoperationen und auch diese nicht unproblematisch. So bevorzugt eine Reihe ernsthafter Fachleute die weniger radikale Lösung, die sich distal darin beschränkt, den Stumpf des ektopen Harnleiters samt Zele zu belassen, den Stumpf so kurz wie möglich, die Zele fallweise subepithelial kauterisiert, dies in der Hoffnung auf Austrocknung und Stillverhalten, was aber nicht immer zutrifft. Insgesamt bleibt die Behandlung der ausgeprägten Uretetozele bis heute problembeladen.

Literatur

1. Barthold JS (1998) 159:1011–1012
2. Coplen DE (1998) Editorial: Neonatal Ureterocele Incision. J Urol 159:1010
3. Löfgren F (1949) Das topographische System der Markpyramiden des Menschen, Monographie. Berlinska Boktrykeriet, Lund
4. Mackie GG, Awang H, Stephens FD (1975) The ureteric orifice: the embryologic key to the radiologc status of duplex kidney. J Pediatr Surg 10:473–481
5. Sigel A, Grohmann S, Schott G (1989) Renale Endstadien kinderurologischer Herkunft nach Ursache und invertierter Morphometrie. Urologe A 28:286
6. Stephens FD (1983 und 1996) Congenital malformation of the urinary tract. Monograhpy. Praeger Scientific, New York

Kapitel 13

Divertikel des distalen Harntrakts im Kindesalter

A. Sigel

Abstract. *Blase:* Aus Schwachstellen in der Zone der Vereinigung von Detrusor und Trigonum entstehen bei Knaben wie bei Mädchen unterschiedlich große Ausstülpungen von unterwertiger Struktur. Ein Wachstumsanreiz geht aus von temporärer ober bleibender Obstruktion. Die Miktion füllt das Divertikel sinnwidrig. Während der Speicherphase entleert es sich partiell. Stasis begünstigt Infektion. Gewebliche Dysmorphie begünstigt fallweise Malignisierung zu späterer Zeit. Atypische Kontraktionen des Detrusors gehören zur lädierten Struktur. Volumenszunahme kann die benachbarte Harnleitermündung in das Divertikel einbeziehen. Die Therapie ist in der Regel exstirpativ, dies mit oder ohne Harnleitervesikoneostomie.

Das Urachusdivertikel, öfter mit als ohne umbilikale Fistelung, entspricht einem Vertexanalogon zur paraostialen Topik.

Harnröhre: Gegensätzliches Verhalten von Knaben und Mädchen. Aus atypischen, verschmolzenen und obstruierten paraurethralen Drüsengängen entstehen in Kleinfingernagel- bis Pflaumenformat Divertikel der Mädchenharnröhre. Sie liegen zwischen Schichten der Sphinktermuskulatur. Operative Exstirpation, die zwangsläufige Therapie, muß die Menarche der Mädchen aus Raumgründen abwarten. Endoskopische Therapie ist zu widerraten.

Bei Knaben hat das Divertikel der bulbären Harnröhre dramatischen Krankheitswert und ist Teil einer großen urorenalen Dysplasie in lebensgefährlicher Bedeutung, vergleichbar der dysplastischen refluxiven Klappenkrankheit.

Periphere Divertikel der Knabenharnröhre haben vergleichsweise geringen Krankheitswert und eignen sich zu schonlicher Exstirpation.

Urachus: Paraumbilikales Nässen des Säuglings, auch intermittierendes oder verspätetes, muß das bekannte Schema der verschiedenen Formationen der Urachuspathologie den Erinnerung rufen. Daraus ergeben sich Diagnose und Therapie.

13.1
Geschlechtsbezogenheit

Bei Knaben wie bei Mädchen gibt es Divertikel der Harnblase und der Harnröhre. Diejenigen der Harnblase sind bei beiden Geschlechtern gleich, diejenigen der Harnröhre sind dagegen völlig verschieden, und weiter sind die Divertikel der männlichen Harnröhre verschieden zwischen distal und proximal.

13.1.1
Divertikel der Harnblase

Genese und Morphologie

Fast alle Divertikel der Harnblase entstehen mit schmalem Hals dort, wo die Grenze zwischen Detrusor und Trigonum verläuft. Das Trigonum, von beiden Seiten her Derivat der Harnleiterknospe, verschmilzt basal mit dem Detrusor. Die Vereinigungszone erhält fallweise Schwachstellen, die späterer funktioneller Belastung nicht standhalten und sich so zu kleinen Nebenblasen entwickeln (Abb. 13. 1a). Der Fortgang von der Schwachstelle zur fertigen Ausstülpung kann in früher Kindheit erfolgen oder erst im Erwachsenenalter (Abb. 13.1b). Minderheitlich nur (12 %) fällt auf, wie zu einem ausgeprägten Divertikel auch eine infravesikale Obstruktion gehört. Wo sie nicht zu sehen ist, bei Mädchen, kann idiopathische Instabilität den Part übernommen haben. Das Fassungsvermögen der Divertikel des Kindes bleibt in Relation zur Kapazität der Harnblase, $^1/_5 : {}^4/_5$ oder auch $^1/_3 : {}^2/_3$ wird kaum überschritten (Abb. 13.2), im Gegensatz zu Erwachsenen, wo 1 : 1 und mehr vorkommt. Die Wandstärke des Divertikels ist immer wesentlich geringer als die des Detrusors. Die Muskulatur ist hypoplastisch und dysplastisch angelegt. Das Urothel unterscheidet sich nicht von dem der Blase (Abb. 13.3).

Das Divertikel des Blasenscheitels ist nach Genese, Morphologie und Pathophysiologie eine gänzlich andere Fehlbildung und Krankheit. Sie gehört zur Urachuspathologie (s. 13.2).

Kollision Harnleitermündung und Divertikel

Die nach ihrer Entstehung vorgegebene unmittelbare Nachbarschaft von Divertikelmündung und Harnleitermündung läßt potentiell Kollision voraussehen. Das Divertikel expandiert notwendig zentrifugal/paravesikal und zieht fallweise das Ostium passiv mit sich, verlagert es außerhalb der detrusorialen Ummantelung, so daß es dem Operateur erscheint, als münde der Harnleiter extravesikal in das Divertikel

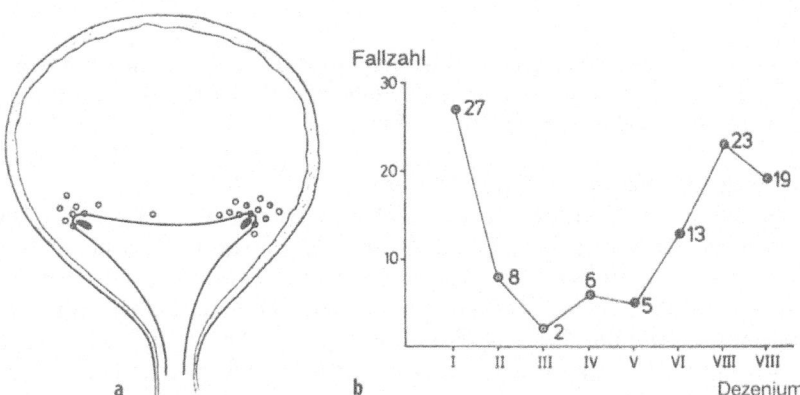

Abb. 13.1. a Entstehung des Blasendivertikels in der Vereinigungszone von Trigonum und Detrusor ermittelt bei 19 Kindern [1]. **b** Altersstruktur von 103 Patienten mit Harnblasendivertikel (Urol. Univ.-Klinik Erlangen)

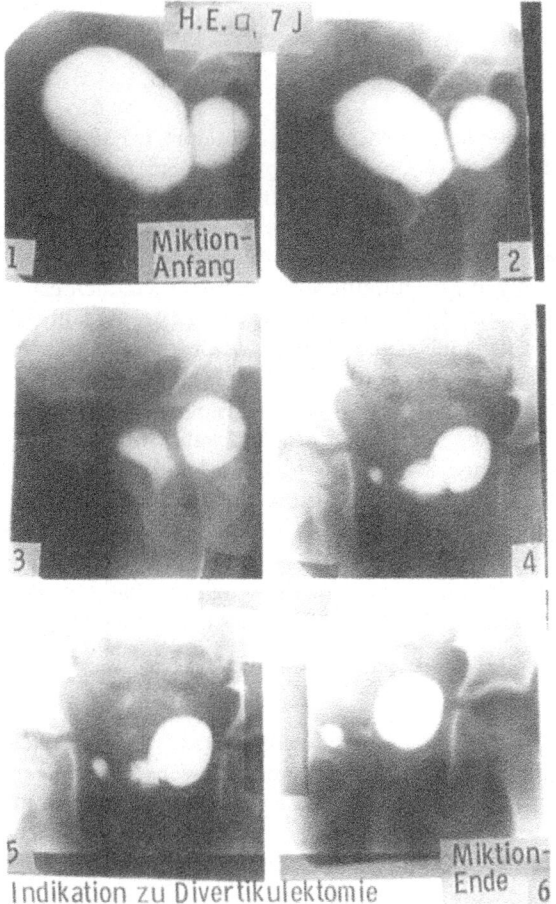

Abb. 13.2. 8jähriger, MCU: Volumenverhältnis Blase – Divertikel 4 : 1. Postmiktionell, Blase leer (Phase 1–6). Divertikel um $^{1}/_{5}$ voluminöser. Zusätzlich kleines paraostiales Divertikel der Gegenseite. Therapie: Divertikulektomie

(Abb. 13.4). Vesikoretrorenale Refluxivität, öfter schon verbunden mit dem paraostialen kleinen Divertikel, kommt nach Einbeziehung der Harnleitermündung in das größere Divertikel fast regelmäßig zustande.

Pathologische Miktion der Divertikelblase

Während der Speicherphase tritt Blasenharn passiv über in das oder die Divertikel. Aktiver Übertritt mag hinzukommen, sofern der Detrusor atypischen Ruhekontraktionen unterliegt (Instabilität). Während willentlicher Miktion entleert der Detrusor einen beträchtlichen Teil der Blasenfüllung in das Divertikel hinein, und die Blasenentleerung bleibt um dieses Maß unvollständig, bleibt mithin organisch unökonomisch, entfaltet so paradoxen Restharn, dies bei Kindern meist ohne echten Rückstand (Abb. 13.5). Einer tatsächlich momentan leeren Blase hängt ein volles Divertikel an. Hier ist der Druck jetzt höher als dort, und so setzt ein Rückstrom aus dem Divertikel in die Blase ein, der jedoch in dem Grade unvollständig bleibt, wie die Blase aus den Harnleitern neue Füllung erhält. Ein leeres Divertikel ist kurzfristiger Zustand

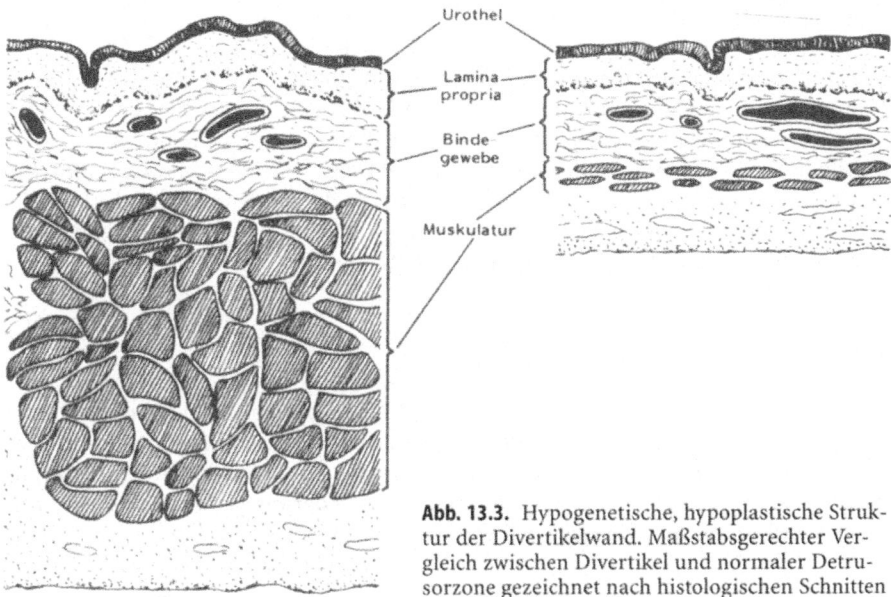

Urothel

Lamina propria

Binde gewebe

Muskulatur

Abb. 13.3. Hypogenetische, hypoplastische Struktur der Divertikelwand. Maßstabsgerechter Vergleich zwischen Divertikel und normaler Detrusorzone gezeichnet nach histologischen Schnitten

Abb. 13.4. Nachdem alle Divertikel paraostial entstehen, kann der Langzeit-Vergrößerungsprozeß fall- und stufenweise die Harnleitermündung einbeziehen, so den irrtümlichen Eindruck erweckend, als münde der Harnleiter primär im Divertikel

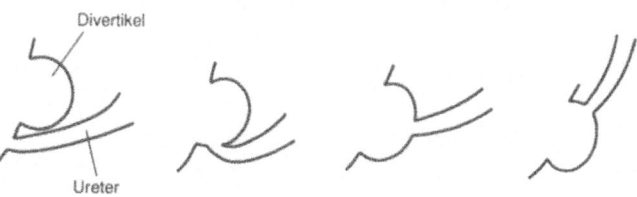

Divertikel

Ureter

Abb. 13.5. Schema der unökonomischen Miktion der Divertikelblase. Sie entleert sich komplett, jedoch zu $1/4$ bis $1/3$ in das schon in Ruhe halb angefüllte Divertikel hinein. Hinterher zieht der umgekehrte Druckgradient einen Teil des Divertikelharns in die Harnblase zurück

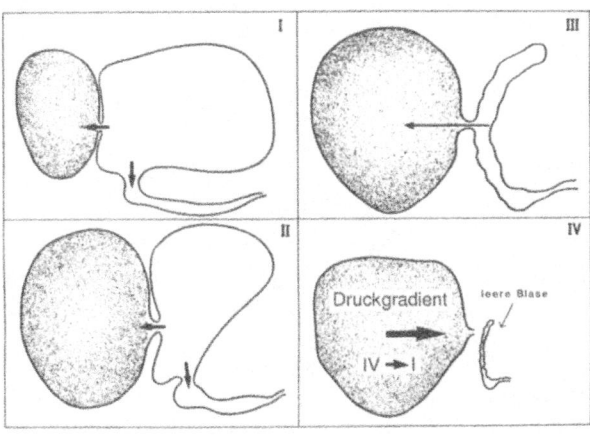

I

III

II

IV

Druckgradient

leere Blase

IV ➤ I

und kommt dort gar nicht zustande, wo eine organische Auslaßobstruktion mit existiert. Aus so verlängerter Aufenthaltsdauer des Harns und demgemäß auch von Noxen erklärt sich bevorzugte Ansiedelung von Infektion und später Neoplasma. Postentzündliche Verschwielung der äußeren Divertikelwand (über Adventitia) mit den Strukturen des kleinen Beckens (Rektum) beeinträchtigt die ohnehin geringe Motilität der Ausstülpung. Bildgebend und quantitativ beeindruckt die Krankhaftigkeit der Divertikelblase des Erwachsenen mehr als die des Kindes. Der Krankheitswert mißt sich jedoch im Vergleich, der besagt, daß ein Restharn von 200 ml des Erwachsenen 20 ml des Kleinkindes entspricht.

13.1.2
Divertikel der Harnröhre

Wie die Divertikel der Harnblase sind auch diejenigen der Harnröhre embryologisch-genetisch präformiert, auch dann, wenn sie erst im Erwachsenenalter manifest werden und Krankheitswert erhalten. Hatten die Divertikel der Harnblase eine geschlechtsneutrale Herkunft, so unterscheiden sich darin gegensätzlich die Divertikel der weiblichen und der männlichen Harnröhre.

Harnröhrendivertikel kleiner Mädchen
Den morphologischen Hintergrund liefern die paraurethralen Gänge, welche wie ein Geflecht nichtkommunizierender Gänge die ganze weibliche Harnröhre umgeben, basal mehr als ventral. Einzelne Gänge sind von Anfang an zystisch angelegt oder werden es später. Sie müssen als Grundlage der späteren Divertikelkrankheit gelten (Abb. 13.6). Infektion kommt öfter hinzu, kann verschlimmern, aber nicht primär

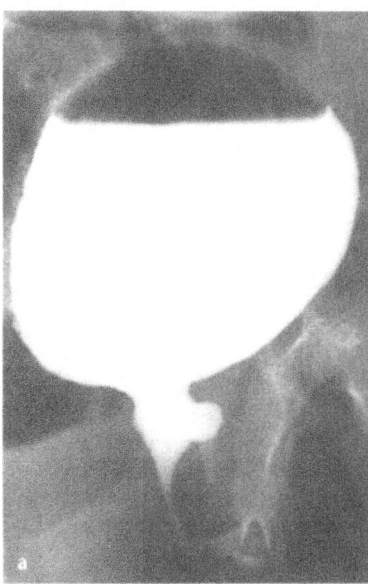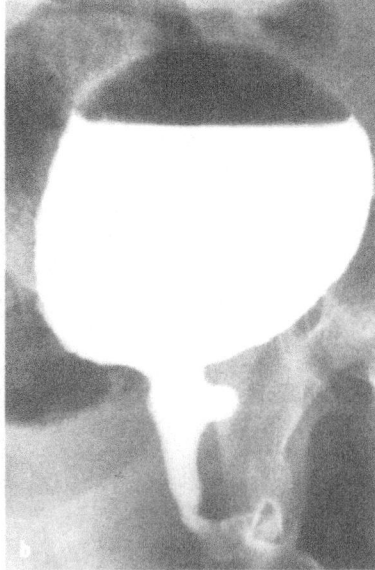

Abb. 13.6 a, b. Harnröhrendivertikel eines 8jährigen Mädchens. Eine Vergrößerung des Divertikels ist mit der Zeit zu erwarten. Therapie: postpubertär vaginale Exzision

verursachen. Wie viele zystische Gebilde im Körper unterliegen auch die der Harnröhre einem physiologischen Wachstumsreiz, den Sekretverhalt obstruktiv verstärken kann.

Symptomatik. Sie ist die der Dysurie und der Harninfektion.

Therapie. Schonlichst (hinsichtlich iatrogener Inkontinenz) transvaginale Exstirpation. Vaginale Zugänglichkeit muß man altersentsprechend abwarten (Abb. 13.7). Von endoskopischer Korrektur bei Kindern raten wir ab.

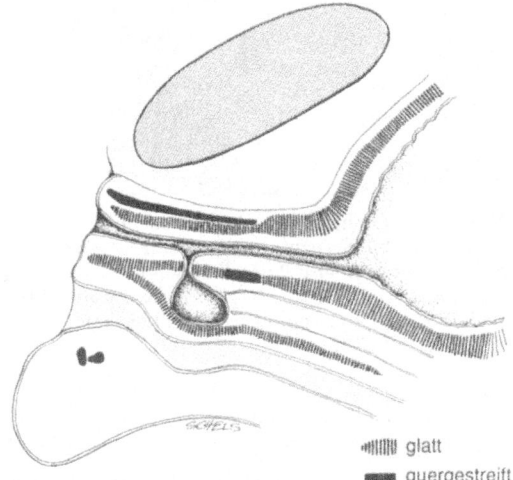

Abb. 13.7. Kongenitales Divertikel der weiblichen Harnröhre. Entstanden aus periurethraler Drüsentasche, kann es die Sphinktermuskulatur schonen oder beeinträchtigen, desgleichen die Therapie

〰️〰️〰️ glatt

▰▰ quergestreift

Harnröhrendivertikel kleiner Knaben (Synonym: Harnröhrenklappen)
Selten wie bei Mädchen, hat aber die Divertikelkrankheit der Knabenharnröhre ganz ungleich größeren Krankheitswert und viel ernsteren pathomorphologischen Hintergrund. Außerdem auch nicht einheitlichen, sondern abhängig davon, ob das Divertikel vom vorderen oder vom hinteren Teil der Harnröhre ausgeht, von der Pars libera oder der Pars posterior, extrapelvisch oder intrapelvisch.

Pars libera, extrapelvisch. Embryologisch entsteht die Harnröhre zeitlich vor den Corpora cavernosa penis. Sie entwickeln sich die Harnröhre umgreifend. Trägt diese eine Ausstülpung, so leidet darunter die Ausbildung der Corpora. Sie bleiben in der Zone der Ausstülpung unvollständig und kündigen spezifische Problematik zwei Jahrzehnte im voraus an. Viel schwerer als der genitale wiegt aber vorerst der urologische Anteil der Fehlbildung. Denn er ist nicht örtlich beschränkt, sondern Teil großer Urodysplasie, fast der größtmögliche, bestehend in Megaureter-Megazystis-Syndrom (MCMUS), fortgesetzt in die Harnröhre, sie zur Megaurethra verbildend, stenosiv dazu (Abb. 13.8). Wegen der Ähnlichkeit mit dysplastischer Krankheit der Klappenblase heißt das vordere Harnröhrendivertikel auch vordere Harnröhrenklappe („anterior valve"). Es gehört in die Gruppe des „Early dysplastic refluxive Syndroms" (s. Kap. 8).

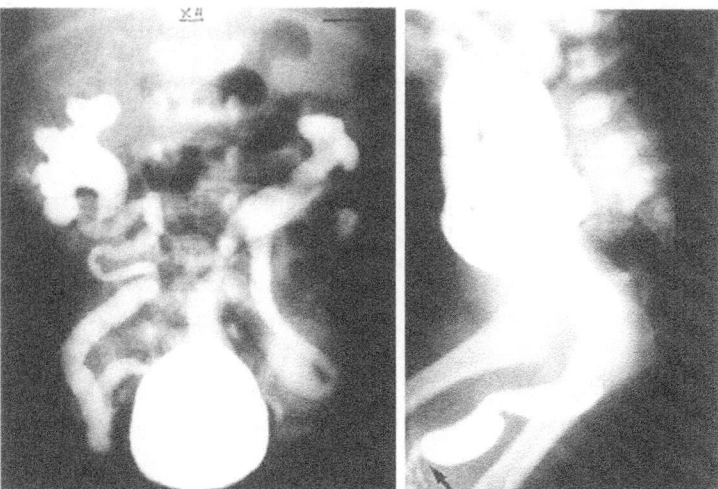

Abb. 13.8. Männlicher Säugling, 5 Wochen alt, schwacher Strahl. CU, extrem refluxiver Megaureter beidseits mit Serpentinisierung. Miktionell Blasenhals weit offen. Divertikel der Pars bulbosa der Harnröhre *(Pfeil)*. Postmiktionell Restharn. Diagnose: Perineales Harnröhrendivertikel in Verbund mit großer Urodysplasie, diese wahrscheinlicher als rein obstruktive Nephropathie, weil Defekte der Corpora cavernosa koexistieren. Mit 6 Wochen verstorben. Renale Dysplasie histologisch bestätigt

Aber wie es leichtere Grade der posterioren Klappenkrankheit gibt, kommen auch leichtergradige Divertikel der vorderen Harnröhre vor, ohne peripherer Teil einer Urodysplasie zu sein, sondern nur tatsächlich umschriebene Ausstülpung der Harnröhre, zugänglich dann auch einfacher peripherer Exstirpation. Die mit erwähnter Urodysplasie einhergehenden sind ebenfalls örtlich operativ zu resezieren, Spongiosadefekte bleiben bis auf weiteres sich selbst überlassen oder sind falls möglich zu adaptieren. Die Therapie der Urodysplasie entspricht derjenigen des MCMUS (s. Kap. 8).

Pars posterior. Die fetale Rückbildung der Müller-Gänge zum Utriculus prostaticus hinterläßt dort insgesamt selten eine grobe Störpotenz dergestalt, daß sie auswachsen zu zystischen Gebilden zweier verschiedener Arten. Die eine ist auf begrenzte Strecke eine Duplikatur der Pars prostatica der Harnröhre (Abb. 13.9). Sie muß keinen oder lange Zeit keinen Krankheitswert einnehmen. Dysurie und HWI stellen sich im Laufe der späteren Kindheitsjahre ein. Die operative Exstirpation von perineal verlangt Umsicht wegen der immer leicht vulnerablen Zone der Schließmuskulatur.

Ungleich schwerwiegender erweisen sich Erweiterungen, Gänge, Verzweigungen des Müller-Ganges, indem sie monströse Gestalt annehmen, das Diaphragma urogenitale durchdringen, sich retrovesikal im kleinen Becken ausdehnen, verbreiten, pseudotumorös die Nachbarorgane beeinträchtigen (Abb. 13.9). Die operative Entfernung ist ein großer, kombiniert perineal-abdominaler Eingriff, verlangt volle allgemeinchirurgische Erfahrung, fallweise auch Hilfe. Rezidive sind nicht selten, von Mal zu Mal mehr mit semimalignem Charakter. Solche Verläufe betreffen allerdings dann mehr das Erwachsenen- als das Kindesalter. Die Grundlage ist stets angeboren.

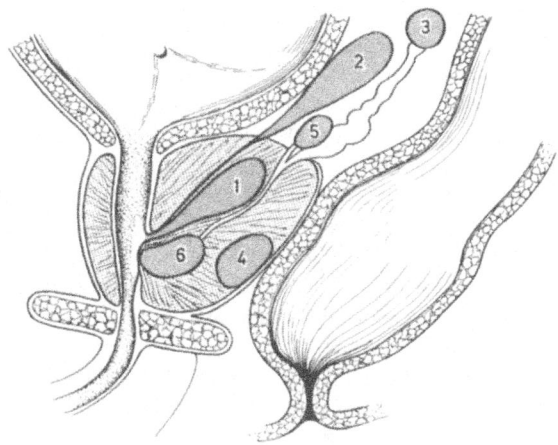

Abb. 13.9. Schema der möglichen zystischen Deformationen der männlichen Adnexe, alle kongenital angelegt, wenngleich viele erst viel später Krankheitswert erhalten, darunter am stärksten die Müller-Gangzysten, die sich zu semimalignen, monströsen, beckenfüllenden Gebilden vergrößern können. *1* Utrikuluszyste, *2* Müller-Gang-Zyste, *3* Samenblasenzyste, *4* Prostata-Retentionszyste, *5* Samenleiterzyste, *6* Ductus-ejaculatorius-Zyste (Zeichnung R. Kühn)

13.2
Urachusanomalien

Klinik mit genetischem Hintergrund
Der Allantoisgang, Verbindung zwischen Blase des Föten und Amnionhöhle, verschließt sich zu einem fribrösen Strang normalerweise am Ende der ersten Hälfte der Schwangerschaft. Scheitel der Harnblase und Nabel markieren Anfang und Ende. Solange der Gang funktioniert, ist er ausgekleidet mit Übergangsepithel der Harnblase. Einschlüsse aus Darmepithel gibt es, und sie können am Blasenscheitel fortstehen.

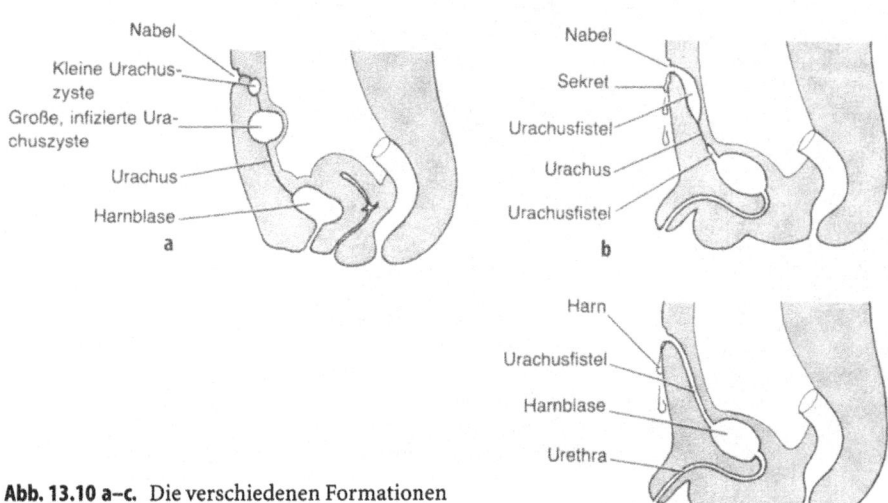

Abb. 13.10 a–c. Die verschiedenen Formationen der Urachuspathologie. (Aus Moore [4])

Insgesamt sehr selten verschließt sich der Gang unvollständig. Diese Unvollständigkeit kennt Unterschiede, so eine durchgehend offen bleibende Verbindung, eine
komplette Urachusfistel, weiter eine unvollständige Fistel, zeitweise offen, zeitweise
verschlossen, als drittes eine Urachuszyste oder Urachusdivertikel, größere oder kleinere (Abb. 13.10 und 13.11). Alle Variationen transportieren oder enthalten Harn mit
allen fistulösen Beigaben wie Harnbenetzung oder Harneiterung (Staphylokokken),
Abszeßbildung, alles intermittierend oder auch beständig. Die Diagnose kann nicht
schwierig sein. Harnsekretion aus dem Nabel läßt kaum einen anderen Schluß zu. In
der Regel fällt das Nässen bald postnatal auf. Es kann sich auch um Monate verzögern. Die Therapie – vollständige operative Exzision ist unproblematisch. Teilmaßnahmen wie Verödung genügen nicht verlässlich. Vereinzelt kommt es zu peritonitischen Komplikationen.

Die Anomalie in all ihren Varianten betrifft Knaben doppelt so oft wie Mädchen.
Kongenital-infravesikale Obstruktion kommt nur selten zusammen mit Urachusanomalie vor. Maligne Entartung ist eine seltene Beigabe verzögerter Erkennung und
Behandlung. Sie verwirklicht sich nur im Erwachsenenalter.

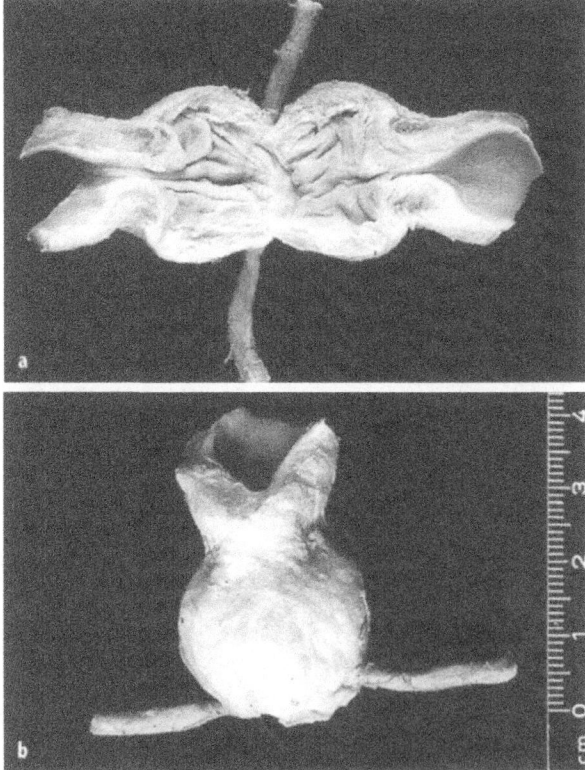

Abb. 13.11 a, bc. Urachusdivertikel, exstirpiert bei 8jähriger. Links und rechts obliterierte A. vesicalis superior

13.3
Divertikel der supravesikalen Harnwege

Sie sind fast alle anlagebedingt, manifestieren sich aber selten im Kindesalter und sind insgesamt seltene Vorkommnisse.

Ausstülpung des Harnleiters
Eine Ausstülpung des Harnleiters im mittleren oder oberen Drittel kommt eher als Zufallsbefund als symptomatisierend vor. Sofern behandlungsbedürftig, ist operative Entfernung von lumbal her unproblematisch.

Kelchdivertikel
Sie kommen etwas öfter als die des Harnleiters vor, in der Einzahl eher als multipel, anatomisch Ausstülpung eines Kelchhalses, gehen zu Lasten des Nierenparenchyms. Sie neigen zu Steinhaltigkeit und zu Infektionen und werden damit behandlungsbedürftig. Sofern multipel, sind sie diagnostisch auseinanderzuhalten von mehrfacher oder generalisierter Kaliektasie.

Literatur

1. Egilmez AN, Sigel A, Wilhelm E (1982) Blasendivertikel, eine angeborene Erkrankung der Kinder und der Erwachsenen. Urologe [A] 21:335–344
2. Gerhardt JP, Jeffs RD (1997) Urachal abnormalities. In: Walsh P, Retik AB, Vaughan ED, Wein AJ (eds) Campbells Urology (VII edn). Saunders, Philadelphia
3. Kühn R, Schott KM (1986) Müllersche Gangzysten. Urologe [A] 25:124–125
4. Moore KL (1990) Embryologie. Lehrbuch und Atlas der Entwicklungsgeschichte des Menschen. Ins Deutsche übertragen und bearbeitet von Lütjen-Drecoll E, 3. Aufl. Schattauer, Stuttgart

Diagnostik prä-, peri- und neonataler urologischer und paraurologischer Notfälle samt postnataler Notfallstrategie des 1. Lebensjahres

W. Rösch und A. Sigel

Abstract. Die Sonographie, prä- und postnatal wichtigstes Diagnostikum, zeigt viel Ambivalenz. Postnatal ist sie wichtiger als pränatal und zeigt dann viel Bestimmtes. Die Ambivalenz zwischen idiopathischer Dilatation und organischer Obstruktion benötigt alle Aufklärung mittels wiederholter, abgestufter Diagnostik, insbesondere szintigraphisch und dann Entscheidung innerhalb der allerersten Lebensmonate. Infravesikaie Obstruktion erweist sich klar, die Differenzierung zwischen Klappenkrankheit, Prune-belly- und Neck-Syndrom vermittelt die MCU. Vorverlegter Geburtstermin verdient weit den Vorzug vor der perkutanen Shuntverbindung zwischen Fetusblase und seinem Amnion. Postnatal schnelle Desobstruktion der Harnblase ist klar begründet. Der obstruktiv integrierte Reflux der Klappenblase und des PBS-Syndroms bedarf vorerst keiner operativen Indikation. Ebenfalls keine Indikation besteht für die Renal multizystische Dysplasie (RMD) auch nicht für die rnakrozystischen kongenitalen Erkrankungen der Nieren.

Die akute Nebennierenblutung eignet sich mehr zu konservativer als zu operativer Behandlung, wichtig dabei ist nur die diagnostische Abgrenzung zu Nephroblastom oder Neuroblastom.

Die thrombotischen Erkrankungen der Nierenarterien und Nierenvenen unterliegen konservativer Lysistherapie in den Händen der Pädiater.

Gravierende Steinerkrankung des Säuglings, meist Infektsteine, mit oder ohne Xanthopyelonephritis indizieren mehr operative als konservative Therapie. Klare Operationsindikation ist die einseitig septische Pyelonephritis mit oder ohne mykotische Beteiligung.

Die Notoperation der Meningomyelocele liegt in den Händen der Neurochirurgie. Akute Hodentorsion muß schnell beseitigt werden, ebenso die seltene und traumatische Spontanruptur der Harnblase.

Insgesamt gibt es eine ganze Reihe urologischer und paraurologischer Fälle der Säuglingszeit, die alle Aufmerksamkeit der Pädiater, der Urologen und auch der Anästhesie beanspruchen (s. auch Kap. 10) (Tabelle 14.1 u. 14.2).

Tabelle 14.1. Urodynamische Notfälle während des 1. Lebensjahres

Klappenkrankheit der Knabenharnröhre
Megacystis-Megauretera-Syndrom (MCMUS)
Prune-belly-Syndrom
Stenose des Harnleiterabganges
Stenose der Harnleitermündung
Neurogene Harnblase
Spontane oder traumatische Ruptur der Harnblase

Tabelle 14.2. Nichturodynamische Notfälle während des 1. Lebensjahres

Nierenagenesie bilateral, unilateral
Thrombose der Nierenarterien
Thrombose der Nierenvenen
Kortikomedulläre Nierennekrose
Polyzstische Nieren – Jugendform
Nephrolithiasis inklusive xanthogranulomatöse PN
Septische Pyelonephritis inklusive ureterorenale Mykose
Nebennierenblutung
Offene spinale Dysraphie
Torsion des Hodens

14.1
Diagnostik prä-, peri- und postnatal

Die enormen diagnostischen Fortschritte im Gefolge der Sonographie brachten auch Verwirrung mit sich, die hinterher mit klinischer Empirie zu klären ist. Das Thema kehrt in den verschiedenen Kapiteln der kongenitalen Nephropathie jeweils wieder, daher hier nur eine kursorische Übersicht. Vorweg: Pränatale Sonographie zeigt Interessantes, begrenzt Verbindliches. Postnatale Sonographie ist ungleich wichtiger und aussagekräftiger.

Das fetal erweiterte Nierenhohlsystem (NHS) verbindlich zu erkennen von der 18. Woche an, kann beides ankündigen, die organische Stenose des Harnleiterabgangs oder nur idiopathische transitorische Dilatation. Postnatal periodisch wiederholte Nachuntersuchung hilft weiter.

Erweitertes Nierenhohlsystem und zugleich erweiterter Harnleiter liefert die gleiche Ungewißheit zwischen distal organischer Stenose und kongenital temporärer Dilatation, die sich mit der Zeit selbst behebt (s. Kap. 10). Wie vorher informieren postnatal periodische Nachuntersuchungen.

Die supravesikalen Harnwege sonographisch erweitert und verbunden mit vergrößerter Harnblase – diese Kombination hat immer hochpathologische Bedeutung. So als Klappensyndrom, MCMUS, weiter PBS und schwerwiegendstes die Harnröhrenatresie. Außerdem ist alles gleichbedeutend mit Dysplasie, was den Krankheitswert verschlimmert, diese Variante allerdings nur, wenn die Panerweiterung schon in der ersten Hälfte des 2. Trimenons oder früher entstand. Postnatal ist differenzierende Abklärung und Druckentlastung der obstruierten Harnblase unverzögert notwendig.

14.2
Intervention pränatal?

Sie kann man von der 24. Woche an durchdenken. Sofern ein *Oligohydramnion* die obstruktive Uropathie begleitet, steht urologische Dysplasie ziemlich fest, und eine perkutan endoskopisch auszuführende Drainage zwischen erweiterter Harnblase und Amnionhöhle könnte nicht mehr viel ändern. Ob die Auffüllung des Oligohydramnions (s. Kap. 10) zu normalem Maße die oft begleitende pulmonale Hypoplasie noch abmindert, steht noch nicht fest.

Invasive Verbindung zwischen der obstruierten Harnblase und dem Amnion wäre somit nur diskutabel bei der nicht dysplastischen, nur hypoplastischen infravesikal ansetzenden Obstruktion. Mittels detaillierter Untersuchung des durch Punktion gewonnenen Blasenharns des Feten ist ziemlich verläßlich zu differenzieren. Nach der 24. Woche ausgeführt, könnte der Shunt der anstehenden obstruktiven Minderung der Glomerulogenese vorbeugen, die zu dieser Zeit normalerweise in Blüte steht, mithin ein deutlicher Vorteil, außerdem wäre er auch geeignet, die obstruktive Vesikopathie zu mindern, die lebenslang problematisch bleiben kann. Der Eingriff ist jedoch hoch komplikationsgefährdet, nicht nur für das Kind, mitunter auch für die Mutter. Es finden sich deshalb kaum noch Befürworter. Stattdessen liegt es nahe, die Problematik mittels einer um 4 Wochen vorverlegten aktiv eingeleiteten Geburt zu umgehen, am besten mittels Sectio und anschließender Druckentlastung der Blase des Neugeborenen (s. auch Kap. 10) [4].

14.3
Postnatale Strategien bei sonographischer Abnormität

14.3.1
Erweiterung des NBKS

Eingedenk des Umstandes, daß Erweiterung der Harnwege in der Mehrheit idiopathisch vorkommt und mehrheitlich mit der Zeit spontan schwindet, ohne die Nieren nennenswert geschädigt zu haben, diesen Umstand vor Augen richtet sich alle Aufmerksamkeit darauf, die obstruktive Minderheit von der nicht obstruktiven Mehrheit zu unterscheiden. Doppelseitig erweitertes NBKS und ein Serumkreatininwert nicht über 0,8 mg%, geordnete Nierenfunktion belegend, erlaubt vorerst abwartende Beobachtung mit zwischenzeitlichen Kontrollen, solange sich das Ergebnis nicht negativ verändert. Steigt das Serumkreatinin an, so ist die Funktionsprüfung der Nieren mittels DMSA angezeigt, jedoch nicht innerhalb der ersten 4 Lebenswochen, weil die GFR und der Plasmadurchfluß erst hinterher genügend ausreifen.

Standardisierte Patientenvorbereitung ist Voraussetzung für einen aussagekräftigen Szintigraphiebefund. Dazu gehört Bewässerung als Infusion mittels 20 ml/kg Körpergewicht über 4 h, einschließlich Verweilkatheterismus der Harnblase. Bei eindeutig fehlender Obstruktion ist weitere Diagnostik entbehrlich. Regelmäßige Sonokontrollen in dreimonatigen Abständen reichen aus.

Erweist der Scan hingegen eine eindeutige Obstruktion, ein- oder doppelseitig, dann sind als nächstes AUR und MCU angezeigt, beides um über Details der Morphologie zu informieren, so über echte pyeloureterale Junktionsstenose (PUJST) oder primäre Refluxkrankheit, auch beides in einem.

Entscheidend für den Operationszeitpunkt ist alleine die Nierenfunktion. Bei szintigraphisch ausgeglichener Funktion erfolgt die Korrektur mittels Pyeloplastik nicht vor dem 4. Lebensmonat. Zwischenzeitliche Funktionseinbußen sind praktisch ausgeschlossen. Stabilisierter AZ, überwundene Trimenonanämie und wachstumsbedingte Harnleiterstreckung begünstigen den Operationsverlauf und die Resultate. Anders die Taktik bei nachgewiesener Funktionseinschränkung der betroffenen Niere, hier folgt die operative Korrektur unmittelbar der komplettierten radiologischen Diagnostik. Eine PCN wäre nur bei infizierter Harnstauungsniere oder schlechtem Allgemeinzustand begründet.

Große Problematik trotz allen diagnostischen Fortschrittes mittels Scan-Methodik bereiten bis heute noch die szintigraphisch unklaren Befunde bei nur partieller Obstruktion (s. Kap. 10). Furosemidbedingt hat die Szintigraphie hier eine Schwachstelle. Das Furosemid wirkt von der Lumenseite des Tubulus auf den Elektrolyttransport. Bei eingeschränkter Nierenfunktion gelangt primär nicht genügend Furosemid an den Wirkort, so daß es nicht zu einer Hemmung dieses Transportprozesses kommt. Zur letztendlichen Klärung ist in Einzelfällen auch heute noch ein retrogrades Ureteropyelogramm (UPG) angezeigt. Nur bei dann noch unklaren Befunden, insbesondere bei stark funktionsbeschränkten Nieren, ist präoperativ eine Perkutane Nephrostomie (PCN) indiziert. Neben einer exakten Funktionsanalyse über seitengetrennte Clearancebestimmungen und Kontrolle der Erholungsfähigkeit besteht noch die Möglichkeit einer Whitaker-Studie.

14.3.2
Ektasie der Harnleiter

Bei zusätzlicher Ektasie eines oder beider Harnleiter steht methodisch diagnostisch an erster Stelle das MCU, dies nächst der Sonographie. Es ist unabhängig von der Nierenfunktion und kann deshalb schon in den ersten Lebenstagen vorgenommen werden. Die MCU-vermittelten Erkenntnisse, die über mono- oder bilateral, primäre oder sekundäre Refluxkrankheit, die über obstruktive Megaureter, über verdickte Blasenwand und veränderte Konfiguration der Harnblase – sie alle haben entscheidende Bedeutung für die Dringlichkeit aktiver Therapie. PCN ist nur ausnahmsweise indiziert. AUR mit Spätaufnahmen folgt stets als dritter Schritt. Zusätzliche Scan-Diagnostik dient hier in erster Linie zur Funktionsbeurteilung. Die Lasix-Auswasch-Methodik gibt über die Abflußverhältnisse bei echter oder vermeintlicher distaler Harnleiterobstuktion kaum verwertbare Auskünfte. Sofern die szintigrapische Funktionsdiagnostik den 40 %-Wert nicht unterschreitet, steht beim primär obstruktiven Megaureter heute zunächst ein abwartend konservatives Therapiekonzept im Vordergrund. Periodische Kontrollen sind unvermeidlich, diese auch mittels Sonographie und AUR (s. auch Kap. 10).

14.3.3
Klappenkrankheit

Die hochproblematische Gruppe der Kinder mit hinteren Harnröhrenklappen gibt sich schon pränatal an der (meist) großen vollen Harnblase und dem bilateralen renalen Aufstau zu erkennen. Entlastung der Blase und Chemoprophalyse erfolgen am ersten Lebenstag. Nächst dem MCU liefert auch hier die AUR entscheidende Informationen. Ferner: frühe Endoskopie zu infravesikaler Sanierung und Beurteilung der Basissituation. Szintigraphische Funktionsbeurteilung folgt einige Zeit hinterher. Der Verlauf des Serumkreatininwertes verhilft zur Prognosewertung.

14.3.4
Gravierende Refluxkrankheit

Auffällige Refluxkrankheit, postnatal meist nur männlich, geht oft mit infravesikaler Obstruktion wie der eben erwähnten Klappenkrankheit einher, aber auch ohne sichtbare Obstruktion bei früherer temporärer, im Extremfall als MCMUS. Eine primär operative Korrektur scheidet meistens aus. Interimistische Blasenentleerung kann sinnvoll sein. In diese Gruppe gehört auch das Prune-belly syndrome (s. auch Kap. 8 und 9).

14.3.5
Renal multizystische unilaterale Dysplasie – RMD

Vorerst ist postnatal keine Maßnahme angezeigt, jedoch periodische Nachschau-Sonographie.

14.3.6 Rupturen der Harnblase (s. Tab. 14.1 und Kap. 21)

14.4
Verschiedenes

14.4.1
Nierenagenesie

Bilateral
Sie wird fraglich autosomal rezessiv vererbt. Vorkommend 3,5 zu 10^5 Geburten. Befund sonographisch im 3. Trimenon zu erkennen. Pathogenetisch entweder doppelter Insult beider Harnleiterknospen oder toxischer Totalverlust des Metanephros beidseits. Harnleiter mitunter teilweise distal vorhanden. Alle Kinder mit Potter-Fazies. Weil getragen von der Placentadialyse, kommen die Kinder mit fast normalem Kreatinin zur Welt. Bevor sie hinterher in Niereninsuffizienz sterben könnten, gehen sie vorher schon an pulmonaler Insuffizienz zugrunde, dies eine unklare Folge des einverbundenen Oligohydramnions, das entstand, weil der Nierenbeitrag zu dessen Bewässerung entfiel. 40 % sind Totgeburten [4]. Vorzeitige Geburtseinleitung ist vertretbar.

Unilateral
Öfter männlich als weiblich, öfter links als rechts, 1 : 1500 Geburten vorkommend [3], kann der Befund zeitlebens unerkannt bleiben. Die Nebenniere ist an normaler Stelle vorhanden. Korrelationspathologie in 30 %.

14.4.2
Thrombose der Nierenarterien

Die Seldinger-Angiographie, inzwischen selten, indiziert aus kardiologischen oder anderen Gründen, bald post partum ausgeführt, geht hin und wieder komplikativ mit Thrombose der Nierenarterien oder auch der Aorta einher. Die Behandlung ist thrombolytisch und liegt bei der Pädiatrie. Posttraumatische Thrombose der A. Renalis hat hohen Krankheitswert für die zugehörige Niere. Potentiell besteht graduell die Gefahr zu postthrombotischem Schwund an Nierenparenchym, was unter erworbener reduktiver Nephropathie einzuordnen wäre (s. Kap. 7).

14.4.3
Thrombose der Nierenvenen

Infolge Dehydration ist die allgemeine Durchblutung verlangsamt. Über Hyperkoagubilität, aus einem Defizit an Antithrombin III sowie bei mütterlichem Diabetes entsteht die Nierenvenenthrombose des neugeborenen Säuglings. Sie entsteht in 20 % der Fälle bilateral und fällt früh auf durch Hämaturie. Diagnostik: Sonographie zeigt vergrößerte Nieren. Therapie: Antikoagulanzien und Antibiose. Prognose relativ günstig. Vereinzelt operative Therapie (Abb. 14.1). Dennoch auch hier potentiell die ungünstige Chance zu erworbener reduktiver Nephropathie (s. Kap. 7) [1].

14.4.4
Renal kortikomedulläre Nekrose

Renale Ischämie ohne Okklusion und perinatal Hypoxämie und Blutverluste sind die Ursachen. Sepsis schließt sich leicht an. Diagnose: mittels Farbduplexsonographie, mittels Biopsie. Therapie: Peritonealdialyse, Antibiose. Prognose: unsicher [3].

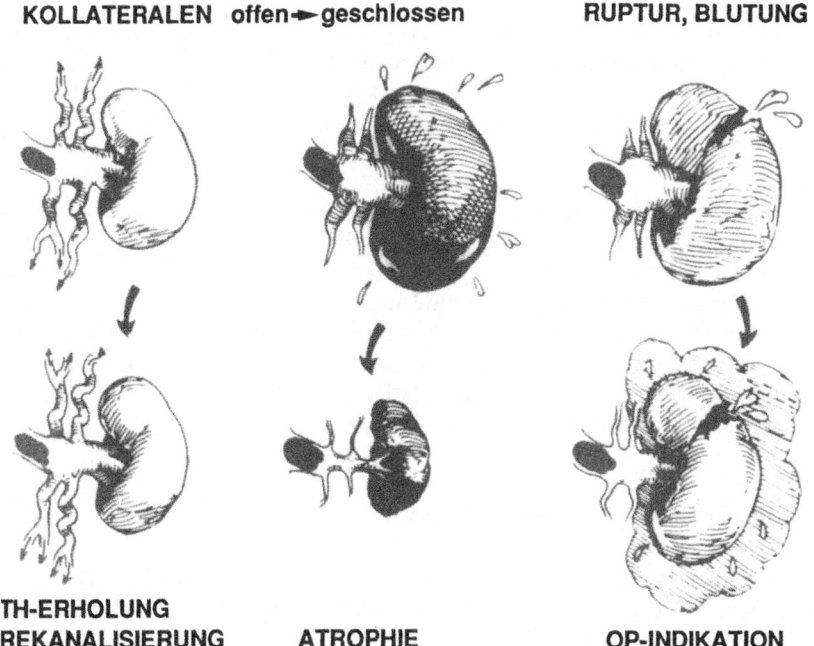

KOLLATERALEN offen→geschlossen   **RUPTUR, BLUTUNG**

TH-ERHOLUNG
REKANALISIERUNG   **ATROPHIE**   **OP-INDIKATION**

Abb. 14.1. *Nierenvenenthrombose:* Je vollständiger und je länger die Thrombose das venöse Strauchgeflecht der Niere blockiert, desto mehr schrumpft die Niere bleibend, im Kindesalter mehr als bei Erwachsenen. (Nach Baum [1])

14.4.5
Polyzystische Nierenerkrankung – Jugendform

Diagnostik: Mittels Palpation und Sonographie. Therapie: rein pädiatrisch (s. Kap. 15).

14.4.6
Nephrolithiasis

Harte Steine
Infolge mütterlicher Furosemid-Therapie entstehen über Hyperkalziurie Konkremente aus Kalziumoxalat und Kalziumphosphat, meist bilateral, in allen Formationen, bis zur Korallenform. Therapie: Thiazide genügen oft, selten invasive Therapie angezeigt (s. Kap. 16).

Weiche Steine

a) Xantogranulomatöse Pyelonephritis
Säuglinge und Kleinkinder erkranken öfter daran als größere Kinder und Erwachsene. Die exzessive bakterielle Nephritis und Paranephritis, eine Zweitkrankheit, meist aufgelagert einer Steinerkrankung aus Kalziumphosphat. Die Pyelonephritis überdeckt die Steinerkrankung, extremisiert sie zu steinhaltiger Pyelonephrose, kaum radiologisch schattengebend, zerstört regelrecht weitgehend das Parenchym lytisch (darin verwandt der Struvitlithiasis der kleinen Kinder) und infiltriert weiter transkapsulär retroperitoneal, infiltriert die seitenzugehörige Kolonflexur und wird insgesamt zum hochtoxischen septischen Krankheitsbild (Abb. 14.2). Auch hier ist es die Seltenheit der Erkrankung, die mangelnde Vertrautheit einbringt und damit verspätete Diagnostik, was wiederum die Prognose trübt [7].

Struvit-Niere
Zwei oder drei Grade weniger weit vorangeschritten, die Capsula fibrosa nicht überschreitend, gleichwohl parenchymzerstörend erkennt man die sog. Struvit-Niere, die es vom Säugling bis zum Greisenalter gibt. Die toxische und lytische, Parenchym-zerstörende Kraft hat leichtes Spiel. Das eine Mal unterliegt eine refluxiv vorgeschädigte Niere. Das andere Mal überfallen die Proteustoxine ein normales antirefluxiv gestaltetes Organ. Beide Formationen sind Ausdruck einer reduktiven Nephropathie, beide erworben, von Normsubstanz ausgehend, dies in deutlichem Gegensatz zu den kongenital bedingten Reduktionen (s. auch Kap. 8) [5].

14.4.7
Fieberhafte Pyelonephritis, bakteriell/Candidasis

Bei untergewichtigen und septischen Säuglingen kann renale Pilzerkrankung entstehen bis hin zu Fungusballen mit Harnleiterobstruktion. Therapie: Alle Schläuche und Drainagen entfernen oder wechseln, Antibiose und Amphetariana. Mitunter operative Indikation vorhanden. Hohe Sterblichkeit, bis zu 60 % [4].

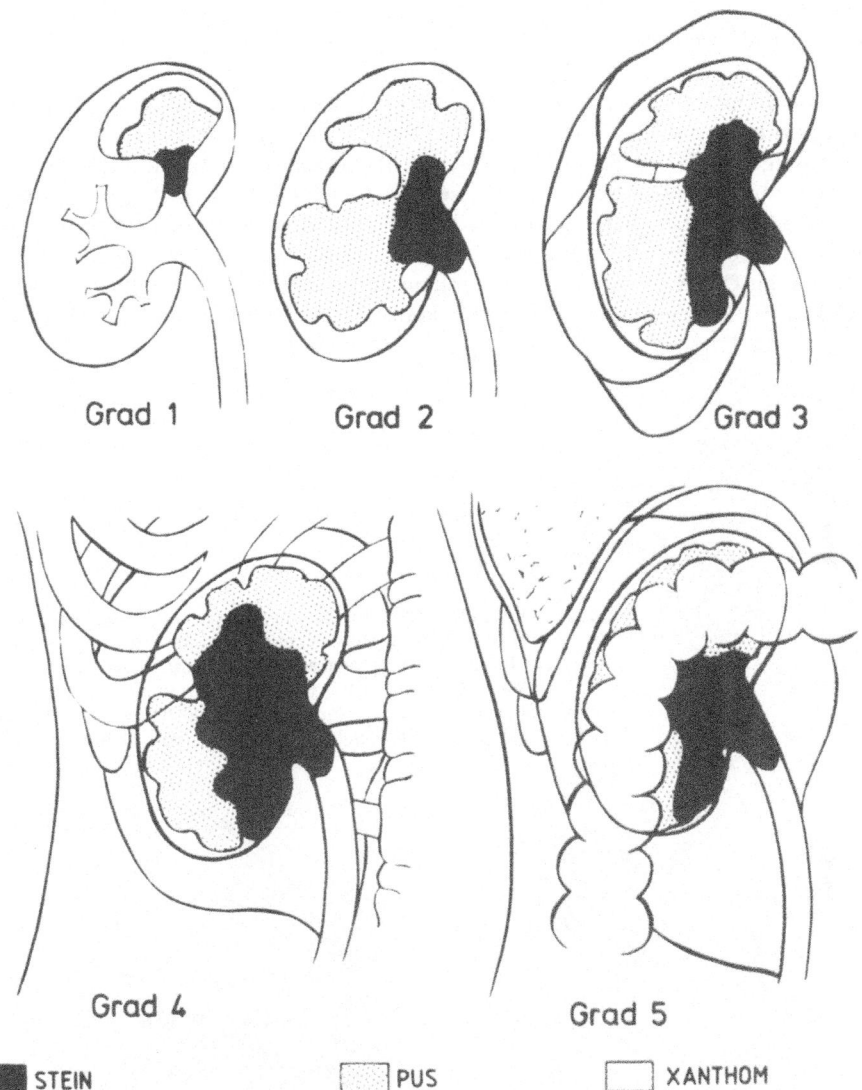

Grad 1   Grad 2   Grad 3

Grad 4   Grad 5

█ STEIN   ▢ PUS   ▢ XANTHOM

Abb. 14.2. Xanthogranulomatöse Pyelonephritis, Stadieneinteilung: *Grad 1:* Xanthome auf einen Nierenpol beschränkt, Polresektion. *Grad 2:* Xanthome auf gesamte Niere verteilt; Nephrektomie notwendig. *Grad 3:* Xanthome überschreiten Nierenkapsel, nicht jedoch die Gerota'sche Faszie; radikale Nephrektomie angesagt. *Grad 4:* Xanthome bilden Adhärenzen; radikale Nephrektomie. *Grad 5:* Xanthome penetrieren in die Thoraxhöhle und/oder Abdomen mit Adhärenzen an die Lunge, Milz, Darm. Nur Teilresektion oder subkapsuläre Nephrektomie möglich (Urol. Univ. Kl. Erlangen)

14.4.8
Nebennierenblutung

Ein-wie doppelseitig perinatal vorkommend, ist es überwiegend eine Erkrankung Neugeborener und des frühen Säuglingsalters, die häufiger subklinisch als komplett ausgeprägt vorkommt. Formal-genetisch steht endogene Verletzungsanfälligkeit des fetalen und postfetalen Umbauprozesses der Nebenniere im Vordergrund. Exogenes, wie Geburtstraumatismus und bakterielle Entzündung, haben fallweise Anteil, insbesondere auch sympathogene Neoplasie (Abb. 14.3, 14.4). Diagnostisch bleibt ein Rest an Ungewißheit zwischen benigne und maligne. Therapeutisch genügt in der Ära der Sonographie mehrheitlich konservative Überwachung der spontanen

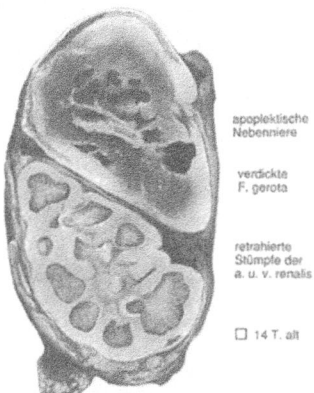

Abb. 14.3. Nebennierenapoplexie eines 14 Tage alten Knaben, maßstabsgetreu gezeichnet nach Operationspräparat. Hämatom schon verfestigt und beginnend kalzifizierend. Volumen und Format zwischen Nebenniere und Niere beträgt 1 : 1,8. Die Gerota umschließt beides und ist reaktiv verdickt. Parenchym der Nebenniere als Randsaum

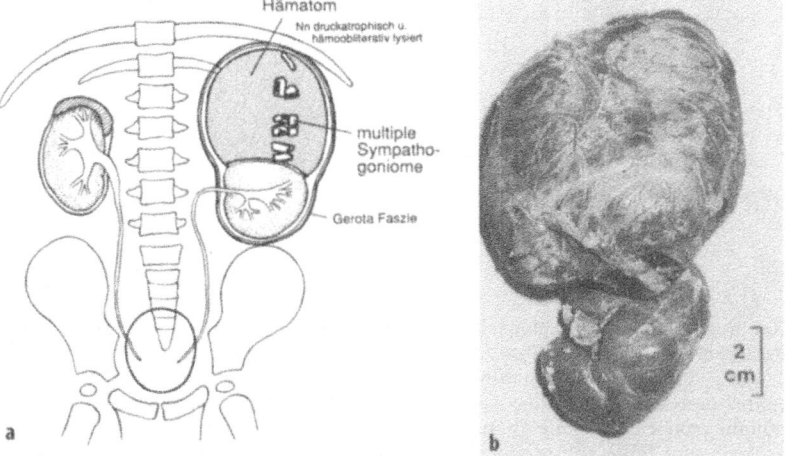

Abb. 14.4 a, b. Nebennierenapoplexie eines 11 Monate alten Knaben. Volumen des kapselgefaßten Blutsackes 10 x 10 x 5 cm = 500 ml. Kausal ein Sympathogoniom, in Originalgröße eingezeichnet. Das Hämatom des blutenden Tumors ist verfestigt und verdrängt die Niere nach unten, so ein Nephroblastom oder Neuroblastom vortäuschend. Das Binnenhämatom hat die Nebenniere druckatrophisch zerstört. **a** Situs nach AUR und Histologie (Kasuistik II); **b** zugehöriges Operationspräparat

Resorptionstendenz, was aber die Gefahr einschließt, protrahierten Kreislaufschock oder adrenales Tumorwachstum verspätet zu erkennen. Der Operateur hat noch das Problem, das in die Gerotafaszie impaktierte Hämatom nicht als Nephroblastom zu verkennen [6].

Literatur

1. Baum NH, Moriel E, Carlton E (1978) Renal Vein Thrombosis. J Urol 119:443–448
2. Casale AJ (1994) Posterior urethral valve and other obstructions of the urethra. In: Gonzales, Bauer (eds) Pediatric Urologic Practise. Lipincott, Philadelphia
3. Diamond DA, Gosalbez R (1997) Neonatal Urologic Emergencies. In: Walsh P, Retik AB, Wein AJ (eds) Campbells Urology VII edn. Saunders, Philadelphia
4. Mandell J, Peters CA, Retik AB (1997) Perinatal Urology. In: Walsh P, Retik AB, Wein AJ (eds) Campbells Urology VII edn. Saunders, Philadelphia
5. Sigel A, Schrott KM, Breun H, Heger D (1986) Klassifikation der Korallensteinkrankheit der Niere. Urologe A 25:101–108
6. Sigel A, Schafhauser W (1990) Nebennierenapoplexie – endogen, exogen und therapeutisch zwiespältig. Urologe A 29: 334–337
7. Sigel A, Swoboda PM, Schrott KM (1985) Die xanthogranulomatöse Pyelonephritis bei Kindern und Erwachsenen. Urologe A 24:20–24

Kapitel 15

Kongenitale makrozystische Nephropathie

A. Sigel

Abstract. Die makrozystischen Fehlbildungen und Erkrankungen der Nieren des Säuglings- und Kindesalters sind zu gliedern. Familienanamnese, Tastbefunde und Sonographie liefern die differentialdiagnostischen Hinweise. IRZ, soweit die Kinder überleben, gerät später in krankhafte Konkurrenz zu begleitender zystischer Lebererkrankung.

Die sog. Erwachsenenform der polyzystischen Nierenerkrankung läßt sich oft im Kindesalter voraussehen, was früh psychologische Probleme einbringt. Beides, die Erwachsenenform und noch viel mehr die Jugendform sind doppelseitige schwerwiegende, schicksalsbestimmende Fehlbildungen in bekannten Erbgängen. Nierentransplantation wird die große Hoffnung zu variabler Zeit. Das Zystadenom der Niere, Synonym zystisches Nephrom, hat bei Kindern ausnahmslos histologisch benignen, bei Erwachsenen stets malignen Charakter. Bei Kindern partielle Nephrektomie praktikabel.

Die stets funktionslose und einseitige RMD läßt sich am besten mittels Nephrektomie bereinigen. Die sog. Markschwammniere gehört fast ganz ins Erwachsenenalter, ebenso die randständigen Einzelzysten. Peripelvine intrasinusale Zysten im Kindesalter nicht invasiv angehen.

15.1
Einleitung

Makrozystische Fehlformen und Erkrankungen der Nieren sind substantiell, strukturell und bildgebend unproblematisch zu erkennen. Ihre Vielfalt aber, ihre äußeren Ähnlichkeiten, der Unterschied zwischen Nierenzysten und Zystennieren, zwischen genetisch und nichtgenetisch, zwischen angeboren und erworben – die Vielfalt also verlangt deskriptive Differenzierung nach Morphologie, Funktion, Prognose und Therapie. Wo Vererbung im Hintergrund steht, rückt Familienanamnese und Beratung in den Vordergrund. Eine gängige Klassifikation zystischer Erkrankungen der Nieren enthält Tabelle 15.1. Ihr folgt unsere Darstellung. Außerhalb bleiben die mikrozystischen kortikalen wie medullären Erkrankungen (medullär-zystischer Dysplasie-Komplex). Sie haben keine urologischen Bezüge. (Alle Abb. Urol. Univ. Kl. Erlangen).

15.2
Klassifikation

Tabelle 15.1. Klassifikation zystischer Erkrankungen der Nieren

I. Genetisch – Chromosomal Gen Ort Defekt
1. Polyzystische autosomal-rezessiv-Kinder/IRZ ⎫
2. Polyzystische autosomal-dominant-(Kinder-) ⎬ a
   Erwachsene ADZ ⎭
3. Juveniler Nephronophthysis Komplex   b

II. Nicht genetisch
4. Renale multizystische Dysplasie, meist einseitig (RMD)
5. Multilokuläre Zystadenome – (Multizystisches Nephrom)
6. Markzystennieren – Schwammniere (sponge)
7. Einfache Zysten, solitär, multipel
8. Peripelvine intrasinusale Zysten
6, 7, 8 erworben, bei Kindern selten

a = makrozystisch
b = mikrozystisch, dazu Unterformen bekannt, alle ohne urologische Relevanz

15.3
Infantil-rezessive Zystennieren (IRZ) – Jugendform

Sie sind als Krankheit lange bekannt und definiert, ebenso der autosomal-rezessive Erbgang (s. Kap. 2) und neuerdings auch die Erkennung des chromosomalen Genortes [7]. Wie die Pathogenese formal zustande kommt, weiß man nicht.

15.3.1
Pathomorphologie

Makroskopisch besteht die Niere weit mehr aus einer großen Zahl vorerst kleiner Zysten als aus funktionierendem Gewebe, darin jedoch individuell mit unterschiedlichem Verhältnis zwischen Parenchym und Zysten. Die Zysten werden mit den Lebensjahren größer, so wie die ganze Niere doppelseitig bis dreifach normales Volumen erreicht (Abb. 15.1 und 15.2). Mikrodissektion zeigt Erweiterungen aller Sammelrohre und der distalen Tubuli (Abb. 15.3).

15.3.2
Korrelation mit zystischer Verformung von Leber und Pankreas

IRZ muß übergeordnete Herkunft besitzen. Denn sie beschränkt sich nicht auf die Niere. Leber, Pankreas und auch die Lungen haben Korrelation dergestalt, daß sie fibrotisch oder zystisch durchsetzt sind zu Lasten ihres spezifischen Parenchyms [10]. Diese Organe sind wie die Nieren immer mit einem 3- bis 4fachen des Notwendigen an spezifischer Substanz ausgestattet. Zystisch bedingte Verluste oder Ausfälle sind deshalb funktionell bei Kindern tolerabel, solange sie die Hälfte des Normbestandes nicht überschreiten. Erwachsene verkraften bis zu 75 % Parenchymverlust (s. Kap. 12).

Die stets doppelseitige polyzystische Nephropathie geht das Verhältnis mit zystischer Beteiligung von Leber und Pankreas in abgestufter Formation ein, deren

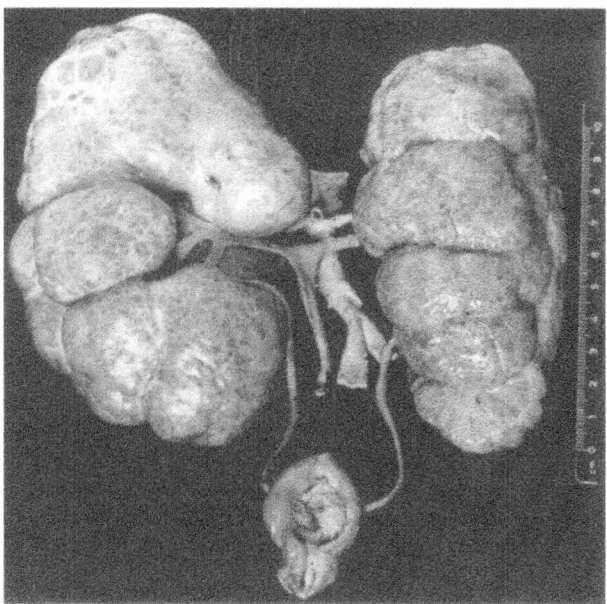

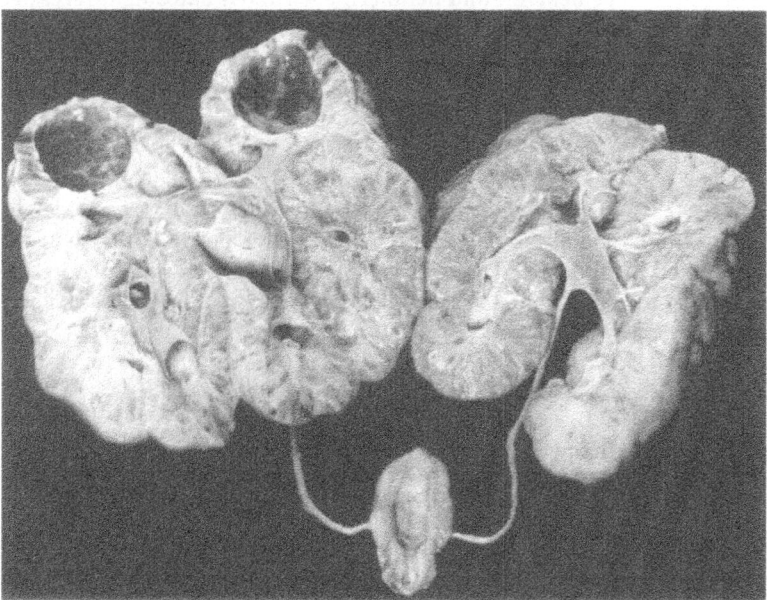

Abb. 15.1. *(oben),* **15.2.** *(unten).* Polyzystische Nieren, Jugendform. Mit 11 Monaten an Niereninsuffizienz gestorbener Patient. Format der Niere um das Dreifache der Altersnorm vergrößert. Struktur mehr kleinzystisch und fibrotisch, weniger makrozystisch. Fetale Lappung. Harnleiter und Blase geordnet

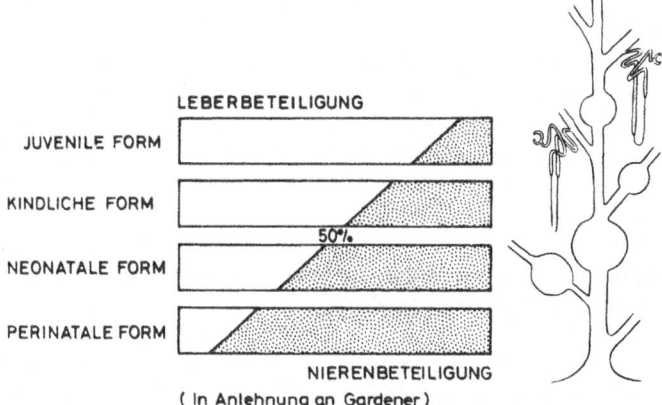

Abb. 15.3. *Links:* Schema dualistischer Verhaltensweisen der IRZ zwischen systemimmanenter zystischer Fibrose von Niere und Leber/Pankreas. Je länger die Säuglinge und Kleinkinder ihre Fehlstruktur der Niere überleben, um so mehr geraten sie in hepatale Insuffizienz. *Rechts:* Mikrodissektion der IRZ [9]

Erscheinung und Reglementierung einer Erklärung sich noch entziehen. Vielen Autoren hat sich über Jahrzehnte folgendes bestätigt: Wo Symptome und Befunde von Anfang an auffallen, perinatal mithin, stehen die zystischen Nieren im Vordergrund, und sie bestimmen den gesamten Krankheitsverlauf einschließlich der schon früh ungünstigen Prognose. Von perinatal zur Jugendform verkehrt sich das substantielle Verhältnis zwischen Nieren und Leber/Pankreas in das volle Gegenteil, so daß das Renale später weniger Bedeutung erhält (s. Abb. 15.3). Umgekehrt muß auch von der Entstehung her eine Zeitverschiebung bestehen, sinngemäß so, daß Fibrose und zystische Verbildung von Leber und Pankreas erst später fortschreiten, während der renale Anteil von Anfang an vorgegeben ist und darin mengenrelativ so verharrt. Der hepatal fatale Ausgang am Ende des allgemeinen Körperwachstums im 2. Jahrzehnt belegt, wie zunehmender Funktionsbedarf (entsprechend dem Körperwachstum) in Gegensatz gerät zu nicht genügend mitwachsender Leber und Pankreassubstanz und so deren Insuffizienz entsteht.

15.3.3
Prognostik

Perinatale Manifestation hat primär eine hohe Sterblichkeit mit über 50 % (früher 80 %) und mithin eine Überlebensrate, die sich gegen 0 hin bewegt. Pulmonale Insuffizienz hat daran Anteil, weil die funktionsarmen Nieren zwangsläufig ihren Beitrag zur Amnionflüssigkeit vorenthielten, und Oligohydramnion mit pulmonaler Hypoplasie korreliert.

Mit jedem Jahr des Überlebens (juvenile Form) wird die Chance bedingt besser und sie beträgt 46 % im 15. Jahr [8]. Vereinzelt wird die Krankheit sogar zu diesem späten Zeitpunkt erst erkannt. Wer dann das Wachstumsalter überschritten hat mit noch kompensierter Funktion, hat die Chance, vorerst renal leidlich gesund zu bleiben, jedoch mit der Einschränkung, daß ihn jetzt die zunehmende Bedrohung von Leber und Pankreas her einholt. Verbindliche Zahlen darüber gibt es noch nicht.

Zwischen beiden Endpunkten, der ausreichenden renalen Parenchymmasse und der nicht ausreichenden, muß man eine mittlere Gruppe mit mittlerer Lebenserwartung unterstellen, so wie neuere Auskunft es ermittelt. Die frühere, stets Unheil verkündende Prognostik stimmt so nicht mehr. Das Londoner Zentrum ermittelte für 49 % der Kinder eine Überlebenszeit von 15 Jahren in geordneter Verfassung [7].

15.4
Autosomal-dominante Zystennierenerkrankung (ADZ, sog. Erwachsenenform) – pädiatrische Bezüge

In die „schöpferische Unordnung", welche Ultraschalldiagnostik in die Kinderheilkunde brachte, gerieten teilweise auch die makrozystischen Nierenkrankheiten. Was man vorher andeutungsweise wußte, ist seither zur Gewißheit geworden: Die autosomal-dominant vererbte Krankheitsform ist jetzt viel früher nachzuweisen als bisher angenommen, ausnahmsweise schon perinatal, überwiegend aber bis zur Pubertät. Neben viel später einsetzendem Krankheitswert unterscheidet sie sich vor allem von der infantilen Form darin, daß portale Hypertension durch zeitlich gegenläufige Verbundenheit mit Erkrankung von Leber, Pankreas und Lunge entfällt oder jeweils nur geringe Bedeutung erhält. Symptome und Krankheitswert erscheinen selten vor dem 4. Jahrzehnt. Die Diagnose kann man jedoch spätestens im 2. Jahrzehnt erheben, oft schon viel früher [10]. Damit erfahren die Kinder samt Eltern und Familie von Jugend an eine psychogene Last, lange bevor die tatsächliche organische Belastung einsetzt.

15.4.1
Diagnostik der IRZ

Die pränatale US-Untersuchung liefert Vorinformation. Sonographischer Untersuchung unmittelbar postnatal entgeht nicht der Befund der beidseits stark vergrößerten homogen hyperechogenen Nieren. Unterscheidungsprobleme gegenüber doppelseitiger Hydronephrose kommen kaum vor. Selten ist auch, daß die doppelseitige Vergrößerung die Geburt erschwert hat und dann Palpation schon zur Wahrscheinlichkeitsdiagnose verhilft. Eine große Serie ermittelte 3 Monate als durchschnittliches Alter bei der Erstdiagnose. Normales Serumkreatinin unmittelbar postnatal täuscht. Es belegt nur die geordnete Clearance-Funktion der Plazenta, die dann abrupt entfällt. Die pervenöse AUR liefert eindrucksvolle Bilder. Sie ist in der US-Ära entbehrlich, ebenso CT und MR.

Soweit zu sehen, beträgt die Morbidität der IZR $0{,}16/10^3$, mithin ungefähr einmal unter 6000 Geburten. Die ADZ hingegen kommt 6mal häufiger vor mit $1 : 10^3$ Geburten. Unklar jedoch dabei, ob die hohe perinatale Sterblichkeit der IRZ in diese Statistik verläßlich einging. Damit könnte sich der große Unterschied zwischen beiden Inzidenzen verkleinern. Das Verhältnis Knaben : Mädchen betrug in der Hannover-Serie [8] 1 : 1 bei IRZ und 3 : 1 bei ADZ, ein Unterschied, der mit dem differenten Erbgang zusammenhängt (s. Kap. 2).

15.4.2
Symptome der polyzystischen Nephropathie bei Kindern

Zuerst schlechtes Gedeihen, Anämie, vor allem Hyponatriämie, wäßriger Harn, später Minderwuchs, dann die Symptome der Niereninsuffizienz. Außerdem bei IRZ fast immer Hypertonie von Anfang an.

15.4.3
Therapie der IRZ

Sie liegt komplett in pädiatrischer Hand. Vor allem Behandlung der Hypertonie, diese oft rebellisch und $^2/_3$ aller Fälle betreffend. Fallweise bilaterale Nephrektomie angezeigt, wenn anders der Blutdruck nicht zu beeinflussen ist, vor allen dann, wenn ohnehin peritoneale Dialyse schon ansteht. Hinterher kommt dann Transplantation in ernsthafte Diskussion (s. Kap. 19).

15.5
Renale multizystische Dysplasie (RMD)

15.5.1
Pathomorphologie

Was eine normale Niere werden sollte, gerät im Verlaufe der Fetalzeit zu einer bindegewebigen Attrappe in 3- bis 5fach vergrößerter Nierenkontur. Die physiologisch

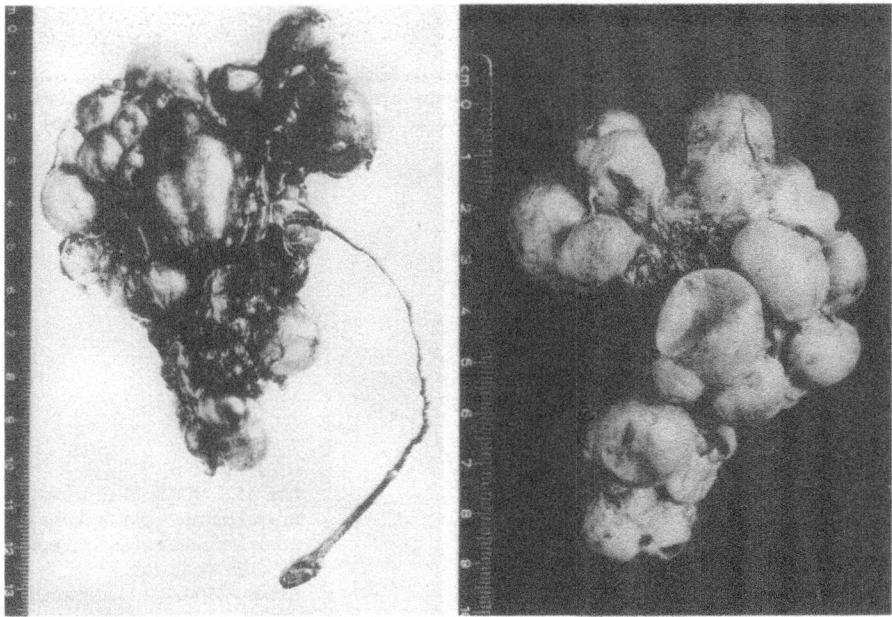

Abb. 15.4. RMD eines 16jährigen. Der hypogenetische atretische Harnleiter ist überzeugend zu erkennen. *Links:* Dasselbe Präparat von der Rückseite, Oberflächenrelief in pyramidaler Gestalt

fetale pyramidale Lappung bleibt in der abnormen Dimension erhalten (Abb. 15.4). Das makroskopische Präparat des Längsschnittes zeigt die Columnae Bertini zu gekammerten Wänden entstellt. Ein NBKS ist kaum zu erkennen. Der Gefäßbaum des Ausgußpräparates fehlt weitgehend und ist, soweit vorhanden, mehr Geäst als Verteilsystem. Der Harnleiter ist charakteristisch unterentwickelt bis atretisch. RMD kann an Doppelnieren segmental erscheinen, indem eine der beiden Anlagen normale Struktur besitzt.

Die Mikrodissektion der RMD zeigt primitive Sammelrohre, alle erweitert und traubenartig ausmündend in Zysten, diese im Format von 1–3 cm Durchmesser (Abb. 15.5). Sie können miteinander kommunizieren. Die Zysten sind ausgekleidet von zylindrischem Epithel, innen bestehen sie aus Bindegewebe. Außen ist entweder kein Nierenparenchym vorhanden, oder es finden sich nur minimale Reste eines dysplastischen Parenchyms, datunter auch vereinzelt Knorpelzellen.

Das Organ, besser die zystisch-blasige Ruine, kann ihr abnorm großes Volumen und Format im Laufe der Entwicklungsjahre behalten, kann es auch vergrößern bis zur Monstrosität, kann es ebenso auch verkleinern (Abb. 15.6).

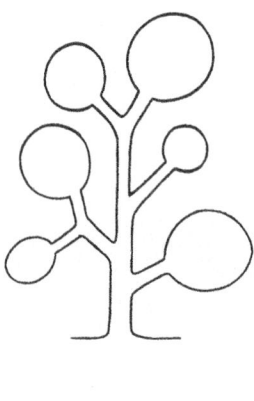

Abb. 15.5. Schematisch: die Mikrodissektion der kausal dilatierten Sammelrohre, die keinerlei Metanephros induzieren [10]

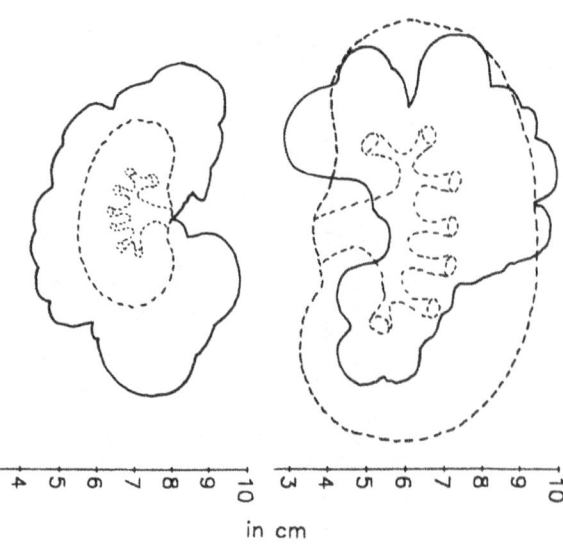

in cm

Abb. 15.6. RMD: Nephrektomiepräparate – planigraphischer Vergleich zwischen neugeboren und adult.
Links: 1 Monat alt, Längsmaß +84 % ,Fläche +218 % .
Rechts: 16 Jahre alt, Längsmaß ±10 %, Fläche 20 %

In der pyramidal geprägten Gestalt bleibt es dabei unverändert. Die gesunde Gegenseite hypertrophiert kompensatorisch.

Beidseitigkeit der Fehlbildung kommt selten vor. Diese Kinder werden tot geboren oder versterben schnell postpartal, wenn die Dialysefunktion der Plazenta entfällt.

15.5.2
Pathomorphogenese

Formative Führung der Ureterknospe samt Derivaten gegenüber dem Metanephros im Gesunden wie im Kranken oder enger formuliert: letzte Station aszendierender ureteraler Dysmorphie und Dysplasie sind die Sammelrohre der Pyramiden (s. Abb. 15.5). Sie finden keinen Anschluß an einen Metanephros, der damit nicht besteht oder schwindet bis zu histologisch fallweise in Spuren zu findender parenchymaler Dysplasie. „Nephrogenic arrest" (bei der Refluxkrankheit als Teilverlust bekannt und belegt) erscheint jetzt in Vollständigkeit, erscheint als Folge höchsten Grades ureteraler Fehlorganisation.

Pyramidale Kontur der Fehlbildung, streng kopierend das physiologische Vorbild fetaler Lappung, diese in 7facher Paarung (s. Kap. 12), vereinbart Gegensätzliches in sich, vereinbart Nekrologie wie reaktives Überschußwachstum (overgrowth), beides in Ruinengestalt als große leere Atrappe anstelle einer normalen Niere. Heredität ist nicht beteiligt.

15.5.3
Morbidität der RMD

Sie kommt einmal unter 4300 Geburten vor. Zwischen männlich und weiblich besteht keine überzeugende Abweichung, auch nicht zwischen linker und rechter Niere.

15.5.4
Assoziierte Pathologie

Organische Fehlbildungen wie hier der Niere sind oft Teilerscheinungen einer unklar zentrierten Tendenz zu Mehrfach-Systemfehlbildung, die sich an Organen des kardiovaskulären, des gastrointestinalen und auch des übrigen Harnsystems äußern. Knapp 40 % aller Fälle von RMD sind so mit anderen Fehlbildungen vergesellschaftet.

15.5.5
Symptome und Diagnose

RMD, zu werten als benigner Tumor, kann Symptome der Verdrängung verursachen. Weil einseitig, kann der Prozeß kaum Geburtshindernis sein, jedoch kann er die seitenzugehörige Kolonflexur verdrängen, Befunde dann mit begrenztem Krankheitswert. Bimanuelle Betastung, insbesondere unmittelbar postnatal und vorgewarnt durch pränatale Sonographie, entdeckt oder bestätigt den Befund. Mittels Sonographie ist sichere Unterscheidung gegenüber großer Hydronephrose nicht möglich. Szintigraphie (nach einigen Wochen) ist jedoch dazu imstande, weil die zystische

Dysplasie in ihrer Funktionslosigkeit das Nukleid im Gegensatz zur Hydronephrose nicht aufnimmt. AUR, CT und MRT sind entbehrlich.

15.5.6
Verläufe

Resorption der Zystenflüssigkeit kann den Prozeß verkleinern und ihn zur symptomatisch stillen Ruine verwandeln, auch verkleinern (selten) bis zur irrtümlichen Annahme einer Aphasie. Es gibt jedoch ebenso die Vergrößerung, parallel mit dem allgemeinen Körperwachstum (s. Abb. 15.6). Innere Asymmetrie des Abdomens ist damit vorgezeichnet, manchmal sogar auch äußere. In dieser Größenordnung ist der Prozeß vermehrt von außen vulnerabel, darin vergleichbar einer großen Hydronephrose. Verläufe mit eindeutigem Krankheitswert sind selten. So gibt es ebenso viele Berichte, welche der multizystischen Dysplasie eine Hypertoniepotenz bescheinigen, wie andere sie ihr bestreiten. Dort, wo tatsächlich in geringem Maße dysplastisches Parenchym vorhanden ist, hätte die Hypertoniepotenz ihr Feld. Sinngemäß gilt das gleiche für Neoplasie. So gibt es Berichte über vereinzelte sekundäre Tumorisierung der zystischen Dysplasie, jedoch besitzt diese Komplikation, wenn sie existiert, benignen Charakter. Ploidie stimmt damit überein. Wegen der entfernten Tumorchance ist periodische Sonographie bei nichtoperativer Therapie angezeigt. Infektiöse Komplikationen im Sinne einer Pyonephrose sind als andere große Seltenheit bekannt.

15.5.7
Therapie

Lange Zeit war die operative Entfernung des wertlosen Organs unbestritten Methode der Wahl. Auch in nachträglicher Sicht ist nichts Überzeugendes dagegen einzuwenden. Mittels Operation war die Situation bereinigt. Der lumbale Eingriff war und ist technisch unproblematisch. Bedeutsamer als die Operation selbst war vorgängige Abklärung der anderen Niere, von der das Kind lebt. Der Nachweis kompensatorischer Hypertrophie beruhigt über dessen Zustand. Heute (in oft übertriebener Tendenz gegenüber Operationen, insbesondere bei Kindern) muß man einräumen, daß die Operation nicht vital notwendig ist. Dennoch möchten wir im Ganzen mehr zustimmen als ablehnen. Sie beseitigt die Gefahr der Hypertonie, Tumorisierung und Traumatisierung.

15.6
Erworbene Markzystenerkrankung der Niere
Markschwammniere, sponge kidney

15.6.1
Morbidität

1 : 10 000, 5 % familiär, mehr weiblich als männlich – Kinder selten, in letzter Zeit öfter, mitgeteilt [8].

15.6.2
Pathomorphologie (Abb. 15.7)

Zahlreiche kleine Zysten zwischen Nierenmark und Nierenrinde, zugehörig erweiterte und terminal verengte Sammelrohre einzelner, mehrerer oder aller Pyramiden, ausgefüllt mit unterschiedlich großen Steinkrümeln, auch Konglomeraten, bestehend aus Kalziumoxalat und -phosphat. Nieren normal groß bis vergrößert, später vermindert, Erkrankung überwiegend bilateral.

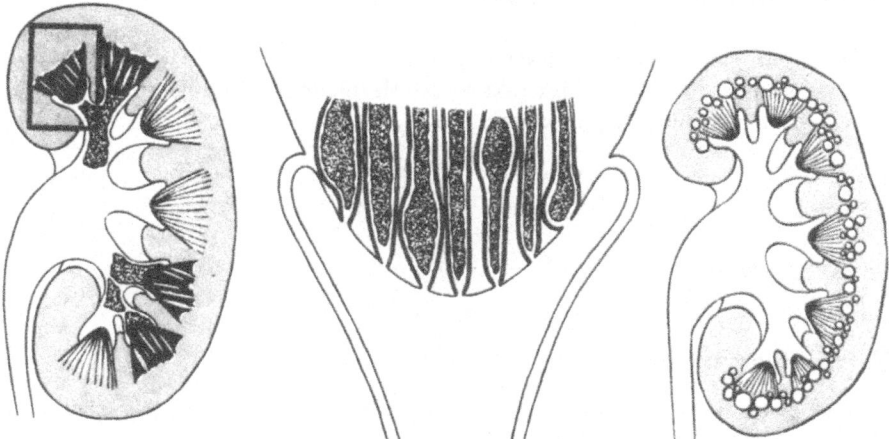

Abb. 15.7. *Links:* Schema der sog. Markschwammniere, gekennzeichnet durch Erweiterung der Sammelrohre in einzelnen, mehreren oder allen Pyramiden. *Mitte:* Im vergrößerten Ausschnitt Sammelrohre ausgeweitet, kalkhaltig, terminal stenosiert. *Rechts:* Schema juvenil medullär mikrozystischen Komplexes (aus [9])

15.6.3
Pathogenese

Sie ist unbekannt. Verbund und Systemerkrankung anderer Organe sind bekannt (u. a. Ehlers-Danloe Syndrom).

15.6.4
Pathophysiologie

Hyperkalzämie und Hyperkalziurie 50 % – HPT öfter betetiligt, oft freie Steinchen, öfter BU und PN. Wechselnd diskrete Harnobstruktion.

15.6.5
Symptome

Oft keine – Koliken während Steinpassage – Lumbalschmerz und Fieber in Intervallen – Hämaturie.

15.6.6
Diagnostik

Rö-Leer, Inf.-AUR (büschelhafte Zeichnung der Pyramiden), CT-Serumchemie – Bakteriologie.

15.6.7
Therapie-Indikationen nach Krankheitswert

- Leichtgradig: konservativ, Flüssigkeit, Thiazide,
- mittelgradig: Thiazide, Steinextraktion aus Harnleiter, Chemotherapie, ESWL,
- hochgradig: partielle Nephrektomie.

15.6.8
Prognostik

Überwiegend günstig.

15.7
Einfache Nierenzysten

15.7.1
Morbidität

Selten bei Kindern, häufig bei Erwachsenen, je älter, desto mehr, besonders bei Niereninsuffizienz, Verhältnis: $0 : \square = 3 : 2$.

15.7.2
Pathogenese

Wenig bekannt – keine experimentelle Reproduktion.

15.7.3
Pathologische Anatomie

Verschieden große randständige Zysten, solitär wie multipel, einseitig wie doppelseitig. Bernsteinfarbene klare Flüssigkeit. Zystenwand aus glatter Muskulatur und einschichtigem kuboidem Epithel.

Selten: Multiple große Zysten, auch doppelseitig und intrarenal, dann polyzystische Nierenkrankheit imitierend und zu Pyonephrose neigend.

15.7.4
Therapie

Oft keine. Große Zysten perkutane US-gesteuerte Punktion von temporärem Wert. Minimal invasives Abtragen überstehender Wand, selten mittels Lumbotomie. Bei isolierter Punktion anschließend sklerosierende Verödung vertretbar.

15.8
Peripelvine Zysten

15.8.1
Pathologische Anatomie

Sinusale kirsch- bis pflaumengroße Zysten, das NHS einengend (Abb. 15.8)

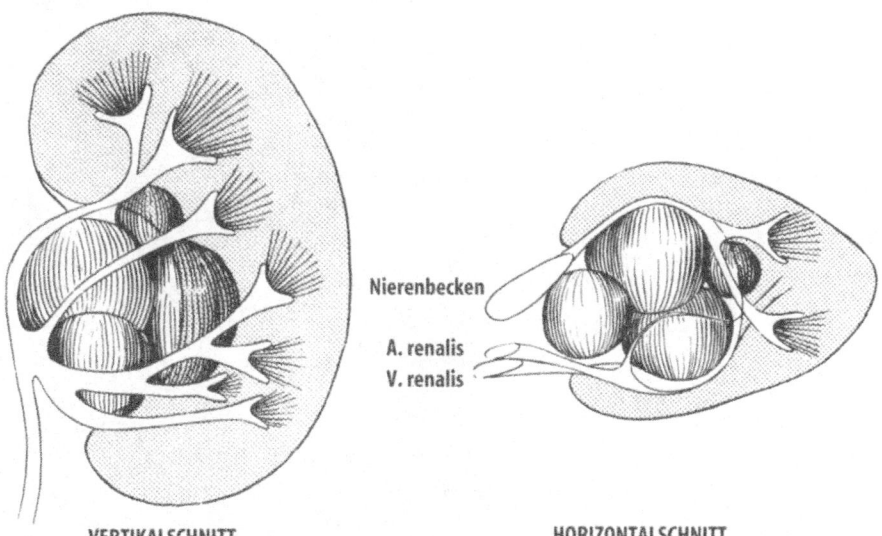

Nierenbecken

A. renalis
V. renalis

VERTIKALSCHNITT   HORIZONTALSCHNITT

Abb. 15.8. Peripelvine Zysten, selten bei Kindern, oft begrenzter Krankheitswert, invasive Therapie mit Einschränkung, venöse Traumatisierung möglich

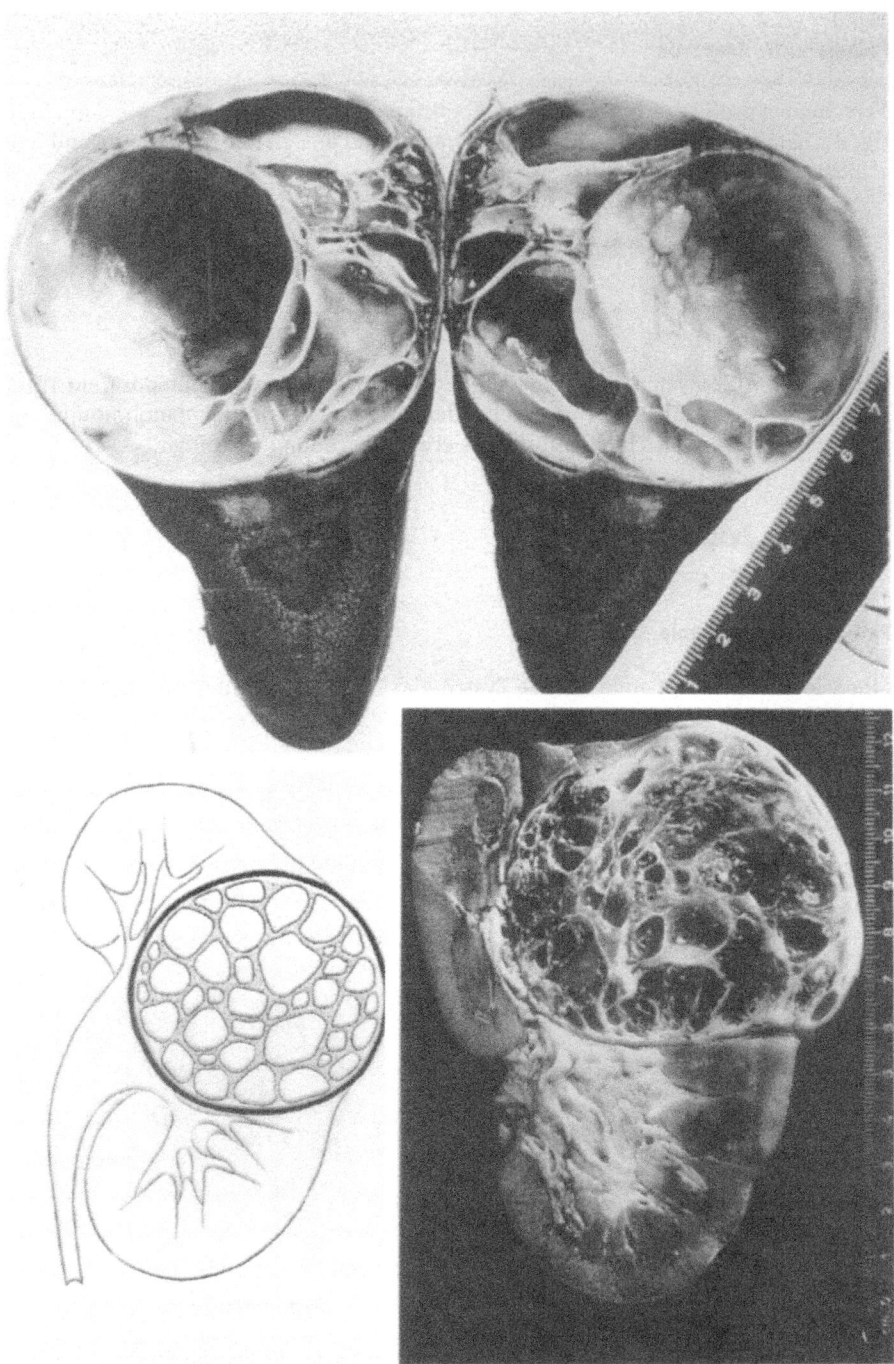

Abb. 15.9. Multilokuläres zystisches Nephrom oben bei 12jährigem, fast immer benigne, unten bei Erwachsenen, fast immer maligne, dazwischen schematische Darstellung

15.8.2
Pathogenese

Lymphangiomatöse Herkunft, postinfektiöse Lymphobstruktion – auch Unbekanntes.

15.8.3
Pathologische Physiologie und Symptome

Diskrete bis deutliche Obstruktion des pyelaoureteralen Übergangs, Lumbalschmerz, fallweise renovaskuläre Hypertonie.

15.8.4
Diagnose

US, Inf.-AUR, CT. Morbidität: selten bei Kindern.

15.8.5
Therapie

Keine Therapie, sofern geringer Krankheitswert, anderenfalls operative Fensterung der Zysten, keine Ausschälung wegen venöser Vulnerabilität. Perkutane Punktion zu widerraten.

15.8.6
Prognose

Sie ist identisch mit angeborener Einnierigkeit, die normaler Lebenserwartung nichts vorwegnimmt. Eine Einschränkung kann nur über eine assoziierte Pathologie der zweiten Niere erfolgen.

15.9
Multilokuläre zystische Nephrome (Zystadenome)

Es handelt sich um eine bei Kindern wie Erwachsenen selten vorkommende großzystische adenomatöse Erkrankung der Nieren, oft eine oder beide Hälften völlig zystisch vereinnehmend (Abb. 15.9). Die Erkrankung ist erworben. Bei Kindern ist sie histologisch fast immer benigne, bei Erwachsenen fast immer maligne [10]. Die Therapie ist exstirpativ, fallweise genügt Heminephrektomie [2].

Literatur

1. Babut JM, Bawab JH, Coeurdacier P et al. (1993) Renal cystic tumors in children: a diagnostic challenge. Europ J Paediatr Surg 3:157–160
2. (Entfällt)
3. Fick GM, Johnson AM, Gabon PA (1994) Is there evidence for anticipation in autosomal polycystic kidney disease? Kidney Internat 45:1153–1162
4. Gabow PA (1993) Autosomal dominant polycystic kidney disease, review article. New Engl J Med 329:332–342
5. Glasberg KJ (1997) Renal Dysplasia of the kidney. In: Walsh P, Retik AB, Stamey T, Vaughan ED (eds) Campbells Urology, VII edn. Saunders, Philadelphia
6. Homsy YL, Anderson JH, Oudjhane K, Russo P (1997) Wilms Tumor and Multicystic Dysplastic Disease. J Urol 158:2256–2260
7. Castillo DA, Boyle ET, Kramer SA (1991) Multilocular cysts of kidney: A study of 29 patient and review of literature. Urology 37:156–162
8. Oemar BS, Hoyer PF, Ehrich JHH et al. (1989) Zystennieren im Kindesalter. Monatsschr Kinderheilkd 137:314–320
9. Pauer W, Sigel A, Herrlinger A, Seitinger P (1978) Die makrocystischen Erkrankungen der Niere. Urologe B 18:131–141
10. Rabinowitz DER (1987) General considerations of congenital anomalies, chap 45. In: Gillenwater JY, Grayhack JT, Howards ST, Duckett JW (eds) Adult and pediatric urology. Year Book, Chicago London
11. Zerres K, Rudnik-Schönborn S, Deget F, Waldherr R (1993) Zystenniere im Kindesalter. Kinderarzt 24:922–935

Kapitel 16

Harnsteine im Kindesalter

H. Böhles, F. Seseke und J. Weißmüller

16.1
Genese und Klinik

H. Böhles

Abstract. Morbidativ bekannt geographisch große Unterschiede von Nord nach Süd und West nach Ost. Bei Kindern lange Zeit mehr Blasen- als Nierensteine, weltweit jetzt weniger Steinkrankheiten als Folge verbesserter Ernährungsweise. Bei Kindern schon immer mehr Knaben als Mädchen, was auf kompliziertere Anatomie der männlichen distalen Harnwege hinweist. Bei beiden Geschlechtern in der Kindheit mehr Entzündungssteine als bei Erwachsenen, weil sie mehr unter bakteriellen Erkrankungen der distalen Harnwege zu leiden haben. Beide Lebensalter teilen sich grundsätzlich zur Steingenese die Matrixtheorie, die Übersättigung des Harns mit Kristallen und deren Wachstumstendenz, als drittes den Mangel an Hemmstoffen. Umgekehrt muß die Therapie Untersättigung anstreben.

Bekannt die Harnsteinkomponenten Kalziumoxalat, Phosphate, Harnsäure, Zystine. Nur ein Drittel aller Steine ist monomineralisch zusammengesetzt.

Zur Klinik: Koliken bei Kindern mehr maskiert als bei Erwachsenen, weniger Spontanabgänge, mehr abdominale Symptome wie Subileus. Die Bevorzugung mit Infektsteinen beträgt fast 50 % bei Kindern, besonders bei neurogenen Blasenstörungen, vorwiegend Proteus, auch Providencia, Klebsiellen, dagegen nicht Koli. Mithin nur harnstoffspaltende Bakterien, daraus wird Struvit oder Apatit, gebunden an alkalisches Milieu. Ansäuerung wichtig.

Kalziumoxalatsteine vorwiegend jenseits des 5. Lebensjahres. Bei Kalziumoxalat wichtig die Differenzierung der Hyperkalziurie in resorptiv, renal, absorptiv. Der PAK-Test hat sich weltweit durchgesetzt. Therapie: Reduktionskost, Thiazide, im Extremfall Teilentfernung der Nebenschilddrüse.

Hyperoxalurie: Das Alimentäre steht hier im Hintergrund, weil primär angeborene Enzymdefekte. Therapie: Allopurinol, Magnesium. In deletären Fällen Nephrektomie und Transplantation.

Medikamentenbedingte Konkremente, so nach Furosemid, Kalziumglukonat, Vitamin D: Corticosteroide, Allopurinol.

Weniger häufig Nephrokalzinosis, meist medullär, öfter nach Nierenvenenthrombose.

Zystinsteine infolge angeborener Zystinurie, eine Transportstörung der Aminosäuren in der Darmmucosa und Nierentubuli. Therapie schwierig, viel Flüssigkeit, Alkalisierung, pH 8 anzustreben. Problematisch: Penicillamin, Thiola, Vitamin C.

Xantinsteine selten, zurückgehend auf angeborene Enzymstörung. Fallweise auch nach langdauernder Allopurinoltherapie. Viele versierte Tabellen erleichtern es, die vielseitige Materie aufzunehmen. Insgesamt ein schwieriger, authentischer, dankenswerter Beitrag, der viel Pathophysiologie und ein Hochmaß an biochemischer Vertrautheit und Analytik verlangt.

16.1.1
Einleitung

Das Auftreten von Harnsteinen im Kindesalter unterliegt großen regionalen Schwankungen. In Teilen Südostasiens, des Mittleren Ostens und Afrikas sind sie häufig; in Nordamerika mit Ausnahme der Ostküste und in Skandinavien dagegen selten. Noch im Europa des 18. Jahrhunderts traten bis zu 60 % aller Harnsteine bereits im Kindesalter auf und waren vor allem in der Blase lokalisiert. In diesem Jahrhundert jedoch ist das Auftreten von Nierensteinen im Kindesalter deutlich rückläufig, und außerdem sind die Steine wie im Erwachsenenalter vor allem im oberen Harntrakt lokalisiert. Zur Erklärung dieser Wandlung des klinischen Bildes sind sozioökonomische wie auch diätetische Aspekte zu berücksichtigen.

Die Angaben zur Häufigkeit im Kindesalter liegen zwischen 2 und 5 % [6, 7, 10]. Bezüglich des Geschlechtsverhältnisses besteht eine geringe Knabenwendigkeit. Die Gesamthäufigkeit der Nierensteine steigt im Kindesalter bei Mädchen und Jungen ca. ab dem 9. Lebensjahr stark an und ist durch eine Zunahme von Ca-Oxalat-Steinen bedingt [24].

Die wesentlichen Unterschiede der Nierensteinproblematik des Kindes im Vergleich zu der des Erwachsenen sind:

- ein hoher Anteil infektionsbedingter Nierensteine im Kleinkindesalter,
- eine Häufung von Ca-Oxalat-Dihydrat-Steinen (Weddellit) im Schulalter [14],
- die Seltenheit von Harnsäuresteinen,
- Steine bei seltenen metabolischen Erkrankungen wie 2,8-Dihydroxyadenith-Steine bei Adeninphosphoribosyltransferasemangel oder Xanthinsteine bei Xanthinurie,
- Nierenparenchymverkalkungen ab dem Neugeborenenalter bei z. B. Oxalose und renal tubulärer Azidose Typ I.

16.1.2
Formalgenese

Alle am Steinaufbau beteiligten Substanzen werden normalerweise in gelöster Form im Urin ausgeschieden. Die Harnsteinbildung ist ein vielschichtiger Vorgang, der in unterschiedlicher Geschwindigkeit abläuft und bei dem Faktoren der Übersättigung, Lösungsvermittlung, Aggregationskeimbildung und Kristallisation eine Rolle spielen. Die Einzelaspekte der Formalgenese sind in Theorien formuliert:

Matrixtheorie

Alle Steine haben einen Gerüstanteil (Matrix) von 2–10 % organischer, nichtkristalliner Substanz. Diese organische Substanz wird von der Niere unter pathologischen Bedingungen ausgeschieden, und die Harnsalze lagern sich sekundär an. Nach dieser Theorie kommt der Matrix eine steuernde Funktion für den Steinaufbau zu.

Kristallisationstheorie

Kristallisation von Harnsalzen in einer übersättigten Lösung sowie Anlagerung an Fremdoberflächen (Proteine, Kristalle anderer Zusammensetzung). Im Moment der Sättigung einer Lösung ist das Löslichkeitsprodukt ionisierter Harnbestandteile erreicht. Die Konzentration kann bis zum Erreichen des Bildungsproduktes gesteigert werden. Zwischen dem Löslichkeitsprodukt und dem Bildungsprodukt liegt der Bereich der relativen Übersättigung (metastabile Übersättigung), in dem jederzeit eine Kristallbildung durch Anlagerung an einen Fremdkörper (heterogene Nukleation) ausgelöst werden kann. Nach dem Überschreiten der Bildungsproduktkonzentration ist eine spontane Nukleation möglich.

Homogene oder freie Kristallisation. Sie ist abhängig von der Zahl der Ionen bzw. Moleküle. Berechnungen der Kristallwachstumsgeschwindigkeit haben ergeben, daß z. B. Ca-Oxalat-Kristalle bei ungestörten Harnabflußverhältnissen nur zu einer Größe heranwachsen können, die eine spontane Passage durch den Harntrakt noch erlaubt [18]. Apatite, Mg-Ammoniumphosphate und Zystin haben jedoch eine derart hohe Kristallbildungsgeschwindigkeit, daß sehr schnell Steingrößen erreicht werden können, für die eine spontane Passage nicht mehr möglich ist. Die Verknüpfung mit Harnabflußstörungen ist vor allem bei der Infektsteingenese im Kleinkindesalter gegeben.

Heterogene oder fixierte Kristallisation. Für die Kristallisation sind Fremdstoffpartikel mit spezifischen Grenzflächen erforderlich. Bei einem an Gewebe fixierten Kristallwachstum, z. B. im Bereich der Nierenpapillen, bei dem eine starke Konzentrationsanhebung der steinbildenden Substanzen erfolgt, können Kristalle langsam zu einer nicht mehr spontan abgangsfähigen Größe heranwachsen [53].

Inhibitortheorie
Der Mangel an kristallisationshemmenden Substanzen begünstigt die Kristallentstehung und das Kristallwachstum. Besondere Bedeutung kommt dabei Magnesium, Zitrat, Pyrophosphat, polyanionischen Substanzen (Glykosaminoglykane) und Nephrokalzin zu. Nephrokalzin ist ein Inhibitor der Kalziumoxalatkristallisation. Das Fehlen dieses Glykoproteins kann für die Bildung von Kalziumoxalatsteinen von Bedeutung sein [53a]. Die Harnsteingenese ist somit als multifaktoriell anzusehen und ist vor allem abhängig von:

– Konzentration steinbildender Substanzen,
– Aktivität natürlicher Kristallisationshemmstoffe,
– pH-Wert des Harns,
– Störungen im hydrodynamischen System der Harnwege.

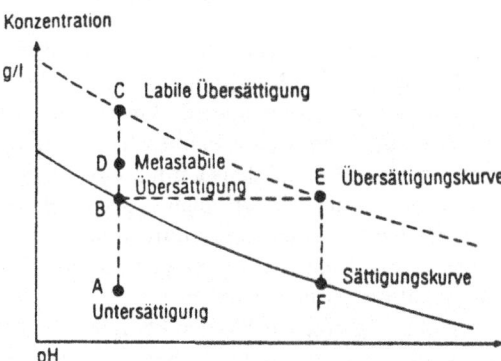

Abb. 16.1. Löslichkeitsdiagramm des Urins. *B* und *F* Löslichkeitsprodukt in Abhängigkeit des Harn-pH-Wertes; *C* und *E* Bildungsprodukt in Abhängigkeit des Harn-pH-Wertes

Die Übersättigung mit steinbildenden Substanzen ist jedoch als das zentrale Problem der Urolithiasis anzusehen. Entsprechend dem Löslichkeitsdiagramm (Abb. 16.1) befindet sich der Urin normalerweise im Bereich der metastabilen Übersättigung. Zur Verhütung der Steingenese muß die labile Übersättigung in eine Untersättigung überführt werden.

16.1.3
Harnsteinkomponenten

Unter den vielen möglichen Harnsteinkomponenten sind in Tabelle 16.1 die für das Kindesalter wichtigen Harnkonkremente aufgelistet. Dabei ergibt sich eine Einteilung in die Hauptgruppen:

- Kalziumoxalat,
- Phosphat,
- Harnsäure,
- Zystin.

Die modernen Analyseverfahren ergeben jedoch, daß nur etwa $1/3$ aller Harnsteine monomineralisch sind. Die Bildung von reinen Ca-Phosphat-Steinen wird vor allem bei Patienten mit renal tubulärer Azidose Typ I gefunden. Neben der homogenen Vermischung von Harnsteinphasen wird vor allem ein schaliger Aufbau mit wechselnder Zusammensetzung beobachtet.

Tabelle 16.1. Absorptionskoeffizienten von Harnsteinkomponenten für Röntgenstrahlen

Steinkomponente	[cm]	Röntgendichte
Ca-Phosphat	7,4–15,0	Schattengebend
Ca-Oxalat	5,4– 6,7	Schattengebend
Zystin	2,8	Schwach schattengebend
Mg-Ammoniumphosphat	2,1	Schwach schattengebend
Harnsäure	0,9– 1,0	Nicht schattengebend
Xanthin	–	Nicht schattengebend
2,8-Dihydroxyadenin	–	Nicht schattengebend

16.1.4
Klinik einschließlich nichtinvasiver Therapie

Erst bei älteren Kindern treten die vom Erwachsenen bekannten kolikartigen Beschwerden in den Mittelpunkt des klinischen Bildes. Im frühen Kindesalter kann sich eine Kolik unter unspezifischen Symptomen wie Erbrechen, Wind- und Stuhlverhalten, diffusen Abdominalbeschwerden, inguinalen und dysurischen Beschwerden verbergen. Ein Subileus kann die Ausdrucksform einer maskierten Kolik sein.

Daneben treten jedoch auch typische Beschwerden wie Hämaturie (eumorphe Erythrozyten), Dysurie und Enuresis auf.

Fieber, Schüttelfrost und Oligurie sollten immer als Symptome einer möglichen Komplikation gewertet werden.

Spontanabgänge vor Steinen kommen im Vergleich zum Erwachsenenalter weniger häufig vor. Insbesondere gehen durch Stoßwellenlithotripsie zertrümmerte Struvitsteine nur unzureichend spontan ab. Die kritische Steingröße, bei der ein Spontanabgang möglich ist, scheint bei etwa 5 mm Durchmesser zu liegen [51].

In der klassischen Röntgenleeraufnahme zeigen die Steinkonkremente ein typisches Absorptionsmuster (Tabelle 16.1). Aufgrund der Häufigkeitsverteilung der Steinarten und der Absorptionsverhältnisse für Röntgenstrahlen ist die Mehrzahl der Steine im Kindesalter bereits auf der Leeraufnahme erkennbar.

Die sonographische Untersuchung hat inzwischen einen hohen Stellenwert, da sie sehr empfindlich ist und bereits Nierenkonkremente von 2–3 mm erfaßt. Von einem Konkrement kann jedoch erst bei Darstellung eines „Steinschattens" ausgegangen werden.

16.1.5
Infektionssteine

Infektionssteine sind das Ergebnis bakterieller Infektionen, meist bei Harntransportstörungen unterschiedlicher Genese. Ihr Anteil an den Nierensteinen des Kindesalters wird mit bis zu 54 % angegeben [13, 24]. Während die Inzidenz metabolischer Steine mit zunehmendem Alter des Kindes zunimmt, nimmt die der Infektionssteine ab. Harnsteinerkrankungen im Vorschulalter legen daher immer den Gedanken an Infektionssteine nahe, insbesondere wenn Harnabflußstörungen bekannt sind [43]. Bereits frühzeitig im Säuglingsalter auftretende Harnwegsinfektionen sind ein Hinweis für eine anatomische oder funktionelle Harnwegsanomalie. Die Inzidenz der Harnwegsinfektionen im Neugeborenenalter beträgt 0,1–1,4 %, wobei bis zum 3. Lebensjahr bei weitem Knaben überwiegen [1, 13]. Es ist daher verständlich, daß der Anteil von Knaben an Infektionssteinen mit bis über 70 % angegeben wird [41]. Ein besonderes Risiko, einen Infektionsstein zu entwickeln, haben Kinder mit neurogenen Blasenfunktionsstörungen, z. B. stellen Nierensteine eine bekannte Komplikation bei Kindern mit Meningomyelozele dar [35].

Für die Entstehung eines Infektionssteines ist eine Infektion mit harnstoffspaltenden, also ureasepositiven Erregern obligat. Die dafür wichtigen Keime sind in Tabelle 16.2 aufgelistet.

Tabelle 16.2. Anteil der harnstoffspaltenden Keime bei gramnegativen Bakterienstämmen	Bakterienstamm	Davon harnstoffspaltend [%]
	Proteus	92–99
	Providencia	97–99
	Klebsiella pneumoniae	64
	Pseudomonas aeroginosa	33
	Serratia	5–29
	Enterobacter aerogenes	3
	E. coli	0

Eine retrospektive Untersuchung an bei britischen Kleinkindern gefundenen Harnsteinen zeigt, daß ca. 75 % mit einer Proteusinfektion vergesellschaftet estrn [5]. Proteus ist ein harnstoffspaltender Erreger, der um so häufiger nachweisbar ist, je jünger die Patientengruppe ist. Proteus mirabilis hat dabei den höchsten Anteil [11]. Gelegentlich läßt sich bei steriler Harnkultur der Keim im Steininneren nachweisen.

Infektionssteine bestehen typischerweise aus Magnesiumammoniumphosphat

(Struvit)[1] oder karbonathaltigem basischem Ca-Phosphat (Apatit), also Phosphaten, deren Kristallisation an ein alkalisches Urinmilieu gebunden ist. Zur Ausfällung der Kristalle kommt es ab pH 6 für Apatit bzw. pH 7,2 für Struvit. Magnesiumammoniumphosphatkristalle sind im Harnsediment als typische „Sargdeckelkristalle" erkennbar.

Häufigste Mischkomportente des Struvits ist Karbonatapatit. Beide finden sich jedoch auch als äußere Hülle von z. B. Ca-Oxalat-Steinen. Diese haben eine Infektion induziert und damit günstige Bedingungen für Phosphate geschaffen.

Harn-pH-Werte über 7,3 finden sich fast ausschließlich bei einer Harnwegsinfektion mit harnstoffspaltenden Bakterien. Diese wirken über das Enzym Urease, das über folgende Reaktion die Ammoniumkonzentration und damit den pH-Wert des Urins anhebt [9]:

$$H_2N \overset{\overset{\textstyle O}{\|}}{C} NH_2 + 2 H_2O - Urease \rightarrow 2 NH_3 + CO_2 + H_2O$$
$$NH_3 + H_2O \longrightarrow NH_4^+ + OH^-$$

Die in harnstoffspaltenden Keimen enthaltene Urease wirkt direkt nephrotoxisch, da hohe Ammoniumkonzentrationen im Urin nicht nur das Urothel des Hohlsystems schädigen, sondern auch die Virulenz von Bakterien erhöhen.

Entstehung und Formgebung eines Infektsteines sind bestimmten Gesetzmäßigkeiten unterworfen [23]. Das Epithel von Nierenbecken und -kelchen reagiert auf Infektionen sowie die Irritation durch Kristalle mit einer erhöhten Schleimsekretion (Mukoproteine), wodurch eine frühzeitige Fixierung des Konkrementes, das sonst noch abgangsfähig wäre, erfolgt. Das Kristallwachstum erfolgt sehr schnell und erklärt die Häufigkeit von Ausgußsteinen, die bereits nach kurzer Zeit das gesamte Nierenbeckenkelchsystem ausfüllen.

Die wichtigsten Störungen der Strömungsdynamik, die zu einer Konkrementbildung beitragen, ergeben sich vor allem in der Umgebung von Verzweigungs- bzw. Mündungsstellen mit der Bildung von turbulenten Strömungen. Besonders gefährdet sind in dieser Hinsicht die Bereiche unterhalb der Papillenfläche. Subpelvine Ureterstenosen sind dabei besonders häufig.

Therapie von Infektionssteinen

Die Grundlage der Therapie von Infektionssteinen beruht zuerst auf der Entfernung des Steinmaterials und der Beseitigung von evtl. vorliegenden Störungen der Urinflußverhältnisse. Eine medikamentöse Litholyse gelingt nur selten.

Die weiteren Maßnahmen basieren auf den Kenntnissen der Pathogenese dieser Steine:

Antibakterielle Therapie. Die intensive antibakterielle Therapie sollte erst nach der Steinentfernung und der Herstellung ausreichender Harnabflußverhältnisse erfolgen. Die antibakterielle Therapie muß sich streng nach dem Antibiogramm richten, da die Keime der Proteusgruppe oft resistent sind.

---

1 Struvit ist die mineralogische Bezeichnung für Magnesiumammoniumphosphat. Es wurde erstmals im 18. Jahrhundert aus den Exkrementen der Fledermaus isoliert. Der Name Struvit wurde 1845 von Ulex zu Ehren des russischen Diplomaten und Naturforschers H.C.G. von Struve eingeführt.

Harnansäuerung. Zur Hemmung der Phosphatausfällung sollte der Urin angesäuert werden. Es ist dabei zu beachten, daß vor jeder medikamentösen Harnsäuerung eine renale tubuläre Azidose (RTA) auszuschließen ist. Als säuernde Medikamente bewähren sich vor allem HCl-Präparate oder Ammoniumchlorid (Ammonchlor, Mixtura solvens, Azidol-Pepsin, Extin). Beim Versuch einer Litholyse sollte ein pH-Wert < 6 erreicht werden. Zur Rezidivprophylaxe genügen Werte zwischen 6,0 und 6,5.

Verschiedene Mineralwässer (Säuerlinge) bewirken eine Ansäuerung des Urins. Im Kindesalter ist gesondert hervorzuheben, daß Brausepulver den Harn alkalisiert.

Hemmung der Phosphatresorption. Eine hohe Phosphatkonzentration im alkalischen Urin begünstigt die Bildung von Struvit- und Karbonatapatitsteinen. Eine Reduktion der Phosphatausscheidung wird durch phosphatarme Ernährung und intestinale Phosphatresorptionshemmung erzielt.

Phosphatarme Ernährung. Die Phosphatausscheidung im Urin ist ernährungsbedingt großen Schwankungen unterworfen. Der Phosphatgehalt wichtiger Nahrungsmittel ist in Tabelle 16.3 aufgeführt.

Intestinale Phosphatresorptionshemmung. Läßt sich die Phosphatkonzentration im Urin trotz eingeschränkter Zufuhr nicht auf < 450 ml/l senken, ist eine intestinale Resorptionshemmung indiziert [39]. Dazu eignen sich verschiedene Al-Präparate. Dabei bildet

Tabelle 16.3. Phosphatgehalt von Grundnahrungsmitteln

Eßbare Frischsubstanz [mg/100 g]		Eßbare Frischsubstanz [mg/100g]	
Früchte		*Brot*	
Äpfel	10	Weißbrot	89
Orangen	23	Roggenbrot	134
Bananen	28	Knäckebrot	400
Gemüse		*Süßigkeiten*	
Karotten	36	Milchschokolade	251
Grüne Bohnen	44	Kakao	709
Kartoffeln	53		
Rosenkohl	80	*Eier*	205
Mais	111		
Weiße Bohnen	429	*Milchprodukte*	
		Kuhmilch	89
Nüsse		Joghurt	135
Walnüsse	380	Camembert	184
Erdnüsse	407	Emmentaler	860
Paranüsse	600	Schmelzkäse	944
Getreide		*Fleisch und Fisch*	
Vollreis	221	Rindfleisch	164
Roggenvollmehl	362	Huhn	200
Weizenvollmehl	372	Schweinefleisch	234
Haferflocken	407	Kabeljau	190
		Makrele	239
		Hering	240

sich im Darm das nichtlösliche Aluminiumphosphat, und die Harnphosphatausscheidung sinkt ab. Die Dosierung richtet sich nach der Harnphosphatkonzentration.

Ureasehemmung. Die Hemmung der bakteriellen Urease ist ein alternativer Versuch, die Ursache der Alkalisierung des Urins zu beeinflussen. Acetohydroxamsäure ist ein Ureaseinhibitor, der erfolgreich im klinischen Versuch getestet wurde (15 mg/kg/Tag) [52]. In der mit Acetohydroxamsäure behandelten Gruppe wurden jedoch Nebenwirkungen in Form von „Zittern" und Venenthrombosen verzeichnet, so daß zumindest der Langzeiteinsatz dieser Substanz nicht empfohlen werden kann.

16.1.6
Kalziumoxalatsteine

Das Auftreten von Ca-Oxalat-Steinen in den ersten 5 Lebensjahren ist selten. Sie nehmen jedoch bis zum 10. Lebensjahr stark zu, wobei gegenüber dem Erwachsenenalter Ca-Oxalat-Dihydrat-Steine (Weddellit) bevorzugt gebildet werden.

Die Ca-Oxalat-Lithiasis tendiert zur Ausbildung kleiner, harter und spitzer Konkremente, die noch abgangsfähig sind, dabei jedoch massive Koliken auslösen.

Ca-Oxalate bilden charakteristische Kristalle, die bei der Mikroskopie des Harnsedimentes bereits wichtige diagnostische Hinweise geben können. Das vor allem im Kindesalter vorkommende Ca-Oxalat-Dihydrat (Weddellit) zeigt eine typische tetragonale Dipyramidenform (Briefkuverts!). Ca-Oxalat-Monohydrat (Whewellit) dagegen hat eine charakteristische Hantelform. Ca-Oxalat-Steine haben eine hohe Röntgendichte (Tabelle 16.1), so daß sie auf Leeraufnahmen gut nachweisbar sind.

Die pathophysiologischen Grundlagen der Ca-Oxalat-Steinbildung können auf drei Grundprobleme reduziert werden:

1. Hyperkalzurie,
2. Hyperoxalurie,
3. Mangel an Hemmfaktoren der Steinbildung.

Hyperkalzurie

Eine Hyperkalzurie ist definiert als Urinkalziumausscheidung von > 4 mg/kg/Tag. Im Spontanurin gilt ein Ca (mg)/Kreatinin (mg) > 0,2 bzw. Ca (mmol)/Kr (mmol) > 7 als Hyperkalzurie.

Pathogenetisch können eine resorptive, renale und absorptive Form der Hyperkalzurie unterschieden werden. Die Zusammenhänge sind in Abb. 16.2 dargestellt.

Resorptive Hyperkalzurie. Die resorptive Form ist durch eine starke Demineralisation des Knochens charakterisiert. Der im Erwachsenenalter häufige Hyperparathyreoidismus als Folge eines eines Adenoms der Nebenschilddrüse ist im Kindesalter eine seltene Ursache [39]. Dagegen ist eine plötzliche Immobilisation von vorher bewegungsaktiven Kindern, insbesondere nach Knochenfrakturen, eine sehr häufige Ursache einer resorptiven Hyperkalzurie bei Kindern [33]. Das primär mobilisierte Kalzium führt zu einer Suppression von Parathormon und induziert somit über die verminderte tubuläre Kalziumrückresorption eine Hyperkalzurie. Die Immobilisationshyperkalzurie führt häufig zur Ca-Phosphat-Steinbildung.

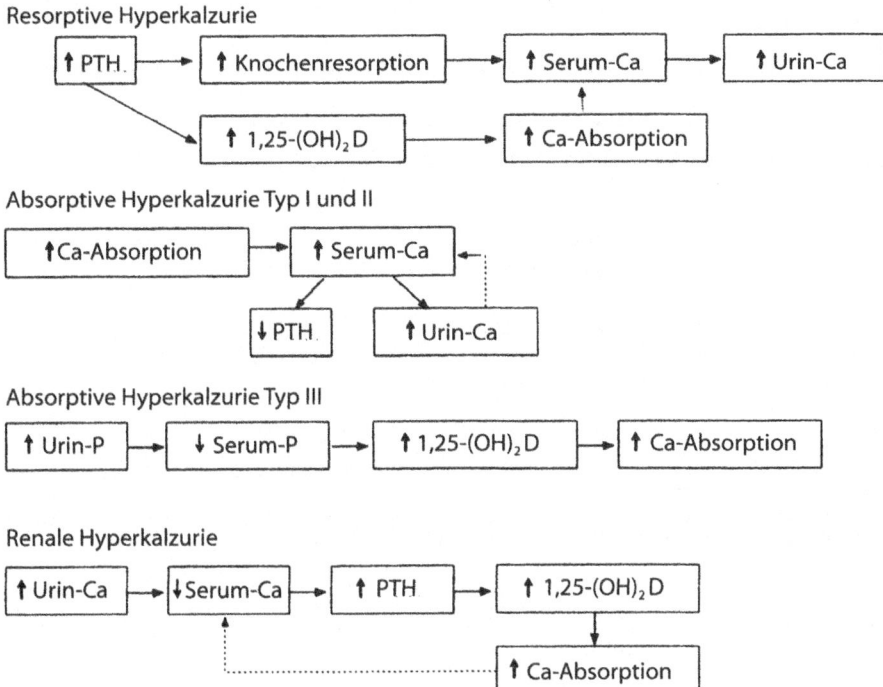

Resorptive Hyperkalzurie

Absorptive Hyperkalzurie Typ I und II

Absorptive Hyperkalzurie Typ III

Renale Hyperkalzurie

Abb. 16.2. Pathomechanismus unterschiedlicher Hyperkalzurieformen (PTH, Parathormon)

Renale Hyperkalzurie. Unter normalen Umständen wird nur ca. 1 % des glomerulär filtrierten Kalziums im Urin ausgeschieden. 55 % werden im proximalen Tubulus, ca. 20–30 % im Bereich der Henle-Schleife und ca. 10–15 % im distalen Tubulus rückresorbiert.

Bei der renalen Form der Hyperkalzurie ist die tubuläre Rückresorption von Kalzium gestört („renal leak"). Die Ursache wird in einer verminderten Ansprechbarkeit der intratubulären Adenylatzyklase für Parathormon gesehen. Dieser Zusammenhang ist durch verminderte cAMP-Konzentrationen im Urin reflektiert. Durch die infolge des renalen Kalziumverlustes erniedrigte Serumkalziumkonzentration wird zusätzlich ein sekundärer Hyperparathyreoidismus mit vermehrter Kalziummobilisation induziert [15]. Mehr als $^3/_4$ der Hyperkalzurien im Kindesalter sind renal bedingt [48].

Absorptive Hyperkalzurie. Der absorptiven Hyperkalzurie liegt eine intestinale Hyperabsorption von Kalzium zugrunde. Dies ist meist mit einer postprandialen Anhebung der Serumkalziumkonzentration verbunden, die einerseits zu einer vermehrten Kalziumausscheidung im Urin und andererseits zu einer Parathormonsuppression führt. Sie ist häufiger bei Knaben als bei Mädchen zu finden. Phytate, Oxalate und andere in Pflanzen enthaltene Bestandteile binden Kalzium und beeinflussen daher die Kalziumresorption. Diese wird jedoch andererseits z. B. durch Laktat verbessert.

Tabelle 16.4. Kalziumbelastungstest nach Pak [37] zur Differenzierung unterschiedlicher Hyperkalzurieformen

- Über 1 Woche beschränkte Zufuhr von Kalzium (< 400 mg Ca/Tag) und Natrium (< 100 mmol Na/Tag)
- Keine Nahrungsaufnahme ab dem Abend (18 Uhr) vor der Testung
- Nüchternsammelurin von 7–9 Uhr am Morgen des Testtages
  Bestimmung von: mg Ca/mg Kreatinin, cAMP
- 9 Uhr: Blutentnahme,
  Bestimmung von Ca-Phosphat, Parathormon
- Danach Frühstück + 1,0 g Ca/1,73 m² (z. B. Calcium Sandoz Fortissimum)
- Belastungssammelurin von 9–13 Uhr
  Bestimmung von: mg Ca/mg Kreatinin, cAMP.
- 13 Uhr: Blutentnahme,
  Bestimmung von: Ca, Phosphat, Parathormon

Tabelle 16.5. Einteilungskriterien der Hyperkalzurieformen entsprechend dem Kalziumbelastungstest nach Pak [37]

Parameter	Absorptive	Absorptive	Renale	Resorptive
			Hyperkalzurie	
	Typ 1	Typ 2		
Ca-Kreatinin (mg/mg)	> 0,10	< 0,10	> 0,15	> 0,25
cAMP/Kreatinin Nüchternurin		Normal/niedrig	Niedrig	Erhöht
Ca/Kreatinin (mg/mg)	> 0,20	> 0,10	> 0,25	> 0,25
cAMP/Kreatinin Belastungsurin		Niedrig	Niedrig	Erhöht

Bei der absorptiven Hyperkalzurie können drei Formen unterschieden werden [36]:

- Typ 1 (klassische Manifestationsform): Die Hyperkalzurie ist unabhängig vom intestinalen Kalziumangebot. Als Ursache wird eine vermehrte 1,25-$(OH)_2$-Vitamin-D-Bildung mit Wirkung auf die Darmschleimhaut angenommen, nachdem bei vielen dieser Patienten auch erhöhte Serum-1,25-$(OH)_2$-Vitamin-D-Konzentrationen nachgewiesen wurden [31]. Dieser Mechanismus ist auch die Grundlage der Hyperkalzurie bei Vitamin-D-Überdosierung.
- Typ 2 (Schwachform von Typ 1): Bei alimentärer Kalziumrestriktion (< 400 mg Ca und < 100 mmol Na/Tag) ist die Kalziumausscheidung im Urin normal. Nach einer Kalziumbelastung tritt jedoch eine Hyperkalzurie auf.
- Typ 3 (hypophosphatämische Form der Hyperkalzurie): Bei dieser Form besteht ein primärer Phosphatverlust der Niere [50]. Die sich daraus ergebende Hypophosphatämie stimuliert die 1,25-$(OH)_2$-Vitamin-D-Synthese mit einer nachfolgenden vermehrten intestinalen Kalziumabsorption.

Diagnostik. Zur Unterscheidung der Hyperkalzurieformen hat sich der Kalziumbelastungstest nach Pak bewährt [37a]. Der grundsätzliche Testablauf ist in Tabelle 16.5 aufgeführt. Die in Tabelle 16.5 nicht aufgeführte Form der absorptiven Hyperkalzurie Typ 3 wird durch das gleichzeitige Bestehen von Hyperphosphaturie und Hypophosphatämie diagnostiziert.

Therapie

1. Resorptive Hyperkalzurie:
   - Operative Entfernung eines Adenoms der Nebenschilddrüse.
   - Berücksichtigung von Immobilisationszuständen.
2. Renale Hyperkalzurie:
   - Thiazide (2 mg/kg/Tag) steigern die renale Ca-Rückresorption im distalen und durch Verminderung des extrazellulären Volumens auch im proximalen Nierentubulus. Die nachfolgende Korrektur des sekundären Hyperparathyreoidismus normalisiert infolge der verminderten 1,25-$(OH)_2$-D-Bildung auch die absorptive Komponente. Eine Thiazidtherapie ist bei primärem Hyperparathyreoidismus kontraindiziert.
   - Zur optimalen Wirkung der Thiazide ist die gleichzeitige Einschränkung der Natriumzufuhr notwendig.
   - Unter Umständen ist eine Kaliumsupplementierung angezeigt.
3. Absorptive Hyperkalzurie:
   - Verzicht auf kalziumhaltige Nahrungsmittel wie Milch und Milchprodukte.
   - Natriumzellulosephosphat (Kationenaustauscherharz mit hoher Affinität für Kalzium und Magnesium). Die wesentlichen Nebenwirkungen sind Magnesiumverarmung und durch die Bindung divalenter Kationen bedingte sekundäre Hyperoxalurie (s. unten). Bei Verwendung von Natriumzellulosephosphat sollte daher Magnesium substituiert und die Oxalsäurezufuhr vermindert werden.
   - Substitution von Orthophosphat (neutrales oder alkalisches Na oder K, Salz der Phosphorsäure) bei der absorptiven Hyperkalzurie Typ 3. Eine Phosphattherapie ist jedoch bei gleichzeitig bestehenden Harnwegsinfektionen mit harnstoffspaltenden Keimen (Urin-pH!) kontraindiziert.

Hyperoxalurie

Die normale Oxalsäureausscheidung beträgt ca. 20–30 mg/Tag. 80–90 % der ausgeschiedenen Oxalsäure werden im Intermediärstoffwechsel besonders aus Ascorbinsäure (Vitamin C), synthetisiert. Weniger als 10 % der täglichen Oxalsäureausscheidung ist durch Nahrungsoxalsäure bedingt [47]. Bis zu 40 % der endogenen Oxalsäurebildung erfolgen aus Glyzin.

Primäre Hyperoxalurie. Der primären Hyperoxalurie liegt eine angeborene Stoffwechselstörung zugrunde (Oxalose), die durch zwei unterschiedliche Enzymdefekte verursacht sein kann:

Typ 1: Fehlende Aktivität der peroxisomalen Alaninglyoxylataminotransferase. Neben Oxalsäure besteht eine gesteigerte Ausscheidung von Glyoxyl- und Glykolsäure.

Typ 2: D-Glyzerinsäuredehydrogenasemangel. Neben einer Hyperoxalurie besteht eine starke Ausscheidung von Glyzerinsäure.

Bei der Oxalose besteht in den meisten Fällen eine Oxalsäureausscheidung von > 100 mg/Tag. Klinisch steht seine Nierenparenchymverkalkung mit nachfolgender Beeinträchtigung der Nierenfunktion im Vordergrund. Am Ende dieser Entwicklung steht die terminale Niereninsuffizienz. Bei Vitamin-B_6-sensiblen Formen der Oxalose kann unter pyridoxinreicher Ernährung die Diagnose verschleiert werden [54]. Die Unterscheidung zwischen Typ 1 und Typ 2 erfolgt durch die zusätzliche Analyse der organischen Säuren im Urin.

Das Syndrom einer „milden metabolischen Hyperoxalurie" wurde kürzlich beschrieben. Patienten mit dieser Problematik zeigen eine erhöhte Oxalat- und Glykolatausscheidung im Urin. Einige Patienten leiden gleichzeitig an einer renal tubulären Azidose. An diese Form der Hyperoxalurie sollte somit vor allem gedacht werden, wenn Patienten mit renal tubulärer Azidose vorzugsweise Oxalat- und nicht Phosphatsteine bilden. Viele dieser Patienten sprechen auf hohe Dosen Vitamin B_6 an [34a].

Bei Oxalatsteinbildnern konnte auch ein vermehrter erythrozytärer Oxalsäuretransport nachgewiesen werden. Dieser wiederum korrelierte mit einem verminderten Glukoseaminoglykangehalt der Erythrozytenmembran, der zu einer verstärkten Phosphorylierung des Membranproteins und damit auch zu einem verstärkten transmembranösen Oxalatfluxus führte. Es wird bei Patienten mit idiopathischer Hyperoxalurie postutiert, daß derartige Veränderungen des Oxalattransports auch in den Tubuluszellen der Niere vorliegen [8a].

Therapie: Das Löslichkeitsprodukt von Ca-Oxalat ist mit 0,67 mg/100 ml Wasser so gering, daß der Ratschlag einer reichlichen Flüssigkeitszufuhr keine Auswirkung auf den Verlauf der Erkrankung hat. Um eine Oxalatausscheidung von 100 mg/Tag in Lösung zu bringen, müßten somit mindestens 15 l Urin produziert werden.

Es sollte immer ein mehrmonatiger Versuch mit Vitamin B_6 (ca. 300 mg/Tag) unternommen werden. Unter den diätetischen Möglichkeiten ist lediglich von Bedeutung, daß durch eine reichliche Vitamin-C-Aufnahme kein zusätzlicher Oxalsäurestrom verursacht werden sollte. Unter den modernen Gesichtspunkten der Therapie stellt der niereninsuffiziente Patient mit Oxalose eine Indikation für die Transplantation von Niere und Leber dar. Durch die Lebertransplantation ist es möglich, eine Totalkorrektur des Stoffwechseldefektes zu erreichen. Die Nierentransplantation sollte jedoch erst einige Monate nach der Lebertransplantation durchgeführt werden, da die Beseitigung des primären Enzymdefekts zu einer Oxalatentspeicherung und damit zu einer passageren starken Nierenbelastung führt.

Sekundäre Hyperoxalurie: Bei der sekundären Hyperoxalurie handelt es sich um einen endogen oder exogen bedingten, erworbenen Zustand.

Endogene Ursachen: Gastrointestinale Erkrankungen können mit einer Hyperoxalurie vergesellschaftet sein. Täglich werden ca. 100–200 mg Oxalsäure mit der Nahrung aufgenommen. Jedoch nur 2–10 % dieser Menge werden resorbiert. Aufgenommen werden kann nur ionisiertes Oxalat. Der intraluminale Kalziumgehalt beeinflußt auf diese Weise die Oxalsäureresorption. Wird Kalzium, z. B. bei einer Steatorrhoe, vermehrt in Form von Kalkseifen gebunden, entgeht gleichzeitig Oxalsäure vermehrter Ausfällung als unlösliches Ca-Oxalat und wird vermehrt resorbiert. Eine enteral bedingte Hyperoxalurie wird auch bei Patienten mit Morbus Crohn, Darmresektionen und intestinalen Bypassoperationen gefunden [17, 26].

Bei Patienten mit zystischer Fibrose muß mit der Bildung von Nierensteinen gerechnet werden. Die Zahl ist jedoch geringer, als bei dem bestehenden Ausmaß der Steatorrhoe zu erwarten wäre, was auf eine im Vergleich zu Oxalatsteinträgern bestehende Hypokalzurie zurückgeführt wird [8].

Sollte jedoch aus klinischen Erwägungen bei Mukoviszidosepatienten eine vermehrte Ca-Substitution durchgeführt werden, müßte entsprechend den Befunden dieser Untersuchung mit einem ansteigenden Harnsteinrisiko gerechnet werden.

Exogene Ursachen: Über normale Mischkost werden täglich ca. 80–100 mg Oxalsäure aufgenommen. Eine Zufuhr großer Oxalsäuremengen mit der Nahrung kann eine Hyperoxalurie bedingen. Der Oxalsäuregehalt charakteristischer Nahrungsmittel ist in Tabelle 16.6 aufgelistet. Eine Vitamin-B_6-Mangelsituation führt zu einer Hyperoxalurie. Dieser Zustand ist jedoch in Mitteleuropa sehr selten. Wesentliche Faktoren einer exogen bedingten Hyperoxalurie:

- Narkose mit Methoxyfluran (ein halogenierter Ether, der als Narkosemittel vor allem in Verbindung mit Lachgas verwendet wird).
- Glykolintoxikation (Glykol findet vor allem als Frostschutzmittel Verwendung).
- Exzessive Zufuhr von Vitamin C (> 4 g/Tag) oder Hydroxyprolin [33].
- Bei einer überhöhten parenteralen Xylitzufuhr wird eine vermehrte Oxalsäurebildung vermutet.
- Infektionen mit Aspergillusspezies sind mit einer vermehrten Oxalsäurebildung verbunden [46].

Tabelle 16.6. Oxalsäuregehalt von Nahrungsmitteln. (Nach [26])

Eßbare Substanz		Oxalsäure [mg/100 g]
Früchte:	Bananen	0,7
	Äpfel	1,5
	Orangen	6,2
	Tomaten	7,5
	Beeren	10–20
Gemüse:	Spargel, gekocht	1,7
	Grünkohl	7,2
	Kartoffeln, gekocht	14,5
	Karotten, gekocht	22,7
	Bohnen, gekocht	29,7
	Rote Bete, gekocht	ca. 100
	Petersilie, frisch	ca. 150
	Rhabarber, frisch	ca. 550
	Spinat, gekocht	> 500
Getränke:	Kaffee (Getränk)	1,0
	Bier	1,7
	Wein	3,1
	Tee (Getränk, 2 g/100 ml):	
	– 2 min	ca. 8
	– 15 min	ca. 15
	Teeblätter, getrocknet	bis 1500
	Kaffeepulver	bis 250
	Kakaopulver	bis 650

Therapie der sekundären Hyperoxalurie:
- Die Hyperoxalurie intestinaler Ursache ist durch die Bildung unlöslicher Ca-Oxalate nach oraler Kalziumsupplementierung therapierbar.
- Da Harnsäure auf Oxalate einen Ausfälleffekt hat, muß in jedem Falle eine Hyperurikosurie vermieden werden. Ca-Oxalat-Steine sind somit eine Indikation für den Einsatz von Allopurinol.
- Orthophosphat (3- bis 4mal 500 mg/Tag,). Durch die Orthophosphatgabe ist die Bildung von Pyrophosphat, einem Hemmfaktor der Oxalatkristallbildung, stimulierbar.
- Magnesium. Es bildet im Vergleich zu Kalzium mit Oxalsäure einen besser wasserlöslichen Komplex. Gleichzeitig führt es zu einer Anhebung der Ausscheidung von Zitrat. das ebenfalls an der Bildung besser löslicher Oxalatkomplexe beteiligt ist. Ein Ca/Mg-Quotient von ca. 1,2 sollte im Urin angestrebt werden.

Mangel an Hemmfaktoren der Oxalatsteinbildung

Zur Nierensteingenese trägt auch ein unausgeglichenes Verhältnis zwischen fördernden und hemmenden Faktoren bei. Kalzium, Oxalsäure und Harnsäure sind Risikofaktoren der Steinbildung. Zitrat, Magnesium, Pyrophosphat und Glukosaminoglykane dagegen gelten als wesentliche Hemmfaktoren [19]. Besonders die Hypozitraturie findet als lithogener Faktor zunehmend Beachtung. Eine Hypozitraturie ist vor allem durch eine intrazelluläre Azidose bedingt. Zu diesem Zustand führen u. a. Hypokaliämie, Hypomagnesiämie und renale tubuläre Azidose. Thiazide führen über eine Kalium- und Magnesiumdepletion zu einer Hypozitraturie. Die Zitratausscheidung steigt mit zunehmender Alkalisierung des Urins an [45]. Bei der renalen tubulären Azidose des distalen Typs wirken sich diese Verhältnisse in einem nahezu vollständigen Fehlen der Zitratausscheidung aus [40].

Glukosaminoglykane, vor allem Heparin, Hyaluronsäure, Dermatansulfat und Chondroitinsulfat, sind Hemmstoffe der Aggregation von Kalziumphosphat und Kalziumoxalatkristallen [19]. Zitrat und Glukosaminoglykane werden teilweise als die wichtigsten Hemmfaktoren angesehen, da sie In-vitro-Untersuchungen nahezu vollständig für die Hemmwirkung des Urins verantwortlich gemacht werden konnten [4].

Therapie mit Hemmfaktoren
- Zitrat spielt eine wichtige Rolle bei der Beeinflussung des Löslichkeitsproduktes von Kalziumsalzen. Die Zitratausscheidung kann durch Alkalizitrate oder durch Natriumbikarbonat erhöht werden. Die Zitratausscheidung im Urin ist bei metabolischer Midose vermindert und bei metabolischer Alkalose vermehrt, wobei es v. a. auf den intrazellulären pH-Wert ankommt. Azetazolamid, das den Urin alkalisiert, die Zellen jedoch ansäuert, führt somit zu einem Abfall der Zitratausscheidung. Bekannte Ursachen einer Hypozitraturie sind v. a. die Hypokaliämie, die Hypomagnesiämie und die renale tubuläre Azidose. Eine Magnesiumdepletion führt zu einer intrazellularen Azidose und damit zu einer Hypozitraturie. Bei Patienten mit renaler tubulärer Azidose ist Zitrat im Urin kaum nachweisbar.
- Magnesium erhöht die Löslichkeit von Ca-Oxalat im Harn durch die Komplexbildung mit Oxalat. Die Langzeittherapie mit Magnesium führt ebenfalls zu einer Steigerung der Zitratausscheidung infolge einer verminderten tubulären Reabsorption. Zur Substitution steht eine Auswahl von Magnesiumpräparaten zur Verfügung.

- Zur Anhebung der Pyrophosphatausscheidung bieten sich verschiedene Phosphatverbindungen an. In Gebrauch sind Kaliumphosphate, Natriumzellulosephosphat sowie Diphosphonat [19].

16.1.7
Nierensteinbildung als Folge medikamentöser Therapie

Furosemid. Im Bereich der Neugeborenenintensivpflege besteht unter Umständen bei Patienten mit chronischen kardialen oder pulmonalen Problemen die Notwendigkeit einer Langzeittherapie mit Furosemid. Diese ist die Ursache von Alkalose und Hyperkalzurie [21, 27], die als Ursache der bei diesen Kindern auftretenden Harnsteine gelten. Es entstehen dabei hauptsächlich Ca-Oxalat- und Ca-Phosphat-Steine. Pathologisch-anatomisch finden sich die Verkalkungen im Niereninterstitium und in den Sammelrohren. Die Urosepsis ist bei diesen Kindern eine wichtige Komplikation.

Ca-Glukonat. Intravenöse Ca-Glukonat-Gaben im Rahmen der parenteralen Ernährung: Die exogene Kalziumapplikation in Zusammenwirken mit der relativen Immobilisierung dieser Kinder kann zur Steinbildung führen [2].

Vitamin D. Eine Vitamin-D-Überdosierung führt zu einer intestinal verstärkten Kalziumresorption mit nachfolgender sekundärer Hyperkalzurie.

Kortikosteroide. Pharmakologische Steroidmengen führen zu einer gesteigerten Kalziummobilisierung aus dem Skelett und nachfolgender sekundärer Hyperkalzurie. In diesem Zusammenhang muß das Risiko zur Nierensteinbildung bei Patienten mit Cushing-Syndrom betont werden.

Azetazolamid. Durch Azetazolamid, einen Inhibitor der Karboanhydrasereaktion, kann es zu einer exogenen Form der renalen tubulären Azidose kommen. Bei dieser Problematik wurde die vermehrte Bildung von Kalziumphosphatsteinen beobachtet [20].

Allopurinol. Allopurinol als Hemmstoff der Xanthinoxydase wird bei Hyperurikämie- und Hyperurikosuriezuständen verabreicht. Bei Langzeitapplikation von Allopurinol ist die Bildung von Xanthinsteinen durchaus möglich. Dies ist vor allem bei der Behandlung von Patienten mit Lesch-Nyhan-Syndrom, die schwere Hyperurikosämien aufweisen, zu bedenken.

16.1.8
Nephrokalzinose

Ein für die Gesamtbeurteilung des Kalziumnierensteinleidens wichtiger Einzelbefund ist die Nephrokalzinose, eine Verkalkung des Nierenparenchyms [34]. Je nach Lokalisation wird eine medulläre, kortikale und fokale Form der Verkalkung unterschieden. In > 90 % der Fälle ist sie jedoch medullär lokalisiert. Radiologisch können die ersten Zeichen einer medullären Nephrokalzinose als eine feine papilläre Tüpfelung erkannt werden. Am Ende der Entwicklung stehen die renale Verkalkung, eine Atrophie sowie der Funktionsverlust der Niere.

Tabelle 16.7. Mögliche Ursachen einer Nephrokalzinose

Medulläre Nephrokalzinose
- Renale tubuläre Azidose vom distalen Typ (Typ 1)
- Oxalose
- Kaliumverlierende Tubulopathie
- Magnesiumverlierende Tubulopathie
- Hypophosphatämische Rachitis
- Fanconi-Syndrom
- Vitamin-D-Intoxikation
- Markschwammniere (Verkalkung im Papillen-Mark-Bereich)

Kortikale Nephrokalzinose
- Nierenvenenthrombose
- Traumatische Nekrose
- Chronische Glomerulonephritis
- Ischämischer Niereninfarkt

Fokale Nephrokalzinose
- Xanthogranulomatöse Pyelonephritis
- Nierenabszeß
- Niereninfektionen: Tuberkulose, Mykosen
- Intrarenale Gefäßbildungen

Die kortikale Nephrokalzinose wird bei Säuglingen gewöhnlich als Folge einer kortikalen Nekrose, z. B. nach einer Nierenvenenthrombose, gesehen. Eine fokale Nephrokalzinose kann als Hinweis einer fokalen, meist vaskulären Läsion oder einer chronischen Entzündung gewertet werden.

Erkrankungen, die typischerweise zu einer Nephrokalzinose führen können, sind in Tabelle 16.7 aufgeführt.

16.1.9
Zystinsteine

Zystinsteine können bei Patienten mit Zystinurie, einer angeborenen Transportstörung der Aminosäuren Zystin, Ornithin, Lysin und Arginin, auftreten. Sie betrifft die Darmmukosa und die Tubuluszellen der Niere. Es sind drei genetische Varianten der Zystinurie bekannt, die jeweils ein charakteristisches Ausscheidungsmuster der vier Aminosäuren im Urin zeigen [42].

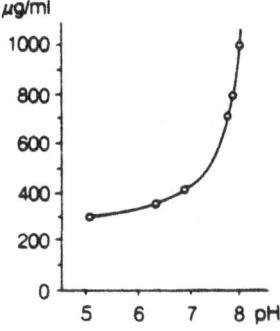

Abb. 16.3. Die Abhängigkeit der Löslichkeit von Zystin vom Urin-pH

Zystin ist bei saurem Urin-pH nahezu unlöslich und kristallisiert als Stein aus. Zystinsteine machen ca. 1–6 % der Nierensteine im Kindesalter aus [38]. Über 20 % der Zystinsteinbildner werden vor dem 15. Lebensjahr manifest [32].

Die Löslichkeit von Zystin nimmt mit ansteigendem Urin-pH zu (Abb. 16.3). Sie beträgt ca. 250 mg/l bei pH 5, 500 mg/l bei pH 7,5 und 1000 mg/l bei pH 8.

Diagnostik

Die Diagnose der Zystinurie ist einfach durch Zyanidnitroprussidtest (Probe nach Brand) zu stellen (Rotfärbung). Die Probe kann jedoch bereits bei Heterozygoten positiv ausfallen, die über 200 mg Cystin/g Kreatinin ausscheiden, jedoch keine Steine bilden. Die Probe kann auch bei bestehender Azetonurie positiv ausfallen. Die Diagnose wird durch den quantitativen Nachweis der Zystinausscheidung im Urin bewiesen.

Der Zystinstein hat eine charakteristische sandgelbe Farbe und einen speckigen Glanz Häufig kommt es zur Bildung von Nierenbeckenausgußsteinen. Zystinkristalle zeigen unter dem Mikroskop eine typische hexagonale Form. Eine Kristallurie ist jedoch nicht bei allen Patienten nachweisbar. Wegen der Röntgenabsorption durch die S-Gruppe des Zystins sind die Konkremente schwach schattengebend.

Therapie

Urinverdünnung durch Flüssigkeitsaufnahme. Von Zystinurikern werden bis über 1000 mg Zystin/Tag ausgeschieden. Eine reichliche Flüssigkeitszufuhr, vor allem in den Nachtstunden, ist von größter Bedeutung. Nach Mitternacht sollte mindestens noch $^1/_2$ l Wasser getrunken werden, und im Morgenurin sollten keine Zystinkristalle mehr nachweisbar sein.

Reduktion der Natriumaufnahme. Die Zystinausscheidung ist natriumabhängig. Die Verminderung der Natriumaufnahme um ca. 150 mmol/Tag führt zu einer Verminderung der Zystinausscheidung um ca. 650 µmol/Tag [27a].

Alkalisierung. Zur Alkalisierung des Urins bestehen mehrere Möglichkeiten:

- Na-Zitrat (Uralyt-U). Wegen des schlechten Geschmacks kann es in Obladenschächtelchen verabreicht werden.
- Na-Bikarbonat.
- Azetazolamid (Diamox) als Karboanhydrasehemmstoff.
- Die Kombination von z. B. Na-Bikarbonat am Tag und Azetazolamid vor dem Schlafengehen wird empfohlen.

Ein angestrebter Harn-pH um 8,0 sollte laufend durch pH-Teststreifen kontrolliert werden. Es sollte jedoch nicht aus den Augen verloren werden, daß mit dem alkalischen Urin die Gefahr einer Ca-Phosphat-Steinbildung steigt.

D-Penizillamin. Durch D-Penizillamin werden gemischte Disulfide (Zystein-Penizillamin), die ca. 50mal löslicher sind als Zystin, gebildet. Therapieziel ist die Ausscheidung von 200 mg Zystin/g Kreatinin. Normalerweise werden dafür 0,02 g D-Penizillamin/kg benötigt. Da D-Penizillamin als Vitamin-B_6-Antagonist wirkt, sollte Pyridoxin supplementiert werden. Nebenwirkungen der Penizillamintherapie sind Hautausschlag, Arthralgien, Fieber, Panzytopenie, Proteinurie und Hypogeusie.

Alpha-Merkaptopropionylglyzin (Thiola). Gegenüber Penizillin besteht eine höhere Wirksamkeit bei geringeren Nebenwirkungen [28]. Bei Dauertherapie muß jedoch über die Jahre mit einem Wirkungsverlust gerechnet werden.

Ascorbinsäure. Als Alternative zur medikamentösen Induktion von gemischten Disulfiden ist die Therapie mit Ascorbinsäure anzusehen. Durch Vitamin C stellt sich über eine Redoxreaktion ein Gleichgewicht zugunsten des besser löslichen Zysteins ein [3]. Die dabei ansteigende Oxalsäureexkretion wird nicht als Steinrisiko angesehen [12].

Captopril. Gewöhnlich als Antihypertensivum eingesetzt, bildet es als schwefelhaltige Substanz mit Zystein ein gemischtes Disulfid, welches ca. 200fach besser löslich ist als Zystein [45aber].

Zystinkonkremente sind durch eine ESWL-Therapie schlecht zugänglich, da sie eine sehr harte Kristallstruktur besitzen. Durch eine ESWL-Therapie und eine Teilfragmentierung kann jedoch die Steinoberfläche vergrößert werden. Sie ist dann einer Auflösungstherapie besser zugänglich [43aber].

16.1.10
Seltene Nierensteine

Im Gegensatz zum Erwachsenen sind Uratsteine bei Kindern selten. Lediglich bei Neugeborenen werden häufiger Harnsäureablagerungen im Bereich der Nierenpyramiden beobachtet. Seltene, jedoch für das Kindesalter typische Konkrementbildungen betreffen angeborene Störungen des Purinstoffwechsels.

2,8-Dihydroxyadenin-Steine
Bei Patienten mit 2,8-Dihydroxyadenin-Steinbildung liegt ein angeborener Defekt des Enzyms Adeninphosphoriboxyltransferase zugrunde. Homozygote Merkmalsträger entwickeln Nierensteine bereits im frühen Kindesalter.

Die Löslichkeit von 2,8-Dihydroxyadenin ist über einen weiten pH-Bereich von 4,8–8,0 unverändert bei nur 3–5 mg/l [16]. Die Behandlung erfolgt mit Allopurinol und purinreduzierter Kost. Aufgrund dieser geringen Löslichkeit kommt es auch zur Nephrokalzinose mit einer schweren Nierenfunktionsstörung.

An diese Diagnose muß bei nicht schattengebenden Konkrementen im Kindesalter gedacht werden. Der diagnostische Beweis ist die Messung der Enzymaktivität im Erythrozytenlysat [29]. Sie ist damit ca. 50fach geringer als die von Harnsäure.

Xanthinsteine
Xanthinsteine werden bei ca. 40 % der Patienten mit Xanthinurie der angeborenen Störung des Enzyms Xanthinoxydase, gebildet [14]. Hilfreiche diagnostische Befunde sind Serumharnsäurekonzentrationen < 2 mg/dl sowie nichtschattengebende Konkremente. Mit der Bildung von Xanthinsteinen muß auch bei der Allopurinoltherapie von Patienten mit Lesch-Nyhan-Syndrom gerechnet werden.

Harnsäuresteine können bei Patienten mit Hypoxanthin-Guanin-Phosphoribosyltransferasemangel (HPRT-Mangel, Lesch-Nyhan-Syndrom), einer angeborenen Störung des Purinstoffwechsels, auftreten. Das Auftreten von Harnsäuresteinen kann dabei der erste Hinweis auf einen partiellen HPRT-Mangel sein. Die Harnsäureausscheidung kann bei dieser Erkrankung bereits > 180 mg/kg/Tag (normal 1–15 mg/kg/Tag) betragen.

Literatur

1. Abbott GD (1972) Neonatal bacteriuria: A prospective study in 1460 infants. Br Med J 1:267
2. Adelman RD, Abern SB, Merten D, Halsted CH (1977) Hypercalciuria with nephrolithiasis: A complication of total parenteral nutrition. Pediatrics 59:473
3. Asper R, Schmucki O (1980) Beeinflussung der Zystinausscheidung durch Ascorbinsäure beim Zystinuriker. Helv. Chir. Acta 47:385
4. Baggio B, Gambaro G, Favaro S (1983) Juvenile renal stone disease: A study of urinary promoting and inhibiting factors. J Urol 130:1133
5. Barratt TM, Ghazali S (1977) The aetiology of renal stones in children. Postgrad Med J 53:35
6. Bennett AH, Colodny AH (1973) Urinary tract calculi in children. J Urol 109:318
7. Bichler KH, Strohmaier WL, Kom S (1985) Urolithiasis im Kindesalter. Monatsschr. Kinderheilkd 133:256
8. Böhles H, Michalk D (1982) Is there a risk for kidney stone formation in cystic fibrosis? Helv Paediatr Acta 37:267
8a. Borsatti A (1991) Calcium Oxalate nephrolithiasis: defective oxalate transport. Kidney Int 39:1283–1295
9. Brühl P, Bastian HP (1976) Nephrolithiasis und Harnwegsinfektion. Therapiewoche 26:5941
10. Brühl P, Jumpertz U, Mallmann R (1985) „Aseptische" Harnsteine bei Kindern. Med Klin 80:35
11. Brühl P, Jumpertz U, Mallmann R, Schaefer R (1985) Infektsteine bei Kindern. Med Klin 80:54
12. Brundig P, Schneider HJ, Börner R (1982) Ascorbinsäuretherapie beim Zystinsteinleiden. Akt Urol 13:84
13. Bruziere J, Ronbach UL (1981) Urinary lithiasis in children. Eur Urol 7:134
14. Carpenter TO, Lebowitz RL, Nelson D, Bauer S (1986) Hereditary xanthinuria presenting in infancy, with nephrolithiasis. J Pediatr 109:307
15. Coe FL, Canterbury JM, Firpo JL (1973) Evidence for secondary hyperparathyreoidism in idiopathic hypercalciuria. J Clin Invest 52:134
16. Debray, H, Cartier P, Temstet A, Creden J (1976) Child's urinary lithiasis revealing a complete deficit in adenine phosphoribosyltransferase. Pediatr Res 10:762
17. Dobbins JW, Binder HJ (1976) Effects of bile salts and fatty acids on the colonic absorption of oxalate. Gastroenterology 70:1096
18. Finlayson B, Reid F (1978) The expectation of free and fixed particles in urinary stone disease. Invest Urol 15:442
19. Fleisch H (1978) Inhibitors and promoters of stone formation. Kidney Int 13:361
20. Gill WB, Vermeulen CW (1962) Causation of stones by 2 coating agents – Dia mox and operative insult upon urinary tract. J Urol 88:103
21. Ezzeden F, Adelman RD, Ahlfors CE (1988) Renal Calcifications in preterm infants: Pathophysiology and long-term sequela. J Pediatr 113:532
22. Hautmann R, Lutzeyer W (Hrsg) (1986) Harnsteinfibel, Deutscher-Ärzte-Verlag, Köln
23. Hinman F (1979) Directional growth of renal calculi. J Urol 121:700
24. Hodgkinson A (1977) Composition of urinary tract calculi in children of different ages. Br J Urol 49:453
25. Hodgkinson A (1977) Oxalic acid in biology and medicine. Academic Press, London, New York, San Francisco
26. Hofman AF, Thomas PJ, Smith LH, McCall JP (1970) Pathogenesis of secondary hyperoxaluria in patients with ileal resection and diarrhea. Gastroenterology 58:960
27. Hufnagle KG, Khan SN, Perm D (1982) Renal calcifications: A complication of long-term furosemide therapy in pre-term infants. Pediatrics 70:360
27a. Jaeper P (1989) Cystinuria: Pathophysiology and treatment. Adv Nephrol 18:107
28. Johansen K, Gammelgard PA, Jorgensen FS (1980) Treatment of cystinuria with alpha-mercaptopropionylglycine. Scand J Urol Nephrol 14:189

29. Johnson LA, Gordon RB, Emmerson BT (1977) Adenin phosphoribosyltransferase: a simple spectrophotometric assay. Biochem Genet 15:265
30. Joost J (1981) Metabolische Usachen der Urolithiasis im Kindesalter. Z Urol Nephrol 11:839
31. Kaplan RA, Haussler MR, Deftos U (1977) The role of 1,25-dihydroxyvitamin D in the mediation of intestinal hyperabsorption of calcium in primary hyperparathyreoidism and absorptive hypercalciuria. J Clin Invest 59:756
32. Krizek V, Vendl L (1978) Urolithiasis cystinurica bei Kindern. Jenaer Harnstein symposium; Symposiumsbericht Jena, S 195
32a. Menon M, Koul H (1992) Calcium Oxalate Nephrolithiasis. J Clin Endocrinol Metab 74:703–707
33. Hwang TIS, Hill K, Snell P (1988) Effect of prolonged bedrest on the propensity for renal stone information. J Clin Endocrinol Metab 66:109
34. Mortensen JD, Emmett JL (1954) Nephrocalcinosis: a collective and clinicopathologic study. J Urol 71:398
35. Noronha RFX, Gregory JG, Duke JJ (1979) Urolithiasis in children. J Urol 211:478
36. Pak CYC, Ohata M, Lawrence EC, Snyder W (1974) The hypercalciuria: causes, parathyroid functions and diagnostic criteria. J Clin Invest 54:387
37. Pak CYC, Nicar M, Northcutt C (1982) The definition of the mechanism of hypercalciuria is necessary for the treatment of recurrent stone formers. Contr Nephrol 33:136
37a. Pak CYC, Britton F, Peterson R (1980) Ambulatory evaluation of nephrolithiasis. Classification, clinical presentation and diagnostic criteria. Am J Med 69:19
38. Pavanello L, Rizzoni B, Dussini N, Zacchello G, Passerini G, Tasca A, Pagano F (1981) Cystinuria in children. Eur Urol 7:139
39. Pfitzenbaier N, Kreusser W, Ritz E, Schmidt-Gavk KH (1975) Intestinaler Phosphatentzug mittels Aluminiumhydroxid AI (OH)$_3$ bei der Behandlung von Phosphatsteinen. In: Vahlensick W, Gasser G (Hrsg) Pathogenese und Klinik der Harnsteine. Steinkopff, Darmstadt, S 192
40. Pohlman T, Hruska KA, Menon M (1984) Renal tubular acidosis. J Urol 132:431
41. Rainer D, Leumann EP, Stauffer U (1980) Childhood urolithiasis. Helv Paediat Acta 35:301
42. Rosenberg LE, Downing S, Durant JL (1966) Cystinuria: biochemical evidence of three genetically distinct diseases. J Clin Invest 45:365
43. Schaefer AJ (1979) Renal infection stones. Illin Med J 156:105
43a. Schmeller NT, Kersting H, Schullen J (1984) Combination of the chemolysis and shock wave lithotrypsy in the treatment of cystine renal calculi. J Urol 131:434
44. Schubert J, Brien G (1986) Composition and texture of calcium oxalate calculi in children. Int Urol Nephrol 18:141
45. Scott WW, Huggins C, Selman BC (1943) Metabolism of citric acid in urolithiasis. J Urol 50:202
45a. Sloand JA, Izzo IL (1987) Captopril reduces urinary cystine excretion in cystinuria. Arch Intern Med 147:1409
46. Smith LH (1980) Enteric hyperoxaluria and other hyperoxaluric states. Contemp Issues Nephrol 5:136
47. Smith LH, Vandenberg G, Wilson DM (1978) Current concepts in nutrition: Nutrition and urolithiasis. New Engl J Med 298:87
48. Stapleton FB, Noe NH, Jerkins G, Roy S (1982) Urinary excretion of calcium on oral calcium loading test in healthy children. Pediatrics 69:594
49. Thomas WC (1978) The use of phosphates in patients with calcareous renal calculi. Kidney Int 13:390
50. Tschöpe W, Ritz E, Schmidt-Gayk H (1980) Is there a renal phosphorus leak in recurrent renal stone formers with absorptive hypercalciuria? Eur J Clin Invest 10:381
51. Walter PC, Lamin D, Kaplan GW (1980) Pediatric urolithiasis: a ten-year review. Pediatrics 65:1068
52. Williams JJ, Rodman JS, Peterson ChM (1984) A randomized double-blind study of acetohydroxamic acid in struvite nephrolithiasis. New Engl J Med 311:760
53. Wright RJ, Hodgkinson A (1972) Oxalic acid, calcium, phosphorus in the renal papilla of normal and stone forming rats. Invest Urol 9:369
53a. Worcester EM, Nakagawa Y, Wabner CL (1988) Crystal absorption and growth slowing by nephrocalcin, albumin and Tamm – Horsefall protein. Am J Physiol 255:F1197
54. Yendt ER, Cohanim M (1985) Response to a physiologic dose of pyridoxine in type 1 primary hyperoxaluria. New Engl J Med 312:953

16.2
Invasive Therapie der Nierensteine

F. Seseke

Abstract. Mehr als die bei Erwachsenen überwiegende idiopathischen Kalzium- und Harnsäuresteinkrankheit gibt es bei Kindern die stoffwechselbedingten Steinkrankheiten, wie Cystinsteine, pure Oxalate, Xantinsteine und Struwit-Lithiasis. Die Primärkrankheit von der Folgekrankheit zu trennen ist Aufgabe der Pädiater. Üppige Eßgewohnheiten begünstigen die Steinkrankheit bei Kindern weniger als bei Erwachsenen. „Kriegskost" hat sie bei beiden Altersgruppen gering gehalten.

Die bei den Erwachsenen therapeutisch dominierende ESWL dominiert ebenso bei der Kindermorbidität. Jedoch sind hier mehr Zusatzmaßnahmen anderer Art notwendig, so insbesondere endoskopische. Die notwendige Miniaturisierung der Instrumente kam zeitkonform. Die renalen Spätfolgen nach ESWL im Kindesalter sind noch wenig erkannt, auch nicht der Prozenteanteil der fallweise notwendigen instrumentellen Pyelolitholapaxie. Mit deren Anteilen wächst auch der Grad der abdominalen Strahlenbelastung. Die instrumentelle Litholapaxie hat zudem auch bei Kindern ihre Blutungskomplikationen.

Die offene Pyelolithotomie, ergänzt mit oder ohne Nephrolithotomie, behält einen bestimmten Indikationsgrad, insbesondere bei sehr großen Struwit-Ausgußsteinen. Funktionslose Steinpyonephrosen verfallen der Exstirpation. Über Prophylaxe und Metaphylaxe kann der Autor auf Kap. 16.1 verweisen.

16.2.1
Unterschiede zu Erwachsenen

In der Wahl des therapeutischen Vorgehens beim Nierenstein im Kindesalter muß zunächst differenziert werden zwischen der Therapie der der Steinbildung zugrunde liegenden Ursache und der eigentlichen Beseitigung des Steins. Es empfiehlt sich ein kombiniertes Vorgehen, bei dem gleichzeitig Stein und Ursache beseitigt werden. Dieses ist jedoch in einer Vielzahl von Fällen nicht möglich. Bei zweizeitiger Strategie sollte zunächst die Entfernung des Steins zur Vermeidung von Komplikationen im Vordergrund stehen. Im Anschluß daran folgt die Behebung der Steinursache.

Die Akuttherapie der Nierenkolik gleicht der des Erwachsenenalters. Sie beinhaltet primär die suffiziente analgetische und spasmolytische Behandlung. Fakultativ zur Infektprophylaxe oder zwingend zur Therapie einer floriden Harnwegsinfektion erfolgt eine resistenzgerechte Antibiose. Zusätzlich kann die Anwendung antiphlogistischer Medikamente hilfreich sein. In mehr als 75 % der Fälle kommt es unter dieser Therapie zu einem spontanen Abgang der Konkremente. Die restlichen Patienten müssen einer weiterführenden Steinbehandlung zugeführt werden.

Gerade im Kindesalter muß die Indikation instrumenteller oder operativer Therapie des Harnsteinleidens genau geprüft werden. Sie ist nur dann durchzuführen, wenn ein Spontanabgang unter konservativer Therapie nahezu ausgeschlossen werden kann. Ist sie erforderlich, stehen folgende Möglichkeiten als Monotherapie oder in Kombination abhängig vom jeweiligen Befund zur Verfügung: extrakorporale Stoßwellenlithotripsie (ESWL), endoskopische Verfahren wie Ureterorendoskopie (URS) und perkutane Nephrolitholapaxie (PCNL) oder offen chirurgische Verfahren. Eine Modifikation der Stoßwellentherapie kommt bei der transurethralen Behandlung von Blasensteinen auch bei Kindern zum Einsatz. Die Auswahl der einzelnen Methoden richtet sich in erster Linie nach der Lokalisation des zu behandelnden Steines.

16.2.2
Extrakorporale Stoßwellenlithotripsie (ESWL)

Wenn möglich ist bei Kindern der ESWL aufgrund ihres minimal invasiven Charakters bei allen Formen urologischer Steinleiden der Vorzug zu geben. Bei diesem Verfahren werden physikalisch oder piezoelektronisch erzeugte Stoßwellen durch ein Halbelipsoid auf den durch Röntgen oder Ultraschall georteten Stein fokussiert. Sie erzeugen dort physikalische Kräfte, durch die das Konkrement desintegriert. Die ESWL kommt in nahezu allen Bereichen der ableitenden Harnwege zur Anwendung (Abb. 16.4). Voraussetzung ist eine über längere Zeit möglichst unveränderte Körperposition. Deshalb und aufgrund von Schmerzen, die durch die in den Körper eindringenden Stoßwellen verursacht werden, ist gerade bei Kindern auch diese Art der Behandlung nur in Narkose möglich, auch wenn verschiedene Hersteller von Lithotriptern immer wieder von schmerzarmer oder sogar schmerzfreier Steinbehandlung sprechen. Soweit vorhanden sollte bei Kindern selbstverständlich die Möglichkeit der sonographischen Ortung des Konkrementes angewendet werden.

Die ESWL-Behandlung wird in der Regel von den kleinen Patienten problemlos toleriert und kann deshalb auch mehrmals hintereinander zur Anwendung kommen,

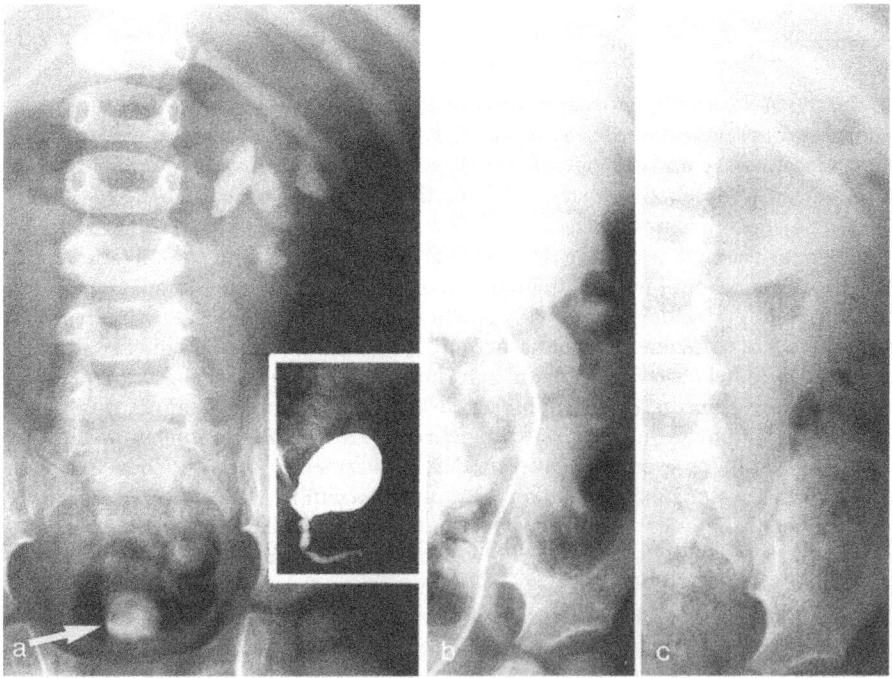

Abb. 16.4a–c. ESWL bei 2jährigem Knaben mit multiplen Struvit-Nierenbeckenkelchsteinen links und Blasensteinen (*Pfeil*). Rechte Seite ohne Befund. **a** Röntgenleeraufnahme. Im MCU (*Insert*) im seitlichen Strahlengang bulbäre Harnröhrenstriktur mit sekundärer Blasenhalskontraktur. **b** Minimale Steinreste nach Blasensteinlithotripsie, Urethrotomia interna und 5maliger ESWL. Ausgeleiteter Ureterkatheter. **c** Steinfreiheit 3 Wochen nach 5. ESWL

wobei ein Mindestabstand von 3 Tagen zwischen den einzelnen Behandlungen empfehlenswert ist.

Jedoch ist auch diese Methode trotz der fehlenden Invasivität durch nicht unerhebliche Nebenwirkungen bis hin zur irreversiblen Schädigung der Niere gekennzeichnet. Leider fehlen immer noch sichere Daten zum Langzeitverlauf der Entwicklung der Nierenfunktion durch Stoßwellen bei behandelten Kindern. Die häufigsten
Komplikationen sind Hämaturie, Infektionen und renale oder perirenale, meist subkapsuläre Hämatome. Weiterhin sollte auch beim Kind die Indikation zu auxiliaren
Maßnahmen, wie etwa die Anlage von Harnleiterschienen oder perkutaner Nephro-
stomien zur Vermeidung von Komplikationen durch abgehendes Steinmaterial nicht
restriktiver behandelt werden als beim Erwachsenen.

Die Erfolgsrate der Methode ist absolut zufriedenstellend. Steinfreiheit wird in
mehr als 80 % der Fälle erreicht, wobei in einem nicht unerheblichen Anteil der Fälle
eine zweite oder mehrfache Sitzung erforderlich wird [1, 3, 4]. Bei geplanter mehrfacher Anwendung der ESWL muß das Risiko einer zusätzlichen Narkose in Kombination mit der sich summierenden Strahlenbelastung gegen das Risiko und den zu
erwartenden Erfolg einer alternativen Steintherapieform erwägt werden. Grundsätzlich ist es jedoch gerechtfertigt, in jedem Fall einen Versuch der ESWL durchzuführen
und in Abhängigkeit des erzielten Ergebnisses eine Entscheidung über das weitere
Vorgehen zu treffen.

16.2.3
Perkutane Nephrolitholapaxie

Obwohl die PCNL zu den gängigen Steinbehandlungsmethoden mit exzellenten
Resultaten im Erwachsenenalter gehört, ist ihr Einsatz bei Kindern bisher selten
gewesen. Durch das Aufkommen der ESWL in der Mitte der 80er Jahre und die
dadurch bedingte Euphorie war die PCNL zunächst ins Abseits geraten. Zunehmende
Fortschritte bei der Entwicklung eines immer feineren Instrumentariums haben
jedoch die Anwendung der PCNL beim Kind wieder in die Diskussion gebracht [1, 2].
Ihre Indikation besteht in der Behandlung größerer Kelch-, Nierenbecken- oder
unkomplizierter Ausgußsteine. Voraussetzung ist in jedem Fall ein problemloser
Zugang, falls möglich über die untere Kelchgruppe der betroffenen Niere. Des weiteren müssen die Verbindungen zwischen Kelch und Nierenbecken weit genug sein, um
das Renoskop passieren zu lassen, was sich anhand eines präoperativen Ausschei-
dungsurogramms relativ sicher beurteilen läßt. Der Zugang sollte durch möglichst
wenig Nierenparenchym verlaufen. Nach Anlage einer perkutanen Nephrostomie
wird dieser Zugang so weit aufbougiert, bis das Renoskop ohne Problem in das Nierenhohlsystem vorgeschoben werden kann. Um sich die Punktion zu erleichtern,
kann nach Vorlegen eines Ureterkatheters, der im oberen Harnleiter durch einen Bal-
lon geblockt wird, das Hohlsystem mit Flüssigkeit aufgefüllt werden. Dann folgt die
endoskopische Darstellung des Konkrementes und dessen Aufarbeitung mit Hilfe
einer Sonotrode zur Litholapaxie. Die Desintegrate werden abgesaugt oder mit einer
Faßzange extrahiert. Im Anschluß daran erfolgt die Anlage eines Nephrostomiekatheters in der Stärke des benutzten Schaftes für das Renoskop zur Blutstillung.

Die häufigste Komplikation dieses Eingriffs ist die Blutung. Weiterhin wird oft
eine passagere Nierenfunktionsstörung beobachtet. Bei entsprechend großer Stein-

masse sind gelegentlich mehrfache Sitzungen erforderlich. Restdesintegrate können aber auch einer ESWL-Therapie zugeführt werden. Insgesamt ist die PCNL bei richtiger Indikationsstellung auch im Kindesalter eine gute Alternative der Therapie der Urolithiasis.

16.2.4
Offene Steinsanierung

Die offen chirurgische Steinsanierung hat auch im Zeitalter der Endoskopie und ESWL weiterhin ihren Platz in der Therapie der Nierensteine im Kindesalter [1]. Ihre Indikationen sind vor allem große Nierenbeckensteine oder Ausgußsteine des gesamten Nierenbeckenkelchsystems. Die offene Steinsanierung ist nur bei erhaltener oder diskret eingeschränkter Nierenfunktion sinnvoll. Es empfiehlt sich deshalb die präoperative Durchführung einer Nierenfunktionsszintigraphie mit Bestimmung der Seitenanteiligkeit der Nierenfunktion. Eine steintragende funktionslose Niere sollte zur Vermeidung weiterer, vor allem infektiöser Komplikationen nephrektomiert werden.

Grundvoraussetzung für offene Steinchirurgie ist neben dem Vorhandensein verschiedener spezieller Instrumente, wie z. B. Steinfaßzangen, die Möglichkeit zur intraoperativen Röntgendiagnostik. Des weiteren kann die Anwendung intraoperativer Sonographie hilfreich sein. Absolut unerläßlich ist eine unmittelbar vor Beginn der Operation aufgenommene Röntgenleeraufnahme der steintragenden Niere, anhand derer sich der Operateur zunächst orientieren kann.

In aller Regel empfiehlt sich der operative Zugang über einen Flankenschnitt. Nach Freilegung der Niere erfolgt zuerst eine Pyelotomie. Über diese wird versucht, unter Verwendung unterschiedlich gebogener Steinfasszangen möglichst viel Steinmaterial aus dem Hohlsystem zu extrahieren. Ausspülen des Nierenhohlsystems kann hilfreich sein. Die in den peripheren Kelchen verbliebenen Restkonkremente müssen über eine Nephrotomie direkt über dem betreffenden Kelch entfernt werden. Für diese Fälle ist die Anwendung der intraoperativen Sonographie zur Identifizierung des verbliebenen Steinmaterials eine wichtige Hilfestellung. Selbst unter diesen Bedingungen kann das Auffinden gerade kleiner Restkonkremente auch für den erfahrenen Operateur schwierig und besonders langwierig sein.

Als Komplikationen der offenen Steinchirurgie sind vor allem intraoperative Blutungen gefürchtet. Die Häufigkeit steht hier in direktem Zusammenhang mit der Anzahl der benötigten Nephrotomien. Postoperative Urinextravasationen aus dem Nierenbecken oder durch die Nephrotomien sind selten. Treten sie dennoch auf, besteht erhebliche Infektionsgefahr. Eine perioperative Antibiotikaprophylaxe ist deshalb unerläßlich. Eine bleibende Funktionseinschränkung der betroffenen Niere ist auch nach multiplen Nephrotomien nur relativ selten.

Bei kritischer Indikationsstellung ist auch die offen chirurgische Steinsanierung eine nicht zu vernachlässigende Alternative in der Behandlung von Nierensteinen. Jedoch weiß jeder, der schon einmal Steinchirurgie betrieben hat, daß häufig meilenweite Unterschiede zwischen präoperativen und intraoperativen Befunden bestehen.

16.2.5
Prophylaxe und Metaphylaxe

Die kausale Therapie der Urolithiasis im Kindesalter besteht in erster Linie in der Beseitigung und Vermeidung rezidivierender Harnwegsinfektionen durch antibiotische Behandlung, falls notwendig auch als Langzeitprophylaxe. Zusätzlich empfiehlt sich eine Ansäuerung des Urins durch Zitrat. Des weiteren müssen urodynamisch wirksame Veränderungen der ableitenden Harnwege entweder operativ oder bei funktionellen Störungen auch medikamentös behandelt werden. Ausführliche Erörterungen hierzu können in den Kapiteln nachgelesen werden, die die jeweilige Störung abhandeln.

Stoffwechselerkrankungen, die einem Harnsteinleiden zugrunde liegen, erfordern oft eine lebenslange Therapie. Hierzu gehören die Zystinurie, Störungen des Harnsäurestoffwechsels und die primäre Hyperoxalurie. Für alle Steinerkrankungen, jedoch explizit für die gerade genannten, ist eine Steigerung der Diurese durch vermehrte Flüssigkeitszufuhr mit der Folge der Abnahme des spezifischen Gewichtes des Urins unabdingbar. Bei der Zystinurie und Störungen des Harnsäuremetabolismus ist zusätzlich die Alkalisierung des Harns sinnvoll. Zystin wird durch Gabe von Komplexbildnern wie Vitamin C, D-Penicillamin oder Mercaptopropionylglycin in Lösung gehalten. Diese Stoffe werden für die Langzeitmetaphylaxe der Zystinurie eingesetzt. Der größte Nachteil dieser Behandlungsform liegt paradoxerweise in einer möglichen Nephrotoxizität der verwendeten Substanzen.

Literatur

1. Esen T, Krautschick A, Alken P (1997) Treatment update on pediatric urolithiasis. World J Urol 15 (3):195–202
2. Kurzrock EA, Huffman JL, Hardy BE, Fugelso P (1996) Endoscopic treatment of pediatric urolithiasis. J Pediatr Surg 31 (10):1413–1416
3. Robert M, Drianno N, Guiter J, Averous M, Grasset D (1996) Childhood urolithiasis: urological management of upper tract calculi in the era of extracorporeal shock-wave lithotripsy. Urol Int 57 (2): 72–76
4. Schultz-Lampel D, Lampel A, Lazica M, Thuroff JW (1997) Extracorporeal shockwave lithotripsy in childhood. Urologe A 36 (3):200–208

16.3
Therapie der Harnleitersteine im Kindesalter

J. Weißmüller

Abstract. Was bis vor 12 Jahren unumgänglich war, daß die geringe lichte Weite des Kinderharnleiters und der Kinderharnröhre eine endoskopische Steinbehandlung ausschloß und deshalb die operative Ureterolithotomie erzwang, hat sich inzwischen in vollständiges Gegenteil verkehrt. Die Schnittoperation ist nicht nur entbehrlich geworden, sie ist kontraindiziert, abgelöst wohl hauptsächlich von der ESWL, die im letztlichen Erfolg jedoch angewiesen ist auf eine Reihe auxiliarer endoskopisch anwendbarer Verfahren, die symbiotisch fast synchron mit der ESWL in anderen Zentren entstanden. Der hauptsächliche Beitrag dazu war die Miniaturisierung der Kinderendoskope bis herunter zu Charriere 6, versehen mit einem Sicht- und einem Arbeitskanal, der passende Stents einbringt und mittels

einer Zange auch Konkremente extrahiert. Wahrscheinlich der bedeutendste Fortschritt
dabei ist die endoskopische Laserlithotripsie bei Kindern, bereits bei Säuglingen wie auch 1-
bis 2jährigen. Der Autor des Beitrags war an der Grundlagenentwicklung mitbeteiligt. Bei
allen Vorteilen der neuen Techniken steht im Hintergrund die potentielle Schattenseite, daß
(vermeidbares) traumatisierendes Arbeiten Stenosen an Harnröhre und Harnleiter begünstigt.

16.3.1
Abkehr von der Schnittoperationsindikation

Eine Analyse von 173 pädiatrischen Steinpatienten vor der ESWL-Ära [1] enthielt 5 8
Harnleitersteine, davon 5mal beidseitig und 7mal zusätzlich zu anderen Steinlokali-
sationen. Bei 35 Kindern (60 %) war eine Ureterolithotomie notwendig, die übrigen
konnten konservativ behandelt werden, wobei Schlingenmanöver einen ganz geringen Anteil hatten. In unserer 2. Serie von Kinderharnsteinen (n = 85, Alter von
2 Monaten bis 18 Jahren mit einem Anteil von 13 % unter 2 Jahren, alle mit ESWL zum
Teil mehrfach behandelt), war bei 14 Harnleitersteinen (16,5 %) keine einzige Ureterolithotomie mehr erforderlich [4].

16.3.2
Auxiliare endourologische Techniken bei ESWL

Die ESWL hat als Folgeleistung die Entwicklung der auxiliaren endourologischen
Techniken stimuliert und damit die Therapie auch des kindlichen Harnleitersteines
revolutioniert.

Diesen modernen Therapieformen kommt entgegen, daß der kindliche Harnleiter
potentiell relativ weitlumiger ist als bei Erwachsenen. Somit wird der Stein-
abgang nach ESWL erleichtert, und endourologische Maßnahmen einschließlich
Ureteroskopie sind erstaunlich problemlos möglich.

In der vorerwähnten Serie von Harnsteinen bei 85 Kindern und Jugendlichen
waren folgende auxiliare endourologische Maßnahmen notwendig:

– Ureterkatheter zur Desobstruktion (53mal),
– perkutane Nephrostomie zur Desobstruktior (11mal),
– Ureterkatheter als Ortungshilfe vor ESWL (12mal),
– Ureterkatheter zur Steinreposition vor ESWL (7mal),
– ureteroskopische Steinreposition vor ESWL (2mal),
– Zeiss-Schlinge (5mal), inzwischen längst obsolet,
– ureteroskopische Lithotripsie und Extraktion (8mal, davon 2 Säuglinge).

Die anfangs routinehafte Harnleiterschienung vor ESWL wird heute seltener durchgeführt [2].

16.3.3
Endourologie als eigenständige Behandlung von Harnleitersteinen des Kindes

Je tiefer der oder die Steine im Harnleiter des Kindes sitzen, um so mehr verschieben
sich die Indikationen und Techniken hin zu einer transurethralendoskopischen

Instrumentation und zu neuen Methoden der Lithotripsie. Deshalb sind auf diesem Gebiet die stärksten Fortschritte gelungen, was methodisch die Laserlithotripsie betrifft wie auch die Miniaturisierung der Instrumente. Als derzeit sinnvolles Therapiekonzept bei Harnleitersteinen auch des Säuglings- und Kleinkindesalters kann folgendes gelten:

Steine des oberen Harnleiterdrittels
Sie werden mit In-situ-ESWL behandelt oder vorher durch Sondierung in das Pyelon reponiert. Gelingt dies nicht, wird ein Stent am Stein vorbei- oder zumindest an den Stein herangeschoben und dieser dann mit ESWL behandelt. Bei primärer Harnleiterschienung ist die Erfolgsrate höher, und es können dem Kind damit immerhin weitere Narkosen erspart werden.

Steine im mittlere Harnleiterabschnitt (ileosakral im Knochenschatten)
Sie werden gleichfalls reponiert oder ggf. in Bauchlage mit ESWL behandelt. Bei Mißlingen erfolgt die ureteroskopische Extraktion oder Lithotripsie [3, 5, 6]. Eine Harnleiterschienung verbessert bei dieser Lokalisation Ortbarkeit und Erfolgsrate besonders. Die früher geübte Schlingenbehandlung gilt heute als obsolet.

Steine im unteren Harnleiterdrittel
Diese können primär mit ESWL angegangen werden. Bei Lagerungs- und Ortungsproblemen oder bei ESWL-resistenten Konkrementen kommt wie im gesamten Harnleiter die Ureteroskopie zum Einsatz, dies heute eher und möglichst unter Ausnutzung einer ersten Narkose, da ihr hoher Entwicklungsstand atraumatisches Vorgehen selbst beim Säugling ermöglicht (zur Technik s. [3, 5]). Ein Vorteil für die alleinige sofortige Ureteroskopie konnte bislang durch Studien nicht belegt werden; häufig steht dem auch die Sorge um Läsionen insbesondere der männlichen Harnröhre (Strikturgefahr) entgegen [2].

16.3.4
Miniaturisierte Endoskope und Faseroptik für Säuglingsformat

Unabdingbare Voraussetzung für dieses endourologische Therapiekonzept ist die Entwicklung miniaturisierter Endoskope (starr und flexibel) mit dazugehörigem Instrumentarium (Greifzangen, Dormia-Körbchen), ferner ausreichend kleiner und gleichzeitig weitlumiger Ureterschienen (z. B. dirigier- und dekonnektierbare versenkte Splints) sowie geeigneter Lithotripsieverfahren mit kleinkalibrigen Applikationssonden.

Bewährt hat sich bei uns ein Kompakturethrozystoskop mit 9,5 Charr Außendurchmesser und Arbeitskanal für 5-Charr-Instrumente. Dieses Gerät ist etwa ab dem 3. Lebensmonat auch bei Knaben zur Zystoskopie einsetzbar und erlaubt die Plazierung von 4,7-Char-S-Stents. Bei einem 9 Monate alten Knaben konnte damit nach längerer versenkter Ureterschienung sogar eine Ureteroskopie des unteren Harnleiters mit Extraktion mehrerer Konkremente durchgeführt werden.

Für die Ureteroskopie besonders geeignet erweisen sich neue miniaturisierte und semirigide Endoskope mit Faseroptik, etwa ein 5- bis 7,5-Charr-Kompaktfiberureterorenoskop mit Instrumentierkanal für flexible 3,3-Charr-Hilfsinstrumente. Mit diesem Gerät konnten wir bei einem 15 Monate alten Knaben 3 distale, für eine Extraktion zu große Harnleitersteine mit einem Lasersystem völlig atraumatisch lithotripsieren.

16.3.5
Lithotripsieverfahren

Die seit längerem verfügbaren elektrohydraulischen und Ultraschallithotripter [3] sind insbesondere beim Kind eher weniger geeignet. Die elektrohydraulische Funkenentladung birgt das unkalkulierbare Risiko einer Wandläsion oder gar -perforation. Gleichwohl ist die *elektrohydraulische Lithotripsie* mit den neuen kleinstkalibrigen Sonden in geübter Hand ein geeignetes Verfahren. Die starren Ultraschallsonden sind für miniaturisierte Ureteroskope ungeeignet, dies allein schon aufgrund des Fehlens einer zur Kühlung ausreichenden Wasserspülkapazität.

Die Entwicklung der Laserlithotripsie eröffnet für Kinder eine nahezu ideale Behandlungsmethode [2]. Die Vorteile der extrem fein fragmentierenden und atraumatischen Arbeitsweise eines Q-switched-Neodym-YAG-Lasers der Wellenlänge 1065 nm konnten leider nicht zur Praxisreife entwickelt werden [6]. Trotz der grobkörnigeren Fragmentation bietet ein blitzlampengepulster Farbstofflaser (594 nm) mit automatischer Steinerkennung („Lithognost") eine ausgesprochen praxisgerechte Alternative. Beträgt hier die primäre Steinfreiheitsrate nur 47 % (ND:Yag-Laser: 80 %), so gibt es hinsichtlich der Sekundärtherapierate kaum Unterschiede: 17 % gegenüber 12 % beim ND:Yag-Laser [7]. Wenig praxisgerecht sind leider noch die Kosten.

Das heute denkbar atraumatische und erfolgreiche ueteroskopische Operieren bei kleinen Kindern bleibt zwar auf die Narkose angewiesen, ist aber für die Therapie ein revolutionärer Fortschritt.

Literatur

1. Aplas G, Schrott KM, Böwing B (1982) Ursachen, Therapie und Verlauf der Urolithiasis im Kindesalter. In: Albrecht KF (Hrsg) Verhandlungsbericht der Deutschen Gesellschaft für Urologie, 33. Tagung, 21.–24. Oktober 1981, Köln. Springer, Berlin Heidelberg New York, S 250–261
2. Kroovand RL (1997) Pediatric Urolithiasis. The Urologic Clinics of North America 24, 1:173–184
3. Schmeller NT, Schüller J (1988) Ureteroskopische Behandlung von Harnleitersteinen. In: Schüller J, Hofstetter AG (Hrsg) Endourologie. Thieme, Stuttgart New York
4. Schott G, Schafhauser W, Rösch W, Schrott KM (1992) Nierensteinbehandlung im Kindesalter. Pädiat Prax 44:443–444
5. Schüller J, Schmeller NT, Böhle ABER (1988) Transurethroureteraler Zugang zur Ureterorenoskopie. In: Schüller J, Hofstetter AG (Hrsg) Endourologie. Thieme, Stuttgart New York, S 121–141
6. Weißmüller J, Hochberger J, Schafhauser W (1990) Laserlithotripsie – Erfahrungen mit einem gepulsten Neodym:YAG-Laser. Z Urol Poster 2:266–268
7. Weißmüller J, Braig H, Schafhauser W, Hochberger HJ (1992) Nd:YAG-Laser versus Lithognost: Vergleich von in vitro Lithotripsie-Effekt und klinischer Anwendung. Z Urol Poster 4:196–198

Kapitel 17

Anomalien bzw. Fehlbildungen der Harnorgane

A. Sigel

Abstract. Abgesehen von erworbenen Bestandteilen wie Steinerkrankungen und bakteriellen Entzündungen besteht Kinderurologie fast gänzlich aus kongenitalen Fehlbildungen. Was als Obstruktives, Refluxives, Neurogenes, Dysplastisches oder Hypoplastisches symptomatisiert, rückt damit in den Vordergrund. Daneben, mehr hintergründig, gibt es eine Reihe von Fehlbildungen distal und proximal an den Harnwegen, wie sie Tabelle 17.1 auflistet. Einige davon, so Sinus urogenitalis, Blasenspalte, Divertikel der Harnblase und Urachusanomalien, sind keine seltenen Fehlbildungen und erhalten deshalb eine eigene Darstellung. Septierung der Harnblase und Duplikationen der Harnröhre haben nicht weniger ihren Krankheitswert, kommen jedoch seltener vor.

Unter den Anomalien der Nieren hat die Agenesie einen hohen Krankheitswert. Die Reihe der Dystopien und Rotationsstörungen hat in der Regel mittelgradigen Krankheitswert, manchmal auch geringen. Ähnliches gilt für Fusionsnieren und Kelchdivertikel bzw. Stenosen, ebenso die Ptosis der Niere. Die Ren duplex hat entweder keinen oder hohen Krankheitswert.

Alle Fehlbildungen der Niere sind relativ einfach zu diagnostizieren. Die Indikationen sind different und verlangen einiges an Einsicht. Die Operationen beanspruchen subtile Technik.

17.1
Fehlbildungen der Harnblase

Der *Krankheitswert* bestimmt die Genauigkeit der Namensgebung, Wenn er fakultativ ausbleiben kann, so bei der Hufeisenniere, dann überzeugt die Bezeichnung Anomalie. Die Blasenspalte, eine extreme Fehlbildung, unter Anomalie einzuordnen wäre terminologisch Verharmlosung, ähnlich die vererbte Polyzystische Verformung beider Nieren. Beide Termini seien zugestanden, sofern sie den Inhalt zutreffend wiedergeben. Kongenital entstehen alle Fehlbildungen, und insofern gehören sie alle zur Kinderurologie. Da sie jedoch für die ganze Lebenszeit fortbestehen, mit ungleichem Krankheitswert, mehr oder minder vollständig behandelbar, gehören sie ebenso zur Urologie des Erwachsenen. Viele der Anomalien resp. Fehlbildungen erfahren ihren Krankheitswert erst nach den Kindheitsjahren. Die Diagnose während der Kindheit unterbleibt deshalb oft oder erscheint zufällig. Was für die Harnblase in Tabelle 17.1 aufgelistet ist, steht nach Inzidenz und Krankheitswert im Vordergrund, alle diese Fehlbildungen erhalten deshalb (mit 3 Ausnahmen) einen eigenständigen Abschnitt.

Tabelle 17.1. Anomalien respektive Fehlbildungen der Harnorgane

Fehlbildungen der Harnblase	Fehlbildungen der Nieren
Sinus urogenitalis	Agenesie, mono, bilateral
Blasenspalte inkl. Epispadie	Kaudale Dystopien
Divertikel der Harnblase	Kraniale Dystopien
Urachusanomalien	Gekreuzte Dystopie
Fehlbildungen der Harnblase:	Fehlbildungen der Nieren:
Septierung der Harnblase	Rotationsstörungen
Duplikation der Harnröhre	Fusionsnieren
Weibliche Hypospadie	Kelchdivertikel, Hydro- und Megacalycosis
	Kelchhalsstenose, solitär/multipel (Infundibulo pelvic-stenosis)
	Ptosis der Niere
	Ren duplex

17.1.1
Septierung und Doppelung der Harnblase

Doppelung bedeutet Zweiteilung der Blase bis in den Blasenhals hinein, Septierung bedeutet das gleiche in Unvollständigkeit (Abb. 17.1). Manchmal septiert sich nur die Mukosa in verdickter Gestalt, das andere Mal ist die Blasenwand vollständig zweigeteilt. Eine äußere Grube markiert dann beides voneinander; die Querteilung, die es auch gibt, bleibt notwendig unvollständig und nimmt die Gestalt einer Glasuhr an. Die Teilung verläuft weit oberhalb der Ostienleiste. Beides in einem, sagittale wie horizontale Teilung, ist die große Rarität. Je vollständiger die Blasenteilung, um so öfter gibt es an Harnleitern und Nieren Obstruktionen und Dysplasie. Sie können die Nierenfunktion gefährden. Obstruierte Harnleitermündungen der geteilten Blase

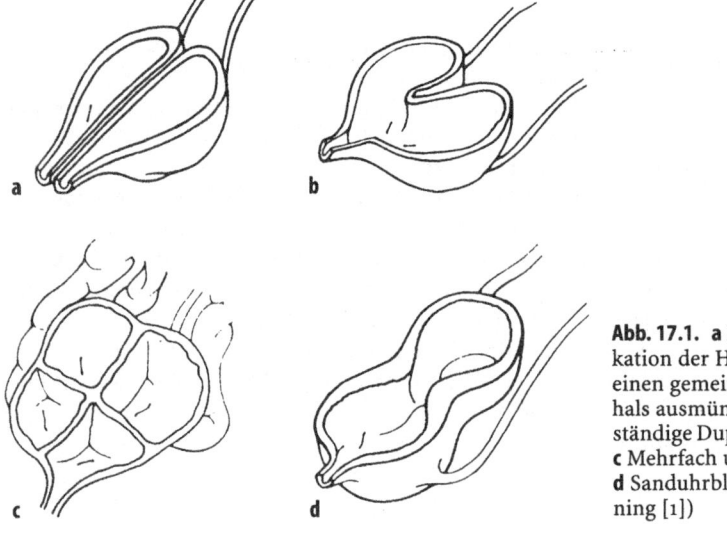

a   b

c   d

Abb. 17.1. a Komplette Duplikation der Harnblase, in einen gemeinsamen Blasenhals ausmündend. **b** Unvollständige Duplikation. **c** Mehrfach unterteilte Blase. **d** Sanduhrblase. (Aus Canning [1])

täuschen große Ureterozelen vor, deshalb ergibt erst die Endoskopie verläßliche Diagnostik. Die Therapie besteht in der operativen Resektion der Scheidewand, neuerdings mehr endoskopisch als offen operativ.

17.1.2
Harnröhrenduplikation

Genetisch wenig klar, gibt es die Doppelung der Harnröhre (Abb. 17.2) in verschiedener Gestalt. Die beiden Röhren liegen entweder in der Pfeilebene unter- und übereinander, die hauptsächlich funktionierende meist unten, die andere oben. Oder beide liegen horizontal, die eine links, die andere rechts. Eine der beiden Harnröhren mündet normal glandulär, die andere vorzeitig hypospadisch. Die normale ist kontinent, die abnormale inkontinent oder auch blind endigend. Eine Chorda ist öfter beteiligt. Die Therapie besteht überwiegend in der operativen Exzision des abnormen Teils. Darauf zu verzichten, kann mitunter begründet sein.

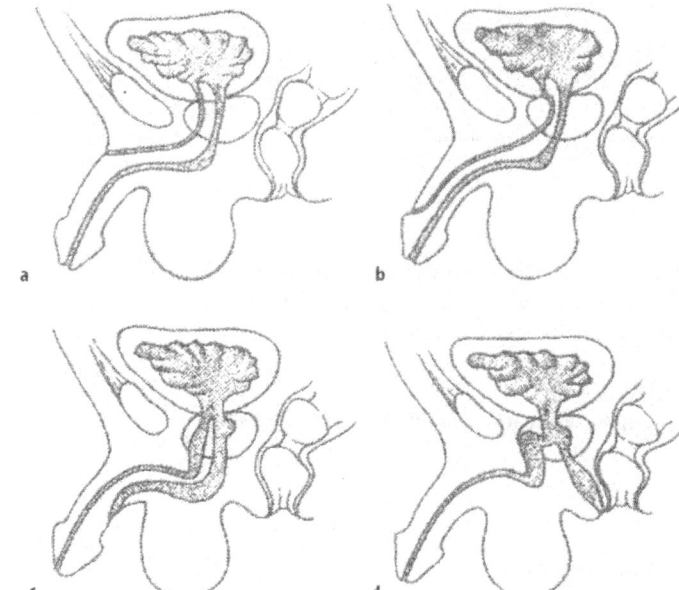

Abb. 17.2. Harnröhrenduplikation. Koppelung und Aberration der (männlichen) Harnröhre. Weitere Variationen sind bekannt. (Aus [17, 2])

17.1.3
Sinus urogenitalis

Wenn die Ausdifferenzierung des Sinus urogenitalis anfangs des 2. Trimenons etwas unvollständig bleibt, entsteht die sog. weibliche Hypoplasie (Abb. 17.3). Der Befund ist gut korrekturfähig. Bleibt die Ausdifferenzierung wesentlich früher stehen, persistiert der Sinus urogenitalis (Abb. 17.3b), dann wird dem Operateur weit mehr abverlangt, Harnwege und Vagina zu trennen, einen Blasenhals samt Harnröhre kontinent

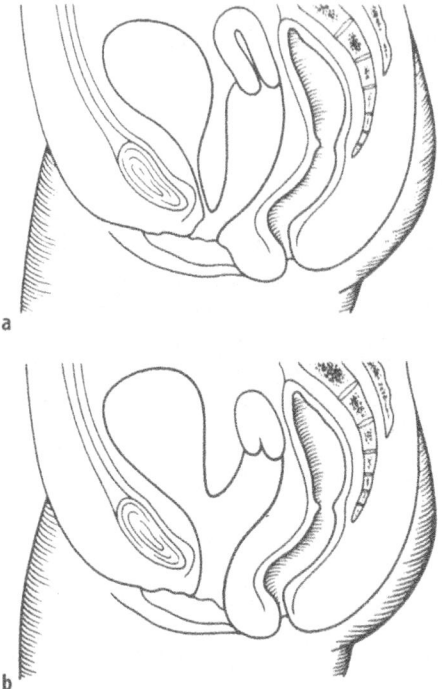

Abb. 17.3. a Schema der weiblichen Hypospadie, Harnröhre distal verkürzt. **b** Schema des Sinus urogenitalis in unvollständiger Ausdifferenzierung. Blase inkontinent, mit Vagina vereinigt. (Herkunft der Abb. unbekannt)

herzustellen. Die Operation in einem von abdominal und perineal mitunter mehr aktiv, wurde unbekannt oft ausgeführt, unbekannt auch die Resultate. Die Fehlbildung kommt relativ selten vor.

17.1.4
Ekstrophie, Epispadie und männliche Hypospadie

Siehe Kap. 24.

17.1.5
Urachusanomalien

Siehe Kap. 13.2.

17.1.6
Divertikel der Harnblase und der Harnröhre

Siehe Kap. 13.1.

17.2
Fehlbildungen der Nieren

17.2.1
Agenesie

Siehe Notfallsituation in Kap. 14.

17.2.2
Dystopien

Stärkste Störung der physiologischen Aszension ist ihr nahezu völliges Ausbleiben, die sog. *Beckenniere.* Sie liegt retrovesikal im kleinen Becken und erreicht substantiell kein Normalformat, sofern das Geschwisterorgan normotop liegt. Beckenniere als Einzelniere kann Normalformat erreichen. Die zugehörigen Arterien und Venen stammen aus der Iliaca interna (Abb. 17.4). Die Harnleiter münden normal trigonal, Beckennieren sind erhöht krankheitsanfällig, als Einzelniere bis zu 40 %. Die Ursache liegt öfter in partieller Dysplasie. Im OP-bedürftigen Krankheitsfalle endet der Eingriff öfter in Nephrektomie als es bei Normotopie zuträfe. Verhängnisvoll wird die Verwechslung einer solitären Beckenniere mit irrtümlicher Annahme eines Tumors des kleinen Beckens. Graviditäten steht eine Beckenniere nicht im Wege.

Häufigste Situation einer unvollständigen Aszension ist die *lumbaldystope Niere.* Sie erreicht in der Regel kein substantielles Normalformat, daher auch die begleitende Rotationsstörung. Rekurrierende Pyelonephritis kommt relativ oft vor, auch vor refluxivem Hintergrund. Organerhaltende Therapie als Regel.

Das Gegenteil, übersteigerte statt unvollständiger Aszension, ereignet sich bei der *thorakalen Dystopie.* Nierenverkleinerung gehört zum Ereignis. Die Niere gerät über die Bochdaleck-Hernie nach supradiaphragmal.

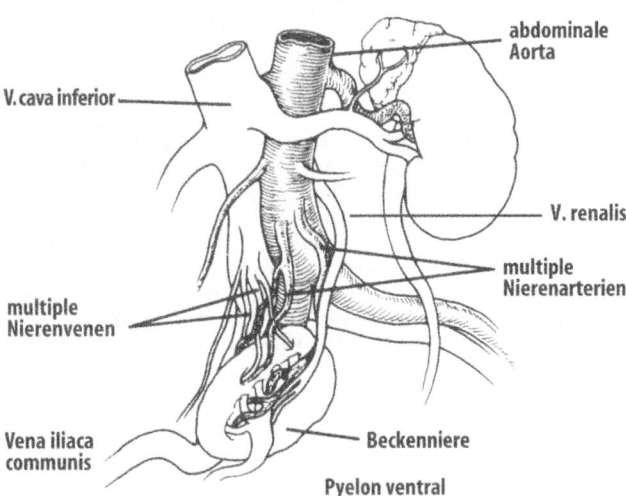

Abb. 17.4. Schema der Beckenniere, Sinus renalis ventral, Gefäßversorgung aus distaler Aorta und Cava oder Vasa iliacae (aus Campbell 1997)

abdominale Aorta

V. cava inferior

V. renalis

multiple Nierenarterien

multiple Nierenvenen

Vena iliaca communis

Beckenniere

Pyelon ventral

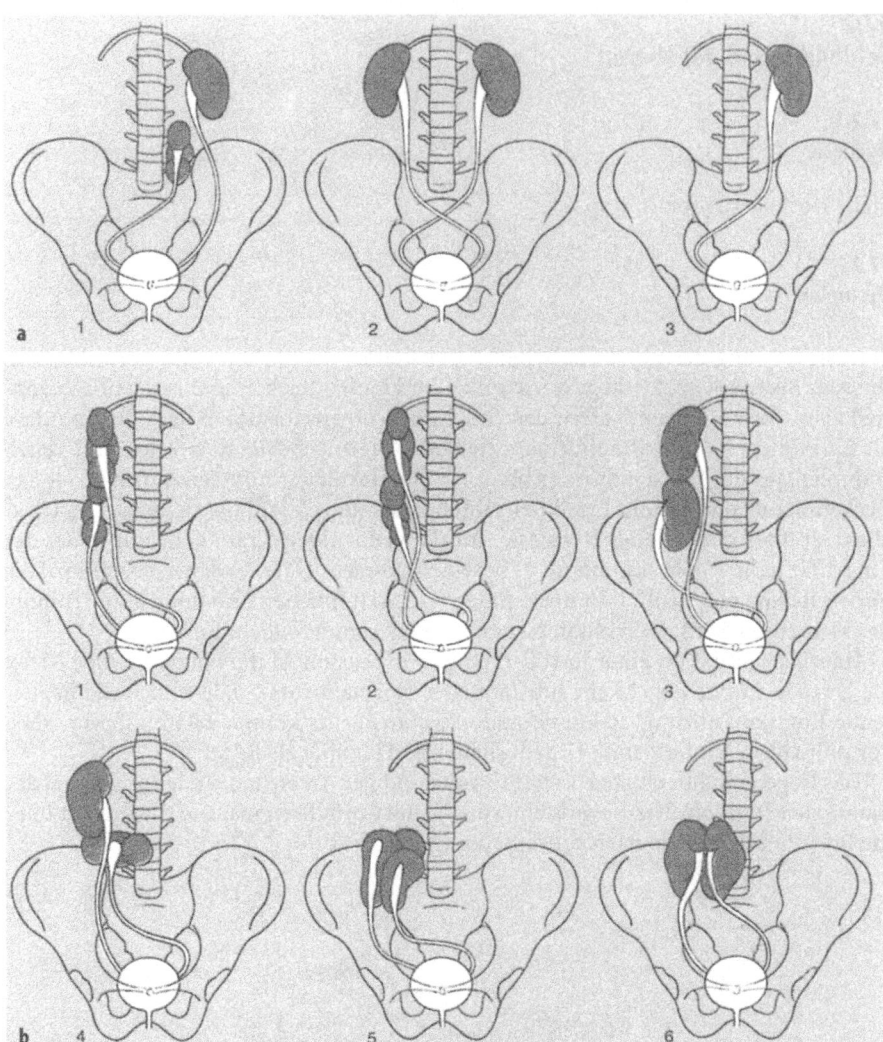

Abb. 17.5. a Schema der gekreuzten Dystopien. *1* Dystopie der rechten Niere nach links lumbal, nicht verschmolzen; *2* Schema der beidseitig gekreuzten Dystopie; *3* Schema der einseitig gekreuzten Dystopie bei Agnesie der kontralateralen Niere; **b** Schema der gekreuzten Dystopien mit Verschmelzungen. *1* gekreuzte Dystopie nach oberhalb der lumbal dystopen seitenrichtigen Niere; *2* gekreuzte Dystopie unterhalb der orthotopen Niere, jedoch rotationsgestört; *3* gekreuzte Dystopie unterhalb der normotopen Niere, komplett rotationsgestört (Sigmaniere); *4* Querlage der gekreuzten Dystopie unterhalb der normotopen Niere; *5* lumbal dystope einseitige Verschmelzungsniere (Kuchenniere), Kontur wenig geordnet; *6* lumbal dystope Verschmelzungsniere mit ausgereifter Nierenform beidseits. [Aus Campbell 1982]

Die zugehörige Nebenniere einer renalen Dystapie erreicht und verbleibt in der Regel an normaler Stelle. Ausnahmsweise gerät sie in den Verbund der Dystopie.

Gekreuzte Dystopien ohne und mit Verschmelzung. Ohne Verschmelzung seltener (Abb. 17.5a): Die kreuzende Niere liegt unterhalb der normotopen Niere, beide in einer gemeinsamen Fascia gerota. Selten sind beide über Kreuz verlagert, Platztausch gleichsam. Noch seltener gibt es die Einzelniere, die kontralateral liegt. Auskunft darüber gibt nur der distale Verlauf des Harnleiters.

Mit Verschmelzung häufiger: Es gibt sechs verschiedene Varianten (Abb. 17.5b). Den gekreuzten Dystopien mit Verschmelzung ist erhöhte Krankheitsanfälligkeit eigen, so über Obstruktion am pelviureteralen Übergang, weiter Entzündungen und Steinerkrankungen, alles jedoch selten vor dem vierten Jahrzehnt manifest. Korrelationspathologie testikulärer und skelettaler Art bekannt.

Die Inzidenz aller Dystopien beträgt $1 : 10^3$.

17.2.3
Rotationsstörungen

Nicht als Begleiterscheinung wie bei der Dystopie, sondern eigenständig bei Normotopie gibt es Störungen der Rotation, auch hier in ganz unterschiedlichen Graden, so daß der Hilus entweder ventral, medial oder lateral sich öffnet (Abb. 17.6). Erhöhter Krankheitswert ist nicht oft mit gestörter Rotation verbunden, z. B. Tendenz zu Harnsteinen.

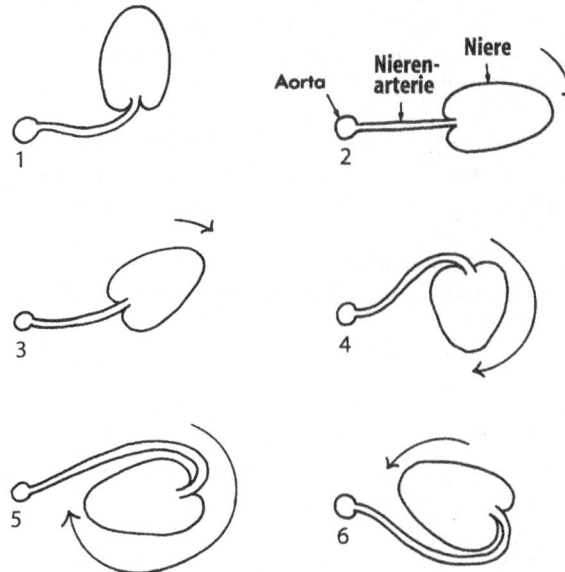

Abb. 17.6. Normale und abnormale Rotation der Niere im Verlauf ihrer Aszension, schematische Darstellung im Querschnitt einer linken Niere. *1* embryonale Position, Hilus ventral; *2* normal ausgereifte (ventromediale) Rotation (90 Grad), Hilus medial; *3* inkomplette Rotation; *4* Hyperrotation, Hilus dorsal; *5* maximale Hyperrotation; *6* verkehrte Rotation, Hilus lateral. (Aus Campbell 1982)

17.2.4
Hufeisenniere

Morphologie. Immer in medianer U-Form verschmolzen (Abb. 17.7), öfter symmetrisch als asymmetrisch, fast immer die Verschmelzung kaudal, höchst selten kranial, fast immer ventral der Aorta und Kava, fast immer tiefer stehend als normal. Die stark variable Gefäßversorgung immer multiarteriell, nicht nur aortal abgehend, ebenso oft iliakal und mesenterial. Gestörte Rotation hat Anteil. Die Hili liegen ventral, der pyouretereale Übergang steht abnorm hoch, die Brücke beidseits ventral überquerend. Der Grad an Asymmetrie und das Maß der Brücke variieren stark. Zwischen den Hohlsystemen beider Seiten besteht keine Verbindung.

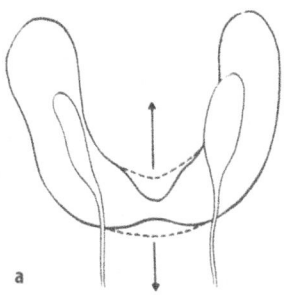 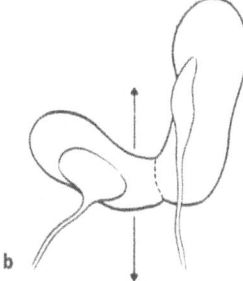

Abb. 17.7a, b. Hufeisenniere. **a** Symmetrische Form mit schmalem oder breitem Isthmus bei nedialer Fusion. **b** Asymmetrische Form, eine Hälfte (*links*) kreuzend (Urol. Univ. Kl. Erlangen)

Morbidität. Häufigste aller Fusionsanomalien, 0,25 % aller Menschen. Verhältnis weiblich zu männlich beträgt 1 : 2. Geringe erbliche Penetranz. Klinische Manifestation: mehr ausnahmsweise im Kindesalter, überwiegend im Erwachsenenalter, dann vordergründig über Korrelationspathologie.

Korrelationen. Öfter Doppelniere mit Reflux in die untere Anlage, öfter auch verbunden mit Trisomie und Turner-Syndrom, mit Hypernephrom, Urotheliom, Nephroblastom und Polydysplasie.

Krankheitswert und Indikationen. Zwei Drittel aller Fälle bleiben symptomlos und ohne Krankheitswert. Ein Drittel: hauptsächlich verengter Ureterabgang, deshalb

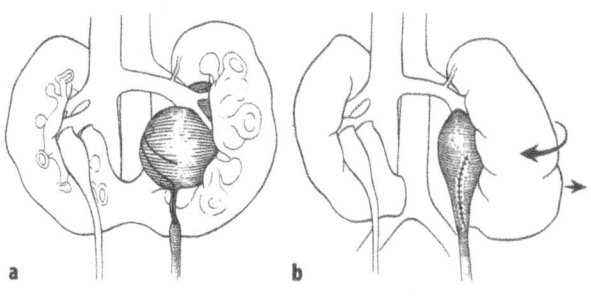

Abb. 17.8. a Schema der sog. Hufeisenniere mit Parenchymbrücke und verengtem Abgang des Harnleiters. Die Kontinuitätsresektion kann auf Spannung stoßen, deshalb ist Läppchenplastik vorzuziehen. **b** Durchtrennung der Brücke zweckmäßig und damit auch Korrektur der vorbestehenden Außenrotation (Urol. Univ. Kl. Erlangen)

Hydronephrotisierung, Steinbildung, Infektion und Hypertonie. In ca. 25 % aller Fälle besteht die Indikation zur Nierenbeckenplastik, dies am besten als kontinuitätserhaltende Foley-Plastik. Durchtrennung des Isthmus alleine genügt nicht, umgekehrt ist diese Maßnahme öfter entbehrlich bei perfekter Pyeloplastik (Abb. 17.8). Nicht jede Dilatation bedeutet Obstruktion. Daher auch hier Differenzierung mittels Scan.

17.2.5
Kelchdivertikel und -divertikulosis

Synonym: Hydrocalycosis, Megacalycosis, 4,5 zu 1000 Geburten. In der Einzahl handelt es sich um eine idiopathische Hypoplasie einer Markpapille samt zugehöriger Pyramide. Das gleich in der Mehrzahl oder sämtliche Pyramiden einbeziehend, die Megacalycosis, eine generalisierte medulläre Hypoplasie, zieht notwendig auch eine kortikale Hypoplasie nach sich. Einseitiger Befall ist die Regel. Mit Obstruktion hat die Fehlbildung nichts zu tun.

17.2.6
Kelchhalsstenose, solitär, multipel (Infundibulopelvic stenosis)

Ein stenosierter Kelchhals, sobald mehr als die Hälfte der lichten Weite verlustig, zieht in seinem Einzugsbereich immer hämoobliterative Nephrozirrhose nicht nach sich, nicht anders als jede grobe Einengung des Harnweges weiter distal. Hier, am weitesten proximal, ereignet sich die Obstruktion am strengsten, weil jede vorgeschaltete druckmindernde Pufferzone fehlt. Die zugehörige Pyramiden- und Rindenzone verschmächtigt sich druckatrophisch und wird am Ende zu einer bindegewebigen blasigen Hülle. Der Befund kann ohne viel Krankheitswert bleiben, oder ihn über eine nachfolgende Steinbildung erhalten.

Den gleichen Ablauf gibt es aber auch in dysplastischer Gestalt, was auf eine frühere Entstehung (1. Trimenon) hinweist. Nicht in der Einzahl, sondern sämtliche Kelche verengend, dann auch das Pyelon verunstaltend, dann stets in dysplastischer, nicht mehr in hypoplastischer Regie) macht die Nieren insgesamt stark unterwertig. Pyelonale Hypoplasie ist eine gängige Bezeichnung.

17.2.7
Nephroptose (Senkniere, Wanderniere, Ren mobilis)

Definition. Anlagebedingt abnorme Beweglichkeit der Niere nach kaudal innerhalb einer stark erweiterten Fascia gerota, auftretend meist erst im mittleren Lebensalter, weit mehr Frauen als Männer, selten Kinder.

Morphologie, Pathogenese und Pathophysiologie. Stark gelockerter Halteapparat der Niere zusammen mit Gewichtsverlust, nachgebendem fettgepolstertem Gleitlager, Teil einer allgemeinen Enteroptose. Zusammen mit der Senkung kippt die Niere sowohl um die Sagittal- als auch um die Frontalebene (Abb. 17.9). Der Gefäßstiel durch Zug abnorm verlängert, relativ verengt, versehen mit der Chance zu Goldblatt-Mechanismus. Relativ häufig reaktive fibromuskuläre Hyperplasie der A. renalis. Der pyeloureterale Übergang fallweise partiell obstruiert.

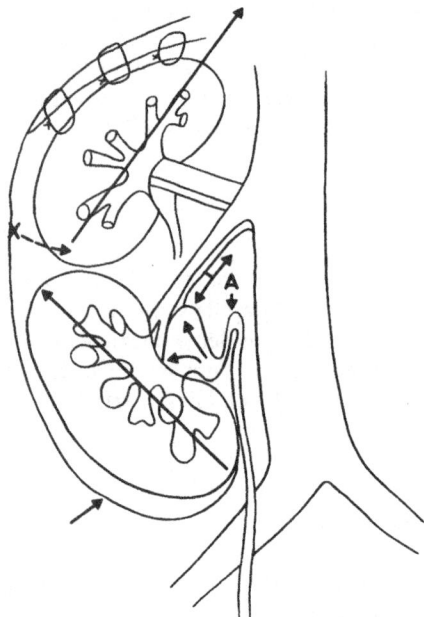

Abb. 17.9. Schema der abnorm beweglichen Niere. Sie kippt in der Frontalebene und sinkt in der Sagittalebene. Der Querschnitt der Gefäße nimmt ab. Fakultativ entsteht eine Obstruktion des pyeloureteralen Übergangs. (Urol. Univ. Kl. Erlangen)

Symptome. Lageabhängige Lumbal- bis Unterleibschmerzen, überwiegend erst nach längerem Gehen, Stehen, Sitzen. Promptes Sistieren im Liegen. Im Stehen ist verschieblicher Flanken- bis Unterleibtumor tastbar, der im Liegen zurückgleitet.

Diagnostik. Sonographie und AUR im Liegen und hinterher im Stehen; Messung des Blutdrucks im Liegen und Stehen; seitenvergleichende Kamerafunktionsszintigraphie; ebenfalls im Liegen und Stehen.

Therapie. Verhaltenheit in OP-Indikation nur, wenn
- eindeutig lageabhängige Schmerzen,
- Harnstau im Stehen objektiviert,
- renale Hypertonie mit Reninbestimmung.

17.2.8
Ren duplex

Siehe Kap. 12.

Literatur

1. Canning DA (1997) in Campbells Urology
2. Colodny (1997) in Campbells Urology
(Literatur und Herkunft der Abbildungen zu Kap. 17 unvollständig)

Kapitel 18

Harnableitung, Pouches, Augmentation – Indikation und Methodik im Kindesalter

R. de Petriconi und R. Hautmann

Abstract. Dieses Thema der Urologie, Kinder wie Erwachsene, gehört, was die Indikation betrifft, zu den schwierigsten. Die verfügbaren Methoden sind für beide Altersgruppen die gleichen. Aus benigner Indikation überwiegen die Kinder, aus maligner die Erwachsenen.

Harnableitung oder auch Harnumleitung hat zwei Aufgaben: die Desobstruktion obstruierter Harnwege und den Ersatz für eine nicht mehr verfügbare Harnblase. Desobstruktion dann, wenn ein einfacher Splint nicht genügt, dazu dann die Entscheidung, ob temporär, das häufigere, oder permanent, das schwerwiegendere. Schwieriger und aufwendiger wird das Thema, wenn der Rückweg in die Harnblase nicht mehr begehbar ist, ein Entschluß, dem psychologisch Resignation wie Widerstand eigen ist. Harnumleitung in die Bauchdecke, möglich mittels eines Conduits aus Dünn- oder Dickdarm, beides zu ihrer Zeit großartige Fortschritte, die jedoch inzwischen von Besserem abgelöst sind, ähnlich auch darin der noch ältere Ausweg der Harnableitung in den Dickdarm zur weiteren Darmpassage.

Die Ersatzblase aus Intestina mit Ventil zur Bauchdecke, einem großteils kontinenten, war ein großer Fortschritt, noch mehr der Anschluß solch einer Darmersatzblase an die natürliche Harnröhre, bei Männern einfacher als bei Frauen. Ein deutlich kleineres Problem daneben ist die Vergrößerung einer zu klein gewordenen Harnblase mittels eines Intestinalabschnittes. Der Indikationsbogen geht also von Desobstruktion der Harnwege über Substitution zu Augmentation der Harnblase.

Kinder sind in der Indikation fast immer nur Subjekt, ihr Objekt sind die Ärzte und die Eltern. Die Akzeptanz macht wenig Denkarbeit im Falle der temporären Ableitungsmethoden. Sie sind lange bekannt und viel seltener indiziert, seit es die perkutane Nephrostomie gibt. Auch die bei Kindern früher häufigere Indikation zu definitiver Harnableitung mittels eines Conduits ist fast gänzlich aufgegeben, weil diese Methodik, nicht nur nasses Stoma, den weiteren Niedergang der Niere nur verzögern, aber nicht verhindern konnte. Deshalb ist der Blasenersatz auch bei Kindern ein wichtiges Thema geworden. Die Varianten dazu, Ileozökalpouch oder Ileoneoblase, stehen sich an Wertigkeit nicht viel nach. Weitgehende Kontinenz des Stomas bedeutet großen Fortschritt, noch mehr der Anschluß der neuen enteralen Blase an die natürliche Harnröhre. Beides verlangt viel Operationskunst. Komplikationen und Revisionen sind keine Seltenheit. Männliche Anatomie bringt mehr Vorteile als weibliche.

Pathophysiologisch gesehen sind die Conduitmethoden optimal, weil Niederdrucksystem, sofern es so bleibt. Die permanente Nässe trotz vorteilhafter Auffangeinrichtungen bleibt der große Nachteil. Umgekehrt liegt der große Vorteil der kontinenten Ersatzblase auf der Hand. Ihre Nachteile jedoch sind vielfältig. Zunächst deren lange fortgesetzte natürliche Dünndarmsekrete, weiter das Problem der Resorption, das jedoch insgesamt weniger gravierend ist, als primär zu erwarten war. Schließlich vor allem bei Verwendung von Dickdarmanteilen die Chance der Tumorinduktion nach Jahr und Tag.

Das Kapitel spiegelt alles, was es an Höhen und Tiefen in der Erwachsenen- wie Kinderurologie gibt. Die Lernphase von der Erwachsenen- zur Kinderurologie birgt weniger Klippen als der direkte Zugang in die Kindermorbidität. Einprägsame Tabellen und Abbildungen vervollständigen die Abhandlung. Aus jedem Satz geht die enorme Erfahrung der Ulmer Klinik hervor, in der die Autoren tätig sind. Pathophysiologische Grundlagenkenntnis und operativer Hochstand gehen eine optimale Verbindung ein.

18.1
Einleitung

Bereits im Erwachsenenalter ist die Indikation zur Harnableitung schwierig. Obwohl die Indikationsstellung zur Harnableitung hier meist sekundär ist, und die Harnableitung in aller Regel nach einer Karzinomoperation erforderlich wird, verbreitet der verstümmelnde Charakter der Harnableitung bei den Patienten häufig Ablehnung und Entsetzen. Im Kindesalter ist die Indikation zur Harnableitung eine schwerwiegendere und konsequenzenreichere Entscheidung, da sie in der Regel bei benigner Grundkrankheit getroffen werden muß und damit bei fast allen Patienten für Zeiträume über viele Jahrzehnte getroffen wird.

Diese Entscheidung wurde durch die Möglichkeit der intrauterinen Diagnostik durch die routinemäßige pränatale Sonographie noch schwieriger.

Bei dieser oft in einer notfallartigen Situation getroffenen Entscheidung muß das Ausmaß des Eingriffes und das spätere Ziel mit höchster Präzision berücksichtigt werden. Ist die Akzeptanz des Patienten bereits im Erwachsenenalter schwierig, so muß dieses Problem im Kindesalter gemeinsam mit den Eltern, dem Pädiater und evtl. dem Neonatologen für das Kind diskutiert und entschieden werden. Dies ändert die Situation nochmals, da Entscheidungen mit so weitreichenden Konsequenzen in aller Regel leichter für sich selbst als für Dritte getroffen werden. Von geringer Patientenakzeptanz und damit im Kindesalter von Elternakzeptanz sind Urinleckage, die Notwendigkeit, einen Katheter für die Blasenentleerung benutzen zu müssen, Stoma oder Ringauffangbeutel, das Risiko einer hohen Reoperationsrate und das drohende Infektrisiko. Es ist deutlich leichter, die Eltern des Kindes von einer Harnableitung zu überzeugen, wenn diese kontinent ist, das natürliche Miktionsverhalten erhalten bleibt, wenn es sich um ein internes Reservoir handelt, wenn der obere Harntrakt sicher ist und wenn das Body-Image ungestört bleibt (Tabelle 18.1).

Die zu wählende Technik muß viele Voraussetzungen erfüllen: Die Erhaltung der Nierenfunktion bzw. die Vermeidung eines postrenalen, progredienten Nierenfunktionsverlustes ist in jedem Fall das primäre Ziel [39].

Bei definitiver Harnableitung sollen Methoden angewendet werden, die langfristig geringe Komplikationen, einfache Versorgung, problemloses Follow-up wie auch einfache Handhabung für die Eltern gewährleisten. Häusliche Versorgung, elterliche Compliance, soziales Umfeld und die Bereitschaft, die Konsequenzen der Harnableitung auf lange Sicht zu tragen, sind für den Langzeiterfolg nicht zu unterschätzen [23,

Tabelle 18.1. Harnableitung – Patientenakzeptanz

Gering	Hoch
Leckage	Kontinenz
Katheter	Natürliche Miktion
Stoma	Inneres Reservoir
Beutel	Sicherer oberer Harntrakt
Reoperation	„Body Image"
Infektion	
– Pyelonephritis	
– Reservoir	
– Nephrostomie	

39]. Im Zweifelsfall ist ein gut funktionierendes, einfaches, nasses Urostoma einem schlecht versorgten, trockenen Urostoma vorzuziehen.

Die Indikation der Harnableitung in Deutschland ist vor allem bei ausländischen Kindern mit Vorsicht zu stellen und muß die Akzeptanz der Harnableitung und die Möglichkeiten der Versorgung in dem potentiellen späteren Heimatland mit einbeziehen. Das Tragen eines Stomas kann für ein Kind aus dem mittleren Osten zum sozialen Ausschluß führen!

18.2
Indikation zur Harnableitung im Kindesalter

18.2.1
Allgemeine Indikation

Erhalt der Nierenfunktion und Wiederherstellung des Harnabflusses sind, abgesehen von der Beseitigung der Grunderkrankung (Harnröhrenklappen, Megaureter, Zustand nach Tumorchirurgie im kleinen Becken), entscheidende therapeutische Ziele. Die Indikation für verschiedene Harnableitungstechniken werden in den jeweiligen Abschnitten diskutiert.

Im Gegensatz z. B. zur Antirefluxplastik bei vesikoureteralem Reflux gibt es bei der Indikationsstellung zur Harnableitung keine direkte Einschränkung der Indikation durch die Nierenfunktion. Die Indikationsgrenze zu kontinenter Harnableitung liegt erfahrungsgemäß bei 1,5 mmol/dl Kreatininämie. Bei deutlich eingeschränkter Funktion ist ein nasses Stoma oder eine Niederdruckharnableitung einer kontinenten Harnableitung aber in jedem Fall vorzuziehen.

In Anbetracht der kompensatorischen Fähigkeiten der kindlichen Niere sollte die Indikation einer vorübergehenden probatorischen bzw. umwandelbaren Harnableitung großzügig gestellt werden, um die Stabilisierung bzw. Verbesserung der Nierenfunktion zu ermöglichen bzw. zu erhalten. Erst nach Wochen bzw. Monaten ist eine erneute Beurteilung der Nierenfunktion vorzunehmen, um dann eine endgültige Entscheidung zu treffen.

Im Journal of Urology (1994) wurde z. B. von Liu et al. bei primär obstruktivem Megaureter mit einer seitengetrennten Funktion unter 40 % und einer Abnahme der Nierenfunktion innerhalb eines Jahres von mindestens 10 % nachgewiesen, daß eine vorübergehende Ureterokutaneostomie bis zu 34 % Spontanremissionen dieses Megaureters nach durchschnittlich 1,6 Jahren erbrachte. Des weiteren, daß nur 49 % dieser Patienten einen unveränderten morphologischen Befund aufwiesen und nur 17 % eine Harnleiterneuimplantation mit Modellage benötigten. Dies weist darauf hin, daß eine vorübergehende Harnableitung durchaus ein Überbrückungsverfahren sein kann, das später ein weiteres Vorgehen überflüssig macht.

Bei traumatischem Verlust der Harnblase bzw. nach Tumorchirurgie des kleinen Beckens ist primär die endgültige operative Versorgung anzustreben, wie z. B. Blasenersatz.

Die Entwicklung der perkutanen Techniken (perkutane Nephrostomie) hat im Bereich der temporären Harnableitung eine Anzahl von Operationstechniken obsolet gemacht. Dieser Trend ist bei endgültiger Harnableitung mit konservativen Methoden (Anticholinergika, Einmalkatheterismus), Operationstechniken (Scott-Sphinkter, Blasenaugmentation, Brindley-Stimulator) und Blasenersatzoperation ebenfalls sichtbar. Um den Rahmen nicht zu sprengen, wird nur auf die Standardtechniken eingegangen. Andere Techniken werden erwähnt, da sie in gelegentlichen Ausnahmesituationen von Wert sein können.

18.2.2
Indikation zur pränatalen Harnableitung

Die routinemäßig durchgeführte pränatale Sonographie im Rahmen der gynäkologischen Betreuung schwangerer Frauen stellt immer wieder dieses Problem. Sonographisch werden in ca. 0,5–1 % pränatal Auffälligkeiten festgestellt, wobei die Harnwegsanomalien bei ca. 30–50 % liegen [46]. In einer Studie an über 10.000 Ultraschalluntersuchungen bei Feten [55, 60] hatten nur 2 % sonographisch eine Harnstauungsniere. Davon war nur bei 21 % postnatal eine weitere Behandlung erforderlich. Harnwegsobstruktionen fallen am Ende des ersten und Beginn des zweiten Trimenons am häufigsten auf und haben eine schlechte Prognose. Im dritten Trimenon entdeckte Obstruktionen sind meist deutlich diskreter [13, 26, 45]. Diese Befunde werden erst nach Beendigung der renalen Embryogenese erhoben, zu einem Zeitpunkt, in dem an der Weiterentwicklung der Niere bzw. Entwicklung nichts mehr geändert werden kann. Die Frage ist, ob heute noch die Indikation zur vorzeitigen Entbindung gestellt werden sollte, um die Harnwege entlasten zu können. Dies ist in Einzelfällen richtig, wobei natürlich in der Differentialdiagnose physiologische Dilatationen zu bedenken sind [17, 27, 60]. Der Versuch, über die Analyse der fetalen Urinzusammensetzung eine Aussage über die Nierenfunktion zu erhalten, steht noch in seinen Anfängen [28]. Mit fortschreitender intrauteriner Nierenreifung ist der Tubulusapparat imstande, Elektrolyte (Natrium, Chlorid) sowie Aminosäuren und Mikroeiweiße (α-1-Mikroglobulin, β-2-Mikroglobulin) aus dem Primärharn rückzuresorbieren. Somit fällt die Konzentration der entsprechenden Urinparameter im Normalverlauf der Schwangerschaft ab [48, 59]. Im zweiten Trimenon wird eine Natriumkonzentration unter 100 mmol/l eine Chloridkonzentration unter 90 mmol/l und eine Osmolarität unter 210 mos/kg als normal beurteilt. Jedoch gibt es normale Parameter auch bei dysplastischen Nieren, so daß in der Frühschwangerschaft die Differenzierung unreifer Nieren und dysplastische Nieren schwer ist. Nach der 30. Schwangerschaftswoche ist diese Unterscheidung problemlos möglich [59] und korreliert mit den postnatalen Ergebnissen.

18.3
Techniken der Harnableitung

Die Harnableitungstechniken sind in 2 große Kategorien einzuordnen:

- Definitive Harnableitung: Hierbei handelt es sich ausschließlich um offene, operative Verfahren (inkl. Augmentation und Ersatzblase).
- Vorübergehende Harnableitung: Perkutane Nephrostomie unter Ultraschallsteuerung und perkutane Zystostomie haben die offene Nephrostomie, Durchzugsfistel oder offene Zystostomie fast komplett verdrängt.

Passagere perkutane Nephrostomie und perkutane Zystostomie sind für kurzfristige präoperative Harnableitungen (bis zu mehreren Wochen) oder bis zur Erholung der

Nierenfunktion (bis zu mehreren Monaten) wegen des geringen technischen Aufwands und ihrer Einfachheit den operativen vorübergehenden Harnableitungen vorzuziehen. Die Entscheidung zur Entlastung des oberen bzw. unteren Harntraktes ist nicht nur von der Grunderkrankung bzw. dem Niveau der Obstruktion abhängig. Bei der subvesikalen Obstruktion mit sekundären Auswirkungen im oberen Harntrakt (hochgradiger vesikoureteraler Reflux mit Funktionseinschränkungen) ist die Indikation zur suprapubischen Harnableitung gegeben. In manchen Fällen jedoch kommt es, bedingt durch Atonie und Dilatation der Harnleiter und des großen Totraumes, zu keiner wesentlichen Erholung der Nierenfunktion, so daß hier eine direkte Ableitung durch die perkutane Nephrostomie erforderlich ist.

Der Vollständigkeit halber ist die Aufteilung der temporären Harnableitung in solche mit und ohne Katheter beibehalten worden (Tabelle 18.2).

Tabelle 18.2. Temporäre Harnableitung

	Bezeichnung	Wertigkeit	Anwendung
Temporäre Harnableitung mit Katheter	Perkutane Nephrostomie	Aktueller Standard	Stauungsniere
	Operative Nephrostomie [40]	Obsolet	Selten; intraoperative Einlage nach Steinsanierung mit Restkonkrementen für endoskopischen „second look"
	Operative Durchgangsfistel [8]	Obsolet	
	Intubationsureterokutaneostomie in situ	Obsolet	Rasche, nicht belastende Entlastung in Notsituationen, z. B. Polytrauma mit Blasenverlust
	Perkutane Zystostomie	Aktueller Standard	Subvesikale Obstruktion, hochgradiges VUR
	Offene Zystostomie	Seltene Indikation	Assoziiert mit einer Sectio alta zur Lithotomie
Temporäre Harnableitung ohne Katheter	Loop-Ureterokutaneostomie	Durch die perkutane Nephrostomie verdrängt	Alternative zur PCN für Langzeitableitung bei Compliance- bzw. Versorgungsproblemen
	Y-Ureterostomie [65]	Obsolet	
	Kutane Pyelostomie [66]	Obsolet	
	Endständige Ureterokutaneostomie	Obsolet	Bei funktioneller Restniere, Einzelniere evtl. mit Nippelbildung zur endgültigen Harnableitung mit Minimaleingriff

18.4
Vorübergehende Harnableitung

18.4.1
Vorübergehende Harnableitung mit Katheter

Die Entwicklung der Sonographie hat die operative Katheterharnableitung zur sekundären Technik werden lassen, die nur ausnahmsweise in Betracht kam, da sich die perkutane Nephrostomie sowie die suprapubische perkutane Blasenfistel durch ihre einfache und schnelle Durchführung in den letzten Jahren durchgesetzt haben.

Das Anlegen einer perkutanen Nephrostomie wird bei Säuglingen, Kleinkindern und Kindern vorwiegend in Narkose durchgeführt, wohingegen für die Zystostomie-anlage eine Sedierung mit Lokalanästhesie ausreicht.

18.4.1.1
Perkutane Nephrostomie (PCN) (Abb. 18.1; [4])
Die Punktion des distalen Nierenbeckenkelchsystems erfolgt unter sterilen Kautelen und sonographischer Kontrolle. Die Idealpunktion führt transparenchymatös durch einen dorsalen, meist lateralen unteren Kelch (Abb. 18.2) und wird entweder mit einer feinen Orientierungskanüle (0,7 min) oder direkt mit einer 17,5-Gauge-Punktionskanüle durchgeführt. Nach Aspiration von einigen Millilitern Urin zur bakteriologischen Untersuchung erfolgt die Kontrolle der Lage der Punktionskanüle durch Kontrastmitteleinspritzung unter Durchleuchtung. Anschließend wird in Seldinger-Technik ein Führungsdraht eingeführt, über den nach Entfernung der Punktionskanüle entweder direkt oder nach Dilatation mit Dilatationsbougies ein 6 oder 7,6 Charr perkutaner Nephrostomiekatheter plaziert wird. Eine kutane Pexienaht mit nichtresorbierbarem Material sichert zusätzlich die perkutane Nephrostomie vor Dislokation. In kleineren Charrièregrößen stehen leider zur Zeit noch keine Ballonkatheter zur Verfügung (ab 12 Charr).

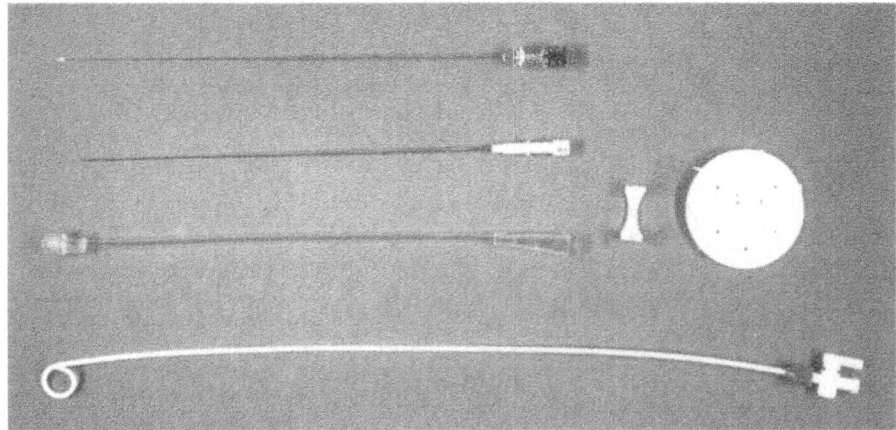

Abb. 18.1. PCN-Set (Fa. Angiomed). *Von oben nach unten:* feine 0,7-mm-Orientierungspunktions-kanüle, 17,5-Gauge-Kanüle, Verbindungsstück, perkutaner Nephrostomiekatheter (7,6 Charr)

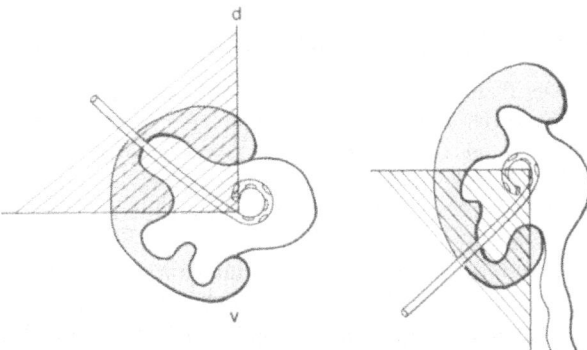

Abb. 18.2. Der ideale Punktionsbereich ist schraffiert (*d* dorsal, *v* ventral)

Die Punktion erfolgt in Bauchlage mit leichter Überstreckung.

Zur sonographischen Ortung ist ein 7,5-mHz-Schallkopf mit oder ohne Wasser-
vorlauf, je nach Größe des Kindes, zu verwenden.

Als Vorbereitung sind neben der Prüfung der Narkosefähigkeit die Überprüfung
der plasmatischen und zellulären Gerinnung sowie die Behandlung eines vorhandenen Infektes erforderlich.

Risiken und Komplikationen. Bei optimalen technischen Voraussetzungen und einwandfreier Durchführung sind keine Komplikationen zu erwarten.

Mögliche Komplikationen [62] sind in den meisten Fällen leicht zu beheben:

– Urinleckage: Urinaustritt zwischen Punktionskanal bzw. Haut und perkutanem
  Nephrostomiekatheter ist in den meisten Fällen das Zeichen von Dislokation oder
  Mangeldrainage. Auch bei Perforation des Nierenbeckens mit Extravasat ist bei
  optimaler Drainage keine weitere Maßnahme erforderlich. Sollte die Leckage weiter bestehen, so ist das Einführen eines dickeren Nephrostomiekatheters ohne
  Bougierung erfolgversprechend.
– Eine Punktion des Nierenstiels tritt bei Kindern häufiger als bei Erwachsenen auf,
  da durch die kleinen Dimensionen sehr kurze Punktionswege vorliegen. Das
  resultierende retroperitoneale Hämatom ist meistens nicht therapiebedürftig,
  bedarf aber sorgfältiger Kontrolle und Überwachung. Jedoch bleibt zu bedenken,
  daß bei Neugeborenen und Säuglingen kleine Blutverluste meist große kreislauf-
  mäßige Konsequenzen haben. Die Nierenvenenarterienfistel ist in diesem Rahmen ebenfalls möglich.
– Die Makrohämaturie kommt bei einwandfreier transparenchymatöser Punktion
  meistens spontan zum Stillstand.
– Selbst die Nierenbeckentamponade benötigt keine weiteren Maßnahmen, da es
  nach einigen Tagen zur Lyse des Koagels durch die Urokinase kommt.

Bei ausgeprägter Makrohämaturie kann ein 1- bis 2stündiges Abklemmen der Nephrostomie mit folgender Tamponade des Hohlsystems zur Blutstillung führen. Bei Persistieren der Makrohämaturie mit Kreislaufwirksamkeit empfiehlt sich ein Versuch
mit einer stärkerlumigen Nephrostomie und ohne vorhergehende Bougierung eine
Kompression des Punktionskanals zu erreichen. Bleibt hier ebenfalls der Erfolg aus,

so ist – im Gegensatz zu den Erwachsenen – keine selektive Embolisation möglich und eine operative Revision die einzige Alternative.

- Die Transpunktion der Niere mit Anpunktierung des Dünndarms bleibt meistens ohne größere Konsequenzen.
- Perirenale Hämatome sind ebenfalls ohne Konsequenzen, solange nicht ein sekundärer Abszeß zur Revision zwingt.
- Pneumothorax bzw. Urothorax sind bei strikter subkostaler Punktion nicht zu erwarten.
- Infekteinschweinmung: Bei Punktion einer Pyonephrose bzw. einer infizierten Stauungsniere ergibt sich die Möglichkeit eines direkten Übertrittes der Endotoxine bzw. Keime über den Punktionskanal in die Blutbahn, so daß bei präoperativ bekannter Infektion eine Anbehandlung mit Antibiotika anzustreben ist bzw. gleich nach Absaugen von Eiter durch die Punktionskanüle.

Spätkomplikationen
- Eine Infektion der Punktionsstelle, die sich durch eine lokale Rötung des Punktionskanals und möglichen Eiteraustritt erkennen läßt, wird meistens durch lokale Maßnahmen im Griff gehalten. Manchmal ist bei ausgedehnter lokaler Infektion des Punktioskanals ein Umpunktieren außerhalb des entzündlichen Bereiches zu empfehlen.
- Sekundärer Harnwegsinfekt durch perkutane Kontamination, Fremdkörper etc.
- Sekundäre Makrohämaturie durch mechanische Reizung des Urothels.
- Dislokation der perkutanen Nephrostomie.
- Inkrustation des Nephrostomiekatheters (konzentrierter Urin, Infektion, Steinbildung). Dem ist durch die Beeinflussung des Urin-pH (Ansäuerung) und die Bekämpfung des Infektes (Antibiose, Prophylaxe) sowie die Einhaltung einer erhöhten Diurese vorzubeugen.
- Versorgungs- und Complianceprobleme mit den Eltern.

Zusammenfassend ist die perkutane Nephrostomie ein schneller, technisch einfacher Eingriff, der – abgesehen von den Dislokationen, Infektproblemen und dem erforderlichen regelmäßigen 6- bis 8wöchentlichen Wechsel (Seldinger-Technik) – allen anderen Methoden vorzuziehen ist. Bei Pyonephrose besteht weiterhin das Problem der Drainage, da die meisten Nephrostomiekatheter einen zu geringen Querschnitt haben, wobei hier ein vorsichtiges, regelmäßiges Anspritzen mit einigen Millilitern Kochsalzlösung die Durchgängigkeit erhält.

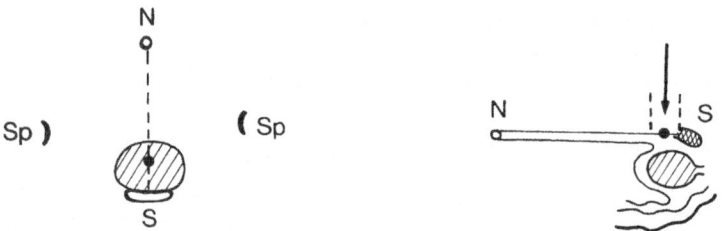

Abb. 18.3. Idealer Punktionsbereich der vollen Blase (*S* Symphyse, *N* Nabel, *Sp* Spina iliaca anterior superior)

18.4.1.2
Suprapubische perkutane Zystostomie
Die Punktion der Harnblase erfolgt unter Lokalanästhesie und strenger Sedierung
(bzw. je nach Bedarf unter Ketanest) bei praller Füllung ca. 2 cm oberhalb der Symphyse in der Mittellinie (Abb. 18.3). Eine sonographische Kontrolle vor der Punktion
sollte die Regel sein. Zur Verfügung stehen fertige Punktionssets in 6-, 7- und 10-
Charr-Kathetern (CystoCath, Cystofix) (Abb. 18.4a) bzw. 12-Charr-Ballonkatheter

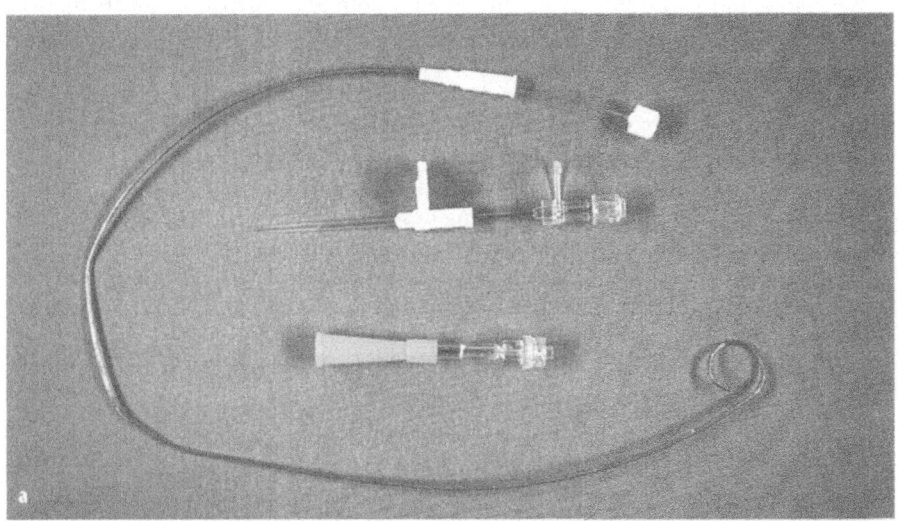

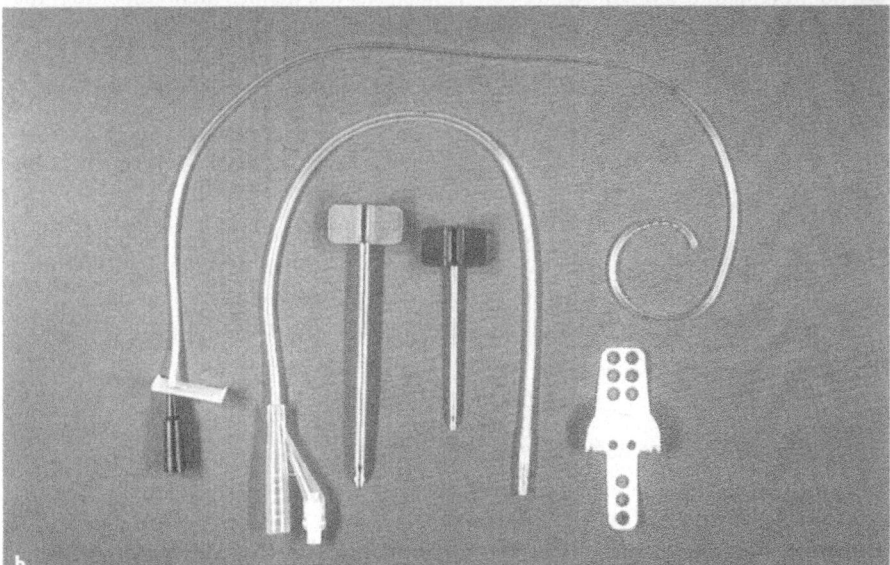

Abb. 18.4. a Perkutanes Zystostomieset für Kinder. **b** 11-Charr-Zystostomieset, 12-Charr-Zysto-
stomieballonkatheter

(Abb. 18.4b). Während der Punktion unter sterilen Kriterien sollte insbesondere bei Säuglingen und Kleinkindern darauf geachtet werden, daß unter der Abdeckung keine Miktion während der Punktion erfolgt. Die Fixierung erfolgt mit einer nicht resorbierbaren Pexienaht.

Vorbereitung: Gerinnungsstatus, Anbehandlung eines evtl. bestehenden Harnwegsinfektes.

Risiken und akute Komplikationen
- Makrohämaturie mit evtl. Blasentamponade durch Blutungen aus dem Stichkanal, wobei hier evtl. eine Ausräumung über einen Zystoskopschaft erforderlich werden kann. Die Einlage eines Ballonkatheters perkutan und Kompression durch Anziehen gegen die Bauchwand können Abhilfe leisten. Bei Mißerfolg: endoskopische Elektrokoagulation bzw. perkutan nach Aufbougieren des Punktionskanals.
- Bauchwand- bzw. prävesikales Hämatom: „watchful waiting".
- Punktion der Prostata mit sekundärer Makrohämaturie.
- Transpunktion der Blase mit Verletzung des Rektums, welche in den meisten Fällen ohne größere Komplikationen spontan verheilt.
- Transperitoneale Punktion, die in den meisten Fällen unbemerkt bleibt und nur bei Urinleckage zur abdominellen Symptomatik führen kann. Therapie wie bei der direkten Dünndarmverletzung.
- Dünndarmpunktion: Meistens bleibt sie unbemerkt, klinisch nur bei Auftreten eines akuten Abdomens suspiziert: Laparotomie.

Spätkomplikationen
- Chronischer Harnwegsinfekt, der bei gutlaufender suprapubischer Fistel bei fehlendem vesikoureteralem Reflux bzw. je nach Art des Keimes nicht unbedingt therapiebedürftig ist (Frage der Langzeitprophylaxe).
- Infektion des Stichkanals. Bei Versagen konservativer Maßnahmen ist ein Umstechen der Zystostomie erforderlich bzw. – falls möglich – vorübergehende Harnröhrenkatheterableitung.

18.4.1.3
Offene operative Zystostomie
In besonderen Situationen, z. B. nach abdominalen Voroperationen, bei Blasensteinen, unklaren intraabdominellen Verhältnissen, frustranen perkutanen Punktionsversuchen, hat die offene Zystostomie in Vollnarkose noch eine Indikation.

Über eine Sectio alta aminima (Abb. 18.5) Einlegen des größtmöglichen Dauerkatheters.

18.4.2
Vorübergehende operative Harnableitung ohne Katheter

Loop-Ureterokutaneostomie (Abb. 18.6; [38])
Die Indikation ist selten geworden, jedoch bei Hydroureteren gelegentlich eine Alternative zur perkutanen Nephrostomie. Diese Technik ist vorzuziehen, wenn wiederholte Dislokationen einer perkutanen Nephrostomie zu immer wieder neuen Punktionen führen bzw. die Compliance der Eltern oder das Handling für die Eltern nicht

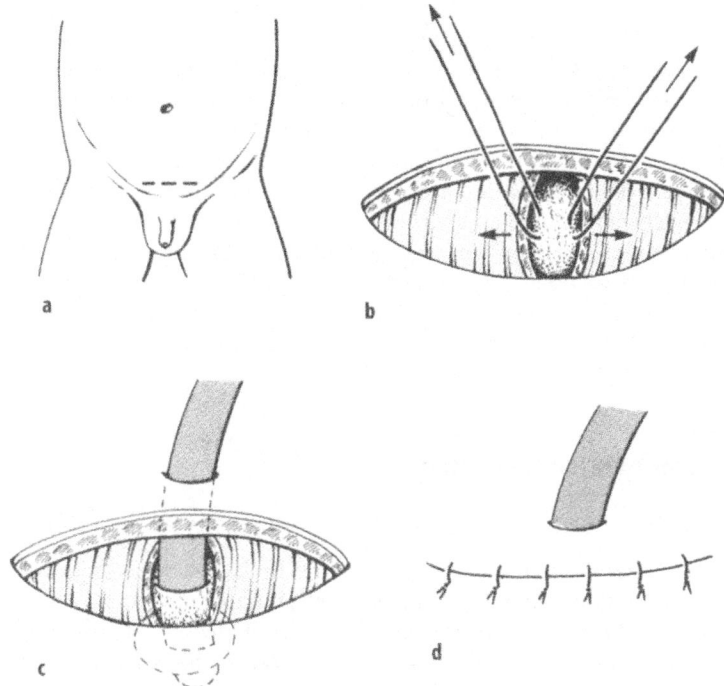

Abb. 18.5a–d. Operative Zystostomie. **a** Suprapubischer Zugang. **b** Darstellung der Blasenvorderwand nach Spreizung der beiden Recti abd. ant. **c** Vesikotomie. Einlage des Folley-Katheters. Verschluß der Blase mit 2 abdichtenden Vicryl-Nähten. **d** Aspekt nach Hautverschluß

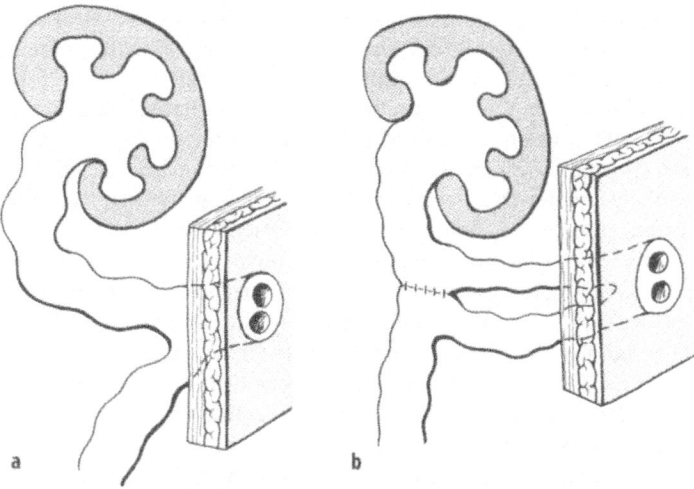

Abb. 18.6. a Loop-Ureterokutaneostomie, **b** Loop-Ureterokutaneostomie mit Fußpunktanastomose

zu gewährleisten ist. Vorteile des Loop sind, daß es im gleichen Arbeitsgang möglich ist, eine Nierenprobeexzision zu entnehmen und dadurch die Indikationsstellung zum weiteren Vorgehen frühzeitig festzulegen. Das Aufsuchen des Harnleiters erfolgt über einen Flankenschnitt, wobei soweit als möglich der proximale Harnleiter aufzusuchen ist, um Abflußbehinderungen vor dem Ureterokutaneostoma durch funktionell wirksame Kinkings oder Schlängelungen zu vermeiden. Nach Anzügelung des Harnleiters Freipräparieren desselben auf einige Zentimeter, so daß der Harnleiter ohne Schwierigkeiten an die Hautoberfläche zu bringen ist. Längsinzision des Harnleiters auf ca. 2,5fache Lumenbreite unter Berücksichtigung der meist gut durchgezeichneten, dilatierten Ureterwandgefäße, Ausleitung im mittleren Wundbereich. Es muß beachtet werden, daß der Verschluß des Flankenzuganges keine Einengung hervorruft. Die Ergänzung durch eine Fußpunktanastomose erleichtert die Wiederherstellung der Kontinuität (Abb. 18.6b).

18.5
Permanente Harnableitung

Die Indikation zur permanenten Harnableitung bei Kindern ist relativ selten:

– Neurogene Blase mit erheblicher Funktionseinschränkung, wobei nur eine Niederdruckharnableitung die Restfunktion erhalten kann.
– Zustand nach radikaler Tumorchirurgie im kleinen Becken.
– Rezidiveingriff bei mißlungener Blasenekstrophiekorrektur, rekonstruktive Chirurgie.
– Traumatischer Verlust des unteren Harntraktes (Pfählungsverletzung, Beckentrümmerfraktur).

Die permanenten Harnableitungen sind in kontinente und nasse Urostomata einzuteilen, wobei die Ureterosigmoidostomie (HDI) eine Harnableitungsart für sich darstellt. Die nassen Stomata gewährleisten bei idealer Realisierung eine Niederdruckharnableitung, die bei geschädigtem oberen Harntrakt die Voraussetzung zum Funktionserhalt ist. Bei kontinenter Harnableitung ist diese Voraussetzung nur bei detubularisierten Pouches und regelmäßiger Stomaselbstkatheterisierung gegeben.

Die zu erwartenden Komplikationen sind für die Harnableitungsmethode spezifisch (Nipple sliding bei Kock-Pouch etc.), oder sie bestehen aus den von Schnittoperationen und der Darmchirurgie bekannten allgemeinen Komplikationen (Wundinfektion, Hämatome, Anastomoseninsuffizienz etc.).

Tabelle 18.3 gibt eine Übersicht über die permanenten Harnableitungen.

Von Wichtigkeit ist die präoperative Festlegung des Urostomas. Diese Lokalisation muß auch evtl. spätere Änderungen in Betracht ziehen, wie z. B. Gewichts- und Größenzunahme. Ob trockenes oder nasses Urostoma, es muß so angebracht werden, daß es in allen Lebenslagen (Sitzen, Stehen und Liegen) leicht zu versorgen ist. Zu vermeiden sind Narbenbereiche, naheliegende knöcherne Strukturen (Spina iliaca superior et anterior), um eine Leckage zu verhindern. Andererseits ist bei nassen Stomata die Nippelbildung eine der Voraussetzungen, um eine gute Abdichtung mit dem Urinsammelsystem zu gewährleisten. Trockene Stomata können durchaus, wie von Benchekroun [5, 6] empfohlen, im Nabelbereich kaschiert werden, wobei spätere Laparotomien erschwert sind. Der rechte Unterbauch ist die vorzuziehende Lokalisa-

Tabelle 18.3. Permanente Harnableitung

Nasse Urostoma
- Ureterokutaneostomie
- Transureterokutaneostomie
- Ileumconduit
- Kolonconduit
- Ileozökalconduit
- Zystokutaneostomie

Ureterosigmoidostomie

Trockene Urostomata
- Flapzystostomie
- Kock-Pouch
- Mitrofanoff
- Benechekroun
- Mainz-Pouch

Blasenaugmentation
- Zökalaugmentation
- Ilealaugmentation
- Ilealclamzystoplastie
- Gastric Pouch

Blasenersatz
- Ileumneoblase

tion. Soll eine ideale Lokalisation des Stomas festgelegt werden, empfiehlt sich für einige Tage das Tragen eines wassergefüllten Stomabeutels, um evtl. Probleme mit der Haftung bzw. Handlingprobleme zu erkennen. Mit besonderer Sorgfalt hat die Stomalokalisation bei Rollstuhlkindern zu erfolgen!

18.5.1
Uretero- und Transureterokutaneostomie (Abb. 18.7)

Diese einfachste Form der supravesikalen Harnableitung ist nur bei einem dickwandigem Ureter mit einem Durchmesser von über 1 cm geeignet. Bei der Notwendigkeit einer beidseitigen Harnableitung empfiehlt sich die Transureterokutaneostomie, wobei hier durch die lateroterminale Ureterostomie das Risiko der beidseitigen Stenose gegeben ist.

Diese Operation ist trotz des extraperitonealen Zugangs und wegen der Stomastenosen, auch bei Nippelbildung oder Modifikation durch einen Schwenklappen nach Rodeck, fast gänzlich verlassen worden und muß heute als weniger geeignete Methode der Harnableitung eingestuft werden.

18.5.2
Harnableitung unter Verwendung von Darmsegmenten

Pathophysiologische Problematik. Die Verwendung von Darmsegmenten zur Harnableitung (Ileum-Kolonconduit) bzw. kontinenten Harnableitung (HDI, Kock-Pouch, Ileumneoblase) oder zur Blasenaugmentation führt, abgesehen von den operationstechnischen Komplikationen, zur Problematik des permanenten Schleimhautkontakts von Darm und Urin. Eindeutige Aussagen über Langzeitergebnisse und Pro-

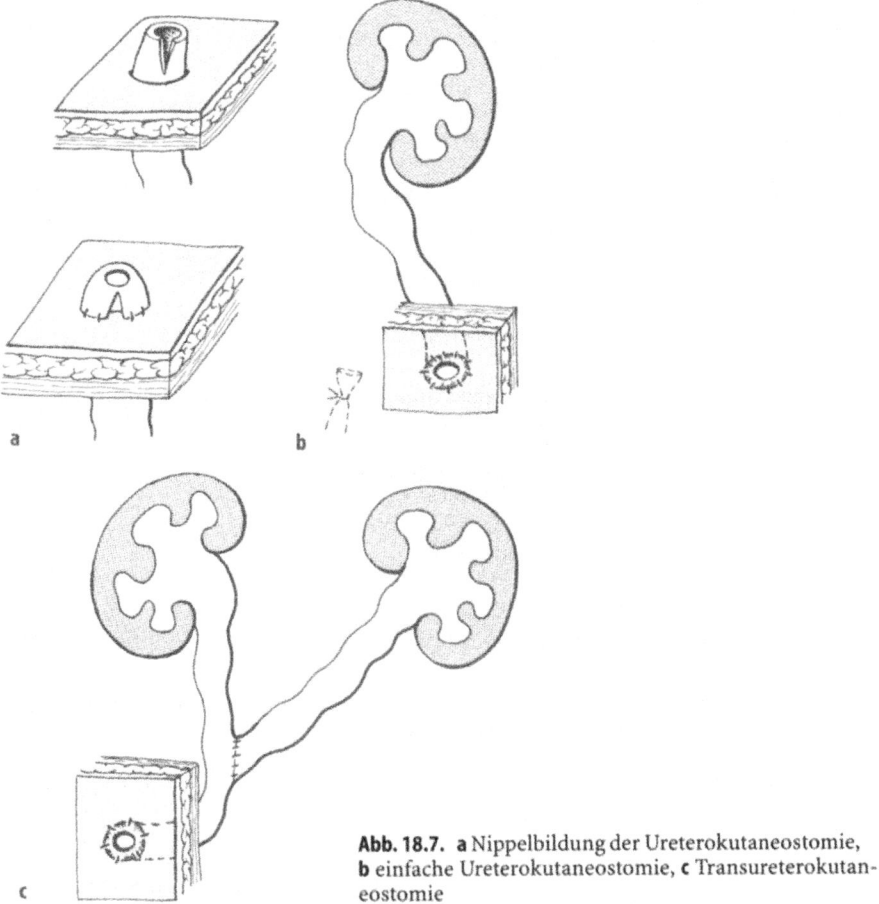

a

b

c

Abb. 18.7. a Nippelbildung der Ureterokutaneostomie, b einfache Ureterokutaneostomie, c Transureterokutaneostomie

bleme,wie z. B. Wachstum der Ileumblase, Änderung der Mukosa, sind schwer zu erhalten [51]. Folgende Aspekte sind in Betracht zu ziehen:

a) Resorption von Urinkomponenten: Die passive bzw. z. T. aktive Resorption von Ammoniak und Chloridionen sind von erheblicher Konsequenz bei Patienten mit renaler Azidose bzw. hepatischer Insuffizienz oder Dysfunktion. Die Resorption von Kreatinin und Harnstoff ergibt unter Umständen eine scheinbare Nierenfunktionseinbuße nach dem Eingriff, die jedoch nicht der realen Nierenfunktion entspricht.
b) Mukosproduktion.
c) Änderung der Mukosa: Unabhängig von der Verwendung von Ileum oder Zökum bzw. Kolon kommt es generell zur Verringerung der Mikrovilie wie auch des Epithels mit einer leichten entzündlichen Veränderung der Submukosa [25, 16].
d) Änderung der Darmwandeigenschaften durch Fibrose, wobei augenscheinlich das chronische Mukosaödem ursächlich in Zusammenhang zu bringen ist [25].

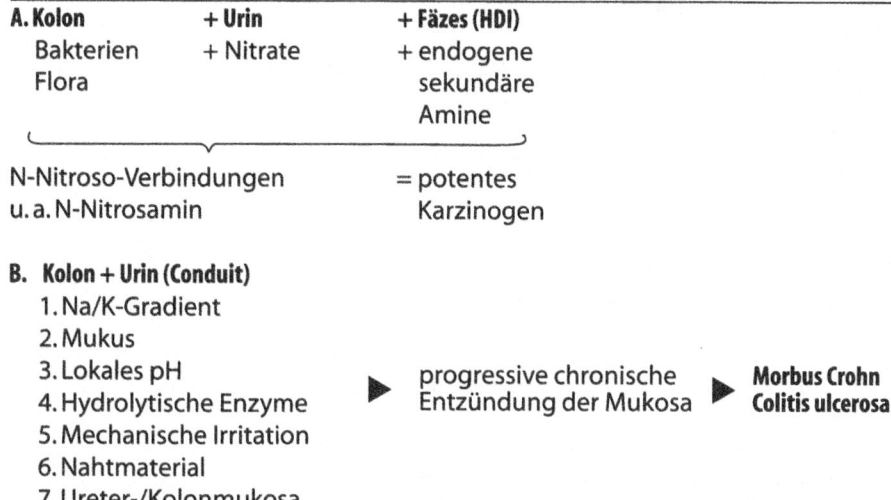

Abb. 18.8. Heutige Vorstellungen der Induktion eines Kolonkarzinoms bei der HDI und möglichen Mechanismen der Induktion beim Kolonconduit

e) Tumorinduktion [15, 16, 21, 57]. Das Auftreten von Karzinom bzw. Adenokarzinom im Bereich der Ureteroenteroanastomose hat sich als erstes bei den HDI beweisen lassen. 17 % der HDI [36] tragen dieses Risiko. Experimentelle Arbeiten von Crissey 1980 [15] haben den pathophysiologischen Mechanismus noch nicht eindeutig erweisen können [18]. Wohl aufgrund eines jetzt längeren Follow-up und der mittlerweile verfügbaren größeren Zahlen treten Berichte über sekundäre Karzinome bei Condults [57] wie auch bei Blasenaugmentation [21] bzw. Ersatzblasen auf. Die karzinogenen Agenzien sind noch nicht nachgewiesen. Das Intervall der Tumorinduktion beträgt zwischen 10 und 20 Jahre, je nach verwendeter Harnableitungstechnik. Die heutige Vorstellung der Induktion eines Karzinoms bei HDI und Kolonconduit ist in Abb. 18.8 dargestellt.

f) Wachstumsproblematik: Einerseits betreffen diese Probleme die Neoblase selbst, wobei noch keine eindeutigen Daten vorhanden und die Beobachtungen meist sehr widersprüchlich sind. Eine Zunahme der Kapazität, wie auch eine stabile Kapazität, sind beschrieben. Ob Konsequenzen auf das Gesamtwachstum des Organismus zu erwarten sind, insbesondere bei kontinenten Pouches bzw. Ersatzblasen, ist nicht bekannt und ist mit dem folgenden Punkt in Zusammenhang zu bringen.

g) Resorptionsprobleme: Je nach verwendetem Darmsegment und Länge des verwendeten Darmsegments können sich Probleme wie das Short-bowel-Syndrom beeinträchtigend einstellen: Diarrhoe, Vitaminmangelsyndrom, Kalzium- und Oxalatmetabolismus.

Indikationen und Kontraindikationen. Die Nierenfunktion ist bei der Wahl der Harnableitung in den Vordergrund zu stellen. Bei schlechter Nierenfunktion ist eine Niederdruckharnableitung vorzuziehen. In allen anderen Fällen sind die Argumente für eine kontinente Harnableitung der Zielsetzung entgegenzustellen.

Für eine kontinente Harnableitung spricht [30]:
- Kein Stoma (Ileumneoblase).
- Kontinentes Stoma (Kock-Pouch, Mainz-Pouch, Ileozökalreservoir).
- Pyelonephritis selten (Ileumneoblase).
- Ersatzsensorik.
- Patient: soziale Rehabilitation, Psyche, emotionale Belastung einer Stomaableitung.

Gegen eine kontinente Harnableitung spricht:
- Teilinkontinenz (Camey).
- Stoma und Einmalkatheterismus (Pouches).
- Harnwegsinfekt (Pouch).
- Druckverhältnisse (Pouch?).
- Operationsdauer und Schwierigkeitsgrad (Pouch).
- Höhere Komplikationsraten (Pouch).
- Patientenauswahl.
- Nierenfunktion und metabolische Probleme.

Urodynamische Überlegungen. Der normale Nierenbeckendruck beträgt 10 mmHg, der Ruhedruck in Ileum- bzw. Kolonconduit 5–10 mmHg.

Die nassen Urostomata sind als Nierendruckharnableitungen zu bezeichnen. Druckverhältnisse in den Darmsegmenten ändern sich schlagartig, sobald sie zum Reservoir geschlossen werden. Schon ab wenigen ml Füllungsvolumen sind höhere Drücke zu registrieren: 80 mmHg für ein geschlossenes Ileumsegment und 100 mmHg für ein geschlossenes Kolonsegment [10, 20, 33, 49].

Zur Druckdämpfung wird eine antimesenteriale Schlitzung des Ileums bzw. eine Durchtrennung der Spiral- und Zirkulärmuskulatur bei der Längseröffnung des Darmes mit Bildung eines kugeligen Pouches durch Seit-zu-Seit-Anastomose der geschlitzten Darmsegmente durchgeführt [31, 33]. Hierbei ergibt sich allein durch die Vergrößerung des Radius des Reservoirs eine Steigerung des endoluminalen Volumens bei gleich langem Darmsegment mit einer wesentlich höheren maximalen Blasenkapazität und niedrigeren Druckverhältnissen (Abb. 18.9 und 18.10).

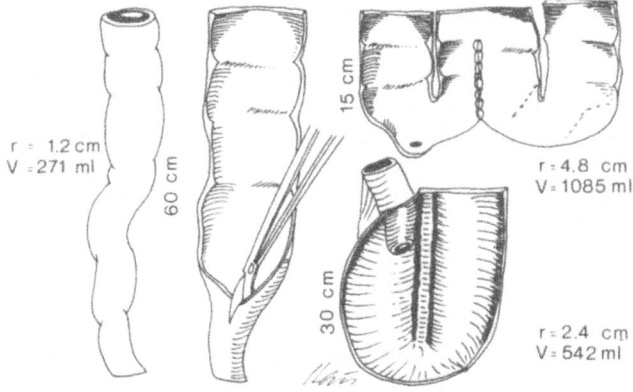

r = 1.2 cm
V = 271 ml

60 cm

15 cm

30 cm

r = 4.8 cm
V = 1085 ml

r = 2.4 cm
V = 542 ml

Abb. 18.9. Geometrische Kapazität von Harnreservoiren, wie sie durch antimesenteriale Schlitzung und Falten eines 60 cm langen Ilseumsegmentes theoretisch möglich sind (*r* Radius, *V* Volumen)

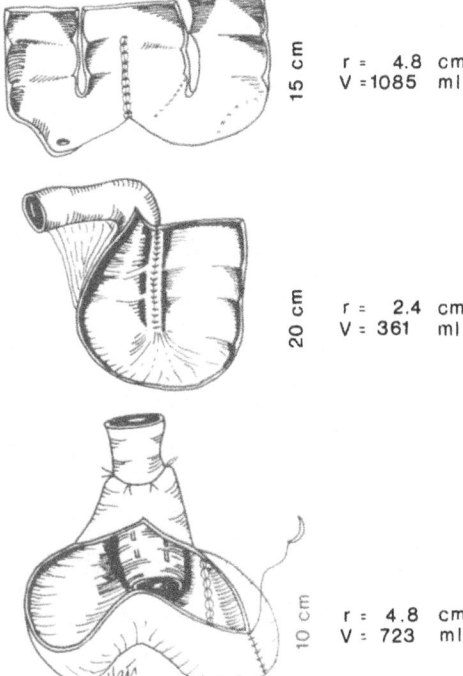

r = 4.8 cm
V = 1085 ml

15 cm

r = 2.4 cm
V = 361 ml

20 cm

r = 4.8 cm
V = 723 ml

10 cm

Abb. 18.10. Reservoirvolumina, die aus 60 cm Ileum gewonnen werden können: 20 cm Längenverlust durch Nippelkonstruktion oder Zuleitungsrohr zum Reservoir führen zu signifikanten Volumenverlusten im Vergleich zu einem optimal geschlitzten und gefalteten Reservoir (Ileumneoblase)

Niedrigere intraneovesikale Druckverhältnisse sind nicht nur Garant für den Erhalt einer guten Nierenfunktion, sondern auch bei Wiederherstellung der Harntraktkontinuität bei Ersatzblasen für den Erhalt der Kontinenz [42, 43]. Während bei fast allen Blasenersatzverfahren eine Tageskontinenz gewährleistet ist, zumindest wenn das Kontinenzorgan (Pouches: Nippel; Blasenersatz: externer Sphinktermechanismus) intakt ist, ist das Problem der nächtlichen Inkontinenz bei den Blasenersatzoperationen das entscheidende Funktionskriterium. Während wir heute wissen, daß der tubuläre Blasenersatz (Operation nach Camey) nahezu von einer 100%igen nächtlichen Inkontinenz begleitet ist, ist auf der anderen Seite bekannt, daß das am perfektesten detubularisierte System (Ileumneoblase) mit einer über 90%igen nächtlichen Kontinenzrate einhergeht. Die minimal erforderliche Darmlänge liegt etwa bei 60 cm Ileum. Kürzere Darmsegmente sind wiederum mit einer höheren nächtlichen Inkontinenzrate behaftet. Die passive geometrische Kapazität jedes Darmreservoirs ist beträchtlich und kann mehrere Liter erreichen. Es hat jedoch absolut nichts mit der entscheidenden nächtlichen Kontinenz zu tun.

18.5.2.1
Ileumconduit (Abb. 18.11 und 18.12)
Das Ileumconduit ist derzeit noch die häufigste Form der Harnableitung [64, 68]. Die anfängliche Euphorie als ideale Harnableitung ist durch die Spätkomplikationen wesentlich gedämpft worden: Beim Ileomconduit wie auch beim Kolonconduit kommt es im Laufe der Zeit zu einer progressiven chronischen Entzündung, und es

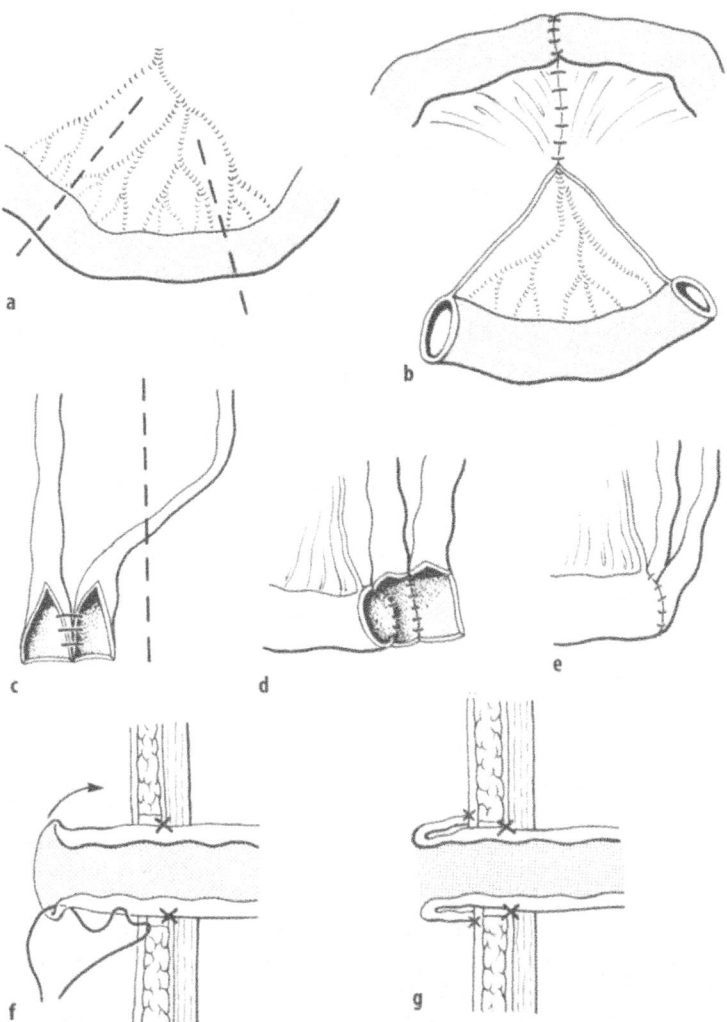

Abb. 18.11a–g. Ileumconduit. **a** Isolierung eines Dünndarmsegmentes unter Berücksichtigung der mesenterialen Durchblutung. **b** Isoliertes Dünndarmsegment mit Darmkontinuitätswiederherstellung. **c** Durchzug des linken Harnleiters retroperitoneal, Längsspalten der Harnleiter und Anastomose nach Wallace Typ I. **d** Anastomose der Harnleiter an dem oralen Ende des Conduits. **e** Beendete Anastomose. **f** Durchzug des Ileumconduits durch die Bauchwand mit Pexienähten im Faszienbereich. **g** Umschlagen des Ileumconduits zur Nippelbildung

resultiert bei histologischen Untersuchungen ein Morbus-Crohn- und Colitis-ulcerosa-ähnliches Bild.

Die vieldiskutierte Frage, ob einem antirefluxiven Kolonkonduit oder einem einfachen Ileumconduit der Vorzug zu geben ist, kann immer noch nicht definitiv beantwortet werden. Voraussetzung wäre ein identisches Kollektiv hinsichtlich Altersver-

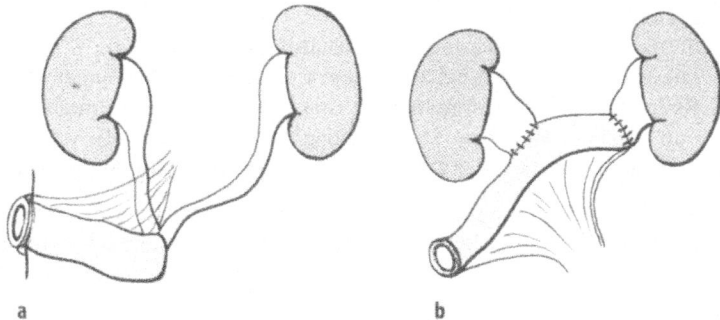

Abb. 18.12. a Ileumconduit nach Bricker. **b** Ileo- bzw. Jejunopyelostomie

teilung, Indikationsstellung bei benigner Grunderkrankung, etwa identische chirurgische Voraussetzungen und eine Nachbeobachtung über 10, besser 20 Jahre. Vergleicht man die Daten aus London und Mainz, so fällt auf, daß die Komplikationen linear mit der Zeit zunehmen. Die Harnableitung erfolgte mit 5,5 bzw. 7,5 Jahren. Die Indikationsstellung war nahezu identisch. Der Vergleich der normalen renalen Einheiten vor und nach Conduitanlage zeigt, daß eine Verschlechterung in London in 15, in Mainz in 14 % eintritt. Bei den bereits präoperativ veränderten renalen Einheiten schneidet das Kolonconduit besser ab. Insbesondere beträgt die Anzahl der Verschlechterungen nur 3 % im Vergleich zu 14 % beim Ileumconduit. Aber selbst diese Daten kann man nicht eindeutig auswerten. Das doppelt so lange Follow-up – und damit die doppelte Zeitdauer für das Ileumconduit, Komplikationen zu produzieren, macht die Entscheidung zugunsten eines der beiden Verfahren unmöglich.

Operative Technik. Über eine mediane Laparotomie wird ein ca. 10–15 cm langes terminales Ileumsegment rund 20 cm oralwärts der Bauhin-Klappe – unter Berücksichtigung der mesenterialen Gefäßversorgung – ausgeschaltet. Nach Wiederherstellung der Darmkontinuität werden die beiden Harnleiter aufgesucht. Der linke Harnleiter wird retroperitoneal in die rechte Fossa iliaca hinübergeleitet. Beide Ureter werden terminal 3 cm lang gespalten und mit Splints versorgt. Die beiden gespaltenen Ureterenden werden medial vereinigt, und auf diese vereinigten Ureter wird kaminartig das Conduit aufgesetzt. Die Anastomosenregion alleine oder das gesamte Conduit werden extraperitonealisiert, und das aborale Conduitende wird zu dem vormarkierten Stomabereich im rechten Unterbauch herausgeleitet. Hierzu wird ein zweimarkstückgroßes Areal aus der Haut exzidiert und die Faszie kreuzförmig gespalten. Durch evertierendes Umstülpen des Ileumsegmentendes wird ein Nippel gebildet, der die Applikation des Beutels erleichtert.

Frühkomplikationen. Kurzfristige Komplikationen sind:
- Darmfistel mit Peritonitis bzw. Darmhautfistel.
- Ileus und Subileus u.. U. mit erforderlicher Revisionslaparotomie.
- Stenose der Darmanastomose.
- Urinfistel.

Spätkomplikationen
- Stomastenose mit sekundärer Harnabflußbehinderung.
- Dies ist auch der Fall bei zu langem Conduit und dazu engem Fasziendurchtritt.
- Reflux in beiden Nierenanlagen mit chronischen Pyelonephritiden und Verlust von Nierengewebe bzw. Steinbildung (bei Stomastenose).
- Stenose im Bereich der Ureteroenteroanastomose mit Stauungsniere bds.

Metabolische Komplikationen treten nur bei zu langen Conduits bzw. Stomastenosen auf, im Sinne einer hyperchlorämischen-hypokaliämischen Azidose.

18.5.2.2
Kolonconduit (Abb. 18.13)
Aufgrund der durch den Reflux bedingten Komplikationen beim Ileumconduit wurde das Kolonconduit eingeführt, da bei dieser Technik eine Antirefluximplantation durch Trennung der Muskularis von der Mukosa gegeben ist [2, 3].

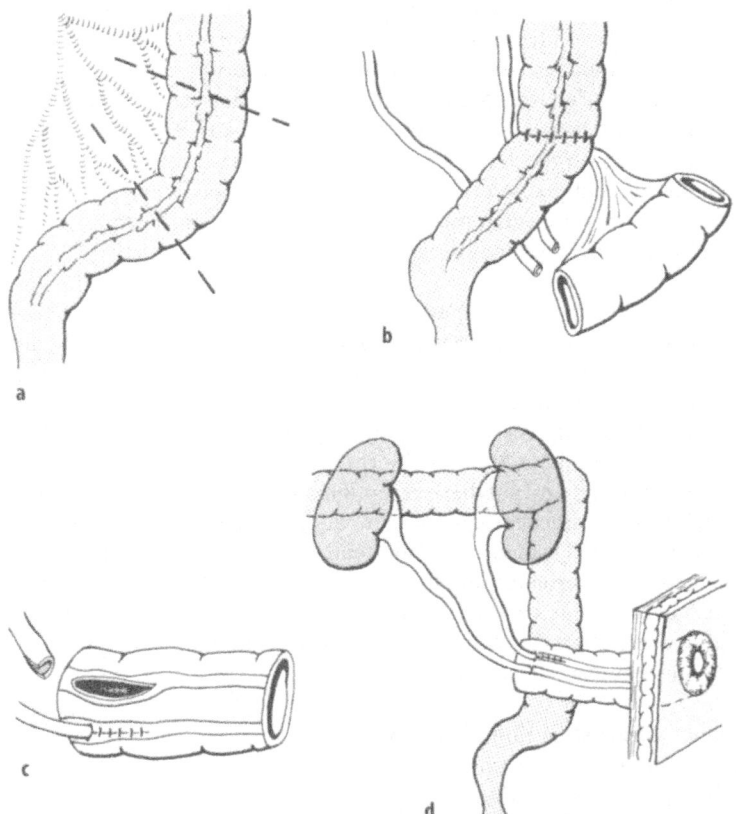

Abb. 18.13a–d. Kolonconduit. **a** Isolierung eines Sigmasegmentes. **b** Wiederherstellung der Darmkontinuität, retroperitoneales laterokolisches Durchziehen beider Harnleiter. **c** Antirefluxive Implantation der Harnleiter. **d** Retroperitonisiertes Kolonconduit

Operative Technik. Die operative Technik entspricht der des Ileumconduits, wobei hier – unter Berücksichtigung der mesenterialen Durchblutung – ein 15 cm langes Kolon-sigmoideum-Segment bzw. bei sehr kurzem Harnleiter auch ein Kolon-transversum-Segment verwendet werden kann. Bei Kolon-transversum-Verwendung wird das Conduit meist im epigastrischen Bereich oder linken Oberbauch ausgeleitet, beim Sigmasegment im linken Unterbauch. Die Anastomose mit den Harnleitern wird isoperistaltisch durchgeführt, wobei wie bei der Technik von Lich-Grégoire die Serosa und Muskularis auf ca. 4–5 cm unter Belassung der Mukosa inzidiert werden. Im vorderen Anteil dieser muskulären Rinne wird die Mukosa dem Harnleiterdurchmesser entsprechend perforiert und nach Durchzug des Harnleitersplints das distale Ende des Harnleiters an der Mukosa anastomosiert.

18.6
Ureterosigmoideostomie (HDI)

Die Implantation der Harnleiter in den rektosigmoidalen Übergang führt zu einer kontinenten internen Harnableitung [14]. Die Kontinenzvoraussetzung ist ein erhaltenes Sphincter-ani-System. Der Problemkreis, der die Ureterosigmoideostomie umgibt, reicht von den metabolischen Problemen durch Absorption der Chloridionen über die aufsteigenden infektiösen Probleme bis hin zu den nennenswert häufigen Karzinominduktionen. Die Karzinominduktionsrate, die heute in der Größenordnung von 25–30 % angesiedelt werden muß, hat dazu geführt, daß die HDI bei Kindern mit benigner Grunderkrankung und zu erwartendem langem Überleben derzeit fast verlassen ist. Hauptverantwortlich für diese Situation ist die Karzinominduktion [15, 24, 36, 53, 57]. Dennoch bleibt zu bedenken, daß eine endgültige Aussage über den Wert der HDI auch heute noch nicht möglich ist. 50 Jahre wechselnde klinische Erfahrung mit der HDI und der gleichzeitige Wechsel von Renaissance und Verdammung dieses Verfahrens dürfen nicht vergessen werden. Unstrittig ist die Indikation zur HDI bei Grunderkrankungen aus dem onkologischen Bereich mit schlechter Prognose, da dann die onkologischen Probleme früher eintreten als die nichtonkologischen Komplikationen der HDI.

18.7
Kontinente Harnableitung

Der Versuch, das nasse Stoma zu vermeiden, um einen Gewinn an Lebensqualität zu erreichen sowie eine bessere soziale Eingliederung herbeizuführen, hat dazu geführt, mittels Nippelbildung das Urostoma kontinent zu machen und die Entleerung dann mittels (Selbst-)katheterismus durchzuführen. Eine Sonderposition nimmt die kontinente Zystostomie ein.

18.7.1
Kontinente Zystostomie

Die kontinente Zystostomie bei erhaltenen Blasenvolumina erlaubt bei kompletten zerstörten subvesikalen Verhältnissen bzw. kompletter Harninkontinenz oder nach operativem Verschluß des Blasenhalses eine Versorgung, die bei intermittierendem

Selbstkatheterismus gute Verhältnisse schafft. Als Alternative zum Mitrofanoff-Verfahren [52], das nicht unerhebliche Nachteile aufweist [55, 73], ist die Verwendung eines sog. Boari-flap [70, 33] von Vorteil.

Operationstechnik (Abb. 18.14). Nach Anbringen von Orientierungsnähten wird aus der Blasenvorderwand blasenhalswärts gestielt, ein Boari-flap exzidiert. Lateral dieses Blasendefektes wird die Mukosa mobilisiert und auf die Mittellinie mit einer fortlaufenden Naht verschlossen. Der so exzidierte Boari-flap wird dann tubulär verschlossen und in den Detrusordefekt eingelegt. Anschließend Verschluß der Blasenwand über diesem tubulären Blasenwandsegment. Das kraniale Ende dieses tubulären Segmentes wird suprapubisch ausgeleitet. Durch den Laschenventileffekt wird hier ein kontinentes katheterisierbares Stoma erzeugt.

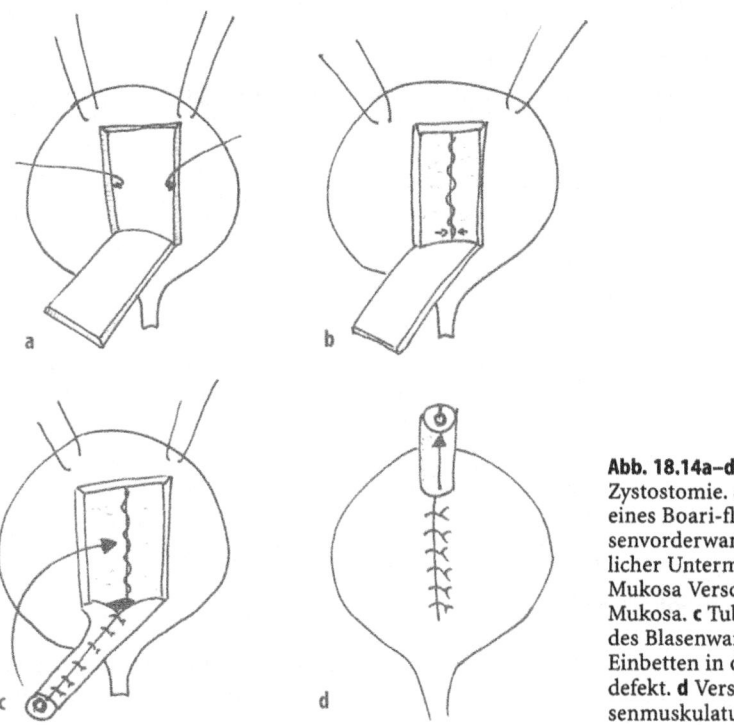

Abb. 18.14a–d. Kontinente Zystostomie. **a** Isolierung eines Boari-flap aus der Blasenvorderwand. **b** Nach seitlicher Unterminierung der Mukosa Verschluß der Mukosa. **c** Tubularisierung des Blasenwandflaps und Einbetten in den Detrusordefekt. **d** Verschluß der Blasenmuskulatur

Komplikationen. Bei breitbasig gestieltem Flap ist eine Nekrose desselben nicht zu erwarten. Sonst erweist sich diese Methode als relativ komplikationsarm im Vergleich zum Mitrofanoff-Verfahren, bei dem dieses tubuläre Segment durch Interposition der Appendix gewährleistet wird.

18.7.2
Kock-Pouch (Mainz-Pouch)

Operationstechnik. Ein ca. 40–60 cm langes terminales Ileumsegment wird unter Berücksichtigung der mesenterialen Durchblutung isoliert. Nach V-förmiger Lagerung des isolierten Segmentes (Abb. 18.15) werden die zwei mittleren Viertel längs

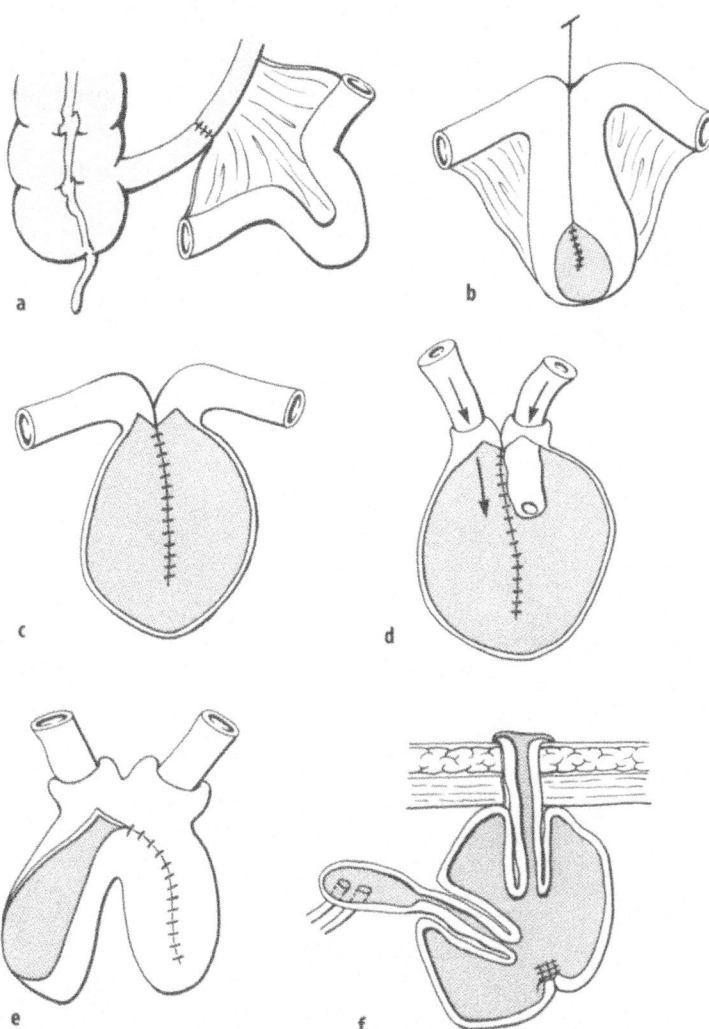

Abb. 18.15a–f. Kock-Pouch. **a** Isolierung eines 16 cm langen Dünndarmsegmentes. Wiederherstellung der Darmkontinuität. **b** V-förmige Lagerung. **c** Antimesenteriale Eröffnung der beiden V-Branchen mit Anastomose der konkomitierenden Ränder. **d** Invagination der Ileumsegmente. **e** Verschluß der Pouch-Vorderwand. **f** Schematischer Aspekt nach Beendigung des Eingriffes. Beide Harnleiter münden in ein invaginiertes Segment, so daß hier ein Antirefluxschutz geboten ist. Die Invagination des Segmentes, das zur Hautoberfläche führt, gewährleistet die Kontinenz

gespalten, um ein Reservoir zu bilden. Beide lateralen, nicht inzidierten Ileumsegmente werden dann invaginiert und mit einem Polypropylenband [41, 42, 54] gesichert. Am oralen Darmsegment erfolgt die Implantation beider für 8 Tage gesplinteten Harnleiter. Nach Verschluß des Reservoirs Durchziehen des aboralen Darmsegmentes mit flacher Anastomose im Hautniveau. Durch die Invagination des harnleitertragenden Dünndarmsegmentes ist der Refluxschutz von Reservoir zu Harnleiter gegeben. Durch die Invagination des abführenden Dünndarmsegments zur Hautoberfläche und dessen Invagination ist die Kontinenz des Reservoirs gewährleistet.

Komplikationen. Abgesehen von den Frühkomplikationen der Darmchirurgie sind die nach Langzeit auftretenden Komplikationen nicht unerheblich und meistens revisionsbedürftig:

- Stauung durch Nippelstenose des suretertragenden Dünndarmsegments,
- Stenosen der Harnleiteranastomose (bis zu 30 %),
- Nippelsliding mit renalem Reflux (bis zu 50 %),
- Inkontinenz durch Nippelsliding des efferenten Nippels.

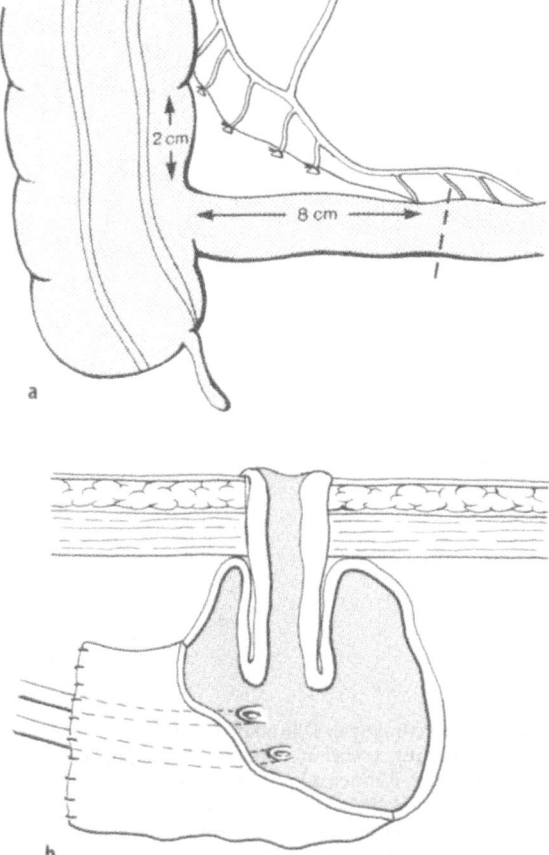

Abb. 18.6a, b. Ileozökalpouch. **a** Isolierung des zökalen Pols mit 8 cm terminalem Ileum. **b** Antirefluxive Implantation beider Harnleiter und Invagination im Zökalpol des terminalen Ileums. Das terminale Ileum bildet ein trockenes, katheterisierbares Stoma

Alternativen zum Kock-Pouch sind die Ileozökalpouches (Abb. 18.16), die zusätzlich mit den Komplikationen der Dickdarmchirurgie behaftet sind. Die jedoch technisch etwas aufwendigere Methode ist das Verfahren nach Mitrofanoff [19, 37, 46, 72]. Bei dieser kontinenten Harnableitung wird ein Ileozökalreservoir bzw. Zökalreservoir hergestellt. Die Implantation der Harnleiter erfolgt im terminalen Ileumsegment, das im Zökum invaginiert wird, um einen Antirefluxschutz zu gewährleisten. Die Invagination des Blinddarms und seine Ausleitung bis zur Hautoberfläche erlaubt ein katheterisierbares trockenes Stoma.

18.8
Blasenaugmentation/Blasenersatz

Die Blasenaugmentationstechniken erlauben einen Teilersatz der Blase bzw. die Wiederherstellung der Kontinuität oder Umwandlung eines nassen Stomas in eine kontinente Harnableitung bei intakten subvesikalen Verhältnissen. Die Hauptindikation der Blasenaugmentation besteht in Schrumpfblasen (Tuberkulose, interstitielle Zystitis) bzw. neurogenen hyperreflexiven therapieresistenten Blasen.

18.8.1
Blasenaugmentationen

Die Ringileozystoplastik ist durch Zökalaugmentationsplastiken und die ileale Clamzystoplastik erfolgreich ersetzt worden. Die Probleme der Urinresorption durch die verwendeten Darmsegmente sind mit denen der Ersatzblase vergleichbar.

18.8.1.1
Kolon- [8] und Zökalaugmentationszystoplastie (Abb. 18.17; [24, 32, 38, 50])
Nach Teilresektion des Blasendaches wird der isolierte Zökalpol unter Berücksichtigung seiner Durchblutung auf seinen vollen Durchmesser anastomosiert. Die Mitnahme von 10–15 cm terminalem Ileum mit aboraler Invagination im Zökalpol

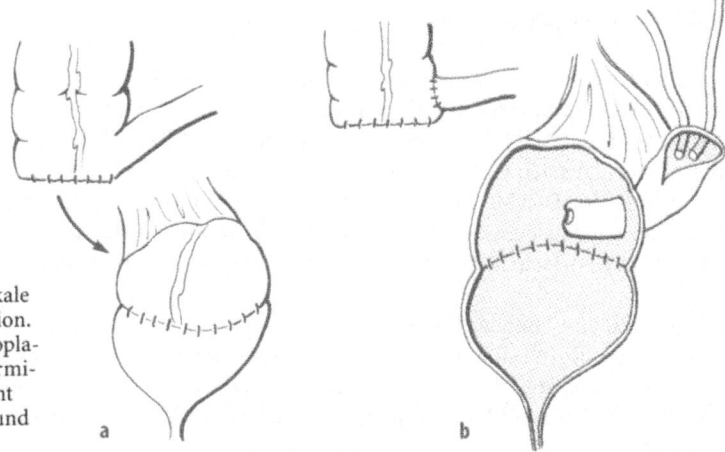

Abb. 18.17. a Zökale Blasenaugmentation. **b** Ileozökale Zystoplastie, wobei das terminale Ileumsegment invaginiert wird und antirefluxiv wirkt

(Abb. 18.17b) zum Antirefluxschutzmechanismus [32] erlaubt die Wiederherstellung der Kontinuität mit dem oberen Harntrakt (bei kurzem Harnleiter). Andererseits ist die Verwendung des Appendix nach der Technik von Mitrofanoff [18, 72] eine Möglichkeit, ein katheterisierbares Ableitungssystem mit trockenem Stoma herzustellen.

18.8.1.2
Ileale Augmentation, ileale Clamzystoplastie (Abb. 18.18; [15, 33, 40])
Eine besondere Beschreibung dieser operativen Technik ist nicht erforderlich. Es handelt sich hier um die Erstellung einer enteralen Dünndarmplatte, die dem Blasendach aufgesetzt wird.

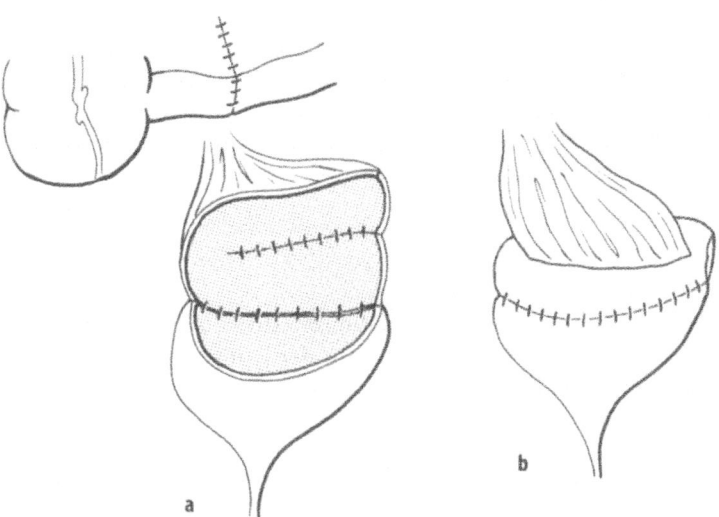

Abb. 18.18a, b. Clamzystoplastie

18.8.2
Gastric Pouch, Augmentation [12, 58]

Operationstechnik. Im Verfahren von Cartwright und Snow [12] wird nach Isolierung aus der großen Kurvatur des Magens unter Berücksichtigung seiner Durchblutung ein Patch entfernt. Nach Spalten des Blasendaches wird dieser Patch in den Blasendefekt interponiert, je nach Größe des Patches kann die gesamte Blasenwand gegebenenfalls ersetzt werden. Die Modifikation mit einer Demukosierung dieses Patches und nur Resektion der Muskularis des Detrusors der Blase unter Belassung des Urothels ist ein wesentlicher Fortschritt zur Primärbeschreibung des Gastric Pouch (Abb. 18.19).

Komplikationen. Bei der Originaloperationstechnik besteht die Problematik der pH-Veränderung durch die interponierte Magenschleimhaut sowie der Komplikationen der Magenchirurgie. Bei der modifizierten Technik mit Mukosektomie wird die Problematik der Ulkusbildung umgangen, jedoch das Risiko von Hämatombildung zwischen Mukosa und Gastric Patch wesentlich höher.

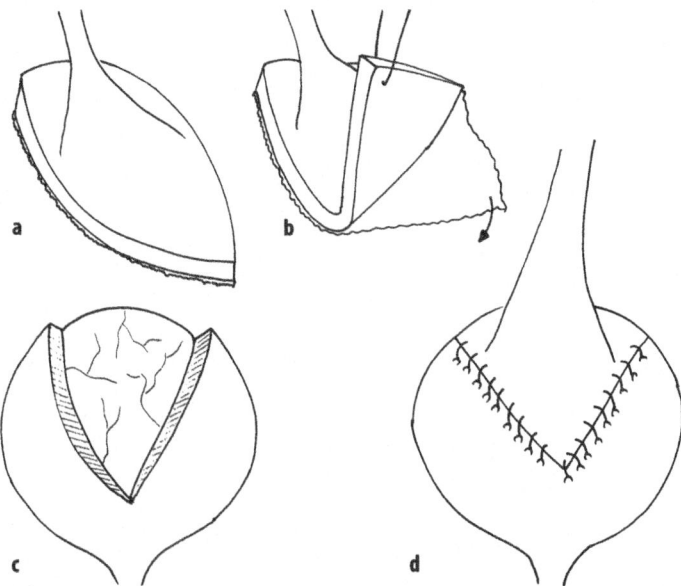

Abb. 18.19a–d. Gastric Pouch, Augmentation. **a** Isoliertes vaskularisiertes Magensegment der großen Kurvatur. **b** Resektion der Detrusormuskulatur unter Belassung der Mukosa. **c** Entfernung der Mukosa des Gastric patch. **d** Interposition des Gastric patch in dem Detrusordefekt. Je nach Größe dieses Gastric patch kann bis zu einem kompletten Blasenersatz auf den Blasenhals erfolgen. In diesem Fall wird jedoch die Mukosa der Blase nicht erhalten

18.8.3
Ileumneoblase

Über die Applikation der Technik der Ileumneoblase, Ersatzblase bzw. Teilersatz bei Kindern ist von verschiedenen Autoren berichtet worden [23, 39, 51]. Diese Technik erlaubt den kompletten bzw. Teilersatz der Harnblase bei – und dies ist die Voraussetzung – noch erhaltenen subvesikalen Verhältnissen. Bei bestehender Inkontinenz durch Beteiligung des Verschlusses (neurogene Blase) ist die vorhergehende bzw. sekundäre Implantation eines Sphinkters unumgänglich. Die Langzeitergebnisse bei Erwachsenen, insbesondere hinsichtlich der metabolischen Komplikationen, sind bis jetzt ohne pathologischen Befund geblieben. Die Frage über Veränderungen der Vitamin-D- und Kalziumresorption des Elektrolythaushaltes ist bei Kindern langzeitlich nicht eindeutig geklärt (10–20 Jahre). Eine die operative Indikation einschränkende Nierenfunktion [39] scheint es nicht zu geben, da postoperativ bei guter Versorgung (regelmäßige Entleerung, Katheterismus) kein Kreatininanstieg bzw. Verschlechterung der Kreatininclearance registriert werden konnte [23, 51].

Operationstechnik (Abb. 18.20; [22, 30]). Ein ca. 40–50 cm langes terminales Ileumsegment wird 20 cm vor der Bauhin-Klappe unter Berücksichtigung der mesenterialen Blutzufuhr isoliert und ausgeschaltet. Nach Wiederherstellung der Darmkontinuität wird das gesamte Segment in W-Form an geordnet und komplett antimesente-

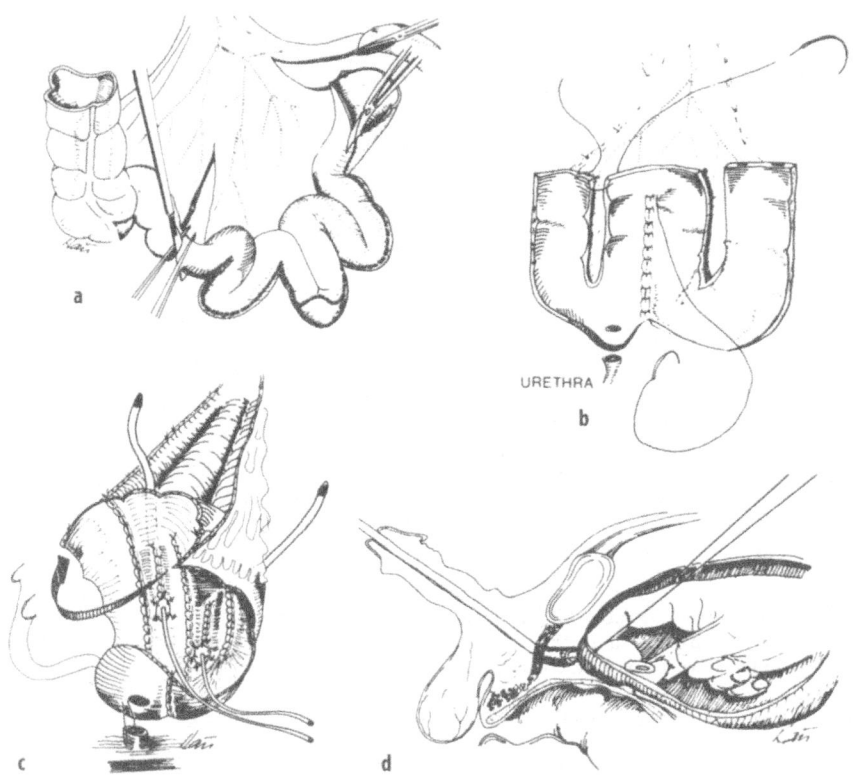

Abb. 18.20a–d. Ileumneoblase. **a** Isolierung von 60–70 cm terminalem Ileum. Antimesenteriale Detubularisierung. **b** W-förmige Lagerung. **c, d** Anastomose mit dem Harnröhrenstumpf

rial geschlitzt, mit Ausnahme eines 6 cm langen Segmentes im Fußpunkt des rechten W-Schenkels, wo die Schlitzung über einen Bereich von 6 cm am mesenterialen Rand entlang erfolgt. Mittels fortlaufender Nahtreihen wird der detubularisierte, W-förmig angeordnete Darm in eine Ileumplatte umgewandelt. Die intakte membranöse Harnröhre mit dem funktionierenden externen Sphinkter wird an den zungenförmigen Hautlappen anastomosiert, nachdem im Abstand von 2 cm des Randes ein Neoblasenauslaß angelegt worden ist. Die Harnleiter werden in typischer Weise nach Le Duc implantiert, für 14 Tage gesplintet, und die Blasenplatte wird nunmehr ventral zum Reservoir verschlossen.

Komplikationen. Beobachtete Komplikationen sind unmittelbar postoperativ Schleimtamponaden, Urinfisteln, metabolische Azidose, die jedoch problemlos beherrscht werden können. Die Azidose tritt in den ersten 6 Monaten auf und ist meist eng mit der Nierenfunktion verbunden [50]. Spätkomplikationen sind hauptsächlich Anastomosenstenosen der Harnleiter, vesikoureteraler Reflux, Schleimtamponaden, metabolische Probleme (hyperchlorämische, hypokaliämische Azidose). Bei Kindern gibt es keine Langzeiterfahrungen. Die metabolische Problematik wird der entscheidende Punkt sein.

Literatur

1. Alleb TD (1980) Vesicostomie for the temporary diversion of the urine in small children. J Urol 123:929
2. Althausen AF, Hagen-Cook K, Hendren WH (1975) Non refluxing colon conduit: experience with seventy cases. J Urol 120:35
3. Altwein JE, Jonas U, Hohenfeldner R (1977) Lomgterm follow up of children with colon conduit urinary diversion and uterosigmoidostomy. J Urol 118:832
4. Babcock JR, Schoklnik A, Cook WA (1979) Ultrasound-guided percutaneous nephrostomy in the pediatric patient. J Urol 121:327
5. Benchkroun A (1978) Continent ileocaecral urinary reservoir. J R Soc Med 71:357
6. Benchekroun A (1985) The continent ileo-caecral bladder. Motion picture at the 80. Annual meedting of the American urological Association. Atlanta, May 12–16, 1985 Abstr No 661, J Urol 133:2èç A
7. Bennett AH (1973) Extrophie of the bladder treated by ureterosigmoidostomies: lomg term evaluation. Urology 2:165
8. Binder C, Gonick P, Ciavarra V (1971) Experience with Silastic U-tube nephrostomy. J Urol 106:499
9. Blocksom BH jr (1957) Bladder pouch for prolonged tubeless cystostomy, J Urol 78:398
10. Botto H, Theobaut Y, Richard F, Guerin M, Camey M (1985) Urodymik findings in enterocystoplastie after radical cystoprostatectomy for the bladder cancer. Poster at the XX Congress of the International Society of Urology, Vienna, June 23–28, 1985, Abst No 599
11. Bramble FJ (1982) The treatment of adult enuresis and urge incontinence by enterocystoplasty, Br J Urol 5:693–969
12. Cartwright PC, Snow BW (1989) Bladder autoaugmentation: partial detrusor excision to augment the bladder without use of bowel. J Urol 142:1050–1053
13. Colodny AH (1987) Antenatal diagnosis and management of urinary abnormalities. Pediatr Clin North Am 24:1365–1381
14. Cordonnier JJ (1949 Ureterosigmoid anastomosis. Surg Gynecol Obstet 88:441
15. Crissey MM, Gittes RF, Steel GD (1980) Rat model of carcinogenisis in ureterosigmöidostomy. Science 207:1079
16. Deane AM, Woodhouse CRJ, Parkinson MC (1984) Histological changes in ileal conduits. J Urol 132:1108
17. Deutinger J, Spernol R, Brenaschek G (1984) Können fetale Nierenbeckenerweiterungen physiologisch sein? Geburtsh und Frauenheilk 44:441–443
18. Duckett J, Snyder HW (1986) Continent urinary diversion: variations on the Mitrofanoff principle. J Urol 136:58
19. Duckett JW (1974) Cutaneous vesicostomy in childhood / the Blocksom technique. Urol Clin North Am 1:485
20. Dybner R, Jeter K, Lattimer JK (1972) Comparison of intraluminar pressure in ileal and colic conduits in children. J Urol 108:477
21. Filmer BR, Spencer JR (1990) Malignancies in bladder augmentations and intestinal conduits. J Ruol 143:671
22. Frohneberg D, Bachor R, Egghart G, Miller K, Hautmann R (1989) Ileal neobladder – principles of function and continence. Eur Urol 16:241–249
23. Gearhart JP, Albertsen PC, Marshall FF, Jeffs RD (1986) Pediatric applications of augmentation cystoplasty: The Johns Hopkins experience . J Urol 136:430
24. Gittes RF (1986) Carcinogenesis in ureterosigmoidostomy. Urol Clin N Amer 13:201
25. Gottfried H-W, Grau T, de Petriconi R (1990) Changements histologiques et ultrastructuraux de la muqueuse intestinale de néovesie iléale. Poster, 84. Congrès de l'Association Francaise d'Urolgie, Paris 17–19 octobre 1990
26. Gray DL, Crane JP (1986) Prenatal diagnosis of urinary tract malformation. Pediatr Nephrol 2:326–333
27. Grignon A, Filion R, Filiatrault D, Robitaille P, Homsy Y., Boutin R, Leblond R (1986) Urinary tract dilatation in utero: classification and clinical applications. Radiology 160:645–647
28. Harrison MR, Golbus MS, Filly RA (1991) The unborn patient. Prenatal diagnosis and treatment, 2nd ed. W.B. Saunders. Chapter 31: The fetus with obstructive uropathy: Pathophysiology. Natural History. Selektion and Treatment, p 328–293

29. Hautmann RE, Egghart G, Frohneberg D, Miller K (1988) The ileal neobladder. J Urol 139:39
30. Hautmann R (1986) Supravesikale Harnableitung – derzeitiger Stand. Akt Urol 17:56
31. Hautmann R (1989) Harnableitung. Urologe A 28:177
32. Hendren HW, Hendren RB (1990) Bladder augmentation: experience with 129 children and young adults. J Urol 445
33. Hinmann F jr (1994) Selection of intestinal segments for bladder substitution. J Urol 139:519
34. Hohenfellner R (1994) Ausgewählte urologische OP-Techniken. Thieme, Stuttgart
35. Holand JM, King LR, Schirmer HKA et al. (1967) High urinary diversion with an ileal conduit in children. Pediatrics 40:816
36. Husmann DA, Spence HM (1990) Current status of tumor of the bowel following ureterosigmoidostomy: a review. J Urol 144:607–609
37. Issa MM, Oesterling LE, Canning DA, Jeffs R (1989) A new technique of using the in situ appendix as a catheterisable stoma in continent urinary reservoirs. J Urol 141:1385
38. Johnston JH (1963) Temporycutaneous ureterostomy in the management of advanced congenital urinary obstruction. Arch Dis Child 38:161
39. Kass EJ, Koff SA (1983) Bladder augmentation in the pediatric neuropathic bladder. J Urol 129:552
40. King LR, Belman AB (1972) A technique for nephrostomy in the absence of callectasis. J Urol 108:518
41. Kock NG, Myrvold HE, Nilsson LO (1981) Continent ileostomy. An account of 314 patients. Acta Chir Scand 147:67
42. Kock NG, Nilsson AE, Nilsson LO et al. (1982) Urinary diversion via continent ileal reservoir: clinical results in 12 patients. J Urol 128:469
43. Kock NG, Ghoneim MA, Lycke GK, Mahran MR (1989) Replacement of the bladder by the urethral Kock pouch – Functional results, urodynamics and radiological features. J Urol 141:1111–1116
44. Leadbetter WF (1951) Consideration of problems incident to performance of uretero-enterostomy: report of a technique. J Urol 65:818
45. McLeen RH, Gearhatt JR, Jeffs R (1988) Neonatal obstructive uropathy. Pediatr Nephrol 2:48–55
46. Leonard MP, Gearhart LP, Jeffs R (1990) Continent urinary reservoir in pediatric urological practice. J Urol 144:330
47. Leetgen B, Meyer-Schwickerarth M, Bedow W (1993) Die antenatale Ultraschalldiagnostik der Nieren und ableitenden Harnwege. Monatschr Kinderheilkd 141:462–467
48. Liptiz S, Ryan C, Dhillon K, Nicolini U, Rodeck CH, Samuell MCD, Robson MK (1993) Fetal urine analysis for the assessment of renal function in obstructive uropathy. Am J Obstet Gynecol 168:174–179
49. Magnus RV (1977) Pressure studies and dynamics of ileal conduits in children. J Urol 118:406
50. Mitchell ME, Piser JA (1987) Intestinocystoplasty and total bladder replacement in children and young adults: follow up in 129 cases. J Urol 138:578
51. Mitchell ME (1990) This month in investigative urology: Long term prospects and problems of continent urinary diversions. J Urol 143:370–371
52. Mitrofanoff P (1980) Cystostomie continente transappendiculaire dans le traitement des vessies neurologiques. Chir Pediatr 21:297
53. Mogg RA (1977) Neoplasm at the site of ureterocolic anastomosis. Br J Surg 4:758
54. Moneer K, Bloiso H, Bloiso G (1987) Continent diversion in children: modification of Kock pouch. J Urol 137:1206
55. Montfort G, Guys JM, Lacombe GM (1984) Appendicovesicostomy: an alternative urinary diversion in the child. Eur Urol 10:361
56. Morin L, Cendron M, Crombleholme TM, Garmel SH, Klauber GT, D'Alton ME (1996) Minimal hydronephrosis in the fetus: clinical significance and implications for management. J Urol 155:2047–2049
57. Moorcraft J, Du Boulay CE, Isaacson R, Atwell JD (1983) Changes in the mucosa of colon conduits with particular reference to risk of malignant change. Brit J Urol 55:185
58. Nguyen DH, Mitchell ME, Horowitz M, Bagli DJ, Carr MC (1996) Demucosalized augmentation gastrocystoplasty with bladder autoaugmentation in pediatric patients. J Urol 56:206–209

59. Nicolaides KH, Cheng HH, Snijders RJM, Moniz CF (1992) Fetal urine biochemistry in assess-
    ment of obstructive uropathy. Am J Obstet Gynecol 166:932–937
60. Oh W (1981) Renal functions and clinical disorders in the neonate. Clin Perinatology 8:
    215–223
61. Owen RJT, Lamony AC, Brookes J (1996) Early management and postnatal investigation of
    prenatally diagnosed hydronephrosis. Clin Radiol 51:173–176
62. Perinetti E, Catalona WJ, Manley CB et al. (1978) Percutaneous nephrostomy: indications,
    complications and clinical usefulness. J Urol 102:156
63. Perlmutter AD (1980) Experiences with urinary undiversion in children with neurogenic
    bladder. J Urol 123:402
64. Shapiro SR, Lebowitz R, Colodny AH (1975) Fate of ninety children of complications, pyelo-
    graphy, renal function and bacteriology. J Urol 114:289
65. Sober I (1972) Pelviureterostomy-en-y. J Urol 107:473
66. Spence HM, Hoffmann WW, Fosmire GP (1979) Tumor of the colon as a late complication of
    ureterosigmoidostomy for extrophy of the bladder. Br J Urol 5:466
67. Schmidt JD, Hawtrey CE, Culp DA et al. (1973) Experience with cutaneous pyelostomy diver-
    sion. J Urol 109:990
68. Schwarz GR, Jeffs RD (1975) Ileal conduit urinary diversion in children: computer analysis of
    follow up from 2 to 16 years. J Urol 114:285
69. Stephenson TP, Mundy AR (1985) Treatment of the neuropathic bladder by enterocystoplasty
    and selective sphincterotomy or sphincterablation (and) replacement. Br J Urol 57:27–31
70. Stewart M, Hill MJ, Pugh RCB, Williams JP (1981) The role of N-nitrosamine in carcinogene-
    sis at the ureterocolic anastomosis. Brit J Urol 53:115
71. Wammack R, Fisch M, Hohenfellner R (1993) Conversion and undiversion surgery. Urologia
    60:127–134
72. Weingarten JL, Cromie WJ (1988) The Mitrofanoff principle: an alternative form of continent
    urinary diversion. J Urol 140:1529
73. Woodhouse CRJ, Malone PR, Cumming J, Reilly TM (1989) The Mitrofanoff principle for
    continent urinary diversion. Br J Urol 63:53

Kapitel 19

Nierentransplantation

H. Ruder, J. Weißmüller und G. Schott

19.1
Voraussetzungen, Vor- und Nachbehandlung

H. Ruder

Abstract. Noch mehr als bei Erwachsenen ist die Nierentransplantation bei Kindern eine kombinierte Hochleistung, zusammengesetzt aus pädiatrischer Nephrologie, Immunologie, Kinderurologie und auch Kinderanästhesie. Die Federführung liegt bei der Pädiatrie. Der unentbehrliche Wert der immunologischen Austestung bleibt oft im Hintergrund. Tabellen und Listen zählen hier das Notwendige auf. Was die Operateure betrifft, so sind sie die selben, die auch Erwachsene transplantieren. Unter ihnen gibt es bis jetzt noch keine Spezialisierung in getrennter Zuständigkeit. Die kleinen oder jungen Patienten kommen unmittelbar von der pädiatrischen Intensivstation in den Operationstrakt und kommen von dort postoperativ unverzögert wieder zurück.

Die Grundkrankheit ist wesentlich öfter nephrologischer als urologischer Herkunft. Die zehn wichtigsten Grunderkrankungen trägt eine Liste vor. Ober Nephrektomiebedürftigkeit bei nephrologischer Grundkrankheit entscheiden die Kinderärzte, bei urologisch bedingter Insuffizienz entscheiden die Urologen. Soweit wie möglich soll die Nephrektomie besser unterbleiben, ausgenommen permanente Infektionsherde. Präoperative Bluttransfusion gilt nach wie vor als vorteilhaft. Über Spenderauswahl besteht Einigkeit, daß Kinder-zu-Kinder den Vorzug verdient. Da die Chance dazu aber vergleichsweise gering ist, muß der Operateur oft Erwachsenennieren den Kindern anatomisch so gut wie möglich einpassen.

Aufmerksame und nach Elektrolyten gezielte Infusionstherapie ist prä-, intra- und postoperativ unverzichtbar, dazu auch Antibiotikaschutz.

Die Tendenz zur Abstoßungsreaktion ist bei Kindern größer als bei Erwachsenen. Die Prophylaxe der frühen und der späten Abstoßungsreaktion und ebenso die Therapie beider bleibt in den Händen der Kinderärzte. Die Doppler-Sonographie leistet in der Erkennung Wichtiges. In der Wahl der bisherigen Medikamente Cyclosporin A, Azathioprin und Prednisolon gibt es neuere Varianten. In 6 Tabellen und 3 Abb. ist alles wesentliche verdichtet enthalten. Operative Komplikationen sind die Ausnahme. Die Operateure müssen damit fertig werden. Die Chance der Malignisierung ist eine Spätsorge.

Die Ergebnisse der Kindertransplantation sind wie die der Erwachsenen insgesamt günstig, 75–90 % aller Transplantate funktionieren nach einem Jahr, nach zehn Jahren sind es noch 40–50 %, mithin gibt es einen jährlichen Rückgang der GFR. Im Erfolgsfalle sind alle beglückt, die kleinen Patienten und die Eltern natürlich am meisten, im Falle des Fehlschlags sind alle geschlagen, auch die Behandelnden, und dennoch verpflichtet weiterzuarbeiten in der begründeten Hoffnung, daß die Erfolge von Jahrzehnt zu Jahrzehnt zunehmen.

Jedes Kind oder jeder Jugendliche, der in ein chronisches Dialyseprogramm aufgenommen wird, hat Anspruch auf eine Nierentransplantation. Diese sollte wegen besserer körperlicher und psychischer Rehabilitation so früh wie möglich geschehen. Dabei müssen wir berücksichtigen, daß die Lebenserwartung junger Menschen die durchschnittliche Lebensdauer eines Transplantates bei weitem übersteigt. Viele dieser Patienten werden also im Verlauf Ihres Lebens wiederholt zur Transplantation anstehen. Eine fehlgeschlagene Transplantation bedeutet oft den Verlust einer der verschiedenen Gefäßanschlußvarianten.

19.1.1
Immunologische Voraussetzungen

Kinder und Jugendliche haben eine erheblich bessere T-Zellimmunität als Erwachsene. Sie neigen daher stärker zu akuten Transplantatabstoßungsreaktionen und bedürfen einer im Durchschnitt stärkeren initialen Immunsuppression. Im übrigen ist davon auszugehen, daß die immunologischen Grundsätze mit denen bei Erwachsenen vergleichbar sind [7]. Die wichtigsten immunologischen Grundsätze sind in Tabelle 19.1 zusammengestellt.

Tabelle 19.1. Immunologische Grundsätze bei Transplantatempfängern

- AB0-Kompatibilität
- T-Zellkreuzprobe negativ
- B-Zellkreuzprobe (37°) negativ
- Je höher die Übereinstimmung auf den Genorten HLA-A, -B, -DR und -DQ, desto geringer die Wahrscheinlichkeit einer Abstoßungsreaktion
- HLA-haplotypidentische Nieren von Eltern sind überlegen im Vergleich zu Verstorbenennieren
- Bei Risikopatienten (zytotoxische Antikörper gegen > 80 % aller Blutspender oder früher immunologisch bedingter Verlust einer vorherigen Transplantatniere) ist der Einfluß von HLA-Inkompatibilitäten stärker
- Bluttransfusionen verrnindern das Abstoßungsrisiko [8]
- Virale Infektionen erhöhen das Risiko einer Transplantatabstoßung

19.1.2
Vorbereitung des Empfängers

In > 90 % der Patienten sollte es möglich sein, die renale Grundkrankheit exakt zu sichern (Tabelle 19.2). Von Bedeutung sind hier alle Uropathien wegen der zugehörigen spezifischen Vorbereitung [13] sowie alle Erkrankungen, bei denen ein Rezidiv im Transplantat möglich ist (Tabelle 19.3) [3]. Die klinische Bedeutung dieser Rezidive ist unterschiedlich, sie stellen jedoch kein Transplantationshindernis dar. Rezidive der fokal-segmentalen Glomerulosklerose können mit Plasmaaustausch beherrscht werden [11]. Rezidive des hämolytisch urämischen Syndroms werden teilweise durch Cyclosporin A ausgelöst, so daß bei diesen Patienten z. B. Mycophenolat-Mofetil plus Steroide als Immunsuppressivum gewählt werden kann. Nephritiden beim systemischen Lupus erythematodes und bei pauciimmunen Glomerulonephritiden z. B. im Rahmen einer Wegener-Granulomatose neigen nicht zum Rezidiv im Transplantat. Patienten mit einem Alport-Syndrom bergen das Risiko in sich, eine De-novo-Basalmembranantikörpernephritis zu entwickeln. Bei der Zystinose ist später mit Leber- und ZNS-, bei polyzystischer Nierenerkrankung ggf. mit Leber- und Pankreasbeteiligung zu rechnen.

Eine Problemgruppe stellen Säuglinge und Kleinkinder bis zu 3 Jahren dar. Auf Grund einer Fülle von Problemen sind die Transplantationsergebnisse hier noch nicht zufriedenstellend [1]. Am erfolgversprechendsten sind Transplantationen einer Elternniere in paraaortaler Technik. Entscheidend für ein erfolgreiches Vorgehen ist eine enge Zusammenarbeit eines erfahrenen Teams aus Operateur, Anästhesist und Kinderarzt vor, während und nach der Transplantation.

Tabelle 19.2. Verteilung der Grundkrankheiten bei 123 Kindern und Jugendlichen (Kinderklinikl und Urologische Abteilung der Universität Heidelberg)

		Primäre Nephropathien	
Glomerulopathien	45	Fokal-segmentale Glomerulosklerose	19
		Schönlein-Henoch-Nephritis	3
		Alport-Syndrom	2
		Andere Glomerulonephritiden	17
		Hämolytisch-urämisches Syndrom	4
Angeborene Fehlbildungen	26	Nephronophthise	14
		Zystennieren	2
		Hypoplasie/Dysplasie	6
		Oligomeganephronie	4
Stoffwechselerkrankungen	8	Idiopathische Hyperkalzurie	2
		Zystinose	5
		Hyperoxalurie Typ 1	1
Andere	7	Interstitielle Nephritis	4
		Toxisch (Cisplatin)	1
		Iatrogen, Nephrektomie, Beckenniere	1
		Familiäres Mittelmeerfieber	1
		Primäre Uropathien	
Obstruktive Uropathien	15	Urethralklappe	8
		Blasenhalsstenose	1
		Terminale Ureterstenosen	1
		Prune-belly-Syndrom	2
		Neurogene Blase	3
Primäre Refluxnephropatien	22	Ohne Harnröhrenenge	13
		Mit relativer Harnröhrenenge	9

Tabelle 19.3. Im Nierentransplantat rezidivierende Erkrankungen

Glomerulopathien:	Fokal-segmentale Glomerulosklerose
	Membranoproliferative Glomerulonephritis
	Membranöse Glomerulonephritis
	Goodpasture Syndrom
	IgA-Nephritis
	Nephrotisches Syndrom vom finnischen Typ (?)
	Hämolytisch urämisches Syndrom
Andere:	Primäre Hyperoxalurie Typ I
	Systemische Amyloidose
	Sichelzellanämie

Der Umfang der notwendigen Voruntersuchungen ist in Tabelle 19.4 zusammengestellt. Besondere Aufmerksamkeit muß der Verhütung von Infektionen des immunsupprimierten Patienten geschenkt werden. Hierzu zählt die Nephrektomie, falls Pyelonephritiden und/oder ein hochgradiger vesikorenaler Reflux persistieren. Eine generelle Nephrektomie hat mehr Nachteile als Nutzen. Insobesondere verliert der Patient seine Restdiurese, was zu einem erhöhten Risiko kardiovaskulärer Komplikationen führt. Chronisch-eitrige Infektionen, wie z. B. kariöse Zähne, müssen vor einer Transplantation saniert sein.

Tabelle 19.4. Vorbereitende Untersuchungen zur Nierentransplantation (fakultative Untersuchungen in Parenthesen

Anamnese
Grundkrankheit, Operationen, Infektionen (Kinderkrankheiten, Tuberkulose), Impfungen, Anzahl Bluttransfusionen, Erythropoetintherapie, Wachstumshormontherapie, Wachstumsverlauf, Osteopathie, arterielle Hypertonie, Ulkus

Blutentnahmen
Blutbild, Elektrolyte, Kreatinin, Harnstoff, Harnsäure, Blutgase, Blutungszeit, Gerinnungsanalyse, Ca, Phosphat, alk. Phosphatase, intaktes Parathormon, Glukose, Lipidstatus, Transaminasen, Bilirubin, Amylase, Hbs-Ag, Anti-HbS, Anti-Hbc, Anti-Hepatitis-C, Antikörper gegen Polio, Masern, Mumps, Röteln Varizellen, Zytomegalovirus, Epstein-Barr-Virus, Herpes-simplex-Virus, humanes Herpesvirus Typ 6, humanes Immundefizienz-Virus, Candida albicans, Immunglobuline, Komplement-C3, Antinukleäre Faktoren, (Glomeruläre Basalmembran AK, C-ANCA, Myeloperoxidase-AK) Blutgruppe, HLA-A, -B, -DR-Typisierung, zytotoxische AK (gemischte Lymphozytenkultur bei Leberspender)

Urin
24-h-Urinmenge, Urinsediment, Urinkultur, Proteinurie.

Bildgebende Untersuchungen
- Röntgen: Thorax, linke Hand, beide Knie p.-a., Beckenübersicht (weitere Skelettabschnitte, Miktionszysturethrogramm).
- Ultraschall: Herz, Oberbauch, Nieren, Blase vor und nach Miktion.

Sonstiges
EKG, EEG, Tuberkulinprobe, Auffrischimpfungen, Hepatitis-B- und Varizellenimpfung, Rachenabstrich (Zystoskopie, Gastroskopie), zahnärztliche, augenärztliche (gynäkologische) Konsiliaruntersuchung

---

Neue Immunsuppressiva (Tacrolimus, Mycophenolat-Mofetil, monoklonale Antikörper) führen zu einer starken Suppression der T-Zell-vermittelten Immunität. Besonders alle Viren der Herpesgruppe (HSV, CMV, EBV, VZV, HHV6) und Parvo B19 können unter diesen Medikamenten zu schwerwiegenden Problemen führen. Neben den empfohlenen Impfungen müssen alle Patienten ohne spezifische Antikörper aktiv gegen Varicella-zoster-Virus und mit speziellem Impfschema für Dialysepatienten gegen Hepatitis B (z. B. durch Gen HB-Vax D) geimpft werden.

19.1.3
Auswahl des Nierenspenders

Lebendspende
Die Transplantation von einem Elternteil, die sogenannte Lebendspende, bietet folgende Vorteile:

- Wegfall einer langen Wartezeit unter Dialysetherapie mit den damit verbundenen körperlichen und seelischen Einschränkungen.
- Bessere auf den Transplantationstag abgestimmte Vorbereitung des Empfängers.
- Operation und Mitbetreuung durch Mitarbeiter mit größter Erfahrung.
- Wegfall von mehrzeitigen Operationen bei komplexen Fehlbildungen der ableitenden Harnwege.

Den objektiven Vorteilen stehen fallweise vor allem psychische Nachteile gegenüber, z. B. wenn ein Jugendlicher mit Niere eines Elternteiles nicht regelmäßig Immunsuppressiva einnimmt. Neben den immunologischen Voraussetzungen gelten folgende Mindestvoraussetzungen für eine Lebendspende:

- Die Nierenspende muß *freiwillig* sein (nie minderjährige Geschwister!).
- Fehlen einer schwerwiegenden Erkrankung (z. B. Diabetes mellitus) beim Spender, die das Operationsrisiko erhöhen könnte.
- Stabile Familiensituation (Konsultation eines geschulten Psychologen).

Verstorbenennieren
Der Mangel an Spenderorganen bringt es mit sich, daß die Altersspanne der Organspender sich erweitern und das Spektrum der Todesursachen der Nierenspender einem Wandel unterliegen wird. Phasen von Hypotension oder reduzierten Urinflusses vor Organentnahme sind kritisch zu werten. Nieren von Kleinkindern und Säuglingen sind für die Transplantation weniger geeignet, da sie auf Grund verschiedener Ursachen häufig frühzeitig ihre Funktion verlieren (Abb. 19.1). Bei älteren Spendern (> 50 Jahre) ist streng darauf zu achten, daß die Nierenfunktion vor Entnahme normal war und daß Risikofaktoren einer Glomerulosklerose wie arterielle Hypertonie oder Diabetes mellitus beim Spender fehlen. Einerseits ist ein Kind sonst nicht dazu in der Lage, mit einem altersgemäß normalen Blutdruck diese Niere ausreichend zu perfundieren, andererseits führt eine eingeschränkte Nierenfunktion 6 Monate nach Transplantation zu einer signifikant niedrigeren 5-Jahres-Überlebensrate des Transplantates [9]. Am günstigsten ist in jedem Fall die Niere eines älteren Kindes oder eines jungen Erwachsenen.

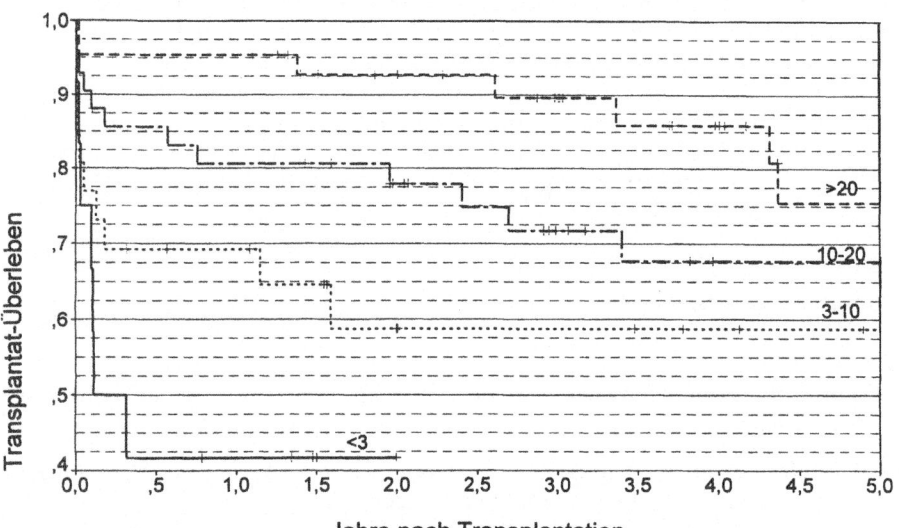

Jahre nach Transplantation

Abb. 19.1. Transplantatüberleben in Abhängigkeit vom Alter des Nierenspenders bei 123 Verstorbenennierentransplantationen. Analyse nach Kaplan-Meier. Die Kurven repräsentieren ein Spenderalter von < 3 Jahren (n = 12), von 3–10 Jahren (n = 26), von 10–20 Jahren (n = 42) und > 20 Jahren (n = 43). Die Unterschiede sind höchst signifikant (log rank $p < 0,0001$)

Eine Untersuchung auf IgG-Antikörper gegen HbS-Ag, Hbc, HCV, CMV und HIV gehört heute zur Routine. Von der Transplantation anti-HCV-positiver Nieren auf anti-HCV-negative Empfänger ist abzuraten. CMV-positive Nieren verpflanzt in CMV-negative Empfänger führt häufig zu einer CMV-Erkrankung, die bei frühzeitiger Diagnose aber in der Regel gut beherrschbar ist. In der Regel werden Nieren jedoch nicht hinsichtlich ihres EBV-Status überprüft.

19.1.4
Perioperative pädiatrische Maßnahmen

Ein guter Hydratationszustand, Ausgleich der Blut-und Eiweißverluste und eine gute periphere Durchblutung während und nach Transplantation begünstigen eine rasche Aufnahme der Transplantatfunktion und verhüten den Verschluß einer Cimino-Fistel. Besonders Kleinkinder, bei denen in paraaortaler Technik eine Erwachsenenniere implantiert wird, haben während der Operation durch Verdunstung und Blutumverteilung in ein Bein während der Phase der Unterbrechung des venösen Rückstroms oft einen Infusionsbedarf von > 10 % ihres Körpergewichtes. Die intraoperative Gabe von Immunsuppressiva, von Steroiden, Furosemid und Heparin ist empfehlenswert. Unmittelbar nach der Operation muß der Patient auf eine pädiatrisch erfahrene Intensivstation übernommen werden. Der zentrale Venendruck muß in den positiven Bereich angehoben werden und eine diureseabhängige Infusion nach stündlicher Bilanzierung durchgeführt werden. Diuresemengen von bis zu 10.000 ml/die sind keine Seltenheit! Der Natriumgehalt der Infusionslösung sollte bei ca. 100 mmol/l Infusionslösung gewählt werden und auf Grund des Urinnatriums adaptiert werden. Insbesondere Kinder, die vor Transplantation mit einer Bauchfelldialyse behandelt wurden, benötigen eine kontinuierliche Glukosezufuhr, solange der Blutzucker unter 150 mg/dl liegt. Kalium, Phosphat und Bikarbonat sind nach individuellem Bedarf zuzufügen.

Besonders geeignete Antihypertensiva in der frühen Phase sind Kalziumantagonisten wie Nifidepin oder Diltiazem und Clonidin. Diltiazem verlangsamt den Abbau von Cyclosporin A am Zytochrom p450 erheblich. Bei Patienten, die Cyclosporin A rasch metabolisieren, kann dieser Effekt gezielt eingesetzt werden. Im Fall der Notwendigkeit einer Dialysetherapie sind Hämo- und Peritonealdialyse in etwa gleichwertig.

19.1.5
Postoperative Therapie

Prophylaxe der Abstoßung. Die Immunsuppression nach Nierentransplantation unterliegt derzeit einem Wandel durch die Möglichkeiten neuer Immunsuppressiva. Cyclosporin A ist nach wie vor das wichtigste Medikament, das in Kombination mit Azathioprin und/oder Kortikosteroiden verwendet werden kann [9]. Besonders vielversprechend scheint das neue Immunsuppressivum Mycophenolat-Mofetil zu sein, das bei Kindern zusätzlich zu Cyclosporin A und Prednison in einer Dosis von 2x 600 mg/m² gegeben wird. Hauptnebenwirkung sind hier gastrointestinale Probleme. Eine Alternative ist Taerolimus, das ebenso in prospektiven Therapiestudien getestet wird. Nebenwirkung der neuen Immunsuppressiva sind eine vermehrte Anzahl von

Infektionen und potentiell ein höheres Tumorrisiko. Unklar ist heute noch, ob alle Patienten von den neuen Immunsuppressiva profitieren werden oder ob sie Risikogruppen vorbehalten bleiben sollten. Antilymphozytäre Antikörper wie OKT3 haben heute nur noch geringen Stellenwert. Im Langzeitverlauf profitieren Kinder in erster Linie vom Ausschleichen der Steroidtherapie, die häufig mit ungenügendem Wachstum vergesellschaftet ist [5].

Klinik und Diagnostik der Abstoßungskrise. Vor Einsatz der ganz neuen Immunsuppressiva entwickelte mehr als die Hälfte aller Kinder und Jugendlichen innerhalb der ersten Monate nach Transplantation eine Abstoßungskrise. Diagnostische Kriterien sind in Tabelle 19.5 und differentialdiagnostische Überlegungen in Tabelle 19.6 wiedergegeben. In der unmittelbaren postoperativen Phase ist die Doppler-Sonographie von großer Hilfe (Abb. 19.2 und Abb. 19.3). Die Abstoßung einer Erwachsenenniere bei einem sehr jungen Empfänger ist klinisch oft sehr schwer zu erkennen [2]. Zunehmend wird heute eine Transplantatbiopsie zur Steuerung der Therapie gefordert.

Tabelle 19.5. Diagnostische Kriterien einer akuten Abstoßungskrise nach Nierentransplantation

Kriterien
1. Anstieg des Serumkreatinins um > 20 %
2. Fieber > 38,5° C
3. Druckschmerzhaftes, geschwollenes Transplantat
4. Arterielle Hypertonie (nicht volumenbedingt)
5. Rückgang der Diurese mit Anstieg des Morgengewichts
6. Zunehmende Proteinurie
7. Sonographische Zunahme des Transplantatvolumens (> 30 %)
8. Dilatation des Nierenhohlsystems (Minderperfusion des Ureters)
9. Abnahme der enddiastolischen Blutflußgeschwindigkeit (> 30 %)
10. Doppler-sonographisch fehlender und/oder negativer enddiastolischer Blutfluß

Eine Abstoßung wird bei folgenden Kombinationen angenommen
- Serumkreatininanstieg (1) und ein weiteres Kriterium
- Serumkreatininanstieg (1) allein, falls andere Ursachen ausgeschlossen wurden
- Mindestens 3 der obenstehenden Kriterien 2–9
- Fehlender oder negativer enddiastolischer Blutfluß (10) bei oligoanurischen Patienten, die 6–12 h nach der Transplantation ein normales Flußprofil hatten

Tabelle 19.6. Differentialdiagnose der akuten Transplantatabstoßung

- Akute tubuläre Nekrose
- Thrombose arterieller oder venöser Nierengefäße
- Infektion (z. B. CMV, EBV)
- Prärenales Nierenversagen (z. B. unter ACE-Hemmern)
- Harnwegsobstruktion
- Pyelonephritis
- Akute oder chronische Cyclosporin-A-Toxizität
- Chronische Transplantatabstoßung
- Rezidiv der Grundkrankheit im Transplantat
- De-novo-Glomerulonephritis
- Hämolytisch-urämisches Syndrom

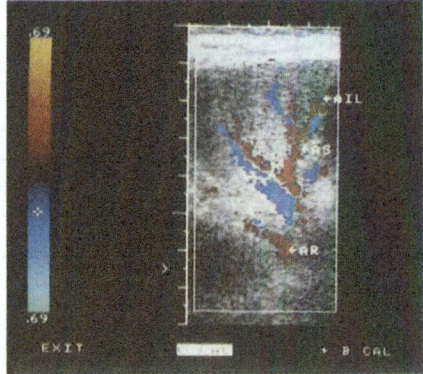

Abb. 19.2. Farbkodierte dopplersonographische Darstellung der intrarenalen Gefäße. Die Arterien (*AR* A. renalis, *AS* A. segmentalis, *AI* A. interlobaris) sind *rot*, die Venen *blau* dargestellt

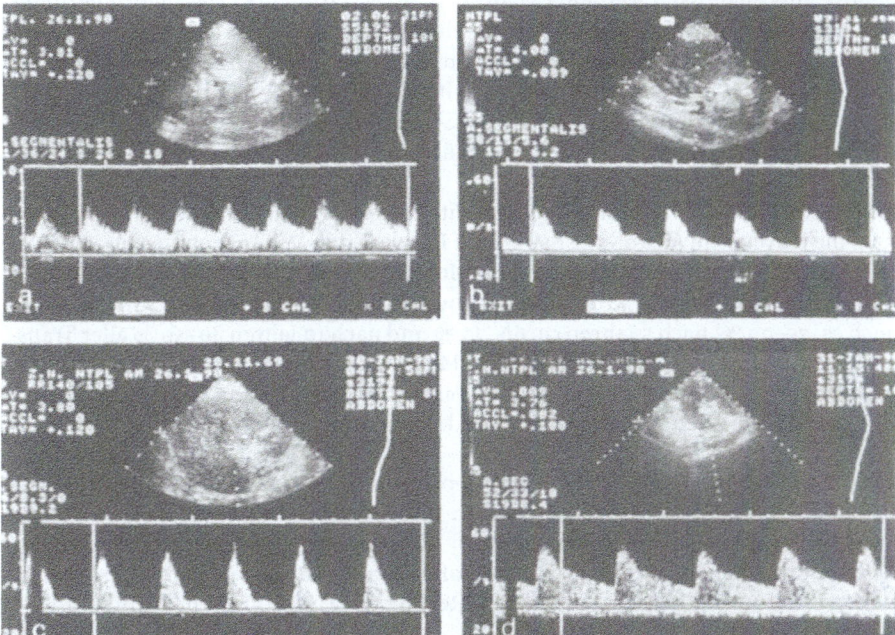

Abb. 19.3. Dopplersonographische Darstellung des Blutflusses in einer Segmentarterie einer Transplantatniere. **a** 12 h postoperativ: normaler Blutfluß. **b** Abgeflachter enddiastolischer Blutfluß als Hinweis auf Abstoßung. **c** Trotz Methylprednisolon-Pulstherapie weiter abgeflachter und enddiastolisch fehlender Blutfluß (Histologie: akute tubuläre Nekrose und interstitielle Abstoßung). **d** Normalisierung des Flußprofils sowie beginnende Diurese unter OKT3-Therapie

Therapie der Abstoßungskrise. Die Mehrzahl der Abstoßungskrisen spricht gut auf i. v. Methylprednisolon, z. B. in einer Dosis von 400, 200, 200, 100 mg/m², an vier aufeinanderfolgenden Tagen an. Bei steroidresistenten Fällen hat sich die Umstellung der Basisimmunsuppression von Cyclosporin A auf Tacrolimus durchgesetzt. Für ATG oder OKT3 gibt es nur noch sehr selten eine Indikation.

Komplikationen. Virale Infektionen, besonders durch Viren aus der Herpesgruppe, sind gefürchtet. Sobald eine Konversion der CMV-PCR nachweisbar ist oder spätestens bei ersten Symptomen wie Tachypnoe oder erhöhten Temperaturen ist Ganciclovir Mittel der Wahl. Im Rahmen einer Abstoßung kann das Uroepithel anschwellen und zu einer Ureterabgangstenose führen. Die Wirkung von Virostatika bei EBV ist umstritten. Kinder vor einer ersten Nierentransplantation sind in der Regel EBV-seronegativ, erwachsene Spender aber meist seropositiv. Akute EBV-Erkrankungen und die Entwicklung chronischer lymphoproliferativer Erkrankungen stellen aber ein ungelöstes Problem dar [14]. Die Reduktion der Immunsuppression und das Vermeiden einer zu großen Kumulation von Abstoßungsbehandlungen kann helfen, Schlimmeres zu verhüten.

Eine arterielle Hypertonie ist immer behandlungspflichtig. Vor Behandlung mit einem ACE-Hemmer muß, z. B. mittels Captopril-Szintigraphie, eine Nierenarterienstenose ausgeschlossen werden. Cyclosporin A verstärkt eine arterielle Hypertonie, wohingegen Tacrolimus dies wesentlich seltener verursacht.

Die Ruptur des Nierentransplantates im Rahmen einer Abstoßung ist sehr selten geworden, kann aber mitunter organerhaltend operiert werden. Denken muß man auch an eine akute Ureterstenose, die bei Schwellung des Uroepithels oder ehemaligen obstruktiven Uropathien auftreten kann.

Chronische Transplantatabstoßung. Jenseits des ersten Jahres nach Transplantation stellt die chronische Abstoßung das größte Problem dar. Mit Ausnahme von tierexperimentellen Daten bei Mycophenolat-Mofetil verhütet keines der verfügbaren Immunsuppressiva diese Komplikation zuverlässig. Nach einem Jahr funktionieren noch ca. 75–90 %, nach 5 Jahren ca. 60–70 % und nach 10 Jahren 40–50 % aller Transplantate [6, 9, 14]. Auch die mangelnde Medikamentencompliance spielt eine entscheidende Rolle [4]. Insgesamt ist der Verlust an glomerulärer Filtrationsrate pro Jahr bei Jugendlichen größer als bei Kleinkindern [10].

Transplantatbiopsie. Die Transplantatbiopsie wird in Sedierung mit Lokalanästhesie oder in Maskennarkose durchgeführt. In den Händen eines erfahrenen Operateurs ist ihr diagnostischer Wert deutlich höher als das damit verbundene Risiko. Neben chronischen und akuten Abstoßungsreaktionen können die tubuläre Nekrose, De-novo-Glomerulonephritis, Rezidiv der Grundkrankheit und ein HUS differenziert werden.

19.1.6
Ausblick

Neue Immunsuppressiva versprechen eine geringere Abstoßungsrate und sind möglicherweise auch bei der chronischen Transplantatabstoßung wirksam. Sollten die Langzeitnebenwirkungen vertretbar gering sein, werden sie sich in der Therapie auf breiter Front durchsetzen. Spätfolgen der Therapie wie Malignome müssen aber zunehmend mit in die Überlegungen mit einbezogen werden.

Literatur

1. Arbus GS (1994) Impact of recipient age on renal allograft outcome. In: Tejani AH, Fine RM (eds) Pediatric renal transplantation. Wiley-Liss, New York, pp 165–186
2. Bunchman TE, Fryd DS, Sibley RK, Mauer SM (1990) Manifestation of renal allograft rejection in small children receiving adult kidneys. Pediatr Nephrol 4:225–258
3. Cameron JS (1994) Recurrent primary disease and de novo nephritis following renal transplantation. In: Tejani AH, Fine RM (eds) Pediatric renal transplantation. Wiley-Liss, New York, pp 503–524
4. Ettenger RB, Rosendahl JT, Marik JL (1991) Improved cadaveric renal transplant outcome in children. Pediatr Nephrol 5:137–142
5. Klare B, Strom TM, Halin H et al. (1991) Remarkable long-term prognosis and excellent growth in kidney-transplant children under cyclosporine monotherapy. Transpl Proc 23:1013–1017
6. Offner G, Hoyer PF, Ehrich JHH, Pichlmayr R, Brodehl J (1992) Paediatric aspects of renal transplantation: experience of a single centre. Eur J Pediatr 151:S16–22
7. Opelz G (1994) Prognostische Faktoren für den Verlauf nach Nierentransplantation. Urologe [A] 33:37–82
8. Opelz G, Vanrenterghem Y, Kirste G, Gray DWR et al. (1997) Prospective evaluation of pretransplant blood transfusions in cadaver kidney recipients. Transplantation 63:964–967
9. Ruder H (1996) Nierentransplantation im Kindes- und Jugendalter. Monatsschr Kinderheilkd 144:951–964
10. Ruder H, Schaefer S, Reiss U, Schärer K (1992) Detoriation of glomerular filtration rate is accelerated in pubertal patients after renal transplantation. Transpl Proc 24:2758–2759
11. Savin VJ, Sharma R, Sharma M et al. (1996) Circulating factor with increased glomerular permeability to albumin in recurrent focal segmental glomerulosclerosis. N Engl J Med 334: 878–883
12. Schaefer F, Seidel C, Tönshoff B, Ruder H, Mehls O, Schärer K (1990) Neue Strategien zur Verbesserung des Körperwachstums bei nierentransplantierten Kindern. Z Transplantationsmedizin 2 (Heft 3):5–10
13. Schafhauser W, Schott G, Kühn R, Ruder H, Neumayer HH, Schrott KM (1994) Nierentransplantation bei Kindern mit Anomalien des unteren Harntraktes. Urologe [A] 33:401–414
14. Schwab M, Böswald M, Korn K, Ruder H (1996) Clinical relevance of Epstein-Barr virus (EBV) activity in renal transplant children and adolescents. Pediatr Nephrol 10:C153
15. Sheldon CA, McLorie GA, Churchill BM (1987) Renal transplantation in children. Pediatr Clin North Am 34:1209–1232

19.2
Operationsmethodik und operatives Umfeld

J. Weißmüller und G. Schott

Abstract. Vereinzelt gibt es zwischen den Kapiteln 19.1 und 19.2 Überschneidungen. Die Abstrakte gleichen aus, und deshalb wird der zu 19.2 etwas größer.

Niereninsuffiziente Kinder geraten in normale Entwicklung besser mit Transplantation als mit Dialyse. Dieser Umstand beeinflußt den Zeitpunkt der Maßnahme. Vor dem 3. und 4. Lebensjahr sind die operativen Risiken aber größer als später: methodisch, was Allokation der Transplantate betrifft, weiter Operationstechnik, Vor- und Nachbehandlung, Abstoßung, also insgesamt die Transplantationsthematik. So gibt es viel Gemeinsames zwischen Kinder- und Erwachsenenarbeit. Mit der Empirie an Erwachsenen im Hintergrund fällt das Stück subtile Gefäßchirurgie, das Nierentransplantation bei Kindern ist, leichter als bei unvorbereitetem Umgang. Die gesamte Vor- und Nachbehandlung geschieht auf der pädiatrischen Intensivstation. Die Operateure haben dort das Recht und die Pflicht, sich täglich von der Geordnetheit ihrer Arbeit zu überzeugen und im Notfall zu intervenieren. Für verschiedene Meinungen ist kein Feld vorhanden. Es besteht Zwang zur Einigung.

Dissoziierten Hirntod vorausgesetzt und geordnet nach bekannten Vorschriften festgestellt, geschieht dann die Entnahmeaktion nach strengen Regeln, und sie ist alles andere als eine Anfängeroperation. Die neuerdings aufgekommene Multiorganentnahme macht eine isolierte Nierentransplantation philosophisch wie praktisch noch mühsamer als vorher. Das stets en bloc zu entnehmende Nierenpaar wird ungeteilt verschickt, sofern es von Kleinkindern stammt. Dem Transplanteur muß überlassen bleiben, ob er nur eine von beiden oder beide gemeinsam en bloc verpflanzt, was Vor- wie Nachteile mit sich bringt (erhöhte Thrombosegefahr). Der Mangel an Transplantationsorganen rührt an das hochbedrängende Thema der Lebendspende. Mütter überwiegen darin. Die Entnahmeoperation ist dabei das operativ Einfache. Im Gegensatz zu Kindern mit nephrologischer Niereninsuffizienz gefährdet die kranke Harnblase urologischer Kinder das ganze, was einschließt, der kranken Harnblase zu geordneter Funktion zu verhelfen, d. h. zu desobstruieren, groben Reflux zu beseitigen, selten einmal auch zu augmentieren, alles schwierige Vorarbeiten. Andere Schwierigkeiten rühren aus einem Mißverhältnis zwischen dem Körpergewicht des Empfängerkindes und dem Volumen einer Erwachsenenspenderniere. Sofern die Zeit und die Auswahl besteht, sollte diese Diskrepanz so klein wie möglich gehalten werden. Statt an die Iliakalgefäße kann Anschluß an Aorta und Kava notwendig werden. Der arteriellen Anastomose mit der A. iliaca interna ist bei Kindern stets zu widerraten. Der Blutstrom kann hier zu gering sein. Bei allen Gefäßanastomosen empfehlen sich bei Kindern Einzelnähte, keine fortlaufenden. Die Wachstumspotenz des Gefäßes könnte darunter leiden.

Operative Komplikationen sind die Ausnahme. Die Operateure müssen damit fertig werden. Sie ereignen sich an Parenchym, an den großen Gefäßen, am Harnleiter und an der Lymphe. Nachblutungen werden frühzeitig revidiert. Die Transplantatruptur, eine Abstoßungsreaktion, kann oft organerhaltend korrigiert werden. Stenosen der A. renalis werden offen revidiert und korrigiert oder gleiches mittels Katheterangioplastie. Für Lymphfisteln und Lymphome ist intraoperative Sorgfalt die beste Vorbeugung, andernfalls Behandlung durch offene Revision oder MIC. Harnleiterstenosen gibt es extrinsisch wie intrinsisch, auch als Tunnelkomplikation. Therapie mehr endoskopisch als operativ, notfalls PCN. Refluxiv wird ein Drittel aller transplantierten Nieren. Oft, nicht immer ist Beseitigung notwendig. Wird die Ektomie des Transplantats unvermeidlich, so geschieht sie am besten subkapsulär. Ein asymptomatisch untergegangenes Transplantat kann an Ort und Stelle verbleiben. Über Ergebnisse insgesamt siehe Ergebnisse des Kapitels 19.1.

Die Autoren des unterteilten Kapitels Nierentransplantation im Kindesalter haben ihr ganzes Engagement und ihre ganze große Empirie eingebracht.

Die Nierentransplantation sollte jede chronische Hämodialyse im Kindesalter nach kürzestmöglicher Frist ablösen. Denn sie allein bietet die Möglichkeit einer weitgehenden somatischen Rehabilitation und durch den Wegfall der regelmäßigen Dialyse mit ihrem enormen Zeitbedarf die Chance sozialer Rehabilitation und psychischer Entlastung, insgesamt also eine annähernd altersentsprechende Entwicklung des Kindes [4].

In weiten Bereichen entspricht die operative Transplantationsthematik beim Kind völlig der beim Erwachsenen. Dieses Kapitel befaßt sich daher nur mit den bei Kindern besonders wichtigen und speziellen Aspekten.

19.2.1
Donornephrektomie bei Kindern

Dissoziierten Hirntod vorausgesetzt, erwiesen und bescheinigt von kompetenter, gebietsneutraler Seite, Zustimmung den Eltern abgerungen, so geht das Operationsteam an die Organentnahme, medizinisches Erfordernis wie ärztlich bedrückende Arbeit.

Trotz meist bester Übersicht ist bei kindlichen Spendern pedantisch auf subtilstes und damit organprotektives operatives Vorgehen zu achten. Diese Operation erfordert topographische Versiertheit und ist kein Anfängereingriff.

Zugangsweg ist die mediane Laparotomie, bei Multiorganentnahme um die Sterniotomie erweitert. Die Exposition des Retroperitoneums erfolgt unter Eventrieren von Dünndarm und Colon ascendens, Einspalten des Mesokolons zur linken Flexur nach Durchtrennung von V. und A. mesenterica inferior, sowie links laterokolischem vorteilhaften Zugang zum linken Ureter. Die Durchtrennung von A. mesenterica superior und Truncus coeliacus ist erforderlich, um die Aorta möglichst kranial umfahren zu können, so daß auch sehr hoch abgehende Nierenarterien sicher unverletzt bleiben. Die distale Präparation der großen Gefäße sollte auf Höhe der Bifurka-

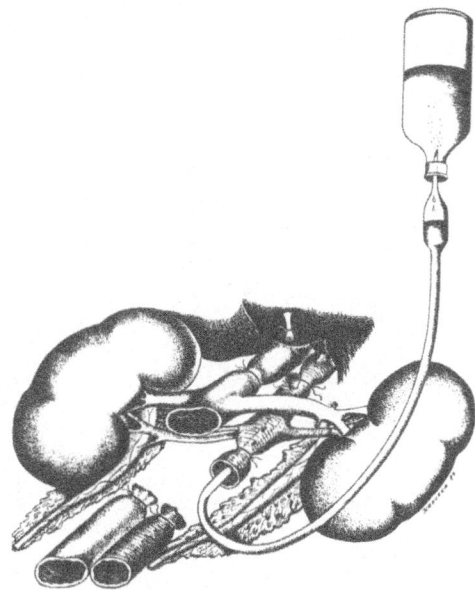

Abb. 19.4. Nierenentnahme am hirntoten Spender. In-situ-Perfusion über den distalen Stumpf der Aorta abdominalis. Spitze des Perfusionskatheters in Höhe des Abgangs der A. renalis. Aorta proximal der durchtrennten A. mesenterica. sup. abgeklemmt oder ligiert

tion und der Aa. iliacae communes erfolgen. Der unberührte Bereich dazwischen wird lediglich auf zusätzliche Nierengefäße abgesucht. Nach In-situ-Perfusion werden beide Nieren mit Aorta und V. cava im Verbund en bloc entnommen (Abb. 19.4). Den Ureteren ist ihr Paragewebe unbedingt zu belassen. Nach Inspektion in der mit Eislösung gefüllten Präparierschüssel wird das En-bloc-Nierenpaar bei Spendern bis etwa zum 3. bis 6. Lebensmonat ungeteilt verpackt und verschickt, um dem Transplanteur die Entscheidung über getrennte oder En-bloc-Transplantation (Abb. 19.5

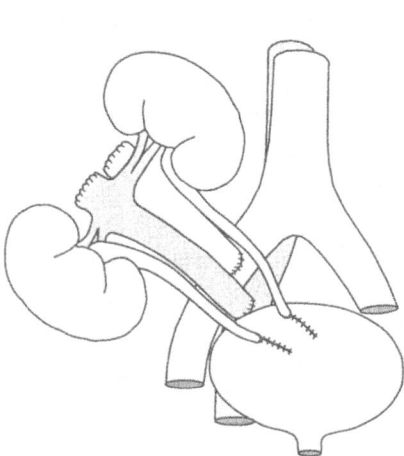

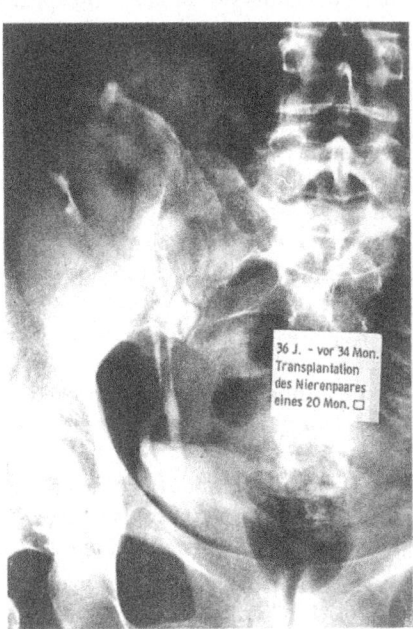

Abb. 19.5. Methodik der Anastomisierung eines Kinder-(Säuglings-)Nierenpaares auf ältere Kinder oder Erwachsene

Abb. 19.6. Nierenpaar, entnommen einem 20 Monate alten Kind, transplantiert auf 36jährigen Empfänger. 4 Jahre postoperativ geordnete Funktion und Bildgebung (AUR)

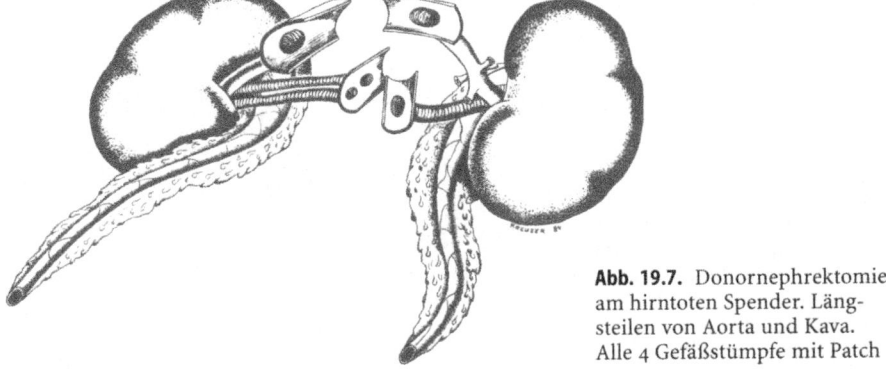

Abb. 19.7. Donornephrektomie am hirntoten Spender. Längsteilen von Aorta und Kava. Alle 4 Gefäßstümpfe mit Patch

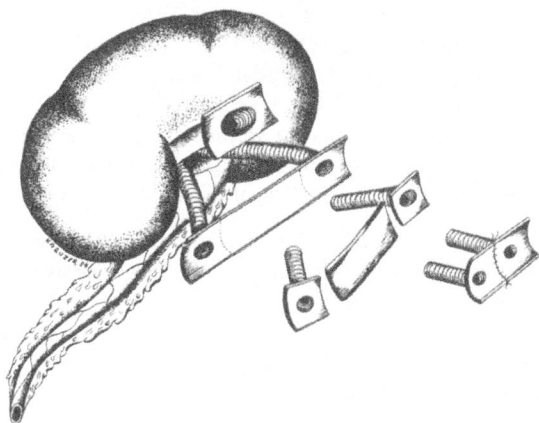

Abb. 19.8. Verkleinerung des Aorta-Patches bei gedoppelter A. renalis

und 19.6) zu überlassen [11]. Bereits bei älteren Säuglingen sind wir inzwischen zur Teilung der Nieren übergegangen, wobei jeweils eine gesamte Hälfte von V. cava und Aorta bei der entsprechenden Niere verbleibt, um für die Anastomose einen möglichst großen Patch zu sichern (Abb. 19.7 und 19.8; [8]). Eine weitergehende Präparation sollte unterbleiben.

Die Meinungen sind geteilt – je nach Erfahrungen –, ob die größere Parenchymmasse der En-bloc-Transplantation beider Nieren wirklich den entscheidenden Vorteil für die Langzeitfunktion bringt und das primär höhere Thrombosierungs- und Dislokationsrisiko aufwiegt [2, 3].

19.2.2
Lebendnierenspende

Diese kommt im wesentlichen nur von Eltern auf Kinder in Betracht und erfordert einen längeren Prozeß verantwortungsbewußten Abwägens aller speziellen Risiken und psychologischen Faktoren. Die Entnahme erfolgt schließlich beim urologisch-nephrologisch gesund befundeten und angiographisch abgeklärten Spender über einen Flankenschnitt mit Ex-situ-Perfusion der entnommenen Niere.

19.2.3
Organauswahl

Wegen der erheblichen physischen und psychischen Belastungen im Zusammenhang mit einer fehlgeschlagenen Transplantation sollte für Kinder nur ein optimal geeignetes Transplantat Verwendung finden [10]. Unter Berücksichtigung der das Transplantatüberleben beeinflussenden Faktoren [8] sollten deshalb folgende Voraussetzungen gegeben sein:

– Ausschluß einer nur noch marginalen Nierenfunktion beim Spender.
– Spenderalter nicht unter 3, besser 6 Jahren [5, 6, 11].
– Gute Organperfusion.

- Einwandfreie Transplantatanatomie.
- Gute immunologische Übereinstimmung.
- Kalte Ischämiezeit möglichst unter 24 h.
- Angemessenes Größenverhältnis [4, 6] zwischen Niere und Empfänger (dies ist auch bei den wachstumsretardierten älteren Kindern zu beachten, da selbst intraperitonealisierte, an Aorta und V. cava anastomosierte große Nieren durch Platzprobleme eher zur Thrombosierung neigen!).

Die durchschnittliche Wartezeit an der Dialyse von 10 Monaten in unserem Zentrum beweist, daß hohe Ansprüche in der Organauswahl nicht zu unakzeptablen Wartezeiten führen müssen.

19.2.4
Urologische Empfängervorbereitung

Die urologischen Voruntersuchungen müssen sicherstellen, daß zum Zeitpunkt der Transplantation der Harntrakt steril und die Speicher- und Entleerungsfunktion der Harnblase suffizient ist [13, 14]. Harnanalyse, miktionelle Zysturethrographie und urodynamische Diagnostik sind Eckpfeiler dieser Untersuchungen. Nach der EDTA-Statistik beruht die Dialysepflichtigkeit bei Kindern zu etwa 25 % auf einer pyelonephritischen Nierenschädigung. Zur Infektherdsanierung kann die Nephrektomie einer solchen, meist auch refluxiven renalen Einheit spätestens bei der Transplantation selbst indiziert sein [17]. Der distale refluxive Ureterstumpf sollte nach Möglichkeit erst bei der ipsilateral auszuführenden Transplantation entfernt werden.

Die medikamentös nicht einstellbare Hypertonie ist gleichfalls Indikation zur meist bilateralen, lumbalen Nephrektomie.

Fehlbildungen wie Harnröhrenklappen, Kryptorchismus, Hypospadie oder Blasenspalte sollten vor einer Transplantation definitiv operativ versorgt sein, da später entweder die Harntransportstörung zu Komplikationen führt, der Eingriff durch ein Transplantat nahezu unmöglich wird, oder aber die Immunsuppression die postoperative Heilung beeinträchtigt.

Neurogene Blasenstörungen, insbesondere bei Meningomyelozelen, bedürfen exakter urodynamischer Abklärung. Die kleine hypertensive, evtl. hyperreflexive Blase mit Wandverdickung und Hochdrucksituation stellt eine Gefährdung der Transplantatfunktion dar, selbst wenn die Ureterimplantation ohne mechanisch-obstruktive Komponente gelingen sollte. Die Indikation zur Augmentationsenterozystoplastik vor einer Transplantation muß hier überdacht werden.

Beim Megazystis-Megaureter-Syndrom ist wie bei jeder Form der Retentionsblase vor operativen Maßnahmen eher an einen konsequenten intermittierenden (Selbst-)-Katheterismus nach der Transplantation zu denken.

Die Indikation zur Anlage eines Conduits oder eines kontinenten Pouch [12], in welche dann bei der Transplantation die Ureter implantiert werden können, bleibt wenigen Einzelfällen vorbehalten und kann nur fallorientiert entschieden werden (z. B. nach Zystektomie bei Ekstrophie). Grundsätzlich ist, wenn irgend möglich, die eigene Blase zur Ureterimplantation zu bevorzugen, auch wenn im Einzelfall eine Undiversionoperation erforderlich ist, um den unteren Harntrakt vor einer Transplantation voll funktionsfähig zu machen [14].

19.2.5
Durchführung der Transplantation

Die Präparation des Spenderorgans vor der Transplantation muß mit großer Sorgfalt ausgeführt werden, um vor allem jede vaskuläre Schädigung zu vermeiden. Insbesondere muß auch das Fett- und Paragewebe des pyeloureteralen Übergangs am Nierenhilus bis zum Unterpol protegiert werden, da eine gestörte Ureterperfusion rasch zur Ureternekrose und Urinfistelung oder aber zur obstruktiven Harnleiterfibrose führen kann.

Mehr als beim Erwachsenen gilt für die Transplantation beim Kind die Pflicht zu subtilster Technik, zu schichtgerechter gewebeschonender Präparation, pedantischer Blutstillung, sicherer Versorgung durchtrennten Lymphgewebes und akribischer Anastomosenausführung. Das technische Vorgehen entspricht beim über 20 kg schweren Kind dem beim Erwachsenen mit extraperitonealer Implantation der Niere in die kontralaterale Fossa iliaca, wobei allenfalls die arterielle End-zu-Seit-Anastomose auf die A. iliaca communis erfolgen muß (Abb. 19.9). Für eine kleinere Erwachsenenniere dürften sich keine Platzprobleme ergeben.

Bei Empfängern zwischen 10 und 20 kg sollte nur eine kleine Erwachsenenniere, besser aber eine Niere von älteren Kindern oder Jugendlichen Verwendung finden. Eine Anastomosierung an Aorta und V. cava kann in dieser Gruppe bereits erforderlich sein, wobei die Position einer linken Niere im rechten Retroperitoneum retrozökal, aber auch vorteilhaft im linken Retroperitoneum gelegen sein kann. Der Zugang erfolgt pararektal.

Bei Kindern unter 10–12 kg Gewicht sollte nur eine Kinderniere Verwendung finden. Der Zugang zum Retroperitoneum kann hier auch über eine mediane Laparotomie erfolgen, mit Anastomosierung der Nierengefäße auf Aorta und V. cava [6]. Das Organ kann evtl. ein Bett partiell extraperitoneal-retrozökal erhalten, oder aber es liegt frei intraperitoneal, ggf. quer mit dem Hilus nach kranial im Becken [13]. Insbesondere im Hinblick auf eine spätere Peritonealdialyse ist das retroperitoneale Vorgehen zu bevorzugen.

Die Gefäßanastomose End-zu-End an die A. iliaca interna scheidet bei Kindern aus, da sie einerseits der Beckendurchblutung erhalten werden sollte und sie anderer-

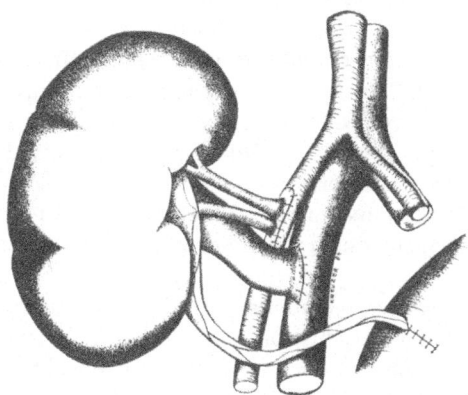

Abb. 19.9. Methodik der Anastomosierung der Nierengefäße bei Kindern mittels End-zu-Seit-Verfahren. Der Harnleiter wird antirefluxiv in den Blasendom eingepflanzt

seits einen zu geringen Fluß für die Niere aufweist. Zudem sind Anastomosenstenosen wesentlich häufiger.

Für die En-bloc-Transplantation wurde neuerdings zur Vermeidung der Komplikationen (v. a. Thrombosierungen) der Gefäßanschluß als Interposition der Donor-Aorta bzw. -kava statt in die Iliakalgefäße als vorteilhaft angegeben [2].

Die Gefäßanastomosen sind wegen des zu erwartenden Wachstums „erweiterungsfähig" anzulegen, d. h. fortlaufende Nahttechnik darf nur bei einem größeren Patch Anwendung finden, im übrigen ist die Einzelknopfnaht zu bevorzugen [15].

Zur extravesikalen Harnleiterimplantation nach Lich-Gregoir II ist die Blase über einen Katheter präoperativ bereits aufgefüllt. Der submuköse Tunnel wird anterolateral an der Blase so angelegt, daß der Ureter knickfrei und ohne jede äußere Obstruktion etwa durch Gewebestränge am Tunneleintritt in den ausreichend weiten Tunnel hinein ziehen kann. Vor Komplettierung der Anastomose des spatulierten Harnleiters in Einzelknopfnahttechnik wird eine Ureterschiene versenkt (Entfernung nach ca. 2 Wochen) . Bei Knaben sollte eine suprapubische Blasenstichfistel angelegt werden.

Diese Implantationstechnik ist schnell, einfach und komplikationsarm (geringste Refluxrate [7]) und hat sich gegenüber dem transvesikalen Verfahren weitgehend durchgesetzt [6].

19.2.6
Urologisch-operative Komplikationen

Die Inzidenz urologischer Komplikationen liegt generell bei 4–5 % [16], während in einem rein pädiatrischen Kollektiv die Nierenarterienstenose allein schon in 4,8 % vorkommt [6].

Parenchymkomplikationen. Zum Transplantatverlust führen fast ausschließlich immunologische Gründe, so auch im irreparablen Fall multipler Parenchymrupturen mit unstillbarer Blutung infolge Organschwellung im Rahmen einer Abstoßungskrise. Meist allerdings ist bei weniger ausgeprägten Befunden die Blutung durch Fibrinklebung und Parenchymnähte zu beherrschen.

Nierenpolnekrosen nach Infarzierung können selten zur Urinfistelung führen, auch dies meist reparabel.

Vaskuläre Komplikationen. Akut auftretende Blutungen der Nierengefäße sind durch Revision meist gut zu beherrschen. Demgegenüber führen arterielle oder vor allem venöse Thrombosen – gehäuft bei extrem jungen Spendernieren und/oder Empfängern – leider oft zum Organverlust. Die späte funktionell wirksame Arterienstenose an der Anastomose oder distal davon wird heute mit mehrheitlichem Erfolg durch transluminale Katheterangioplastie angegangen [1, 9], bevor der riskante Versuch einer operativen Korrektur indiziert ist.

Lymphkomplikationen. Mit hohem Erfahrungsgrad kaum noch, wohl aber während eines mehrjährigen Lernprozesses, erlebt man längerdauernde Lymphproduktion, die zunächst über die Wunddrainage abfließt. Dennoch können auch spätere Lymphozelen entstehen, die ultraschallgesteuerter perkutaner Absaugung bedürfen,

manchmal sogar offener Revision mit Peritonealfensterung, was heute auch laparoskopisch möglich ist.

Harnleiterkomplikationen. Obstruktion und Harnextravasation sind die Komplikationen am Transplantatureter [16]. Erstere führt über Hydronephrotisierung zur Per-
fusionsstörung und Funktionseinbuße der Niere. Ursachen von Obstruktionen können sein:

Extrinsisch:
- Abknickung;
- Einklemmung durch Narben, den Unterpol, den Duktus deferens;
- Kompression durch Lymphozele oder Hämatom.

Intrinsisch:
- Wandödem (passager) und Wandfibrose bei Abstoßung und Ischämie;
- Ureterabgangsstenose.

Mündungsstenosen:
- Sog. Tunnelkomplikationen;
- Anastomosentechnik;
- intrinsische Ursachen.

Urinextravasation führt zu Urinombildung oder Hautfistelung. Ursachen sind einmal
ischämische Wandnekrosen an Ureter oder Pyelon, daneben Nahtundichtigkeiten
infolge insuffizienter Technik oder Wandnekrose im Anastomosenbereich besonders
bei erhöhtem Binnendruck bei Polyurie.

Primärtherapie der Obstruktion ist die endoskopische Ureterschienung bzw. die perkutane Nephrostomie zur Entlastung. Sekundär wird, falls noch erforderlich, durch
endourologische Eingriffe (Ureterotomie, Ballondilatation) oder operative Revision
(UCN, Ureteropyelostomie, Vesikopyelostomie etc.) die definitive Korrektur angestrebt.

Vesikoureteraler Reflux. In ca. $1/3$ aller Fälle kommt es zu Reflux ins Transplantat [14].
Nach verschiedenen Untersuchungen ist in diesen Fällen die Inzidenz von symptomatischer Pyelonephritis mit 82 % gegenüber 14 % [7] und Transplantatversagen mit
48 % gegen 16 % [14] signifikant höher. Eine antirefluxive Ureterneueinpflanzung ist
deshalb in Fällen von höhergradigem Reflux mit rezidivierender Transplantatpyelo-
nephritis indiziert. Davor sollte allerdings zusätzlich zur Röntgendiagnostik eine
urodynamische Abklärung erfolgen, um eine Low-compliance-Blase als eigentlichen
Risikofaktor auszuschließen.

19.2.7
Transplantatnephrektomie und Zweittransplantation

Das asymptomatische, funktionslose Transplantat darf in situ verbleiben. Ein symp-
tomatisches, abgestoßenes Transplantat muß entfernt werden. Dazu wird nach Inzision der Capsula fibrosa die Niere subkapsulär luxiert und die Gefäße hilusnahe
abgesetzt. Die spätere Retransplantation auf dieser Seite ist erfahrungsgemäß gerade
bei Kindern erstaunlich wenig erschwert, da sich die Nierenkapsel zu einer blattarti-
gen Narbe formiert und so die Präparation der Iliakalgefäße von lateral her noch gut

möglich ist. Die verbliebenen Gefäßstümpfe verkümmern meist. Sie werden mitsamt ihrem Patch exzidiert und anschließend an gleicher Stelle die neuen Anastomosen gesetzt. Entsteht dadurch ein zu großer Gefäßdefekt, kann meist problemlos eine andere Stelle der Iliakalgefäße zur Anastomose verwendet werden.

19.2.8
Eigene Ergebnisse

Mit viel Erfolg und viel Ambivalenz wurden im Zeitraum von 1981 bis 1998 in Erlangen 92 Nierentransplantationen bei 76 Kindern und Jugendlichen im Alter von 2–18 Jahren durchgeführt. Darunter waren 5 Lebendnierenspenden von Elternteilen. Der Anteil der Zweittransplantationen betrug 12, der Dritt- und Vierttransplantation jeweils 1. Von allen nierentransplantierten Patienten leben noch 73 (97 %). Die Transplantatüberlebensrate betrug unter konventioneller Immunsuppression (Cyclosporin A, Azathioprin, Steroide und ab 1996 auch Mycophenolatmofetil) nach 1 Jahr 79 %, nach 5 Jahren 60 % und nach 10 Jahren 56 %.

37 Transplantate mußten wieder entfernt werden: 6 primär funktionslose Organe, 14 irreversible akute und chronische Transplantatabstoßungen, 2 Organe wegen Rezidiv der Grundkrankheit im Transplantat. Blutungen bei Nierenruptur im Rahmen einer Abstoßungsreaktion konnten bei 3 Kindern mit Fibrinklebung oder Übernähung beherrscht werden, 1 Ruptur führte zur Entfernung des Organs. Eine Ureterstenose wurde operativ revidiert, eine Beckenvenenthrombose konnte konservativ behandelt werden.

Literatur

1. Aliabadi H, McLorie GA, Churchill BM, McMullin N (1990) Percutaneous transluminal angioplasty for transplant renal artery stenosis in children. J Urol 143:569–573
2. Amante A, Kakan B (1996) En bloc transplantation of kidneys form pediatric donors. J Urol 155:852–857
3. Amante A, Kakan B (1997) En bloc transplantation of kidneys form pediatric donors. J Urol 157:266–267
4. Bulla M, Lagemann M, Lison AE, Buchholz A, Zastrow F, Worlitzsch F (1987) Nierentransplantation bei Kindern und Jugendlichen. Nieren- und Hochdruckkrankheiten 16:423–430
5. Barnett Carlton C jr, Patrick DA, May DJ, Karrer FM, Koyle MA (1997) Update in pediatric transplantation. Current Opinion in Urology 7:103–106
6. Churchill BM, McLorie GA, Williot P, McMullin N, Thompson D, Aliabadi E, Sheldon CA (1988) Pediatric renal transplantation. World J Urol 6:78–90
7. Dunn SP, Vinocur CD, Hanevold C, Wagner CW, Weintraub WH (1987) Pyelonephritis following pediatric renal transplant: increased incidence with vesicoureteral reflux. J Ped Surg 22:1095–1099
8. Hayes JM, Novick AC, Streem SB et al. (1988) The use of single pediatric cadaver kidneys for transplantation. Transplantation 45:106–110
9. Herrlinger A, Sigel A (1988) Nierentransplantation. In: Sarre H, Gessler U, Seybold D (Hrsg) Nierentransplantation, Kap. 48, 5. Aufl. Thieme, Stuttgart
10. Hickey DP, Starzl THE et al. (1991) Optimum use of pediatric kidneys form donors under 5 years of age. 86. Ass. Meeting AUA No. 364. J Urol 145:303 A
11. Ildstad ST, Tollerud DJ, Noseworthy J, Ryckman F, Sheldon CA, Martin LW (1990) The influence of donar age on graft survival in renal transplantation. J Pediatr Surg 25:134
12. Oosterhof GON, Hoitsma AJ, Arendsen HJ, Debruyne FMJ (1988) Kidney diversion. World J Urol 6:91–94

13. Pichlmayr R, Wagner E (1981) Spezielle Gesichtspunkte der Nierentransplantation beim Kind. In: Pichlmayr R (Hrsg) Transplantationschirurgie. Springer, Berlin Heidelberg New York, S 697–706
14. Reinberg Y, Bumgardner GL, Aliabadi H (1990) Urological aspects of renal transplantation. J Urol 143:1087–1092
15. Salvatierra O (1983) Renal Transplantation. In: Glenn JF (ed) Urologic surgery, 3rd edn. Lippincott , Philadelphia Toronto, pp 359–367
16. Weißmüller J, Schrott KM (1988) Harnleiterkomplikationen an Transplantatnieren: Art, Inzidenz und Korrektureingriffe. Nieren- und Hochdruckkrankheiten 17:149–154
17. Weißmüller J, Schafhauser W, Winkler M (1990) Verlauf nach Nierentransplantation bei vorbestehendem vesikoureterorenalem Reflux. Nieren- und Hochdruckkrankheiten 19:309–311

Kapitel 20

Tumoren des Urogenitaltraktes im Kindesalter

G. Zöller, M. Lakomek und A. Pekrun

Abstract. Die hier abzuhandelnden Tumoren des Nephroblastoms, des sympathogenen Neuroblastoms, der Keimzelltumoren, der Rhabdomyosarkome des Urogenitaltraktes ergeben zusammen 20 % sämtlicher maligner Tumoren des Kindesalters. Den stärksten Bezug hat die Urologie zu den Nephroblastomen, dem Wilms-Tumor aus Leipziger Zeit. An den anderen 3 Klassifikationen hat die Kinderchirurgie und Gynäkologie Anteil, übergeordnet allen 4 Formen primär die Pädiatrie. Die Göttinger Autoren haben ihr Thema perfekt dargestellt und ein Hochmaß an kinderonkologischer Detailkenntnis erwiesen.

Krebserkrankungen sind nach Unfällen die zweithäufigste Todesursache im Kindesalter. Dieser hohen Zahl an tumorbedingten Todesfällen steht eine insgesamt niedrige Inzidenz an malignen Erkrankungen im Kindesalter gegenüber. In Deutschland erkranken jährlich 1600–1800 Kinder bis zum 15. Lebensjahr neu an einem malignen Tumorleiden, entsprechend jährlich 14,4 Neuerkrankungen / 100.000 Kinder. Die Tumorerkrankungen im Kindesalter werden deutschlandweit durch das Kinderkrebsregister an der Universität Mainz erfaßt. Entsprechend dieses Kinderkrebsregisters stellen Tumoren des Urogenitaltraktes nach den hämatologischen Erkrankungen die häufigsten malignen Erkrankungen und die häufigsten Organtumoren im Kindesalter dar [12]. Tumoren des Urogenitaltraktes umfassen das Nephroblastom, kindliche Keimzelltumoren, Rhabdomyosarkome des kleinen Beckens und im weiteren Sinne das Neuroblastom (Abb. 20.1).

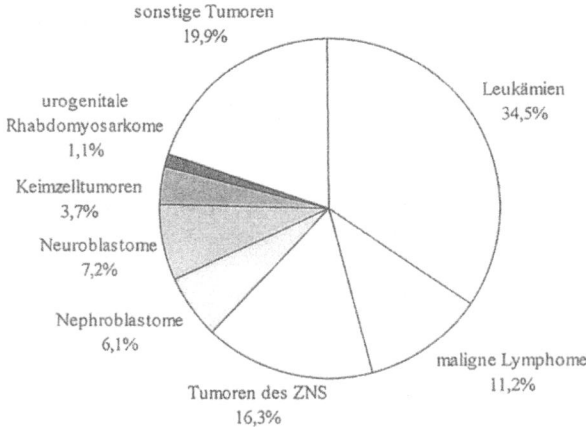

Abb. 20.1. Maligne Erkrankungen im Kindesalter: Häufigkeit einzelner Tumoren im Kinderkrebsregister der Universität Mainz. (Nach Kaatsch et al. 1995 [12])

Bei Tumorerkrankungen im Kindesalter handelt es sich oft um embryonale Tumoren. Im Gegensatz zu Tumoren des Erwachsenenalters zeigen solche embryonalen Tumoren ein gutes Ansprechen auf multimodale Therapieformen. Die Kombination aus operativer Behandlung, Polychemotherapie und Strahlentherapie läßt selbst bei metastasierten Tumorerkrankungen wie z. B. beim metastasierten Nephroblastom noch eine Heilungsrate von bis zu 70 % erwarten. Voraussetzung für einen solchen Therapieerfolg ist die optimale Betreuung der erkrankten Kinder in speziell ausgewiesenen pädiatrisch-onkologischen Zentren, in denen die enge Zusammenarbeit zwischen den einzelnen Fachdisziplinen (Pädiatrie, Urologie/Chirurgie, Strahlentherapie) gewährleistet ist. Aufgrund der Seltenheit von Tumorerkrankungen im Kindesalter erfolgt die Therapie in den kinderonkologischen Zentren kooperativ nach einheitlichen Therapieplänen. Diese Therapiepläne sowie prospektive Therapiestudien werden in Deutschland durch die Gesellschaft Pädiatrische Onkologie und Hämatologie (GPOH) bzw. in Europa durch die Société International d'Oncologie Pédiatrique (SIOP) koordiniert (Tabelle 20.1). Im Zentrum dieser multizentrischen Therapiestudien steht heute neben der Optimierung der Therapieeffektivität das Bestreben, die Therapietoxizität – insbesondere Langzeitnebenwirkungen – zu senken.

Solche Langzeitnebenwirkungen, wie Wachstumsstörungen durch eine asymmetrische Mitbestrahlung des Achsenskeletts, eine Infertilität durch Bestrahlung der Gonaden oder eine Induktion maligner Zweiterkrankungen durch die Polychemotherapie/Strahlentherapie gilt es heute unter dem Aspekt der hohen Heilungsrate im Kindesalter und der langen Lebenserwartung der erkrankten Kinder bereits bei der Therapieplanung zu berücksichtigen und wenn möglich in der Therapie zu vermeiden.

Tabelle 20.1. Gültige Therapiestudien für urogenitale Tumoren im Kindesalter (Stand 2/1998)

Tumor	Therapiestudie[a]	Koordinationszentrum
Nephroblastom	Nephroblastomstudie SIOP 93–01/GPOH	Universitätskinderklinik Homburg/Saar
Neuroblastom	NB 94 (= Neuroblastomstudie 1994)	Universitätskinderklinik Köln
Testikuläre Keimzelltumoren	MAHO 94 (= maligne Hodentumoren 1994)	Universitätskinderklinik München
Extratestikuläre Keimzelltumoren	MAKEI 96 (= maligne Keimzelltumoren 1996)	Universitätskinderklinik Düsseldorf
Rhabdomyosarkome des Urogenitaltraktes	CWS-96 (= Cooperative Weichteilsarkom-Studie 1996)	Kinderklinik Olgahospital Stuttgart

[a] Die Bezeichnung der Therapiestudie leitet sich – mit Ausnahme der Nephroblastomstudie – aus einem Akronym der Tumorart und aus dem Jahr des Studienbeginns ab.

20.1
Nephroblastom (Wilms-Tumor)

20.1.1
Inzidenz

Das Nephroblastom oder der Wilms-Tumor – benannt nach Max Wilms, der den Tumor 1899 erstmals gut charakterisierte – hat eine Erkrankungshäufigkeit von 0,4–1,0 / 100.000 Kinder und ist im Kinderkrebsregister für 6,1 % der malignen Erkrankungen im Kindesalter verantwortlich [12]. Der Altersgipfel der Erkrankung liegt zwischen dem 2. und 4. Lebensjahr. Etwa 90 % der Kinder erkranken vor dem 7. Lebensjahr, nach dem 10. Lebensjahr tritt der Tumor nur noch selten auf. Allerdings kann die Erkrankung in seltenen Fällen auch im Erwachsenenalter vorkommen, wo sie dann im Gegensatz zum Kindesalter eine oft ungünstige Prognose hat. Geschlechtsspezifische Unterschiede in der Erkrankungshäufigkeit bestehen nicht, ebenso ist eine bevorzugte Seitenlokalisation nicht zu beobachten. Bilaterale Tumoren werden bei ca. 4–7 % der erkrankten Kinder gefunden, familiäre Häufungen können bei etwa 1 % der Wilms-Tumor-Patienten beobachtet werden.

20.1.2
Assoziierte Fehlbildungen

Das Nephroblastom ist überzufällig häufig mit weiteren kongenitalen Mißbildungen wie mit einer sporadischen Aniridie, mit einer Hemihypertrophie, mit dem Beckwith-Wiedemann-Syndrom (einer Kombination aus Viszeromegalie, Hemihypertrophie, Mikrozephalus, mentale Retardierung und Makroglossus) und mit zusätzlichen urogenitalen Fehlbildungen assoziiert. Die Kombination aus Wilms-Tumor, Aniridie, urogenitalen Mißbildungen (renalen Mißbildungen, Hypospadien, Kryptorchismus, Pseudohermaphroditismus) und geistiger Retardierung wird mit dem Akronym WAGR-Syndrom bezeichnet (Tabelle 20.2). Etwa 33 % aller Patienten mit einer sporadischen Aniridie erkranken an einem Nephroblastom, 10 % der Kinder mit Beckwith-Wiedemann-Syndrom entwickeln bösartige Erkrankungen. Ebenso zeigen Kinder mit einer Hemihypertropie eine erhöhte Inzidenz an embryonalen Karzinomen, neben dem Nephroblastom insbesondere Nebennierenrindenkarzinome und Hepatoblastome [28]. Kinder mit sporadischer Aniridie, Hemihypertrophie oder Beckwith-Wiedemann-Syndrom bedürfen deshalb der besonderen, engmaschigen Tumorvorsorgeuntersuchung.

Tabelle 20.2. Nephroblastom und assoziierte Fehlbildungen [28]

Assoziierte Fehlbildung	Inzidenz in der Normal-bevölkerung	Inzidenz bei Patienten mit Nephroblastom
Aniridie	1:50.000	1:70
Hemihypertrophie	1:14.300	1:32
Urogenitale Mißbildungen	1:650	1:22

20.1.3
Genetische Besonderheiten

Die überzufällig häufige Assoziation des Nephroblastoms mit den oben beschriebenen kongenitalen Mißbildungen führte zu der Vermutung, daß bei diesen Patienten eine genetisch bedingte Tumordisposition besteht. Die Assoziation des WAGR-Syndroms mit einer zytogenetischen Deletion im Bereich des kurzen Arms des Chromosom 11 führte dann zur Entdeckung des Wilms-Tumor-1-Gens (*WT1*-Gen) [15]. Das *WT1*-Gen ist auf dem kurzen Arm des Chromosom 11 in der Region p13 (11p13) lokalisiert und dem Aniridie-Gen benachbart, was das häufige gemeinsame Auftreten von Aniridie und Wilms-Tumor erklärt.

Man geht heute davon aus, daß es sich bei dem *WT1*-Gen um ein rezessives Tumorsuppressorgen handelt, das durch 2 aufeinanderfolgende Mutationen in beiden Allelen seine Regulationsfunktion verliert (Two-Hit-Hypothese) [13]. Die Mutation des 1. Allels kann dabei entweder bereits in der Keimbahn erfolgen oder in einer embryonalen Zelle der Nierenanlage. Die 2. Mutation trifft dann die Zelle in der Niere selbst und führt zur Tumorentstehung. Mit diesem Modell lassen sich sowohl das Auftreten von bilateralen Nephroblastomen in Assoziation mit weiteren kongenitalen Mißbildungen als auch das Auftreten von sporadischen, unilateralen Nephroblastomen erklären. Im ersten Fall werden durch die bereits in der Keimbahn erfolgte Mutation assoziierte kongenitale Fehlbildungen wie die Aniridie ausgelöst, und zudem wird die Tumordisposition an beide Nieren weitergegeben. Im letzteren Fall betreffen beide Mutationen nur eine Niere und führen zu einem unilateralen Tumorgeschehen.

Neben Mutationen im *WT1*-Gen werden weitere genetische Alterationen diskutiert. So ist das Beckwith-Wiedemann-Syndrom mit zytogenetischen Veränderungen im kurzen Arm des Chromosom 11 (11p15) verbunden, so daß hier ein zweites Wilms-Tumor-Gen (*WT2*-Gen) angenommen wird [16]. Ob weitere Gene bei der Nephroblastomentstehung beteiligt sind, ist heute noch unklar.

20.1.4
Histologische Formen

Nephroblastome entstehen aus persistierendem primitivem metanephrogenem Gewebe (Blastem). Sie sind damit histologisch als embryonale Nierentumoren mit blastemischen, epithelialen und mesenchymalen Anteilen charakterisiert, die eine histopathologische Vielfalt in der Tumorzusammensetzung zeigen können.

Abhängig von der Expression blastemischer, epithelialer und mesenchymaler Gewebsanteile werden triphasische, biphasische oder auch monophasische Nephroblastome unterschieden. Die histopathologische Unterscheidung der verschiedenen Tumormanifestationsformen ist notwendig, da der Tumor, abhängig von den exprimierten Gewebsformen, eine unterschiedliche Prognose aufweist und die Therapie an die Gewebstypen adaptiert sein muß (Tabelle 20.3). Es werden dabei prinzipiell Nephroblastome mit niedrigem Malignitätsgrad, Nephroblastome mit intermediärem Malignitätsgrad und Nephroblastome mit hohem Malignitätsgrad voneinander abgegrenzt [1].

Tabelle 20.3. Histologische Nephroblastom-Klassifikation der SIOP/GPOH [1] (prozentuale Häufigkeit bei 409 Nephroblastomen des Kindertumorregisters Mainz [11])

I.   Niedriger Malignitätsgrad (günstige Histologie[a]) (9,3 %):
  – Zystisches, partiell differenziertes Nephroblastom
  – Nephroblastom mit überwiegend fibroadenomatösem Muster
  – Hoch differenziertes epitheliales Nephroblastom
  – Mesoblastisches Nephrom[b]

II. Intermediärer Malignitätsgrad (Standardhistologie[a]) (77,8%):
  – Nephroblastom vom Mischtyp
  – Wenig oder mäßig differenziertes epitheliales Nephroblastom
  – Blastemreiches Nephroblastom
  – Stromareiches Nephroblastom (incl. fetal rhabdomyomatöser Subtyp)
  – Nephroblastom mit totaler oder subtotaler Regression

III. Hoher Malignitätsgrad (ungünstige Histologie)[a] (12,9 %):
  – Nephroblastom mit Anaplasie
  – Nephroblastom mit sarkomatösem Stroma
  – Klarzellsarkom[b]

---

[a] Nomenklatur früherer SIOP-Therapiestudien (z.B. SIOP-9).
[b] Im Gegensatz zu früheren Therapiestudien wird der hochmaligne Rhabdoidtumor nicht mehr zu den Wilms-Tumoren gerechnet. Der histogenetische Ursprung des mesoblastischen Nephroms und des Klarzellsarkoms ist unklar, so daß die Einordnung dieser Tumoren zum Nephroblastom letztendlich nicht sicher ist.

20.1.5
Diagnostik

Der Wilms-Tumor führt erst spät zu einer klinischen Symptomatik. Selbst ausgedehnte und metastasierte Tumoren können völlig asymptomatisch sein. Sie werden deshalb meist erst dann entdeckt, wenn der Tumor bereits so groß geworden ist, daß er von außen durch die Haut getastet werden kann oder zu einer sichtbaren Vorwölbung des Abdomens führt. Gelegentlich wird das Nephroblastom als Zufallsbefund bei Ultraschalluntersuchungen des Abdomens erkannt. Etwa ein Drittel der Kinder kommt mit abdominellen Symptomen zur Diagnostik, wobei ein plötzliches Schmerzereignis mit Fieber, abdominellem Tumor und Anämie für eine Einblutung in das Nephroblastom spricht, das Bild eines akuten Abdomens für eine intraperitoneale Tumorruptur [28].

Typische laborchemische Befunde gibt es nicht. Untersuchungen der Katecholamine im Serum und im Urin dienen zum Ausschluß eines Neuroblastoms in der Differentialdiagnostik des Nephroblastoms (Tabelle 20.4). Eine Mikrohämaturie findet man bei etwa einem Viertel der Kinder, eine Makrohämaturie tritt normalerweise nicht auf.

Tabelle 20.4. Differentialdiagnosen des kindlichen Nierentumors

– Rhabdoidtumor (hochmaligne)

– Nierenzellkarzinom

– Malignes Lymphom

– Zystisches Nephrom (benigne)

Wegweisend für die Diagnosestellung sind heute die bildgebenden Untersuchungen mit Sonographie, Urogramm und Computertomographie/Kernspintomographie. Das Nephroblastom stellt sich wegen seiner histologischen Vielfalt und wegen möglicher Einblutungen sonograpisch als Tumor mit heterogenem Echomuster dar. In der Regel erlaubt die Sonographie bereits die eindeutige Organzuordnung zur Niere. Die Sonographie ist hilfreich bei der Beurteilung der Nierenvene und der V. cava, da Nephroblastome in bis zu 20 % der Fälle einen venösen Tumorzapfen besitzen können. Im Urogramm stellt sich der Tumor durch Kelchdeformität dar, so daß Sonographie und Urogramm das Nephroblastom bereits weitgehend beweisen.

Dennoch gehören heute die Computertomographie bzw. die Kernspintomographie zur Standarddiagnostik des Nephroblastoms, da sie durch ihre hohe Ortsauflösung eine ausgezeichnete Darstellung der tumortragenden Niere, der kontralateralen Niere sowie – im Rahmen der Metastasensuche – des Retroperitoneums und der Leber ermöglichen. Auch in der Computertomographie und in der Kernspintomographie stellt sich das Nephroblastom aufgrund der unterschiedlichen Gewebstypen und wegen der häufig zu findenden eingebluteten Areale als inhomogener Tumor dar (Abb. 20.2).

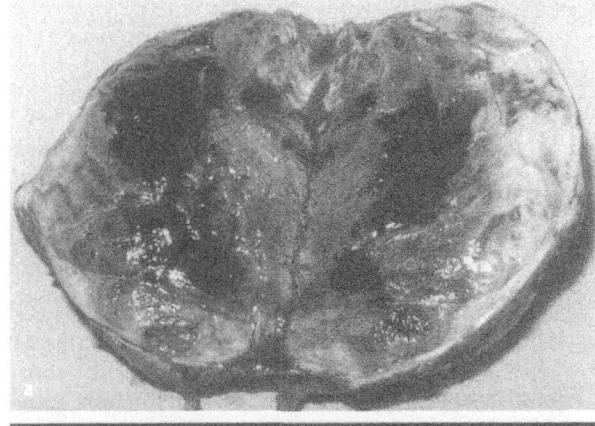

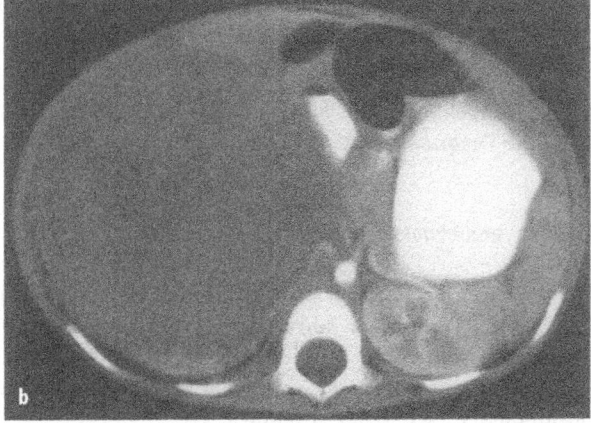

Abb. 20.2. Nephroblastom: Das makroskopische Bild des die gesamte Niere einnehmenden Nephroblastoms ist durch Einblutungen geprägt (**a**), die für Nephroblastome charakteristisch sind und zum inhomogenen Bild, z. B. in der Computertomographie, führen (**b**)

Tabelle 20.5. Stadieneinteilung des Nephroblastoms

SIOP/ GPOH und NWTS	Charakteristik
Stadium I	Tumor ist auf die Niere beschränkt und kann vollständig entfernt werden
Stadium II	Tumorausbreitung über die Niere hinaus, aber vollständig entfernt: – Einbruch in perirenales Gewebe – Lymphknotenmetastasen im Nierenhilus oder am Ursprung der Nierenarterie – Einbruch in extrarenale Gefäße oder Tumorthromben – Einbruch in den Ureter mit Wandinfiltration – Durchwachsen durch das Peritoneum
Stadium III	Unvollständige Tumorentfernung bei Fehlen von Fernmetastasen: – Tumorbiopsie vor Nierenentfernung – Peritoneale Metastasen – Lymphknotenmetastasen jenseits der regionären Lymphknotenstationen – Makroskopisch unvollständige Tumorentfernung – Mikroskopisch nichttumorfreie Absetzungsränder
Stadium IV	Fernmetastasen insbesondere in Lunge, Leber etc.
Stadium V	Bilaterales Nephroblastom (synchron oder metachron)

Nephroblastome metastasieren am häufigsten hämatogen in die Lunge, so daß konventionelle und computertomographische Kontrollen der Lunge und des Mediastinums zur Ausbreitungsdiagnostik gehören. Die Ausbreitungsdiagnostik ist neben der histopathologischen Aufarbeitung des Operationspräparates für eine Stadieneinteilung des Nephroblastoms notwendig (Tabelle 20.5).

Besonderheiten im Metastasierungsverhalten weisen die histologischen Subtypen des Klarzellensarkoms und des malignen Rhabdoidtumors (heute nicht mehr zu den Nephroblastomen gerechnet) auf:

– Das Klarzellsarkom führt häufig zu Knochenmetastasen, weshalb hier eine Skelettszintigraphie zur Ausbreitungsdiagnostik gehört.
– Beim Rhabdoidtumor handelt es sich um eine Tumorform, die außer in der Niere noch in anderen Organen auftreten kann; häufig findet sich eine intrazerebrale Manifestation, so daß hier eine kraniale Computertomographie bzw. Kernspintomographie des Gehirns erfolgen muß.

Diese bildgebenden Verfahren erlauben heute, mit einer 95%igen Wahrscheinlichkeit, die Diagnose eines Nephroblastoms korrekt zu stellen [30].

20.1.6
Stadien- und histologieadaptierte Therapie

Die Notwendigkeit einer stadien- und histologieadaptierten Therapie wurde durch die seit Mitte der 70er Jahre durchgeführten großen prospektiven Nephroblastom-Studien in den USA (National Wilms Tumor Study = NWTS), in Deutschland (Wilms-Tumor-Studie der GPOH) und der europäischen Nephroblastomstudien im Rahmen der SIOP eindeutig bewiesen.

Die Therapie des Nephroblastoms erfolgt dabei heute nach dem Protokoll der 5. National Wilms Study (NWTS-5) oder nach dem Protokoll der SIOP, dem sich auch die GPOH angeschlossen hat (SIOP93–01/GPOH). Beide Therapieprotokolle unterscheiden sich prinzipiell in ihrem Therapieansatz.

Während in Rahmen der NWTS die primäre Tumornephrektomie mit anschließender (adjuvanter) Chemo-/Radiotherapie angestrebt wird, sind die Studien der SIOP bei Kindern über 6 Monate durch eine primäre Chemotherapie mit anschließender Tumornephrektomie charakterisiert. Lediglich bei Kindern unter 6 Monaten erfolgt eine primäre operative Behandlung, da hier in der Mehrzahl der Fälle niedrigmaligne Tumorformen im Tumorstadium I vorliegen, die durch eine alleinige Operation geheilt werden können [2]. Ansonsten hat die primäre Chemotherapie bei Kindern über 6 Monaten das Ziel, die Tumorgröße zu reduzieren, um damit zum Zeitpunkt der Operation ein günstiges Tumorstadium (Tumorstadium I) mit einer reduzierten postoperativen Therapie zu induzieren, gleichzeitig soll die Gefahr einer intraoperativen Tumorruptur (Tumorburst) gesenkt werden. Eine solche Tumorruptur bei sonst lokal begrenztem Nephroblastom hat ein Höherstufen des Tumors in ein Tumorstadium III mit intensivierter postoperativer Therapie inklusive Strahlentherapie zur Folge. Der Effekt der präoperativen Therapie auf das Tumorstadium und auf die Tumorrupturrate konnte durch frühere Studien der SIOP gezeigt werden (Tabelle 20.6a, b).

Die Chemotherapie des Nephroblastoms beinhaltet heute die Therapie mit Actinomycin D und Vincristin sowie in lokal fortgeschrittenen oder metastasierten Tumorstadien mit Adriamycin. Abweichend von diesen sowohl in der NWTS als auch in der SIOP/GPOH etablierten Zytostatika werden Tumoren mit hohem Malignitätsgrad oder Tumorrezidive, die bisher bei der Therapie mit den konventionellen Zytostatika nur eine geringe Ansprechrate zeigten, innerhalb der SIOP/GPOH mit einem

Tabelle 20.6a. Einfluß einer präoperativen Therapie auf die intraoperative Tumorrupturrate [18, 19]

Studie	Intraoperative Rupturrate [%] *nach* präoperativer Therapie	Intraoperative Rupturrate [%] *ohne* präoperative Therapie
SIOP-1 (präoperative Radiotherapie)	4,3	50
SIOP-9 (präoperative Chemotherapie)	3	15

Tabelle 20.6b. Einfluß einer präoperativen Therapie auf das Tumorstadium (gemessen an der Anzahl der Patienten im therapeutisch günstigen postoperativen Tumorstadium I) [18, 19]

Studie	Anteil Tumorstadium I [%] *nach* präoperativer Therapie	Anteil Tumorstadium I [%] *ohne* präoperative Therapie
SIOP-1 (präoperative Radiotherapie)	42,5	22
SIOP-9 (präoperative Chemotherapie)	59	28

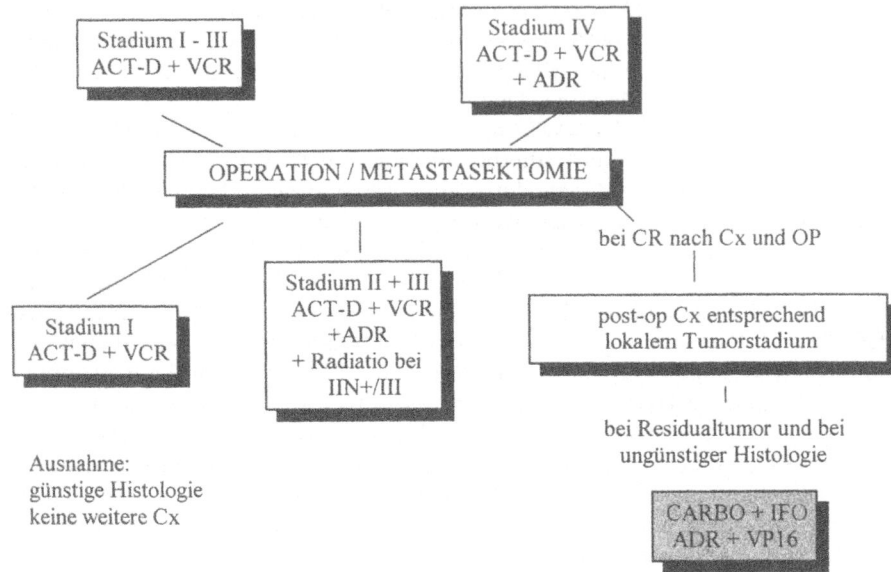

Abb. 20.3. Therapiekonzept der SIOP93–01/GPOH-Nephroblastomstudie (*ACT-D* Actinomycin D; *VCR* Vincristin; *ADR* Adriamycin; *CARBO* Carboplatin; *IFO* Ifosfamid; *VP 16* Etoposid; *Cx* Chemotherapie; *CR* Komplette Remission; *OP* Operation)

Hochrisikoprotokoll unter Einschluß von Etoposid, Carboplatin, Ifosfamid und Adriamycin behandelt. Eine Strahlentherapie wird heute wegen der hohen Sekundärschäden nur noch bei lokal fortgeschritten Tumorstadien (Stadium III) oder bei Tumormetastasen (Stadium IV) durchgeführt (Abb. 20.3) [2].

20.1.7
Prinzipien der operativen Therapie des Nephroblastoms

Im Rahmen der SIOP93–01/GPOH-Studie geht der Tumomephrektomie zunächst eine induktive Chemotherapie voraus.

Ausnahmen hiervon bilden Kinder unter 6 Monaten und Tumoren, bei denen die Artdiagnose durch die bildgebenden Untersuchungsverfahren nicht eindeutig geklärt werden konnte. Ziel des operativen Eingriffs ist neben der kompletten Tumorentfernung ein genaues intraabdominelles Staging mit Beurteilung des Lymphknotenstatus. Die Tumornephrektomie folgt den Regeln des operativen Eingriffs bei Erwachsenen mit frühzeitiger Unterbindung der Nierengefäße, wobei primär die Unterbindung der A. renalis erfolgt, da bei Nephroblastomen die Gefahr einer Tumorruptur bei Organgrößenzunahme nach primarer Ligatur der V. renalis groß ist. Wegen des notwendigen abdominellen Stagings sollte die quere Oberbauchlaparatomie als Zugangsweg gewählt werden.

Eine radikale Lymphadenektomie beeinflußt die Heilungschancen nicht, jedoch ist es für eine Stadieneinteilung notwendig, die Lymphknoten der primären Lymphknotenstation (Nierenhilus) sowie alle suspekten Lymphknoten und sonstige meta-

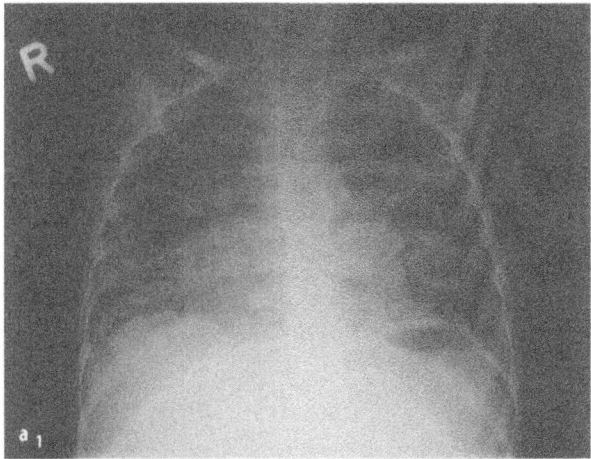

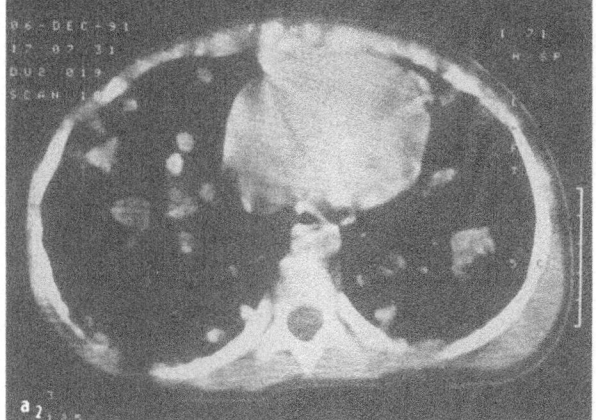

Abb. 20.4a. Nephroblastom Stadium IV: ausgedehnte pulmonale Metastasierung bei Diagnosestellung. Röntgenbild des Thorax (a₁) und thorakale Computertomographie (a₂)

stasenverdächtige Herde zu entfernen und histologisch zu untersuchen. Nur bei lokal inoperablen Tumoren ist die intraoperative Tumorbiopsie erlaubt. Im Stadium IV müssen nach der Chemotherapie noch sichtbare Metastasen wenn möglich chirurgisch entfernt werden (Abb. 20.4). Wie für alle onkologische Eingriffe bei Kindern gilt aber auch bei der operativen Therapie des Nephroblastoms, daß verstümmelnde Eingriffe unterbleiben sollen.

20.1.8
Bilaterale Nephroblastome

Bilaterale Nephroblastome werden bei ca. 4,5–7 % der erkrankten Kinder beobachtet, wobei in der Regel eine synchrone Tumormanifestation vorliegt (Abb. 20.5a). Metachrone Nephroblastome werden nur bei 0,6–1,7 % der Kinder gefunden. Kinder mit bilateralen Nephroblastomen sind in der Regel jünger und weisen 4mal häufiger urogenitale Mißbildungen auf als Kinder mit unilateralen Nephroblastomen. Syn-

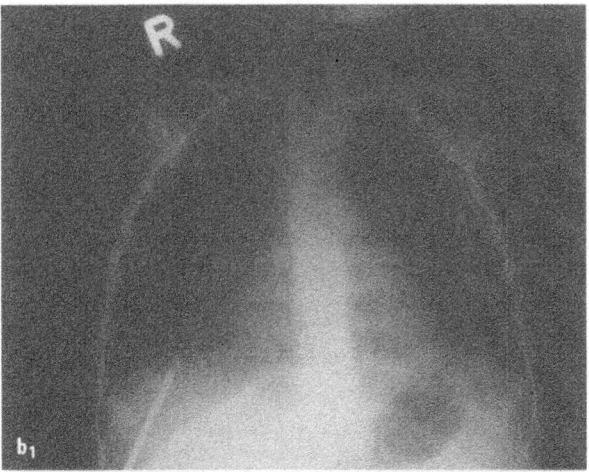

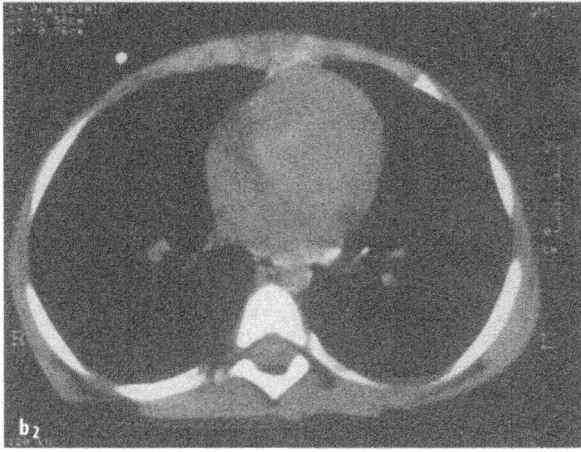

Abb. 20.4b. Nephroblastom Stadium IV: nach Chemotherapie und Metastasektomie jetzt 7 Jahre tumorfreies Überleben ohne Anhalt für Tumorrezidiv. Röntgenbild des Thorax (**b₁**) und thorakale Computertomographie (**b₂**)

chrone und metachrone bilaterale Nephroblastome unterscheiden sich wesentlich hinsichtlich ihrer Prognose. Bei synchronen bilateralen Nephroblastomen entscheidet der jeweilig schlechteste histopathologische Subtyp und das schlechteste lokale Tumorstadium über die Prognose. Die Heilungsaussichten bei bilateralem synchronem Nephroblastom entsprechen damit in etwa dem der korrespondierenden unilateralen Nephroblastome und beträgt insgesamt etwa 76 % (3-Jahres-Überlebensrate in der NWTS). Im Gegensatz dazu leben nur noch 39 % der Kinder mit metachronem bilateralem Nephroblastom 2 Jahre nach dem Auftreten des 2. Nephroblastoms [28].

Bilaterale Nephroblastome haben wesentlich zum Therapiekonzept der primären Chemotherapie zur Tumorreduktion mit nachfolgender z. T. organerhaltender Operation beigetragen. Es scheint dabei nicht wesentlich zu sein, ob die Diagnose nur radiologisch gestellt oder durch Tumorbiopsie gesichert worden ist. Während in früheren Studien nach primärer Chemotherapie die Nephrektomie der Niere mit dem

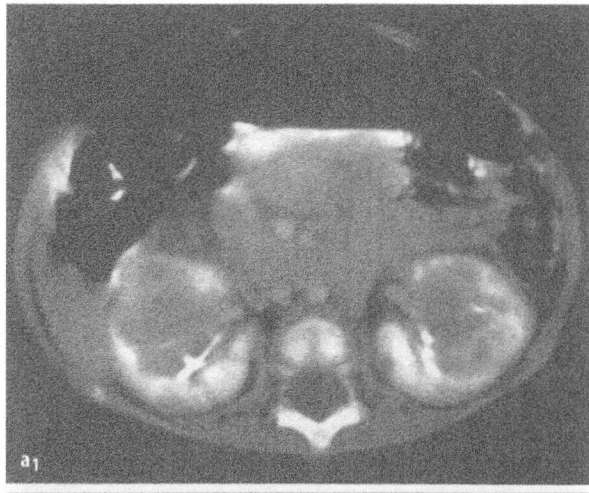

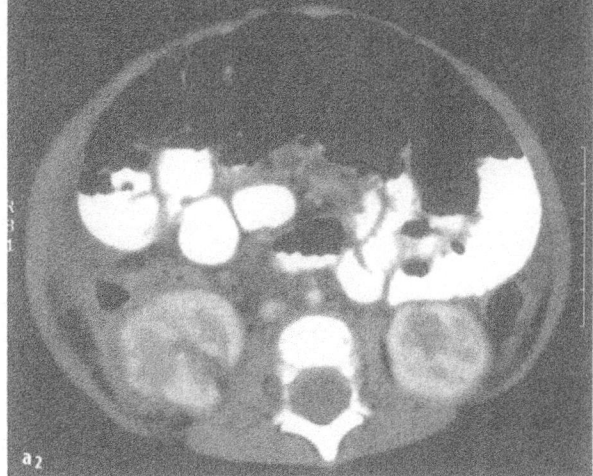

Abb. 20.5a. Bilaterales Nephroblastom (Stadium V): ausgedehnte multifokale Nephroblastome in beiden Nieren (a₁). Nach präoperativer Chemotherapie deutliche Größenreduktion der Tumoren (a₂)

größeren Nephroblastom und eine organerhaltende Operation der Niere mit dem kleineren Nephroblastom durchgeführt wurde, wird heute die bilaterale organerhaltende Operation angestrebt (Abb. 20.5b).

Ob die Therapieergebnisse der bilateralen Nephroblastome zukünftig auch die organerhaltende Operation bei unilateralem Nephroblastom erlauben werden, ist z. T. noch nicht abzusehen. Entsprechende Studienprotokolle zur Frage der organerhaltenden Chirurgie bei unilateralem Nephroblastom sind in der Zukunft zu erwarten.

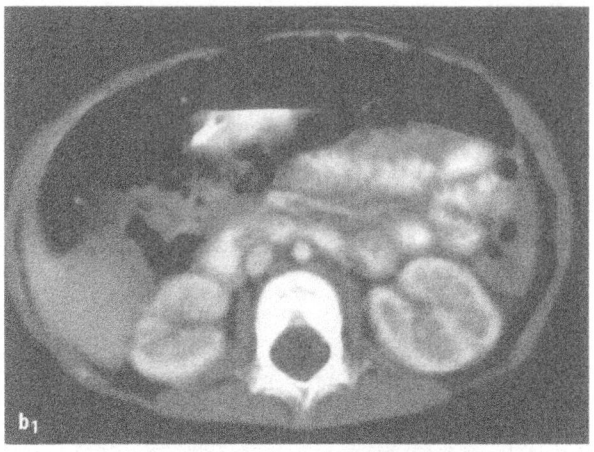

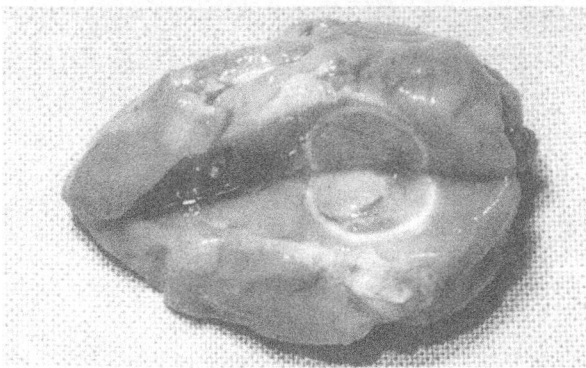

Abb. 20.5b. Bilaterales Nephroblastom (Stadium V): nach beidseitig organerhaltender Tumorresektion jetzt unauffälliger Organbefund ohne Anhalt für Tumorrezidiv (**b₁**). Das Operationspräparat zeigt einen im Gesunden resezierten Resttumor (**b₂**)

20.1.9
Prognose

Das Nephroblastom ist der Tumor par excellence, an dem gezeigt werden konnte, daß ein multimodaler Therapieansatz die Heilungschancen und das tumorfreie Überleben im Kindesalter dramatisch bessern kann. Die Therapieergebnisse für Tumoren mit niedriger und intermediärer Malignistät sind exzellent, die Heilungschancen betragen über 80 % (Tabelle 20.7). Lediglich bei Tumoren mit hoher Malignität sind die heutigen Therapieergebnisse noch nicht zufriedenstellend.

Tabelle 20.7. Überlebensrate bei Nephroblastom (NWTS-3)

Stadium I (niedrige und intermediäre Malignität)	97 %
Stadium II (niedrige und intermediäre Malignität)	92 %
Stadium III (niedrige und intermediäre Malignität)	84 %
Stadium IV (niedrige und intermediäre Malignität)	83 %
Stadium I–III (hohe Malignität)	68 %
Stadium IV (hohe Malignität)	55 %

Dies hat zur Änderung des Therapieansatzes in der SIOP/GPOH-Studie mit Einführung eines Hochrisikoprotokolls unter Gabe von Carboplatin, Ifosfamid und Etoposid an Stelle von Vincristin und Actinomycin D geführt. Dieser Therapieansatz rührt aus Therapieprotokollen der französischen Gesellschaft für Kinderonkologie (SFOP), die mit diesem Therapieregime bei Nephroblastomrezidiven noch ein Ansprechen der Chemotherapie bie 40 % der Patienten sahen [25].

20.1.10
Sekundäre Therapiefolgen

Bisherige Therapiestudien zum Nephroblastom haben gezeigt, daß die Therapieerfolge z. T. durch schwerwiegende Langzeitfolgen erkauft worden sind.

Diese Nebenwirkungen betreffen Skoliosen durch Bestrahlung der Wachstumsfugen der Wirbelkörper, Sterilität durch Mitbestrahlung der Ovarien und insbesondere die Entstehung von Zweittumoren.

Solche Zweittumoren wurden bei 0,6 % der überlebenden Patienten innerhalb der NWTS gefunden (Tabelle 20.8). Das kumulative Risiko, innerhalb von 5–20 Jahren an einem Zweittumor zu erkranken, wurde für diese Patientengruppe mit 17 % errechnet. Die Zweittumoren traten fast ausschließlich im Bestrahlungsfeld auf [3].

Die Langzeitnebenwirkungen der Nephroblastomtherapie sind damit in hohem Maße mit einer Strahlentherapie assoziiert. Diese Erkenntnis hat dazu geführt, daß heutige Therapieregime den Einsatz der Strahlentherapie weitgehend begrenzen. So werden heute nur noch 25 % der Kinder mit einem Nephroblastom postoperativ bestrahlt. Es ist zu erwarten, daß damit die Rate an schwerwiegenden therapiebedingten Langzeitfolgen bei überlebenden Kindern entscheidend gesenkt werden kann.

Tabelle 20.8. Zweittumoren nach Nephroblastomtherapie bei überlebenden Patienten der NWTS 1969–1982 [3]

Zweittumor	Anzahl Patienten
Leukämien	5
Hepatozelluläres Lymphom	2
Lymphoblastisches Lymphom	1
Spindelzellkarzinom	1
Basalzellkarzinom	1
Schilddrüsenkarzinom	1
Osteogenes Sarkom	1
Parotiskarzinom	1
Epi-/intradurales Sarkom	1
Histiozytom	1
	15 (= 0,6 % von 2438 Patienten)

20.2
Neuroblastom

20.2.1
Inzidenz

Das Neuroblastom ist zahlenmäßig der häufigste maligne solide Tumor des Kindesalters. Die Inzidenz des Neuroblastoms beträgt ca. 1,1 Neuerkrankungen / 100.000 Kinder unter 15 Jahren/Jahr, mit einem medianen Alter bei Diagnosestellung von 21 Monaten. 90 % aller Erkrankungen werden in den ersten 5 Lebensjahren diagnostiziert [12, 24].

20.2.2
Histologie und klinische Präsentation

Neuroblastome gehen von Zellen der embryonalen Neuralleiste aus. Sie zeigen ein unterschiedliches histologisches Bild, das zu einer histologischen Gradeinteilung nach Hughes führte (Tabelle 20.9) [11]. Im Gegensatz zu vielen anderen Tumoren spielt das unterschiedliche Grading für die Tumorprognose aber keine wesentliche Rolle. Die Primärtumoren können überall dort entstehen, wo sich Zellen der primären Neuralleiste finden, insbesondere in sympathischen Nervenganglien und im Nebennierenmark. Bei 50 % der Kinder mit Neuroblastom befindet sich die Primärlokalisation des Tumors in der Nebenniere (Tabelle 20.10). Primärlokalisation und Metastasierung bestimmen das Krankheitsbild, mit dem die Kinder zur Diagnostik kommen. Dabei ist das Neuroblastom im Frühstadium in der Regel symptomlos. Kli-

Tabelle 20.9. Histologische Gradeinteilung des Neuroblastoms [11]

Malignitätsgrad 1	Ganglioneuroblastom
– Malignitätsgrad 1a	Diffuses Ganglioneuroblastom: diffuse Mischung von unreifen, ausreifenden und reifen Zellelementen
– Malignitätsgrad 1b	Ganglioneuroblastom vom Kompositionstyp: wechselnde Areale undifferenzierten Neuroblastomgewebes mit abruptem Übergang zwischen beiden Tumorkomponenten
Malignitätsgrad 2	Mischbild aus undifferenzierten Zellen und mindestens einigen Zellen mit partieller Differenzierung zu Ganglienzellen
Malignitätsgrad 3	Undifferenziertes, klein- und rundzelliges Tumorgewebe

Nebenniere	50 %	**Tabelle 20.10.** Verteilungscharakteristik der Primärtumoren bei Neuroblastom [23]
Retroperitonealraum	28 %	
Thorax	13 %	
Halsbereich	5 %	
Multifokal	1 %	
Unbekannte Primärlokalisation	3 %	

Tabelle 20.11. Stadienverteilung in der Neuroblastomstudie NB 90 (Stadienverteilung nach INSS)

Stadium	Anteil [%]
Stadium 1	19
Stadium 2	12
Stadium 3	20
Stadium 4	39
Stadium 4S	10

nische Symptome, die zur Diagnose eines Neuroblastoms führen, wie allgemeines Krankheitsgefühl mit Fieber, (Knochen-)Schmerzen und Gewichtsverlust, bedeuten meist ein bereits fortgeschrittenes Tumorstadium, so daß ca. 50–70 % der Kinder bei Diagnosestellung an einem lokal fortgeschrittenen oder bereits metastasierten Tumor leiden (Tabelle 20.11).

Seltene, aber charakteristische Manifestationsformen des Neuroblastoms sind eine Protrusio bulbi bei Befall der Orbita, ein Horner-Syndrom bei Befall zervikaler sympathischer Ganglien sowie das Kinsbourne-Syndrom, das durch generalisierte Myoklonien, verbunden mit einem Opsoklonus (ruckartige Augenbewegung) charakterisiert ist. Die Genese des Kinsbourne-Syndroms ist unklar [28]. Paravertebrale Tumormanifestationen, insbesondere von den abdominellen paravertebralen sympathischen Ganglien ausgehende Tumoren zeigen häufig ein Einwachsen in den Spinalkanal durch das Foramen intervertebrale (Sanduhrtumor) (Abb. 20.6a). Da das intraspinale Vorwachsen des Tumors zunächst symptomlos bleibt, muß bei paravertebraler Tumormanifestation ein mögliche intraspinale Raumforderung mit abgeklärt werden.

20.2.3
Dynamik

Bei klinischer Verdachtsdiagnose erfolgt die primäre Tumorsuche mittels Sonographie sowie mit Computertomographie bzw. Kernspintomographie. Als diagnostische Besonderheit steht zusätzlich die ^{131}131mIBG-Szintigraphie mit dem Radioisotop Metaiodbenzylguanidin zur Verfügung. Dieses Radioisotop wird in den Katecholaminstoffwechsel eingeschleust und reichert sich in Gewebe mit gesteigertem Katecholaminstoffwechsel, wie z. B. in Neuroblastomen, an. Sie erlaubt damit die szintigraphische Darstellung sowohl des Primärtumors, aber auch von evtl. vorhandenen Metastasen. Die ^{131}mIBG-Szintigraphie ist damit ein entscheidender Eckpfeiler in der Diagnostik des Neuroblastoms, sowohl hinsichtlich der Lokalisation des Primärtumors als auch bei der Metastasensuche (Abb. 20.6b).

Da Neuroblastome neben Lymphknotenmetastasen überwiegend in das Skelettsystem und in das Knochenmark metastasieren, gehören die Skelettszintigraphie und die diagnostische Knochenmarkspunktion essentiell zur Ausbreitungsdiagnostik. Metastasierungen in Leber, Lunge, Haut oder in das ZNS sind seltener.

Neuroblastome synthetisieren als Tumoren des sympathischen Nervensystems Katecholamine und führen damit zu erhöhten Katecholamin-Serumspiegel und zu einer erhöhten Ausscheidung von Katecholaminmetaboliten (Vanillinmandelsäure,

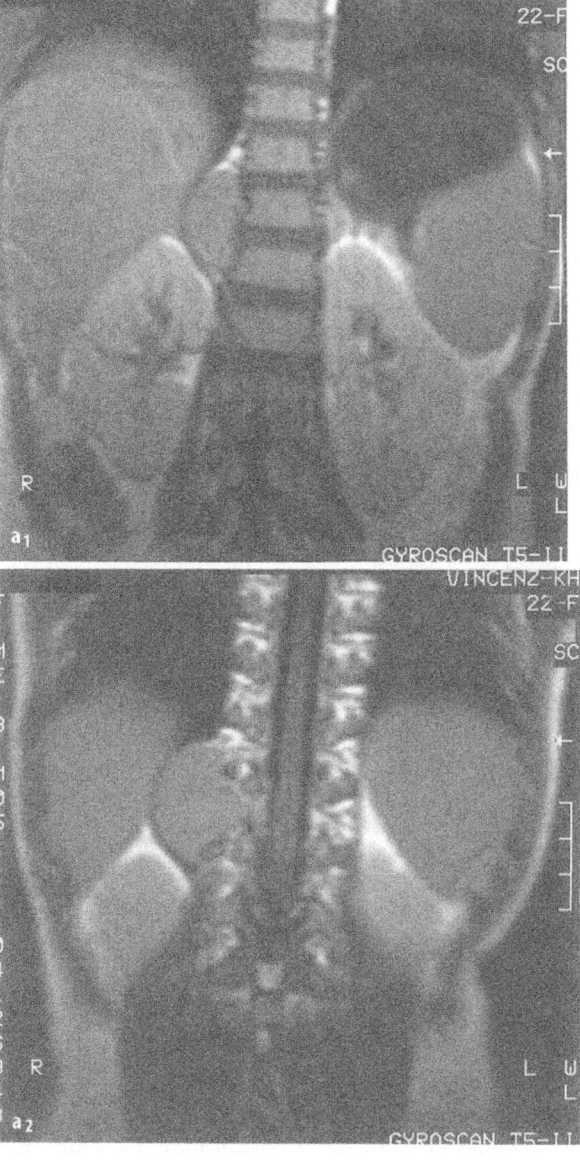

Abb. 20.6. Paravertebrales Neuroblastom: **a** Die Kernspintomographie zeigt das Einwachsen des Tumors durch das Foramen intervertebrale in den Spinalkanal

Homovanillinmandelsäure) im Urin. Diese erhöhte Katecholaminausscheidung in den Urin dient als Basis für Neuroblastom-Screeningprogramme, wie sie zur Zeit zur Früherkennung des Neuroblastoms in Deutschland durchgeführt werden [2].

Die serologische und bildgebende Diagnostik erlauben in Kombination mit der intraoperativen Ausbreitungsdiagnostik bei der Extirpation des Primärtumors eine Stadieneinteilung des Neuroblastoms, die heute nach den Kriterien der INSS-Einteilung (International Criteria for Neuroblastoma Diagnosis, Staging and Response)

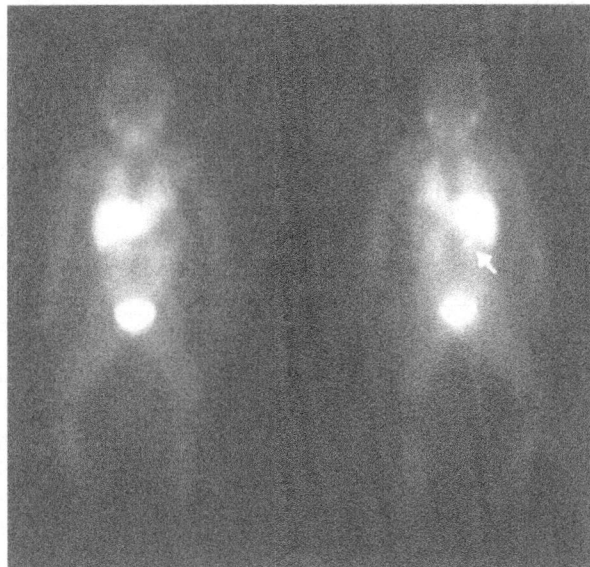

Abb. 20.6b. In der ^{131}mIBG-Szintigraphie zeigt sich von dorsal gesehen (*linkes Bild*) eine deutliche Mehranreicherung in Projektion auf den Tumor (*Pfeil*). Die Anreicherung im Tumor wird bei Aufnahme von vorne von der Leber verdeckt (*rechtes Bild*)

erfolgt (Tabelle 20.12). Säuglinge mit metastasiertem Neuroblastom werden auf Grund der bei dieser Patientengruppe bestehenden hohen Spontanremissionsrate einem eigenen Tumorstadium (Stadium 4S) zugeordnet.

Tabelle 20.12. Internationale Stadieneinteilung des Neuroblastoms gemäß INSS (International Criteria for Neuroblastom Diagnosis, Staging, and Response)

Stadium 1	Tumor auf Ursprungsorgan begrenzt, makroskopisch komplette Entfernung (mit oder ohne mikroskopischen Resttumor!), verdächtige ipsi- und kontralaterale Lymphknoten tumorfrei
Stadium 2a	Unilateraler Tumor mit makroskopisch inkompletter Entfernung, verdächtige ipsi- und kontralaterale Lymphknoten tumorfrei
Stadium 2b	Unilateraler Tumor mit makroskopisch kompletter oder inkompletter Entfernung, ipsilaterale, regionäre Lymphknoten tumorbefallen, kontralaterale Lymphknoten tumorfrei
Stadium 3	Tumorinfiltration über die Mittellinie hinaus mit oder ohne Lymphknotenbeteiligung oder unilateraler Lymphknotenbefall mit kontralateraler Lymphknotenbeteiligung oder Mittellinientumor mit beidseitigem Lymphknotenbefall
Stadium 4	Dissemination des Tumors zu entfernten Lymphknoten, Knochen, Knochenmark, Leber und/oder andere Organe (außer Stadium 4S)
Stadium 4S	Lokalisierter Tumor wie Stadium 1 oder 2 mit Dissemination nur in Leber, Haut und/oder Knochenmark (bei Säuglingen < 1 Jahr)

20.2.4
Tumorbiologische Besonderheit des Neuroblastoms

Die hohe Rate an Spontanremissionen bei metastasiertem Neuroblastom im Säuglingsalter, die die Schaffung eines eigenen Tumorstadiums 4S notwendig macht, steht beispielhaft für die besondere Tumorbiologie des Neuroblastoms.

Klinisch tritt das Neuroblastom in 2 charakteristischen Manifestationsformen auf:

- als lokal begrenzter Tumor mit hoher Heilungschance sowie
- als primär metastasierter Tumor, der trotz intensiver multimodaler Krebstherapie kaum geheilt werden kann.

Während histologisch oder biochemisch die unterschiedliche maligne Potenz des Neuroblastoms nicht erfaßt werden kann, erlauben molekulargenetische Marker wie die Amplifikation des *N-myc*-Onkogens die klare Abgrenzung einer Hochrisikogruppe [5].

Ob dabei im Sinne einer schrittweisen malignen Transformation zunächst lokal begrenzte Tumoren mit guter Prognose in metastasierende Tumoren mit schlechter Prognose übergehen oder ob es sich prinzipiell um primär unterschiedliche Tumormanifestationsformen handelt, ist zur Zeit noch nicht geklärt.

Als tumorbiologische Besonderheit ist beim Neuroblastom die *spontane Regression* des Tumors möglich. Eine solche Regression ist klinisch erfaßbar bei

1. Patienten im Tumorstadium 1, bei denen die alleinige Operation in über 90 % zur Heilung führt, auch wenn mikroskopisch Tumorreste in situ verbleiben;
2. Patienten im Tumorstadium 2, bei denen in Einzelfällen auch bei makroskopischen Tumorresten ohne nachfolgende Therapie ein tumorfreies Überleben möglich ist;
3. einem Neuroblastom-Screening im Säuglingsalter, bei dem statistisch 2- bis 3mal mehr Kinder mit Neuroblastomen entdeckt werden als ohne ein Screening zu erwarten gewesen wäre [6].

Es muß angenommen werden, daß die erhöhte Neuroblastominzidenz bei Screening-Untersuchungen im Säuglingsalter eine spontane Regression des Tumors im Säuglingsalter widerspiegelt. Um eine Übertherapie in dieser Patientengruppe zu vermeiden, wird in Deutschland das Neuroblastom-Screening erst nach dem 10. Lebensmonat durchgeführt [2]. Die prognostisch günstige Tumorbiologie des Neuroblastoms im Säuglingsalter korreliert mit der Beobachtung, daß *N-myc*-Amplifikationen im Säuglingsalter kaum angetroffen werden, während sie bei etwa einem Drittel der älteren Kinder oder der Kinder mit fortgeschrittenem Tumorstadium 3 und 4 zu finden sind.

Bei den Neuroblastomen handelt es sich um eine heterogene Tumorgruppe mit unterschiedlicher Tumorbiologie, die bei der Therapieplanung berücksichtigt werden muß.

Die wichtigsten Prognosefaktoren sind Tumorstadium bei Diagnose und Alter zum Diagnosezeitpunkt (Tabelle 20.13). Neben Lebensalter und Tumorstadium haben sich innerhalb der Nephroblastomstudien

Tabelle 20.13. Stadien- und Altersabhängigkeit der 5-Jahres-Überlebensrate [24] (Neuroblastomstudien NB 79 – NB 90)

Stadium/Patientenzahl	Kinder < 1 Jahr	Kinder > 1 Jahr	Alle Patienten
Stadium 1–3/802 Patienten	95 ± 1 %	76 ± 2 %	85 ± 1 %
Stadium 4/680 Patienten	53 ± 6 %	20 ± 2 %	23 ± 2 %
Stadium 4S/161 Patienten	79 ± 4 %	./.[a]	80 ± 3 %
Alle Stadien	85 ± 2 %	42 ± 2 %	

[a] Definitionsgemäß nur bei Kindern < 1 Jahr möglich.

- die Amplifikation des Onkogens *N-myc*,
- die Erhöhung der Laktatdehydrogenase (LDH) und
- die Erniedrigung der Thrombozytenzahl

als statistisch hoch signifikante Risikofaktoren herausgestellt [24].

Insbesondere die Amplifikation von *N-myc* führt innerhalb der Neuroblastomstudie zu einer Eingruppierung in die Hochrisikogruppe, selbst im lokalen Stadium 1, so daß die Bestimmung der *N-myc*-Amplifikation essentieller Bestandteil der Diagnostik und der Therapieplanung ist.

20.2.5
Therapie des Neuroblastoms

Die unterschiedliche Tumorbiologie des Neuroblastoms im Säuglingsalter, des lokal begrenzten Tumors und des metastasierten Tumors führt zu einer Stratifizierung der Therapie mit unterschiedlicher Therapieintensität. Innerhalb der z. Z. gültigen Neuroblastomstudie NB 97 wird dieser Stratifizierung durch die Bildung von 3 unterschiedlichen Behandlungsgruppen Rechnung getragen [24]:

1. Beobachtungspatienten
Hierzu zählen

- Säuglinge mit Stadium 1 ohne *N-myc*-Amplifikation;
- Säuglinge mit Neuroblastom Stadium 2 und 3 ohne *N-myc*-Amplifikation und ohne bedrohliche Symptomatik (bedrohlicher Allgemeinzustand, drohende Querschnittsyndrome, pulmonale, renale oder andere Organinsuffizienz);
- Säuglinge mit Stadium 4S ohne *N-myc*-Amplifikation;
- Kinder > 1 Jahr mit Stadium 1;
- Kinder > 1 Jahr mit Neuroblastom Stadium 2 und weitgehend reseziertem Tumor ohne *N-myc*-Amplifikation.

2. Standardrisikopatienten
Hierzu zählen

- Säuglinge mit Neuroblastom Stadium 2 und 3 mit bedrohlicher Symptomatik (s. oben), ohne *N-myc*-Amplifikation;
- Kinder > 1 Jahr mit nichtresektablem Neuroblastom Stadium 2 und 3, ohne *N-myc*-Amplifikation;

- Beobachtungspatienten, die während der Beobachtungszeit eine Tumorprogression oder eine unzureichende Tumorregression zeigen.

3. Hochrisikopatienten
Hierzu zählen

- alle Kinder mit *N-myc*-Amplifikation;
- Kinder mit Neuroblastom im Stadium 4.

Am Beginn der Therapie steht die operative Exploration. Primäres Therapieziel ist die Entfernung des Primärtumors, soweit dies ohne Gefährdung des Patienten selbst oder ohne verstümmelnde Eingriffe möglich ist. Die Gewinnung von Tumorgewebe zu Therapiebeginn ist für die Therapieplanung essentiell, da die Untersuchung der *N-myc*-Amplifikation für die weitere Therapiestrategie entscheidend ist. Der operative Eingriff dient aber auch dem intraoperativen Staging (lymphogene Metastasierung).

Bei Beobachtungspatienten schließt sich an die primäre Operation eine Beobachtungsphase von 6–12 Monaten an, in der die spontane Regression des Tumors im Stadium 2, 3 und 4S abgewartet werden soll. Kommt es im Beobachtungszeitraum zu einer Tumorprogression oder zu einer Verschlechterung des klinischen Zustandsbildes (bei Säuglingen), so erfolgt die Weitertherapie analog der Therapie von Standardrisikopatienten (Abb. 20.7).

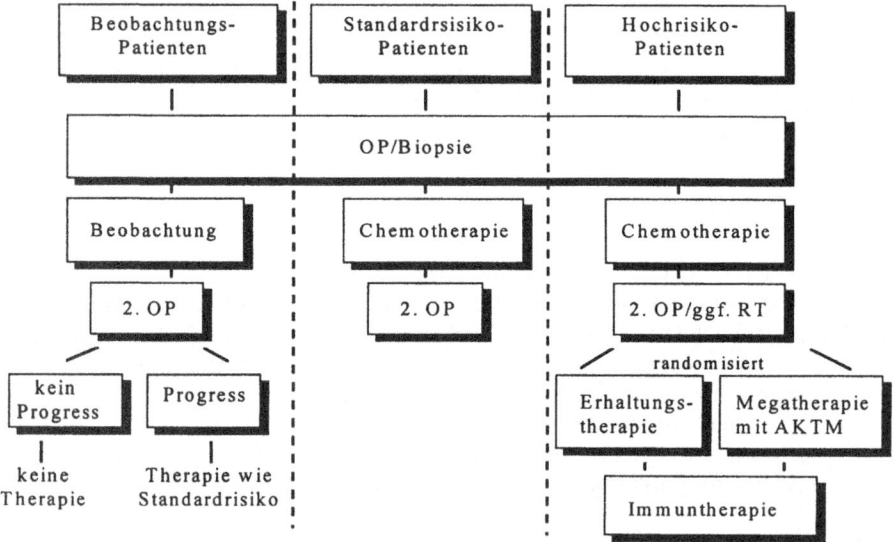

Abb. 20.7. Therapieschema des Neuroblastoms gemäß der Studie NB 97. *Chemotherapie:* 1 Therapieblock besteht aus 2 Therapiezyklen, wobei der 1. Therapiezyklus aus DDP, ETO, VDS, der 2. Therapiezyklus aus VCR, DITC, IFA, ADR besteht. *Megatherapie:* MEL, ETO, CARBO. *Immuntherapie:* monoklonaler Antikörper ch 14.18 (*AKTM* = autologe Knochenmarkstransplantation; *RT* = Radiotherapie; *OP* = Operation; *ADR* = Adriamycin; *DDP* = cis-Platin; *ETO* = Etoposid; *MEL* = Melphalan; *VDS* = Vindesin; *CARBO* = Carboplatin; *DTIC* = Dacabazin; *IFA* = Ifosfamid; *VCR* = Vincristin)

Bei Standardrisikopatienten schließt sich an die primäre Operation ein Polychemotherapie an, die heute in der Regel eine sequentielle Anwendung von Therapieblöcken mit cis-Platin, Etoposid und Vindesin sowie Vincristin, Dacarbazin, Ifosfamid und Adriamycin enthält. Aus Gründen der Therapietoxizität erfolgt die Chemotherapie im Säuglingsalter mit Adriamycin, Vincristin und Carboplatin (Abb. 20.7).

Wesentliches Behandlungsziel heutiger Therapiestudien zum Neuroblastom ist die Verbesserung der Überlebensrate bei Hochrisikopatienten, insbesondere im Stadium 4. Hier werden in der Neuroblastomstudie NB 97 experimentelle Therapieansätze mit einer Hochdosischemotherapie mit autologer Stammzelltransfusion, die Radioisotopentherapie mit mIBG sowie immunologische Therapieansätze mit dem monoklonalen Antikörper Anti-GD2 (ch 14.18), der gegen menschliche Neuroblastomzellen gerichtet ist, verfolgt (Abb. 20.7). Auf Einzelheiten der experimentellen Therapieansätze kann hier nicht eingegangen werden.

Diese neuen experimentellen Therapieansätze im Stadium 4 sind unter dem Aspekt der Therapiergebnisse der Neuroblastom-Vorläuferstudien zu sehen, bei denen im Stadium 4 trotz intensiver Chemotherapie mit hoher Therapiemorbidität und -letalität lediglich eine Heilung bei durchschnittlich 23 % der erkrankten Kinder erreicht werden konnte. Die Todesursache der 126 verstorbenen Kinder in der NB 90 mit einem Neuroblastom Stadium 4 war zu 79 % das Tumorleiden, zu 17 % waren es Therapiefolgen (Chemotherapieletalität 15,5 %, Operationsletalität 1,5 %), in 4 % der Fälle blieb die Todesursache unklar [24]. Dieses Ergebnis der therapieassoziierten Morbidität und Letalität hat zu einer Reduktion der Therapieintensität in der Neuroblastomstudie NB 97 für Zytostatika und zur Einführung der alternativen, experimentellen Therapieansätze geführt.

Insgesamt sind die Therapiergebnisse für Hochrisikopatienten, die nach wie vor die Mehrzahl der Patienten mit Neuroblastomen darstellen, z. Z. noch wenig befriedigend.

20.3
Kindliche Keimzelltumoren

20.3.1
Inzidenz und Lokalisation

Kindliche Keimzelltumoren stellen etwa 3,7 % aller Tumorerkrankungen im Kindertumorregister in Mainz dar (s. Abb. 20.1). Die Tumorinzidenz beträgt 0,6 Neuerkrankungen / 100.000 Kinder/Jahr. Keimzelltumoren sind eine heterogene Tumorentität, an der Jungen und Mädchen etwa im Verhältnis 0,8 : 1 erkranken [12]. Die Keimzelltumoren stammen von primordialen Keimzellen ab, die im Endodermalsinus des Dottersacks entstehen und von dort zur Keimleiste wandern, wo sie Bestandteil der Keimdrüsen werden. Gonadale Keimzelltumoren im Ovar bzw. in den Hoden sind dementsprechend auch mit ca. 26 % bzw. 18 % die häufigste Tumorlokalisation (44 %). Keimzelltumoren können allerdings auch extragonadal entstehen, was durch eine aberrierende Wanderung von primordialen Keimzellen entlang der Mittelachse des Embryos erklärt wird. Die häufigste Lokalisation extragonaler Keimzelltumoren betrifft intrakranielle Tumormanifestationen und sakrokokzygeale Tumoren (Steißbeinteratome) (Tabelle 20.14). Es zeigt sich eine Altersabhängigkeit der Tumorhisto-

Intrakranielle Keimzelltumoren	15 %
Halsregion	2 %
Mediastinal	3 %
Intra-/retroperitoneal	4 %
Ovarial	26 %
Retrovesikal	2 %
Sakrokokzygeal	27 %
Testikulär	18 %
Andere Lokalisation	3 %

Tabelle 20.14. Verteilung der Keimzelltumoren im Kindesalter [9]

logie und der Tumorlokalisation. Hodentumoren und Steißbeinteratome treten am häufigsten im 1. Lebensjahr auf und nehmen dann bis zum 5. Lebensjahr stark ab. Hodentumoren werden dann nach der Pubertät wieder häufiger und erreichen die für das Erwachsenenalter typische zweigipflige Häufigkeitsverteilung. Dagegen treten ovarielle Tumoren bis zum 2. Lebensjahr selten auf, die Erkrankungshäufigkeit nimmt dann jährlich geringfügig zu und erreicht mit dem 12. Lebensjahr ein Häufigkeitsplateau [9].

Die Tumorlokalisation ist neben der Tumorhistologie und neben dem Tumorstadium ein wichtiges prognostisches Kriterium. Die besten Heilungschancen weisen testikuläre Keimzelltumoren auf, gefolgt von Keimzelltumoren des Mediastinums, des Ovars und der Steißbeinregion. Intrakranielle Keimzelltumoren haben eine ungünstige Prognose, da hier ein kurativer operativer Therapieansatz oft nicht möglich ist.

20.3.2
Tumormarkerverhalten bei kindlichen Keimzelltumoren

Wie auch im Erwachsenenalter stellen bei kindlichen Keimzelltumoren das Alphafetoprotein (AFP) und das β-human-Choriogonadotropin (β-HCG) wertvolle Tumormarker dar.

Der Wert dieser Tumormarker wird durch die Beobachtung noch verstärkt, daß Seminome, die keine Tumormarkererhöhung aufweisen, im Kindes- und Jugendalter kaum vorkommen (s. Tabelle 20.18). Das Tumormarkerverhalten kann Hinweise auf die Tumorhistologie geben. So finden sich exzessiv erhöhte β-HCG-Werte insbeson-

Tumorhistologie	AFP	β-HCG
Dottersacktumor	↑↑↑[a]	$\varnothing$[c]
Unreifes Teratom	(↑)[b]	(↑)[b]
Dysgerminom	(↑)[b]	(↑)[b]
Chorionkarzinom	$\varnothing$[c]	↑↑↑[a]

Tabelle 20.15. Tumorhistologie und Tumormarkerverhalten

[a] ↑↑↑   Stark erhöht
[b] (↑)   Mäßig erhöht oder nicht erhöht
[c] $\varnothing$ Nicht erhöht

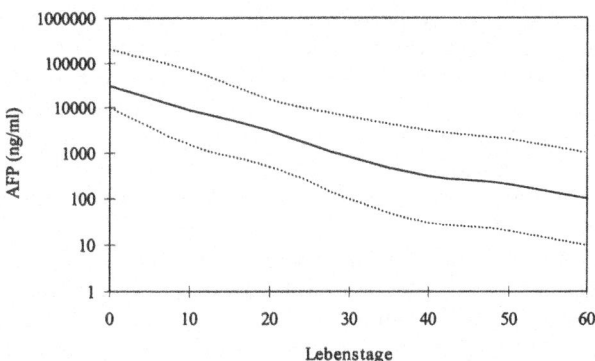

Abb. 20.8. Altersabhängigkeit des AFP-Wertes: Der AFP-Wert zeigt im Neugeborenen- und Säuglingsalter eine deutliche Altersabhängigkeit, die bei der Befundinterpretation in der Primärdiagnostik und in den Folgeuntersuchungen berücksichtigt werden muß (Mittelwert und 95 %-Konfidenz-Intervall)

dere bei den eher seltenen Chorionkarzinomen, stark erhöhte AFP-Werte insbesondere bei Vorhandensein von Dottersackgewebe (yolk-sac-Tumor) (Tabelle 20.15). Es muß dabei aber beachtet werden, daß die Normwerte für AFP erhebliche altersabhängige Unterschiede (Abb. 20.8) [4].

Diese Altersabhängigkeit muß bei der Interpretation der Befunde berücksichtigt werden.

20.3.3
Testikuläre Keimzelltumoren

Inzidenz, klinische Präsentation und Histologie testikulärer Tumoren. Testikuläre Tumoren haben im Kindesalter einen Anteil von 1–2 % an den soliden kindlichen Tumoren. Sie fallen durch eine derbe, schmerzlose Hodenschwellung auf. Differentialdiagnostisch sind eine Epididymitis, eine Hodentorsion, Leistenhernien und Hydrozelen abzugrenzen. Es ist dabei zu beachten, daß 10–25 % der malignen Hodentumoren im Kindesalter mit Hydrozelen assoziiert sein können. Wegweisend für die Diagnosestellung ist neben der klinischen Untersuchung die Hodensonographie.

Im Gegensatz zum Erwachsenenalter, wo 95 % aller Hodentumoren Keimzelltumoren sind, stellen im Kindesalter Keimzelltumoren nur 60–75 % der Hodentumoren dar. Der Anteil an benignen testikulären Raumforderungen im Kindesalter beträgt 25–33 %, wobei Leydig-Zell-Tumoren und Sertoli-Zell-Tumoren mit etwa 20 % bzw. 15 % dominieren [28].

Leydig-Zell-Tumoren haben einen Altersgipfel im 4. und 5. Lebensjahr. Leydig-Zell-Tumoren können Testosteron synthetisieren und fallen dann insbesondere durch eine Pubertas präcox mit raschem Körperwachstum, beginnender Schambehaarung und Peniswachstum auf. Diagnostisch wegweisend sind die Pubertas präcox, die Hodenschwellung und eine Erhöhung der 17-Ketosteroide im Urin. Leydig-Zell-Tumoren sind für 10 % der Fälle von Pubertas präcox verantwortlich. Die Abgrenzung zu einer hypophysär bedingten Pubertas präcox ist durch die Bestimmung des Luteinisierenden Hormons (LH) und des Follikel stimulierenden Hormons (FSH) möglich, die bei testikulärer Pubertas präcox niedrig sind. Zudem können Leydig-Zell-Tumoren bei Synthetisierung von Gestagenen und Östrogenen mit einer

Gynäkomastie verbunden sein. Da Leydig-Zell-Tumoren nur sehr selten maligne entarten, ist die einfache Orchiektomie Therapie der Wahl [28].

Sertoli-Zell-Tumoren treten früher als Leydig-Zell-Tumoren auf und werden oft bei Jungen unter einem Alter von 6 Monaten gefunden. Sie sind in der Regel hormonell inaktiv. Eine maligne Entartung, die im Erwachsenenalter vorkommen kann, wurde im Kindesalter erst einmal in der Literatur dokumentiert. Deshalb ist die einfache Orchiektomie bei Sertoli-Zell-Tumoren als Therapie der Wahl ausreichend [28].

Die histologische Einteilung der malignen testikulären Keimzelltumoren im Kindesalter erfolgt nach unterschiedlichen Klassifikationen, die in Tabelle 20.16 einander gegenübergestellt sind.

Die histologischen Subtypen zeigen eine altersabhängige Verteilungshäufigkeit. So sind 70 % der Kinder mit Dottersacktumoren, dem mit einem Anteil von 60 % häufigsten testikulären Keimzelltumor unter 2 Jahren alt. 80 % aller differenzierten Teratome, mit etwa 20 % der zweithäufigste Tumorsubtyp, werden im Alter bis 4 Monaten gefunden; maligne Teratome kommen im Kindesalter nur vereinzelt vor, Seminome sind bei Kindern eine Rarität (s. Tabelle 20.18). Die histologische Unterscheidung der unterschiedlichen Tumorentitäten ist für die Therapie wichtig, da bei Keimzelltumoren neben dem Tumorstadium eine weitere histologieorientierte Therapiestratifizierung erfolgt (Abb. 20.9).

Tabelle 20.16. Klassifikation des kindlichen Hodentumors (T = Teratom; EC = Embryonales Karzinom; G = Germinom; YST = Dottersacktumor (Yolk Sac Tumor); Chorio = Choriokarzinom)

[26]		[22]
1.	Seminom/reines Germinom, sehr selten	Seminom/Germinom
2.	Kombiniertes Germinom	T + G oder G + YST oder G + EC oder G + T + EC
3.	Reiner Dottersacktumor (YST)	Reiner Dottersacktumor
4.	Differenziertes Teratom (TD)	Reifes Teratom
5.	Immaturer Subtyp des TD	Immatures Teratom
6.	Intermediäres malignes Teratom (MIT)	EC + YST oder T + EC oder T + YST + EC
7.	Undifferenziertes malignes Teratom (MTT rein)	Embryonales Karzinom
8.	Malignes trophoblastisches Teratom (MTT rein)	Chorionkarzinom
9.	Malignes trophoblastisches Teratom kombiniert	T + Chorio oder T + YST + Chorio oder T + EC + Chorio oder T + YST + EC + Chorio

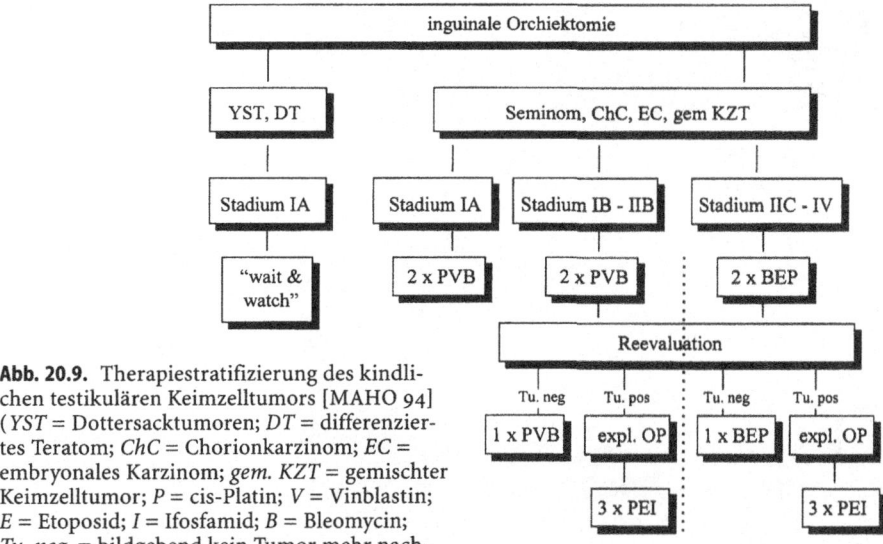

Abb. 20.9. Therapiestratifizierung des kindlichen testikulären Keimzelltumors [MAHO 94] (*YST* = Dottersacktumoren; *DT* = differenziertes Teratom; *ChC* = Chorionkarzinom; *EC* = embryonales Karzinom; *gem. KZT* = gemischter Keimzelltumor; *P* = cis-Platin; *V* = Vinblastin; *E* = Etoposid; *I* = Ifosfamid; *B* = Bleomycin; *Tu. neg.* = bildgebend kein Tumor mehr nachweisbar, Tumormarker negativ; *Tu. pos.* = bildgebend noch Tumor nachweisbar oder persistierende Tumormarkererhöhung; *expl. OP* = explorative Freilegung von Metastasen, z. B. retroperitoneale Lymphadenektomie (Stadium IIB–IIC) oder Thorakotomie (Stadium III)

Maligner Keimzelltumor des Hodens und Maldescensus testis. Der Maldescensus testis ist einer der wesentlichen Ursachen für die Entstehung von Hodentumoren. Etwa 10 % aller Hodentumoren entstehen in maldeszendierten Hoden. Das Risiko eines maldeszendierten Hodens, einen Tumor zu entwickeln, ist etwa 35mal größer als das Risiko eines normaldeszendierten Hodens. Das Risiko, einen Tumor zu entwickeln, ist abhängig vom Ausmaß des Maldescensus testis: So entwickeln etwa 1 % der im Leistenkanal liegenden Hoden einen Tumor, verglichen mit 5 % der intraabdominell liegenden Bauchhoden [28]. Es gilt als sicher, daß eine Orchidofunikolyse und Orchidopexie nach der Pubertät das Entartungsrisiko nicht mehr senken kann. Möglicherweise wird das Entartungsrisiko aber durch eine Vorverlagerung des Orchidopexiezeitpunktes vermindert, obwohl dies bisher durch klinische Studien nicht eindeutig belegt werden kann. Dennoch wird die Orchidopexie heute sowohl aus reproduktionsmedizinischer Sicht wie auch aus onkologischer Sicht vor Ende des 2. Lebensjahres angestrebt.

Diagnostik. Die Diagnose des testikulären Keimzelltumors im Kindesalter wird durch die Schnellschnittuntersuchung des unter Tumorverdacht inguinal freigelegten Hodens erbracht. Bei nachgewiesenem malignen Keimzelltumor des Hodens umfaßt die Umfelddiagnostik die Computertomographie des Retroperitoneums, wo sich in Höhe der Nierengefäße die erste Lymphknotenstation bei Hodentumoren befindet, und wegen der Gefahr der mediastinalen und pulmonalen Metastasierung die konventionelle sowie computertomographische Röntgenuntersuchung von Lunge und Mediastinum (Abb. 20.10).

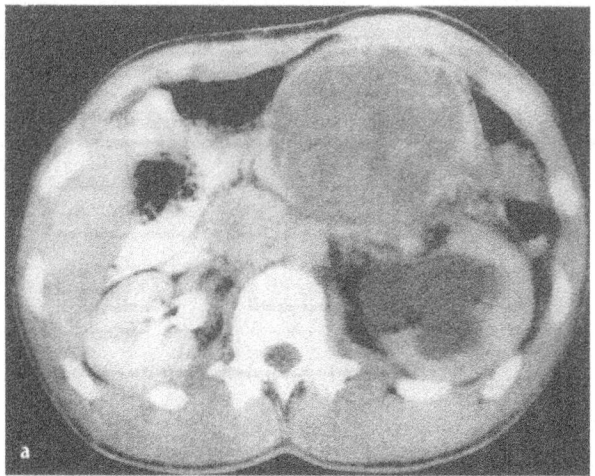

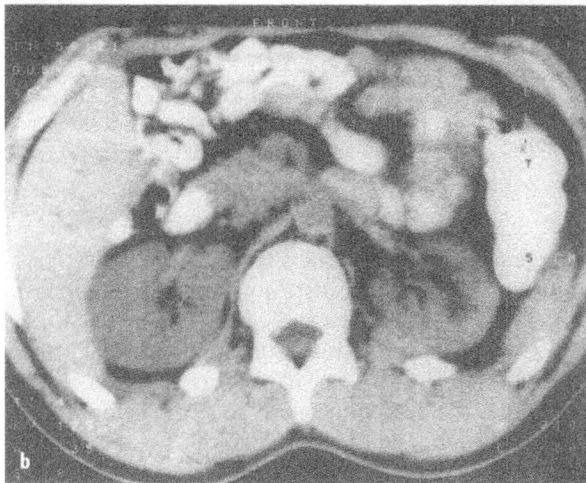

Abb. 20.10. Maligner Keimzelltumor des Hodens, klinisches Stadium IIC: ausgedehnte retroperitoneale Metastasierung (Stadium IIC). Deutliche Tumorreduktion durch Chemotherapie, vor der geplanten verzögerten retroperitonealen Lymphadenektomie. Mit einem Follow-up von 5 Jahren ist der Patient z. Z. tumorfrei

Das histologische Untersuchungsergebnis des Orchiektomiepräparates und die Ausbreitungsdiagnostik führen zur Festlegung des klinischen Stadiums, die sich an die Lugano-Klassifikation für Hodentumoren anlehnt (Tabelle 20.17) [20].

Therapie. Die Therapie des kindlichen testikulären Keimzelltumors wird nach histologischem Subtyp und nach Tumorstadium stratifiziert. Diese Therapiestratifizierung resultiert aus früheren Therapiestudien zum malignen testikulären Keimzelltumoren im Kindesalter und ist durch 3 Gesichtspunkte geprägt:

1. Verzicht auf Bestrahlung;
2. Verzicht auf die primäre retroperitoneale Lymphadenektomie,
3. alleinige Orchiektomie ohne adjuvante Behandlung im Stadium IA bei Dottersacktumoren und reifen Teratomen.

Tabelle 20.17. Stadieneinteilung des kindlichen Hodentumors [20]

Tumorstadium	Klinisches Stadium	TNM-Klassifikation
Keine Metastasen nachweisbar	I	pT
Tumor auf Hoden beschränkt	IA	pT1
Tumor auf Hoden und Nebenhoden beschränkt	IA	pT2
Infiltration des Samenstrangs oder Tumort inkryptorchem Hoden	IB	pT3
Tumor infiltriert Skrotalhaut oder transskrotale Operation	IC	pT4
Lymphknotenmetastasen unterhalb des Zwerchfells	II	N
Alle Lymphnoten < 2 cm	IIA	N1
Mindestens 1 Lymphknoten 2–5 cm	IIB	N2
Retroperitonealer Lymphknoten > 5 cm	IIC	N3
Palpabler abdomineller Tumor oder fixierter inguinaler Tumor	IID	N4
Mediastinale und/oder supraklavikuläre Lymphknotenmetasten	III	M
Mediastinale und/oder supraklavikuläre Lymphknotenmetastasen	IIIA	M+
Fernmetastasen ausschließlich in der Lunge	IIIB	M+
Minimal pulmonary disease: < 5 Metastasen/Lunge und < 2 cm		
Advanced pulmonary disease: > 5 Metastasen/Lunge oder 1 Metastase > 5 cm	IIIC	M+
Generalisierte Erkrankung		M+
Hämatogen Fernmetastasen in Leber, Knochen, ZNS oder persistierende positive Tumormarker ohne sichtbare Metastasen	IV	M+

Die Therapie ist damit durch eine Bevorzugung der Chemotherapie gegenüber der primären retroperitonealen Lymphedenktomie und gegenüber einer Strahlentherapie bei Seminomen gekennzeichnet. Sie unterscheidet sich damit prinzipiell von der Therapie des Hodentumors im Erwachsenenalter, wo die primäre Chemotherapie oder die primäre retroperitoneale Lymphadenektomie gleichwertige Therapieoptionen darstellen und wo die Strahlentherapie weiterhin die Standardtherapie des Seminoms im Stadium I bis IIb darstellt.

Prinzipien der operativen Therapie. Nach inguinaler Freilegung und Diagnosesicherung in der Schnellschnittuntersuchung erfolgt die hohe inguinale Orchiektomie. Wie beim Erwachsenen ist ein transskrotales Vorgehen (z. B. Probebiopsie) nicht statthaft. Für die explorative retroperitoneale Lymphadenektomie bei Tumorresiduen nach Chemotherapie gelten folgende Grundsätze [20]:

1. Bei fehlenden makroskopisch sichtbaren Lymphknotenvergrößerungen erfolgt eine Lymphknotenausräumung innerhalb der Resektionsgrenzen der modifizierten retroperitonealen Lymphadenektomie (Abb. 20.11) [31].
2. Bei sichtbaren Lymphknotenmetastasen wird die radikale retroperitoneale Lymphadenektomie vorgeschrieben.
3. Bei retroperitonealen Tumormassen („bulky disease") nach 2 Zyklen Chemotherapie erfolgt eine explorative Laparatomie mit dem Versuch der Tumormassenreduktion.

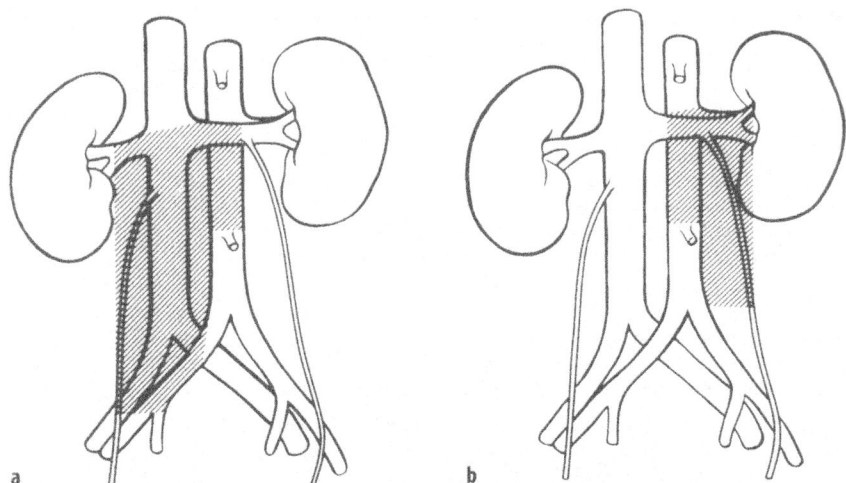

a   b

Abb. 20.11. Resektionsgrenzen der retroperitonealen Lymphadenektomie. Die Resektionsgrenzen der modifizierten retroperitonealen Lymphadenektomie sind für den *linksseitigen Hodentumor:* Aorta (medial), Vena testicularis und Iliakalgefäße links (lateral), Nierenvene links (kranial), handbreit unterhalb des Abgangs der A. iliaca communis. Für den *rechtsseitigen Hodentumor:* Aortenzirkumferenz (medial), Vena testicularis und Iliakalgefäße, rechts (lateral), Nierenvene rechts (kranial), Teilungsstelle der A. iliaca communis rechts

Prognose des testikulären kindlichen Keimzelltumors. Die bisher durchgeführten Hodentumorstudien im Kindesalter (MAHO 82 – MAHO 92) zeigen, daß in einem außergewöhnlich hohen Maße durch die Kombination aus Operation und Chemotherapie eine Heilung erreicht werden kann. Von insgesamt 137 behandelten Kindern sind nur 4 Kinder (= 2,92 %) an ihrem Tumorleiden verstorben (Tabelle 20.18).

Tabelle 20.18. Therapieergebnisse bei malignem testikulärem Keimzelltumor (MAHO 82 – 92) [20]

Tumorhistologie	Stadium	Kinder	Verstorben
Dottersacktumoren (YST)	I	73	0
	II	1	0
	III	2	1
Reifes Teratom (TD)		30	0
Intermediär malignes Teratom (MIT)	I	7	0
(= embryonales Karzinom +/- YST +/+ EC)	II	4	0
	III	1	0
Undifferenziertes malignes Teratom (MTU)	I	4	0
(= embryonales Karzinom)	II	3	0
	III	2	1
Malignes trophoblastisches Teratom (MTT)	I	2	0
(= Chorionkarzinom)	II	3	0
	III	3	2
Seminom		2	0
Gesamtzahl		137	4

20.3.4
Ovarielle kindliche Keimzelltumoren

Ovarialtumoren treten in einer Häufigkeit von 2,6 auf 100.000 Mädchen auf. Am häufigsten handelt es sich dabei um einfache Zysten. Etwa 10 % der Ovarialtumoren sind hormonell aktiv und kommen aufgrund dieser Hormonstörung zur Diagnostik. Ansonsten ist die Zunahme des Bauchumfangs verbunden mit Bauchschmerzen das führende Symptom des Ovarialtumors im Kindesalter [29]. Weiterführende Diagnostik sind die Sonographie und Schnittbildverfahren (Computertomographie und Kernspintomographie). Die erhöhten Tumormarker AFP und β-HCG sind wegweisend für die Diagnose eines Keimzelltumors.

Die Therapie der ovariellen Keimzelltumoren richtet sich nach den Therapiestrategien der kooperativen Therapiestudie MAKEI 96 [21]. Hierbei wird bei der primären Operation nach Ligatur der ovariellen Gefäße das betroffene Ovar zusammen mit der Adnexe der betroffenen Seite en bloc reseziert. Für die Ausbreitungsdiagnostik ist die zytologische Untersuchung von Peritonealflüssigkeit, die Inspektion und ggf. Biopsie des kontralateralen Ovars sowie die Inspektion und die Entfernung von regionären Lymphknoten erforderlich (Tabelle 20.19).

Die postoperativ notwendige Chemotherapie richtet sich nach dem lokalen Tumorstadium und wird entsprechend der Therapiestudie MAKEI 96 stratifiziert (Abb. 20.12).

20.3.5
Sakrokokzygeale Keimzelltumoren

Bei den sakrokokzygealen Keimzelltumoren handelt es sich meist um große Tumoren. Sie werden oft schon bei der Geburt gefunden. Bei Keimzelltumoren der Steißbeinregion besteht eine deutliche Assoziation von Alter, Histologie und Malignität.

Tabelle 20.19. Stadieneinteilung ovarieller Keimzelltumoren

Lokale Tumorausbreitung	FIGO	UICC
Tumor auf Ovar begrenzt, Kapsel intakt, kein Tumor auf Ovaroberfläche	Ia	pT1a
Tumor in beiden Ovarien, Kapsel intakt, kein Tumor auf Ovaroberfläche	Ib	pT1b
Wie Ia und Ib, aber Kapseldurchbruch oder Tumor auf Ovaroberfläche oder maligne Zellen in Aszites/Peritonealspülung	Ic	pT1c
Ausbreitung des Tumors auf Uterus oder Adnexen	IIa	pT2a
Ausbreitung des Tumors auf andere Beckenorgane	IIb	pT2b
Wie IIa und IIb, aber mit malignen Zellen in Aszites/Peritonealspülung	IIc	pT2c
Mikroskopisch Peritonealmetastasen außerhalb des Beckens	IIIa	pT3a
Makroskopisch (> 2 cm) Peritonealmetastasen außerhalb des Beckens	IIIb	pT3b
Peritonealmetastasen > 2 cm außerhalb des Beckens oder Lymphknotenmetastasen	IIIc	pT3c N1
Fernmetastasen (Leberparenchym, Pleura)	IV	M1

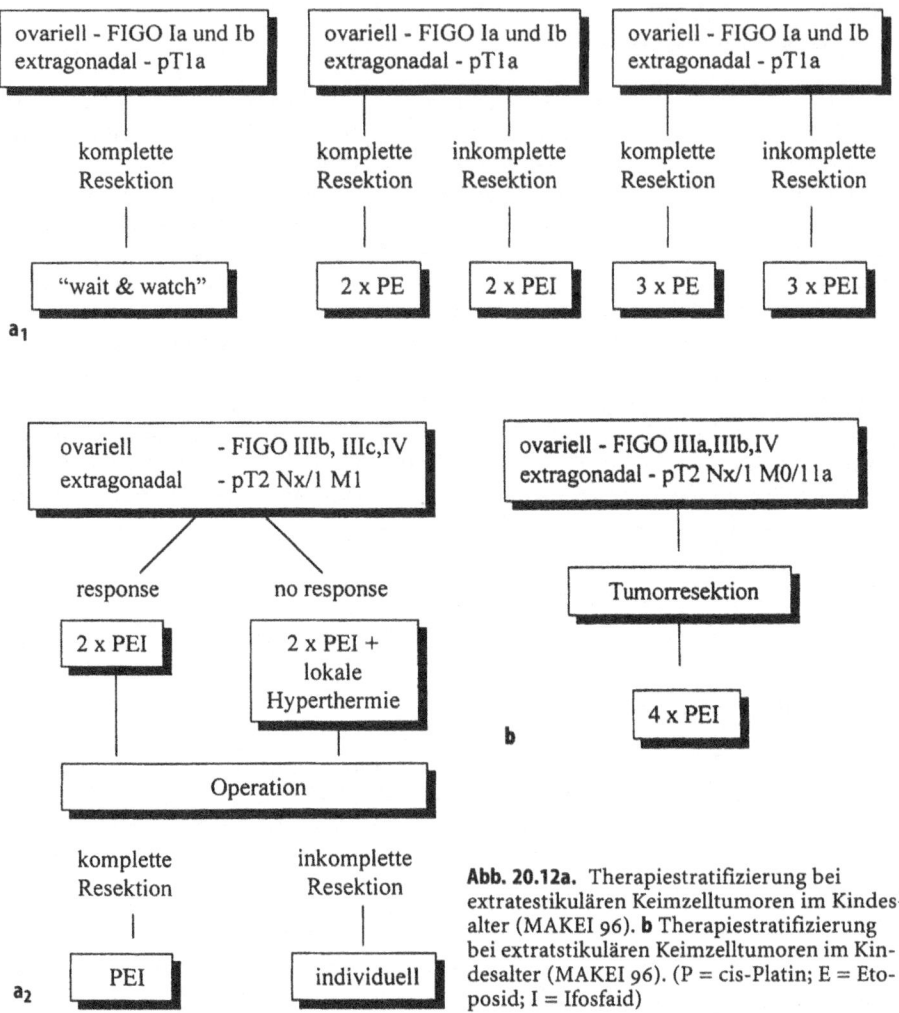

Abb. 20.12a. Therapiestratifizierung bei extratestikulären Keimzelltumoren im Kindesalter (MAKEI 96). **b** Therapiestratifizierung bei extratstikulären Keimzelltumoren im Kindesalter (MAKEI 96). (P = cis-Platin; E = Etoposid; I = Ifosfaid)

Es handelt sich bei diesen Tumoren in der Regel um Teratome, die bei kongenitalem Auftreten im Operationspräparat meist nur differenzierte oder immature Strukturen aufweisen. Werden die Tumoren nicht radikal reseziert oder verbleibt das Steißbein in situ, so kann es nach dem 1. Lebensjahr zum Lokalrezidiv kommen, das dann neben Teratomgewebe meist auch Dottersacktumor und seltener embryonales Karzinom enthält. Sakokokzygeale Keimzelltumoren mit intraperitonealer Lokalisation werden meist zwischen dem 2. und 4. Lebensjahr beobachtet und enthalten dann fast immer hochmaligne Tumorkomponenten [8].

Aus der hohen Lokalrezidivrate ergibt sich, daß bei sakrokokzygealen Keimzelltumoren bei der primären Operation neben dem Tumor auch das Steißbein en bloc reseziert werden muß. Infiltrierte Haut muß mitentfernt werden. Die Separation von

Tumor und Rektum ist unter digitaler Kontrolle meist möglich. Bei großen Tumoren bietet sich für dieses operative Vorgehen ein dorsaler Zugangsweg an [21].

Die postoperative Chemotherapie erfolgt gemäß der Therapiestratifizierung der kooperativen Therapiestudie MAKEI 96 (s. Abb. 20.12). Die lokale Stadieneinteilung der extragonadalen Keimzelltumoren entspricht dabei der Stadieneinteilung der Weichteilsarkome.

20.3.6
Therapiestratifizierung der kooperativen Therapiestudie MAKEI 96

Die Therapie der nichttestikulären Keimzelltumoren basiert auf der primären kompletten operativen Tumorresektion. Eine initiale Tumorbiopsie ist nur bei einem intraoperativ nicht-resektablen Tumor erlaubt. Der Weg der primären Operation wird nur dann verlassen, wenn die bildgebenden Untersuchungen einen metastasierten Tumor oder eine Tumorinfiltration in benachbarte Gewebe nachweisen und die charakteristischen Tumormarkererhöhungen einen Keimzelltumor beweisen (s. Abb. 20.12).

20.4
Rhabdomyosarkome des Urogenitaltraktes

Weichteilsarkome stellen im Kindesalter mit 150–200 Neuerkrankungen/Jahr die zahlenmäßig vierthäufigste Gruppe der soliden Tumoren dar. Die Kinder sind bei Diagnosestellung im Mittel 6 Jahre alt, eine geschlechtsspezifische Häufung kann nicht beobachtet werden [12]. Weichteilsarkome sind mesenchymalen Ursprungs und können überall dort entstehen, wo sich im Körper Bindegewebe befindet (s. Tabelle 20.19). Aufgrund unterschiedlichen immunhistochemischen Färbeverhaltens werden innerhalb der Weichteilsarkome verschiedene Tumorentitäten unterschieden (Tabelle 20.20) [8]. Das Rhabdomyosarkom stellt innerhalb der Gruppe der Weichteilsarkome den zahlenmäßig häufigsten Subtyp dar. Es handelt sich um aggressiv wachsende Tumoren, die das umgebende Gewebe infiltrieren und hämatogen sowie lymphogen metastasieren. Etwa 20 % der Patienten haben zum Diagnosezeitpunkt bereits Fernmetastasen (Lunge, Lymphknoten, Knochen, Knochenmark, seltener Gehirn und Leber) [17].

Urologisch bedeutsam sind

- das von Blase oder Prostata ausgehende Rhabdomyosarkom,
- das testikuläre Rhabdomysarkom,
- urogenitale Rhabdomyosarkome, die nicht von Blase oder Prostata ausgehen (z. B. Uterus, Vagina).

Tabelle 20.20. Primärlokalisation von Weichteilsarkomen [14]

Extremitäten	25 %
Kopf-Hals-Bereich, parameningealer Sitz	18 %
Urogenitaltrakt, außerhalb von Blase und Prostata	13 %
Urogenitaltrakt, von Blase oder Prostata ausgehend	8 %
Orbita	7 %
Kopf-Hals-Bereich, nichtparameningealer Sitz	6 %
Andere	23 %

Diese Unterteilung erfolgt im Hinblick auf die Resektabilität des Tumors, die wesentlich die Prognose der Erkrankung mitbestimmt (Tabelle 20.21). Daneben entscheidet der histologische Subtyp über die Heilungschancen.

Weichteilsarkome werden in Deutschland seit 1981 einheitlich nach Therapierichtlinien der Cooperativen Weichteilsarkom-Studien behandelt, zur Zeit nach der seit 1996 gültigen CWS-96 [7]. In diesen Cooperativen Weichteilsarkom-Studien erfolgt die Therapiestratifizierung nach der Tumorlokalisation, der Tumorausbreitung und der Tumorhistologie. Oberstes Ziel der Therapie ist es, neben dem Erreichen eines tumorfreien Überlebens verstümmelnde Eingriffe wie ein bleibender Anus präter, eine supravesikale Harnableitung, eine Prostatektomie, die Entfernung von Uterus und Vagina oder Amputationen möglichst zu vermeiden. Deshalb muß vor der Operation bereits entschieden werden, ob eine vollständige Tumorentfernung ohne verstümmelnde Eingriffe erreicht werden kann.

Eine alleinige Tumorverkleinerung durch die primäre Operation ist nicht sinnvoll. Ist eine vollständige Tumorresektion voraussichtlich nicht zu erreichen, so wird die primäre Operation auf die Gewinnung einer repräsentativen Histologie beschränkt. Da Rhabdomyosarkome gut auf eine Chemotherapie ansprechen, erfolgt bei primär nichtresektablen Tumoren oder bei großen Tumoren mit der Gefahr verstümmelnder Eingriffe nach der Diagnosesicherung durch Probebiopsie eine induktive Chemotherapie. Dieses Vorgehen erlaubt aufgrund von meßbaren Markerläsionen zusätzlich die Beurteilung der Chemotherapie-Effektivität. Nach induktiver Chemotherapie mit Tumorverkleinerung kann dann in der nachfolgenden Second-look-Operation oft eine vollständige Tumorentfernung ohne verstümmelnden Eingriff erreicht werden.

Die Chemotherapie umfaßt, stratifiziert nach Tumorhistologie (günstiger bzw. ungünstiger), Tumorstadium und Tumorlokalsation (Blase/Prostata bzw. nicht-

Tabelle 20.21. Histologische Klassifikation der Weichteilsarkome

Rhabdomyosarkomartige Weichteilsarkome mit günstiger Histologie
- Rhabdomyosarkom
- Embryonales Rhabdomyosarkom
- Unklassifizierbares oder undifferenzierbares Rhabdomyosarkom
- Unklassifizierbare Sarkome

Rhabdomyosarkomartige Weichteilsarkome mit ungünstiger Histologie
- Alveoläre Rhabdomyosarkome
- Extraossäre Ewing-Sarkome
- Peripherer neuroektodermaler Tumor
- Synovialsarkom
- Undifferenziertes Sarkom

Nicht-rhabdomyosarkomartige Weichteilsarkome (mäßig chemotherapiesensibel)
- Leiomyosarkom
- Maligne fibröse Histiozytome
- Alveoläre Weichteilsarkome
- Liposarkome
- Klarzellsarkome
- Epitheloide Sarkome
- Maligne Hämangioperizytome
- Hämangioendotheliome

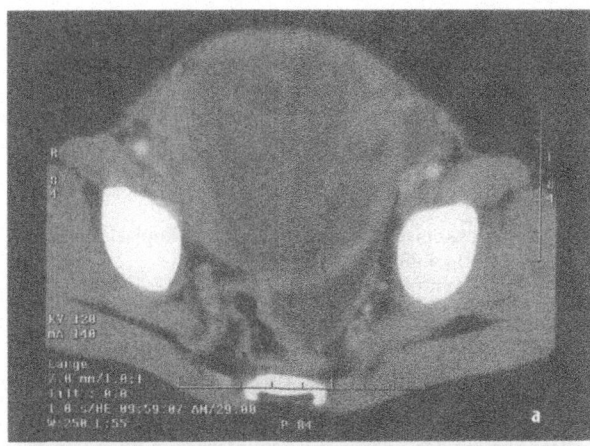

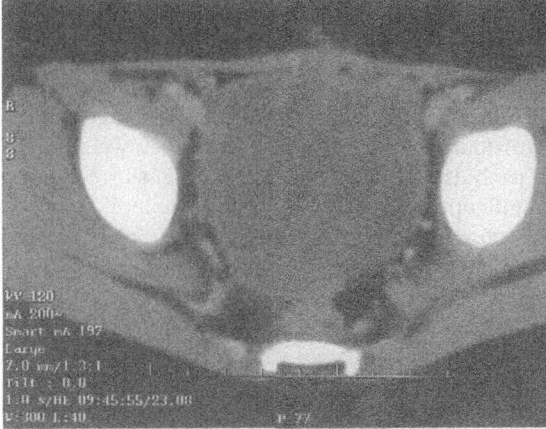

Abb. 20.13. Rhabdomyosarkom der Blasenwand: Der Tumor geht von der Blasenwand aus und führt zu einer erheblichen Verlagerung des Blasenlumens (**a**). Bei einer intraperitonealen Tumorruptur wird der Tumor notfallmäßig unter Erhalt der Blase exstirpiert, die Chemotherapie postoperativ durchgeführt. Im weiteren Verlauf bisher tumorfreies Überleben über jetzt > 1 Jahr (**b**)

Blase/Prostata) die Gabe von Vincristin (V) Actinomycin D (A), Adriblastin (A), Ifosfamid (I), Etoposid (E), Cyclophosphamid (E) und Carboplatin (C) (Abb. 20.13) [7].

Auf Besonderheiten der urogenitalen Rhabdomyosarkome wird im folgenden eingegangen.

20.4.1
Rhabdomyosarkome von Blase und Prostata

Bei Rhabdomyosarkomen von Blase und Prostata kann die primäre Operation in der Regel eine komplette Tumorresektion ohne verstümmelnden Eingriff nicht erreichen. Die vollständige Resektion ist nur in den seltenen Fällen möglich, in denen der Tumor vom Blasendach ausgeht. Da bei den übrigen Formen eine Tumorfreiheit nur durch Prostatektomie bzw. Zystektomie erzielt wird, ist hier zunächst nur eine Tumorbiopsie zur Diagnosesicherung vorgesehen [7].

Blase und Prostata weisen eine gute lymphogene Versorgung auf. Deshalb findet man bei Rhabdomyosarkomen, die von Blase oder Prostata ausgehen, überdurch-

Tabelle 20.22. Klinische postchirurgische Stadieneinteilung der Weichteilsarkome

Definition	IRS[a]	TNM
Tumor komplett entfernt (makroskopisch und mikroskopisch)	I	
Lymphknoten nicht befallen		
– Tumor organbegrenzt	I (T1)	pT1
– Tumor nicht organbegrenzt	I (T2)	pT2
Tumor makroskopisch entfernt, aber mikroskopisch Reste	II	
– Regionäre Lymphknoten nicht befallen	IIA	pT3a
– Regionäre Lymphknoten befallen	IIB	
Inkomplette Resektion mit Tumorresten oder nur Biopsie		pT3b
mit malignem Erguß in benachbarte Körperhöhlen		pT3c
Fernmetastasen bei Erkrankungsbeginn oder Befall nicht mehr regionärer Lymphknoten	IV	pT4

[a] Klassifikation der amerikanischen Intergroup Rhabdomyosarcoma Study (IRS)

schittlich häufig regionäre Lymphknotenmetastasen [17]. Diese Neigung zur lymphogenen Metastasierung führt dazu, daß Patienten mit Rhabdomyosarkomen von Blase und Prostata als Risikogruppen angesehen werden.

Ist nach der initialen Chemotherapie kein Resttumor mehr nachweisbar, so sieht das Studienprotokoll CWS-96 keine weitere bioptische Sicherung der kompletten Remission vor. Ist noch bildgebend Resttumor nachweisbar, erfolgt eine Strahlentherapie, wobei bei Mädchen erwogen werden muß, die Ovarien operativ aus dem Strahlenfeld zu verlagern.

Ist auch nach Strahlentherapie noch ein Tumorrest vorhanden, dann muß chirurgisch die radikale Entfernung des Resttumors, ggf. auch mit Exenteration und Blasenersatzplastiken angestrebt werden [7].

20.4.2
Paratestikuläre Rhabdomyosarkome

Therapie der Wahl ist die hohe Semikastration. Im klinischen Stadium I ohne Nachweis von regionären Lymphknotenmetastasen wird auf die retroperitoneale Lymphadenektomie verzichtet. In klinischen Tumorstadien > I erfolgt eine primäre Chemotherapie mit verzögerter retroperitonealer Lymphadenektomie, wenn nach Chemotherapie noch Resttumor nachweisbar ist. Die Resektionsgrenzen der retroperitonealen Lymphadenektomie nach Chemotherapie entsprechen den Resektionsgrenzen der modifizierten retroperitonealen Lymphadenektomie beim Hodentumor im klinischen Stadium I (s. Abb. 20.11).

20.4.3
Rhabdomyosarkom der Vagina

Hierbei handelt es sich typischerweise um ein Sarcoma botryoides, das aus dem Lumen der Vagina herauswächst und das kleine Becken nicht infiltriert [32]. Bei gutem Ansprechen auf eine Chemotherapie ist auch hier primär nur die Probebiopsie vorgesehen. Ein radikaler operativer Ansatz würde zur Entfernung der Vagina führen, was als ein verstümmelnder Eingriff angesehen wird. Kleine Resttumoren nach Chemotherapie und ggf. Radiotherapie können oft unter Erhalt der Vagina exstirpiert werden.

20.4.4
Rhabdomyosarkom des Uterus

Das Rhabdomyosarkom des Uterus ist ein sehr seltener Tumor und tritt fast ausschließlich bei älteren Mädchen in und nach der Pubertät auf. Aufgrund der sehr geringen Fallzahl sind Therapieempfehlungen schwer zu treffen. Da die Tumoren kaum auf eine Chemotherapie ansprechen, steht hier die primäre Hysterektomie im Vordergrund. Ob bei embryonalen Rhabdomyosarkomen ein organerhaltendes Vorgehen mit primärer Chemotherapie möglich ist, ist noch Gegenstand der Diskussion. Innerhalb der gültigen CWS-96 wird deshalb eine eindeutige Therapieempfehlung nicht getroffen.

Literatur

1. Beckwith JB, Palmer NF (1978) Histopathology and prognosis of Wilms' tumor. Results from the first National Wilms' Tumor Study. Cancer 41:1937–1948
2. Berthold F, Sander J, Baillot A, Hunneman DH, Michaelis J (1992) Neuroblastom-screening-Projekt „Niedersachsen/Nordrhein-Westfalen": Zur Notwendigkeit des epidemiologischen Vergleichs. Klin Pädiatr 204:288–292
3. Breslow NE, Norkool P, Olshon A, Evans A, Breslow N, D'Angio GJ (1988) Second malignant neoplasms in survivors of Wilms' tumor: a report from the National Wilms' Tumor Study. J Natl Cancer Inst 80:592–595
4. Calaminus G, Vesterling-Hörner D, Bökkering JPM, Gadner H, Günther G, Haas HJ, Jürgens H, Teske C, Göbel U (1991) Die prognostische Bedeutung des Serum-Alpha-1-Fetoproteins (AFP) bei Kindern und Jugendlichen mit malignen extrakraniellen nichttestikulären Keimzelltumoren. Klin Pädiatr 203:246–250
5. Christiansen H, Sahin K, Berthold F, Hero B, Therpe HJ, Lampert F (1995) Comparison of DNA aneuploidy, chromosome 1 abnormalities, myc-n amplification and CD 44 expression as prognostic factors in neuroblastoma. Eur J Cancer 31:541–544
6. Craft AW, Parker L (1996) Screening for neuroblastoma: 20 years and still no answer. Eur J Cancer 32A:1540–1543
7. CWS-96 – Gesellschaft für Pädiatrische Onkologie und Hämatologie (1996) Cooperative Weichteilsarkom Studie CWS-96. Multizentrische Therapiestudie zur Behandlung von Kindern und Jugendlichen mit Weichteilsarkomen. Studienprotokoll in der Fassung von Juli 1996
8. Göbel U (1997) Weichteilsarkome. In: Rübben H (Hrsg) Uroonkologie (2. Aufl). Springer, Berlin
9. Göbel U, Calaminus G, Haas RJ (1997) Keimzelltumoren. In: Rübben H (Hrsg) Uroonkologie (2. Aufl). Springer, Berlin
10. Haaf HG, Kaatsch P, Keller B, Michaelis J (1990) Jahresbericht 1990 des Kinderkrebsregisters Mainz. Institut für Medizinische Statistik und Dokumentation. Johannes-Gutenberg-Universität, Mainz
11. Hughes M, Marsden HB, Palmer MK (1974) Histological patterns of neuroblastoma related to prognosis and clinical staging. Cancer 34:1706–1711
12. Kaatsch P, Haaf G, Michaelis J (1995) Childhood malignancies in Germany – methods and results of a nationwide registry. Eur J Cancer 31A:993–999
13. Knudson AG, Strong LC (1972) Mutation and cancer: a model for Wilms' tumor of the kidney. JNCI 83:313
14. Koscielniak E, Jürgens H, Winkler K (1992) Treatment of soft tissue sarcoma in childhood and adolescence. Cancer 70:2557–2567

15. Koufos A, Hansen MF, Lampkin BC, Workman ML, Copeland NG, Jenkins NA (1984) Loss of alleles at loci on human chromosome 11 during genesis of Wilms' tumor. Nature 309:170–172

16. Koufos JJ, Grundy P, Morgan K, Aleck KA, Hadro T, Lampkin BC, Kalbakji A, Cavenee WK (1989) Familial Wiedemann-Beckwith syndrome and a second Wilms' tumor locus map 11p15.5. Am J Hum Genet 44:711–719

17. Lawrence W, Hays DM, Heyn R, Tefft M, Crist W, Beltangady M, Newton W, Wharam M (1987) Lymphatic metastases with childhood rhabdomyosarcoma. A report from the Intergroup Rhabdomyosarcoma Study. Cancer 60:910–915

18. Lemerle J, Voute PA, Tournade MF, Delemarre JFM, Jereb B, Ahström L, Flammant R, Gerard-Marchant R (1976) Pre-operative versus postoperative radiotherapy, single versus multiple courses of Actinomycin-D in the treatment of Wilms' tumor. Preliminary results of a controlled clinical trial conducted by the Intenational Society of Pediatric Oncology (SIOP). Cancer 38:647–654

19. Ludwig R, Weirich A, Pötter R, Hanns D, Bürger D, Michaelis J, Erttmann R, Weinel P, Haas RJ, Ritter J, Jakobi H (1992) Präoperative Chemotherapie des Nephroblastoms. Vorläufige Ergebnisse der Therapiestudie SIOP-9/GPO. Klin Pädiatr 204:204–213

20. MAHO 94 – Gesellschaft für Pädiatrische Onkologie und Hämatologie (1994) Cooperative, prospektive, nicht randomisierte Therapiestudie Maligne Hodentumoren im Kindesalter. Studienprotokoll MAHO 94

21. MAKEI 96 – German Society for Pediatric Oncology and Hematology (1996) Extracranial non-testicular malignant germ cell tumors in childhood and adolescence. MAKEI 96. Cooperative, prospective therapy protocol

22. Mostofi FK, Sobin LH (1977) International Classification of tumors of the testes. World Health Organization Genf

23. NB 90 – Gesellschaft für Pädiatrische Onkologie und Hämatologie (1990) Multizentrische therapiebegleitende Studie zur Behandlung von Kindern und Jugendlichen mit Neuroblastom (NB 90). Studienprotokoll in der Fassung vom 30.12.1990

24. NB 97 – Gesellschaft für Pädiatrische Onkologie und Hämatologie (1997) Neuroblastomstudie NB 97. Studienprotokoll in der Fassung vom 30.4.1997

25. Pein F, Tournade MF, Bergeron C, Brunat-Mentigny M, Deville A, Gentet JC, Plantaz D, Plouvier E, Zucker JM (1990) Combination etoposid (VP 16) and Carboplatin (CBDCA) for resistant or relapsed Wilms' tumor (WT). A phase II study conducted by the French Society of Pediatric Oncology (SFOP). Proc Annu Meet Am Soc Clin Oncol 9:A1138

26. Pugh RCB (1976) Pathology of the testis. Blackwell Scientific Publication, Oxford

27. SIOP 93–01/GPHO – International Society of Pediatric Oncology & Gesellschaft für Pädiatrische Onkologie und Hämatologie: Nephroblastomstudie SIOP 93–01/GPOH. Studienprotokoll in der Fassung vom 1.3.1993

28. Snyder HM, D'Angio G, Evans AE, Raney RB (1992) Pediatric oncology. In: Walsh, Retik, Stamey, Vaughan (eds) Campbell's Urology 6th ed. Saunders, Philadelphia, pp 1967–2014

29. Terruhn V (1994) Kinder- und Jugendgynäkologie. In: Gahr M (Hrsg) Pädiatrie. De Gruyter, Berlin

30. Weirich A, Rieden K, Trögen J, Schmidt D, Ludwig R (1991) Diagnostische Sicherheit der bildgebenden Verfahren beim Nephroblastom vor präoperativer Chemotherapie: Erste Ergebnisse. Klin Pädiatr 203:251–256

31. Weissbach L(1992) Modifizierte Lymphadenektomie beim Hodentumor. Urologe A 31:208

32. Wierrani F, Zoubek A, Grin W, Kronberger M, Preiser J, Gabriel C, Bibus B, Koscielniak E, Gadner H, Grünberger W (1996) Das Sarcoma Botryoides der kindlichen Vagina – Ein Weichteilsarkom mit guten Heilungschancen. Geburtshilfe Frauenheilkd 56:441–442

Kapitel 21

Verletzungen der Harnorgane bei Kindern

A. Sigel und R. Carbon

Abstract. Seltener Monotrauma, sondern Teil eines Multitraumas sind die urologischen Verletzungen eingebunden nicht nur in das Fach Urologie, sondern ebenso in allgemeine Chirurgie und Traumatologie.

Die Rupturen der Niere, ihre besondere Pathomorphologie und Unfallmechanik ähneln der Erwachsensituation. Der Tiefstand der Kinderniere erhöht jedoch die Vulnerabilität. Die operativen Indikationen sind verhalten. Auch die Behandlung des Stielabrisses, die Defektheilung jeder Nierenruptur und die insgesamt dennoch gute Heilungschance ähneln der Erwachsensituation.

Die Rupturen des Harnleiters sind zu unterscheiden in komplett und inkomplett, von daher die verschiedene Therapie, die eine endoskopisch splintend, die andere offen operativ. Die intraperitoneale Ruptur des Harnleiters hat wegen oft verspäteter Erkennung hohe Mortalität.

Weil mehr abdominales als Beckenorgan hat die Harnblase der Kinder erhöhte Verletzlichkeit und diese häufiger intra- als extraperitoneal. Von daher auch die große Eilbedürftigkeit operativer Korrektur. Spontanrupturen kommen selten vor. Die Rupturen der Knabenharnröhre sind hinsichtlich Unfallmorphologie wohl denen Erwachsener ähnlich, jedoch ist die Trennung zwischen intrapelvisch und extrapelvisch weniger klar zu ziehen. Die therapeutischen Richtlinien sind sich ähnlich: als erstes suprapubische Punktionsableitung und eine Woche später Versuch der endoskopischen transurethralen Kathetersondierung, falls es nicht gelingt, operatives Durchzugsverfahren. Die extrapelvische Ruptur bedarf perinealer operativer Korrektur. Völlige Restitutio ad integrum ist bei beiden Verletzungsmodi mehr Ausnahme als Regel. Am Ende des Kapitels die Genital- und die Pfählungsverletzungen.

21.1
Position und Fachstruktur

Trotz ihres hohen Krankheitswertes steht urologische Traumatologie mehr am Rande unseres Faches. Die urologischen Traumatismen des Kindesalters und die des Erwachsenenalters haben nach Entstehung und Pathomorphologie viel Gemeinsames, aber auch Trennendes. Eine kinderbezogene Darstellung ist deshalb sinnvoll und angezeigt. Verbindende Hinweise liegen da und dort nahe.

Urologische Verletzungen kommen insgesamt selten vor, bei Kindern relativ öfter als bei Erwachsenen. Demgemäß dauert es lange, bis individuell größere Empirie erworben ist. Zentralisation in großen Kliniken liegt nahe.

Das jeweilige urologische Organ unterliegt seinem Unfallereignis in der Regel isoliert und monolateral. Als möglicher Teil eines Multitraumas ist es aber stets abzuklären. Weil monolateral vorherrscht, soweit paariges Organ, steht Systemgefährdung wie Niereninsuffizienz selten im Hintergrund, eher Sepsis.

Weil oft Bestandteil eines Multitraumas, haben Allgemein-, Unfall- und Neurochirurgie oft Vorrang. Gute Koordination und spezielle Fachkenntnis gehören zusammen. Rein urologische Orientierung ohne viel allgemeinchirurgischen Hintergrund kann nachteilig sein.

Nosologisches Gebot ist immer traumatogen organbezogene Gliederung, so in Niere, Harnleiter, Harnblase, Harnröhre und Genitalien (I–V).

Iatrogene intraoperative Traumata in urologiefernen Operationssälen unterliegen vorerst fachfremder Beurteilung, meistens gynäkologischer, selteneres Vorkommnis bei Kindern.

21.2
Rupturen der Nieren

Morbidität. Morbiditätsverhältnis Kinder : Erwachsene 1 : 3. Die Mehrheit der Kinder befindet sich zwischen 10 und 16 Jahren, dies entsprechend der größeren Exposition älterer Kinder. Knaben haben mehr Anteil als Mädchen.

Unfallmechanik. Zu unterscheiden sind Traumatismen in horizontaler Richtung, in vertikaler Richtung und auch beides in einem. Das Horizontaltrauma entsteht durch Stoß und Gegenstoß, vor allem gegen die untere Thoraxapertur, damit direkter oder Biegungsbruch der Niere zwischen Interlobararterien (Abb 21.1). Das Vertikaltrauma folgt einem Zug am Nierengefäßstiel, vertikal wie horizontal. Die Intima der A. renalis bricht und obstruiert, Adventitia und Media bleiben erhalten (Abb. 21.2). Das Horizontaltrauma entspricht einer Akzeleration, das Vertikaltrauma einer Dezeleration.

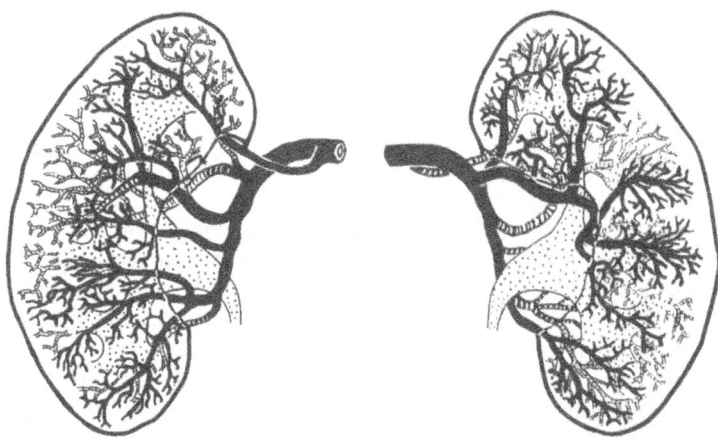

Abb. 21.1. Normaler Arterienbaum einer Niere. Der bekannt radiäre Verlauf der Interlobararterien neutralisiert und dirigiert teilweise die radiär einstrahlende Unfallkraft. Selbst ein komplett abgetrenntes oberes oder unteres Nierendrittel kann seine arterielle Durchblutung behalten. Umgekehrt bedeutet jede Verletzung eines arteriellen Zweiges definitive Infarzierung seines Versorgungsgebietes [aus 14]

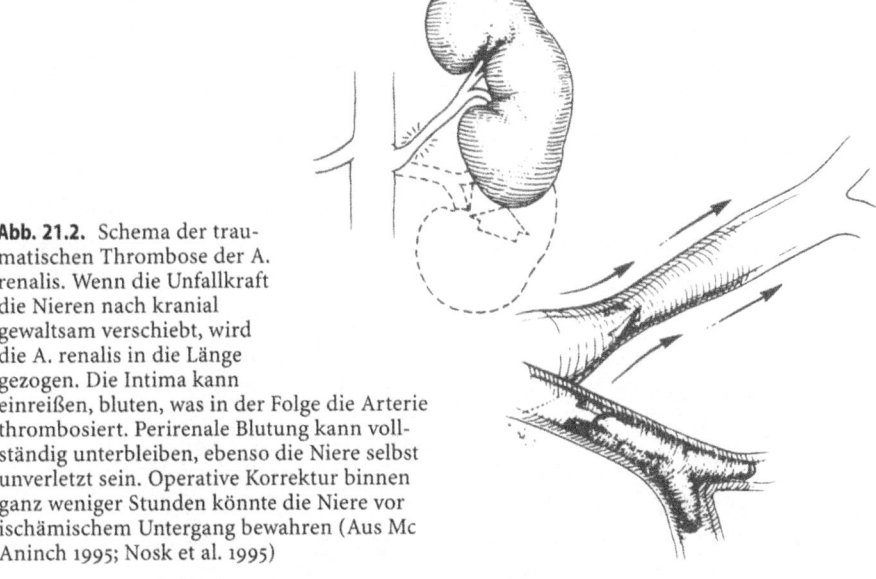

Abb. 21.2. Schema der traumatischen Thrombose der A. renalis. Wenn die Unfallkraft die Nieren nach kranial gewaltsam verschiebt, wird die A. renalis in die Länge gezogen. Die Intima kann einreißen, bluten, was in der Folge die Arterie thrombosiert. Perirenale Blutung kann vollständig unterbleiben, ebenso die Niere selbst unverletzt sein. Operative Korrektur binnen ganz weniger Stunden könnte die Niere vor ischämischem Untergang bewahren (Aus Mc Aninch 1995; Nosk et al. 1995)

Schützende bis begünstigende Faktoren: Die untere Thoraxapertur schützt die Niere, die frakturierte 12. Rippe gefährdet sie. Ausgeprägtes Fettlager der Erwachsenen schützt partiell, geringes Fettlager und physiologischer Tiefstand der Kindernieren gefährden das Organ.

Unfallmorphologie. Renal: Als verbindlich gilt die Unterteilung in 5 Schweregrade (Abb. 21.3). Die Einteilung beginnt mit Kontusion, fährt fort mit oberflächlichem Einriß, dann tiefem Einriß, unifokal, multifokal, weiter Ruptur partiell bis komplett, weiter bis Biegungsfraktur und Zertrümmerung. Definitive Teilinfarkte unterschiedlichen Ausmaßes sind mit jeder Ruptur zwangsläufig verbunden. Verschluß der Nierenarterie bedeutet Totalinfarkt (Abb. 21.1 und 21.2). Aa. perforantes leisten nur Minimales.

Die Minorruptur beträgt 85 % aller Fälle, die Majorrupturen 10 %, die totale Verlustruptur 5 %.

Nierenruptur innerhalb eines Multitraumas. Vordergründig Rupturen der Leber, der Milz, des Dünn- und Dickdarms, des Pankreas, weiter Schädel-Hirn-Traumata, ossäre Frakturen an Wirbelsäule, Becken und Extremitäten. Die Nierenruptur bleibt dabei fast immer im Hintergrund, tödlich ist sie nur in 1–2 % aller Multitraumata. Das Verhältnis Polytrauma zu Monotrauma ist 80 : 20.

Symptomatik und Diagnostik
Symptomatik der isolierten Nierenruptur: Lumbalschmerz spontan und bei Palpation. Blutiger Harn, nicht parallel dem Schweregrad der Nierenverletzung, kann auch gänzlich fehlen und weckt dann Verdacht auf traumatischen Verschluß der A. renalis.

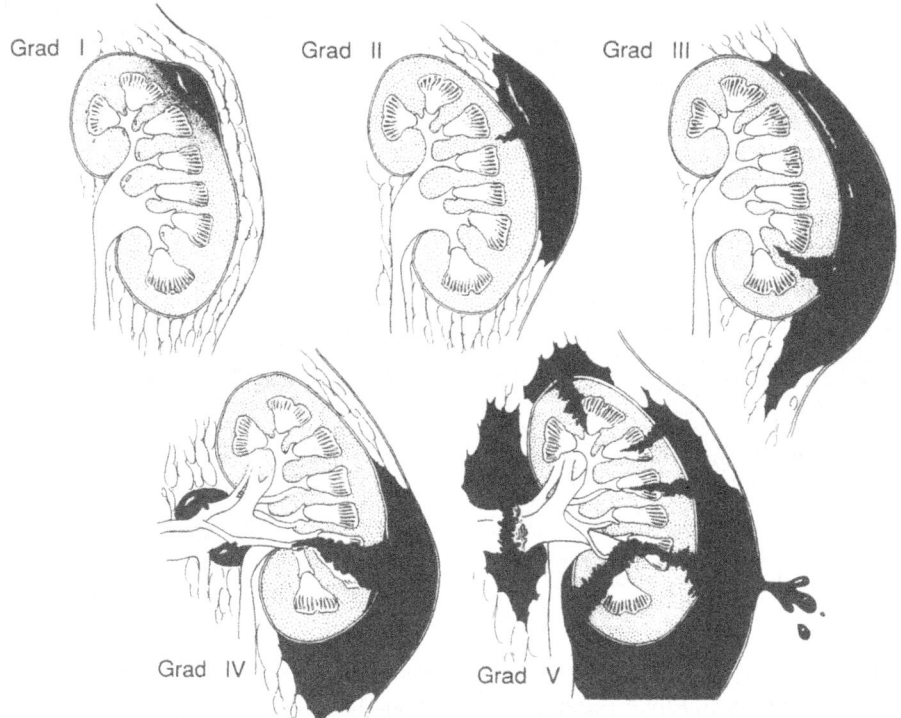

Abb. 21.3. Schemata der stumpfen Nierentraumatismen nach Mc Aninch. Grad I: Kontusion; Grad II: oberflächlich lokalisierter Einriß mit lokalisiertem Hämatom; Grad III: tiefer Einriß mit größerem Hämatom in die Fascia gerota; Grad IV: Abriß des unteren Nierendrittels mit großem perirenalem Hämatom in die Fascia gerota, potentiell noch vergrößerungsfähig. Zusätzlich Einriß zweier arterieller Hauptäste der A. renalis. Operativer Organerhalt möglich, jedoch nur mit initial schonlicher Abklemmung des Gefäßstiels; Grad V: Zertrümmerung der Niere. Großes Hämatom, Abriß des Nierengefäßstiels. Lebensbedrohliche Situation. Schnelle Operation angezeigt. Organentfernung kaum vermeidbar. (Aus [10])

Symptomatik der polytraumatischen Anteile: Abdominal-zerebral-neurologisch.

Diagnostik. Anamnese, Inspektion, Palpation. Sonographie ermittelt größeren Verletzungsgrad der Nierenruptur, nicht geringeren. Shot-AUR informiert vorteilhaft, Spätaufnahmen zusätzlich wertvoll. Beste aller Untersuchungsmethoden: CT mit IV-KM. MRT entbehrlich. Femorale Angiographie bei urographisch hochgradig oder gänzlich stummer Niere. Für leichtere Verletzungen der Kinderniere, mithin für die Mehrheit, genügt die sonographische Untersuchung samt Kontrollen.

Therapie – Indikationen und Methodik. Inzwischen weltweit einheitlich: Isolierte Nierenrupturen verbleiben konservativ unter permanenter Kreislaufkontrolle, es sei denn, länger dauernde grobe Makrohämaturie hielte an. Primäre OP-Indikation nur noch ausnahmsweise, nur noch, falls instabiler Kreislauf trotz Verabreichung von 2–4 Blutkonserven.

Sofort-OP-Indikation. Fehlende KM-Ausscheidung binnen 30 min. Damit objektiviert Ruptur der A. renalis. Später als 6–8 h nach dem Trauma ist jede arterielle Korrektur sinnlos. Die Nephrektomie ist dann angezeigt, jedoch vorerst nicht dringlich.

OP binnen 12–36 h. Fortgesetzt blutiger Harn, eindeutige tiefe Rupturen, devaskularisierte Fragmente, auch stark wachsendes Extravasat.

Aber: Je mehr Frühoperationen, desto mehr Nephrektomien. Optimalerweise in großen Serien nicht mehr als 12 %, Nichtoperative Tendenz weltweit zunehmend und gültig für rund 75 % aller Nierentraumata (Abb. 21.4).

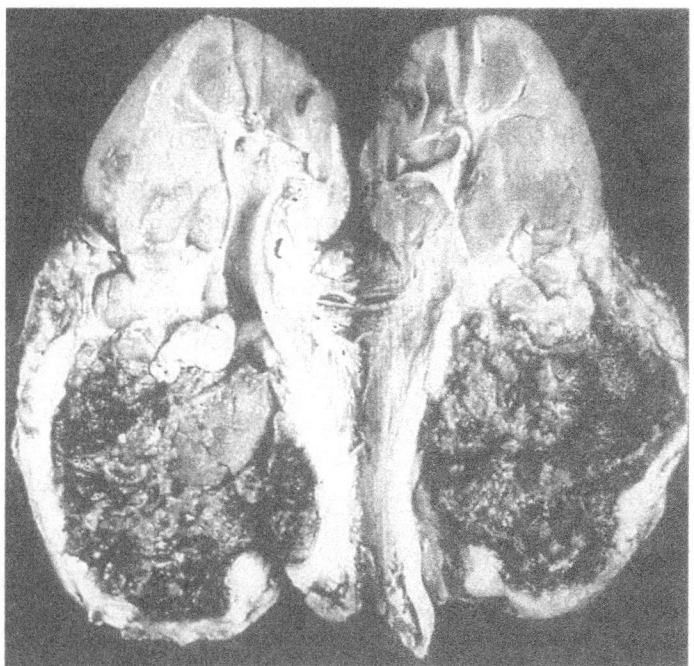

Abb. 21.4. Ektomiepräparat einer traumatisierten Niere bei 4jährigem Mädchen, ektomiert am 7. Tag nach dem Unfall. Dies spiegelt ein indikatorisches Dilemma. Operation am Unfalltag hätte möglicherweise die Niere zu gut einem Drittel bis zur Hälfte erhalten können. Eine Woche später ist das Hämatom so organisiert, daß eine partielle Ektomie ausscheidet. Umgekehrt hätte völliger Verzicht auf operative Intervention auch ein Drittel der Niere erhalten, jedoch wären dann Narbenstörungen zu erwarten gewesen

OP-Methodik
- Ventraler transperitonealer Zugang bei allen Frühoperationen, insbesondere bei fehlender KM-Ausscheidung. Als erstes transmesenteriales Anschlingen der A. renalis. Reparatur dieses Gefäßes, bei Bedarf mit Hilfe der Gefäßchirurgen.
- Lumbaler Zugang bei allen Spät-OP (nach der 24. Stunde). Gut durchblutete Fragmente mittels resorbierbarem Nahtmaterial vereinigen, auch offenes HRS verschließen, anämische Parenchymbezirke abtragen. Offene Parenchymflächen mit Fibrin verkleben. Sorgfältige äußere Drainage.

- Außer Blutstillung hat die Spätoperation oft nur Aufräumcharakter, indem sie devaskularisierte Parenchymzonen aus dem Vernarbungsprozeß vorwegnimmt und diesen abkürzt.
- Mitunter genügt perkutan US-gesteuerte Drainage eines blutigen Urinoms.

Konsultativer Noteingriff. Während chirurgisch indizierter Laparotomie: transmesenteriales Anschlingen der A. renalis, auch akzessorischer Arterie, Ausräumen der perirenalen Extravasate, Reparatur der Verletzung wie oben, notfalls Nephrektomie.

Vorher auf dem OP-Tisch Shot-AUR, falls nicht möglich, intraoperative Prüfung des kontralateralen Geschwisterorgans.

Rupturheilung pathomorphologisch. Jede Läsion des arteriellen Gefäßbaumes, alle Äste Endarterien, bedeutet notwendig Infarktzone, parallel der Anzahl verletzter Aa. interlobares oder arcuatae. Je mehr Gefäßrupturen bestanden, desto mehr verunstaltet der Heilungsprozeß die Makrostruktur der Niere (Abb. 21.5).

Komplikationen bei konservativer Therapie. Spätblutung, Aneurysmen mit und ohne Spätblutung, Infektionen, Abszesse, Hypertonie, alles selten vorkommend.

Prognose und Resultate. Meist gut, weil Ruptur höchst selten doppelseitig. Partieller Parenchymverlust tolerabel. Posttraumatische Hypertonie selten, wenn, dann meist Indikation zur Spätnephrektomie. Tödliche Ausgänge selten zu Lasten der Nierenruptur (> 2 %), sondern meist zu Lasten des Multitraumas.

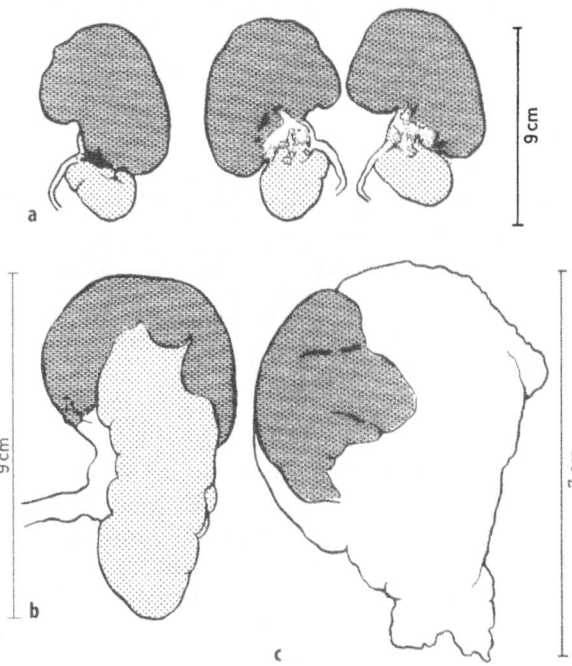

Abb. 21.5. a. Nephrektomiepräparat, 2 Jahre nach Nierenverletzung, nicht operativ behandelt, Patient jetzt hyperton. Das untere Nierendrittel geschrumpft, dies infolge hochgradiger arterieller Minderversorgung des abgesprengten unteren Drittels. Obere zwei Drittel der Niere in kompensatorischer Vergrößerung. Hypertonie als Folge einer Nierenverletzung nicht häufig. Hier partielle Nephrektomie diskutabel. **b, c.** 14jähriger, Nierentraumatismus 8 Wochen vorher vorausgegangen, konservativ behandelt, jetzt Hypertonie 190/120 mmHg. Weite Teile der Nieren pure Narbenzone, vergrößert durch organisiertes Hämatom. Rückseite der Niere noch partiell durchblutet. Sekundärnephrektomie begründet

21.3
Verletzungen des Harnleiters durch äußere Gewalt

Morbidität. Seltenes Vorkommnis, nur 1 % aller urologischen Verletzungen, fast immer einseitig, extrem selten doppelseitig. Öfter Teil eines Polytraumatismus des Körperstammes, seltener ein Monotrauma, Verhältnis etwa 8 : 1. Viel öfter geschlossene als offene Verletzungen (Schuß, Stich, Penetration), Verhältnis 6 : 1 in Europa. Mehr Kinder und Jüngere als Ältere.

Unfallverursachung und Lokalisation der geschlossenen Verletzungen
- Dezelerationstraumata (Verkehrsunfall, Sturz, Stoß) zerreißen den Harnleiter in seinem oberen Drittel, bei Kindern besonders am pyeloureteralen Übergang.
- Überfahrenwerden quetscht den Harnleiter auf die Querfortsätze der Lendenwirbelsäule und verletzt ihn damit mehr im mittleren Drittel.
- Schwere Beckenfraktur (selten) zerreißt den Harnleiter mit dorsalen Fragmenten des Kreuzdarmbeines in seinem distalen Drittel (Abb. 21.6).

Pathomechanik und Pathophysiologie
Pathomechanik: Ab- oder Einriß des Harnleiters als Überstreckungstrauma ist regelhafter Unfallmechanismus. Die Beweglichkeit der Wirbelsäule Jugendlicher einerseits und die relative Fixierung des Harnleiters retroperitoneal andererseits erklären die Altersbezogenheit (Abb. 21.7).

Komplette und inkomplette Harnleiterverletzung: Wichtiger Unterschied, wird erst neuerdings registriert, dies analog zu den Verletzungen der Harnröhre. Der Unterschied birgt therapeutisch Differentes (s. unten).

Pathophysiologie: Austretender Harn, der seine vorbestimmten Wege verläßt, wird zum schädlichen Agens auf doppelte Weise, einmal lumbal fibrotisierend, später bakteriell suprainfiziert septisch, das andere Mal von Anfang an peritoneal septisch. Die

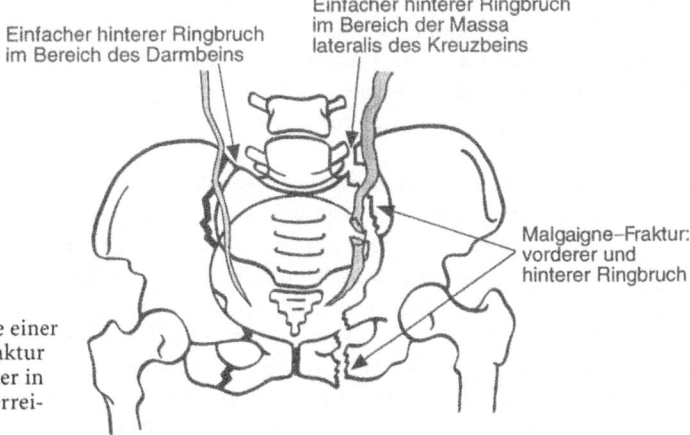

Abb. 21.6. Fragmente einer Malgaigne-Beckenfraktur können den Harnleiter in der pelvinen Zone zerreißen

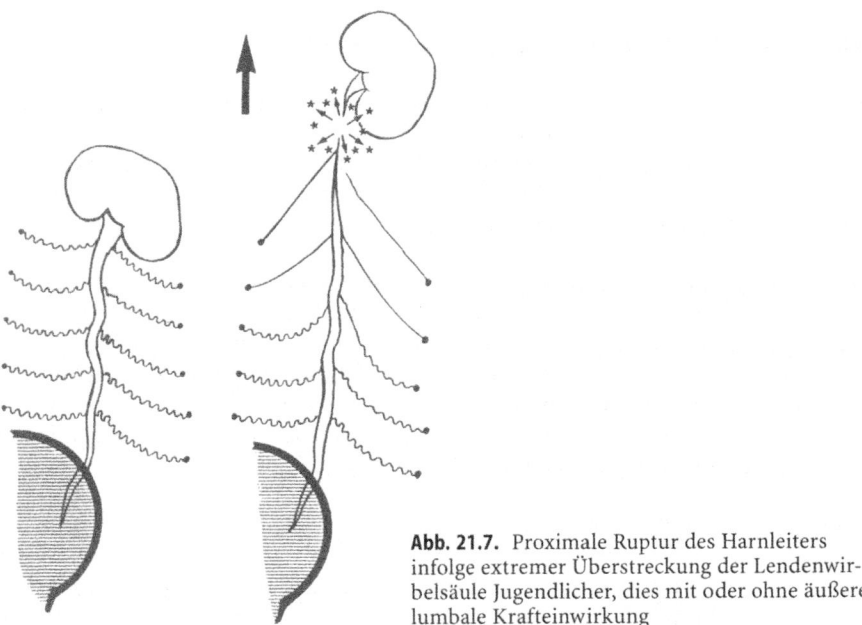

Abb. 21.7. Proximale Ruptur des Harnleiters infolge extremer Überstreckung der Lendenwirbelsäule Jugendlicher, dies mit oder ohne äußere lumbale Krafteinwirkung

gegensätzliche Verhaltensweise geht zurück auf das unterschiedliche Verhalten des Harnextravasats, einmal als gefaßtes, das andere Mal als ungefaßtes Urinom, das eine identisch mit geschlossener Gerotafaszie, das andere mit verletzter Faszie samt Verbindung zur Bauchhöhle.

Das *gefaßte Urinom* wird von der Gerotafaszie festgehalten (Abb. 21.8). Die reichlich anwesenden Lymphbahnen resorbieren das harnige Extravasat, das gleichzeitig über die Ruptur auch Zufuhr erhält. Innerhalb der dehnbaren Gerota kann das gefaßte Urinom die Niere bis unter das Zwerchfell verdrängen. Die Situation hält tagelang an, bakterielle Infektion kann längere Zeit ausbleiben. Die gerissenen Harnleiterstümpfe nekrotisieren in ihren Randzonen.

Das *ungefaßte Urinom* hingegen verteilt sich in der ganzen Bauchhöhle wie auch bis in den Douglas-Raum. Intraperitoneal verursacht der permanent einströmende Urin die Symptomatik des dynamischen Ileus und sekundär die urinöse Peritonitis. Kreislaufverfall und Sepsis sind vorgezeichnet.

Spezielle Diagnostik. Vielfach verspätet wegen der Maskierung der Symptome. Begleitverletzungen bei Multitraumata begünstigen die Verkennung und Verspätung.

Sonographie ergibt Hinweise, jedoch vorerst nicht verläßliche. Das CT zeigt stets das Urinom, lokalisiert jedoch nicht dessen Herkunft (Abb. 21.8). Die AUR hält die Schlüsselrolle für jede extraperitoneale Harnleiterverletzung. Spätaufnahmen gehören dazu. Das angefärbte Extravasat ist nicht zu verkennen. Eine normale AUR hingegen schließt eine retroperitoneal gefaßte Harnleiterruptur aus.

Das pathologische Urogramm indiziert als nächstes endoskopische transureterale Sondierung. Passiert der UK bis in das Pyelon, so ist damit eine inkomplette Ruptur

Abb. 21.8. Oberbauch-CT, Scan 48–52: ausgedehntes, perirenales Hämatom rechts, besonders im Bereich des unteren Nierenpoles; tiefgreifende Organruptur, Abriß des unteren Nierenpols

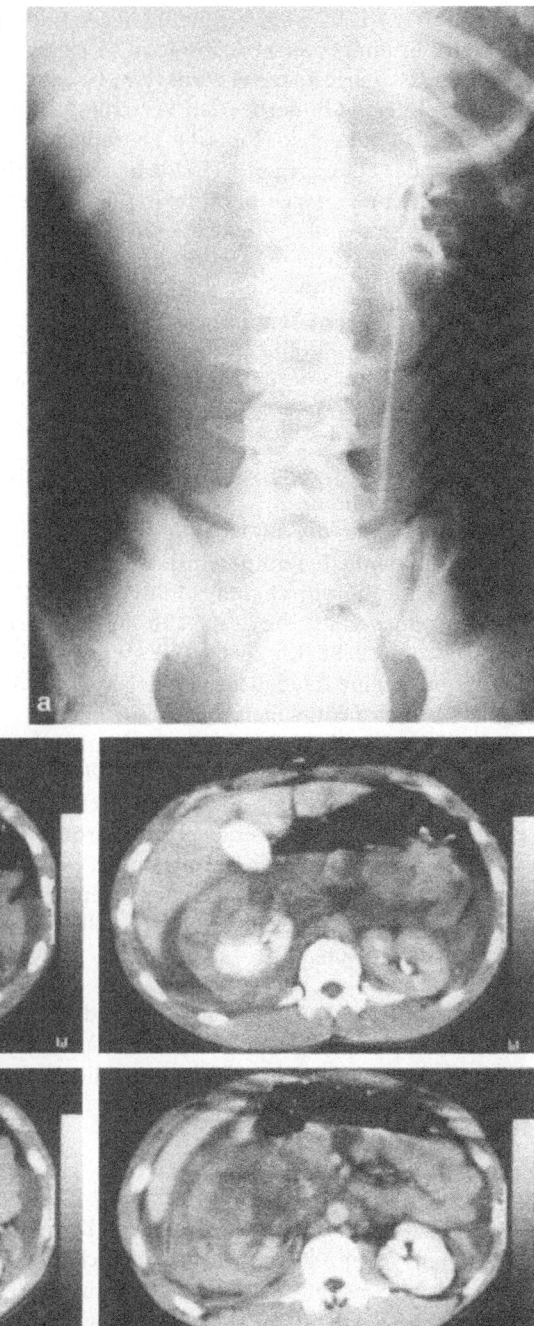

erwiesen. Der UK bleibt zweckmäßig liegen oder wird mittels Führungsdraht durch einen größerlumigen ersetzt. Zusätzliche externe lumbale Drainage, operativ oder mittels ultraschallgesteuerter Punktion, ist unterschiedlich zwingend. Ein afebriler Verlauf rechtfertigt hinterher den Verzicht. Mithin gehen bei der inkompletten Ruptur Diagnostik und endoskopische Therapie in einem vor sich.

Passiert der UK dagegen nicht bis in das Pyelon und verbreitet sich eingegebenes Kontrastmittel ungeregelt paraureteral, so ist damit die komplette Ruptur erwiesen und unverzögert lumbal offene operative Therapie begründet.

Das *ungefaßte Urinom* zeigt urographisch täuschenderweise nichts überzeugend Krankhaftes. Bei klinischem Verdachtsmoment (abdominale Palpation, Auskultation, erhöhter Serumkreatininwert) ist Zystoskopie samt Pyelographie der nächste Schritt. Ausbleibende oder stark abgeschwächte Ausscheidung von i. v. Indigokarmin zeigt die verletzte Seite an. Nur klinische Wachheit, das „Daran-Denken" verhilft zu rechtzeitiger Erkennung der lebensgefährlichen Situation.

Differente Therapie. Ziel ist immer die Abdichtung der Harnleiterruptur und die Drainage des Urinoms.

Das *gefaßte Urinom* duldet einige Tage Zeitverlust, gleichwohl nicht empfehlenswert. Die inkomplette Ruptur wurde in einem mit der Diagnostik therapiert (s. dort). Die komplette Ruptur (ebenfalls mit gefaßtem Urinom) macht die retroperitoneale Operation notwendig. Sie besteht in der Anfrischung der Stümpfe und in End-zu-End-Anastomose. Bei Kindern ist sie oft identisch mit der Anderson-Heynes-Plastik, dies mit oder ohne Kaudalisierung der Niere. Innere Harnleitersplintung ist obligat, Nephrostomie zu empfehlen.

Die seltene distale beckenfrakturbedingte Ruptur bedarf der gesplinteten Ureterovesikostomie in Gestalt der Psoas-Hitch-Plastik.

Das *ungefaßte Urinom,* meist identisch mit urinöser Peritonitis und paralytischem Ileus, erfordert unverzögerte Laparotomie. Nephrektomie notfalls angezeigt, vor allem bei gleichzeitiger Darmläsion.

Ligatur des zerrissenen Harnleiters, Nephrostomie und spätere plastische Rekonstruktion sind ein möglicher Ausweg. Alleinige perkutane Nephrostomie hält die Peritonitis nicht auf.

Prognose und Ergebnisse. $^2/_3$ aller behandelten Fälle nehmen einen günstigen Verlauf. Vereinzelt Spätstenose des Harnleiters. $^1/_3$ der Patienten verliert primär oder später die zugehörige Niere. Hohe Mortalität bei intraperitonealer Verletzung.

21.4
Rupturen der Harnblase

Allgemeines. Jedes stumpfe Trauma des Körperstammes kann die volle Harnblase rupturieren, vereinzelt kann es auch der Sicherheitsgurt des Autos. Anfängliche Symptomarmut begünstigt anfängliche Verkennung. Der physiologische Hochstand der Harnblase im Kindesalter gefährdet sie spezifisch (Abb. 21.9). Verletzte Kinderblasen bluten weniger als die Erwachsener.

Traumatogenetisch und -morphologisch ist immer zu trennen in *intra- und extraperitoneale Ruptur.* Extraperitoneal überwiegt bei weitem ($^4/_5$ zu $^1/_5$). Beides in einem kommt ausnahmsweise vor und fast nur bei Kindern. Bei Kindern auch sog. Schlitz-ruptur (Abb. 21.10).

Morphologisch keine geschlechtsspezifischen Unterschiede (Abb. 21.11), jedoch größere männliche Morbidität durch äußere Exposition. Rupturen durch Minimal-traumata oder spontan selten bei Kindern, mehr bei älteren Männern, mit und ohne Einfluß von Diabetes und Alkohol.

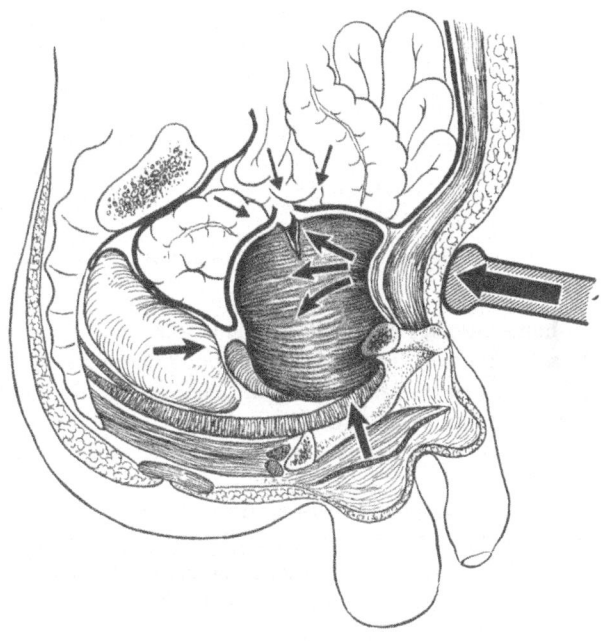

Abb. 21.9. Schema der intra-peritonealen Ruptur der Harnblase als stumpfes abdominales Trauma

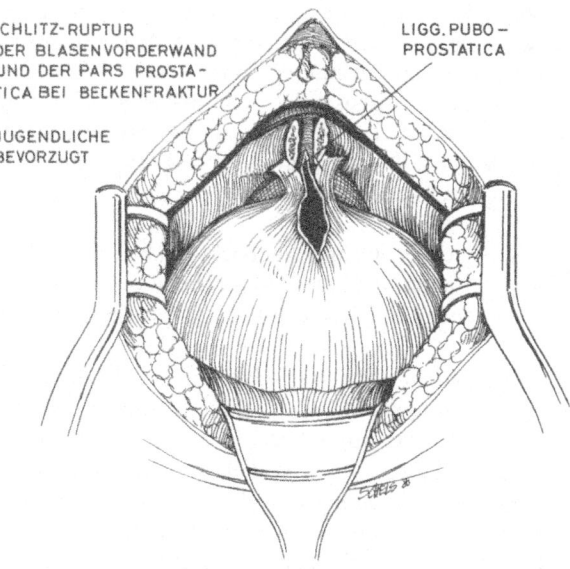

Abb. 21.10. Extraperitoneale Blasenruptur mit Fortsetzung in die Pars prostatica der Harn-röhre, nur bei Kindern, nicht bei Erwachsenen, sog. Schlitzruptur

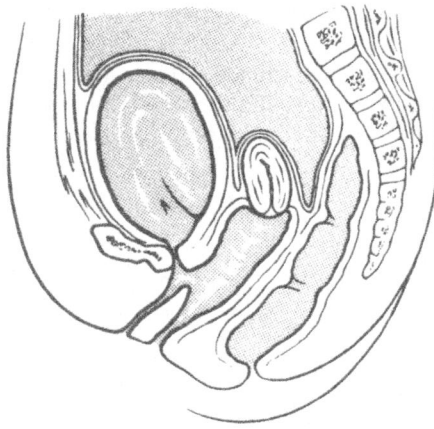

Abb. 21.11. Schema der beckenbruchbedingten Ruptur der Harnröhre bei Mädchen und Frauen. Operativer Verschluß schwierig wegen Gefährdung des Kontinenzapparates

Pathomechanik, Diagnostik und Therapie

Intraperitoneale Ruptur. Berstung der vollen Blase durch Stoß von ventral. Eine Beckenfraktur ist ausnahmsweise mitbeteiligt. Der Harn läuft in die gesamte Bauchhöhle aus, was Schmerzen verusacht und (unbehandelt) harnige Peritonitis. Katheterzystogramm mit Kontrastmittel und Bildwandlerkontrolle informiert einfach und schnell.

Therapie: Unverzögerter operativer Nahtverschluß, was technisch einfach ist. Stets Revision der Bauchhöhle erforderlich, auch Injektion von Indigo, um eine Mitbeteiligung eines Harnleiters rechtzeitig zu erkennen. Katheter- und Wunddrainage hinterher für eine Woche. Damit schnelle Heilung.

Extraperitoneale Ruptur. Fast immer Folge eines knöchernen Beckenbruches. Teilmiktion ist noch möglich und von daher auch Täuschung. Unerkannt entsteht lebensgefährliche Urinphlegmone.

   Korrekte Anamnese, das „Daran-Denken" und einfache abdominale Palpation sind Hauptstützen der Diagnostik. Wie vorher objektiviert einfache Kontrastmittelzystographie. Differentialdiagnostisch wichtig die Abgrenzung von zentraler Harnröhrenruptur (s. Kap. 21.5).

Therapie: Unter strenger Beobachtung kann die rein extraperitoneale Ruptur mittels eines Harnröhrenkatheterismus binnen 10 Tagen abheilen. Verläßlicher jedoch: operative Revision und Verschluß der Ruptur mit resorbierbarem Nahtmaterial.

Pathologische Ruptur der Harnblase. Nachdem jede Harnblase des Kindes bei hohem Füllungsgrad, topographisch erhöht, verletzungsanfällig ist, trifft es noch mehr zu bei pathologischer Vergrößerung wie bei der Klappenkrankheit oder der neurogenen Blase. Eine vergleichsweise niedrige Unfallkraft (häusliches Zufallstrauma wie Stuhllehne etc.) geht konform mit der Vulnerabilität der pathologischen Harnblase. Intra- oder extraperitoneale Ruptur kommen gleich oft vor, auch beides in einem. Die Häufigkeit pathologischer Blasenrupturen ist wenig bekannt. Die Therapie unterscheidet sich nicht von der Ruptur gesunder Harnblasen. Ältere Menschen sind häufiger betroffen als Kinder. Als Seltenheit Ruptur beim Neugeborenen.

21.5
Rupturen der Harnröhre

Differente Unfallmorphologie. Fast ausschließlich Knabenmorbidität. Mehr noch als bei der Harnblase sind Grundlagenkenntnisse und Erfahrung bei Verletzungen der Harnröhre erforderlich. Vorab die generelle Trennung in supradiaphragmatische und infradiaphragmatische Ruptur, mithin in Ruptur der Pars membranacea oder Pars bulbosa. Weiter wichtig dabei die Unterscheidung in *partielle* und *komplette* Ruptur (Abb. 21.12 und 21.13). Bei Knaben ist aber zwischen supra- und infradiaphragmatisch nicht immer streng zu trennen (Abb. 21.14)

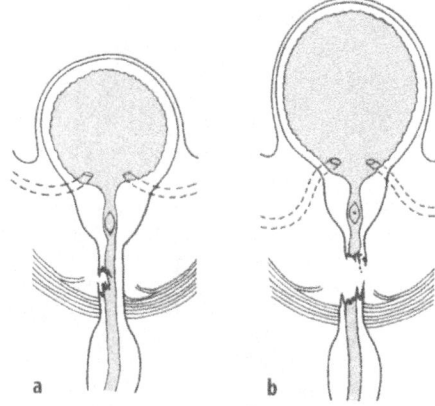

Abb. 21.12. a Inkomplette intrapelvische Ruptur der Harnröhre. **b** Komplette Ruptur, geringe Distanz der Harnröhrenstümpfe als Regel. Wichtig der Unterschied zwischen komplett und inkomplett

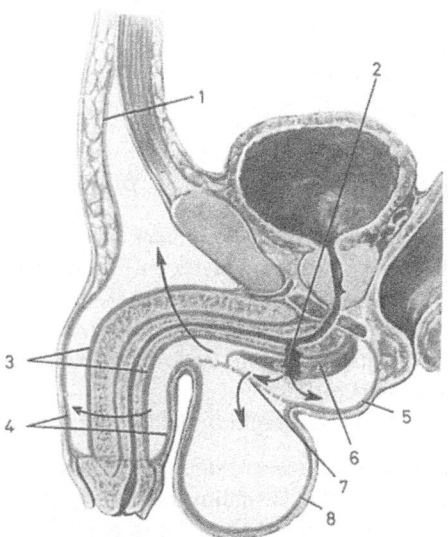

Abb. 21.13. Schema der extrapelvischen distalen bulbären Harnröhrenruptur bei Kindern wie Erwachsenen. Darstellung der faszialen Spalträume, die durch das miktionelle Extravasat entstehen. *1* Scarpafaszie. *2* Ruptur der Harnröhre und der Fascia penis. *3* Fascia penis peripher. *4* und *8* Tunica dartos. *5* Collefaszie, oberflächliches Blatt. *6* Colle, tiefes Blatt. *7* Querblatt der Collefaszie. [Aus Netter FH (1954) Reproductive system. The Ciba Collection, New York]

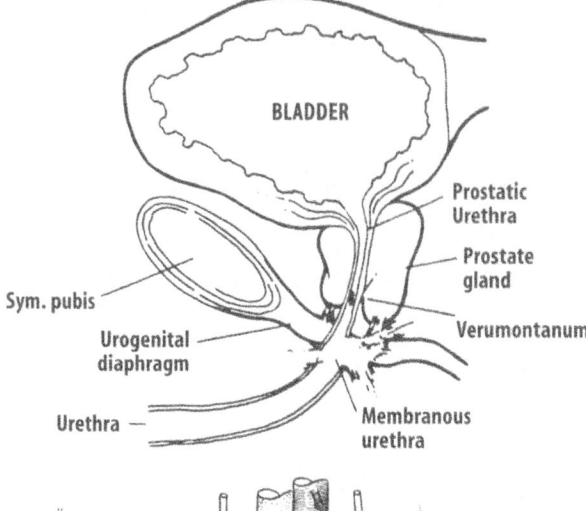

Abb. 21.14. Ruptur der Pars membranatia mit transdiaphragmatischer Fortsetzung in die proximalen Anteile der Pars bulbosa, typisch für das Kindesalter. (Aus [6])

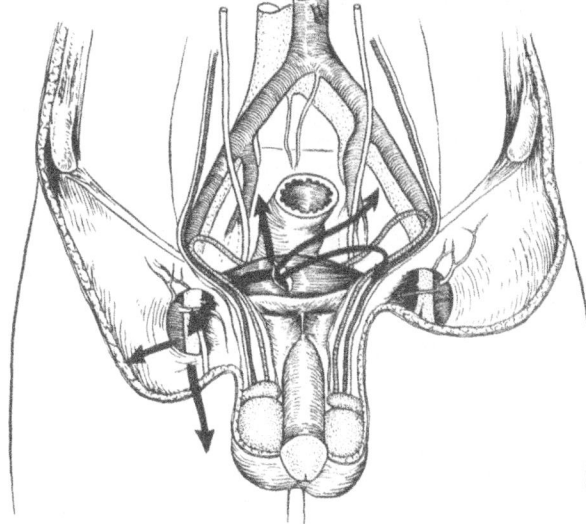

Abb. 21.15. Verbreitungsweg des Urinextravasates und der Harninfektion bei extraperitonealer Ruptur der Harnblase oder intrapelvischer Ruptur der Harnröhre

Daher gilt inzwischen folgende Gliederung:

I   Rein supradiaphragmaler Ab- oder Einriß der Pars membranacea (Abb. 21.12).
II   Abriß oder Einriß der Pars membranacea mit Fortsetzung in die proximale Pars bulbosa urethra (Abb. 21.14).
III Extraperitoneale Blasenruptur mit Fortsetzung in die Pars prostatica der Harnröhre (Abb. 21.10 und 21.15). Sie unterliegt den Regeln der extraperitonealen Blasenruptur.
IV   Rein infradiaphragmale Ruptur der distalen Pars bulbosa urethrae (Abb. 21.13).

Urologische Relevanz der Beckenfraktur. Harnröhrenrupturen I und II sind intrapelvisch und fast ausnahmslos mit Beckenfrakturen vergesellschaftet. Circa 12 % aller Beckenfrakturen haben daran teil. Die Verkettung von zentraler Harnröhrenruptur und Beckenfraktur bleibt unabhängig von deren Schweregrad. Der einverbundene innere Blutverlust gefährdet Kinder mehr als Erwachsene. Korrelierte Zwerchfellruptur infolge Contrecoup selten und nur bei Kindern.

Traumatogenetisch ist unbekannt, welche Umstände die Beckenfraktur und die Harnröhrenruptur verketten. (Nicht empfehlenswerte ausländische tierexperimentelle Reproduktion brachte keine Klärung.) Eine der beiden Kreuzdarmbeinfugen ist immer mitverletzt, auch beide, jedoch nicht exklusiv. Als Rarität gibt es auch als Geburtstrauma die Läsion der Symphyse zusammen mit der Ruptur des Urethra posterior.

Mädchen und Frauen erleiden sehr selten eine beckenbruchbedingte Verletzung ihrer Harnröhre. Das Ergebnis entspricht dann immer einer distalen Harnröhren-Vaginal-Fistel. Der operative Fistelverschluß per vaginam muß bei Minderjährigen bis in das Alter der Menarche verschoben werden.

Distal-bulbäre Ruptur der Knabenharnröhre. Entstanden als Aufreittrauma (Straddle injury), kommt sie seltener vor als die zentrale Ruptur und ist insgesamt die prognostisch günstigere. Primär oft inkomplett rupturiert, ist sie auch von grober Kontusion nicht einfach zu trennen. Als Fahrradsatteltrauma bei Jugendlichen verkannt, erscheint sie nach Jahren erst als bulbäre Striktur.

Differente Diagnostik (supra- wie infradiaphragmatisch)
Klinisch. Anamnese, Inspektion, suprapubische Palpation. Suche nach Prellmarken, Hämatomen: Schmetterlingsförmiges perineales Hämatom kennzeichnet jede blasennahe Verletzung der Harnröhre.

Wichtigste Beobachtung: Ist der Meatus blutig oder nicht? Falls ja, ist damit eine Ruptur bewiesen, wenngleich noch nicht ihre topographischen Details. Rektale Untersuchung liefert entgegen häufiger Zitierung wenig Detailinformation. Sie ist jedoch absolut notwendig, um Begleitverletzungen der Vorderwand des Rektums zu erkennen. In diesem Fall als erstes unverzögerte Kolostomie. Jeglicher Katheterdiagnostik ist zu widerraten.

Radiologisch. Eine Röntgenleeraufnahme läßt eine Beckenfraktur erkennen oder widerlegen. KM-Glans-Zystourethrographie belegt oder widerlegt jede Ruptur der Harnröhre, die infradiaphragmatische wie die supradiaphragmatische, differenziert jedoch nicht zwischen komplett und inkomplett. Ein synchrones, mittels i. v.-KM gewonnenes Zystogramm zeigt die Topik der Harnblase an. Kraniale Dislokation der Harnblase wird vorgetäuscht durch die Kompression des Hämatoms, beides parallel ansteigend, besonders dann, wenn die knöcherne Beckenfraktur die Ligg. puboprostatica abgerissen hat, dies mit oder auch ohne Läsion der Urethra. Die Distanz der beiden zerrissenen Harnröhrenstümpfe beträgt selten mehr als 1 cm (Abb. 21.12). Das NMR erweist die Situation am besten.

Differente Therapie
Maßstab ist die Unterscheidung von supra- und infradiaphragmatisch.

Supradiaphragmatisch.
a) Falls (fälschlich) ein Katheterismus und erwiesene Passage vorausging, sollte dieser Katheter dann als vorläufige Dauerableitung an Ort und Stelle bleiben. Antibiose zusätzlich.

b) Als Regelfall suprapubische Punktionsableitung und Antibiose für 4–6 Tage, dann endoskopischer Versuch, transurethral einen Katheter Charr 10–14 einzulegen, was bei inkompletter Ruptur oft gelingt. Der Katheter sollte 4–6 Wochen an Ort und Stelle verbleiben. Antibiose obligat.

c) Falls der Katheter nicht passiert – zweiter Versuch vertretbar –, ist komplette Ruptur erwiesen und das operative Durchzugsverfahren atraumatisch erforderlich (Abb. 21.16). Diese Verfahrensweise ist synchron primär angezeigt, sofern die Traumatologen eine operative Fragmentreposition planen.

Das Durchzugsverfahren primär war früher die Regel, wird auch heute noch vertreten, nimmt jedoch einiges an Iatrogenität in Kauf, etwa inkomplette Ruptur komplettierend, jedoch auch abhängig von persönlicher Erfahrung des Operateurs. Eine Woche nach dem Unfall optimal atraumatisch (Nn. und Vasa erigentes) ausgeführt, hat diese Taktik in perfekten Händen insgesamt die besten Spätergebnisse. Der Zeitpunkt der urologischen Operation ist mit nichturologischen Begleitverletzungen abzustimmen.

d) Gleichwertig und dringlich in verzögerter Situation: perineale Freilegung und Anastomosierung der beiden Harnröhrenstümpfe, den zentralen noch aus der Prostata herauspräpariert.

Transsymphysärer Zugang nur noch selten erforderlich.

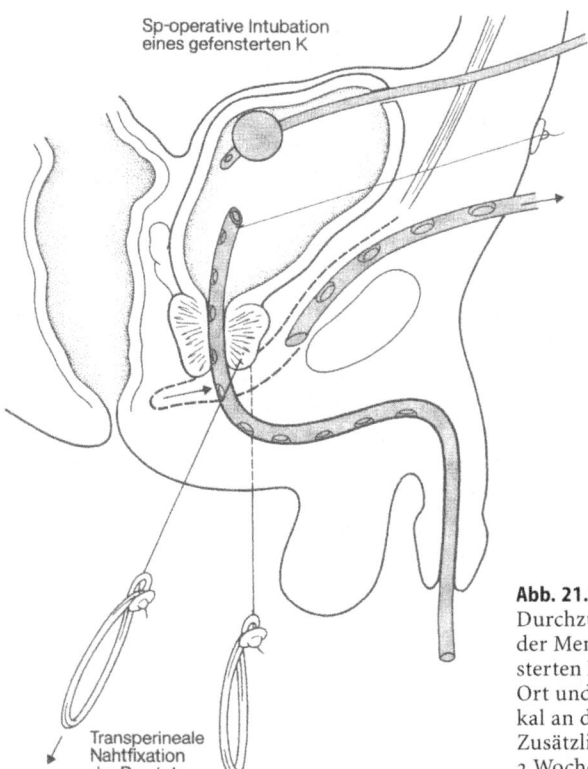

Sp-operative Intubation
eines gefensterten K

Transperineale
Nahtfixation
der Prostata

Abb. 21.16. Schema des operativen Durchzugsverfahrens bei einer Ruptur der Membranacea mittels eines gefensterten Katheters, der 3 Wochen lang an Ort und Stelle verbleibt und transvesikal an der Bauchdecke angenäht wird. Zusätzlich suprapubischer Katheter 2 Wochen lang. Nahtbefestigung der Prostata transperineal, bei Knaben am Blasenhals

Infradiaphragmatisch.
- Wie oben kein Katheterversuch. Therapietaktik nach b), zusätzlich fallweise perineale Lavage, Drainage und lockerer Wundverschluß. Falls endoskopisch vergeblich: perineale Anastomose nach einer Woche.

Heilungstendenz und Komplikationen.
- Meist gestörte Erektion und bleibendes Problem bei jüngeren Verletzten (60 %), bei $^1/_3$ der Verletzten hochgradig. Hauptursache: vaskuläre und neurogene Ausfälle, besonders bei bilateralen Schambeinbrüchen.
- Inkontinenz mehr ausnahmsweise, potentiell zunehmend, falls instrumentelle Urethrotomie sphinkternahe erforderlich. Örtlich Kollageninjektion, endoskopisch ausgeführt, verspricht wenig Erfolg, fallweise später Scott-Sphinkter angezeigt.
- Vernarbungstendenzen mit Strikturfolge oft nicht vermeidbar. Sie verwischen dann die Grenze zwischen infra- und supradiaphragmal. Oft lebenslange Problematik.
- Operative Strikturbeseitigung, technisch schwieriger Eingriff, besonders bei Kindern den endoskopischen Maßnahmen überlegen. Operativer Zugang zu $^3/_4$ perineal, $^1/_4$ transpubisch. Sichturethrotomie nur für geringgradige traumatogene Strikturen.

21.6
Genitalverletzungen

Verletzungen des Hodens und des Penis. Hämatome, mithin zerrissene Gefäße oder Schwellkörperläsion bestimmen Äußeres und Schweregrad der Verletzung. Unverzögerte operative Freilegung und gezielte Blutstillung sind oft angezeigt. Bei Kindern an Sexualtrauma zu denken.

Vaginale und labiale Verletzungen. Frühzeitige operative Revision. Überprüfung der Harnröhre mittels Katheterismus.

21.7
Pfählungsverletzungen

Strenge Trennung von Harn- und Kotwegen dringlich. Als erstes Kolostomie und Cystofix und perineal halboffene Wundbehandlung. Nach Tagen proktologische Abklärung, ob endoskopischer Nahtverschluß des lädierten Enddarms machbar. Als drittes erst OP oder endoskopische Therapie der mitverletzten Harnröhre.

Literatur

1. Aahlen H van, Bruehl B, Porst H (1988) Pediatric blunt renal trauma: surgical or conservative treatment. Europ Urol 14 (5):407–411
2. Cass AS, Luxenberg M (1987) Features of 164 bladder ruptures. J Urol 138:743–745
3. Corriere JN jr, Benson RDC et al. (1994) Voiding and erectile function after delayed one stage repair of posterior urethral disruption in 50 men with a fractured pelvis. J Trauma 37:587–590
4. Corriere JN jr, Sandler CM (1986) Management of the ruptured bladder: seven years of experience with 111 cases. J Trauma 26 (9):830–833
5. Elliot DS, Barrett DM (1997) Long term follow up and evaluation of primary realignment of posterior urethral disruption. J Urol 157:814–816

6. Goldman S, Sandler CM, Corriere jr, Mc Guire EJ (1997) Blunt urethral trauma: An initied anatomical mechanical classification. J Urol 157:85–89
7. Guendogdu H, Tanyel FC, Bueyuekpamukcu N, Hicsoenmez A (1990) Primary realignment of posterior urethral ruptures in children. Br J Urol 65 (6):650–652
8. Morey AF, Mc Aninch JW (1997) Reconstruction of posterior urethral disruption. Injuries. J Urol 157:506–510
9. Narumi Y, Hricak H, Armenakas et al. (1993) MR imaging of traumatic posterior urethral injury. Radiology 188:439–443
10. Nash PA, Bruce JE, Mc Aninch JW (1995) Nephrectomy for traumatic renal injuries. J Urol 153:609–611
11. Rassweiler J, Eisenberger F, Buch J, Müller K (1984) Das stumpfe Nierentrauma: eine differenzierte Klassifikation als Grundlage einer stadiengerechten Therapie. Akt Urol 15:60–65
12. Rodeck G, Söhngen E, Sommerkamp H, Ulshöfer B (1987) Urologische Traumatologie und Notfälle. In: Klaus D, Tetzlaff D, Vogler W (Hrsg) Praxis der Allgemeinmedizin Bd. 18: Rodeck G (Hrsg) Urban & Schwarzenberg, S 133–160
13. Schärli AF (1986) Verletzungen von Niere, Ureter, Blase und Urethra. In: Hohenfellner R, Thüroff JW, Schulte-Wissermann H (Hrsg) Kinderurologie in Klinik und Praxis. Thieme, Stuttgart New York, S 553–571
14. Sigel A (1984) Pathomechanismen und Morphologie urologischer Verletzungen. In: Rodeck G (Hrsg) Verhandlungsbericht der Deutschen Gesellschaft für Urologie, 35. Tagung, 21.–24.9.1983, Wiesbaden. Springer, Berlin Heidelberg New York Tokyo, S 3–10
15. Tauber R (1984) Pfählungsverletzungen. In: Rodeck G (Hrsg) Verhandlungsbericht der Deutschen Gesellschaft für Urologie, 35. Tagung, 21.–24.9.1983, Wiesbaden. Springer, Berlin Heidelberg New York Tokyo, S 123–125
16. Zink RA, Müller-Mattheis V, Oberneder R (1990) Ergebnisse der westdeutschen Multicenterstudie „Urologische Traumatologie". Urologe (A) (29):243–254
17. Zwergel TH, Schwaiger R, Zwergel U, Ziegler M, Winkel R op den, Muhr G (1984) Verletzungen des unteren Urogenitaltraktes bei Beckenringtraumata – gemeinsames urologisch-chirurgisches Vorgehen. In: Rodeck G (Hrsg) Verhandlungsbericht der Deutschen Gesellschaft für Urologie, 35. Tagung, 21.–24.9.1983, Wiesbaden. Springer, Berlin Heidelberg New York, S 97–98

Abb. 21.4 bis 21.12 und 21.15 – 16 alle aus Urol. Univ. Kl. Erlangen

Kapitel 22

Persistierende Kloake (Cloaca persistens)

A. Sigel

Embryologie

In der 6.–7. Woche entsteht aus der Kloake links und rechts das Septum urorectale, das damit die Kloake in dorsal Darm und ventral Sinus urogenitalis teilt. Wenn dieser Vorgang ganz oder teilweise unterbleibt, persistiert die Kloake. In sie münden dann gemeinsam Blasenhals, Vagina und Enddarm. Die Fehlbildung kommt nur bei weiblicher Differenzierung vor.

Inzidenz

Kloake erscheint bei 3–4 % sämtlicher anorektalen Fehlbildungen und bei 20 % von deren Mädchenanteil (s. Kap. 28).

Morphologische Variationen und ihre Wertung

Der gemeinsame (epithelisierte) Gang besitzt unterschiedliche Längen, dies zwischen 3 und 10 cm (Abb. 22.1a–c). Je länger der Gang, um so höher münden Rektum und Vagina. Die Vagina erscheint obstruiert ebenso wie nicht obstruiert. Mit Hydro- oder Hämatokolpos erschwert sie die Miktion bis hin zu grober Harnobstruktion. Die Vagina kann auch doppelt angelegt sein, dann doppelt auch der Uterus. Je kürzer der gemeinsame Gang, um so vergleichsweise einfacher die operative Korrektur und umgekehrt. Ist ein Analgrübchen vorhanden, so ist dieser Umstand in therapeutischer Sicht günstig zu werten. Ebenso läßt ein geordnet angelegtes Os sacrum auch geordnete pelvische Innervation voraussehen und umgekehrt.

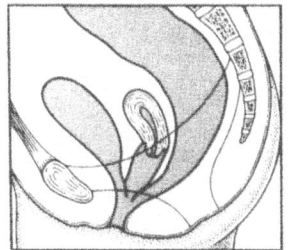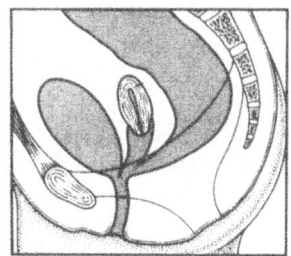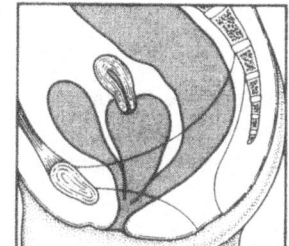

Abb. 22.1. Die hauptsächlichen Variationen der persistierenden Kloake zeigen sich in der unterschiedlichen Länge des gemeinsamen Ausleitungskanals. (Aus Pena [1])

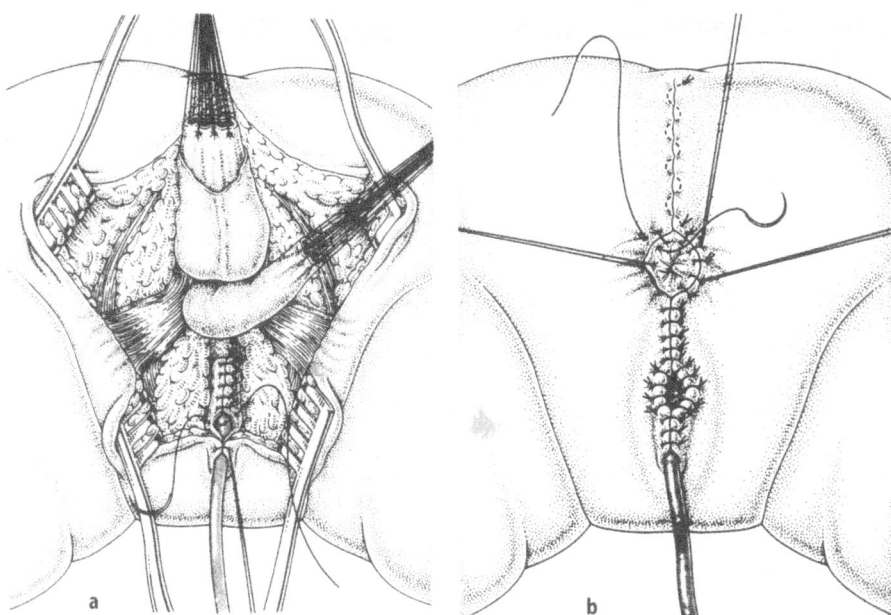

Abb. 22.2. a Die Methodik der operativen Korrektur besteht in eignständiger Ausleitung aller 3 Systeme (Harnröhre, Vagina, Rektum). **b** Beendete Plastik. (Aus Pena [1])

Diagnostik
Äußere Betrachtung, Endoskopie,Kloakographie mittels Kontrastmittel und Ultraschall liefern alle erforderlichen Auskünfte.

Therapieplan
1. Unentbehrlich linksseitig endständige Kolostomie am Tage der Geburt oder am nächsten. Vesikostomie, sofern Harnobstruktion beteiligt.
2. Nach dem 6. Monat einaktige Rekonstruktion normal zu lokalisierender Ausgänge mittels PSARVUP – d. h. *Posterior Sagittal Ano Rekto Vagino Urethra Plastik* (Abb. 22.2). Nur ausnahmsweise dabei Laparotomie, Darmzwischenschaltung und Hautlappenverschiebung erforderlich. Monate später Rückverlagerung der Kolostomie. Fallweise spätere Inkontinenzoperationen zusätzlich erforderlich. Später rektale Dilatationsnachbehandlung. Insgesamt höchst subtile Zentrenoperation.

Ergebnisse/Prognose
Dramatischer Wechsel von früher hoher Sterblichkeit zu vorteilhaften Langzeitergebnissen. Hauptverdienst: Hendren (Boston) und Pena (New York) [1].

Literatur

1. Pena A (1990) Persistent cloaca. In: Franks JD, Johnston JH (eds) Operative paediatric urology. Churchill Livingstone Edinburgh, London

Kapitel 23

Das Kind mit intersexuellem Genitale

M. Reuter und R.-H. Ringert

Abstract. Das nicht leicht einsehbare und damit schwierige Thema haben die beiden Autoren in 25 Unterteilungen gegliedert und schon damit außergewöhnliche Kenntnis wie didaktisches Geschick erwiesen. Dieses Kapitel liest sich notwendig mühsamer als eines mit großem bekannten klinischen Hintergrund, wie z. B. das Nephroblastom. Man muß sich den Stoff mit Hilfe der Autoren erarbeiten. Sie beginnen mit den Grundlagen der normalen Sexualdifferenzierung und fahren fort mit der chromosomalen Geschlechtsbestimmung und weiter zur phänotypischen differenten Ausprägung.

Das größere Kapitelstück beschreibt dann die Störungen der Entwicklung des genetischen Geschlechts, beginnend mit dem Klinefelter Syndrom, dem XX-Mann-Syndrom, dem Turner-Syndrom, der gemischten Gonadendysgenesie bis zum Hermaphroditismus verus. Dann folgen die Störungen der Entwicklung des gonadalen Geschlechts, so die angeborene Anorchie und die reine Gonadendysgenesie. Als nächstes Darstellung des weiblichen Pseudohermaphroditismus, einmal in sich belegt und dann weiter bei exogenem Androgenüberangebot, im Verbunde die kongentiale Nebennierenhyperplasie. Es folgen die Abschnitte über angeborenes Fehlen der Vagina, der männliche Pseudohermaphroditismus, angeborene Störungen der Testosteronsynthese, weiter die Endorganresistenz gegenüber Androgenen, der 5 Alpha-Reduktasemangel und schließlich die Pathologie der Persistenz des Müllergangsystems.

Die Zwitterfehlbildungen kommen selten vor. Man muß ihre Beschreibung im Laufe eines Fachlebens auch mehr als einmal lesen und für die ausgezeichnete Beschreibung hier den Autoren dankbar sein.

23.1
Theoretische und klinische Beschreibung

23.1.1
Normale Sexualdifferenzierung

Die Kenntnis der normalen Sexualdifferenzierung ist Voraussetzung für das Verständnis abnormer genitaler Entwicklungsvorgänge. Sie vollzieht sich nach Jost während der Embryonalzeit in 3 aufeinanderfolgenden Schritten: In einem 1. Schritt wird das chromosomale Geschlecht festgelegt, in einem 2. das gonadale und in einem 3. erfolgt die Differenzierung der phänotypischen Geschlechtsausprägung.

23.1.2
Chromosomale Geschlechtsbestimmung

Während der Konzeption wird das chromosomale Geschlecht festgelegt. Das X- bzw. Y-Chromosom ist Träger der für die Geschlechtsdifferenzierung notwendigen Information. Trägt das befruchtende Spermium ein Y-Chromosom, resultiert ein männlicher Genotypus (46, XY), trägt es ein X-Chromosom, so resultiert ein weiblicher Genotypus (46, XX). Die Gonade entsteht unter Einwirkung spezifischer Gene. Die Induktion einer männlichen Gonade erfolgt durch das „SRY-Gen", welches auf dem kurzen Arm des Y-Chromosoms lokalisiert ist. Es kodiert 80 Aminosäuren und ähnelt den Genen anderer Proteine, die die Gentranskription durch Bindung an die DNA regulieren. Obwohl das *SRY*-Gen die Hauptkomponenten der testikulären Differenzierung reguliert, sind noch andere Proteine für eine normale Gonadogenese erforderlich. Dies konnte aufgrund anderer gonadaler Differenzierungsstörungen gezeigt werden, die autosomal oder X-chromosomal bedingt sind oder durch Patienten mit gonadaler Dysgenesie, die nicht auf eine Mutation auf dem *SRY*-Gen zurückzuführen ist [18].

23.1.3
Gonadale Differenzierung

In diesem Stadium der Geschlechtsentwicklung sind die Gonadenanlagen beider Geschlechter noch undifferenziert und besitzen keine Gameten. Die Keimzellen entwickeln sich in der 3. Embryonalwoche im Entoderm des Dottersacks. Von hier wandern sie in das Mesoderm des Enddarmes und weiter zu den Genitalleisten des Zölomepithels [23, 30]. Die testikuläre Differenzierung aus der indifferenten Gonade beginnt in der 7. Schwangerschaftswoche mit der Wanderung der Keimzellen in eine zentrale medulläre Position. Das Hodengewebe entwickelt sich ab der 6. Schwangerschaftswoche unter der primären Differenzierung der Tubuli seminiferi. Leydig-Zellen bilden sich in der 8. Schwangerschaftswoche aus und nehmen die Testosteronproduktion auf. Die Ausbildung der Gonadenanlage zum Ovar beginnt in der 10.–12. Schwangerschaftswoche. Zu diesem Zeitpunkt befinden sich einige Keimzellen bereits in der esten Reifeteilung. Die tatsächliche Organogenese des Ovars hat ihren Anfang in der 17.–19. Schwangerschaftswoche. Im Zentrum des Ovars erscheinen die ersten Follikel. Die Östrogensynthese beginnt etwa zur gleichen Zeit wie die Testosteronsynthese.

23.1.4
Phänotypische Differenzierung

Die Umsetzung des phänotypischen Geschlechtes erfolgt aufgrund der Funktion des gonadalen Geschlechtes. Jetzt differenzieren sich die innere und äußere Genitalanlage in weibliche oder männliche Richtung. Bei beiden Geschlechtern entstehen die inneren Genitalien aus 2 nebeneinanderliegenden Gangsystemen, den Wolff- und den Müller-Gängen. Beim männlichen Geschlecht entstehen aus dem Wolff-Gang der Nebenhoden, der Ductus deferens und die Samenblasen, die Müller-Gänge bilden sich hingegen zurück. Beim weiblichen Geschlecht bilden sich die Wolff-Gänge zurück, während sich aus den Müller-Gängen die Tuben, der Uterus und der obere Teil der Vagina bilden. Im Gegensatz zu den inneren Genitalorganen, die bei beiden Geschlechtern aus getrennten Strukturen stammen, entwickelt sich das äußere Genitale aus einer gemeinsamen Anlage, die den Genitalhöcker, die Genitalfalten, die Genitalwüste und den Sinus urogenitalis umfaßt. Bei der Frau entsteht aus dem Genitalhöcker die Klitoris, beim Mann die Glans penis. Aus den Genitalwülsten entwikkeln sich die Labia minora bzw. das Skrotum und aus den Genitalfalten die Labia minora bzw. der Penisschaft.

Die Sekretion und Wirkung embryonaler testikulärer Hormone induzieren die Entwicklung des inneren und äußeren männlichen Genitales. Die Entwicklung in die weibliche Richtung hingegen erfolgt unabhängig von der Steroidsekretion des Ovars. Die Differenzierung des inneren und äußeren männlichen Genitales erfolgt durch 3 Hormone: Testosteron, 5α-Dihydrotestosteron und den Anti-Müller-Faktor oder Müllerian inhibiting factor (MIF). Letzterer ist ein Glykoprotein mit einem Molekulargewicht von 124.000. Testosteron und MIF werden vom embryonalen Hoden produziert. Der Anti-Müller-Faktor ist ein von den Sertoli-Zellen des Hodens und den Granulosazellen des Ovars sezerniertes Glykoprotein, dessen Gen auf dem kurzen Arm des Chromosoms 19 lokalisiert ist [6]. Es führt bei männlichen Embryonen zur Rückbildung der Müller-Gänge. Bei männlichen Individuen steigt der MIF bis zum 1. Lenbensjahr rapide an und fällt dann allmählich bis zur Pubertät ab. Bei weiblichen Individuen sind die MIF-Spiegel am niedrigsten bei der Geburt, um in der präpubertären Phase dann geringgradig anzusteigen, sie sind jedoch oft nicht meßbar erhöht. Über die Norm erhöhte MIF-Werte sprechen daher bei weiblichen Individuen für das Vorhandensein von testikulärem Gewebe oder für einen Ovarialtumor. Erniedrigte Werte bei männlichen Individuen sprechen dagegen für dysgenetische oder nicht vorhandene Hoden [19]. Testosteron stimuliert die Virilisierung der Wolff-Gänge und induziert aus diesen die Ausbildung von Nebenhoden, Samenleitern und Samenblasen. Das 3., für eine normale männliche Sexualdifferenzierung erforderliche embryonale Hormon ist 5α-Dihydrotestosteron. Es wird mit Hilfe des Enzyms 5α-Reduktase aus Testosteron gebildet und induziert die Bildung der Glans penis aus dem Genitalhöcker, des Skrotums aus den Genitalwülsten und des Penisschaftes aus den Genitalfalten.

Die Entwicklung des weiblichen Geschlechtes verläuft passiv. Die Rolle der Östrogene bei der Ausbildung des weiblichen Geschlechtes kann jedoch nicht unberücksichtigt gelassen werden, da sich der Embryo im weiblichen Milieu der Mutter entwickelt. Wahrscheinlich wird die histologische Differenzierung des Ovars durch eine lokale Wirkung von Östradiol beeinflußt [21].

23.2
Störungen der Genitaldifferenzierung

Eine Störung der Sexualentwicklung während der Embryonalperiode äußert sich klinisch als Fehlentwicklung der Sexualorgane in Form der Intersexualität. Die Beurteilung des äußeren Genitales erfolgt in der Klassifikation I–V nach Prader (Abb. 23.1). Stadium I bezeichnet lediglich eine Vergrößerung der Klitoris, beim Stadium II findet sich darüber hinaus ein trichterförmiger Urogenitalsinus, in dessen Tiefe Vaginal- und Urethraöffnung getrennt sichtbar sind, beim Stadium III hat die Klitoris bereits die Größe eines kleinen Phallus angenommen. Es findet sich ein breiter Damm und ein kanalikulär gewordener Urogenitalsinus. Die Labia minora sind nicht mehr glatt, sondern weisen eine Rugisierung auf. Das Stadium IV bezeichnet einen Phallus mit perinealer Krümmung und überschießendem Präputium. Die Öffnung des Sinus urogenitalis ist dem Meatus bei einer Hypospadie (skrotal oder penil) sehr

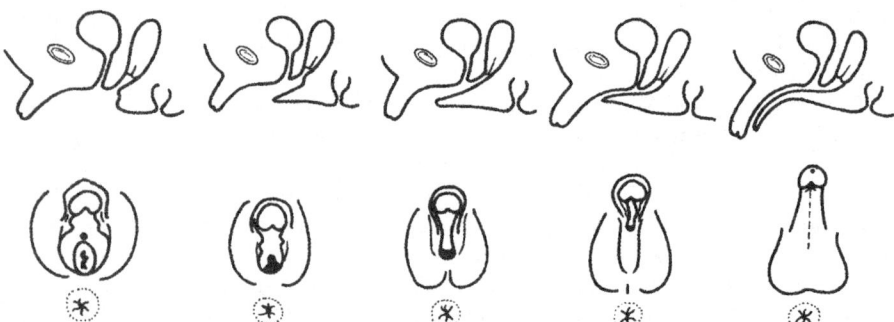

Abb. 23.1. Einteilung des intersexuellen Genitales nach Prader I–V. Die Abbildung zeigt die zunehmende Vermännlichung am Beispiel des Pseudohermaphroditismus femininus. Die gleichen Stadien findet man auch bei ungenügender Virilisierung des männlichen Genitales

ähnlich geworden, die großen Labien sind stark gefältelt und haben große Ähnlichkeit mit einem bifiden Skrotum. Beim Stadium V findet sich eine kleine Urogenitalöffnung an der Penisspitze oder dem Sulcus coronarius, einem regelrechten männlichen Genitale entsprechend.

Ätiologisch unterscheidet man zwischen Entwicklungsstörungen des genetischen, gonadalen und phänotypischen Geschlechts.

23.3
Störungen der Entwicklung des genetischen Geschlechts

23.3.1
Klinefelter-Syndrom

Das Klinefelter-Syndrom stellt die am häufigsten vorkommende Geschlechtschromosomenaberration dar und betrifft 0,1–0,2 % der Männer. Infolge einer Non-Disjunction während der Meiose kommt es nicht zum normalen männlichen Chromosomensatz vom Karyotyp 46, XY, sondern durch ein überzähliges X-Chromosom entsteht der Karyotyp 47, XXY. In die Klinefelter-Gruppe gehören zusätzlich die Karyotypen XXXY, XXXXY und XXYY sowie die Mosaikform XY/XXY. Patienten mit einem Klinefelter-Syndrom weisen meist ein Androgendefizit auf. Die vermehrte Gonadotropinsekretion läßt auch die testikuläre Östrogensekretion ansteigen, was zu einer Erhöhung des Östrogen-Androgen-Quotienten führt. Bei den Patienten findet sich ein eindeutig männlicher Phänotypus. Als obligates klinisches Merkmal treten kleine feste Hoden auf. Histologisch zeigt sich bei diesen Hoden eine hyaline Degeneration der Samenkanälchen und ein Fehlen der Spermatogenese [10]. Aufgrund der Azoospermie sind die Patienten infertil. Libido und Erektionsfähigkeit sind meist erhalten. Die meisten Patienten weisen als Zeichen eines Androgenmangels eine spärliche Körper- und Gesichtsbehaarung auf, eine geringe Muskelausbildung sowie eine weibliche Fettverteilung. Häufig findet sich eine postpuberale Gynäkomastie, ein überdurchschnittliches Längenwachstum mit Betonung des unteren Körperanteils und eine Osteoporose. Die Inzidenz geistiger Retardierung ist erhöht.

Therapeutisch kann die Erkrankung kausal nicht beeinflußt werden. Gegebenenfalls kann eine Testosteronsubstitution durchgeführt werden, bei Gynäkomastie kann eine Mastektomie durchgeführt werden.

23.3.2
XX-Mann-Syndrom

Die Inzidenz eines Karyotyps 46, XX bei männlichem Phänotyp liegt bei 1 : 20.000 der männlichen Neugeborenen. Ursächlich liegt eine Translokation des kurzen Arms des Y-Chromosoms auf ein Y-Chromosom oder ein Autosom zugrunde. Das *SRY*-Gen ist in 80 % der Fälle nachweisbar [27]. Die Symptome sind ähnlich wie Klinefelter-Syndrom. Es findet sich jedoch keine erhöhte Inzidenz geistiger Retardierung, allerdings eine unterdurchschnittliche Körpergröße sowie zusätzlich ein gehäuftes Auftreten von Hypospadien und Kryptorchismus.

23.3.3
Turner-Syndrom

Das Turner-Syndrom tritt mit einer Häufigkeit von 1 : 2700 bei weiblichen Neugeborenen auf. Die Häufigkeit der Spontanaborte liegt bei 1 : 13. Bei der Hälfte der Fälle findet sich ein Karyotyp 45, XO infolge einer paternalen meiotischen Non-disjunction oder einer mitotischen Non-Disjunction, in einem Viertel der Fälle findet sich ein 46, XX/45, XO-Mosaik und bei den übrigen ein strukturell abnormes X-Chromosom mit oder ohne Mosaik. Klinisch zeigt sich bei den Patientinnen ein weiblicher Phänotypus. Hauptcharakteristika sind Minderwuchs, Hypogonadismus, Maskengesicht, hoher Gaumen, kleiner Unterkiefer, Pterygium colli, tiefe Nackenhaargrenze, schildförmiger Thorax mit weit auseinanderstehenden Mamillen und Cubitus valgus. Der Hypogonadismus wird in der Regel in der Pubertät bemerkt, wenn die Menarche ausbleibt und das Genitale und die Brüste sich nicht entwickeln. Meist finden sich Streakgonaden, kleine Tuben und ein kleiner Uterus. Anomalien des Herzens und der Niere treten gehäuft auf. Die Patienten sind in der Regel infertil. Bei 12 % der Mosaikformen wurden etwa 100 Schwangerschaften beobachtet. Die Therapie ist beim Turner-Syndrom symptomatisch. Eine Behandlung mit hCG zur Wachstumsstimulation und eine Östrogensubstitution können sinnvoll sein.

23.3.4
Gemischte Gonadendysgenesie

Die gemischte Gonadendysgenesie kommt mit einer Häufigkeit von 1 : 2500 bis 1 : 7000 bei Neugeborenen vor. Die Mehrheit der Individuen haben einen Karyotyp 46, XY/45, XO und sind charakterisiert durch eine Streakgonade auf der einen Seite und einen typischerweise kryptorchen Hoden auf der kontralateralen Seite. Der Hoden enthält meistens nur Sertoli-Zellen und Leydig-Zellen, jedoch keine Germinalzellen. Die Produktion des Anti-Müller-Faktors ist meistens insuffizient. Ein Uterus und 1 oder 2 Eileiter sind meistens vorhanden. Die Form des äußeren Genitales kann vom phänotypischen männlichen bis zum phänotypischen weiblichen Genitale reichen. Vorwiegend besteht eine weibliche Differenzierung mit Hypospadie und Mikropenis. Die übrige körperliche Entwicklung ist unauffällig oder weist Merkmale des Turner-Syndroms auf. Eine Fertilität ist nicht gegeben. Da es in 70 % der Fälle zu einer malignen Entartung der Gonaden bis zum Ende der 3. Lebensdekade kommt, sollte der dysgenetische Hoden bis zur Adoleszenz entfernt werden. Eine frühkindliche Zuordnung zum weiblichen Geschlecht mit Klitorisplastik, Vaginoplastik und labioskrotaler Reduktion ist anzustreben.

23.3.5
Hermaphroditismus verus

Ein reiner Hermaphroditismus liegt bei etwa 10 % der Intersexfälle vor. Am häufigsten wird der Karyotyp 46, XX gefunden, weniger oft findet sich 46, XY oder eine Mosaikform XX/XY. Definitionsgemäß zeigt sich sowohl ovarielles als auch testikuläres Gewebe. Der Mechanismus, der zur gonadalen Asymmetrie führt, ist unbekannt. Die Patienten haben Ovarien, Testes oder Ovotestes. Ein atypisches Ovar wird an typischer intraabdomineller Stelle gefunden. Ovotestes können überall auf dem Weg des Hodendeszensus gefunden werden. Am häufigsten sind sie beim Karyotyp 46, XX Ovotestes. Das *SRY*-Gen, die geschlechtsdeterminierende Region auf dem Y-Chromosom ist meistens negativ. Die Entwicklung von testikulärem Gewebe scheint demnach nicht an das Vorhandensein des *SRY*-Gens gebunden zu sein. Möglicherweise sind das X-Chromosom bzw. autosomale Gene in den Prozeß der Virilisierung eingebunden [7]. Die Entwicklung des äußeren Genitales geht in 75 % der Fälle in die männliche Richtung, allerdings kommt es nur in 10 % der Fälle zur Ausbildung eines normalen männlichen Genitales. Die meisten Patienten haben Hypospadien oder eine inkomplette labioskrotale Fusion. Bei den phänotypisch weiblichen Patienten haben zwei Drittel eine vergrößerte Klitoris, die meisten haben einen Sinus urogenitalis. Ein Uterus ist meistens vorhanden, oft hypoplastisch oder unikorn. 75 % der Patienten bilden in der Pubertät eine Brustvergrößerung aus und in 50 % der Fälle kommt es zur Menstruation. Bei phänotypischen Männern äußert sich dies in einer zyklischen Hämaturie. Zur Ovulation kommt es in 25 % der Fälle, sie ist häufiger als eine Spermiogenese. Nachkommenschaft wurde nur in sehr seltenen Fällen beobachtet. Das Malignitätsrisiko für den Hoden entspricht dem des kryptorchen Hoden. Beim Ovar wird kein erhöhtes Malignitätsrisiko gefunden. Zur Diagnosestellung sind chromosomale und endokrinologische Untersuchungen erforderlich, perineale Öffnungen, Anzahl und Lage der der Gonaden sollten registriert werden. Therapeutisch sollte das gonadale Gewebe, welches nicht dem gewählten Geschlecht entspricht, entfernt werden. Eine frühkindliche Zuordnung zum weiblichen Geschlecht sollte angestrebt werden, da echte Hermaphroditen bei belassenen Ovarien eine spontane weibliche Pubertät erleben. Bei Zuordnung zum männlichen Geschlecht kann eine Testosteronbehandlung erforderlich sein.

23.4
Störungen der Entwicklung des gonadalen Geschlechts

23.4.1
Angeborene Anorchie

Diese Störung ist durch fehlende oder rudimentäre Hoden bei der Geburt gekennzeichnet. Die Pathogenese dieser Störung ist nicht geklärt. Es findet sich ein Karyotyp 46, XY. Möglicherweise kommt es während der Embryonalentwicklung zu einer testikulären Regression durch Mutagene, Teratogene oder Traumen. Die Symptome sind abhängig vom Zeitpunkt der testikulären Störung während der Schwangerschaft. Das Spektrum der sexuellen Differenzierungsstörung reicht vom völligen Ausbleiben der Virilisierung bis hin zum phänotypisch normalen Mann. Bei den meisten Patienten findet sich ein Testosterondefizit. Der Anti-Müller-Faktor ist als diagnostischer Marker interessant. Er ist in der Regel im Blut nicht nachweisbar. Je nach Wahl des Geschlechts sollte eine Testosteron- bzw. Östrogengabe erfolgen und eine operative Korrektur des äußeren Genitales durchgeführt werden.

23.4.2
Reine Gonadendysgenesie

Bei der reinen Gonadendysgenesie findet sich der Karyotyp 46, XX oder 46, XY. Die letztere Variante wird auch als Swyer-Syndrom bezeichnet [26]. Klinisch findet sich ein weiblicher Phänotypus mit bilateralen Streakgonaden und sexuellem Infantilismus. Im Gegensatz zum Turner-Syndrom liegen weder Minderwuchs noch sonstige körperliche Mißbildungen vor. In Abhängigkeit von der Ausprägung des Östrogenmangels kann es zu Brustentwicklung und Menstruation kommen, die dann von einer frühen Menopause terminiert wird. Weil beim Karyotyp 46, XY ein funktionstüchtiger Hoden fehlt, erfolgt keine Differenzierung des äußeren und inneren männlichen Genitales. Da zudem der Anti-Müller-Faktor vom Hoden nicht produziert wird, entwickeln sich Derivate der Müller-Gänge. Da sich innerhalb der Streakgonaden häufig Tumoren entwickeln, insbesondere Dysgerminome und Gonadoblastome, sollte eine chirurgische Entfernung der Gonaden durchgeführt werden. Mit einer Östrogensubstitution sollte zu Beginn der erwarteten Pubertät begonnen werden, die im Erwachsenenalter beibehalten werden sollte. Bei virilisiertem Genitale sollte eine operative Behandlung erfolgen.

23.5
Störungen des phänotypischen Geschlechts

23.5.1
Weiblicher Pseudohermaphroditismus

Der weibliche Pseudohermaphroditismus umfaßt die größte Gruppe Neugeborener mit intersexuellem Genitale. Diese Patienten haben einen Karyotyp 46, XX, sind *SRY*-Gen-negativ und haben ausschließlich ovarielles Gewebe. Am inneren Genitale sind nur Strukturen vorhanden, die aus den Müller-Gängen hervorgegeangen sind:

Tuben, Uterus und Vagina. Das äußere Genitale zeigt alle Übergänge von einer schwach ausgeprägten Form einer Klitorishypertrophie bis hin zu Phallus und männlicher Urethra (Prader I–IV). Die Ursache der Virilisierung liegt in einer exogen oder endogen bedingten Androgenwirkung. Jede pathologische Erhöhung von Androgenen während der Schwangerschaft kann zu einer Virilisierung des äußeren Genitales führen. Folgende Formen des weiblichen Pseudohermaphroditismus sind zu unterscheiden:

23.5.2
Kongenitale Nebennierenhyperplasie

Der kongenitalen Nebennierenhyperplasie liegt ein autosomal-rezessiv vererbter Defekt der Kortisolsynthese zugrunde. Mit dem Mangel an Kortisol kommt es in der Folge einer mangelnden zentralen Rückkopplung zu einer gesteigerten ACTH-Sekretion und somit zu einer verstärkten Nebennierenrindenstimulation mit einem vermehrten Anfall der Kortisolvorstufen vor dem Enzymdefekt.

21-Hydroxylase-Mangel. Der häufigste Defekt ist der 21-Hydroxylasemangel (Häufigkeit 1 : 5000). Ihm liegt ein Defekt des *CYP21B*-Gens zugrunde, welches die cP450-Enzym-Bildung kodiert. Dieses Enzym ist für die 21-Hydroxylierung verantwortlich [25]. Das 21-Hydroxylase-Gen wurde auf dem 6. Chromosom zwischen den *HLA-B*- und *HLA-DR*-Loci gefunden [22]. Der 21-Hydroxylase-Mangel führt zu einer mangelnden Hydroxylierung von 17-OH-Progesteron (17-OH) in Position 21. Angestautes 17-OHP wird durch Abspaltung der C17-Seitenkette zu den Androgenen Androstendion und Testosteron metabolisiert und gleichzeitig in Form seines Metabolisierungsproduktes Pregnantiol vermehrt im Urin ausgeschieden. Durch die Plasma-17-OHP-Bestimmung ist im Neugeborenenalter eine sichere Diagnosestellung möglich.

11β-Hydroxylase-Mangel. Bei dem selteneren 11β-Hydroxylase-Mangel, der die Umwandlung von Deoxykortisol in Kortisol betrifft, kommt es ebenfalls zu einer Androgenüberproduktion, deren Metabolite Tetrahydrodesoxykortikosteron und Tetrahydrodesoxykortisol vermehrt im Urin ausgeschieden werden. Das 11β-Hydroxylase-Gen wurde auf dem Chromosom 8 lokalisiert.

3β-Hydroxysteroid-Dehydrogenase-Mangel. Beim 3β-Hydroxysteroid-Dehydrogenase-Mangel liegt der Defekt im Syntheseweg von Aldosteron (Umwandlung Pregnenolon in Progesteron), von Kortisol (Umwandlung 17-OH-Pregnenolon in 17-OH-Progesteron) und der Sexualsteroide (Umwandlung Dehydroepiandrosteron in Androstendion) vor. Da das akkumulierende Dehydroepiandrosteron nur ein schwaches Androgen ist, ist die Virilisierung nur schwach ausgeprägt. Die Therapie aller Formen der kongenitalen Nebennierenhyplasie besteht in der Normalisierung des Regelkreises durch Substitution von Glukokortikoiden, mit der bereits pränatal begonnen werden kann. Dies setzt eine frühestmögliche Diagnosestellung und Geschlechtsbestimmung des Embryos voraus. Hierzu ist kann eine Chorionzottenbiopsie und DNA-Analyse durchgeführt werden. In einer französischen Multizenterstudie wurde den Müttern vor der 7. Schwangerschaftswoche 20–25 μg Dexamethason/kg Körpergewicht verabreicht, womit eine Virilisierung der Feten erfolgreich oder teilweise erfolgreich verhindert werden konnte. Teratogene Effekte wurden nicht beobachtet [9].

23.5.3
Pseudohermaphroditismus femininus bei exogenem Androgenüberangebot

Diese Form wird durch Einnahme virilisierender Hormone in der Schwangerschaft oder durch einen androgenproduzierenden Tumor der Mutter während der Schwangerschaft verursacht. 1958 wurde die Maskulinisierung von weiblichen Neugeborenen bekannt, deren Mütter in der Frühschwangerschaft wegen der Gefahr eines habituellen Aborts mit Gestagenen behandelt worden waren [28]. Der Pseudohermaphroditismus femininus infolge androgenbildender Tumoren der Mutter ist sehr selten, da die Fertilität bei dieser Erkrankung der Frau primär deutlich herabgesetzt ist. Bei adrenalen Tumoren handelt es sich meistens um Adenome. Als gonadale Tumoren sind das Arrhenoblastom bzw. der Leydig-Zell-Tumor zu nennen. Auch nicht primär androgenbildende Tumoren wie der Krukenberg-Tumor können über eine hCG-Bildung zur Virilisierung führen. Von den Gonadentumoren verdient das Luteom große Beachtung, welches große Androgenmengen produzieren kann.

23.5.4
Angeborenes Fehlen der Vagina (Mayer-Rokitansky-Küster-Hauser-Syndrom)

Bei sonst normalen Frauen (46, XX) fehlen der Uterus und die Vagina oder sind nur hypoplastisch angelegt. Es findet sich eine primäre Amenorrhö. Etwa ein Drittel dieser Patienten weisen gleichzeitig Anomalien der Nieren (Aplasie, Ektopie) auf, auch Skelettanomalien wurden beobachtet [11]. Die Assoziation von renaler und vaginaler Agenesie und Uterushypoplasien ist hinweisend für die Bedeutung des mesonephrischen Ganges im Hinblick auf die vollständige Entwicklung des ipsilateralen Müller-Gang-Systems [1]. Die Therapie besteht in der vaginalen Rekonstruktion.

23.5.5
Männlicher Pseudohermaphroditismus

Diese Patienten haben den Karyotyp 46, XY und ausschließlich testikuläres Gewebe. Die Entwicklung des äußeren und inneren Genitales ist jedoch fehlerhaft und unvollkommen. Die fehlerhafte Virilisation des männlichen Embryos kann auf Defekte der Androgensynthese, einer Endorganresistenz gegenüber den testikulären Hormonen, eines 5α-Reduktase-Mangels oder an einer Persistenz des Müller-Gang-Systems liegen. Als Ursache für den männlichen Pseudohermaphroditismus wurde neuerlich ein Gonadotropinmangel auf dem Boden einer hypophysären Störung beschrieben. Es ist fraglich, ob die Testosteronsynthese während der Embryogenese tatsächlich gonadotropinunabhängig stattfindet [5]. Klinisch finden sich bei diesen Intersexformen bei der Geburt ein Kryptorchismus, eine penoskrotale Hypospadie, ein Mikropenis und ein Skrotum bifidum.

23.5.6
Angeborene Störungen der Testosteronsynthese

Die Testosteronsynthese ist an die Aktivität von 5 Enzymen geknüpft. Alle diese Defekte führen zu einer mangelhaften Testosteronsynthese des Hodens. Die ersten 3

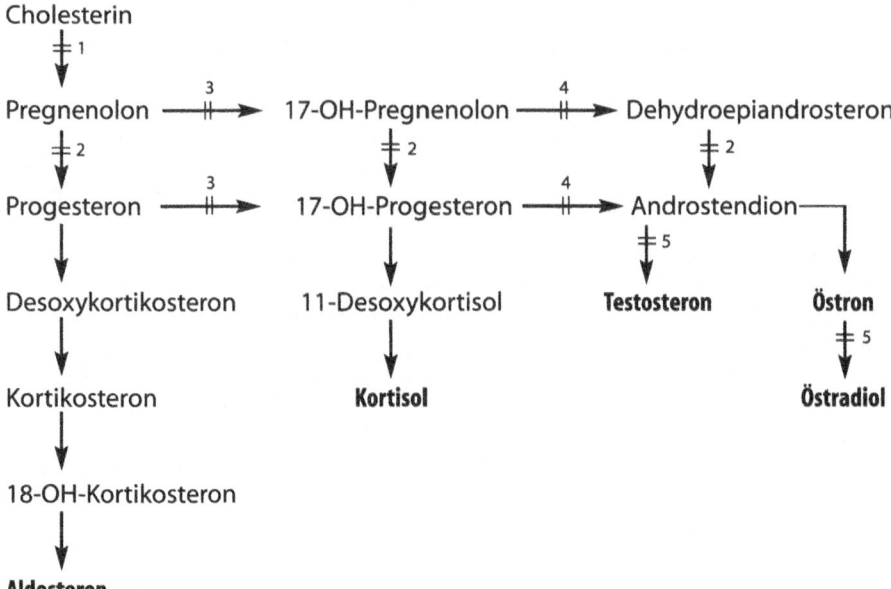

Abb. 23.2. Angeborene Störungen der Testosteronbiosynthese. Die gestörten Enzyme sind mit 1–5 beziffert

Enzyme sind auch für die Bildung von Gluko- und Mineralokortikoiden verantwortlich und gehen klinisch mit einer mehr oder weniger stark ausgeprägten Nebennereninsuffizienz einher. Der kompensatorische ACTH-Anstieg resultiert in einem sekundären Anstieg der Steroide oberhalb des Defekts. Im folgenden werden die einzelnen Störungen beschrieben (Abb. 23.2).

20,22-Desmolase-Mangel. Beim 20,22-Desmolase-Mangel ist die Umwandlung von Cholesterol zu Pregnenolon, der gemeinsamen Vorstufe von Kortisol, Aldosteron und Testosteron gestört. Der Defekt ist nicht mit dem Leben vereinbar. Wegen der massiven Cholesteroleinlagerung in den Nebennieren wird er auch als adrenale Lipoidhyperplasie bezeichnet.

3β-Hydroxysteroid-Dehydrogenase-Defekt. Beim 3β-Hydroxysteroid-Dehydrogenase-Defekt ist die Biosynthese der Δ4-Steroide und damit auch der C21-Gluko- und Mineralokortikoide unterbrochen. Der Δ5-Syntheseweg ist dagegen als Folge der sekundären ACTH-Stimulation betont. Δ5-Steroide, insbesondere 17-Hydroxypregnenolon, Dihydroepiandrosteron (DHEAS) und seine sulfatierte Form werden verstärkt gebildet und deren Metabolite (Pregentriol, Pregnendiol) im Urin vermehrt ausgeschieden [4]. 50 % der bisher beschriebenen Patienten waren genetisch männlich und hatten ein intersexuelles Genitale unterschiedlicher Ausprägung. Das Spektrum reicht von verschiedenen Graden der Hypospadie bis zum kompletten Fehlen der Maskulinisierung mit Ausbildung einer Vagina. Bei genetisch weiblichen Patienten kann es durch die leichte Androgenwirkung von DHEA zu einer moderat ausgeprägten Virilisierung in Form einer Klitorishypertrophie mit leichter Fusion der Labien kommen. Oft wird die Erkrankung erst durch das Auftreten von Hirsutismus zum erwarteten Zeitpunkt der Pubertät erkannt.

17α-Hydroxylase-Mangel. Beim 17α-Hydroxylase-Mangel ist in Abwesenheit einer normalen 17α-Hydroxylierung die Kortisol-, Testosteron- und Östrogenbiosynthese gestört. Durch eine sekundär verstärkte ACTH-Bildung wird die adrenale Produktion von v. a. Pregnenolon, Progesteron, Desoxykortikosteron (DOC) und Kortikosteron gesteigert. Die verstärkte Produktion von DOC, welches Mineralokortikoidwirkung hat, wird für den bei diesen Patienten auftretenden Bluthochdruck und die Hypokaliämie verantwortlich gemacht. Klinisch im Vordergrund steht bei den 46, XX-Individuen ein sexueller Infantilismus, weniger die Problematik eines intersexuellen Genitales. Bei den 46, XY-Patienten finden sich alle Formen eines intersexuellen Genitales.

17,20-Desmolase-Mangel. Beim 17,20-Desmolase-Mangel ist die Kortisolsynthese unbeeinflußt. Der Defekt liegt in der fehlenden Konversion von 17-Hydroxyprogesteron zu Androstendion. Im Plasma finden sich erhöhte 17α-hydroxylierte Steroide bei niederigen Androgenkonzentrationen (DHEA, 4-Androstendion, Testosteron). Dieser Defekt wurde bisher nur bei Knaben mit einem intersexuellen Genitale unterschiedlicher Ausprägung beschrieben.

17-Hydroxysteroid-Dehydrogenase-Mangel. Der 17-Hydroxysteroid-Dehydrogenase-Mangel betrifft den letzten Schritt der Testosteronbiosynthese. Er betrifft die Umwandlung von Androstendion zu Testosteron, von Dehydroepiandrosteron zu Androstendiol und von Östron zu Östradiol. Charakteristisch für diesen Defekt sind die hohen Plasma-4-Androstendion-Konzentrationen bei niedrigen Testosteronkonzentrationen. Klinisch ist für diese Patienten typisch, daß sie mit einem normalem weiblichen Phänotyp geboren werden mit blind endender Vagina und fehlenden Müller-Gang-Derivaten. Inguinale oder abdominale Hoden und virilisierte Wolff-Gang-Strukturen sind allerdings vorhanden. Zum Zeitpunkt der Pubertät setzen eine Virilisierung mit Klitorisvergrößerung ein sowie Hirsutismus und Brustvergrößerung unterschiedlichen Ausmaßes.

23.5.7
Endorganresistenz gegenüber Androgenen

Bei diesen Störungen sind die Testosteronbiosynthese und die Müller-Gang-Regression normal. Die Virilisierung wird im unterschiedlichen Ausmaß durch eine Resistenz der Zielzellen gegenüber der Androgenwirkung gestört [12]. Zugrundeliegend können Mutationen des Androgenrezeptorgens sein, die Defekte des Rezeptorproteins zur Folge haben. Es wurden Mutationen der mRNA oder Genmutationen beschrieben, die die Primärstruktur des Androgenrezeptors verändern [25]. Die *komplette testikuläre Feminisierung* ist X-gebunden und wird rezessiv vererbt. Sie ist das extremste Beispiel für eine Störung der Virilisierung und tritt mit einer Häufigkeit von 1 : 20.000 bis 1 : 60.000 aller männlichen Neugeborenen auf. Zu den klinischen Merkmalen der testikulären Feminisierung gehören ein weiblicher Habitus, spärliche oder fehlende Behaarung („hairless woman"), ein weibliches äußeres Genitale und eine kurze, blind endende Vagina. Die Hoden dieser Patienten, die einen männlichen Chromosomensatz (46, XY) aufweisen, liegen meist in der Leiste. Die Derivate der Müller-Gänge fehlen. Das Wolff-System ist nur gelegentlich in Resten nachweisbar. Die Hoden haben ein erhöhtes Risiko, maligne zu entarten und sollten vor Eintritt der Pubertät entfernt werden. Eine Östrogentherapie sollte mit Beginn der Pubertät einsetzen. Die Störung ist hauptsächlich auf einen Defekt der Androgenbindung infolge von Rezeptoranomalien zurückzuführen. Die erniedrigte Androgenrezeptorbindung läßt sich in kultivierten Fibroblasten aus der Genitalhaut nachweisen [17]. Bei den Patienten finden sich erhöhte Plasmatestosteronspiegel und LH-Spiegel sowie eine testikuläre Östrogenproduktion. Die Diagnosestellung erfolgt meistens im Rahmen der Abklärung einer primären Amenorrhö. Bei der *inkompletten testikulären Feminisierung* besteht ein intersexuelles Genitale mit einer leichten Feminisierung, die mit der Pubertät einsetzt. Axillar- und Pubesbehaarung sind leicht ausgeprägt, Derivate der Müller-Gänge fehlen, während das Wolff-Gang-System in inkompletter Form vorhanden ist. Vasa deferentia und Epididymis sind vorhanden. Vesicula seminalia und Prostata fehlen vollkommen. Dem *Reifenstein-Syndrom* liegt eine teilweise Störung der 5α-Dihydrotestosteron-Bindung zugrunde. Das endokrine Profil ist ähnlich dem von Patienten mit testikulärer Feminisierung. Die Testosteron- und Gonadotropinspiegel sind aufgrund eines defekten Rückkopplungsmechanismus erhöht. Die phänotypische Sexualdifferenzierung erfolgt vorwiegend in die männliche Richtung. Es finden sich oft perineoskrotale Hypospadien. Das Spektrum der defekten Virilisierung kann jedoch von infertilen Männern mit Gynäkomastie und Azoospermie bis hin zu phänotypischen Frauen mit Pseudovagina reichen. Achsel- und Schamhaar sind meistens normal ausgebildet, Brust- und Gesichtshaare allerdings minimal vorhanden. Üblicherweise findet sich ein Kryptorchismus bei kleinen Hoden. Einige Patienten weisen Defekte der Wolff-GangDerivate mit Abwesenheit oder Hypoplasie der Ductus deferentes auf. Da die Kinder meist als Jungen erzogen werden, sollte eine operative Behandlung der Hypospadie, des Kryptorchismus und der Gynäkomastie erfolgen.

23.5.8
5α-Reduktasemangel

Diese Form des männlichen Pseudohermaphroditismus wird autosomal rezessiv vererbt. Der 5α-Reduktasemangel betrifft die periphere Umwandlung von Testosteron in die Wirkform Dihydrotestosteron (Abb. 23.3). Dihydrotestosteron (DHT) wird vom zytoplasmatischen Rezeptor mit höherer Affinität gebunden als Testosteron. Das Enzym bewirkt somit eine Verstärkung des Hormonsignals. Die Dihydrotestosteronbindung an das Rezeptorprotein ist nicht gestört. Die Diagnose kann durch den Enzymnachweis in Fibroblasten der Skrotalhaut und durch die Darstellung des Ungleichgewichts zwischen Testosteron und Dihydrotestosteron (T/DHT) im Urin gestellt werden. Dieses Verhältnis beträgt bei jungen Säuglingen ca. 5 : 1 und später ca. 10 : 1 [24]. Da die Plasmatestosteronkonzentration in den ersten Lebensmonaten bis nahezu in den Erwachsenenbereich erhöht ist, können in diesem Altersabschnitt die Konzentrationsbestimmungen ohne weitere Vorbereitungen durchgeführt werden. Nach den ersten Lebensmonaten ist eine vorhergehende Stimulation mit HCG

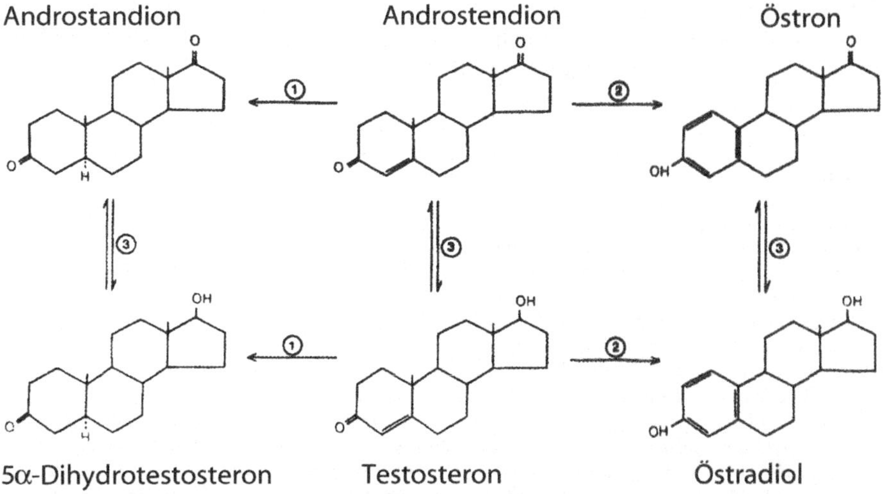

Androstandion   Androstendion   Östron

5α-Dihydrotestosteron   Testosteron   Östradiol

Abb. 23.3. Schematische Übersicht der wichtigsten Androgene sowie deren Metaboliten. An der Umwandlung der dargestellten Metaboliten sind folgende Enzyme beteiligt: *1.* 5α-Reduktase, *2.* Aromatase, *3.* 17β-Hydroxysteroid-Dehydrogenase

notwendig [8]. Trotz normaler Ausbildung der Wolff-Gang-Derivate durch Testosteron kommt es zu einer schweren Entwicklungsstörung des äußeren Genitales mit perinealer Hypospadie, Mikrophallus, klaffendem labienartigen Skrotum bzw. blind endender Vagina. Die Hoden liegen meistens in der Leiste, selten sind sie auch in den labienartigen Skrotalwülsten zu finden. Da das äußere Genitale bei der Geburt weiblich erscheint, werden die Kinder als Mädchen erzogen. Während der Pubertät kommt es unter normal einsetzender Testosteronbiosynthese zu einer Virilisierung mit deutlichem Größenwachstum des Mikropenis und zum Deszensus der Hoden. Die meisten Patienten ändern dann ihre Identität zum männlichen Geschlecht. Eine systemische hochdosierte Testosterongabe sowie eine Behandlung mit Dihydrotestosteronsalbe und eine operative Hypospadiekorrektur können bei diesen Patienten durchgeführt werden. Die Effektivität der hormonellen Behandlung im Sinne eines Penis- und Prostatawachstums und einer Zunahme der Gesichts- und Körperbehaarung ist höher, wenn präbubertär mit ihr begonnen wird [20].

23.5.9
Persistenz des Müller-Gang-Systems

Hier handelt es sich um eine Intersexualitätsform von äußerlich normal erscheinenden Individuen, bei denen die Entwicklung der Müller-Gänge nicht unterdrückt wurden [29], möglicherweise aufgrund eines Versagens der fetalen Hoden, den Anti-Müller-Faktor zu produzieren oder aufgrund einer Endorganresistenz gegenüber dieser Substanz [14]. Diese Patienten haben meist einen unilateralen Kryptorchismus mit kontralateraler inguinaler Hernie. Bei der Laparatomie findet man im Abdomen oder in der Hernie einen rudimentären Uterus mit Tuben. Der Ductus deferens ist fast immer hypoplastisch. Meistens wird die Diagnose zufällig bei der Kryptorchismus- oder Hernienoperation gestellt. Phänotypisch sind die Patienten unauffällig männlich und zeigen eine normale männliche Entwicklung der inneren und äußeren Geschlechtsorgane.

Literatur

1. Acien (1992)
2. Bartsch G, Glatzl J, Schweikert HU (1986) Sexuelle Differenzierungsstörungen. In: Hohenfellner R, Thüroff JW, Schulte-Wissermann H (Hrsg) Kinderurologie in Klinik und Praxis. Thieme, Stuttgart New York, S 459–488
3. Böhles H (1993) Das Kind mit intersexuellem Genitale. Theoretische und klinische Beschreibung. In: Sigel A (Hrsg) Kinderurologie. Springer, Heidelberg
4. Bongiovanni AM (1961) Unusual steroid pattern in congenital adrenal hyperplasia: deficiency of 3β-hydroxydehydrogenase. J Clin Endocrinol Metab 21:860
5. Burgner DP, Kinmond S, Wallace AM, Young DG, Forest MG, Donaldson MD (1996) Male pseudohermaphroditism secondary to panhypopituarism. Arch Dis Child 75:153–155
6. Cohen-Haguenauer O, Picard JY, Mattei MG (1987) Mapping of the gene for antimullerian hormone to the short arm of human chromosome 19. Cytogenet Cell Genet 44:2
7. Damiani D, Fellous M, McElreavy K, Barbaux S, Barreto ES, Dichtchekenian V, Setian N (1997) True hermaphroditism: clinical aspects and molecular studies in 16 cases. Eur J Endocrinol 136:201–204
8. Forest MG, Sizonenko PC, Cathiard AM, Berttrand J (1974) Hypophyso-gonadal function in humans during the first year of life: evidence for testicular activity in early infancy. J Clin Invest 53:819
9. Forest MG, David M (1992) Prevention of sexual ambiguity in children with 21-hydroxylase deficiency by treatment in utero. Pediatrie Bucur 47:351–357
10. Gordon DL, Krompotic E, Thomas W (1972) Pathologic testicular findings in Klinefelter's syndrome 47; XXY vs 46, XY/47, XXY. Arch Intern Med 130: 726–729
11. Griffin JE, Edwards C, Madden, JD (1976) Congenital absence of the vagina. The Mayer-Rokitansky-Kuster-Hauser syndrome. Ann Intern Med 85:224
12. Griffin JE, Wilson (1989)
13. Griffin JE, Jean D, Wilson MD (1992) Discorders of sexual differentiation. In: Walsh PC, Retik AB, Stamey TA, Vaughan ED (Hrsg) Campbell's Urology 6th ed, S 1509–1532
14. Guerrier (1989)
15. Jost A (1972) A new look at the mechanism controlling sex differentiation in mammals. Johns Hopk Med J 130:38–53
16. Jost A (1953) Problems of fetal endocrinology: the gonadal and hypophyseal hormones. Recent Progr Hormone Res 8:379–418
17. Keenan BS, Meyer WJ, Hadjian (1974) Syndrome of androgen binding protein in skin fibroblasts. J Clin Endocrinol 38:1143–1146
18. Koopmann P, Gubbay J, Goodfellow P (1991) Male development of chromosomally female mice trangenic for SRY. Nature 361:117–121
19. Lee MM, Donahoe PK, Hasegawa T, Silverman B, Crist GB, Best S, Hasegawa Y, Noto RA, Schoenfeld D, MacLaughlin DT (1996) Mullerian inhibiting substance in humans: normal levels from infancy to adulthood. J Clin Endocrinol Metab 81:571–576
20. Mendoca BB, Inacio M, Costa EM, Arnhold IJ, Silva FA, Nicolau W, Bloise W, Russel DW, Wilson JD (1996) Male pseudohermaphroditism due to steroid 5α-reductase deficiency. Diagnosis, psychological evaluation and management. Medicine Baltimore 75:65–76
21. Milewich L, George FW, Wilson JD (1977) Estrogen formation by the ovary of the rabbit embryo. Endocrinology 100:187–197
22. Pang S, Pollack MS, Marshall RN, Immken L (1990) Prenatal treatment of congenital adranal hyperplasia due to 21-hydroxylase deficiency. N Engl J Med 322:111
23. Peters H (1970) Migration of gonocytes into mammalian gonad and their differentiation. Phil Trans B 259:91–101

24. Saenger P, Goldman AS, Levine LS, Korth-Schutz S, Muecke FC, Katsumata M, Doberen Y, New MI (1978) Prepubertal diagnosis of 5 alpha-reductase deficiency. J Clin Endocrinol Metab 46:627
25. Sultan C, Lobaccaro JM, Belon C, Terraza A, Lumbroso S (1992) Molecular biology of disorders of sex differentiation. Horm Res 38:105–113
26. Swyer GIM (1955) Male pseudohermaphroditism: a histherto undescribed form. Brit Med J II:709–712
27. Tar A, Racz K, Dobos M, Barbaux S, McElreavey K, Fellous M (1996) 46, XX karyotype males, based on a specific case. Orv-Hetil 137:1085–1087
28. Wilkins L, Jones HW jr, Holman GH, Stempfel RS (1958) Masculinization of female fetus associated with administration of oral and intramuscular progestins during gestation. Nonadrenal female pseudohermaphroditism. J Clin Endocrinol Metab 18:559
29. Wilson JD, Walsh PC (1979) Disorders of sexual differentiation. In: Harrison JH, Gittes RF, Perlmutter TA, Stamey PC, Walsh PC (eds) Campell's textbook of Urology, 4th edn. Saunders, Philadelphia, pp 1484–1532
30. Witschi E (1948) Migration of germ cells of human embryos from the yolc sac to the primitive gonadal folds. Contr Embryol Carneg Instn 209/32:69–80

Kapitel 24

Urologische Spaltfehlbildungen

M. Westenfelder

24.1
Hypospadie

Abstract. Mit seinem Thema Hypospadie legt der Autor ein außergewöhnliches Maß an Fachkenntnis, an Engagement und persönlicher Erfahrung in seinen Beitrag hinein.

Wie die Hemmungsfehlbildung, was Hypospadie ist, embryonal zustande kommt, wissen wir nicht. Diskrete Erblichkeit besteht. Hypospadie erscheint in vielen Variationen. Sie zu klassifizieren geschieht am besten nach dem Mündungsort der Urethra, jedoch darin verbindlich erst nach der sog. Aufrichtung, weil die Mündung damit immer weiter nach proximal gerät. Mithin heißt die Klassifizierung: periglandulär – Schaftmitte – penoscrotal. Peripher des oft verengten Orifizium externum fehlt die Urethra samt Corpus spongiosum. Was so fehlt, imponiert als sog. Chorda. Die zugehörigen Corpora cavernosa sind unterentwickelt, die Penishaut darüber verdünnt.

Penoscrotale Hypospadie zusammen mit nicht palpablen Testes zwingt zur Abklärung einer Zwitterformation mittels Chromosomenanalyse, dies sogar auch bei palpablem Skrotalinhalt. Falls nicht sicher maskulin, empfiehlt sich die Umwandlung nach feminin.

Mit Hypospadie assoziiert gibt es Anomalien der distalen und proximalen Harnwege, betont Kryptorchismus, auch vesikorenale Refluxivität.

Die Indikation zu plastischer Korrektur ist bei jedem peripheren oder proximalen Orifizium gegeben. Bei Hypospadia glandis und coronaria ist sie davon abhängig zu machen, ob eine Peniskrümmung besteht, worüber verbindlich nur artifizielle Erektion mittels Kochsalzinjektion in ein Korpus informiert.

Das bestgeeignete Lebensalter ist Ende vom ersten auf das zweite Lebensjahr, während des sog. „psychischen Fensters". Einbindung der Eltern ist immer notwendig.

Das Operationsziel ist außer Zweifel der künftige Anspruch einer geordneten Kohabitation und Verlegung des Orifizium externum an die Spitze der Glans penis.

Die Operationsmethodik kennt zahlreiche Verfahren. Viele berühmte Namen sind darin verbunden. Einzeitige Aktion anstelle mehrzeitiger gilt heute als bisher höchste Entwicklung. Dem Operateur werden überdurchschnittliche Kenntnisse und Fähigkeiten abverlangt. Daher muß es auch Selbstbeschränkungen in der Kollegenschaft geben. Höchst atraumatisches Operieren, zugleich feinstes Instrumentarium und Nahtmaterial einschließlich Lupenvergrößerung gehören dazu. Jede Hypospadieplastik beginnt mit der Umschneidung des Meatus und Rückverlagerung bis zu kompletter Streckung des Penisschaftes. Überprüfung mittels artefizieller Erektion ist unverzichtbar. Nicht immer gibt es exzidierbares Substrat. Alle Methodik geht darauf hin, eine funktionierende Urethra neu zu bilden, alles sind Variationen der Plastik von Denis Brown und seiner Vorgänger. Zwischenschaltung von Anteilen aus Blasen- und Mundschleimhaut hat Vor- wie Nachteile. Die Hypospadia sine Hypospadie kann nur das bekannte Nesbit-Verfahren beheben. Der Autor empfiehlt temporär transurethrale Katheterableitung anstelle suprapubischer. Fortbestehende erektive Penisschaftkrümmung und Striktur der neuen Harnröhre sind fallweise schwerwiegende Komplikationen, und sie belasten die Operationstechnik (Schwenklappenplastik und asymmetrischer Nahtverschluß nicht erwähnt). Stichworte: Sequenz von Detaillösungen, komponentenorientiertes Vorgehen.

Seine Ergebnisse: Therapieziel voll erreicht in 95 % bei distaler Hypospadie, in 93 % bei medialer und in 76 % bei proximaler. n=400 (1995). Inzwischen n=1350 (1999). Wissenschaftlich und klinisch eine souveräne Einzelleistung.

24.1.1
Definition

Hypospadie bedeutet: Der Schlitz liegt unten. Es handelt sich dabei um eine Hemmungsfehlbildung unklarer Genese, bei der die Entwicklung der virilen Urethra und der sie umgebenden Strukturen in verschiedenem Ausmaß gestört wurde. Die Urethra bleibt unvollständig und zu kurz und mündet ventral zwischen Glans und Perineum. Zusätzlich entsteht ein breites Spektrum an Deformitäten aller anderen Genitalkomponenten, so daß in sich und zueinander variabel – Glans, Corpus spongiosum, Buck und Dartos – Faszien, Corpora cavernosa, Vorhaut, Penisschafthaut, Rhaphe, Gefäßversorgung, Skrotum und Skrotalinhalt betroffen sind. Dies ist ein typisches Charakteristikum der Hypospadie, welches bei der Beurteilung des Schweregrades, bei der Indikationsstellung zur Operation und bei der Therapie berücksichtigt werden muß.

24.1.2
Häufigkeit

Mit geringer Variationsbreite kommt die Hypospadie in 0,32 % aller lebendgeborenen Knaben vor, etwas häufiger bei Italienern und Juden und etwas seltener bei schwarzen Rassen. Die Häufigkeit scheint zuzunehmen. Die Vererbung erfolgt multifaktoriell, wobei Brüder von Hypospanden in 14 % und Väter in 8 % ebenfalls eine Hypospadie aufweisen. Für die Ätiologie bedeutsam ist die Tatsache, daß sie bei eineiigen Zwillinge in 2,5 % auftritt, also ca. 8mal häufiger als normal. Dabei muß die Hypospadie bei den Zwillingsbrüdem weder morphologisch identisch, noch bei beiden vorhanden sein.

24.1.3
Assoziierte Anomalien

Abhängig vom Schweregrad finden sich signifikant häufiger ein Maldescensus testis mit Leistenhernie (9,35 %), eine Utrikuluszyste und Harntraktanomalien. Während Utrikuluszysten nur bei skrotalen und perinealen Hypospadien beobachtet werden und klinisch fast immer bedeutungslos bleiben [20, 45], sind Harntraktanomalien überwiegend dann gehäuft nachweisbar, wenn weitere Anomalien wie Myelomeningozele oder Analatresie vorliegen oder es sich ebenfalls um proximale Hypospadien handelt [36] (Tabelle 24.1).

Tabelle 24.1. Die Häufigkeit des Maldescensus testis und der Leistenhernie bei Hypospadie [36].

	Maldescensus testis [%]	Leistenhernie [%]
Hypospadie gesamt	9,3	9,1
Hypospadia scrotalis	31,6	17,0
Hypospadia penis	6,2	8,5
Hypospadia coronarea/-glandis	4,8	7,1
Ohne Hypospadie	0,75–0,8	

24.1.4
Klassifikation der Hypospadie

Traditionsgemäß erfolgt die Klassifikation der Hypospadie nach der Meatusposition [13] in Hypospadia glandis, -coronarea und -penis distalis (1. Grades), in Hypospadia penis (2. Grades) und in Hypospadia penoscrotalis, -scrotalis und -perinealis (3. Grades). Diese Klassifikation wird bis heute verwendet, obwohl sie den Schweregrad der Hypospadien nur unbefriedigend charakterisiert. Zum Beispiel wird es sich bei distaler Meatusposition, hochgradiger Penisschaftkrümmung und dysplastischer distaler Urethra operationstechnisch um eine skrotale Hypospadie handeln. Barcat empfahl daher eine Klassifikation entsprechend der Position des Meatus nach erfolgter Penisschaft-Aufrichtung mit Durchtrennen der Urethralplatte und Meatusrückverlagerung [4]. Auch diese Klassifikation erwies sich als unbefriedigend, weil sie von dem Konzept ausging, daß jede Penisschaftkrümmung Folge einer Chorda sei und sich, wie auch von Horton und Devine noch berichtet, durch „vollständige" Chordaresektion beseitigen ließe [32]. Heute wissen wir, daß dies nur dann zutrifft, wenn die Corpora cavernosa keine eigene Krümmung aufweisen. Es ist häufig möglich, die Chorda zu resezieren und dabei Urethralplatte und Meatus zu erhalten. So wurde die Barcat-Klassifikation wieder verlassen. Sie war ebenso der subjektiven Beurteilung unterworfen wie die von Browne. Diese Klassifikationsschwierigkeiten mit großer subjektiver Interpretationsfreiheit erklären neben der Patientenselektionierung die unterschiedlichen Angaben über die Verteilung der Schweregrade in Hypospadiespektren größerer Kollektive (Tabelle 24.2).

Aufwendiger und differenzierter ist eine Dokumentation, mit der die verschiedenen deformierten Genitalkomponenten abgekürzt angegeben werden:

1. *Meatusposition*
   Hypospadia glandis   = H.g.
   Hypospadia coronarea   = H.c.
   Hypospadia penis distalis   = H.p.d.
   Hypospadia penis medialis   = H.p.m.
   Hypospadia penoscrotalis   = H.p.s.
   Hypospadia scrotalis   = H.s.
   Hypospadia perinealis   = H.perin.

Tabelle 24.2. Angaben zum Verteilungsspektrum der Hypospadien in großen Serien

Hypospadie Autor	Distale [%]	Mediale [%]	Proximale [%]	Klassifikation
Welch (1979)	62	22	16	Browne
Juskiewenski et al. (1983)	71	16	13	Barcat
Duckett (1992)	65	15	20	Barcat
Westenfelder u. Möhring (1997)	67	17,75	15,25	Browne

2. *Meatusstenose*   = MS
3. *Lanuca Magna*   = Lm
4. *Penisschaftkrümmung*   = PSK, Penisschafttorsion = PST, Penisschaftdeviation
                         = PSD
5. *Dysplastische Urethra*   = dys.U.
6. *Vorhautkonfiguration:* direkte Angabe = Präputialkappe, = geschlossene Vorhaut = Phimose (ventral gespalten = keine Angabe)
7. *Skrotale Konfiguration:* partielle Skrotaltransposition, komplette Skrotaltransposition, Skrotum bipartitum.

Aus der Angabe von z. B. H.c., Lm, MS, PSK, PSD, Präputialkappe, läßt sich der Schweregrad und damit der operative Aufwand genauer ablesen, als aus der Angabe einer distalen Hypospadie bzw. einer Hypospadie 1. Grades oder Hypospadia coronarea.

24.1.5
Embryogenese der normalen und der hypospadischen Harnröhre

Das männliche Genitale formt sich aus der dem männlichen und weiblichen Geschlecht gemeinsamen Genitalanlage unter dem Einfluß der männlichen Sexualhormone. Dabei bilden sich ventrolateral der Kloakenmembran, zwischen Ektoderm und Entoderm, mesodermale Zellhaufen, die sich nach ventral und kranial verschieben, vereinigen und so den Genitalhöcker bilden. Gleichzeitig wächst das Septum urorectale quer gegen die Kloakenmembran vor und teilt die Kloake in Sinus urogenitalis und Rektum, damit auch die Kloakenmembran in Urogenitalmembran (ventral) und Analmembran (dorsal). Über dem Septum urorectale entsteht das Tuberculum anale, woraus sich der Perinealkörper bildet. Lateral der Urogenitalmembran entstehen durch sich aufwerfende Urethral- und Genitalfalten die Strukturen, die für die weitere Entwicklung von Harnröhre und Skrotum verantwortlich sind. Durch Längenwachstum des distalen Sinus urogenitalis und des Phallus entsteht die urethrale Rinne, die beiderseits durch die mesodermalen Falten abgegrenzt sind. Aus der Rinne entsteht die Urethralplatte auf dem Grund der Urethralrinne. Durch „Zusammenbruch" der Platte wird die Rinne vertieft. Dann reißt die Urethralmembran ein, und unter dem Einfluß von Testosteron und Dihydrotestosteron schiebt sich die Urethralplatte nach ventral, und die Urethralfalten schließen sich von dorsolateral nach ventromedial über der Urethralplatte, aus der sich die distale Urethra entwikkelt. Das Mesenchym dorsal der Urethralrinne formt sich dann zu den Corpora um. Durch Einwachsen eines aus ektodermalen Zellen bestehenden Zapfens in die Glans, der zentral einschmilzt, entsteht die distale (glanduläre) Urethra, die sich mit der penilen Urethra vereinigt. Wird dieser Vorgang gestört (Zusammentreffen zwischen der distalen glandulären Urethra und der proximalen penilen Urethra), entsteht daraus die häufig zu beobachtende Lacuna magna, die sich als blind endender Gang dorsal der Urethra relativ weit nach proximal erstrecken kann. Häufig entstehen auch 2–3 solcher Lacunae. Das ektodermale Gewebe, aus dem die Penisschaft- und die Präputialhaut entsteht, schiebt sich dann ventral über die Urethra. Durch ihre ventrale Verschmelzung entsteht die Rhaphe der Genitalhaut. Die Penisschafthaut wächst nach distal über die Glans hinweg und bildet das Präputium. Störungen in der Entwick-

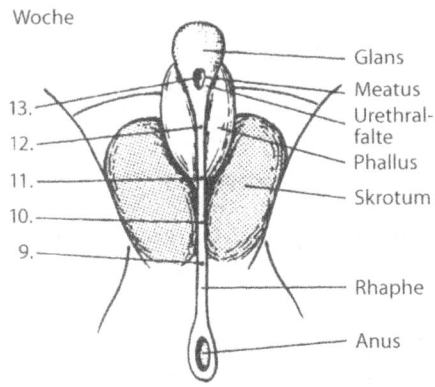

Abb. 24.1. Schematische Darstellung des männlichen Genitales im 58-mm-Stadium mit Lokalisation des Meatus urethrae externus in den Wochen 9–13 der Embryonalentwicklung. Bei Entwicklungsstillstand resultiert daraus die entsprechende Hypospadie

lung der Urethra wirken sich meist auch auf die Entwicklung der Rhaphe und des Präputiums aus. Daraus resultieren bei der Hypospadie Rhaphendeviationen, Y-förmige distale Aufzweigungen der Rhaphe und ventrale Präputialdefekte und Abknikkungen. Selten schließt sich bei distaler Hypospadie das Präputium vollständig und kann sogar als Phimose zu eng sein.

Die Hypospadie resultiert aus dem Stillstand der Entwicklung auf den verschiedensten Entwicklungsstufen (9.–13. Woche), woraus sich die endgültige Form der Anomalie ableiten läßt (Abb. 24.1).

Schwieriger ist es, die Entstehung der Chorda zu erklären. Hier handelt es sich um den zusammenwirkenden Effekt der unelastisch mit den Corpora verlöteten, zu kurzen und dysplastischen Penisschafthaut, unelastischen Rudimenten des Corpus spongiosum und fehlentwickelter Tunica dartos und Buck-Faszie. Histologisch läßt sich kein Unterschied zwischen Chordamaterial bei Penisschaftverkrümmung und ohne Verkrümmung nachweisen [56]. Die Chorda erklärt aber nur einen Teil der Penisschaftverkrümmung. Häufig besteht zusätzlich eine eigenständige assoziierte Wachstumsstörung der Corpora cavernosa im Sinne der Persistenz der Klitorisform [8].

Über *die Ursachen der Hypospadie* ist wenig bekannt. Das verminderte Ansprechen des Mesoderms und Entoderms auf Testosteron und Dihydrotestosteron (DHT) ist gesichert und läßt sich durch Nachweis der Rezeptoren in Fibroblastenkulturen belegen. Einzig gesicherte Ursache der Hypospadie ist das komplette Fehlen von DHT-Rezeptoren beim Reifenstein-Syndrom Typ 1. Für die übrigen Hypospaden sind möglicherweise temporäre hormonelle Störungen auf testikulärer Ebene verantwortlich. Dies würde erklären, warum durch systemische als auch lokale Gabe von Testosteron und DHT es selbst bei sehr kleinem Penis zur Wachstumsstimulation kommt. Die Theorie des Entwicklungsstillstandes bleibt aber unbefriedigend. Die Morphologie der Hypospadien ist dafür zu inhomogen. Werden Hypospadien gleicher Schweregrade verglichen, so zeigt sich eine völlig unsystematische Fehlentwicklung der einzelnen Komponenten in sich und zueinander. Der schweregradabhängige Anteil von Harntraktanomalien weist ebenfalls darauf hin, daß es sich nicht nur um eine Hemmungsfehlbildung handeln kann.

24.1.6
Morphologie der Hypospadien

Die extreme Variationsbreite der Hypospadien ist eindrucksvoll. Der *Meatus* wechselt *Position* und Durchmesser und kann hochgradig stenosiert sein. Häufig zeigen sich eine bis mehrere *Lacunae magnae,* die unterschiedlich lang und weit, meist distal des Meatus (selten proximal) münden und nach proximal unter die Urethralplatte und Urethra ziehen. Ist die ventrale Zirkumferenz der distalen Urethra dysplastisch, dann fehlt hier auf einer variablen Strecke spongiöses Gewebe, was zu einer intensiven Verlötung von Penisschafthaut und Urethralwand führt. Das *Corpus spongiosum* endet ventral unmittelbar am oder proximal des Meatus und setzt sich nach distal zur Glans hin als Strang oder auseinanderweichende Platte fort. Lateral von Corpus spongiosum und Urethralplatte vereinigen sich mit diesen *Buck- und Dartos-Faszien.* Es entsteht dadurch ein kräftiger bindegewebiger Strang. Dieser Strang wurde zusammen mit dem spongiösen Gewebe der Urethralplatte als *Chorda* bezeichnet, von der man früher annahm, daß sie wie die Sehne eines Bogens den Penis bei der Erektion gekrümmt halten würde. Diese Vorstellung über die Natur der Penisschaftverkrümmung erwies sich als nur sehr beschränkt zutreffend. Schon 1837 wies der Pariser Anatom Petit [44] an der Leiche eines 10- bis 12jährigen Knaben mit schwerer Hypospadie und Penisschaftkrümmung nach, daß die Verkrümmung auch nach vollständiger Urethra- und Chordaresektion persistierte, wenn die Corpora prall mit Wasser gefüllt wurden. Er zeigte so, daß die Chorda nicht Ursache der Penisschaftkrümmung war. Heute unterscheiden wir 3 Komponenten, die Ursache einer Penisschaftkrümmung, allein oder in Kombination sein können:

1. Die *Hautchorda.* Dabei ist die Penisschafthaut fest und unelastisch mit den ventralen Penisstrukturen verwachsen und meist ist dabei das Skrotum nach distal verlagert. Durch Ablösen der Haut und Zurückverlagern läßt sich eine Aufrichtung erzielen (nachzuweisen wie jede Orthoplastik durch eine artifizielle Erektionsprüfung).
2. Die *Chorda* ist ein schwer definierbares Gebilde aus spongiösem und Bindegewebe an der Unterseite, proximal und distal des Meatus gelegen. Wird dieses Gewebe komplett entfernt und oder die Urethralplatte durchtrennt und zeigt die Erektionsprüfung davor und danach einen sicheren Unterschied, so hat eine echte Chorda vorgelegen.
3. *Die intrinsische Verkrümmung der Corpora cavernosa.* Das Krümmungsmaximum ist dabei unabhängig von der Meatusposition und kann distal und proximal davon liegen. Die Ursache für dieses ungleiche Wachstum liegt wohl in der Entwicklungshemmung, so daß die Krümmung der Klitorisform entspricht [8].

Nicht selten setzt sich die Penisschaftkrümmung aus allen 3 Komponenten zusammen. Da es für die komplette Aufrichtung einerseits und die Bildung der Neourethra andererseits von großer Bedeutung ist, ob die Urethralplatte zur Verkrümmung beiträgt und durchtrennt werden muß oder nicht, scheint folgende Beobachtung bedeutsam: Ein Durchtrennen und Rückverlagern der Urethralplatte scheint nur dann zur Aufrichtung beizutragen, wenn die Tunica albuginea ventral Querfurchen aufweist (eigene Beobachtungen).

Die Konfiguration der Glans variiert abhängig von der Konfiguration von Fossa navicularis und Urethralplatte. Ist sie eher kugelig und die Urethralplatte und Fossa navicularis flach, so wird die Inkorporation der Neourethra in die Glans aufwendiger als bei tief gefurchter ovalärer Glans mit gut ausgeprägter distaler Fossa.

Die *Penisschafthaut* zeigt neben der abweichenden Blutversorgung, die von dorsal her erfolgt, eine extrem unterschiedliche Ausformung. Sie ist dorsal normal dick und von einer kräftigen Subkutis unterfüttert, ventral u. U. sehr dünn, z. T. mit dem Corpus spongiosum verwachsen, mit asymmetrischer Ausbildung der Rhaphe, die gespalten und distal häufiger nach links als nach rechts zum Präputium zieht. Bei Hypospadia penoscrotalis und -scrotalis findet sich nicht selten eine erhebliche Verschiebung von haartragender und nichthaartragender Haut. Unter Umständen ist die Penisschafthaut bilateral der Urethralplatte haartragend, und nichthaartragende Haut liegt beim Scrotum bipartitum zwischen den Skrotalhauthälften.

Die Konfiguration des *Präputiums* variiert ebenfalls erheblich. Am häufigsten ist die ventral gespaltene Vorbaut, die durch die dorsale Rhaphe abgeknickt wird und wie eine Kappe der Glans aufsitzt. Seltener fehlt dieser Knick und noch viel seltener ist die Vorhaut so weit, daß sie ohne Phimosenbildung ventral rekonstruiert werden kann. Nur in 4–9 % der distalen Hypospadien ist die Vorhaut mehr oder weniger komplett. Sie kann als Phimose zu eng sein, so daß sich erst bei der Zirkumzision die Hypospadie als Überraschung herausstellt. Bei geschlossener Vorhaut liegt die Meatusposition zwischen glandulär und distal penil. Der Meatus ist dann überwiegend weit und nur selten stenosiert. Das *Skrotum* liegt fast immer zu weit ventral. Von größerer Bedeutung ist das Scrotum bipartitum und die partielle oder komplette Skrotaltransposition.

Eine Übersicht assoziierter Penisdeformitäten bei 400 konsekutiven Fällen zeigt Tabelle 24.3.

Tabelle 24.3. Hypospadiespektrum und assoziierte Deformitäten 400 konsekutiver Fälle (1991–1995)[a]

Hypospadia	-glandis	-coronarea	-penis distalis	-penis medialis	-penoscrotalis	-scrotalis	-perinealis
n	46	113	109	71	42	17	2
%	11,5	28,3	27,2	17,75	10,5	4,25	0,5
Meatusstenose	61	74	71	55	45	23,5	0
Schaftkrümmung	91	59	74	91	100	100	100
Schafttorsion	20	12,3	8,2	10	5	12	0
Dysplastische Urethra	9	2,6	2,8	9	14	6	0
Geschlossene Vorhaut	9	5	1	0	0	0	0
Skrotaltransposition	0	0	0	0	0	23,5	100

[a] Das Spektrum zeigt das Überwiegen distaler und das vergleichsweise seltene Vorkommen skrotaler und perinealer Formen.

Hypospadie und Intersex

Zwischen Hypospadie und Intersex gibt es nur eine morphologische, aber keine genetische Verwandtschaft. Eine hochgradige Hypospadie ohne palpable Gonaden ist immer verdächtig auf eine Intersexform. Dies gilt aber unabhängig von der Hypospadie, denn jedes Kind mit bilateral nicht palpablen Hoden ist intersexverdächtig. Aber auch bei unilateral palpabler Gonade und kontralateraler Leistenhernie und Hypospadie kann ein Intersex vorliegen, und selbst bei bilateral palpablen Gonaden kann es sich um prolabierte Ovarien oder Rudimente handeln, so daß bei schwerer Hypospadie und unklarem Gonadenbefund ein Intersex ausgeschlossen werden muß. Am häufigsten wird ein *adrenogenitales Syndrom* oder eine *gemischte Gonadendysgenesie* in Betracht kommen. Die Chromosomenanalyse wird dann entweder 46, XX oder ein Mosaik 45, X0, 46, XY ergeben. Seltener ist der *inkomplette Pseudohermaphroditismus masculinus Typ I, das Reifenstein-Syndrom.* Diese „Knaben" weisen eine perineale bzw. skrotale Hypospadie, später eine Azoospermie auf und sind infertil. In der Pubertät kommt es zur inkompletten Virilisierung und Gynäkomastie. Bei den schweren Formen findet sich eine Vagina und kleine intraabdominelle Hoden. Fibroblastenkulturen zeigen einen Defekt der Androgenrezeptoren. Früh entdeckt sollte eine Feminisierung erfolgen.

Anders verläuft die Entwicklung bei *inkomplettem Pseudohermaphroditismus Typ II.* Bei ihm besteht ein 5α-Reduktase-Mangel. Bei skrotaler/perinealer Hypospadie findet sich eine kleine Vagina, die in die Urethra mündet (große Utrikuluszyste). Sie haben normale Hoden und Nebenhoden mit dem neben der Utrikuluszyste mündenden Ductus deferens. Bleibt der Zustand unentdeckt, werden sie als Mädchen erzogen, und es kommt in der Pubertät zu enormen Konflikten durch die „normale" männliche Entwicklung.

24.1.7
Klinik der Hypospadie

Die Hypospadie kann, je nach Schweregrad, alle *Genitalfunktionen* negativ beeinflussen.

Potentia generandi: Mit zunehmender Penisschaftverkrümmung wird Geschlechtsverkehr erschwert bis unmöglich, und die Spermadeponie erfolgt ineffektiv. Bei den meisten distalen Formen sind diese Funktionen nicht gestört.

Miktion: Sie ist primär, auch bei ausgeprägter Meatusstenose, nie beeinträchtigt, d. h. die Blase wird entleert. Liegt eine Meatusstenose vor, so kann es zu Urethritiden mit narbigem Umbau des Meatus und hochgradigster Striktur, evtl. Lichen sclerosus und rezidivierenden Harnwegsinfektionen und bei assoziierten Harntraktanomalien zu *Pyelonephritiden* kommen.

Da der Junge und spätere Mann aber, nach Cuip und McRoberts [18] das Recht hat, bei Eintritt in die Schule *im Stehen* Wasser lassen zu können, um seinen Namen leserlich „in den Schnee zu schreiben", kann er dies mit einer Hypospadie nur dann, wenn der Meatus distal sitzt und der Strahl dahin nicht nach unten abgelenkt wird. Wie wichtig diese Funktion für den Mann ist, soll dahingestellt bleiben, die meisten Eltern werden dies aber als Norm ansehen und für ihren Jungen fordern, auch wenn die Mutter dies später zu Hause aus hygienischen Gründen eher zu verhindern sucht. *Wettpinkeln* ist aber eine der gängigen Aktivitäten der Knaben.

Viel wichtiger als korrekte Spermadeponierung und Wasserlassen im Stehen ist aber die *Existenz eines normalen männlichen Genitale für die emotionale, kognitive, psychosoziale und psychosexuelle Entwicklung eines Knaben zu einem „funktionstüchtigen" Mann*. Seit ca. 1940 bis heute gibt es unzählige Untersuchungen über die Auswirkungen von Genitalanomalien und ihrer operativen Korrektur auf die Psyche des Mannes, die Schultz et al. in Pediatrics erstmals in einer Übersichtsarbeit zusammenfaßten. Auch spätere Untersuchungen, wenn nicht vom Operateur, sondern von einer unabhängigen Person ausgeführt, kamen stets zu den gleichen Ergebnissen:

Genitalanomalien haben eine starke Auswirkung auf die gesamte psychische und emotionale Entwicklung des Knaben und wirken sich bis ins Erwachsenenalter hinein aus. Auch das mit der Korrektur von Genitalanomalien verbundene Trauma hat ähnliche Folgen, die in jedem Fall schwerer wiegen als andere Operationen, d. h., daß durchschnittlich Männer mit einer (korrigierten) Genitalanomalie in allen untersuchten Sozialbereichen wie Sexualverhalten, Sozialverhalten sowie Erfolg im Berufs- und sonstigem Leben, stets schlechter abschnitten als eine Kontrollgruppe [12].

Der *Hypospadieschaden* beruht also neben der Beeinträchtigung der Funktionen Kopulation und Miktion ganz überwiegend in dem negativen Einfluß, den die Anomalie und das Therapietrauma auf die Psyche des Individuums ausüben können.

Auch das Therapietrauma bedarf einer differenzierten Betrachtung. Während die erfolgreiche einzeitige Frühkorrektur unter Mitaufnahme der Mutter sicher keine schwerwiegenden Folgen hinterläßt und die Kinder bei der abschließenden Kontrolle nach 1 Jahr nur noch selten irgendwelche Erinnerungen haben, verändert sich die Auswirkung von Operation, Krankenhausaufenthalt und Nachsorge beim über 2jährigen Knaben dergestalt, daß er sich ausnahmslos an das „unangenehme" Ereignis erinnert. Wird der ältere Knabe zur Operation alleine gelassen, so ist dies für ihn ein einschneidendes Ereignis, denn bis zum 10. Lebensjahr nehmen beim Knaben die unklaren Ängste vor schmerzhaften Prozeduren eher zu, bis sie dann rationell verarbeitet werden können. Bis zu diesem Alter werden die Knaben, wenn sie können, auch darauf bestehen, im Krankenhaus nicht allein gelassen zu werden. Haben sie aber die Operation erfolgreich überstanden, bedeutet dies auch für sie ein Erfolg, der es ihnen erleichtert, das Ereignis zu verarbeiten. Mißerfolg, d. h. auftretende Komplikationen werden nicht als Fehler des Operateurs erfahren, sondern als eigenes schuldhaftes Versagen. Kaum ein Operateur wird dem Knaben sagen, daß ihm ein Fehler unterlaufen ist, sondern er wird höchstens Erklärungen abgeben, warum der Erfolg ausblieb, mit der Tendenz, die Schuld beim unruhigen Kind, den unachtsamen Eltern oder bei den nicht aufmerksamen Schwestern zu suchen. Jeder Fehlschlag belastet daher doppelt und dreifach, da auch die Eltern ihr schlechtes Gewissen dem Kind gegenüber nicht selten in Aggression umsetzen. Das ältere Kind erlebt den Fehlschlag in aller Härte, und dies geht so weit, daß nicht nur extreme Minderwertigkeitsgefühle, sondern auch Resignation, Suizidgedanken und Suizidversuche vorkommen.

24.1.8
Geschichte der Hypospadiekorrektur

Die Geschichte der Hypospadiekorrektur ist geprägt von der ständigen Suche nach besseren, sichereren und einfachen Wegen, diese Anomalie zu beseitigen. Praktisch alle heute gängigen Verfahren waren im letzten Jahrhundert vom Prinzip her angedacht und versucht worden, in Vergessenheit geraten und wieder „neu" entwickelt. Die Geschichte beginnt, wie von Galen berichtet, vermutlich mit den Versuchen von Heliodorus und Antyllus (100–200 v. Chr.), den distal des Meatus liegenden Anteil des Penis zu amputieren. Wie so viele Methoden, die später folgten, war auch diese nicht besonders erfolgreich, und es verwundert nicht, daß erst wieder mit der Entwicklung der modernen Chirurgie das Thema aufgenommen wurde. Die weitere Geschiche der Hypospadiekorrektur beginnt mit den Versuchen, Harnröhrenfisteln zu verschließen [16, 21] und diese Technik auf die Hypospadiekorrektur zu übertragen: Dieffenbach faßt 1845 in seinem Lehrbuch „Die operative Chirurgie" erstmals das gesammelte Wissen über die Harnröhrenchirurgie zusammen und beschreibt die erste, zwar erfolglose, aber über 100 Jahre praktizierte Methode, nämlich die Glans mit einem Trokar mit Bleihülse bis zum Meatus zu durchbohren, die Bleihülse 4–6 Wochen zu belassen, bis sich der Kanal epithelialisiert hatte und dann später die „Fistel" zu verschließen. Er diskutiert die möglichen Arten der Harnableitung und empfiehlt die transurethrale Saugdrainage, lehnt die suprapubische Punktion als zu gefährlich ab und diskutiert auch die anzustrebende Position des Neomeatus, wobei er die koronare Position als unbefriedigend ansieht. Der erste, der die Notwendigkeit zur Penisschaftaufrichtung erkannte, war Mettauer [41]. Seine Lösungsversuche, durch Inzisionen des Subkutangewebes den Penis zu befreien, konnten nicht sehr erfolgreich sein. Erst Bouisson erkannte, daß dazu eine tiefere Inzision der Ventralseite des Penis erforderlich sei, ohne allerdings Chordagewebe zu resezieren [10]. Thiersch war dann der erste, der gut vaskularisierte Schwenkhautlappen zunächst bei der Korrektur der Epispadie, später auch der Hypospadie empfahl, eine Technik, die rasch aufigegriffen und weiterentwickelt wurde [51]. Thiersch war auch derjenige, der die perineale Urethrostomie einführte, die Form der temporären Harnableitung, die über 100 Jahre Bestand hatte. Außerdem war er der erste, der die Knopflochtechnik verwandte, um das Präputium von dorsal nach ventral zu verlagern, um es zur Dekkung der Unterseite des Penis zu verwenden. Duplay nahm den Gedanken der Penisschaftaufrichtung von Bouisson auf und schuf in einer zweiten Sitzung aus einem langen zum Rohr geformten am Meatus gestielten Penisschafthautlappen eine Neourethra, die er mit lateral mobilisierter Penisschafthaut deckte [26]. Er stellte auch schon fest, daß es nicht entscheidend war, ob der Lappen vollständig tubularisiert war, da er sich von selbst epithelialisieren würde. Dieses Vorgehen wurden 1949 erneut von Denis Browne beschrieben, populär gemacht und wird bis heute angewandt [14]. In der weiteren Entwicklung entstanden rasch hintereinander fast alle noch heute als aktuell angesehenen Ideen zu Korrektur der Hypospadie, auch wenn sie sich damals, auf Grund der beschränkten technischen Möglichkeiten, nicht realisieren ließen. Eine exzellente Übersicht bis 1970 geben Horton, Devine und Baran [32]. Wood beschreibt als erster die Bildung der Neourethra unter Erhalt der Urethralplatte durch einen basal gestielten Lappen an Penisschafthaut mit dem Ziel eines koronar plazierten Meatus [57]. Diese Technik wird von Rosenberger unter Verwendung eines Skrotalhautlappens auf die proximaleren Formen übertragen, dabei der Penis aber zunächst mit dem Skrotum vernäht [46], was 1951 bzw. 1952 von Culp und Cecil wieder aufgenommen wurde [15, 17]. Die Wood-Idee erfuhr eine Weiterentwicklung durch Ombrédanne [43] und Mathieu [39] und entwickelte sich zu einer der wichtigsten Methoden zur Korrektur der distalen Formen. Mit Josserand begann die Ara der Verwendung frei transplantierten Gewebes [33]. Josserand verwendete, wie viele nach ihm, ein freies Transplantat aus innerem Vorhautblatt, welches zum Rohr geformt durch einen mit einem Trokar gebohrten Tunnel zur Glansspitze eingezogen wurde. Im weiteren Verlauf wurden als freie Transplantate verwendet: Spalthaut, Vollhaut, Appendixschleimhaut, Ureter, der offene Processus vaginalis, die V. saphena magna, Urothel und Mundschleimhaut. Bis auf letztere war nur Vollhaut aus dem inneren Vorhautblatt wirklich erfolgreich [32]. Das innere Vorhautblatt war immer als wertvolles Material zur Rekonstruktion betrachtet worden. Hook war der erste, der einen vaskularisierten Lappen vom inneren Vorhautblatt zur Bildung einer Neourethra empfahl [31]. Ein vollständig tubularisiertes Rohr aus innerem Vorhautblatt, durch Knopflochtechnik auf die Ventralseite gebracht, beschreibt Mayo [38]. Beide Methoden waren die Vorläufer der Methoden von Hodgson [30], Asopa [2], Strandoli [50] und Duckett [23]. Unter der Vorstellung, daß die Urethra mit dem Corpus spongiosum außerordentlich elastisch sei, mobilisierten Beck und Hacker [7] bei distal peniler Hypospadie die Urethra so weit wie möglich, um sie dann in die Glans hinein verlagern zu können, eine Idee, die später von Waterhouse und Glassberg [52] wiederentdeckt wurde und durch den ventralen Zug dem Penis ein merkwürdig gestauchtes Aussehen (Concorde-Phänomen) gibt.

Weitere wesentliche Fortschritte für die Hypospadiekorrektur brachte der intraoperative Nachweis der Penisschaftverkrümmung durch artifizielle Erektion durch Gittes und McLoughlin [27] und die Möglichkeit der wirklichen Penisschaftaufrichtung durch das Verfahren nach Nesbit [42].

Mit der Erkenntnis über die Ursachen der Penisschaftkrümmung entstand die Einsicht, daß ein Durchtrennen der Urethralplatte meist nicht zur Aufrichtung beiträgt, so daß die Urethralplatte als Unterlage für eine ventrale Ergänzung der Urethra (Onlay) belassen werden kann [24]. Weniger im Bewußtsein, aber in den letzten Jahrzehnten viel bedeutsamer für die Geschichte der Hypospadie sind die enormen *technischen Fortschritte* bezüglich Narkose, Analgesie, Infusionstherapie, Sichthilfen, Instrumentarium, Nahtmaterialien, Methoden der Gewebeschonung, Harnableitung, Verbände und antimikrobiellen Therapie, ohne die unsere Vorgänger auskommen mußten.

24.1.9
Heutiger Stand der Hypospadiekorrektur

Bei der Häufigkeit der Hypospadie und Breite des Spektrums, den verschiedenen Operationsschulen und technischen Möglichkeiten verwundert es nicht, daß kein einheitliches Therapiekonzept besteht. Fast alle Aspekte könnten kontrovers diskutiert werden. Dies ist aber lediglich wie die ca. 300 verschiedenen beschriebenen Operationsmethoden ein Zeichen dafür, wie komplex die Materie und wie schwierig es ist, zuverlässig gute Ergebnisse zustande zu bringen. Zu klären sind:

1. Therapieziele, und damit
2. die erstrebenswerte Meatusposition mit Einfluß auf
3. die Operationsindikation,
4. das Operationsalter und
5. ob die Korrektur ein- oder zweizeitig durchzuführen ist.

ad 1. Therapieziel der Hypospadie

Wie bei jeder Anomalie besteht das Therapieziel auch bei der Hypospadie darin, den anomaliebedingten Schaden so weitgehendst und so traumaarm wie möglich zu beseitigen, daß der Knabe die Chance zu einer normalen Entwicklung zum „funktionstüchtigen" Mann bekommt.

ad 2. Meatusposition

Eine normale Meatusposition wie sie schon 1845 von Dieffenbach angestrebt wurde, entspricht diesem Therapieziel, während eine koronare Position kosmetisch unbefriedigend bleibt.

ad 3. Operationsindikationen der Hypospadien

Die Operationsindikation ist abhängig von dem Ausmaß des Hypospadieschadens und dem zu erwartenden Operationsergebnis, und wird von der Fähigkeit des jeweiligen Operateurs beeinflußt. Dies muß bei der Stellung einer Operationsindikation sowohl bei den distalen, überwiegend kosmetisch beeinträchtigenden, aber auch bei den proximalen Formen berücksichtigt werden. Aus dem oben Gesagten ergibt sich heute folgende Operationssindikation:

Eine absolute Operationssindikation besteht bei Meatusstenose, Penisschaftverkrümmung, -Torsion oder -Deviation, einer stark entwickelten, abgeknickten, kosmetisch störenden Präputialkappe und bei Phimose.

Eine relative Operationssindikation liegt vor bei: Hypospadia coronarea, -glandis und Hypospadie mit geschlossener Vorhaut, *ohne die oben genannten assoziierten Deformitäten.* Dabei muß ausdrücklich betont werden, daß es oft unmöglich ist, diese im Säuglingsalter präoperativ wirklich abzuschätzen.

Die Indikation ist auch nur dann gegeben, wenn der Operateur aufgrund seiner Erfahrung und bei geringem Risiko für das Kind, das Aussehen deutlich verbessern kann und die Eltern diesen Eingriff wünschen.

Häufig wird bei rein kosmetischer Indikation die Auffassung vertreten, die Entscheidung über die Korrektur doch dem älteren Knaben zu überlassen. Dies ist realitätsfremd, denn erstens ist dann das gestörte Körperbild fixiert und der psychische Schaden, sollte er auftreten, schon eingetreten, zweitens nehmen die Ängste vor operativen Eingriffen bis zum 10. Lebensjahr zu, was die „Eigenentscheidung" beeinflußt und drittens wird kaum ein pubertierender Knabe seinen Eltern gegenüber den Wunsch äußern, an seiner Hypospadie operiert zu werden. Nach der Pubertät ist es dann für die meisten ein sehr schwerer Schritt zur Operation, so daß bei primärer Verzögerung die Hypospadien fast ausnahmslos zu spät korrigiert werden.

ad 4. Ideales Operationsalter

Aufgrund der oben genannten Argumente, unterstützt durch die Argumente der Kinderpsychologen, die das psychologische Fenster zwischen dem 6. und 18. Lebensmonat empfehlen (Abb. 24.2), der Tatsache, daß der Penis zwischen dem 1. und 4. Lebensjahr nur wenig wächst (Tabelle 24.4) und aufgrund vieler praktischer Argumente des Verhaltens und des Umgangs mit 1jährigen empfiehlt sich heute die Korrektur im 1. Lebensjahr.

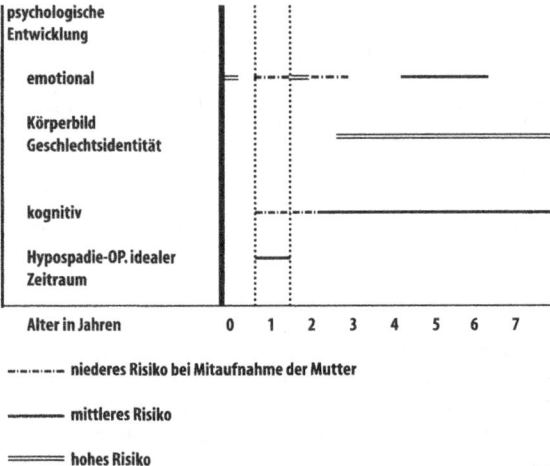

Abb. 24.2. Phasen der psychologischen Entwicklung des Kindes mit den 3 Ebenen der emotionalen Entwicklung, der Entwicklung der sexuellen Identität und der kognitiven Fähigkeiten. Danach bietet sich das psychologische Fenster zwischen dem 6. und 15. Lebensmonat als der geeignetste, weil am wenigsten sensible Zeitraum für Hypospadieoperationen an. (Nach Schultz et al. 1983)

Tabelle 24.4. Gestreckte Penislängen normaler männlicher Individuen. (Nach Feldmann u. Smith 1975, Schonfeld u. Beebe 1942)

Alter	Mittelwert	Zehnte Perzentile [cm]
Neugeborenes 30. Woche	2,5 ± 0,4	
Neugeborenes 34. Woche	3,0 ± 0,4	
Neugeborenes, reif	3,5 ± 0,4	
0.–5. Monat	3,75	2,7 (0–12 Monate)
6.–12. Monat	4,3	
1.–2. Jahr	4,8	3,6
2.–3. Jahr	5,2	
3.–4. Jahr	5,6	4,1
4.–5. Jahr	5,85	
5.–8. Jahr	6,1	4,7
8.–11. Jahr	6,4	4,8
Erwachsene	13,1	11,3

ad 5. Ein- oder zweizeitiges Vorgehen?

Das zweizeitige Vorgehen entstand aus der Vorstellung heraus, daß zur Penisschaftaufrichtung zunächst die Chorda durchtrennt, reseziert und der Meatus zurückverlagert werden müsse, daß dann zur Bildung der Neourethra ein komplettes Rohr und zusätzlich Haut zum Decken des Penisschaftes gebraucht würde, was für viele proximalen Formen auch heute noch zutrifft. Bei der nicht unerheblichen Komplikationsrate der proximalen Formen bedeutet das zweizeitige Vorgehen aber nicht selten 3 oder 4 Eingriffe. Mit den verbesserten Techniken und Sinken der Komplikationsquote kam der Wunsch auf, die Korrektur sowohl bei Penisschaftverkrümmung als auch bei den proximalen Formen, einzeitig durchzuführen. Erste Schritte in dieser Richtung wurden schon um die Jahrhundertwende gemacht [38, 47], scheiterten aber an den technischen Möglichkeiten. Ab den 60er Jahren war der Trend aber nicht mehr aufzuhalten, und es entstanden zunehmend einzeitigeVerfahren, die letztlich auch bei Penisschaftkrümmung angewendet werden konnten (z. B. Broadbent [11]).

Dabei kamen tubularisierte Penisschaft- und Präputialhaut, aber auch freitransplantierte Vorhaut zur Anwendung [19]. Erst mit dem sicheren und exakten Nachweis einer Penisschaftkrümmung durch artifizielle Erektion (1974) entstanden alle weiteren einzeitigen Verfahren unter Verwendung tubularisierter Vorhaut oder Penisschafthaut, weil durch die Erektionsprüfung eine Restkurvatur ausgeschlossen werden konnte und eine Nachkorrektur überflüssig wurde. Heute gelten einzeitige Verfahren bei erfahrenen Kinderurologen und Kinderchirurgen als Standard. Sie sind nicht nur „machbar", sie sind insgesamt weniger aufwendig, weniger belastend, sicher, kostengünstiger und erlauben es, im nicht voroperierten Gebiet zu operieren.

Technische Voraussetzungen zur Hypospadiekorrektur
Die Hypospadieoperation erfolgt heute nach den Prinzipien der plastischen Chirurgie, d. h. maximale Gewebeschonung, Berücksichtigung der Gefäßversorgung, Vermeiden von Narbenbildung, etc. Ein geeignetes Instrumentarium besteht aus *Mikro- und Mini-Instrumenten*, feinem *Nahtmaterial*, 8–7 x o geflochtenen Polyglykolfäden für die fortlaufenden Intra- und Subkutannähte der Neourethra, 6 x o geflochtenen Polyglykolfäden für die subkutanen Nähte und 6 x o Chromcat für die Haut. Für die *Blutstillung* empfiehlt sich bipolare Koagulation und Kompression des Gewebes während der Präparation mit der Hand in feuchten Kompressen. Auf eine Unterspritzung mit Adrenalin/Kochsalz kann ebenso verzichtet werden wie auf einen Turney cat. Beide verschlechtern nur die Vaskularisation. Im Gegenteil: Es empfiehlt sich bei aufwendigeren Operationen eher die Infusion von *HÄS* (Hydroxyäthylstärke) über 24–48 h, dann in Kombination mit einer *perioperativen antimikrobiellen Prophylaxe*. Ebenso notwendig sind *Sichthilfen*, wobei das Operationsmikroskop zu träge ist und Lupenbrillen bevorzugt werden: z. B. Vergrößerung x 3,6 und Arbeitsabstand 35 cm. Als *Harnableitung* verwenden wir seit über 10 Jahren einen transurethral eingelegten Cystofix-Katheter Chr. 10 bis Chr. 12. Ballonkatheter haben den Nachteil des unvollständig entblockten oder „aufgeworfenen" Ballons, der sich beim Ziehen „verfangen" kann. Die Harnableitungszeiten sollten zwar kurz, aber ausreichend lang gewählt werden, um den Kindern unnötig Schmerzen zu ersparen; 2–3 Tage bei MGP, tubularisierter Urethralplatte, Mathieu etc., 6–8 Tage bei Onlay, Duckett etc., 10–12 Tage bei Mundschleimhaut-Onlay oder Tubus. Die in Nordamerika häufig praktizierte offene Harnableitung in die Pampers ist aus infektiologischer Sicht ein Anachronismus. Die damit notwendige antimikrobielle Therapie ist teurer als der geschlossene Urinbeutel. Der *Verband* sollte durch milde Kompression Ödeme und Serome verhindern, den frisch operierten Penis schützen, den Katheter sicher fixieren, elastisch sein und sich nicht frühzeitig lösen. *Anästhesie und Analgesie:* Eine oberflächliche Vollnarkose kombiniert mit einer Sakralanästhesie, bzw. bei sehr aufwendigen Korrekturen evtl. mit einer Periduralanästhesie und die postoperative Analgesie mit Paracetamol/Codein-Suppositorien reduzieren die Schmerzen so weit, daß die Kinder wenige Stunden nach der Narkose wieder trinken, essen und schlafen können. Bei Verwendung von *Mundschleimhaut* wird die Entnahme durch *nasale Intubation* erleichtert. Sind bei sehr aufwendigen Korrekturen im 1. Lebensjahr die Hautverhältnisse ungünstig, so kann durch *hormonelle Wachstumsstimulation* mit einem Dihydrosteron-Analogon (Andractim-Gel) ein temporäres Wachstum des Genitale erreicht werden ohne bleibende und systemische Wirkung.

Logistik

Auch sehr langwierige Hypospadiekorrekturen stellen mit Ausnahme der Narkose kein schwerwiegendes Operationstrauma dar. Die Kinder sollen gesund, nicht frisch geimpft (mindestens 2 Wochen Abstand) und am Abend abgeführt und gebadet sein. Kleines Blutbild, Elektrolyte, Gerinnungsstatus und die Bestätigung vom Kinderarzt, daß sie gesund sind, reichen aus, um sie erst am Tag der Operation aufzunehmen. Es empfiehlt sich, die Mutter oder den Vater mit ins gleiche Zimmer aufzunehmen, da sie in der Regel die besten Betreuer sind.

24.1.10
Korrektur der Hypospadie

Operationssysteme
Präoperativ läßt sich nur grob abschätzen, welche Komponenten der vorliegenden Hypospadie korrigiert werden müssen. Es empfiehlt sich daher, die Operationsmethode nicht festzulegen, weil bei unerwarteten Verhältnissen die gewählte Methode überfordert sein kann. Einfacher ist es, erst intraoperativ den „Weg" der Korrektur anhand der Gegebenheiten auszuwählen. Zur Reduktion des Infektionsrisikos sind bei der Desinfektion Harnröhre und Lacuna magna mit einzubeziehen.

Die Operation verläuft generell bei allen Formen nach einem festen Schema ab:
1. Inspektion von Meatus, Lacuna magna, Urethralplatte, Fossa navicularis und Glanskonfiguration, um festzustellen, ob die Urethralplatte vorbereitet und verwendet werden kann oder sie durchtrennt und rückverlagert werden muß (proximale Formen mit starker Penisschaftverkrümmung).
2. Falls möglich: Vorbereiten der Urethralplatte mit plastischer Meatotomie durch Spalten des Septums zwischen Lacuna magna und Meatus, damit Inkorporation der Zirkumferenz der Lacuna magna in die Zirkumferenz der Urethra; bei distal dysplastischer Urethra Exzision dieses Areals und Readaptation der Hautränder mit 8 x 0 Polyvinyl; bei tiefer Fossa navicularis u. U. Spalten des distalen Randes zur Meatusspitze (Abb. 24.3).

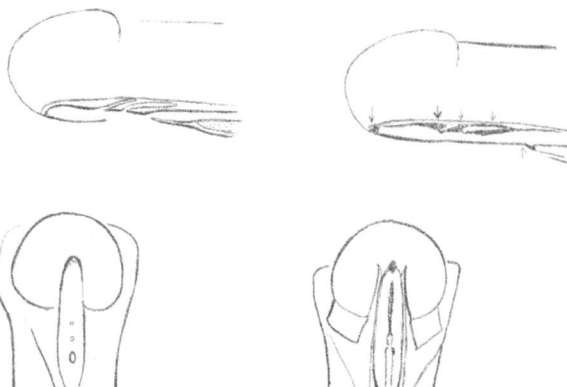

Abb. 24.3a, b. Vorbereiten Urethralplatte zur Aufnahme der Neourethra. Dargestellt **a** eine distal penile Hypospadie mit 2 Lacunae magnae, Meatusstenose, tiefer Rinne der Fossa navicularis und distal dysplastischer Urethra. **b** Die distale Zirkumferenz wird eingekerbt, die Urethralplatte median gespalten wie auch die Lacunae magnae, und der dysplastische distale Urethraanteil wird reseziert

3. Planen, welche Haut für die Neourethra verwendet werden soll. Dafür steht an die Urethralplatte angrenzende Penisschafthaut, proximal und lateral, zur Verfügung, Haut vom inneren Vorhautblatt und freitransplantierte Mundschleimhaut und Kombinationen (Abb. 24.4).

4. Planen und Vorbereiten der Glansrekonstruktion über der eingelegten Neourethra. Die Frenulum-äquivalenten Hautlinien lateral der Fossa navicularis geben die Inzisionslinien vor. Sie werden angezeichnet und nach proximal so fortgesetzt, daß nach Glansverschluß auch die Corona und Haut des inneren Vorhautblattes ventral zu verschließen sind (Abb. 24.5). Die Hautinzision erfolgt so, daß die Urethralplatte von der Unterlage mit abgelöst wird und die „Glansflügel" weit entfaltbar werden.

5. Nach der Hautinzision an der Glans, um die zu verwendende Hautfläche für die Neourethra und um die Corona glandis herum wird der Penisschaft komplett freipräpariert und eine Erektionsprüfung durchgeführt. Dazu empfiehlt sich die Injektion einer physiologischen Kochsalzlösung über eine transglandulär einge-

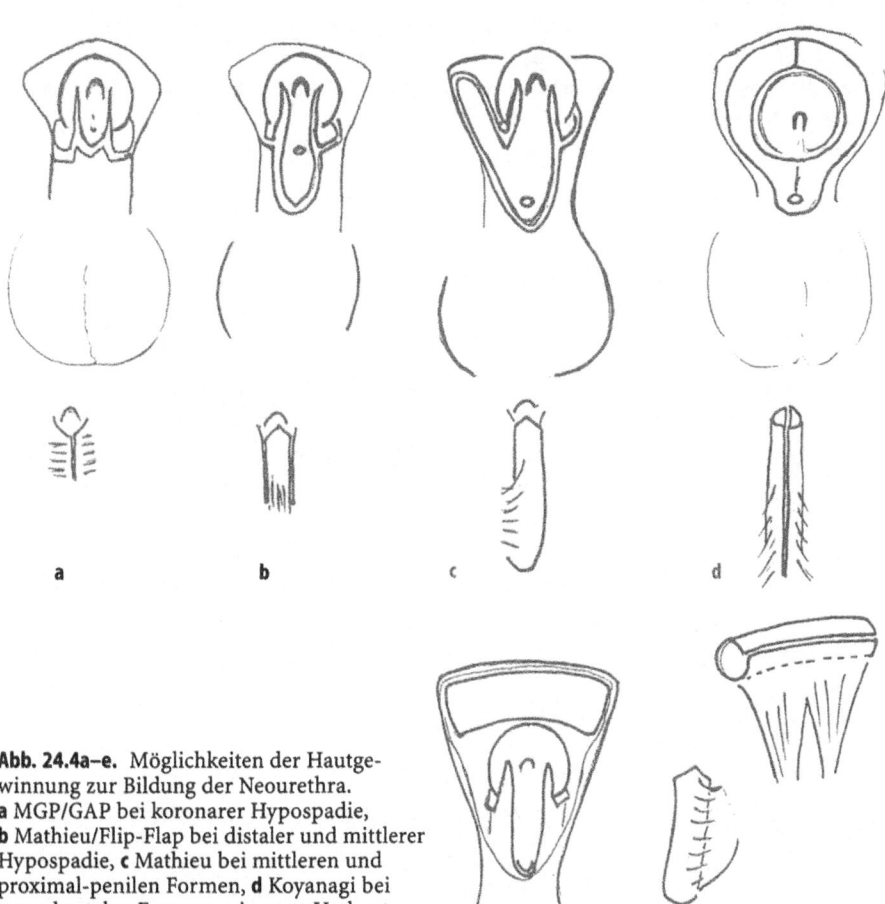

Abb. 24.4a–e. Möglichkeiten der Hautgewinnung zur Bildung der Neourethra.
a MGP/GAP bei koronarer Hypospadie, **b** Mathieu/Flip-Flap bei distaler und mittlerer Hypospadie, **c** Mathieu bei mittleren und proximal-penilen Formen, **d** Koyanagi bei penoskrotalen Formen, **e** inneres Vorhautblatt, tubularisiert oder als Onlay

stochene Butterfly-Nadel (Abb. 24.6). Findet sich eine Penisschaftkrümmung, so wird ihre maximale Krümmung durch laterale Haltenähte markiert, ehe von proximal nach distal alles erkennbare Chordamaterial entfernt wird. Nach der Chordaresektion erfolgt die 2. Erektionsprüfung. Liegt weiterhin eine Schaftkrümmung vor, so muß diese vor Bilden der Neourethra ausgeglichen werden.

6. Hierfür lassen sich mehrere Techniken anwenden (Abb. 24.7). Entweder wird nach Mobilisation des relativ breiten dorsalen Gefäß-Nervenstranges (klassisch) quer ein Nesbit-Oval aus der dorsalen Tunica albuginea exzidiert, oder lediglich durch 2 parallele, quere Inzisionen der dazwischenliegende Streifen versenkt und ein proximaler und distaler Rand darüber verschlossen. Bei weniger schweren Kurvaturen läßt sich auch, nach inkompletter Mobilisation des Gefäßnervenstranges bilateral, dorsal durch 2 Längsinzisionen, die quer vernäht werden, diese ausgleichen. Eine abschließende Erektionsprüfung muß den Erfolg, d. h. die vollständige Aufrichtung, nachweisen, ehe die Neourethra gebildet wird. Einfache Raffnähte ohne Inzisionen in die Tunica verbieten sich, da ihre Verankerung nachgibt und ein Rezidiv entsteht.

7. Die Neourethra wird dann über dem transurethral eingelegten Katheter (Stent, Cystofixkatheter) mit fortlaufenden 8 x o Intrakutannähten zweischichtig wasserdicht gebildet und in die Glans eingenäht. Die Glans wird über der Neourethra rekonstruiert, wozu das spongiöse Gewebe bilateral der Urethralplatte mobilisiert, evtl. auch durchtrennt werden muß (Abb. 24.8).

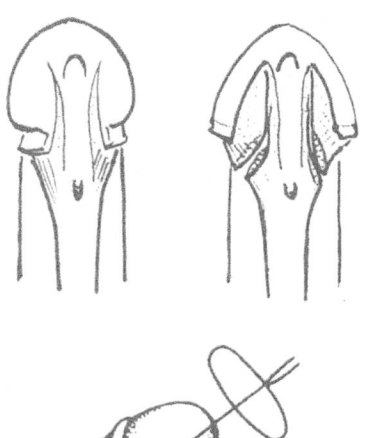
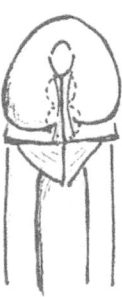

Abb. 24.5. Entfalten der Glans, einschließlich der Spongiosaplatte zur Aufnahme der Neourethra und Glansverschluß mit subkutanen Ringnähten und Abdekken der Neourethra durch die mobilisierte und adaptierte Spongiosaplatte

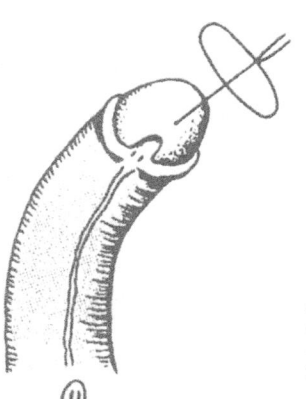

Abb. 24.6. Erektionsprüfung durch transglandulär in die Corpora cavernosa eingestochene Butterfly-Nadel. Injektion physiologischer Kochsalzlösung ohne Turny cat aber mit initialer Kompression der Corpora gegen die Symphyse. Die Form der Corpora kann nur bei voller Erektion und nach vollständiger Mobilisierung beurteilt werden

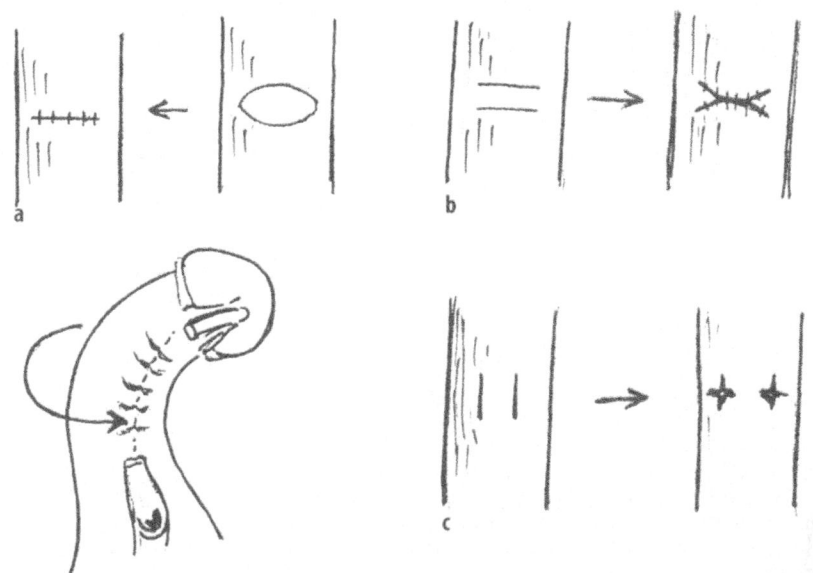

Abb. 24.7a–c. Methoden der Penisschaftaufrichtung nach dem Nesbit-Prinzip, dorsales Verkürzen der Corpora cavernosa. **a** Nesbit Oval, **b** versenkter Streifen, **c** Nesbit Tucks. Was dorsal entnommen wird, kann ventral implantiert werden

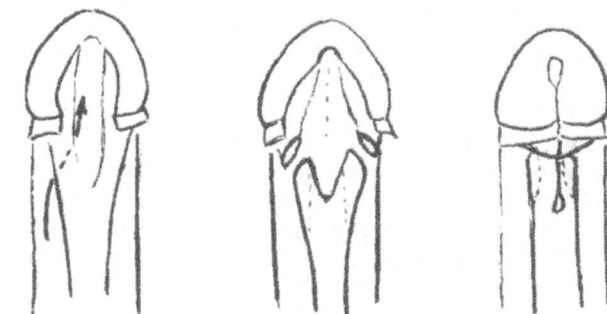

Abb. 24.8. Mobilisation, Durchtrennen und Readaptation der Spongiosaplatte, s. auch Abb. 24.5

8. Nach der Rekonstruktion der Glans wird das subkutane Gewebe dorsal auseinandergedrängt, um es nach ventral zu verlagern und damit die Neourethra zu decken (Abb. 24.9).
9. Überschüssiges Präputialmaterial wird reseziert und dann der Penisschaft straff gedeckt (Abb. 24.9a).
10. Kompressionsverband

Je nach Schweregrad der Hypospadie werden die einzelnen Punkte mehr oder weniger Zeit und Aufwand erfordern, insgesamt bleibt dieses Schema aber konstant.

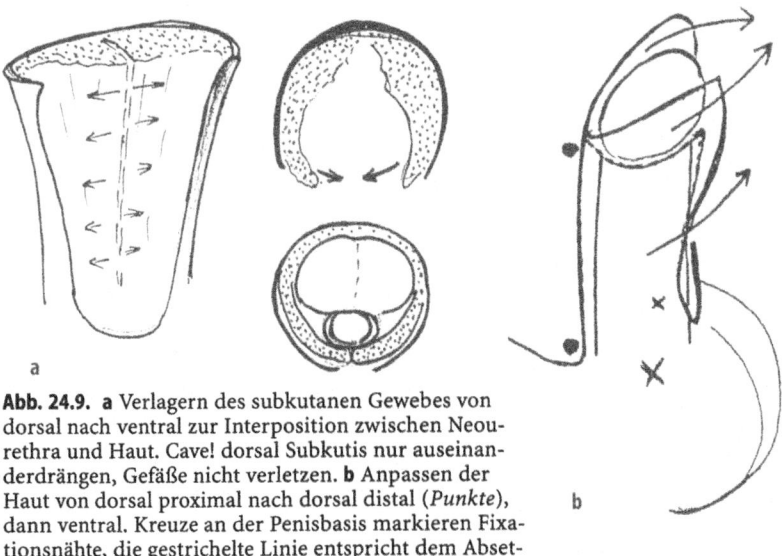

a

Abb. 24.9. a Verlagern des subkutanen Gewebes von dorsal nach ventral zur Interposition zwischen Neourethra und Haut. Cave! dorsal Subkutis nur auseinanderdrängen, Gefäße nicht verletzen. **b** Anpassen der Haut von dorsal proximal nach dorsal distal (*Punkte*), dann ventral. Kreuze an der Penisbasis markieren Fixationsnähte, die gestrichelte Linie entspricht dem Absetzungsrand

b

Gängige Operationsmethoden: Distale bis mittlere Hypospadien

Die Zahl beschriebener Operationsmethoden läßt sich nicht mehr nachverfolgen, liegt aber vermutlich um die 300. Diese können aber für sich keinesfalls alle Originalität beanspruchen. Im wesentlichen liefern sie eine Anweisung, wie sich bei einer idealisierten Hypospadie eine Neourethra formen läßt, mit oder ohne Verlagerung des Meatus in die Glans. Im folgenden wird nur eine kleine Auswahl an Operationsmethoden beschrieben werden können, die aber nach eigener, subjektiver Erfahrung bei der Hypospadiekorrektur am geeignetsten, sichersten und adaptationsfähigsten sind. Dazu gehören nicht mehr das *MAGPI*- und *Arap*-Verfahren, auch nicht in ihren aktualisierten Formen, da sie unbefriedigende Ergebnisse liefern. Sie wurden von der *GAP* (*Gandular Advancement Plasty*) bzw. *MGP* (*M-Glans-Plastik*) abgelöst. Im Prinzip sind es ähnliche Verfahren, die es bei tiefer Fossa navicularis und breiter Urethralplatte ermöglichen, nach U- oder M-förmigem Umschneiden der Urethralplatte diese zu mobilisieren, zum Rohr zu formen und darüber die Glans zu rekonstruieren (Abb. 24.10).

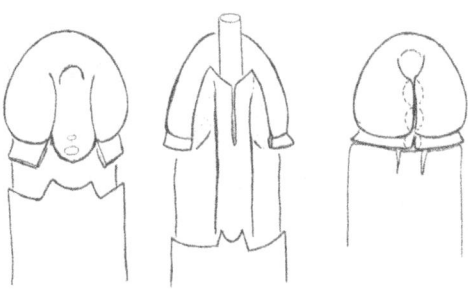

Abb. 24.10. *M-Glans-Plastik (MGP)/GAP*, bei tiefer Urethralrinne, Meatusstenose und Lacuna magna. Beachte Ringnähte zum Glansverschluß

Durch tiefe, longitudinale, mediane Inzision der Urethralplatte läßt sich die Urethralplatte ganz erheblich verbreitern. Das Prinzip der tubularisierten Urethralplatte unter Mitverwenden angrenzender Penishaut läßt sich, wenn ausreichend Haut zur Verfügung steht, auch bei proximaleren Formen anwenden und wird (relativ unbegründet) dann als *Thiersch-Dyplay-Verfahren* bezeichnet (Abb. 24.11). Zur Verbesserung der Vaskularisation der medianen Nahtreihe empfiehlt sich ein gestielter Subkutislappen aus der Vorhaut [9] (Abb. 24.12).

Letztlich handelt es sich beim modifizierten *Denis Browne* um das gleiche Prinzip mit, in einer ersten Operation, erfolgter Penisschaftaufrichtung [14].

Das *Mathieu*-Prinzip bzw. das *Flip-Flap*-Verfahren [32] nehmen als Onlay-Material Penisschafthaut aus der Region proximal des Meatus. Dies hat den Vorteil, daß die Nahtreihen nach lateral gelangen und nicht Nahtreihe über Nahtreihe liegt. Ein weiterer Vorteil liegt darin, daß das Lumen der Neourethra relativ einfach ausrei-

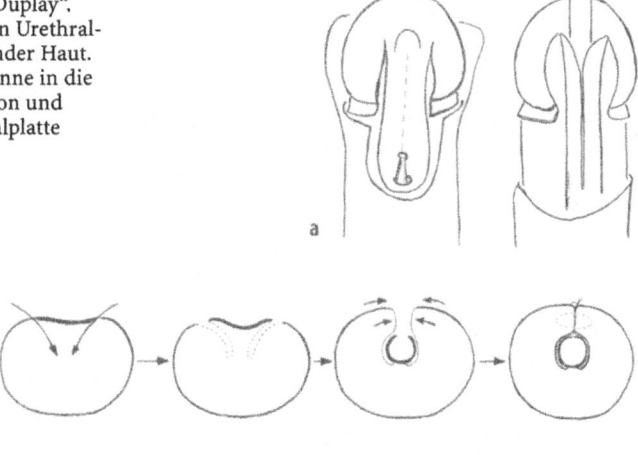

Abb. 24.11a, b. „Thiersch-Duplay".
a Tubularisierung der tiefen Urethralrinnen, evtl. mit angrenzender Haut.
b Versenken der Urethralrinne in die Glans durch schräge Inzision und Unterminieren der Urethralplatte

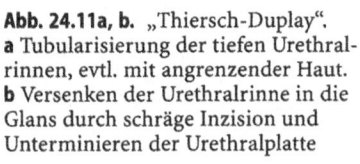

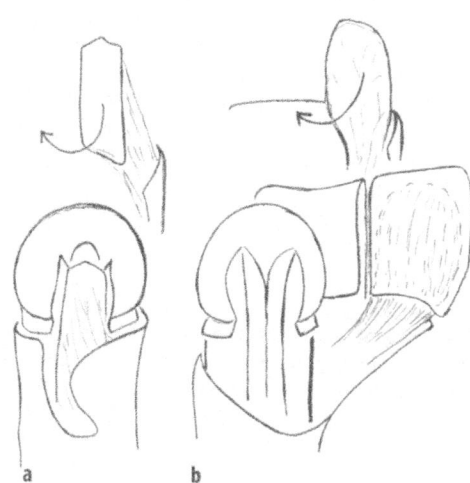

Abb. 24.12a, b. Belman-Onlay-Subkutis-Lappen. **a** Nach medianer Durchtrennung der Vorhaut wird von linker Hälfte das äußere Vorhautblatt abgetragen, das innere zurechtgetrimmt und als Onlay auf die Urethralplatte aufgenäht. **b** Wird auch das innere Vorhautblatt entfernt, so verbleibt ein gut vaskularisierter Subkutislappen, der zur Verbesserung der Vaskularisation über die Neourethra gedeckt und in die Glans inkorporiert werden kann

chend weit gebildet werden kann. Letztlich wird auch das Decken des Penisschafts mit der Haut spannungsärmer, weil nur die Urethralplatte und ein adäquater Anteil an Penisschafthaut proximal und nicht noch zusätzlich Haut lateral der Urethralplatte für die Neourethra verbraucht wird (Abb. 24.13). Für die Rekonstruktion der Glans hat dies keinerlei Bedeutung. Zur tiefen Inkorporation der Neourethra in die Glans empfahl Barcat [3], zusätzlich zum Mathieu-Lappen auch die gesamte Urethralplatte bis in die Glansspitze hinein abzulösen, die Glans dann noch tiefer zu spalten und die Neourethra auf diese Weise zur Penisspitze zu bringen. Nach eigener Erfährung ist dies überflüssig. Das Mathieu-Prinzip läßt sich als *V-Mathieu* erweitern, in dem von der Urethralplatte aus nach rechts ein adäquater Lappen umschnitten und von seitlich her auf die Urethralplatte aufgenäht wird (Abb. 24.4, 24.13b).

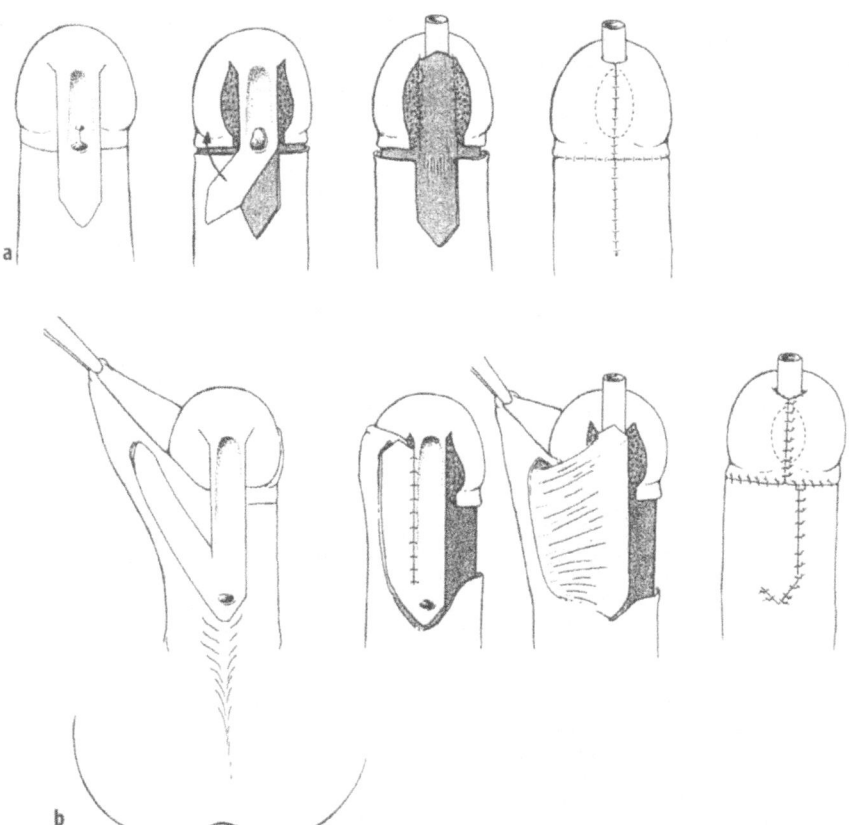

Abb. 24.13. **a** Mathieu, **b** V-Mathieu. Gegenüber sonstigen Onlay-Verfahren sehr geringes Risiko der Fistelbildung und keine Tendenz der Schaftrotation. Beim V-Mathieu muß erst der kurze (*rechte*) Schenkel der Neourethra nach tiefer Mobilisation der Glans genäht werden

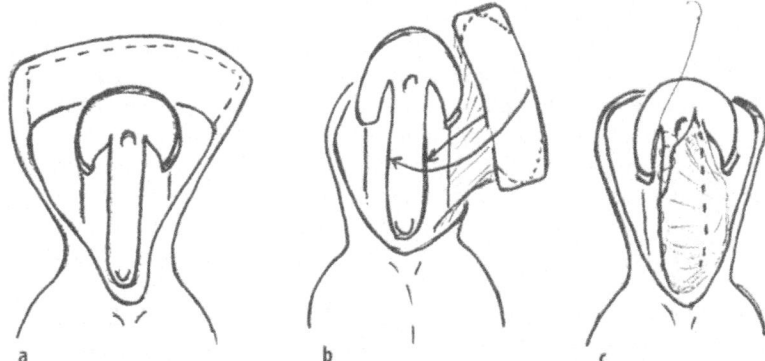

a   b   c

Abb. 24.14a–c. Duckett Onlay. Wie beim tubularisierten Duckett wird quer aus dem inneren Vorhautblatt ein Hautstreifen umschnitten (**a** s. gestrichelte Linie), unter Erhalt der Gefäßversorgung mobilisiert, nach ventral geschwenkt (**b**) und fortlaufend zunächst links bündig angenäht (**c**), dann zurechtgetrimmt (s. gepunktete Linie **b**) und auch rechts eingenäht (**c**). Naht von proximal nach distal

Gängige Operationsmethoden: Mittlere bis proximale Hypospadien, Onlay-Technik

Mittlere Hypospadien, deren Urethralplatte zur Penisschaftaufrichtung erhalten werden kann, weisen meist überproportional viel Vorhaut und wenig Penisschafthaut auf. Es empfiehlt sich daher, das innere Vorhautblatt als Material zur Bildung der Neourethra zu verwenden. Dies hat kosmetische Vorteile und erleichtert das Abdekken der Neourethra mit gut vaskularisierter Subkutis. Es gibt mehrere praktikable Varianten: vom Duckett-Tubus abgeleitet, das quer umschnittene *Onlay* [24], welches unter Erhalt der Gefäßversorgung mobilisiert, nach ventral geschwungen und longitudinal auf die Urethralplatte aufgenäht wird (der Duckett-"double faced island flap" ist verlassen). Ein longitudinal, paramedian nach Belman [9] umschnittenes Onlay, welches vom äußeren Blatt der Vorhaut befreit, nach ventral geschlagen und aufgenäht wird, bereitet deutlich weniger Durchblutungsprobleme, dafür eine noch stärkere Penisschafttorsion (s. Abb. 24.12). Bei ausgeprägter Präputialkappe läßt sich das Onlay longitudinal, medial umschneiden, durch Knopflochbildung nach ventral bringen und auf die Urethralplatte aufnähen. Dies sind alles Varianten des gleichen Themas (Abb. 24.14). Das Duckett-Onlay führt zur Torsion, die Belman-Modifikation ist wie die *Knopflochtechnik* für kürzere Strecken geeignet, und die Knopflochtechnik kann postoperativ für Wochen, wenn auch weniger gravierend wie der double faced island flap, mit erheblichen ödematösen Schwellungen einhergehen. Dafür ist er aber außerordentlich sicher, was Durchblutungsverhältnisse und Komplikationsarmut anbelangt. Steht zur Onlay-Technik inneres Vorhautblatt zur Verfügung, sollte dieses auch verwendet werden und nicht die viel traumatischer zu entnehmende und frei transplantierte Mundschleimhaut unter Verwerfen des inneren Vorhautblattes.

Bildung der Neourethra bei mittleren bis proximalen Hypospadien, nach Schaftaufrichtung mit Durchtrennen der Urethralplatte

Dies war die klassische Situation zur zweizeitigen Operation nach Denis Browne I und II, bis einzeitige Methoden entwickelt wurden, von denen sich letztlich nur wenige durchsetzten. Heute wird die Urethralplatte, falls erforderlich, distal durchtrennt, aber nicht mehr reseziert, sondern mobilisiert und zurückversetzt. Dies bedeutet, daß dann jede Neourethra aus einer Kombination von Tubus und Onlay bestehen wird, mit Ausnahme des *Koyanagi-Verfahrens* [35] (Abb. 24.4), bei dem die Haut lateral der Urethralplatte und in Fortsetzung daran nach distal Penisschaft- und innere Vorhaut als Ring gewonnen werden. Unter Erhalt der Gefäßversorgung wird dieser Ring nach ventral verlagert, median zur Platte vernäht und diese Platte zur Neourethra tubularisiert. Das Verfahren ist mühsam und weist unzählige Modifikationen auf. Wie der Original-Duckett und seine Variianten leidet auch dieses Verfahren unter dem Dilemma, daß mit Mobilisation des inneren Vorhautblattes entweder die Penisschafthaut vom Großteil der sie versorgenden Subkutis abgetrennt ist, dabei eine gut vaskularisierte Neourethra besteht, oder daß die Vaskularisation der Penisschafthaut gut ist und die der Neourethra eher einem freien Transplantat entspricht. Auswege aus dieser Situation wurden seit langem gesucht, die meisten erwiesen sich als Sackgassen, so auch die Verwendung von *Blasenschleimhaut* [40]. Sie ist heute völlig verlassen, obwohl viele der so operierten Knaben nach Revisionen in einem guten Zustand sind. Hauptprobleme mit dem Urothel waren die fehlende Festigkeit, die zunehmende Ballonierung der Neourethra und der Prolaps am Meatus, Phänomene, die allerdings bei allen langstreckigen Neourethrae auftreten können.

Mundschleimhaut-Neourethra: Erstmals 1914 von Lexer in Jena bei der Korrektur einer Urethrastriktur eingesetzt, erfreut sich dieses Substitutionsmaterial einer zunehmenden Popularität [37]. Es weist relativ günstige Eigenschaften auf, wie die relativ einfache Entnahme aus Unter-, Oberlippe oder Wange, die relative Festigkeit im Vergleich zum Urothel oder dem inneren Vorhautblatt, wodurch die Verarbeitung erleichtert wird und das gute Anwachsen ohne größere Probleme mit entzündlicher Abstoßung oder Prolaps etc. Die Mundschleimhaut läßt sich gut tubularisieren oder als Onlay verwenden, und Fisteln schließen sich häufig spontan. Aber auch bei der Mundschleimhaut kommt es zur Ballonierung, Strikturen, Prolaps, Fisteln, Zusammenbrechen der Neourethra und zu Problemen von der Entnahmestelle, das bedeutet: Zur Korrektur banaler Hypospadien sollte diese Technik nicht eingesetzt werden. Wird nach hormoneller Stimulation eine Neourethra aus Mundschleimhaut angelegt, so wird nach wenigen Monaten durch Schrumpfen der hormonabhängigen Glans die distale Urethra eingeengt, und die proximale Urethra kann dadurch zu weit werden.

24.1.11
Korrektur skrotaler und perinealer Hypospadien

Für die proximalen Hypospadien gibt es keine feststehenden universell einsetzbaren Operationsverfahren. Praktisch immer werden Kombinationen oder Variationen zur Anwendung gelangen. Die Variationsbreite der Deformitäten ist zu groß, und die Korrekturnotwendigkeit der einzelnen Komponenten zeigt sich ausnahmslos erst intraoperativ. Am Prinzip des operativen Vorgehens ändert sich dadurch nichts. Die zu erwartende Komplikationsquote ist auch in der Hand eines sehr erfahrenen Operateurs hoch, auf die sehr hohe Wahrscheinlichkeit einer Nachkorrektur sollte schon primär hingewiesen werden. Dies gilt für das einzeitige Vorgehen und in höherem Maße für das zweizeitige Vorgehen, aus dem fast immer ein drei- bis vierzeitiges Vorgehen wird.

Operative Besonderheiten bei proximalen Hypospadien

Hormonelle Stimulation. Bei der Planung der einzeitigen Frühkorrektur empfiehlt es sich frühzeitig abzuschätzen, ob zum Zeitpunkt der Operation durch einen Mangel an Haut Schwierigkeiten auftreten könnten. Für diesen Fall ist eine hormonelle Stimulation mit *DHT-Gel (Andractime)* angezeigt, die präoperativ über 4–6 Wochen bis 2–3 Wochen vor dem geplanten Operationtermin durchgeführt werden sollte. Dabei kommt es ausschließlich zur Wachstumsstimulation des Genitale, ohne sonstige Folgen, wie diese bei Stimulation mit Testosteron beobachtet werden.

Urethralplatte. Nur sehr selten wird sie nicht durchtrennt werden müssen. Dies entscheidet sich ausschließlich nach der Erektionsprüfung, die, ohne Turney-cat anzulegen, durchgeführt werden muß. Zeigen die Corpora cavernosa ventral Querrillen, so ist dies nach eigener Erfahrung ein sicheres Zeichen dafür, daß die Urethralplatte zu kurz ist. Sie wird dann unmittelbar proximal der Glans quer durchtrennt, soweit wie notwendig abgelöst und nach vollzogener Orthoplastik neu an den Corpora fixiert. Beim Umschneiden der Urethralplatte ist einerseits darauf zu achten, daß keine haartragenden Anteile mit in die Neourethra inkorporiert werden, andererseits, daß sie so weit umschnitten wird, daß sich die Haut ohne Verletzen des Corpus spongiosum von diesem abpräparieren läßt. Zusätzlich empfiehlt es sich dabei, den interskrotalen Sulkus mitzuresezieren, wenn es sich hier nicht um haarfreie Haut handelt, die zum Aufbau der proximalen Urethra mitverwendet werden kann. Eine Beurteilung über den Verlauf der Haargrenze ist mit Sichthilfe, v. a. aber nach hormoneller Stimulation sehr genau möglich.

Orthoplastik. Nach Chordaresektion und Ablösen der Urethralplatte besteht meist weiterhin eine extreme Penisschaftkrümmung, die viele Operateure übersehen, wenn sie weiterhin vom Konzept der Chorda aus- und ohne Erektionsprüfung vorgehen. Diese intrinsische Verkrümmung der Corpora läßt sich prinzipiell durch dorsales Verkürzen (*Nesbit*) oder ventrale Verlängerung beeinflussen. Ersteres ist technisch einfach, letzteres sehr problematisch. Ventrale quere Inzisionen oder longitudinale mediale Exzisionen sind meist wirkungslos, blutig und unvorteilhaft. Die quere Inzision mit Implantation von Cutis, Dartos-, Veneninterponat etc. ist häufig nicht ausreichend. Wird dagegen dorsal ein Nesbit-Oval aus der Region etwas distal der maximalen Krümmung entnommen und dieses Stück ventral etwas proximal der Krümmung implantiert, so werden damit mehrere Effekte gleichzeitig erreicht (Abb. 24.15). Einmal wird die Kurvatur gleichmäßiger ausgeglichen, zum zweiten der Aufwand zur Gewinnung eines Implantatgewebes eingespart, und schließlich kann es dadurch möglich werden, daß die ventrale Implantationsstelle noch von der Urethralplatte mit abgedeckt wird. Schließlich ist der Verkürzungseffekt geringer, als wenn die Corpora nur dorsal gekürzt werden [55]. Ausschlaggebend für den Nachweis einer suffizient durchgeführten Aufrichtung ist die Überprüfung artifizieller Erektion. Ein Vorschlag, sich die Arbeit zu erschweren, stammt von Perovic [43a], der eine artifizielle Erektion mit Prostaglandin E während der gesamten Operation empfiehlt, was nicht nur zu erheblichen Blutungen führen kann, sondern auch einen Verbandswechsel nach der Operation erfordert.

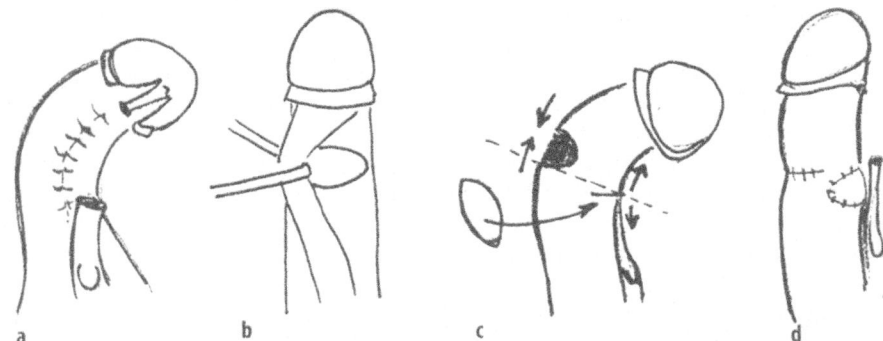

Abb. 24.15a–d. Penisschaftaufrichtung nach dem „*Robin Hood*"-Prinzip: Der dorsale Überschuß an Länge wird dadurch ausgeglichen, daß dorsal ein Nesbit-Oval aus der Tunica albuginea *weggenommen* und ventral, wo Mangel besteht, *zugefügt*, d. h. implantiert wird: **a** vollständige Chordaresektion mit distaler Durchtrennung der Urethralplatte, **b** Mobilisation des dorsalen Gefäß-Nervenstranges von lateral her und Entnahme des ausreichend breiten Ovals etwas distal des Kurvaturmaximums, **c** seitliche Darstellung, ventral wird die Tunica albuginea etwas proximal des Kurvaturmaximums quer gespalten und nach Auseinanderziehen der Ränder das dorsal entnommene Nesbit-Oval hier ventral eingenäht und mit der mobilisierten Urethralplatte gedeckt (**d**)

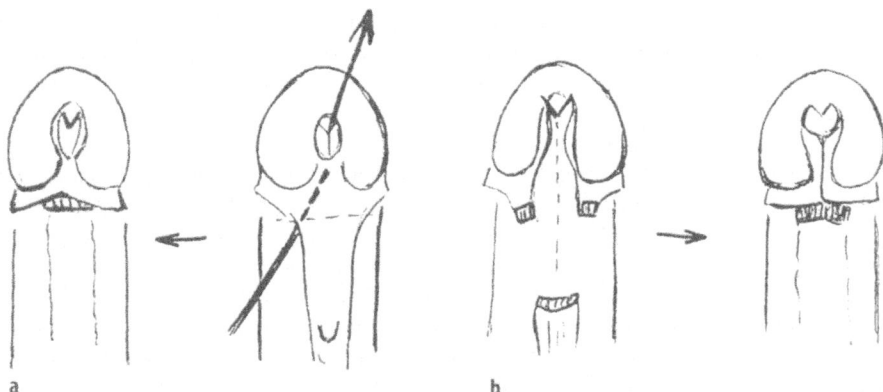

Abb. 24.16a, b. Glansrekonstruktion bei proximalen Hypospadien. **a** Tunneln, Weiten und Einziehen der Neourethra, **b** tiefes Spalten, entfalten und Rekonstruktion nach Inkorporation der Neourethra

Glansrekonstruktion. Bei den proximalen Formen stellt das Tunneln der Glans nur selten eine geeignete Lösung zur Inkorporation der Neourethra in die Glans dar. Viel sinnvoller ist ein tiefes medianes Spalten mit Y-förmiger Fortsetzung der Schnittführung zum Ende der Fossa hin. Dann werden die Glansflügel abgehoben und damit die Glans zur Aufnahme der Neourethra vorbereitet (Abb. 24.16).

Skrotumrekonstruktion. Bei den proximalen Hypospadien ist das Skrotum gespalten, dazu häufig partiell oder komplett ventral transponiert. Die primäre Rekonstruktion ist realisierbar, wenn auf die Durchblutungsverhältnisse geachtet wird.

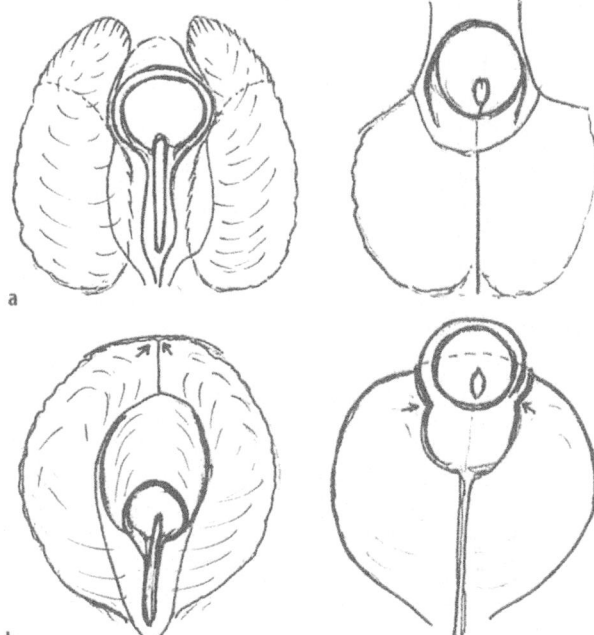

Abb. 24.17. Skrotumrekonstruktion bei proximalen Hypospadien mit **a** partieller oder **b** kompletter Skrotaltransposition. Zur Rekonstruktion muß sowohl die Haut des ventralen Skrotalanteils als auch die Haut der interskrotalen Furche reseziert werden. Auf die Durchblutungsverhältnisse ist maximal zu achten

Beim Scrotum bipartitum muß nicht nur das Skrotalseptum, sondern auch ein Großteil der Skrotalrinne reseziert werden. Bei partieller Transposition wird je nach Skrotumkonfiguration der ventrale Anteil sehr oberflächlich umschnitten und dann nach ventral unter die Radix penis eingeschwenkt oder aber nur von der Subkutis abpräpariert und weitgehendst reseziert. Bei kompletter Transposition werden ebenfalls nach primär nur sehr oberflächlicher Hautinzision und gefäßschonender Mobilisation der Skrotalhälften und der Penisschafthaut (mit gesamter Subkutis), das Skrotum nach kaudal und der Penisschaft nach kranial verlagert. Diese Dissektion sollte vor Bildung der Neourethra abgeschlossen sein, um sie anschließend unverzögert mit Subkutis decken zu können (Abb. 24.17).

Neourethra. Auch bei den proximalen Hypospadien gilt nicht automatisch, daß die Neourethra aus Mundschleimhaut zu bilden sei. Dies erscheint augenblicklich lediglich als eine besonders elegante Option. Steht viel Haut (großes inneres Vorhautblatt) zur Verfügung, findet sich nichthaartragende Haut zwischen den Skrotalhälften, ist der zu überbrückende Abstand vergleichbar gering, so ist weiterhin ein Duckett (Abb. 24.18), ein Koyanagi oder eine andere Kombination eine mögliche Lösung. Dabei muß bewußt bleiben, daß bei den schweren Formen praktisch immer die Neourethra aus einer Kombination eines Rohres mit einem Onlay auf die Urethralplatte besteht. Bei ungünstigen Verhältnissen lohnt sich aber der Aufwand mit der Mundschleimhaut-Neourethra. Dabei sollte auf einen weiten Kanal durch die Glans, eine Armierung mit einem möglichst dicken Stent und eine gut vaskularisierte „Verpakkung" geachtet werden. Fisteln sind dabei ebensowenig ein Problem wie Anastomo-

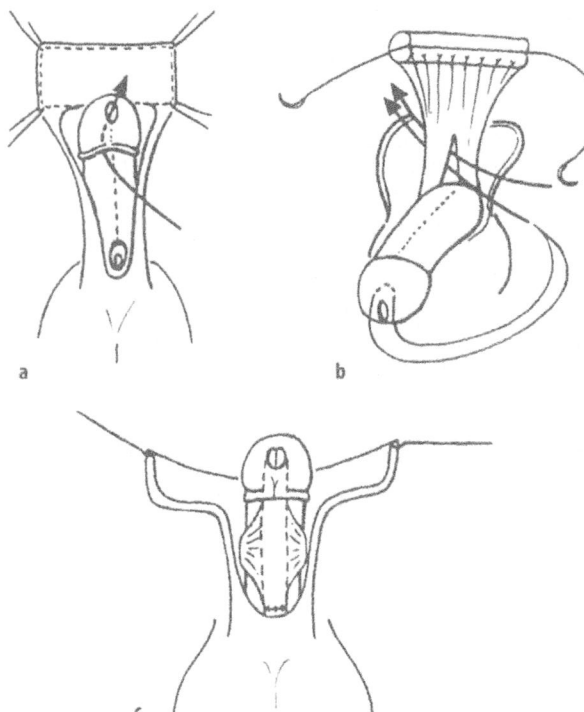

Abb. 24.18a–c. Modifizierter Duckett. **a** Nach Orthoplastik und Vorbereiten der Glans, Umschneiden des angezeichneten Areals aus dem inneren Vorhautblatt. **b** Tubularisierung und Mobilisation. Spalten des „Mesos", durch welches der Penis und das linke Ende des Tubus durchgezogen wird. Dadurch liegt die Nahtreihe den Corpora an. **c** Nach Einnähen der Neourethra, Hautverschluß, eine Torsion ist vermieden

senstrikturen. Schwerwiegendere Komplikationen sind, wie bei der Blasenschleimhaut, dann zu erwarten, wenn es zum Ballonieren der proximalen Neourethra vor der eingeengten glandulären Urethra kommt.

24.1.12
Nachbehandlung, Nachkontrollen

Im Anschluß an die Hypospadie-Operation können die Kinder nach wenigen Stunden wieder frei trinken und spätestens am Abend Nahrung zu sich nehmen, dies auch nach Entnahme von Mundschleimhaut. Besondere lokale Maßnahmen wie Kamillespülungen werden nicht mehr durchgeführt. Die Kinder verwenden den Schnuller und trinken und essen nahezu unbehindert. Bei komplexen Rekonstruktionen werden über 48 h die antimikrobielle Prophylaxe und die Infusion von HÄS beibehalten. Bettruhe wird versucht so lange aufrechtzuerhalten, wie der Primärverband bzw. der Katheter liegt, d. h. 2 Tage bei den distalen, 6–8 Tage bei den mittleren und proximalen Formen ohne Verwendung von Mundschleimhaut und 12 Tage nach Mundschleimhaut. Die Erfahrung mit akzidentell gezogenen bzw. herausgerutschten Kathetern zeigte, daß nur dann eine suprapubische Harnableitung gerechtfertigt ist, wenn sich eindeutig ein Leck oder eine Harnsperre ergibt. Nach Entfernen des Primärverbandes legen die Mütter für 1–2 Tage lockere Verbände mit Povidon-Jodsalbe, danach mit Panthenol-Salbe für ca. 2 Wochen an.

Nachkontrollen erfolgen 1–2 Wochen nach der Entlassung, dann nach 4 Wochen, 3–4 Monaten und schließlich 1 Jahr nach der Operation. Immer häufiger wird empfohlen, eine letzte Nachkontrolle Anfang der Pubertät anzusetzen, um sicher zu sein, daß keine „Restprobleme" wie Fisteln, Strikturen oder Penisschaftkrümmungen unerkannt bleiben. Dies ist zumindest für die mittleren und proximalen Formen eine sinnvolle Forderung. Bei der Nachkontrolle ist eine Kalibrierung der Harnröhre nur bei Verdacht auf Striktur indiziert.

24.1.13
Komplikationen nach Hypospadie-Operation

Nach Operation einer Hypospadie kann sich alles nur Denkbare an Komplikationen ereignen, selbst Todesfälle sind beschrieben [40]. Bei entsprechender Erfahrung reduziert sich aber das zu erwartende Risiko drastisch. Problematisch ist die *persistierende Penisschaftkrümmung* aus 2 Gründen: Erstens muß zur sauberen Nachkorrektur u. U. die zu kurze Neourethra aufwendig ergänzt werden, so daß die Nachkorrektur aufwendiger als die Primäroperation wird, und zweitens führt dieses Wissen leicht dazu, diese Korrekturoperation in der Kindheit als „überflüssig" abzutun, nur um dem jungen Mann dann die unausweichlichen Probleme für später zu überlassen. Dies ist eine häufig zu beobachtende Fehlreaktion, denn die persistierende Penisschaftkrümmung führt praktisch ausnahmslos zu Problemen und *muß* daher korrigiert werden. Ähnlich verhält es sich mit sekundären durch Vernarbung aufgetretenen Penisschaftkrümmungen. Sie haben eher eine reale Chance, mit der Zeit besser zu werden.

Die *Fistel* ist lästig und muß, wenn sie sich nicht spontan schließt, verschlossen werden. Spontanverschlüsse werden nur bei Verwenden von sehr dünnem Nahtmaterial (8 x 0), bei feinem Kanal und nur kurze Zeit nach ihrem Auftreten beobachtet, insbesondere nach Verwenden von Mundschleimhaut. Langstreckige Fisteln sind Folge eines Zusammenbruchs der Neourethra und erfordern eine Rekonstruktion. Fehlt Haut, wird diese durch Mundschleimhaut als Onlay ergänzt. Dann ist es besonders wichtig, eine gut vaskularisierte Schicht zwischen Neourethra und Haut einzubringen. Häßliche Hautverhältnisse lassen sich leicht korrigieren und sollten nicht belassen werden. Wirklich problematisch sind *Strikturen* aller Art. Die Versuchung, mit Bougierung, Selbstbougierung, Sichturethrotomie, Laserurethrotomie rezidivierende Strikturen unter Kontrolle zu bekommen, ist groß. Die Erfahrung eines Operateurs läßt sich daran erkennen, daß er weiß, ab wann er mit diesen Maßnahmen keine Chance mehr hat und definitiv nachkorrigieren muß. Auch diese Operationen sind u. U. sehr aufwendig und anspruchsvoll. Entsteht aus einer desolaten, unkontrollierbaren Situation ein schwerer *Hypospadiekrüppel*, dann empfiehlt sich ein *zweizeitiges rekonstruktives Vorgehen: Der erste Schritt* besteht aus der vollständigen Rückwandlung. Der Penisschaft wird gestreckt, die Urethra dort ausgeleitet, wo dies ohne Strikturierungsgefahr möglich ist. Narben werden exzidiert. Die Glans zur Aufnahme der Neourethra vorbereitet, die verwertbaren Teile der Neourethra „gerettet" und die Haut derart verlagert, daß sie bei der folgenden Operation mit Bildung der Neourethra zur spannungsfreien Deckung zur Verfügung steht oder aber getunnelt werden kann.

Der zweite Schritt, 6 Monate später, besteht darin, die Neourethra aufzubauen: aus den Resten, kombiniert mit tubularisierter angrenzender Penisschafthaut, einem Onlay aus Mundschleimhaut oder tubularisierter Mundschleimhaut. Sicherheit und ein gutes, auch kosmetisches Ergebnis sind oberstes Gebot.

24.1.14
Korrektur assoziierter Anomalien des Urogenitaltraktes

Die gleichzeitige Korrektur von Harntraktanomalien bei Hypospadien verbietet sich meist. Bei Maldescensus testis, Leistenhernie und Hydrozele kann nach simultaner Operation durch die das Skrotum mitbetreffende Verbandskompression der Hoden wieder nach kranial geschoben werden und sekundär festwachsen, d. h. ein sekundärer Hodenhochstand entstehen. In Ausnahmefällen läßt sich eine Antirefluxplastik in gleicher Narkose vor der Hypospadiekorrektur durchführen. Der Eingriff wird dadurch sehr viel belastender. Utrikuluszysten, selbst bei erheblicher Größe, machen nur extrem selten Beschwerden. In einer eigenen Serie von ca. 1.350 Hypospadien mußte bisher nur zweimal eine Utrikuluszyste angegangen werden.

24.1.15
Zusammenfassung

Morphologie: alle Peniskomponenten in sich und zueinander variabel deformiert, dabei Corpus spongiosum zu kurz, evtl. auch fibrotisch, Corpora cavernosa wachstumsgestört, verkrümmt, unabhängig von Meatusposition, Glans konisch bis breit, Urethralplatte extrem variabel, Tunica dartos und Buck-Faszie mit dysplastischem Corpus spongiosum zur „Chorda" verbacken.
Klassifikation: nur unbefriedigende, subjektiv unpräzise Klassifikationen eingebürgert, aussagekräftiger, wenn detaillierter entsprechend der einzelnen Komponenten.
Morbidität: 0,3 %, vermutlich steigend.
Vererbung: multifaktoriell.
Embryogenese: mesodermale Zellhaufen enterolateral der Kloakenmembran bilden Genitalhöcker, weiter Urogenitalmembran – Urethralrinne – Urethralplatte. Distale glanduläre Urethra vereinigt sich mit proximaler, falls dieser Vorgang gestört: Hypospadie = Entwicklungshemmung; Penisverkrümmung schwer zu erklären – Klitorisform?
Kausalgenese: unklar, vermindertes Ansprechen der Androgenrezeptoren.
Operation der Hypospadie: Chordaresektion schon im 19. Jahrhundert – nicht schematisierbare Fehlbildung. Korrektur bedeutet Korrektur der einzelnen deformierten Komponenten. Duplay, Ombrédanne, Mathieu, D. Browne – versenkte Streifen. Freies Transplantat.
Mehrzeitige Verfahren: abgelöst von
Einzeitigen Verfahren: freie Vorhautlappen, gestielte Insellappen, tubularisiert, als Onlay, Kombinationen aus tubularisierter Penisschaft- und Vorhaut. Freitransplantierte Mundschleimhaut. Urothel verlassen. Duckett weitgehendst verlassen, MAGPI verlassen.
Orthoplastik: unter Kontrolle artifizieller Erektion.
Frühkomplikationen: Nachblutung – Harnableitung.

Spätkomplikationen: Fistel, Striktur, Penisschaftverkrümmung, häßliche Kosmetik.
Operatives Umfeld: (a) Operationstermin 6.–18. Monat (Psyche schonend) – Mikro-
technik und Erfahrung erforderlich; (b) selten hormonelle Stimulation, Mitaufnahme eines Elternteils; (c) sichere (transurethrale) Harnableitung und Verband-
stechnik; (d) atraumatisches Mikro-Mini-Instrumentarium, Sichthilfen und feinstes Nahtmaterial: (e) Narkose, Analgesie.

Literatur

1. Arap S et al. (1984) Modified meatal advancement and glanduloplasty for distal hypospadias.
   J Urol 131:1140–1141
2. Asopa HS et al. (1971) One-stage correction of penile hypospadias using a foreskin tube.
   A preliminary repost. Int Surg 55:435–448
3. Barcat J (1969) Les hyopspadias. III. Les urethroplasties, les resultats – les complications. Ann
   Chir Infant 10:310
4. Barcat J (1973) Current concepts of treatment, in Horton CE (ed) Plastic and Reconstructive
   Surgery of the Genital Area. Boston, Little, Brown & Co pp 249–263
5. Beck C (1900) The operation for hypospadias, with the demonstration of three cases success-
   fully treated by the forward dislocation of the urethra. N Y Med J 8:969–975
6. Beck C (1917) Hypospadias and its treatement. Surg Gynecol Obstet 24:511–532
7. Beck C, Hacker K (1897) In: Horton CE (ed) Plastic and reconstructive Surgery of the genital
   Area. Boston, Little, Brown & Co, 1973, pp 249–263
8. Bellinger MF (1981) Embryology of the male external genitalia. Urol Clin North Am 8:375–382
9. Belman AB (1982) The modified Mustardé hypospadias repair. J Urol 127:88–90
10. Bouisson L (1861) De l'hypospadias et de son traitement chirurgical. Trib Chir 2:484–487
11. Broadbent TR, Woolf RM, Toksu E (1961) Hypospadias one stage repair. Plastic Reconstr Surg
    27:154–157
12. Bracka A (1989) A long term view of hypospadias. Brit J Plast Surg 42:251–255
13. Browne D (1936) An operation for hypospadias. Lancet 1:141–143
14. Browne D (1949) An operation for hypospadias. Proc Roy Soc Med 42:466–468
15. Cecil AB (1952) Modern treatment of hypospadias. J Urol 67:1006–1011
16. Cooper A (1820) Lectures on the principles and practice of surgery. London in: Dieffenbach
    JF (1845) Hauttransplantation zur Schließung größerer Defekte der Harnröhre. Die Operative
    Chirurgie, Brockhaus, Leipzig, pp 530–545
17. Culp OS (1951) Early correction of congenital chordee and hypospadias. J Urol 65:264
18. Culp OS, McRoberts JW (1968) Hypospadias. In: Alken CE, Dix VW, Goodwin WE et al. (eds)
    Encyclopedia of Urology. Springer, New York pp 307–344
19. Devine CJ jr, Horton CE (1961) A one-stage hypospadias repair. J Urol 85:166–172
20. Devine CJ, Gonzales-Serva L et al. (1980) Utricular configuration in hypospadias and inter-
    sex. J Urol 123:407–411
21. Dieffenbach JF (1845) Hauttransplantation zur Schließung größerer Defekte der Harnröhre.
    Die Operative Chirurgie. Brockhaus, Leipzig, S 530–545
22. Duckett JW (1980) Transverse preputial island flap technique for repair of severe hypospa-
    dias. Urol Clin North Am 7:423–431
23. Duckett JW (1981) MAGPI: "Meatoplasty and Glanduloplasty„o, A procedure for subcoronal
    Hypospadias. Urol Clin North Am 8:513–520
24. Duckett JW (1987) Hypospadias. In: Gillenwater JY, Grayhack JT, Howards SS and Duckett JW
    (eds) Adult and Pediatric Urology, Vol 2. Chicago, Mosby – Year Book Medical Publishers
    1880–1915
25. Duckett J W (1992) Hypospadias. In: Campbell's Urology, 6th ed, PC Walsh ed. Vol. 2 pp 1991–
    1993
26. Duplay S (1874) De l'hypospadias périnéoscrotal et de son traitement chirurgical. Arch génér
    Méd Paris 23:513–530
27. Gittes RF, McLaughlin AP (1974) Injection technique to induce penile erection. Urology
    4:473–475

28. Gilbert DA, Divine CJ et al. (1986) Microsurgical hypospadias repair. Plast Reconstr Surg 77:460–465
29. Hodgson NB (1970) A one-stage hypospadias repair. J Urol 104:281–284
30. Hodgson NB (1972) One-stage hypospadias repair surgery. Urol Proc 1:4
31. Hook WV (1896) A new operation for hypospadias. Ann Surg 23:378
32. Horton CE, Devine CJ, Baran N (1973) Pictorial history of hypospadias repair techniques. In: Horton CE (ed) Plastic and Reconstructive Surgery of the Genital Area. Boston, Little, Brown & Co, pp 237–248
33. Josserand G (1897) Sur une nouvelle méthode de restauration urethral dans l'hypospadie. Lyon Med 85:198–203
34. Juskiewenski et al. (1983) Traitement des hypospadias anterieurs. Chir Pediatr 24:75–79
35. Koyanagi T, Nonomura K, Gotob T et al. (1984) One stage repair of perineal hypospadias and skrotal transposition. Eur Urol 10:364–367
36. Kuri FJ et al. (1981) Urologic anomalies associated with hypospadias. Urol Clin North Am 8:565–571
37. Lexer E (1914) in: Schumann D (1992) Akademische Festvorlesung zu Ehren des 125. Geburtstages von E. Lexer. Veröffentlichungen der Friedrich Schiller Universität Jena, Sonderdruck 1992
38. Mayo CH (1901) Hypospadias. JAMA 36:1157
39. Mathieu P (1932) Traitement en un temps de l'ypospadias balaniqué et juxta-balanique. J Chir (Paris) 39:481–484
40. Memmelaar J (1947) Use of bladder mucosa in one stage repair of hypospadias. J Urol 58:68–73
41. Mettauer JP (1842) Practical observations on those malformations of the male urethra and penis, termed hypospadias and epispadias, with an anomalous case. Am J Med Sci 4:43
42. Nesbit RM (1965) Congenital curvature of the phallus: Report of 3 cases with description of corrective operation. J Urol 93:230–236
43. Ombrédanne L (1911) Hypospadias penien chez l'enfant. Bull Mem Soc Chir Paris 37: 1036–1076
43a. Perovic SV, Djordjevic MLJ, Djakovic NG (1998) A new approach to the treatment of penile curvature. J Urol 160:1123–1127
44. Petit JL (1837) Euvres Complètes. édit. Paris S 717, zitiert Duplay 1874
45. Ritchey ML, Benson RC, Kramer SA, Kelalis PP (1988) Management of Mullerian duct remnants in the male patient. J Urol 140:795–799
46. Rosenberger (1891) zitiert von Devine JD, in: Horton CE (ed) Plastic and reconstructive surgery of the genital area. Boston, Little, Brown & Co, pp 83, 1973
47. Russel RH (1900) Operation for severe hypospadias. Br J Med (Clin Res) 2: 1432
48. Schultz JR, Klykylo WM, Wacksmann J (1983) Timing of elective hypospadias repair in children. Pediatrics 71:342
49. Snodgrass W (1994) Tubularized, incised plate urethroplasty for distal hypospadias. J Urol 151:464
50. Standoli L (1979) Correzione dell' ipospadias in tempo unico, Tecnica dell' úrethroplastica con lembo al isola preputial. Presentazione di 367 Casi operati dal 1975 al 1978. Rass Ital Chir Pediatr 2:82
51. Thiersch C (1869) Über die Entstehungsweise und operative Behandlung der Epispadie. Arch Heilkunde 10:20–35
52. Waterhouse K, Glassberg KI (1981) Mobilization of the anterior urethra as an aid in the one-stage repair of hypospadias. Urol Clin North Am 8:521-525
53. Welch KJ (1979) Hypospadias. In: Ravitch MM, Welch KJ, Benson CD et al (eds) Pediatric Surgery, 3rd edn. Year Book Medical Publishers, Chicago, pp 1353–1376
54. Westenfelder M, Ziola C (1989) Modernes Konzept der Hypospadiekorrektur. In: Ziegeler M (Hrsg) Verhandlungsbericht der Deutschen Gesellschaft für Urologie, 40. Tagung, 1988 Saarbrücken. Springer, S. 98
55. Westenfelder M (1992) Die Behandlung der Hypospadie. Urologe A 31:333–341
56. Westenfelder M, Möhring C (1997) Langzeitergebnisse der komponenten orientierten Hypospadiekorrektur. Urologe A, 36, Suppl. 1, 6:53. Verhandlungsbericht der deutschen Gesellschaft für Urologie, 49. Tagung
57. Wood J (1875) Plastic operations, New Operations for the cure of Hypospadias. Med Tim Gaz 1:114

24.2
Blasenekstrophie

K.M. Schrott

Abstract. Der Autor, Wortführer in der deutschsprachigen Urologie was die Blasenspalte betrifft, beginnt seinen Beitrag medizingeschichtlich und liefert daran anschließend die Voraussetzung einer erfolgreichen operativen Korrektur, nämlich detaillierte anatomisch morphologische Kenntnis der Spalte und ihres Verbundes mit dem inhärent gespaltenen knöchernen Becken, dessen Vereinigung ausgeblieben war, dies auch zu Lasten der Bauchdecke und des dorsal offenen Penis. Bei Mädchen sieht sich die Fehlbildung etwas weniger kompliziert an.
In der Therapie gab es seit 100 Jahren die Versuche, die gespaltene Blase plastisch zu verschließen. Teilerfolge gab es seit den 40er Jahren (Young-Dees). Zwischenzeitlich hatte die Resignation ihr Feld und hat es auch bis heute noch. Sie versuchte und versucht sich mit Harnumleitung in verschiedenen Variationen, so Coffey, Gersuny, Bricker, Moog, Pouches.
Eine relativ kleine Gruppe von plastisch orientierten urologischen Operateuren hat die alte Verschlußmethodik neu aufgegriffen. Mittels besserer anatomischer Kenntnis operiert sie primär einaktig und verzichtet auf die dorsale Osteotomie der Darmbeine. Ein neu erdachter plastischer Aufbau des Blasenhalses bringt eine Kontinenz der verschlossenen Blase in 80 % zustande, jedenfalls bei nicht voroperierten und frühzeitig operierten Kindern. Die Symphyse wird mittels Nylon verknotet bis auf eine Distanz von 1–2 cm; eine antirefluxive Harnleiterplastik nach Cohen ist fast immer notwendig. Auf diese Weise wurden in unserer Erlanger Universitätsklinik bisher über 100 Kinder erfolgreich operiert. Seit 1973 ist darunter kein einziger Fall von Karzinominduktion nachgewiesen worden. Vereinzelt nur war hinterher oder gleichzeitig eine Blasenaugmentation erforderlich. Die 20 % der Kinder, die keine ausreichende trockene Kontinenz von 3 h erreichten, unterliegen dann einer der bekannten Pouch-Methoden. Die letzte vorteilhafte Statistik stammt aus 1993, mündlich überliefert ist jedoch der Fortbestand dieser Ergebnisse bis 1998. Es ist dies weltweit eine singuläre Leistung, abgehoben auch von der nächst bedeutenden Institution in Baltimore, die jedoch ihre Ergebnisse dreiaktig erreicht.
Stichworte zum Thema: Engagement statt Resignation. Feinanatomie, atraumatische Technik, weniger Zumutung den Kindern, ökonomischer, was Intention wie materiellen Aufwand betrifft. Nerven- und Gefäßschonung – Penisstreckung – posteriore Prolongation – Blasenhals aus Trigonalmuskulatur – Diaphragma zum Beckenringverschluß – Colliculus nach urethral verlagert – Dreischleifenmethodik – Trigonalschleife – Detrusorschleife – Omegaschleife – eindrucksvolle schematische Zeichnungen.

Die Blasenspalte ist die gravierendste Fehlbildung des Mittellinien-Mißbildungskomplexes mit fließenden Übergängen von der Epispadie der unteren und oberen Fissur bis zum Vollbild der vesikalen Ekstrophie (mit dem Extrem der kloakalen Form). Schenk von Grafenberg beschrieb 1597 erstmals eine Blasenspalte. Der Begriff vesikale Ekstrophie wurde 1780 von Chaussier eingeführt [51]. Die Inzidenz beträgt ca. 1 : 30.000 Geburten (m. : w. = 2–3 : 1). Das Wiederholungsrisiko wird auf 1 : 70 eingeschätzt.

24.2.1
Embryologie

In der 4.–7. Schwangerschaftswoche, entsprechend dem 4- bis 16-mm-Stadium des Embryos, bildet sich die Blase aus der Kloake durch Teilung über das einsprossende Septum urorectale und Rückzug der ventralen Kloakenmembran vom Nabelansatz und damit möglicher mesodermaler Formierung der Unterbauchregion und Verschmelzung der Genitalhöcker. Die Teratogenese ist gekennzeichnet durch eine verzögerte bis fehlende Retraktion der Kloakenmembran, möglicherweise wegen fehlerhafter mesodermaler Verdickung ihrer sonst nur dünnen ekto- und entodermalen Schicht. Es gibt zwei embryologische Erklärungen:

- Nach Patten u. Barry [52] verhindert eine zu kaudale Fehlplazierung der primordialen Genitalhöcker den Rückzug der urogenitalen Portion der Kloakenmembran und blockiert die Invasion von Bindegewebe unterhalb des Nabels für die Ausbildung der Bauchwand.
- Nach Muecke [49] wirkt die ventrale Überentwicklung und Persistenz der Kloakenmembran als Barriere gegen die mesodermale Einsprossung. Dieser „wedge-effect" konnte von ihm experimentell durch Aufsetzen von Millipore-Filter bei Hühnerembryonen nachvollzogen werden. Die normalerweise gleich unterhalb des tiefstehenden Nabels paarigen Primordia können dort nicht zu einem genitalen Tuberkulum fusionieren und die Urogenitalmembran zurückdrängen, sondern sie wandern zu weit nach unten, so daß nach Aufplatzen der Membran ein offener Mittellinien-Mißbildungskomplex mit seinen graduellen Varianten entsteht, der die Unterbauchregion mit Becken, Blase und Genitale betrifft.

24.2.2
Pathomorphologie

Diese wird nach Williams [69] beim Vollbild der Blasenspalte (Abb. 24.19, 24.20) in Defekte eingeteilt, die das Muskelskelettsystem, den Harntrakt, das männliche und weibliche Genitale und die anorektale Region betreffen.

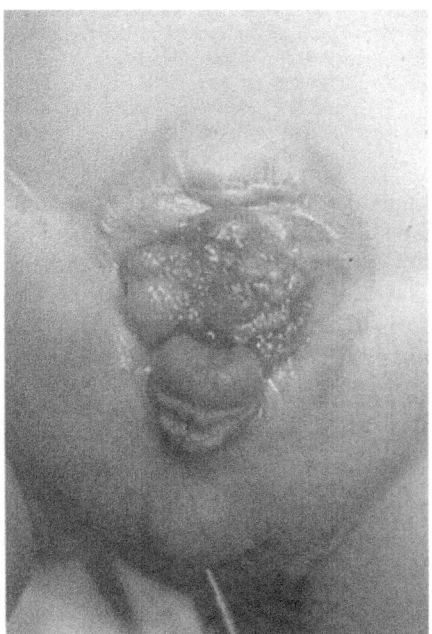

Abb. 24.19. 2 Jahre alter Junge mit Vollbild der vesikalen Ekstrophie: Spaltbecken, große ausgestülpte Blasenplatte und epispadischer Stummelpenis, verkürzte Unterbauchregion mit Rektusdiastase (bei tiefem Nabelansatz)

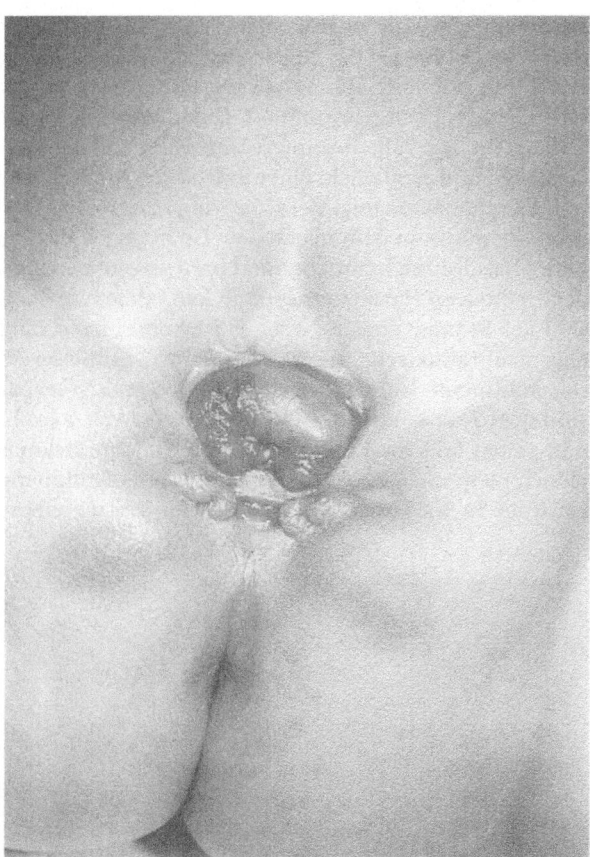

Abb. 24.20. 6 Monate altes Mädchen mit kleiner Blasenplatte, kurzer Harnröhrenrinne oberhalb des Introitus vaginae und Klitorishöckern beidseits

Muskuloskelettale Fehlbildungen. Der gröbste Defekt ist das Spaltbecken, also die fehlende Symphysenregion und darüber die Rektusdiastase bei verkürzter Unterbauchregion. Die breit ausladenden Darmbeinschaufeln sind flach. Die Beckenknochen längs der Linea innominata zeigen nicht die übliche Innenrotation. Die Schambeinäste klaffen und ihre kaudolaterale Position bzw. Unterentwicklung spiegelt gleichsam das Ausmaß der vesikalen und genitalen Mißbildung wieder. Die Acetabula der Hüftgelenke liegen folglich zu weit außen und hinten. Anfangs haben diese Kinder einen watschelnden Gang mit X-Bein-Stellung, der jedoch rasch und gut kompensiert wird, so daß auch bei unterbliebenem Beckenringschluß in der Regel keine orthopädischen Probleme entstehen. Die Nabelregion liegt abnorm tief unterhalb der Linie der Crista iliaca und buchtet sich teils hernienartig vor infolge der oberhalb beginnenden Rektusdiastase. Omphalozelen sind seltener und dann gewöhnlich klein (außer bei der vesikointestinalen Fissur). Indirekte Leistenbrüche sind eher häufig, da der Leistenkanal zu kurz und weit ist mit fehlendem schrägem Verlauf.

Defekte des Harntrakts. Das auffälligste Merkmal im triangulären Defekt der Unterbauchregion ist die offene Blase, die sich beim Schreien des Neugeborenen hernienartig ausstülpt. Die dorsal offene Harnröhrenrinne verläuft verkürzt über einen angedeuteten Buckel des sog. intersymphysealen Ligamentes, welches das quer ausgespannte offene Diaphragma urogenitale mit pubovesikalen bzw. puboprostatischen Bandmassen repräsentiert. (Erst deren bilaterales Ablösen von den klaffenden Schambeinästen läßt die hintere Harnröhre mit der Halsregion in das vordere Becken einsinken und ermöglicht einen anterioren Ringschluß mit partieller Sphinkterfunktion.) Kranialwärts folgt der Übergang in den mit einer Urinpfütze bedeckten trigonalen Rezessus, in dem neben dem Colliculus meist die Ostien versteckt liegen. Das Blasenhalsdreieck kann kurz und breit sein mit weit auseinanderliegenden, klaffenden, refluxiven Harnleiterostien in kaudolateraler Position (entsprechend der Eversion der Schambeinäste), oder es ist höher, mehr längsbetont mit bürzelförmigen, teils nicht refluxiven Ostien, die einen viel größeren Abstand zum Colliculus haben. Der kontinente Halsaufbau ist damit wesentlich leichter. Die offenen Blasenplatten sind queroval, können groß oder klein (s. Abb. 24.21) sein. Letztere machen $^1/_4$ aus und gelten teils als Kontraindikation für eine Rekonstruktion. Das Kriterium soll jedoch nicht die Größe sein, sondern die Einstülpbarkeit und Dehnbarkeit auf Fingerdruck in Narkose. Wesentlich ist die Anlage eines muskulären Trigonums, von

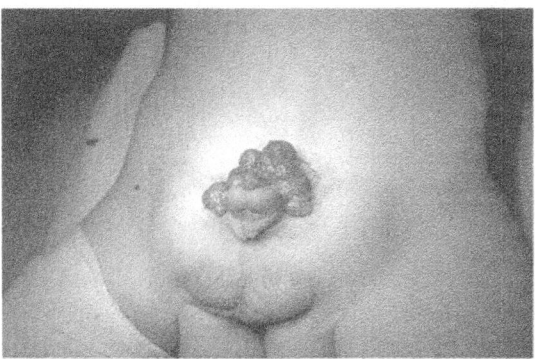

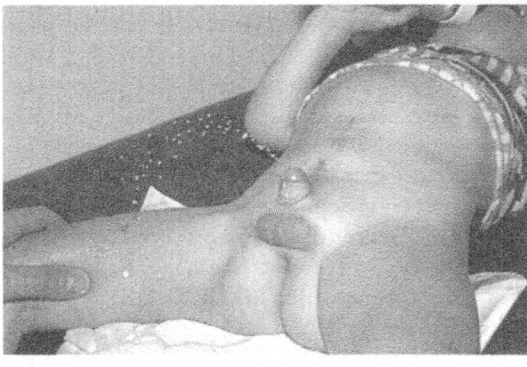

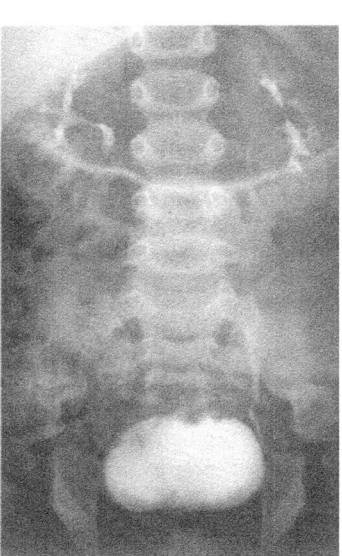

Abb. 24.21a–c. Einaktige Aufbauplastik. **a** $2^1/_2$ Jahre alter Junge mit kleiner Blasenplatte und polypoider Hyperplasie der Schleimhaut. **b** 2 Monate nach einaktiger Aufbauplastik mit eigener Halstechnik; Miktion nur im Strahl ohne Träufeln (potentiell kontinent). **c** Bereits 1 Jahr postoperativ Blasenkapazität über 80 ml, geordnete obere Harnwege; nach 2 Jahren 140 ml Kapazität (über 3 h Trockenintervall), kontinent

dem das Blasenwachstum ausgeht. Deshalb soll nach unseren positiven Erfahrungen in Erlangen auch in Zweifelsfällen nicht resigniert, sondern der Blasenverschluß angestrebt werden. Neben mangelhafter Größe und Dehnbarkeit der offenen Blase, primärer muskulärer Hypoplasie und vermehrter Wandfibrose wird auch eine gestörte neuromuskuläre Funktion berichtet [67]. Untersuchungen aus unserer Klinik [55aber] zeigen jedoch ein weitgehend normales Innervationsmuster bei Epispadien und klassischen Ekstrophien – dies im Gegensatz zu Fällen mit mißlungenem Halsaufbau (nach Young-Dees-Leadbetter und sog. Übergangsformen mit kundaler Regression (sakrale Dysplasie, Analatresie) bis hin zu kloakalen Formen. Letztere zeigen durchwegs Detrusorinstabilität und verminderte Compliance.

Die *Schleimhaut der exponierten Blasenplatte* kann zart oder extrem polypoid hyperplastisch sein. Daneben wird vielfach eine plattenepitheliale Metaplasie besonders im nabelnahen Scheitelbereich und in den paraekstrophen Randarealen histologisch nachgewiesen, neben Cystitis cystica, Cystitis glandularis und akuter bis chronischer Entzündung. Die Exposition gegenüber mechanischer Irritation und unvermeidbarer bakterieller Kolonisierung fördert die polypoide Schleimhautverdickung, weniger die Plattenepithelmetaplasie. Es wird auch vermutet, daß die Detrusormuskulatur chronisch-entzündlich degeneriert zu fibrotischen Plaques, andererseits wird durch das hernienartige Ausstülpen und Dehnen beim Schreien des Säuglings ein Wachstumsstimulus angenommen. Der Zeitpunkt eines frühen oder verzögerten Blasenverschlusses wird deshalb durch diese Gesichtspunkte nicht bestimmt. An inzwischen über 100 verschlossenen Blasenspalten konnten wir endoskopisch nachkontrollieren, daß sich regelmäßig die vorher teils exzessiven polypoiden Veränderungen der Schleimhaut zurückbilden und eine restliche Plattenepithelmetaplasie gelegentlich auf den Bereich der anterioren Nahtzone beschränkt ist (evtl. TUR). Wir konnten seit 1973 keine maligne Veränderung nachweisen.

Die *Karzinominzidenz* wird bei nicht verschlossenen (also nur abgeleiteten) Blasenekstrophien nach Engel u. Wilkinson [191 auf das 400fache geschätzt. Kandzari et al. [32] haben in einer umfangreichen Literaturübersicht bei offen gebliebenen Blasenspalten 57 Karzinome registriert, davon in 80 % Adenokarzinome. Diese entstehen möglicherweise durch chronische Irritation und Infektion oder maligne Transformation von inkorporierten embryonalen entodermalen Resten. Die restlichen 20 % sind Urothel- und Plattenepithelkarzinome (letztere nur 7 %). Aus über einem Dutzend kinderurologischer Zentren in der Welt wurden in den letzten 2–3 Jahrzehnten Hunderte von Blasenspaltenverschlüssen bzw. Aufbauplastiken berichtet, aber nur 2 Fälle mit epithelialer Malignität, nämlich mit Plattenepithelkarzinom. (Beide Fälle wurden verspätet operiert.) Bei Wegfall der entzündlich-irritativen Komponente durch frühzeitigen Verschluß ist nach der vorläufigen Tendenz das Malignitätsrisiko auf unter 1 % (gegenüber offenen Blasenplatten mit 4–7,5 %) einzuschätzen.

Weitere assoziierte pathologische Veränderungen des Harntraktes sind neben den häufiger klaffenden, refluxiven Ostien auch die auffallend abnormen bogenförmigen terminalen Harnleiterverläufe (wegen des ungewöhnlich tiefen Douglas-Raumes), teils verbunden mit Dilatation. Eine mäßige Einflußstauung ist möglich durch chronisch entzündliches Ödem und Fibrose (Beseitigung durch UCN bei Verschluß).

Genitale Fehlbildungen. Beim männlichen Geschlecht liegt ein dorsal flektierter Stummelpenis vor, mit epispadischer Harnröhrenrinne. Die Eichel ist breit offen. Die

Penisschwellkörper sind in der Regel kräftig angelegt und inserieren ihre Crura steil und weit auseinanderliegend an den klaffenden aufsteigenden Schambeinästen. Das Glied erscheint deshalb relativ verkürzt. Dessen Pars libera zeigt graduell eine Dorsalkrümmung, die chordabedingt ist, aber auch als intrinsische Kurvatur der Penisschwellkörper ausgeprägt sein kann, teils mit distalwärts zunehmender Hypoplasie. Seitendifferent erzeugt diese eine zusätzliche Penistorsion. Vas deferens, Ductus ejaculatorius beidseits und Collicus sind meist normal angelegt, so daß eine Fertilität durchaus erzielbar ist (nach bisheriger Literaturübersicht allerdings nur in ca. 5 %). Eine antegrade Ejakulation ist abhängig von einem kompetenten Blasenhalsaufbau. Die Hoden sind meist normalgroß in einem weiten Hodensack, aber nur mangelhaft deszendiert infolge der häufigeren indirekten Leistenhernien. Die erektile Funktion ist in der Mehrzahl vorhanden, wenn sie nicht durch exzessive Eingriffe zur Penisaufrichtung (in ca. $^1/_3$ der Fälle laut Woodhouse u. Kellett [70]) zerstört wird. Schwellkörperatrophien und Denervation sind hierfür verantwortlich, beispielsweise zu starkes anteriores Ablösen der Crura, Tangieren der dorsalen Gefäßnervenbündel oder beim Mobilisieren der membranösen Harnröhre durch Verletzung der dort entlang verlaufenden kavernösen Nervenfasern.

Die weibliche genitale Mißbildung ist nicht so komplex. Harnröhre und auch Scheide sind verkürzt. Der Introitus vaginae ist zu weit anterior gelegen und häufig stenotisch. Uterus und Adnexe sind normal bis auf eine gelegentliche Duplikation der Gebärmutter. Bei unterbliebener Beckenringadaption droht im Erwachsenenalter der Genitalprolaps. Zur weiblichen Epispadie gehören auch getrennte Klitorishöcker, bifide Labien und fehlender Mons pubis, der durch Einschwenken der seitlichen Fettpolster mit haartragender Haut aufgebaut werden sollte. Ein verengter Scheideneingang wird dilatiert oder plastisch erweitert. Kohabitationsprobleme sind dann gering. In bis zu 25 % wird laut Literaturangaben erfolgreich entbunden, bei Fällen mit Harnableitung (meist Ureterosigmoidostomie) auf natürlichem Weg mit erhöhter Prolapsgefahr, bei Aufbauplastik meist über Sectio aus Sorge um die Kontinenz.

Anorektale Begleitfehlbildung. Die Dammregion ist kurz und breit ausladend. Der Analkanal ist meist normal angelegt, lediglich weiter vorne plaziert. Bei offenem Beckenring klafft die Levator-Platte und Puborektalisschleife. 10–25 % sind deshalb graduell fäkulent. Eine Sphinkteromanometrie ist deshalb indiziert bei Harnableitung in den Enddarm. Ein Rektum prolaps kommt in 10–20 % vor, vor allem bei weiblichen Säuglingen. Dieser läßt sich nach eigener Erfahrung gut beseitigen durch Bekkenringschluß und zusätzliche präsakrale Fixation. Seltener sind Stenosen des Analkanals oder gar rektovaginale, teils perineale Fisteln.

24.2.3
Therapie

Historie. Abgesehen von primitiven Anfängen mittels Kautern oder Ätzen (Earle 1828, zit. nach [51]) hat seit über einem Jahrhundert die *Rekonstruktion* der Blasenspalte als schwerste Mißbildung in der Urologie viele Operateure mit prominenten Namen herausgefordert. Bereits 1869 beschreibt Thiersch [65] Entstehungsweise und operative Behandlung der Epispadie, und Maury (1871, zit. nach [51]) verschließt als erster erfolgreich die Blasenbeckenspalte mit Schwenklappen. 1892 führt Trendelenburg [68] die bilaterale ileosakrale Desartikulation (3 Fälle) als bedeutende Neuerung für einen Beckenringschluß ein. Selbst die modernste Tendenz der Blasenaugmentation ist 1897 von Mikulizc [48] vorausgenommen worden, indem er eine kleine ekstrophe Blase zum Verschluß mit einem Dünndarmsegment vergrößerte. Der erste Fall einer wirklich gelungenen natürlichen Aufbauplastik mit Kontinenz wird allerdings erst 1942 von H.H. Young [72] berichtet. Seine Methode für einen kontinenten Halsaufbau stammt aus dem Jahre 1922. Sie ist von Dees [14] verbessert worden durch Miteinbeziehen des unteren Trigonums und der hinteren Harnröhre und weiter von Leadbetter [36] durch totales Umformen des Blasenhalsdreiecks zu einem besonders langen Muskelschlauch mit notwendiger antirefluxiver Harnleiterneuimplantation weiter kranialwärts. Schultz [59] hat das Prinzip von Trendelenburg mit der leichter ausführbaren bilateralen iliakalen Osteotomie variiert. Swenson [64] und Rickham [55] propagieren den Frühverschluß, und seit Ansell (1979, zit. in [2]) wird dieser innerhalb der ersten 48 h angestrebt, um sich wegen der Weichheit der Beckenknochen die Osteotomie zu ersparen. Die Technik eines abgestuften Vorgehens wurde schon 1952 von Sweetser et al. [63] in Minneapolis und dann von Jeffs in den 70er Jahren in Toronto und später am Johns Hopkins Med. Inst. in Baltimore erarbeitet [28, 29]. Erst durch Konzentration auf wenige Zentren und durch Patientenselektion sind akzeptable Kontinenzraten von 50–80 % erzielt worden [10, 37].

Harnableitung. Bereits von Anfang an wurde als Alternative auf die Harnableitung gesetzt gegenüber der lange Zeit fraglichen funktionellen Rekonstruktion. Simon [60] in Heidelberg führte 1852 als erster in der Welt die Einpflanzung der Harnleiter in den Enddarm durch, und zwar bei einem Patienten mit Blasenspalte, der 1 Jahr später verstarb. Dieses Prinzip der Ureterosigmoidostomie wurde erst durch die Schrägkanaltechnik von Coffey [11] zu einer weltweit angewandten Standardmethode. Der Nachteil der aufsteigenden Infektion oder gar grober Kotreflux mit Nierenschäden in $2/3$ der hohen Fallzahlen ließ sich später vermindern durch verbesserte antirefluxive Harnleiterimplantation, z. B. nach Leadbetter [35], Mathison [41], Goodwin et al. [24], Hohenfellner u. Wulff [27], Kelalis [33]. Obwohl die Mortalität von über 10 % auf eher unter 1 % absank, sind laut Spence et al. [62] die Probleme wegen Steinbildung, Stenosen und deshalb notwendigen operativen Revisionen in über 30 % beträchtlich. Infektprobleme (bis 70 %) und weniger die hyperchlorämische Azidose belasten diese Patienten. Ca. $1/3$ bekommen noch immer Nierenschäden. Ca. 10–35 % leiden unter einer graduellen Fäkulenz (besonders nachts) als Folge der Kloakensituation – vorbelastet durch die relative Insuffizienz der Beckenbodenmuskulatur (deshalb vorher anale Sphinktermanometrie). Zudem unterbleibt meist die Beckenbodenadaption. Problematisch ist die Karzinominzidenz an der Anastomose in Langzeitstatistiken von 6–11 % [73]. Nach dem Rattenmodell von Crissey et al. [13] ist die fäkale Noxe (Nitrosamine!) die Hauptursache. Die regelmäßige endoskopische Überwachung nach ca. 5 Jahren ist anzuraten.

Weitere gebräuchliche Varianten der Harnableitung in den Enddarm sind die Trigono- oder Vesikorektostomie [45], die zu Kotsteinbildung und abszedierender Fistelung neigen, abgesehen von den Problemen der meist mit eingestülpten Colliculusregion (Epididymoorchitis). Schon 1895 hat Mauclaire [44] deshalb die Kloake vermieden durch Anlegen einer Rektumblase mit vorgeschaltetem Anus praeter. Eine Variante ist die spätere Boyce-Vest-Operation (1952).

Bereits 1898 hat Gersuny [22] in Wien eine Rektumblase mit „kontinenter" intersphinkterisch durchgezogener und perinealwärts herausgeleiteter Kolostomie geschaffen. Die spätere Modifikation nach Heitz-Boyer [25] mit intrasphinktärem Sigmadurchzug ist auch heutzutage noch gebräuchlich [6]. Die Mißerfolge und Nachkorrekturen sind hoch wegen des ohnehin vorbelasteten analen Sphinkter und der regelmäßigen Retraktion des Dickdarms mit erneuter Kloakenbildung und Stenosierung.

Die seit Bricker [7] in den 50er bis 70er Jahren stark favorisierten Ilealconduits induzieren chronische Aufstauschäden in 40 % und mehr, ganz abgesehen von den nassen Stomaproblemen, Stenosen und dem verstümmelten Charakter. Sigma- oder Kolonconduits bringen wegen der antirefluxiven Harnleitereinpflanzung weniger Nierenschäden (in ca. 20 %) und weniger Stomastenosen. Hendren [26] schließt im Intervall problemlos antirefluxive Kolonconduits seitlich an das Sigma wieder an (staged colocoloplasty). Arap [3] verwendet zuerst einen überlangen Kolonconduit für die spätere Augmentation einer ekstrophen Blase, deren Substanz er in einer extremen Modifikation des Young-Dees-Leadbetter-Halsaufbaues aufbraucht. Vorliegende Serien mit erfolgreicher primärer Aufbauplastik von 50–80 % sprechen deutlich gegen dieses Konzept. Einen Ausweg für mißlungene Rekonstruktionen stellt neuerdings die Ileal- oder Ileozökalpouch-Chirurgie dar (z. B. nach Kock oder Mainz-Pouch mit Mitrofanoff-Ventil).

Selbst bei erfolgreicher Harnableitung, meist in Form der dann zu favorisierenden Ureterosigmoidostomie mit einer Karzinominzidenz von 6–11 % [73], stellt sich noch das Problem der malignen Entartung bei offen gebliebenen Blasenplatten mit 4–7,5 % [19], die deshalb exstirpiert werden sollten. Weiterhin sind die kosmetischen und funktionellen Probleme des Genitalsitus zu lösen, wie Phalloplastik und Anlegen einer Samenröhre, Schritte, die einfacher und weniger zeitraubend in einer natürlichen Rekonstruktion ohnehin enthalten sind.

Mehraktige Aufbauplastik. Es besteht deshalb eine weltweite Tendenz zur Aufbauplastik, und zwar vor allem in den USA als sog. „staged approach" [29]. Dieses mehraktige Vorgehen beinhaltet:

a) Blasenverschluß mit Beckenringadaption (seit Schultz 1958), meist mit bilateraler iliakaler Osteotomie oder neuerdings von Ansell [2] propagiert, als frühzeitiger Verschluß ohne Osteotomie innerhalb der ersten 48 h nach Geburt (wegen „pliability" des Beckens).
b) Als nächster Schritt erfolgt die kontinente Blasenhalsplastik nach Young-Dees-Leadbetter, inklusive antirefluxiver Harnleiterneuimplantation (im 3.–5. Lebensjahr ab 70 ml Blasenkapazität).
c) Später schließt sich bei Knaben die Urethral- und Phalloplastik an mit dem sog. „penile lengthening". Bei diesem Johnston-Manöver [30] werden anterior die zu stark adhärenten Crura der Penisschwellkörper von den aufsteigenden Schambeinästen partiell abgelöst, somit deflektiert (und bei der Beckenringadaption teilweise nach außen geschoben). Die Harnröhre wird meist modifiziert nach Young-Cantwell bis normotop in die Glans angelegt nebst Glanuloplastik. Zu kurze epispadische Rinnen werden nach Duckett mit paraekstrophen Streifen [15] oder einaktiv mittels Tube [16] verlängert nebst Deflexion nach Ranslay [53a].

Einaktige Aufbauplastik. Seit 1976 propagieren wir in Erlangen die einaktige Aufbauplastik (Abb. 24.22–24) mit folgenden Vorteilen gegenüber dem „staged approach": Zusammenfassung aller wesentlichen Aufbauschritte mit besserer Übersicht ohne Narben und erschwerte Zugänglichkeit der Halsregion wie nach provisorischem Verschluß. Blasen mit Auslaßresistenz und rhythmischer Füllung entwickeln rascher Kapazität. Die Kinder werden vor Operationsangst bzw. Psychosen bewahrt.

Dieses *eigene Konzept* der einaktigen Rekonstruktion bei Blasenspalte (Dauer 5–6 h) wurde ermöglicht durch die moderne Anästhesie im Säuglingsalter ohne erhöhte Morbidität oder gar Letalität (kein ernsthafter Zwischenfall oder gar Todesfall bei bei über 100 Fällen). Wir empfehlen diese Aufbauplastik ab 6–8 Wochen nach Geburt (durch Ausreifen wesentlich operationsstabiler ohne restliche Nabelschnurnekrose). Das Becken ist noch genügend „weich" für die Ringadaption *ohne bilaterale ileosakrale Osteotomie*. Die Operation ist auch Monate später problemlos möglich, sofern die Blasenplatte vor entzündlicher und mechanischer Alteration durch Vaselinegazestreifen geschützt wird (sonst polypoide Schleimhauthyperplasie).

Diese einaktige Aufbauplastik beinhaltet folgende Operationsschritte:
a) Blasenspaltenverschluß mit Ausnutzen der lateralen Rezessus und paraekstrophen Areale;
b) eigene kontinente Halsplastik mit Schonung des kranialen Trigonums für das Wachstum;
c) prophylaktische Antirefluxplastik modifiziert nach Gil Vernet [23] oder nach Cohen [12];
d) posteriore urethrale Prolongation durch Tubularisieren des kaudalen Trigonums (Colliculus damit regelrecht in prostatischer Ladekammer für spätere Fertilität);
e) Penisstreckung (Johnston-Manöver), bedarfsweise Harnröhrenverlängerung durch zentral gestrickte Lappen aus den paraekstrophen Arealen (eigenes Verfahren seit 1994);
f) komplette Urethralplastik mit normotopem Meatus nebst Glanuloplastik;
g) Beckenringadaption auf unter 2 cm Distanz ohne ileosakrale Osteotomie durch eigene Zugtechnik (seit 1978) als notwendiges Hypomochlion zum Abstemmen des Blasenhalses nebst Schutz vor Genitalprolaps, Beseitigung der Rektusdiastase mit Anlegen einer kosmetischen Nabelgrube im Mittelbauch.

Neue kontinente Blasenhalsplastik (seit 1983, Schrott 1986 [58]; Abb. 24.22–24.27). Diese weitgehend natürliche Rekonstruktion hat gegenüber dem Verfahren von Young-Dees-Leadbetter entscheidende *Vorteile* mit einer wesentlich höheren primären Kontinenzrate von über 80 % bei virginellen Fällen gegenüber üblichen 30–40 % (höhere Prozentsätze sonst nur durch Selektion, ganz abgesehen von Blasenaugmentation): Der Blasenhals wird aus kräftiger dehnbarer Trigonalmuskulatur (= Trigonal-Loop) gebildet. Die Schnittführung schont das Funktionsdreieck. Die gefäß- und nerventragenden Blasenpfeiler werden wie zwischen 2 Fingern aufgespreizt (und nicht durch vertikale Inzisionen das Trigonum denerviert und devaskularisiert). Die bei der Ekstrophie breit ausladenden lateralen Rezessus werden flügelartig zur Blasenvorderwand für Kapazität verwendet. Die Halsregion wird mit dem darüber

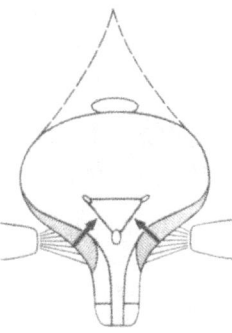

Abb. 24.22. Die Schnittführung der eigenen kontinenten Blasen-halsplastik seit 1983 ist schräg auf das untere Hemitrigonum zulaufend. Die aus kräftiger Trigonalmuskulatur gebildete Hals-region intubiert sich damit ventilartig dorsalwärts und wird von anterior vernähten, dicken Defrusorwülsten überdeckt

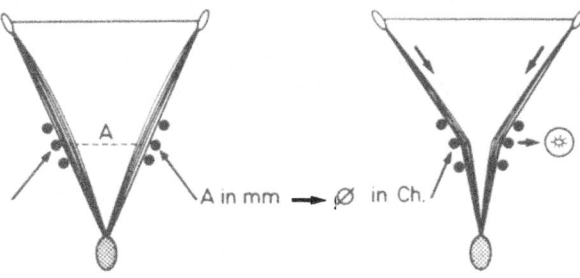

Abb. 24.23. Die Querdistanz des Blasenhalses von 10–14 mm (für Säuglinge bis Kleinkinder) wird so gewählt, daß bei Ringschluß das Mukosapolster abdichtet und eine breite trigonale Muskel-schleife entsteht.

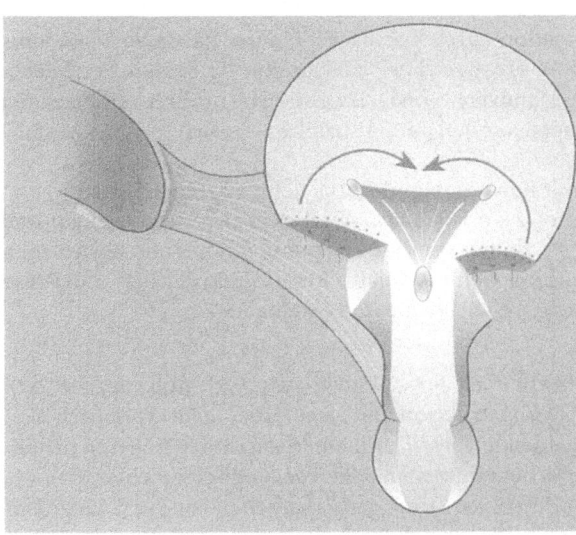

Abb. 24.24. Klaffende Halsin-zision jeweils wenige Milli-meter bis an die Margo late-ralis des unteren Hemitrigo-nums. Die Blase hängt an dik-ken Blasenpfeilern. Deren Gefäße und Nerven werden wie zwischen 2 aufgespreizten Fingern kranialwärts zur Blase und kaudalwärts zur zukünftigen hinteren Harn-röhre bzw. Prostata separiert. Dann folgen (2-)3 Halsnähte (s. auch Abb. 24.21b)

gerafften Detrusor ventilartig dorsalwärts intubiert (= Detrusor-Loop). Die schräg aufsteigende Halsinzision erleichtert die hintere Prolongation der epispadischen Rinne bzw. Harnröhre. Das vorher quer ausgespannte Diaphragma (mit Sphinkter externus) wird zum Ringschluß gebracht.

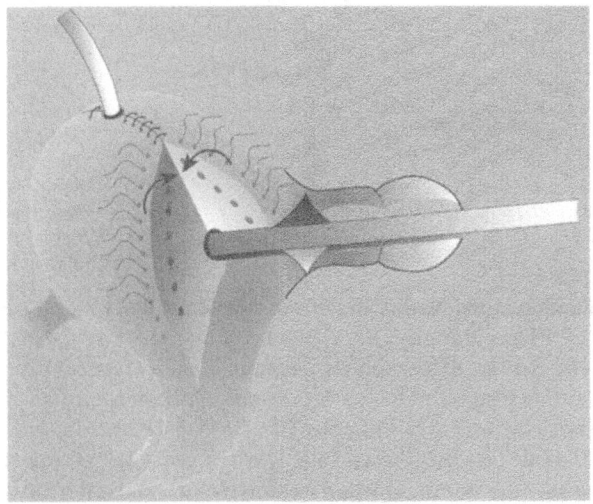

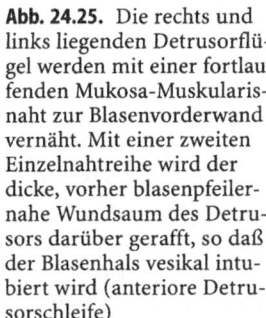**Abb. 24.25.** Die rechts und links liegenden Detrusorflügel werden mit einer fortlaufenden Mukosa-Muskularisnaht zur Blasenvorderwand vernäht. Mit einer zweiten Einzelnahtreihe wird der dicke, vorher blasenpfeilernahe Wundsaum des Detrusors darüber gerafft, so daß der Blasenhals vesikal intubiert wird (anteriore Detrusorschleife)

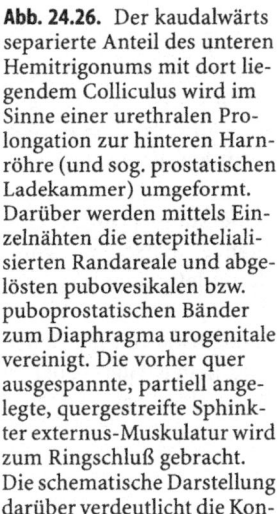**Abb. 24.26.** Der kaudalwärts separierte Anteil des unteren Hemitrigonums mit dort liegendem Colliculus wird im Sinne einer urethralen Prolongation zur hinteren Harnröhre (und sog. prostatischen Ladekammer) umgeformt. Darüber werden mittels Einzelnähten die entepithelialisierten Randareale und abgelösten pubovesikalen bzw. puboprostatischen Bänder zum Diaphragma urogenitale vereinigt. Die vorher quer ausgespannte, partiell angelegte, quergestreifte Sphinkter externus-Muskulatur wird zum Ringschluß gebracht. Die schematische Darstellung darüber verdeutlicht die Kontinenzfaktoren: Trigonal-Loop und Detrusor-Loop und Omega-Schleife des Diaphragma urogenitale

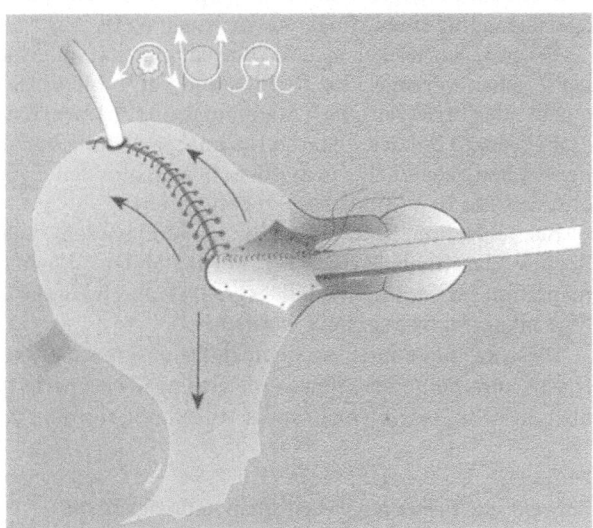

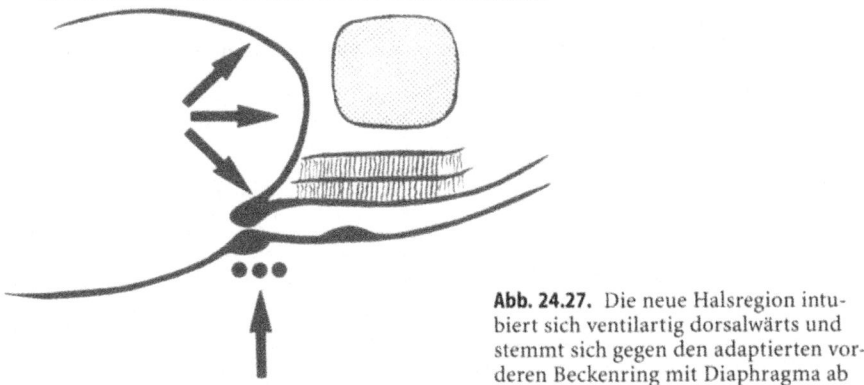

Abb. 24.27. Die neue Halsregion intubiert sich ventilartig dorsalwärts und stemmt sich gegen den adaptierten vorderen Beckenring mit Diaphragma ab

24.2.4
Kontinenz und Wachstum der verschlossenen Blase

Von den 46 Blasenspalten, mit der neuen Halstechnik von 1983–1988 rekonstruiert, konnte insgesamt bei 76 % eine gute Kontinenzsituation erreicht werden, in 15 % eine partielle mit Streßinkontinenz Grad I–II und in 9 % eine schlechte mit Grad III (Tabelle 24.5). Diese 46 Fälle wurden nicht selektioniert, d. h., alle Blasenspalten, ob groß oder klein, wurden rekonstruiert, darunter 28 virginelle mit einer deutlich höheren Kontinenzrate von 82 % gegenüber 18 auswärts teils mehrfach frustran voroperierten mit eine Erfolgsrate von noch 67 %.

Bei ca. $^2/_3$ entwickelt sich die Blasenkapazität innerhalb von 2 Jahren ausreichend, bei $^1/_6$ ist sie verzögert bis fraglich und bei $^1/_6$ bleibt sie stark zurück mit der Konsequenz der frühzeitigen Augmentation. Diese Tendenz bestätigte sich 1993 (Tabelle 24.6) bei der späteren Nachuntersuchung der 50 Fälle von 1983–1988 (davon inzwischen zusätzlich 3 provisorisch verschlossene Formen mit kaudalem Regressionssyndrom bzw. Analatresie rekonstruiert).

Bei schlechter Kontinenz bzw. ungenügendem Auslaßwiderstand erfolgte eine Rezidiv-Blasenhalsplastik (4x), bei instabilen „Low-compliance"-Blasen die Augmentation (7x) mit Ileum, teils Sigma. Dadurch konnte eine komplette oder hochgradige Inkontinenz abgestellt werden.

Diese Resultate sprechen deutlich für unsere einaktige Aufbauplastik mit der neuen Halstechnik. Ohne Selektion werden bei nicht voroperierten (virginellen) Blasenspalten über 80 % der betroffenen Kinder vollständig trocken, d. h. Tag und Nacht.

24.2.5
Notwendigkeit einer prophylaktischen Antirefluxplastik

Nach unseren Erfahrungen tritt nach kontinenter Halsplastik in ca. 65 % vur-Reflux auf (nicht vorher erkennbar durch ein sog. Kappenzystogramm). Hinweise auf den späteren Schweregrad sind eher klaffende, weit auseinanderliegende Ostien. Eine Antirefluxplastik schützt vor dem Aufstau in der kritischen Wachstumsphase. Vor allem bei primär ektatischen, bogenförmigen terminalen Harnleitern ist die UCN

Tabelle 24.5. Ergebnisse nach funktioneller Aufbauplastik bei Blasenekstrophie im Vergleich von Literatur und Zentren

	Fallzahl	Gut (komplett)	Kontinenz Befriedigend (partiell)	Schlecht (inkontinent)	Dehiszenz, Prolaps	Signifi-Schädigung des oberen Harntrakts	Mortalität
Jeffs (1979) [28] Toronto seit 1959	39[c] (53[b]/72[a])	23 (60 %)	8 (20 %)	8 (20 %)	9	?	2[e]
Lepor u. Jeffs (1983) [37] Baltimore 1975–82	20[c,d] (28[b]/ 40[a])	16 (80 %)	1	3 (15 %)	2	4 RU	
Chisholm u. Mc Parland (1979) [10] Minneapolis 1960–77	74[b] 59[d]	31 (45 %) 31 (54 %)	19 (20 %) 14 (23 %)	34 (35 %) 14 (23 %)	12	4	(1(+1))[e]
Sacher et al. (1982) [56] Zürich 1982	16[c] (23[b]/26[a])	5 (31 %)	5 (31 %))	6 (37 %)	2	4 RU	0
Schrott et al. (1984) [57] Erlangen 1973–82	17[a–c]	6 (35 %)	7 (41 %)	4 (24 %)	0	0	0
Schrott (neue Halspl.)[h] Erlangen 1983–88	46[b,c] (50[a]/ 26[d])	23 (82 %)[d] 12 (67 %)[h]	7 (15 %)	4 (9 %)	(1)[g]	2[f]	0

[a] Gesamtzahl; [b] rekonstruiert; [c] nachuntersucht; [d] auswärts nicht voroperiert; [e] verstorben in Klinik, nicht wegen OP; [f] 1mal präop. kleine Nieren, 1mal Aufstau, durch Augmentation und UCN beseitigt; [g] Ruptur Schambeinast rechts und Hals (Blase nicht aufgeplatzt); [h] auswärtige Voroperation; RU, renale units (Niereneinheiten).

Tabelle 24.6. Langzeitergebnis von 46 (+ 3) Blasenspalten mit neuer Halsplastik (Erlangen 1983–88), nachuntersucht 1993

Rekonstruktion	Kontinenz komplett	Partiell	Schlecht
Bei Virginellen	81 %	19 %	–
Bei Voroperierten	61 %	39 %	–

nach Cohen vorteilhaft, um ausreichende Tunnellängen zu erhalten, oder ausnahmsweise nach Politano-Leadbetter bei Ostien in sog. kaudolateraler Position, die aus dem Halsbereich versetzt werden müssen. Trotz der erhöhten Auslaßresistenz trat nur bei 2 von 46 ein anhaltender Aufstau in die oberen Harnwege auf durch Reflux bei Low-compliance-Blasen, die vorübergehend zum Schutz vor renaler Zirrhose mittels suprapubischem Fistelkatheter entlastet und dann durch Blasenaugmentation und UCN nach LeDuc erfolgreich revidiert wurden.

24.2.6
Beckenringadaption mit spezieller Zugtechnik ohne bilaterale ileosakrale Osteotomie

Trotz paraileosakraler Osteotomie werden Aufplatzraten von 10–50 % berichtet. Die ileosakrale Osteotomie ist ein überflüssiger, nur zusätzlich belastender Eingriff und durch die eigene Zugtechnik überholt. Wir haben bei 46 Fällen nur einmal einen partiellen Schambeineinriß wegen zu geringer Ossifikation bei Unreife gehabt, ohne „Burst". Unter den 46, die nur mit der Dreier-Zug-Methode verschlossen wurden, fanden sich 12 auswärts Voroperierte, die trotz Osteotomie teils 1- bis 3mal aufgeplatzt waren oder klaffende Schambeinäste hatten und bis über 10 Jahre alt waren. Die interpubische Distanz soll wenigstens 4, besser unter 2 cm betragen und wird durch 3 Zugnähte (PDS-Kordel von 1–1,5 mm Stärke) erreicht, die breitfassend durch die horizontalen Schambeinäste gelegt werden (Abb. 24.28). Durch sukzessives Ziehen jeweils einer Kordel und Abklemmen über den vorerst einfachen Knoten der anderen zwei Fäden (zum Abfangen der Gegenspannung) läßt sich der Beckenring vor allem bei Kleinkindern mühelos adaptieren, so daß in dem verbleibenden Spalt, der sich später bindegewebig überbrückt, gerade die Knoten Platz haben. (Im Gegensatz hierzu schneiden einzelne Drähte durch.) Gipsschalen zur Immobilisation sind unnötig (höchstens sog. Mumien-Verband zur Approximation der Oberschenkel in der ersten Woche).

24.2.7
Zusammenfassung

Die frühzeitige einaktige Aufbauplastik bringt besonders günstige Resultate mit der eigenen neuen Halstechnik, deren Schnittführung das Trigonum besser schont und mehr Blasenkapazität bringt. Bei virginellen Fällen sind Kontinenzraten von über 80 % erzielbar. $^1/_6$ (bis maximal $^1/_3$) bedürfen einer Blasenaugmentation bei ungenügendem Blasenwachstum. Die wenigen inkontinenten Fälle können später ohne Nachteil eine supravesikale Harnableitung erhalten, beispielsweise eine Pouch-Blase

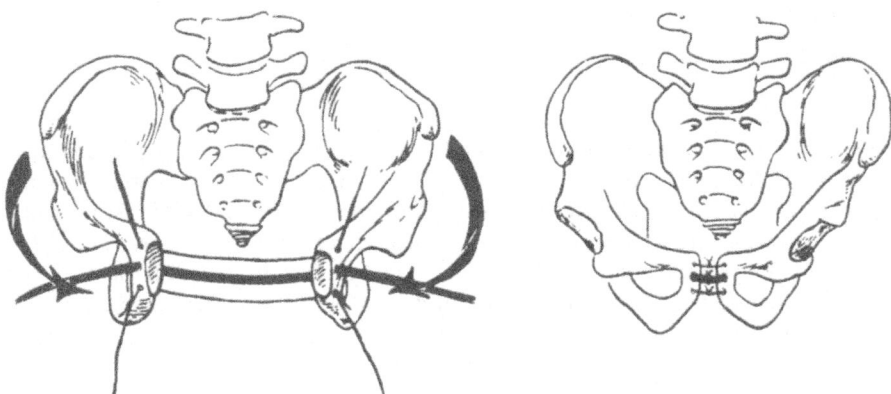

Abb. 24.28. Die Beckenringadaption erfolgt ohne ileosakrale Osteotomie mit (2-)3 Zugnähten (PDS-Kordel von 1–1,5 mm Stärke)

mit kontinentem Stoma. Allein der Zeitgewinn ist dann vorteilhaft, ganz abgesehen von der bereits durchgeführten Genitalrekonstruktion und Beckenringadaption. Nach bisheriger Literaturübersicht ist das Karzinomrisiko bei frühzeitigem funktionellen Verschluß in der Tendenz eher unter 1 %, bei offenen Blasenplatten bei 4–7,5 % und schließlich bei der Ureterosigmoidostomie in großen Langzeitstatistiken teils über 11 %. Die regelmäßige Überwachung der Blase ist dennoch anzuraten. Sie ist jedoch entschieden einfacher als bei Harnableitungen in den Enddarm.

24.3
Epispadie

K.M. Schrott

Abstract. Entgegen der Norm verläuft die männliche Harnröhre dorsal der beiden Schwellkörper und ist stets mit Inkontinenz verbunden. Je näher sie dem Blasenhals mündet, um so mehr inkontinent, am stärksten bei penopubischer Lokalisation, der Form mit dem höchsten Krankheitswert und dem größten Aufwand zu erfolgreicher operativer Korrektur. Das Therapieziel – Verlängerung des zu kurzen Penis, Verlagerung der Harnröhre auf die Ventralseite, dazu schonliches Mobilisieren der Schwellkörper und ventrales Einvernehmen der Harnröhre, die zudem ähnlich der Hypospadie bis in den Glans penis hinein zu verlängern ist. Es handelt sich mithin um eine Phalloplastik, bestehend aus Corporoplastik, Urethraplastik, Glansplastik. Ein präputialer Insellappen verhilft ventrale Defekte zu überbrücken. Sofern Inkontinenz fortbesteht, ist in einer zweiten Aktion eine Blasenhalsplastik ähnlich der bei Blasenspalte notwendig. Wie dort verbessert der Autor auch bei der Epispadie ganz wesentlich die bisherigen Operationsmethoden mit originären Änderungen.

24.3.1
Morbidität und Pathomorphologie

Bei dieser dorsalen Spaltbildung des Genitales und der Harnröhre (Abb. 24.29–31) handelt es sich um eine noch seltenere Mißbildung (außer im Zusammenhang mit der Blasenekstrophie); Inzidenz 1 : 100.000 bei männlichem und 1 : 400.000 bei weiblichem Geschlecht. Am häufigsten ist in $^2/_3$ bis $^3/_4$ der Fälle die *proximale penopubische Form,* die meist mit hochgradiger Inkontinenz (= retrosymphyseal) einhergeht, gelegentlich auch mit partieller Kontinenz. Bei Knaben unterscheidet man weiter *distale, penile bis glanuläre Formen,* entsprechend bei Mädchen die sog. vestibuläre Form. Eine weitere sinnvolle Klassifikation trifft Ansell [2] mit komplett und inkontinent oder inkomplett und kontinent. Zum penopubischen Typ gehört die Dorsalflexion des Penis wegen der fibrösen penopubischen Retraktion (Lig. suspensorium penis) und der dorsalen Chorda bei zunehmend verkürzter Harnröhrenrinne, intrinsischer Kurvatur der distal eher hypoplastischen Corpora cavernosa nebst fehlender vaskulärer Kommunikation zwischen beiden. Die reduzierte totale Länge ist somit nicht nur auf eine relative Verkürzung durch eine größere interpubische Distanz (wie bei der Ekstrophie) und erhöhte anteriore Fixation der Crura an den aufsteigenden Schambeinästen zurückzuführen.

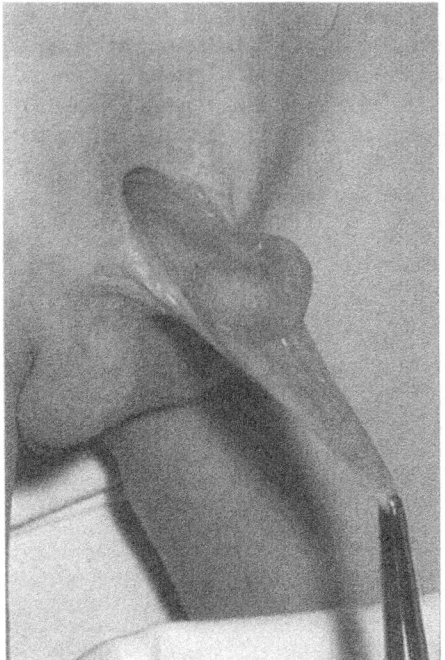
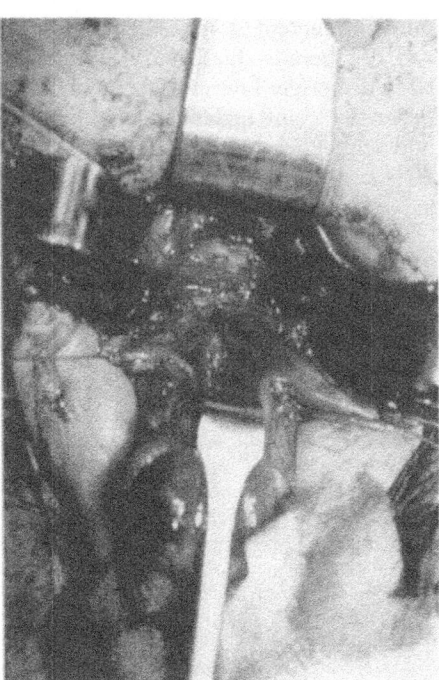

Abb. 24.29. *(oben links).*
Epispadia penopubica
mit kompletter Harnin-
kontinenz (3 Jahre alt).
Dorsalflektierter Stum-
melpenis, an der ventra-
len Vorhautschürze nach
außen gezogen; auf dem
Dorsum penis offene
Harnröhrenrinne bis in
den klaffenden Blasen-
hals. Korrektur wie bei
Blasenspalte

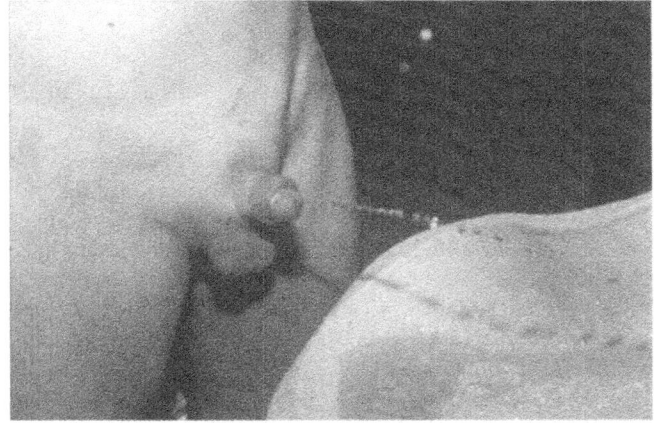

Abb. 24.30. *(oben rechts).*
Penopubisch-retrosym-
physeale Korrektur von
außen bei inkompletter
Harninkontinenz mit Darstellen des Colliculus bis zur Halsregion, Letztere Einengen mit Kelly-
Nähten und Adaptieren der externen Sphinkterzone. Penisstrecken durch partielles Ablösen der
zu steilen Crura von den aufsteigenden Schambeinästen

Abb. 24.31. *(unten).* Einaktiges Operationsresultat mit vollständiger Urethral- und Glanuloplastik und Kontinenz

24.3.2
Therapiekriterien

Neben Verkürzung und Dorsalflexion des Penis entscheidend ist die Harninkontinenz (vielfach mit Streßgraden II bis eher III bei verminderter Blasenkapazität und hoher Inzidenz von vur-Reflux). Abgesehen von der Anamnese über Trockenintervalle und Zahl der Einlagen, Beobachtung von Harnstrahl oder nur „Dribbling" ist besonders hilfreich die urethroskopische Beurteilung des epispadischen Trichters mit meist fehlendem externen Sphinkterschluß bei interponierter Hautbrücke (von 10 über 12 bis 2 Uhr), die sich als retropubische Einziehung oftmals bis in den klaffenden Halsbereich ausdehnt und die hintere Harnröhre verkürzt.

Die wesentlichen Kriterien sind also: Fehlender externer Sphinkterschluß? Colliculusformation in prostatischer Ladekammer oder grob klaffender Blasenhals? Abstand der Ostien und deren Form zur Planung einer späteren kontinenten Halsplastik evtl. mit UCN beidseits? Zu berücksichtigen ist die mögliche Maturation der Kontinenz in der Pubertät, die sich aber nur auf Streßgrade I bis höchstens II beschränkt.

In Grenzfällen kann noch die α-adrenerge Tonisierung der Auslaßregion und die Ruhigstellung des Detrusors mit anticholinergen, myotonolytischen Pharmaka versucht werden.

24.3.3
Therapiemethodik

In der Behandlung hat die operative Korrektur der Malformation Priorität und folgende Ziele:

- Penisstreckung für Kohabitation (abgesehen von kosmetischen und psychologischen Aspekten),
- bei Mädchen entsprechend Mons-pubis-Aufbau mit Klitorisvereinigung, Urethralplastik für den Harn- und Samentransport,
- Erzielen einer sozial vertretbaren Kontinenz.

Da weltweit Erfolgsraten von 50–80 % bei der Korrektur der penopubischen Epispadie mit Inkontinenz berichtet werden, sollte von einer primären Harnableitung abgesehen werden. Bei letzterer ist übrigens in Zusammenhang mit Ekstrophien ohne Beckenringadaption die Urethralplastik bzw. das Anlegen einer natürlichen Samenröhre deutlich erschwert mit stärkerer Neigung zur narbigen Stenosierung. Über $1/3$ sind dann ohne Ejakulation [46].

Beim weiblichen Geschlecht behandeln wir die häufig vorkommenden retrosymphysealen Epispadien mit kompletter Inkontinenz als Variante der unteren vesikalen Fissur *mit der eigenen einaktigen Aufbauplastik der Blasenspalte* bereits ab dem 2.–3. Lebensjahr (Tanagho-Rohr und doppelte Faszienzügelplastiken haben höhere Versagerquoten). Über einen medianen Unterbauchschnitt mit Spalten der ohnehin dünnen und zu weiten Symphyse wird die kurze trichterförmige hintere Harnröhrenanlage nebst Hals und Blase eröffnet und dann bei besserer Übersicht die eigene kontinente Halsplastik [58] meist mit Antirefluxplastik beidseits (z. B. Cohen) durchgeführt. Damit ist die posteriore urethrale Prolongation aus dem unteren Hemitrigonum durch Tubularisieren verbunden. Im distalen Anschluß wird die zu weite Harnröhre auf den altersgemäßen Durchmesser vermindert. Mittels verstärkter Beckenringadaption (mit 2 bis 3 PDS-Kordeln nach der eigenen Zugtechnik) und darunter zusätzlich vorgelegten Nähten wird versucht, das vorher seitlich ausgespannte Diaphragma urogenitale mit Sphinkter-externus-Anteil über der Neourethra möglichst breit zu vereinigen. Distal wird die Harnröhre nur anterior bis unter die Klitorisschwellkörper verlängert, die darüber median vereinigt werden (Klitorisplastik) nebst dem oberen Ansatz der Schamlippen. Der Mons-pubis-Aufbau wird durch Einschwenken der seitlichen haartragenden Fetthöcker erreicht, die zudem die Nähte der Symphysenadaption gut polstern.

Bei Knaben mit penopubischer Epispadie und kompletter Harninkontinenz wird im 1.–2. Lebensjahr eine ähnliche einaktige Rekonstruktion wie bei der Blasenspalte durchgeführt. Nur bei inkompletter Harninkontinenz gehen wir zweiaktig vor:

- zuerst sog. äußere Korrektur von Penis und Harnröhre mit Sphinkter-externus-Ringschluß (s. Abb. 24.30 und 24.31);
- später bedarfsweise kontinente Blasenhalsplastik (auch für antegrade Ejakulation bei klaffendem Blasenhals nötig).

Phalloplastik mit Urethral- und Glanuloplastik. Hierzu ist die Penisdeflexion nötig. Zuerst werden retrahierende penopubische Bänder (Lig. suspensorium penis) durchtrennt; analog werden bei Epispadien nach Blasenspaltenverschluß penopubische Narbenzüge sog. „skin chordee" gelöst. Es folgt das sog. „penile lengthening" (nach Johnston) durch partielles anteriores Ablösen der Crura von den aufsteigenden Schambeinästen. Dabei ist auf die dorsalen Gefäßnervenbündel zu achten (nach Woodhouse später bei $^1/_3$ Schwellkörperatrophien!). Bei gabelartigen, distal sich verjüngenden (hypoplastischen) Penisschwellkörpern ist eine Raffung mittels Korporoplastik (modifiziert nach Nesbit) im Maximum der Krümmung auf der Ventralseite hilfreich.

Für die Harnröhrenplastik hat sich seit Jahrzehnten die partielle Mobilisation der in $^2/_3$ der Fälle weichen und nachgiebigen epispadischen Harnröhrenrinne mit Tubularisierung und Innenrotation nach Young-Cantwell bewährt. Bei zu kurzer distaler Rinne ist ihre Dissektion von den Penisschwellkörpern und quere Durchtrennung wenigstens 5–7 mm distal vom Colliculus unumgänglich. Zur Defektdeckung der Neourethra ist ein gestielter ventraler präputialer Insellappen nach Duckett [16, 17] oder neuerdings Mundschleimhaut einsetzbar – allerdings mit höherem Fistel- und Stenoserisiko bei einaktigem Vorgehen. Zum Ausgleich der stärkeren Dorsalflexion werden nach Ransley die Corpora cavernosa separiert, im Krümmungsbereich zugewandt quer inzidiert und nach zentralem Eintauchen der Harnröhre darüber rautenförmig miteinander vernäht.

Ein zwei- bis mehraktiges Verfahren hat Duckett [15] für zu kurze epispadische Harnröhrenrinnen angegeben, in dem er nach querer Durchtrennung und Penisdeflexion *distal gestielte paraekstrophe Hautlappen* interponiert und zwar beim provisorischen Verschluß einer Blasenspalte. Dies führt leider zu queren, später schwerst zugänglichen Narben oder Buckelpisten in der hinteren Harnröhre.

Als Alternative haben wir deshalb eine eigene *zentral gestielte Lappentechnik* (seit 1992, Schrott) aus den paraekstrophen Randarealen entwickelt (Abb. 24.32–

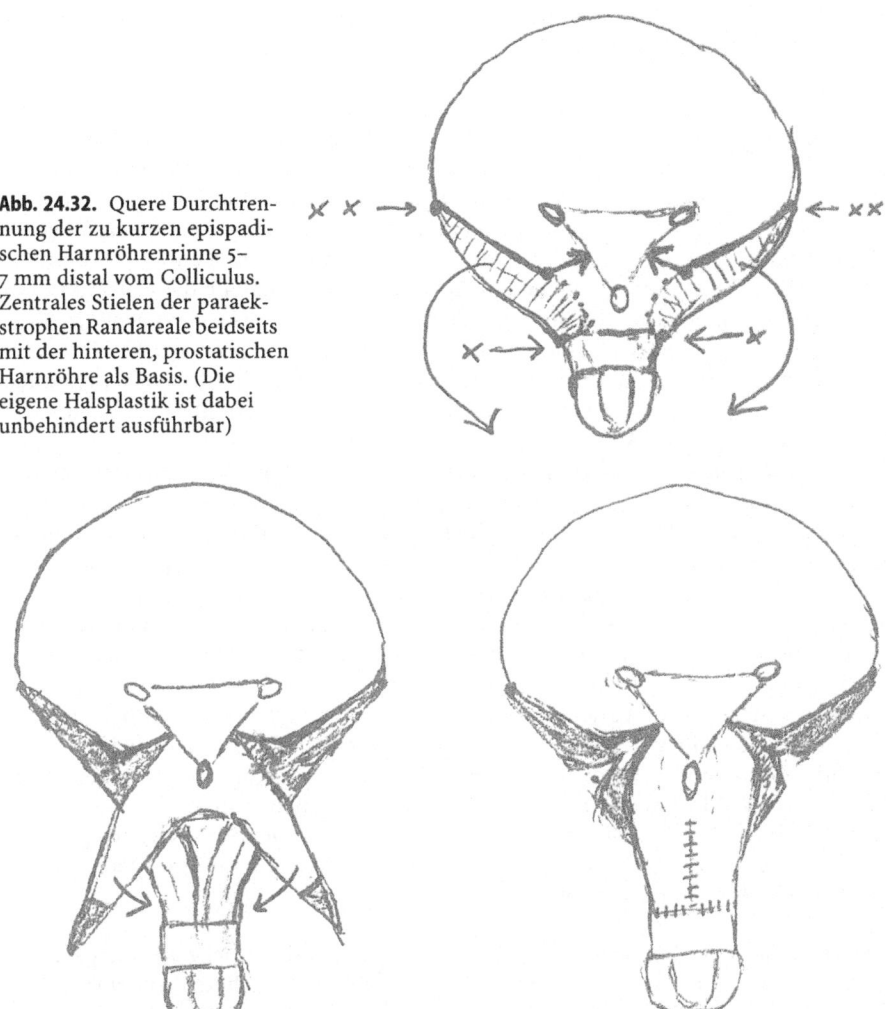

Abb. 24.32. Quere Durchtrennung der zu kurzen epispadischen Harnröhrenrinne 5–7 mm distal vom Colliculus. Zentrales Stielen der paraekstrophen Randareale beidseits mit der hinteren, prostatischen Harnröhre als Basis. (Die eigene Halsplastik ist dabei unbehindert ausführbar)

Abb. 24.33. Ablösen der Penisschwellkörper vom zu kurzen Harnröhrenbett mit Schonung der dorsalen Gefäßnervenbündel. Penisstreckung und Deflexion durch ventrale Korporoplastik und/oder Approximation der Crura

Abb. 24.34. Medianes Vernähen der distalwärts geschwenkten beidseitigen paraekstrophen Hautlappen bei 6 und 12 Uhr als Interponat der Neourethra (mit einaktiger oder auch späterer zweiaktiger Vollendung der distalen Harnröhre)

24.34). Diese neue Taktik mit zentraler Lappenbasis sorgt für eine bessere Blutversorgung und vermeidet hintere Harnröhrenstenosen bzw. Narben in Nähe des Samenhügels.

Die glandulär zu hoch liegende Harnröhrenmündung wird mittels *ventraler Meatoplastik* nach dem Heinecke-Mikulicz-Prinzip [48] normotop verlagert. Nach bilateralem Ablösen der spongiösen Rinne von den Glansbäckchen (in Blutleere) wird die

Harnröhre verlängert und darüber dorsal die Eichel geschlossen im Sinne einer *Glanuloplastik* (neuerdings auch als reverser MAGPI bezeichnet).

Sphincter-externus-Ringschluß (nur bei penopubischen Epispadien mit partieller Harninkontinenz). Noch in der Phase der Penisdeflexion mit Umschneiden der epispadischen Rinne und Mobilisierung des Penishautsackes wird aus dem penopubischen Trichter die dort umgeschlagene Haut herausgelöst (für Schaftdeckung), die hintere Harnröhre bei 12 Uhr im Bereich der teils bis zum Halsbereich eingezogenen Hautbrücke aufgeschnitten und das interponierte Plattenepithel entfernt (von 10 bis 2 Uhr). Mit aufsteigenden Haltenähten läßt sich dies bis oberhalb des Colliculus, fallweise bis zum klaffenden Halsbereich durchführen, der mit anterioren Raffnähten eingeengt wird. Dann wird sukzessive die vorher zu weite prostatische Harnröhre vernäht mit Ringschluß des externen Sphinkters. Darüber wird das vorher quer ausgespannte Diaphragma vereinigt und die Chance einer partiellen Schließmuskelfunktion verbessert (s. Abb. 24.31).

Für die *dorsale Hautdeckung* haben sich bisher am besten asymmetrische Schwenklappen bewährt, die aus der überschüssigen präputialen Vorhaut nach dorsal umgeschlagen werden. Falls die proximale Haut für den Anschluß zu kurz ist, kann mittels umgekehrter VY-Technik eine breite Hautbrücke oberhalb des penopubischen Übergangs auf den dorsalen Penisschaft verfrachtet werden. Damit wird auch virtuelle Länge gewonnen und zusätzlich zu dieser höheren penopubischen eine tiefer ansetzende penoskrotale Taillierung durch fixierende subkutane Abnäher erzielt. Modifizierte Knopfloch-Verfahren immergieren leider den Penis skrotalwärts, sind also Notlösungen zur Deckung bei Hautmangel und bedürfen in der Regel Nachkorrekturen. In wenigen Fällen, teils nach mißlungenen Voroperationen, sollte bei Hautmangel auf einen penoskrotalen Harnröhrendurchzug zurückgegriffen werden mit der kosmetischen Priorität der Schafthautdeckung, um einen Peniskrüppel zu vermeiden. Die Harnröhrenverlängerung von der iatrogenen penoskrotalen Hypospadie erfolgt später als zweiter Akt mit intubiertem Mundschleimhaut-Transplantat (weniger riskant wegen der besseren Deckung).

Blasenhalsplastik. Bei persistierender gröberer Harninkontinenz wird ungefähr im 4.–5. Lebensjahr die eigene kontinente Blasenhalsplastik durchgeführt nebst Antirefluxplastik. Dies beinhaltet eine Erfolgsaussicht von über 80 % und zudem die Chance einer späteren antegraden Ejakulation.

24.4
Kloakale Ekstrophie

K.M. Schrott

Abstract. Die kloakale Ekstrophie ist die schwerste Mißbildung des Ekstrophiekomplexes. Sie kommt männlich öfter vor als weiblich, sie geht zurück auf eine sehr frühe Defektbildung des Septum urogenitale. Sie verhindert, daß ein Damm entsteht, ein Beckenboden, zusätzlich besteht die Blasenspalte, ein gespaltener Penis, ein gespaltenes Skrotum, so eine komplett dysplastische Enddarm- und Beckenformation. Bei Mädchen entsteht eine vergleichbare Situation. Die Therapietendenz geht daher in die weibliche Prägung, vorerst in Gestalt eines Ilealkonduits. Später Ersatzblase mittels Dünndarmpouch möglich. Wenig ist über Langzeitverläufe bekannt. Eindrucksvolle Abbildungen ergänzen den Text eines schwierigen Themas. Operative Rekonstruktionen sind nie ganz aufgegeben. Sie verlangen höchste anatomische Detailkenntnis und ein enormes Engagement.

24.4.1
Morbidität, Genese und Pathomorphologie

Diese schwerste Mißbildung des Ekstrophiekomplexes (Abb. 24.35 und 24.36) kommt mit einer Häufigkeit von 1 : 200.000 bis 1 : 400.000 Geburten vor. Das Verhältnis m. : w. liegt bei 2 : 1. Die kloakale Ekstrophie entsteht durch eine sehr frühe Dehiszenz der Kloakenmembran, bevor das urorektale Septum ungefähr in der 4. Woche einsproßt und separiert. Im Gegensatz zur inneren Kloake bleibt letztere eventriert und besteht aus 2 flügelartigen Blasenhälften mit einer dazwischen liegenden primi-

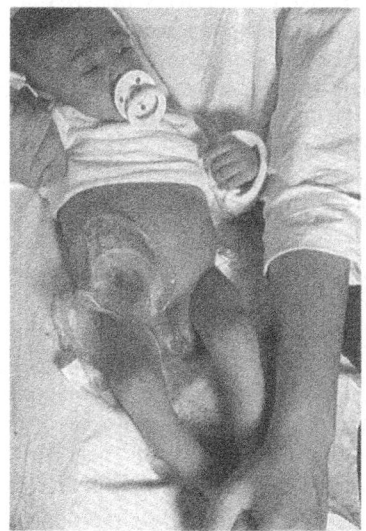

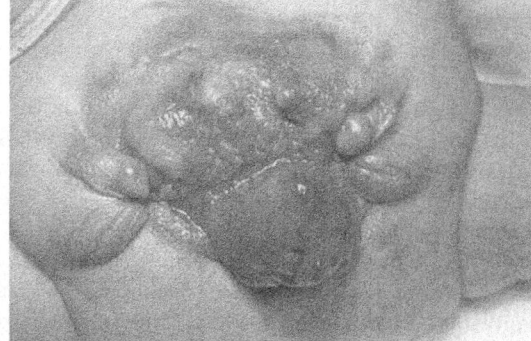

Abb. 24.35. 4 Monate alter männlicher Säugling mit kloakaler Ekstrophie. Spaltbecken, oben flügelartig querausladende Blasenplatte mit je einer Penisanlage (Diphallus) und Skrotum; unten ausgestülpter kurzer Enddarm (Hindgut)

Abb. 24.36. 1 Monat nach vorläufiger Rekonstruktion durch Einstülpen des Hindguts mit Anastomose zum Dünndarm bei vorgeschalteter Ileostomie, Separation von Blasenplatte durch Dammaufbau und Vereinigen der Blasenhälften, Beckenringadaption

tiven Dickdarmanlage („hindgut"), die kranialwärts zum Nabel oder zu der dort graduell ausgebildeten Omphalozele von einer Brücke aus Blasenvorderwand unterbrochen wird. Das mit der Schleimhaut ausgestülpte bzw. prolabierte Hindgut ist meist nur wenige Zentimeter kurz und repräsentiert das spärliche Kolozökum. Am Hindgut hängen häufig appendixähnliche Divertikel. Abgesehen von der fehlenden Rückresorption im Dickdarm ist zudem das distale Ileum nicht von normaler Länge, so daß ein Short-bowel-Syndrom mit schweren Resorptions- und Elektrolytstörungen resultieren kann. Da der Harnleiter sich vom Wolff-Gang erst in der 6. Woche trennt, sind in den Blasenhälften persistierende mesonephrische Ductus möglich, in denen z. B. Ureter und Samenstrang bzw. rudimentäre Genitalanlagen münden. Analog zu dem extremen Spaltbecken finden sich als genitale Mißbildungen häufig ein Diphallus (mit einem bifiden Skrotum), aber auch Aplasie von Penis und Skrotum. Eine natürliche Rekonstruktion ist in den meisten Fällen höchst fraglich, so daß weltweit häufig zum weiblichen Geschlecht umgewandelt wird.

Bei Mädchen liegt die Klitoris bifid kaudolateral von den Blasenhälften, oder sie fehlt. Die Scheide ist teils dupliziert oder nicht angelegt. Häufiger assoziierte Mißbildungen sind Spina bifida oder sakrale Dysgenesie mit Lipom- bis Steißbeinteratom. Das Gefäßsystem zeigt öfters eine doppelte V. cava als Persistenz der primitiven paarigen hinteren Kardinalvenen.

24.4.2
Gegenwärtiger Stand in der Behandlungstaktik

Der erste operativ rekonstruierte und überlebende Fall wird von Rickham [54] berichtet.

Nach Auslösen des Hindguts und provisorischer Vereinigung der Blasenhälften wird ersteres bei ausreichender Durchgängigkeit zum distalen Ileum oder nach Anastomosierung perineal durchgezogen. Fäkulenz ist leider häufig wegen der mutillulären Defekte der Levatorplatte, des kurzen Enddarms und der flüssigen, die Haut mazerierenden Dünndarmstühle. Kontinenz ist eher selten. Deshalb werden terminale Ileostomien bevorzugt, möglichst mit dem Hindgut als Kolostomie. Diese anfängliche Erhaltung von jedem Zentimeter eines resorptiven Darmlumens schützt vor dem Short-bowel-Syndrom, bis durch Längenwachstum eine Stabilisierung eintritt. Dann wird in den meisten Fällen nach Zystektomie ein Ileal-Conduit als Harnableitung ungefähr im 2. Lebensjahr angelegt.

In den letzten 10 Jahren wurde das Konzept der Umwandlung von männlich zu weiblich beibehalten, außer bei gut ausgebildetem Diphallus, der nach Beckenringadaption vereinigt werden kann. Da die funktionelle Rekonstruktion einer Harnröhre mit Schließmechanismus große Probleme aufwirft, besteht zunehmend die Tendenz, die vereinigte Blase als Pouch mit dem erhaltenen Hindgut oder Dünndarm zu augmentieren. Die Kontinenz ist dann am besten mit einem ilealen Nippelventil nach Kock [34] oder nach Benchekroun [4] zu erreichen, über das intermittierend katheterisiert wird. Falls Dünndarrn spärlich vorhanden ist, bietet sich als Ausweg die Gastrozystoplastik nach Adams [1]. Nur in wenigen Fällen (hauptsächlich bei Mädchen mit vereinigten großen Blasenhälften oder Augmentation) gelingt es, mittels einer Halsplastik eine akzeptable Kontinenz mit Spontanmiktion zu erreichen. Häufiger sind diese Fälle mit ihrer künstlichen Auslaßregion obstruktiv und somit katheterpflichtig [21, 42].

Trotz der momentanen Überlebenschancen bei kloakaler Ekstrophie von 80–90 % und der virtuosen operativen Versorgung sind die Betroffenen auch heute noch fäkale Stomaträger und bei Blasen mit Ventilmechanismus intermittierend katheterpflichtig. Korrekturen des Genitalsitus werden verständlicherweise aufgeschoben, auch bei der bevorzugten Umwandlung von männlich zu weiblich, die eher ein Neutrum schafft, da Haut und Darm nur spärlich vorhanden sind (fallweise Anlage einer Pseudovagina aus dem Hindgut).

Literatur

1. Adams MC, Mitchell ME, Rink RC (1990) Gastrocystoplasty: an alternative solution of the problem of urological reconstruction in the severely compromised patient. J Urol 144:554
2. Ansell JS (1983) Exstrophy and epispadie. In: Glenn JF (ed) Urologic surgery. Lippincott, Philadelphia, p 647
3. Arap S, Giron AM, de Goes GM (1980) Initial results of the complete reconstruction of bladder exstrophy. Urol Clin North Am 7:477
4. Benchekroun A, Essakalli N, Faik M, Marzouk M, Hachimi M, Abakka T (1989) Continent urostomy with hydraulic ileal valve in 136 patients: 13 years of experience. J Urol 142:46
5. Boyce WH, Vest SA (1952) A new concept concerning treatment of exstrophy of the bladder. J Urol 67:503
6. Bracci U (1967) The rectal bladder. Urol Int 22:1
7. Bricker EM (1950) Bladder substitution after pelvic evisceration. Surg Clin North Am 30:1511
8. Caldamone AA (1991) Anomalies of the bladder and cloaca. In: Gillenwater JJ, Grayhack JT, Howards SS, Ducket JW (eds) Adult and pediatric urology, 2nd edn. Mosby, St. Louis, pp 2023–2053
9. Cantwell FV (1895) Operative technique of epispadias by transplantation of the urethra. Arm Surg 22:689
10. Chisholm TC, McParland FA (1979) Exstrophy of the urinary bladder. In: Ravitch MM (ed) Pediatric surgery, vol. 2,3rd edn. Year Book Medical Publishers, Chicago, pp 1239–1254
11. Coffey RC (1921) Transplantation of the ureter into the large intestine in the absence of a functioning bladder. Surg Gynecol Obstet 32:383
12. Cohen SU (1975) Ureterozystoneostomic. Eine neue Antirefluxtechnik. Akt Urol 6:24
13. Crissey MM, Steel GD, Gittes RF (1980) Rat model for carcinogenesis in ureterosigmoidostomy. Science 207:1079
14. Dees JE (1949) Congenital epispadias with incontinence. J Urol 62:513
15. Duckett JW (1977) Use of paraexstrophy skin pedicle grafts for correction of exstrophy and epispadias repair. Birth Defects 13:175
16. Duckett JW (1980) Transverse preputial island flap. Technique for repair of severe hypospadias. Urol Clin North Am 7:423
17. Duckett JW, Caldamone AA (1985) Bladder and urachus. In: Kelalis PP, King LR, Belman AB (eds) Clinical pediatric urology. Saunders, Philadelphia, p 726
18. Devine ChJ, Horton ChE, Scarff JE jr (1980) Epispadias. Urol Clin North Am 7:465
19. Engel RM, Wilkinson HA (1970) Bladder exstrophy. J Urol 104:699
20. Frohneberg DH, Hohenfellner R, Straub E (1983) Ureterosigmoidostomy in bladder exstrophy. Eur Urol 9:133
21. Gearhart JP, Jeffs RD (1991) Technic to create urinary continence in the cloacale exstrophypatient. J Urol 146:616
22. Gersuny R (1898) In: Foyes A.: Sitzungsbericht der K. K. Ges. der Ärzte in Wien vom 21.10.1898. Centralblatt für Chir 26:496
23. Gil Vernet's antireflux procedure; presented at the international Meeting for Pediatric Urological Surgery in Florence, 1983
24. Goodwin WE, Harris AP, Kaufman JJ et al. (1953) Open, transcolonic ureterointestinal anastomosis. Surg Gynecol Obstet 97:295
25. Heitz-Boyer M, Hovelacque A (1912) Création d'une nouvelle vessie et d'un nouvel urètre. J Urol (Paris) 1:237

26. Hendren WH (1976) Exstrophy of the bladder: An alternative method of management. J Urol 115:195
27. Hohenfellner R, Wulff HD (1970) Zur Harnableitung mittels ausgeschalteter Dickdarmsegmente. Akt Urol 1:18
28. Jeffs RD (1979) Exstrophy. In: Harrison JH, Gittes RF, Perknutter AD, Stamey TA, Walsh PC (eds) Campbell's urology, 4th edn. Saunders, Philadelphia, p 1672
29. Jeffs RD, Lepor H (1986) Management of the exstrophy-epispadias complex and urachal anomalies. In: Walsh PC, Gittes RF, Perlmutter AD, Stamey TA (eds) Campbell's urology 5th edn. Saunders, Philadelphia, p 1882
30. Johnston JH (1975) The genital aspects of exstrophy. J Urol 113:701
31. Johnston JH (1974) Lengthening of the congenital or acquired short penis. Br J Urol 46:685
32. 32. Kandzari SJ, Majid A, Ortega AM, Milarn DF (1974) Exstrophy of the urinary bladder complicated by adenocarcinoma. Urology 3:496
33. Kelalis PD (1974) Urina diversion in children by the sigmoid conduit. J Urol 112:666
34. Kock NG (1971) Ileostomy without external appliances: a survey of 25 patients provided with intraabdominal intestinal reservoir. Ann Surg 173:545
35. Leadbetter WF (1952) Considerations of problems incident to performance of ureterosigmoidostomy: Report of a technique. J Urol 65:8
36. Leadbetter GW jr (1964) Surgical correction of total urinary incontinence. J Urol 91:261
37. Lenor H Jeffs RD (1983) Prima bladder closure and bladder neck reconstruction in classical bladder exstrophy. J Urol 130:1142
38. Marshall FF (ed) (1991) Operative urology. Saunders, Philadelphia
39. Marshall VF, Marchetti AA, Krantz KE (1949) The correction of stress incontinence by simple vesicourethral suspension. Surg Gynecol Obstet 88:509
40. Mathieu P (1932) Traitement en un temps de 1'hypospadias balanique et juxtabalanique. J Chir 39:481
41. Mathison WA (1953) New methods of ureterointestinal anastomosis: A preliminary report. Surg Gynecol Obstet 96:253
42. Mitchell ME, Britto CG, Rink RC (1990) Cloacal exstrophy reconstruction for urinary continence. J Urol 144:554
42a. Mitchell ME, Bägli DJ (1996) Complete penile disassembly for epispadias repair: the Mitchell Technique. J Urol 155:300
43. Mitrofanoff P (1980) Cystostomie continente trans-appendiculaire dans le traitement des vessies neurologiques. Chir Pediatr 21:297
44. Mauclaire P (1895) De quelques essais de chirurgie experium – applicables an traitement de l'extrophie de la vessie et des anus contre nature complexes. Ann Malad Org Gen-Urin 13: 1080
45. Maydl K (1894) Über die Radikaltheraple der Ectopia Vesicalis Urinariae. Wien Med Wochenschr 25:1113–1115, 1169–1172, 1209–1210, 1256–1258, 1297–1301
46. Mesrobian HW (1988) Exstrophy of the bladder. In: King LR (ed) Urologic surgery in neonates and young infants. Saunders, Philadelphia, pp 265–290
47. Michalowski E, Modelski W (1963) The surgical treatment of epispadias. Surg Gynecol Obstet 117:465
48. Mikuliez J (1897) Zur operativen Behandlung der angeborenen Blasenspalte. Beitr Klin 18:1
49. Muecke EC (1964) The role of the cloacalmembrane in exstrophy. The first successful experimental study. J Urol 92:659
50. Muecke EC (1975) Surgery of vesical exstrophy and epispadias. In: Whitehead ED (ed) Current operative urology. Harper & Row, Hagerstown, p 847
51. Murphy UT (1972) The history of urology. Charles C. Thomas, Springfield, III. p 333
52. Patten BM, Barry A (1952) The genesis of exstrophy of the bladder and epispadias. Am J Anat 90:35
53. Politano VA, Leadbetter WF (1958) An operative technique for the correction of vesicoureteral reflux. J Urol 79:932
53a. Ransley PG (1988) Epispadias repair. In: Dudley H, Carter D, Russell RCG (eds) Operative Surgery, 4th edn. Butterworth, London, p 627 oder in [61] S 175–176
54. Rickham PP (1960) Vesico-intestinal fissure. Arch Dis Child 35:97
55. Rickham PP (1961) The incidence and treatment of ectopia vesicae. Proc R Soc Med 54:389
55a. Rösch W, Christl A, Strauss B, Schrott KM, Neuhuber WL (1997) Comparison of Preoperative

Innervation Pattern and Postreconstructive Urodynamics in the Extrophy-Epispadias Complex. Urol Int 59:6

56. Sacher P, Rickham PP, Stauffer UG (1982) 10 Jahre Rekonstruktionschirurgie bei Blasenekstrophie. Z Kinderchir 35:69
57. Schrott KM, Sigel A, Schott G (1984) Frühzeitige Totalrekonstruktion der Blasenekstrophie. In: Rodeck R (Hrsg) Verhandlungsbericht der Deutschen Gesellschaft für Urologie, 35. Tagung, 21.–24. Sept. 1983. Springer, Berlin Heidelberg New York Tokyo 4, S 383–386
58a. Schrott KM (1986) Verbesserte Kontinenz durch eigene Halsplastik bei Blasenekstrophie-Verschluß. Verhandlungsbericht der Deutschen Gesellschaft für Urologie, 37. Tagung (1985), Thieme, Stuttgart New York, S 410
58b. Schrott KM (1999) Komplette einaktige Aufbauplastik der Blasenexstrophie. In: Schreiter F (Hg) Plastisch-rekonstruktive Chirurgie in der Urologie. Thieme Stuttgart New York, S. 430–438
59. Schultz WG (1958) Plastic repair of exstrophy of bladder combined with bilateral osteotomy of ilia. J Urol 79:453
60. Simon J (1852) Ectopia vesicae. Lancet 2:568
61. Snyder III HM (1990) The surgery of bladder exstrophy and epispadias. In: Frank JD, Johnston JH (eds) Operative paediatric urology. Churchill Livingstone, Edinburgh, pp 133–185
62. Spence HM, Hoffmann WN, Pate VA (1975) Exstrophy of the bladder: Long term results in a series of 37 cases treated by ureterosigmoidostomy. J Urol 114:133
63. Sweetser TH, Chisholm TC, Thompson WH (1952) Exstrophy of the urinary bladder: Discussion of anatomic principles applicable to its repair with a preliminary report of a case. Minn Med 35:654
64. Swenson O (1957/1960) Changing trends in management of exstrophy of the bladder. Surgery 42:61/42:281
65. Thiersch C (1869) Über die Entstehungsweise und operative Behandlung der Epispadie. Arch Heilkd 10:20
66. Thüroff JW, Alken P, Riedmiller H (1988) 100 cases of Mainz pouch: continuing experience and evolution. J Urol 140:283
67. Toguri AG, Churchill BM, Schillinger JF, Jeffs RD (1978) Gas cystometry in cases of continent bladder exstrophy. J Urol 119:536
68. Trendelenburg F (1892) De la cure operatoire de l'exstrophie vesicale et de l'épispadias. Arch Klin Chir 43:394
69. Williams DJ, Barratt TM, Eckstein HB, Kohlinsky SM et al. (1974) (eds) Urology in clinical childhood, vol 15 Suppl. Springer, New York (Handbuch der Urologie, S 286)
70. Woodhouse CRJ, Kellett MJ (1984) Anatomy of the penis and its deformities in exstrophy and epispadias. J Urol 132:1122
71. Young HH (1922) A new operation for the cure of incontinence associated with epispadias. J Urol 7:1
72. Young HH (1942) Exstrophy of the bladder. Surg Gynecol Obstet 74:729
73. Zabbo A, Kay R (1986) Ureterosigmoidostomy and bladder exstrophy: A longterm follow-up. J Urol 136:396

Kapitel 25

Benigne testikuläre Fehlbildungen und Erkrankungen des Kindesalters

25.1
Maldescensus testis

W. Rösch

Abstract. Die häufigste Störung einer gemischt endogen-exogenen Drüse hat örtliche Ursachen (Gubernakulum, Processus vaginalis, N. genitofemoralis) und zugleich hormonale Störungen über hypophysäre Mangelproduktion an HCG. Pathomorphologisch hat die abdominale Retention ungleich größeren Krankheitswert als alle extraabdominalen Positionen. Diese sind zu unterscheiden in Ektopien und Retentionen. Daneben gibt es auch den Sekundäraszensus oder den nach vorausgegangener Leistenoperation.

Pathohistologisch erweisen sich die Leydig-Zellen primär als vermindert, zuwenig Testosteron produzierend, zu wenig Spermatogonien, alles parallel zum Grad der Fehltopik. Unklar bleibt die Reaktion des kontralateralen Testis. Jahrzehnte später entsteht der Hodentumor aus behandeltem wie aus unbehandeltem Maldescensus testis, zu 6–10 % aller testikulären Neoplasien.

Korrelationspathologie ereignet sich in urorenaler Zone. Die Diagnose Maldescensus ist schwierig nur bei abdominaler Lokalisation. Laparoskopische Ermittlung dominiert.

Therapie: HCG kombiniert mit LH-RH gibt viel vorteilhafte Ergebnisse, jedoch auch 20–40 % Rezidive.

Operative Orchidofuniculopexie ist angezeigt bei allen inguinalen Ektopien und allen Retentionen, die einer Hormontherapie widerstanden. Der Abdominalhoden wird halb oft laparoskopisch operiert, halb oft offen. Die Fowler-Methode hat noch ihr Feld, mehr jedoch die Autotransplantation, diese allerdings mit schwieriger Technik vasaler Anastomosierung, bevorzugt venovenös. Die Rückfallquote beträgt 20–40 %. Rezidive nach inguinaler Operation sind mit perfekter Technik vermeidbar. Topisch vorteilhafte Ergebnisse sind in 70 % aller Abdominalhoden zu erreichen, in 92 % bei allen inguinalen Retetionen und Ektopien. Der funktionelle Erfolg, gemessen an ausreichender Spermatogonienzahl, tritt ein bei 60–90 % aller erfolgreich Operierten bei einseitiger Erkrankung, jedoch nur in 25–50 % bei beidseitigem Maldescensus testis. Ein Antispermafaktor soll bei 25 % sämtlicher Patienten vorhanden sein.

Insgesamt hat die Behandlung des Maldescensus viele Erfolge aufzuweisen, bleibt jedoch nach Theorie und Praxis noch deutlich problembeladen. Die pathophysiologischen Grundlagen ebenso wie die Therapie sind hier überzeugend dargestellt.

25.1.1
Definition

Maldescensus testis oder Hodendystopie ist der Oberbegriff aller Lageanomalien des Hodens. Der im angloamerikanischen Schrifttum synonym verwendete Begriff Kryptorchismus (= cryptorchidism) steht im deutschen Sprachgebrauch nur für den äußerlich weder sicht- noch tastbaren Hoden. Die Chancen auf spätere Fertilität sind von der rechtzeitigen Therapie abhängig. Lageanomalien des Hodens sind die Hauptursache für Infertilität im Erwachsenenalter.

25.1.2
Morbidität

Die Hodendystopie ist die häufigste Erkrankung einer endokrinen Drüse. Etwa 3–6 % der reifen Neugeborenen und bis zu 30 % der Frühgeborenen weisen einen Maldescensus testis auf [24, 38]. Der Befund erscheint wesentlich häufiger unilateral (60–85 %) als bilateral, wobei in 70 % die rechte Seite betroffen ist. Lageabhängig ist im Säuglingsalter noch ein Spontandeszensus möglich. Die primär nicht palpablen oder die hochinguinal gelegenen, nicht in das Skrotum verschiebbaren Hoden haben dabei die geringste Aussicht, noch vollständig zu deszendieren. Mit Abschluß des 1. Lebensjahres ist bei 0,8–2 % der Knaben eine Hodendystopie nachweisbar.

25.1.3
Embryogenese des normalen Deszensus

Die Mesonephros-Formation erscheint in der 4. Schwangerschaftswoche (SSW) als paariger Wulst an der dorsalen Bauchwand. Zusammen mit primitiven Sexualsträngen entstehen in der 5. SSW der Müller- und der Wolff-Gang. Die Keimdrüsen sind zu diesem Zeitpunkt noch undifferenziert. Das vom Y-Chromosom determinierte HY-Antigen führt dann in der 7. SSW zum Beginn der Ausdifferenzierung einer männlichen Gonade. Aus dem Wolff-Gang entwickeln sich Epidymis, Ductus deferens und die Vesiculae seminales, während der in den fetalen Sertoli-Zellen gebildete Müllerinhibierende Faktor (MIF) die Müller-Gänge zum Utriculus prostaticus zurückbildet. Ist kein Y-Chromosom vorhanden, entwickelt sich die indifferente Gonade zum Ovar, ohne daß hormonale Impulse erforderlich sind.

Der Deszensus des Hodens verläuft von dorsokranial nach ventrokaudal in einer ersten, androgen unabhängigen Phase bis zum inneren Leistenring (10.–15. Woche). Die regulierende Schlüsselfunktion des MIF ist derzeit noch umstritten [38].

Anfänglich rundgestaltet, nimmt der Hoden zur Passage durch den Leistenkanal seine spätere ovaläre Form an. In dieser zweiten, androgen abhängigen Phase von der 28.–35. SSW wird der Hoden von dem unter Testosteroneinfluß rasch wachsenden Nebenhoden umklammert und nach kaudal geleitet. Der Nebenhoden übernimmt damit eine wesentliche aktive Rolle beim Durchtritt des Testis durch den Leistenkanal.

Gubernaculum und Processus vaginalis. Das Gubernaculum übernimmt, halb aktiv, halb passiv, eine Schrittmacher- oder Pfadfinderrolle bei der Passage des Hodens samt Nebenhodens durch den Leistenkanal. Seine aufquellbare Struktur dilatiert den Kanal. Hohe Konzentrationen von Glykosaminglykanen, enthalten im Gubernaculum, bewirken diese Volumen- und Gewichtszunahme über hohe Wasserbindungsfähigkeit. Hinterher, nach der Passage des Leistenkanals, verliert das Gubernaculum an Volumen und vermittelt damit den erforderlichen Platz für den vollständigen Deszensus in das Skrotum. Jüngste Untersuchungen an Knock-out-Mäusen bestätigen die Bedeutung des Gubernaculums für den Deszensus testis.

Durch Ausschalten eines Gens kommt es zum bilateralen Kryptorchismus, bedingt durch fehlendes Wachstum des Gubernaculums.

Um die 35. SSW erreichen beide Testes ihre endgültige skrotale Position. Während des ganzen Ablaufes geht der Processus vaginalis dem Hoden voraus und ist bei der Geburt häufig noch offen. Der skrotale Anteil bleibt als Tunica vaginalis erhalten. Der obere Anteil obliteriert in der Mehrheit der männlichen Neugeborenen bereits in der 2. Lebenswoche. Bei einem Teil der Säuglinge bleibt er offen, und bei etwa 10 % der Erwachsenen ist er noch als schmaler Spalt nachweisbar. Inwieweit der Processus vaginalis eine Rolle für den normalen Deszensus spielt, ist derzeit unklar.

Hormonaler Einfluß. Vor Jahrzehnten schon wurde die maternale HCG-Produktion als Teil des physiologischen Deszensus vermutet. Extrakte aus Hypophysenvorderlappen oder dem Harn Schwangerer, graviden Versuchstieren injiziert, provozierten frühzeitigen Deszensus [11]. Inzwischen gilt als belegt, daß ein geregelter Östrogenhaushalt der Mutter und eine intakte Hypothalamus-Hypophysen-Gonaden-Achse des Fetus Voraussetzung für den physiologischen Deszensus sind. Dagegen wird der Einfluß der Androgene auf die einzelnen Erfolgsorgane derzeit noch kontrovers diskutiert.

Nervaler Anteil. Untersuchungen an Spina-bifida-Kindern und Studien an neugeborenen Kleintieren mit durchtrenntem Rückenmark oder isoliert durchtrenntem N. genitofemoralis ließen bereits vermuten, daß Androgeneffekte über das Myelon an das Gubernaculum übertragen werden. Zahlreiche experimentelle Arbeiten der letzten Jahre bestätigten inzwischen die wichtige Rolle des N. genitofemoralis für den geregelten physiologischen Deszensus in der inguinoskrotalen Phase. Unter Androgenstimulation setzt der Nerv den Neurotransmitter Calcitonin Gene Related Peptide (CGRP) frei, der sowohl die Migration als auch die Kontraktilität des Gubernaculums wesentlich beeinflußt [14, 20, 31].

25.1.4
Pathogenese des Maldescensus testis

Zahlreiche Studien der letzten 20 Jahre ergaben, daß der Maldeszensus nicht nur einer rein morphologischen Fehlbildung entspricht, sondern im wesentlichen auf einer Hypothalamus-Hypophysen-Gonaden-Dysfunktion beruht. Möglicherweise führt ein gestörter Östrogenhaushalt der Mutter zu einer vermehrten Alphafetoproteinfreisetzung in der Plazenta und dadurch zu einer Störung der Hypothalamus-Hypophysen-Gonaden-Achse des Fetus [15]. Dieser passagere pränatale hypogonadotrope Hypogonadismus zeigt sich beim Neugeborenen mit uni- oder bilateralem Maldeszensus unter anderem in einem niedrigen Ausgangswert für Testosteron mit folglich fehlendem physiologischen Abfall unmittelbar postpartal [18, 23]. Auch der zu erwartende Testosteronanstieg nach 3 Wochen bleibt aus. So ist die pränatal erniedrigte Gonadotropinsekretion mit zugehörig niedrigem Testosteronspiegel wahrscheinlich die Ursache für eine gestörte Epididymisentwicklung als Bestandteil des Maldeszensus (Abb. 25.1). Sehr häufig finden sich Nebenhodenanomalien auch bei Hodendystopien, die nicht auf eine hormonale Therapie reagieren [4]. Postnatal kommt es zu einer fehlenden Transformation der Gonozyten in Spermatogonien.

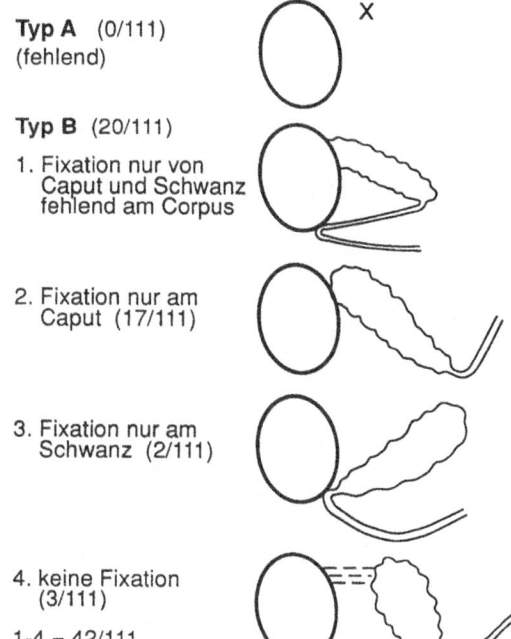

Typ A   (0/111)
(fehlend)

Typ B   (20/111)

1. Fixation nur von
   Caput und Schwanz
   fehlend am Corpus

2. Fixation nur am
   Caput   (17/111)

3. Fixation nur am
   Schwanz   (2/111)

Abb. 25.1. Systemverwandt mit Maldescensus testis gibt es Dissoziationen zwischen Testis und Epididymis in mehrfacher Gestalt und unterschiedlicher Häufigkeit. Typ B1 stellt jedoch wahrscheinlich eine Normvariante ohne pathologischen Wert dar. (Aus Heath et al. 1984)

4. keine Fixation
   (3/111)

1-4 = 42/111

Genetische Synopsis. Nach derzeitiger Kenntnis steuert den physiologischen Hodendeszensus nicht ein System allein, sondern ein Zusammenwirken mehrerer Faktoren, insbesondere eine intakte Hypothalamus-Hypophysen-Gonaden-Achse, weiter intraabdominelle Druckänderungen sowie ein intaktes Gubernaculum und die Freisetzung spezifischer Neurotransmitter. Ist eine oder mehrere dieser Komponenten gestört, so resultiert daraus der Maldescensus testis.

25.1.5
Pathomorphologie

Topik und Formen des Maldeszensus. Der Begriff Maldescensus testis umfaßt alle Formen der extraskrotalen testikulären Positionen. Eine erste Unterscheidung trennt in Hodenretention und Hodenektopie. Retention wird unterteilt in abdominal und inguinal, diese in proximal und distal. Bei der abdominellen Retention (Synonym: Bauchhoden) liegt der Hoden proximal des inneren Leistenringes retroperitoneal. Inguinal (Synonym: Leistenhoden) heißt die Dystopie, wenn sie zwischen innerem und äußerem Leistenring liegt (Abb. 25.2). Präskrotale Retention meint die Position zwischen äußerem Leistenring und Skrotaleingang.

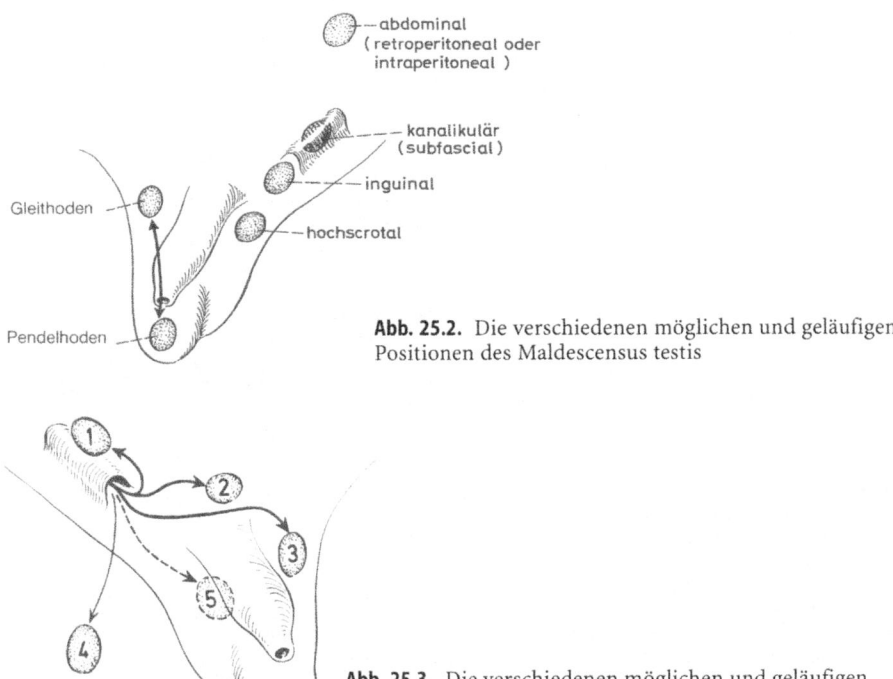

Abb. 25.2. Die verschiedenen möglichen und geläufigen Positionen des Maldescensus testis

Abb. 25.3. Die verschiedenen möglichen und geläufigen Positionen der Ektopia testis. *1* Inguinal-epifascial, *2* penil, *3* transversal, *4* femoral, *5* perineal

Um eine Ektopie handelt es sich, wenn der Hoden außerhalb des physiologischen Abstiegsweges festsitzt. Am häufigsten findet sich die epifasziale inguinale Ektopie (70 %). Der Funiculus ist dabei normal lang ausgebildet, die operative Verlagerung kein Problem. Wesentlich seltener sind umbilikale, femorale, penodorsale, transversale oder perineale Ektopien (Abb. 25.3).

Gleithoden. Gleithoden sind eine mildere Variante der echten Retention und damit ebenfalls krankhaft und behandlungsbedürftig. Manueller Zug oder Druck kann den Hoden in das Skrotum federnd hineinverlagern, er gleitet jedoch sofort in seine hohe Ausgangsposition zurück. Der Funiculus ist zu kurz entwickelt. Das Skrotalfach ist hypoplastisch.

Pendelhoden. Pendelhoden sind eine Variante des normal deszendierten Hodens. Sie lassen sich aus dystoper Position mühelos in das Skrotum verlagern. Der Funiculus ist ausreichend lang, jedoch führt ein verstärkter M.-Cremaster-Reflex zu häufig wechselnden Positionen. Die Differenzierung zum Gleithoden kann schwierig sein. Der klinisch eindeutige Pendelhoden ist primär nicht behandlungsbedürftig. Regelmäßige Befundkontrollen in etwa 6monatigen Abständen sind jedoch erforderlich, da 2–22 % der initial diagnostizierten Pendelhoden vorwiegend im Alter von 5–8 Jahren sekundär aszendieren und damit therapiebedürftig werden [36, 42].

25.1.6
Sekundärer Maldeszensus – sekundärer Aszensus

Sekundärer Maldescensus testis. Er entsteht exogen als Komplikation einer Hydrozelen- oder Leistenhernienoperation. Der primär orthotop gelegene Hoden gerät dabei in eine Dystopie und Verwachsungen fixieren ihn außerhalb des Skrotums. Chirurgische Operationslehren geben die Häufigkeit dieser Komplikation mit 0,5–2 % an.

Daneben existiert ein weiteres Kollektiv maldeszendierter Hoden, die nach anfänglicher Normotopie im Kleinkindesalter sekundär „aszendieren". Dazu gehört, wie bereits oben beschrieben, ein Teil der Pendelhoden, bei denen sich häufig pathologische Veränderungen der Scarpafaszie oder des Nebenhodens v. a. im Sinne der sog. Long-Loop-Epididymis finden. Zudem scheinen fallweise primär vollständig deszendierte Hoden z. B. aufgrund von verkürzenden Processus-vaginalis-Rudimenten später zu aszendieren. Trotz zahlreicher Arbeiten, die versuchen, dieses Phänomen auch histologisch zu belegen [1, 6], ist diese Form des sekundären Ascensus testis derzeit noch umstritten [36, 38].

Dissoziation von Hoden und Nebenhoden. Sie ist oft Teilursache des Maldeszensus (s. Abb. 25.1). Der Nebenhoden, in Pfadfinderfunktion des Deszensus, verliert diese Eigenschaft infolge systemimmanenter Dissoziation. Sie ist umso häufiger und stärker ausgeprägt, je kranialer die Position des Maldeszensus [38, 43].

25.1.7
Pathohistologie des Maldescensus testis

Die reduzierte Anzahl von Leydig-Zellen und Spermatogonien und deren Morphologie belegen die Dysfunktion der Achse Hypothalamus-Hypophyse-Gonaden. Während der ersten Lebensmonate sind in allen dystopen Hoden Geschlechtszellen enthalten. Ein qualitativer Unterschied zwischen unilateraler und bilateraler Dystopie ist nicht zu finden [15]. Hingegen fehlen Geschlechtszellen nach dem 1. Lebensjahr bei etwa 38 % aller dystopen Testes. Bei abdominaler Position fehlen sie zu 90 %. Die Leydig-Zellen sind dagegen schon von Geburt an atrophisch und vermindert [16, 18, 38]. Der physiologisch für die Maturation der Spermatogonien notwendige Anstieg des Testosterons in den ersten Lebensmonaten entfällt ganz oder teilweise, so daß keine oder zu wenig Spermatogonien entstehen. Auch in der zweiten Phase der Hodenreifung, derjenigen zwischen dem 4. und 6. Lebensjahr, unterbleibt die Proliferation der Leydig-Zellen. Postpubertär dagegen hyperplasieren sie. Trotzdem bleibt das Plasmatestosteron im Normbereich oder knapp darunter.

Die Sertoli-Zellen der Dystopie unterscheiden sich nach Zahl und Volumen nicht von der Normotopie. Jedoch verharren sie oft auf einer früheren Entwicklungsstufe. Örtlich sekundär lagebedingte Schädigungen äußern sich in Kollagenisierung des peritubulären Bindegewebes und als verdickte Basalmembran. Beide Veränderungen sind vom 2. Lebensjahr an nachweisbar und nehmen mit den Jahren irreversibel zu [15, 29].

Korrelation zwischen Dystopie und kontralateraler Normotopie. Bei unilateralem Maldeszensus weist der kontralateral deszendierte Hoden in den ersten 4 Jahren eine normale Zellzahl mit regelrechter Differenzierung auf. Danach setzt eine Reduktion der Geschlechtszellen ein. Vom 8.–12. Lebensjahr an ist die Zahl der Spermatogonien im normotopen Hoden signifikant niedriger, bleibt dabei aber stets höher als diejenigen des kontralateralen dystopen Organs [15, 19] (Abb. 25.4).

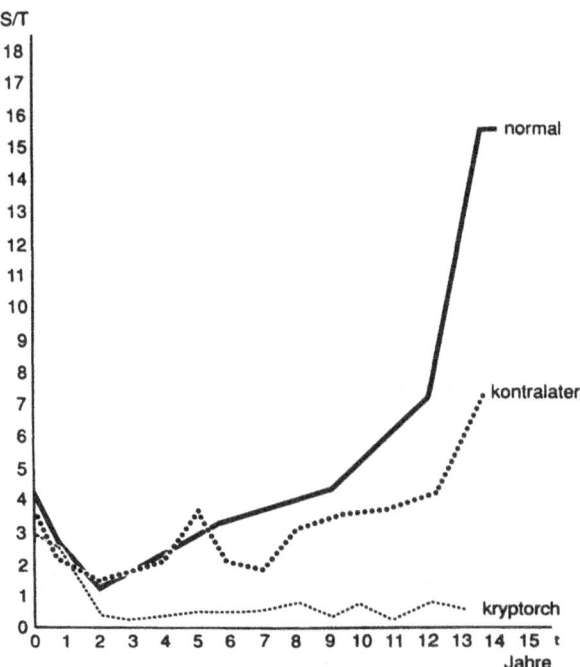

Abb. 25.4. Geschlechtszellzahl pro Tubulus in Abhängigkeit vom Alter bei unilateralem Maldescensus testis. (Nach Hadziselimovic 1990 [15])

Zweitpathologie testikuläres Malignom. Der Zusammenhang zwischen dystoper Hodenlage und maligner Entartung ist lang bekannt. Verglichen mit testikulärer Normotopie ist das Risiko für Träger des Maldeszensus 12- bis 20mal höher, am höchsten für den Abdominalhoden, hier realisiert zwischen dem 20. und 40. Lebensjahr, meist als Nichtseminom, bei den übrigen Lokalisationen zwischen dem 16. und 32. Lebensjahr (meist als Seminom), darin nicht unterschieden von tumoröser Normotopie. Es sind 6–10 % aller Keimzelltumoren, die in unvollständig deszendierten Hoden entstehen. Das kontralaterale normotope Geschwisterorgan wird weniger oft maligne, jedoch öfter als bei beidseitiger Normotopie. Unabhängig davon kommen testikuläre Tumoren im Kindesalter selten vor.

Der Karzinogenese liegt weniger die anatomische Fehllage zugrunde, als vielmehr zusammenwirkende Faktoren, wie Atrophie, Dysgenesie und hormonelle Unterfunktion. Operativ intraskrotale Verlagerung beseitigt nicht die Gefahr der Malignisierung! Ob und inwieweit die Frühoperation das Entartungsrisiko senken kann, ist noch unbekannt. Erfolgt die Lagekorrektur jedoch erst nach dem 10. Lebensjahr, wird ein Keimzelltumor signifikant häufiger nachgewiesen als bei vorzeitiger Operation. Vereinzelt nur ist ein Carcinoma in situ (testikuläre intraepitheliale Neoplasie, TIN) des Hodens bei Kindern nachweisbar. So enthielten nur 0,6 % von 2300 Biopsien atypische Spermatogonien [15]. Routinemäßige Biopsie anläßlich jeder Orchidopexie ist bis jetzt kein Postulat, schon weil der Nachweis eines TIN im Kindesalter, auch mit spezieller Aufarbeitung (Semidünnschnitt-Technik) schwierig ist und somit nur Zentren vorbehalten bleibt. Zudem ist die homogene Verteilung von TIN über den gesamten Hoden und damit die Nachweisbarkeit durch eine einzelne Biopsie umstritten. Eine jüngst veröffentlichte Studie mit Nachuntersuchung von 1075 Knaben erbrachte sogar den alarmierenden Hinweis, daß bei Kindern mit Maldescensus testis, die in üblicher Weise operiert wurden, das Tumorrisiko 5fach erhöht war; in den Fällen, in denen eine Biopsie durchgeführt wurde, stieg dieses Risiko auf das 65fache an [33]. Hingegen stimmt die Empfehlung zur Biopsie auch weiterhin, wenn die Orchidopexie erst in der Pubertät oder noch später erfolgt. Bei positivem Ergebnis ist die Semicastratio angezeigt. Anders wäre binnen 5 Jahren bei 50 % der Patienten die Entwicklung eines Hodentumors zu erwarten. Gleichfalls ist die Biopsie des kontralateralen Hodens in diesen Fällen sinnvoll, da immerhin in 10–20% ein TIN auch kontralateral gefunden wird.

25.1.8
Korrelationspathologie des Maldescensus testis

Neben offensichtlichen Anomalien des unteren Harntraktes, wie Blasenekstrophie und Prune-belly-Syndrom, die mit einer Hodenretention einhergehen, kann der Maldeszensus testis auch das erste auffällige Symptom einer komplexen Fehlbildung sein. Bei den Störungen des genetischen Geschlechts zählen dazu das Klinefelter- und das XX-Mann-Syndrom sowie die gemischte Gonaden-Dysgenesie. Liegt eine proximale Form der Hypospadie mit auffällig kleinem Phallus und einer beidseitigen inguinalen oder abdominalen Retention vor, so muß stets eine Form des Pseudohermaphroditismus masculinus ausgeschlossen werden. Bei gleichzeitig mentaler Retardierung muß man auch an das Miller-Dicker-Syndrom und an seltenere endokrinologische Erkrankungen, wie das Kallmann-Syndrom oder das Prader-Labhart-Willi-Syndrom, denken. Begleitende Anomalien der oberen Harnwege werden mit etwa 1 % angegeben. Die orientierende Sonographie der Nieren sollte Bestandteil der Routinediagnostik sein.

25.1.9
Diagnostik des Maldescensus testis

Inspektion und Palpation. Pure Betrachtung sieht schon das ein- oder beidseitig hypoplastische Skrotum als Beleg extraskrotaler Lage des Hodens. In entspannter Position des Kindes und in ausreichend temperiertem Raum kann man als erstes versuchen, ohne Palpation ein Tiefertreten des Hodens hervorzurufen. Dazu wird das Kleinkind im Schneidersitz locker gehalten. Die eigentliche Palpation sollte im Liegen wie auch im Stehen ausgeführt werden. Ein offener Processus vaginalis läßt sich meist gut tasten. Ausstreichen entlang des Leistenkanals prüft, inwieweit der Hoden in seiner Position fixiert ist oder wie tief er sich verlagern läßt. Der Gleithoden läßt sich manuell in das Skrotalfach verlagern, rutscht aber rasch aufgrund des zu kurzen Samenstranges in seine Ausgangsposition zurück. Der Pendelhoden verbleibt nach dem Loslassen im Skrotum. Aufgrund des abnormen Kremasterreflexes liegt er anamnestisch abwechselnd im Skrotum (z. B. beim Baden des Kindes) oder in der Leiste. Mitunter ergibt sich die Differenzierung erst nach wiederholter Untersuchung. Irrtümlich erscheinen Pendelhoden in der Rubrik Gleithoden mit fehlerhafter Konsequenz!

Bei der epifaszial-inguinalen Ektopie ist der Hoden fixiert unter der Haut zu tasten. Intravaginal-inguinale Hoden gleiten während der Untersuchung leicht in den Retroperitonealraum zurück. Bevor die Diagnose Bauchhoden gestellt wird, sollten deshalb mehrere Untersuchungen in kürzeren Abständen und unterschiedlichen Positionen vorausgegangen sein. Zudem müssen seltene Ektopien (z. B. femorale, penile oder perineale Lage) ausgeschlossen worden sein.

Bildgebende Untersuchung. Die Sonographie ist v. a. bei adipösen Säuglingen und Kleinkindern hilfreich, weil das oft beträchtliche Fettpolster die Palpation erschwert. Man braucht dazu jedoch einen auflösungsstarken Schallkopf. Hohe Zuverlässigkeit besteht für die Sonographie aber nur bei inguinalen oder präskrotalen Retentionen sowie bei ektoper Position. Zudem kann die Sonographie palpatorisch unklare Hoden-/Nebenhodenbefunde präoperativ aufklären, insbesondere auch wenn eine Nebenhodenzyste den fehlenden oder weit dissoziierten Hoden vortäuscht.

Nicht tastbarer Testis. Am zuverlässigsten von allen bildgebenden Verfahren weist die *Magnetresonanztomographie* (MRT) kryptorche Hoden nach. Die Treffsicherheit liegt bei 58–94 % [22, 26]. Zudem kommen Vasa deferentes, Ductus deferens und Leistenring zur Darstellung. Aufgrund der falsch-negativen Befunde (bis zu 30 %!), der im frühen Kleinkindesalter stets erforderlichen tiefen Sedierung oder Narkose und nicht zuletzt der hohen Kosten ist die MRT zur Hodensuche nur eingeschränkt geeignet.

Die *Computertomographie* sollte im Hinblick auf die bekannt hohe Versagerquote und gleichzeitig hohe Strahlenbelastung bei Kindern zur Hodensuche nicht mehr angewendet werden.

Angiographie und selektive Phlebographie sind aufgrund der Strahlenbelastung und möglicher Gefäßschäden trotz hoher Zuverlässigkeit für diese Indikationen im Kindesalter heute obsolet.

Die *diagnostische Laparoskopie* zur Lokalisation eines nicht tastbaren Hodens ist eine längst etablierte Methode in der Kinderurologie. Sie hat sich inzwischen in ihrer Zuverlässigkeit bei der Abklärung nicht palpabler Hoden dem MRT und dem CT als deutlich überlegen erwiesen. Durch die Entwicklung eines kindgerechten Instrumentariums mit miniaturisierten Optiken und Trokaren sowie die wachsende Erfahrung im Umgang mit dieser Technik konnte das Operationsrisiko unter 1 % gesenkt werden. Die Laparoskopie ist heute zweifellos die Methode der Wahl zur Abklärung des Kryptorchismus. Falls indiziert, kann zudem in gleicher Sitzung laparoskopisch die operative Korrektur erfolgen.

25.1.10
Endokrine Therapie

Hormontherapie. Zahlreiche pathohistologische und endokrinologisch grundlegende Untersuchungen zeigten, wie die intakte Achse Hypothalamus-Hypophyse-Gonaden die physiologischen Entwicklungsphasen des kindlichen Hodens steuert [15, 17, 18]. Neben den primär anatomischen Veränderungen beim Maldescensus testis werden durch den hypogonadotropen Zustand die phasenhaft LH-FSH-induzierten testikulären Testosteronanstiege gestört, die für den physiologischen Reifungsprozeß erforderlich sind.

Für die konservative hormonelle Behandlung stehen Gonadotropine (HCG) und LH-Releasing-Hormon (LH-RH) zur Verfügung. Die primäre Hormontherapie sollte nach Ausschluß einer mechanischen Deszensusbehinderung, wie Ektopie, Begleithernie oder inguinaler Voroperation, möglichst bereits im 10. Lebensmonat beginnen.

HCG. Ausgehend von der Annahme eines LH-Mangels wird seit Anfang der 50er Jahre HCG verabreicht. Es entfaltet eine LH- wie auch eine FSH-Wirkung auf die Gonaden, wobei der LH-Effekt bei weitem überwiegt. HCG stimuliert die Leydig-Zellen zur Synthese und Sekretion von Testosteron. Die Serumtestosteronspiegel unter HCG-Therapie sind bei schlechteren Behandlungsergebnissen höher als unter LH-RH-Therapie. Tierversuche belegen die Hodenvolumenvergrößerung durch Zunahme des Durchmessers der Tubuli und des interstitiellen Gewebes. Der Ductus deferens wird weiter und länger und die Vaskularisation des gesamten Samenstranges wird gesteigert [8]. Zudem wird angenommen, daß die hohe lokale Testosteronkonzentration, hervorgerufen durch die stimulierten Leydig-Zellen, eine positive Auswirkung auf das germinale Epithel und somit auf Wachstum und Entwicklung der Gonade hat. Die altersabhängige therapeutische Dosis wird 2mal wöchentlich i. m. über 5 Wochen appliziert:

- 250 IE 3.–12. Lebensmonat,
- 500 IE 1.–6. Lebensjahr,
- 1000 IE über 6. Lebensjahr.

Die bisher größte Ergebnisstudie (1200 mit HCG behandelte Kinder) ermittelte eine Erfolgsquote von 30–40 % [3]. Eine ungünstigere Erfolgsquote von nur 10 % erbrachte dagegen eine jüngere randomisierte Doppelblindstudie, bei der Pendelhoden zuverlässig ausgeschlossen wurden [4, 25]. Alle Untersuchungen belegen gleichermaßen, daß die Erfolgsrate um so höher ist, je tiefer der maldeszendierte Hoden vor der Therapie lokalisiert war. Optimaler Compliance und niedrigeren Kosten der HCG-Therapie stehen die schmerzhafte Applikationsart und testosteronbedingte Nebenwirkungen, wie vorzeitiges Peniswachstum, rötliche Skrotalödeme und gesteigerte Aggressivität, gegenüber.

LH-RH. Die LH-RH-Therapie erfolgt unter der Vorstellung, daß eine Sekretionsstörung von LH aus dem Hypothalamus beim Maldeszensus besteht, da bei diesen Patienten erniedrigte basale Plasma-LH-Spiegel nachgewiesen wurden. Die intranasale Verabreichung bewirkt eine Ausscheidung von LH und FSH in physiologischen

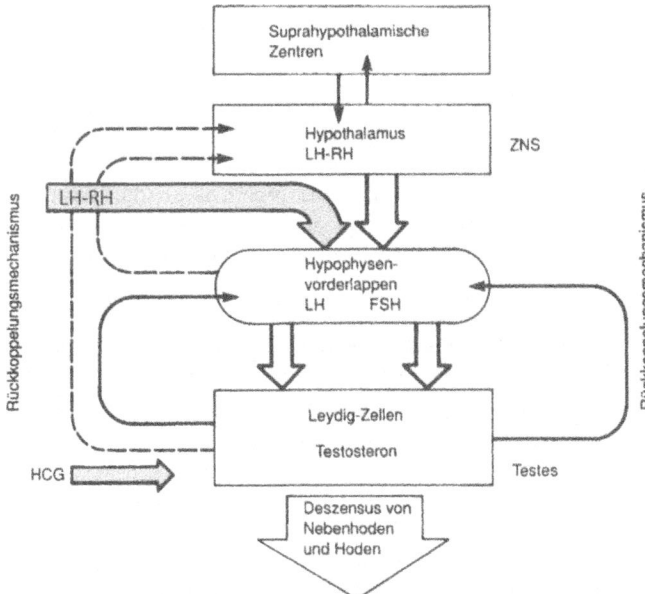

Abb. 25.5. Wirkungsmechanismus der hormonellen Therapie beim Maldescensus testis. (Nach Hadziselimovic 1990 [15])

Verhältnissen zueinander in die Blutbahn, von wo aus sie die Gonaden stimulieren (Abb. 25.5). Die Wirkungsweise der LH-RH-Behandlung wird seit Beginn der 70er Jahre erforscht, ist jedoch in einigen wichtigen Punkten immer noch unklar. Gesteigerte LH- und FSH-Sekretion führen zu einer vermehrten Leydig-Zell-Rekrutierung aus juvenilenVorläuferzellen und damit zu einer Vermehrung von LH-Rezeptoren. Gleichzeitig steigt die Sensitivität der Leydig-Zellen gegenüber LH an, und in den Sertoli-Zellen wird androgenbindendes Hormon (ABH) vermehrt gebildet. Das Spray sollte in einer Dosierung von 3mal 400 µg täglich über 28 Tage verabreicht werden. Nebenwirkungen sind wesentlich seltener und geringer im Vergleich zum HCG. Die Erfolgsrate, gemeint ist der Anteil der vollständig deszendierten Hoden, liegt in randomisierten Doppelstudien mit Ausschluß von Pendelhoden nach LH-RH-Monotherapie zwischen 11 und 28 % [4, 25, 35]. Offene Studien mit fehlender oder ungenauer Beschreibung der Ausgangsposition des dystopen Hodens haben Erfolgsraten bis zu 60 % [5, 21]. Auch bei LH-RH gilt unumstritten, daß die Erfolgsquote mit zunehmendem Grad der Dystopie abnimmt.

Kombinationstherapie aus LH-RH und HCG. Die LH-RH-induzierte Leydig-Zell-Rekrutierung führt zu einer erheblichen Vermehrung HCG-stimulierbarer Rezeptoren. Zudem wird eine mögliche Erschöpfung der Hypophysen-LH-Reserve nach 4wöchiger LH-RH-Therapie diskutiert [15]. Günstigere Erfolgsraten dieser Therapieformen werden darauf zurückgeführt. Wichtig ist, daß die HCG-Therapie (3mal 1500 IE HCG i. m. im Abstand von 10 Tagen) direkt an die LH-RH-Therapie angeschlossen wird, um noch funktionierende Leydig-Zellen besser stimulieren zu können. Die Erfolgsraten mit der Kombinationstherapie liegen 10–30 % höher als mit der Monotherapie.

Für alle 3 Formen der Hormontherapie gilt:

- Je tiefer der Hoden vor der Therapie lokalisiert ist, desto besser ist das zu erwartende Resultat.
- Unabhängig vom Deszensus kann die Hormontherapie zu einer Maturation germinalen Gewebes führen und möglicherweise zu einer Verbesserung der späteren Fertilität [37, 40]. Wachstum von Hoden und Nebenhoden, Steigerung der Durchblutung mit Größen- und Längenwachstum aller Strukturen des Samenstranges erleichtern nachfolgende Korrekturoperationen.
- Die Rezidivraten bei Langzeitbeobachtung nach primär erfolgreicher Hormontherapie sind mit 20–40 % hoch. Grundsätzlich ist deshalb auch bei initial vollständigem Deszensus nach Hormontherapie eine regelmäßige klinische Kontrolle einmal pro Jahr bis zur Pubertät erforderlich.

25.1.11
Operative Therapie

Primär operative Behandlung ist bei allen Formen der Hodenektopie, bei klinisch nachweisbarem offenen Processus vaginalis, bei sekundärer Dystopie nach vorausgegangenem Leisteneingriff und bei später Retention ehemaliger Pendelhoden angezeigt. In allen anderen Fällen geht die Hormontherapie der operativen Behandlung voraus und beeinflußt dann die Indikation. Auch nach erfolgloser hormoneller Therapie sollte der Hoden grundsätzlich im 2. Lebensjahr operativ in seine normotope Position verlagert werden. Die Frage, ob die gelegentlich propagierte Frühoperation vor Vollendung des 1. Lebensjahres tatsächlich histopathologische Veränderungen des Hodens verhindern kann, ist noch offen.

Methodik der Standard-Orchidofunikulolyse und -pexie

- Inguinale Inzision;
- Darstellung und Längsinzision der Externusaponeurose unter Schonung des N. ilioinguinalis;
- Hodenfreilegung und Durchtrennung des Gubernakulums möglichst distal;
- sorgfältige Isolierung des häufig vorhandenen offenen Processus vaginalis und hohe Abtragung;
- schrittweise Skelettierung des Funiculus bis weit nach retroperitoneal, wobei ein hohes Maß an Subtilität und Schonung zu fordern ist;
- zusätzliche Medialisierung des Gefäßbündels durch Inzision der Fascia transversalis (Abb. 25.6);
- ggf. kann auch der Durchzug unter den epigastrischen Gefäßen zusätzlichen Längengewinn bedeuten;
- spannungs- und torsionsfreie Verlagerung des Hodens in das vorher digital geweitete Skrotalfach.

Zur eigentlichen skrotalen Fixation werden unterschiedliche Techniken beschrieben. Im Tierversuch verursachten transparenchymale Pexienähte durch die Tunica albuginea ausgedehnte Parenchymschäden des Hodens [2]. Resorbierbare Fäden sollen zudem stärkere Fibrosen verursachen als permanentes Nahtmaterial. Vor diesem Hintergrund sollte die Orchidopexie entweder durch Fixation nur der Tunica vagina-

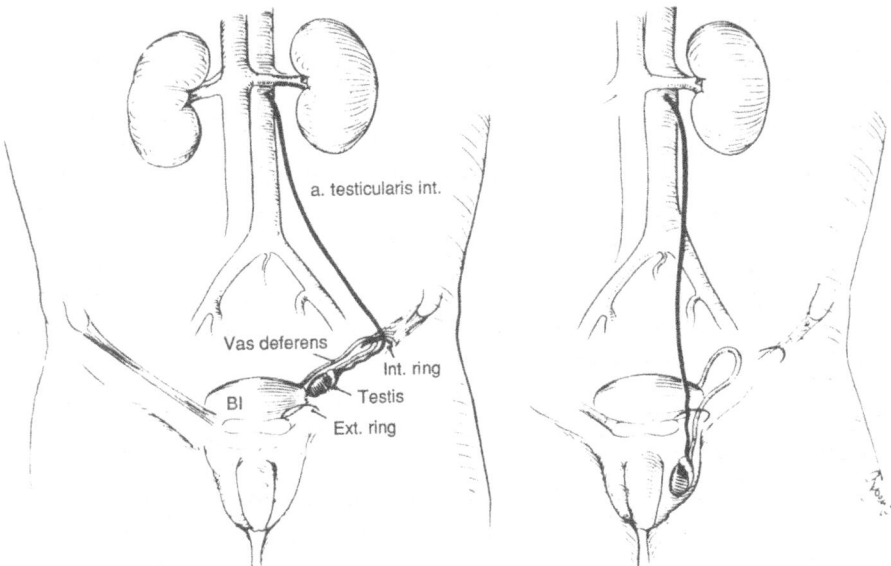

Abb. 25.6. Neben der inguinalen Funikulolyse ist die Medialisierung der Vasa testiculares interna der Hauptbestandteil der operativen Therapie des Maldescensus testis

lis an die innere Skrotalwand oder durch die Verlegung des Hodens in eine nahtlose Dartostasche erfolgen.

Die postoperative Versorgung wird durch die Applikation langwirkender Lokalanästhestika entlang der peripheren Nervenbahnen erleichtert.

In der Diagnostik und Therapie des nicht tastbaren Hodens steht heute die Laparoskopie im Vordergrund. Das therapeutische Procedere bestimmt der laparoskopische Befund:

- Blind endende bzw. atretische Spermatikalgefäße proximal des inneren Leistenringes machen weitere Diagnostik oder Therapie überflüssig.
- Ziehen dagegen Spermatikalgefäße in den Leistenkanal, so ist die offene Leistenexploration in gleicher Sitzung erforderlich.
- Ein intraabdominal gelegener, hypoplastischer Hoden bzw. ein dysplastisches Rudiment wird laparoskopisch entfernt.
- Ausreichend lang entwickelte Gefäße bei altersentsprechend großen intraabdominellen Hoden rechtfertigen die offene Standard-Orchidopexie als zuverlässigstes Verfahren in gleicher Sitzung.
- Oft läßt die Kürze der Spermatikalgefäße eine direkte skrotale Verlagerung nicht zu. Unterschiedliche, durchwegs operativ aufwendige Techniken stehen heute zur Verfügung.

Die Fowler-Stephens-Orchidopexie (Abb. 25.7), die heute nur noch selten in ihrer ursprünglichen Form offen operativ durchgeführt wird, ist die Grundlage der ein- und zweizeitigen laparoskopischen Techniken. Im Vertrauen auf einen ausreichenden Kolateralkreislauf über die Vasa externa, die Vasa deferentes und die Gubernacu-

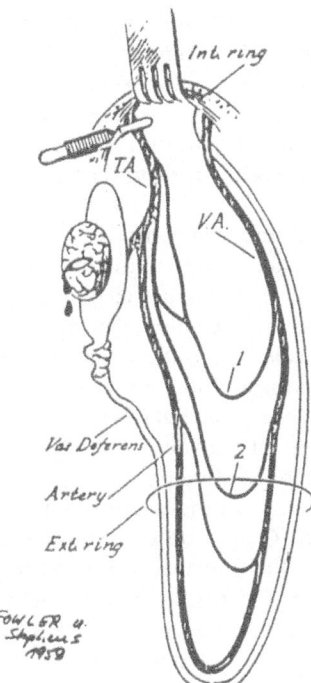

Abb. 25.7. Darstellung des Kolateralkreislaufe über die Vasa externa, die Vasa deferentes und die Gubenaculum-Gefäße mit historischer, intraoperativer Testung ausreichender Vaskularisierung. (Originaldarstellung von Fowler und Stephens 1959 [12])

lum-Gefäße werden dabei die Spermatikalgefäße proximal geclipt. Nach anfänglich verminderter Perfusion erholt sich die Durchblutung des Hodens im Tierversuch innerhalb von 30 Tagen [34]. Die meisten Arbeitsgruppen führen die zweite Sitzung nach 3–6 Monaten durch. Der Hoden kann dann entweder laparoskopisch oder offen operativ in das Skrotalfach verlagert werden.

Mit der *Autotransplantation* des Hodens steht eine weitere, inzwischen etablierte Therapiealternative zur Verfügung. Über den nach oben erweiterten Inguinalschnitt wird der retroperitoneal gelegene Hoden zunächst freigelegt. Die Gefäße werden weit nach proximal präpariert, noch über die Stelle hinaus, wo der Zusammenschluß des Plexus pampiniformis die Vena testicularis formt. Die Vasa epigastricae inferiores werden bis zu ihrem Verlauf unterhalb des M. rectus abdominis freigelegt. Es erfolgt dann mikroskopisch die End-zu-End-Anastomose zwischen der A. testicularis und A. epigastrica inferior sowie zwischen den zugehörigen Venen. Die Diskrepanz zwischen den Durchmessern von A. testicularis und A. epigastrica inferior ist das Hauptproblem dieser Methode. Trotz Spatulierung der Testicularis kommt es auch bei älteren Kindern zu Thrombosen im Anastomosenbereich. Für Kinder im 2. Lebensjahr ist die Methode nicht geeignet. Eine Alternative, die dieses Problem möglicherweise erfolgreich umgeht, ist die sog. Refluoautotransplantation [10]. Grundlage dieser Methode ist die experimentell bestätigte Annahme, daß Hodenatrophien bei der Fowler-Stephens-Methode nicht nur im verminderten Einstrom, sondern vorwiegend im ungenügenden venösen Abstrom begründet sind. Bei der mikrovaskulären Autotransplantation wird deshalb nur eine End-zu-End-Anastomose zwischen V.

epigastrica inferior und V. spermatica angelegt, die den zuverlässigen venösen Abstrom garantiert. Die arterielle Versorgung erfolgt entsprechend der Fowler-Stephens-Orchidopexie über den Kolateralkreislauf. Vorteile dieser innovativen Methode sind kürzere Operationszeiten, technische Durchführbarkeit auch im 2. Lebensjahr und möglicherweise bessere Langzeitergebnisse als bei den etablierten zweizeitigen Techniken.

Komplikationen. Die Standardorchidopexie verlagert in 87–91 % aller Fälle den dystopen Hoden in eine normotope Position. Ursachen eines Dystopierezidivs sind meistens unzureichende Funikulolyse mit Erhalt von Kremasterfasern, mit Erhalt eines persistierenden, offenen Processus vaginalis oder ungenügende retroperitoneale Präparation der Gefäße. Auch unvollständige Weitung eines hypoplastischen Skrotums oder ein nicht durchtrenntes Gubernaculum testis können Rezidive verursachen. Die Rezidivrate beträgt 1–5 %. Eine Reoperation ist nicht einfach und kann die Vitalität des Hodens gefährden. Durchtrennung oder auch Quetschen des Ductus deferens führt zur Sterilität der betroffenen Seite. Eine erfolgreiche Reanastomosierung im Kindesalter ist kaum möglich. Die Adaptation der beiden Enden hält jedoch die Chance für eine spätere mikrochirurgische Rekanalisation offen.

Revisionsbedürftige Neuralgien entstehen, wenn der N. ileoinguinalis in die Naht der Externusaponeurose gerät. Versehentliche Durchtrennung des Nerven bedingt Gefühllosigkeit seines Versorgungsgebietes.

Eine postoperative Hodenatrophie, die schwerwiegendste Komplikation, beruht in einer Zirkulationsstörung, hervorgerufen durch unsachgemäße Präparation des Funiculus, der Strangulation der Gefäße, durch Anwendung der Bassini-Technik und unbeabsichtigte Verdrehung des Gefäßstiels während der Verlagerung und Pexie. Die Atrophierate der Standardtherapie beträgt 2 %.

Weit höhere Komplikationsraten weist die operative Therapie des Abdominalhodens auf. In einer 1995 veröffentlichten Metaanalyse der Ergebnisse unterschiedlicher Operationsmethoden aus 64 Veröffentlichungen mit 8425 operierten Hoden [9] waren 67 % der Fowler-Stephens-Methode, 77 % der zweizeitigen Fowler-Stephens-Methode, 81 % des offenen transabdominalen Vorgehens, 84 % der zweizeitigen Orchidopexie und 84 % der mikrovaskulären Orchidopexie erfolgreich. Die Atrophierate beim Bauchhoden beträgt 5–20 %.

25.1.12
Langzeitergebnisse und Fertilität

Der Erfolg hormonaler und operativer Behandlungsmethoden des Maldescensus testis muß sowohl an der vollständigen, bleibenden Normotopie des Hodens als auch an der Fertilität im Spermiogramm gemessen werden. Ein noch besserer Parameter der Fertilität ist die Anzahl der erreichten Vaterschaften im Vergleich zu einem Kollektiv von Männern gleichen Alters mit primär orthotopem Hoden.

In der bereits oben erwähnten Metaanalyse an 8425 operierten Hoden wurde Erfolg definiert als Hoden im Skrotum ohne Atrophiezeichen [9]. 75 % der Bauchhoden, 82 % der Hoden am inneren Leistenring, 87 % der Leistenhoden und 92 % der Hoden distal des Anulus inguinalis externus wurden erfolgreich operiert. Zahlreiche Arbeiten weisen auf ein häufig reduziertes Hodenvolumen der operierten Seite hin

[24, 32, 38], z. T. wurde auch ein verminderter Durchschnittswert für das Volumen der kontralateral eutopen Hoden gefunden [32].

Nach Vollendung des 1. Lebensjahres weisen maldeszendierte Hoden weniger Geschlechtszellen sowie eine verminderte Geschlechtszellmaturation im Vergleich zu normalen Hoden auf. Bei einem Teil der Patienten soll eine Reduktion der Anzahl von Geschlechtszellen sogar bereits ab der 28. SSW bestehen [7]. Diese Veränderungen treten auch in der kontralateral deszendierten Gonade auf, jedoch weniger stark ausgeprägt und später als auf der betroffenen Seite [19]. Der Tubulus-Fertilitätsindex (TFI) ist bei Männern mit ehemals bilateralem Maldeszensus erheblich niedriger als bei unilateral Betroffenen. 60–90 % der anatomisch erfolgreich operierten Jugendlichen mit ehemals unilateralem Maldeszensus und 25–50 % mit ehemals bilateraler Dystopie weisen jedoch eine normale Spermiendichte auf [27, 41]. Zu welchem Zeitpunkt Schäden im Hodengewebe entstehen und vor allem welche Auswirkungen sie auf die Fertilität haben, wird derzeit noch unterschiedlich bewertet. Zudem schließen auch histopathologische Veränderungen und Oligospermie eine Fertilität bzw. Vaterschaft nicht aus. Neben den histoanatomischen Veränderungen wird die Fertilität durch weitere Faktoren möglicherweise ungünstig beeinflußt. So konnte im Tierversuch gezeigt werden, daß alleine die Mobilisation und Dissektion der Funiculusstrukturen zu einer verminderten Fertilität führt [39]. Weiterhin war bei 32–73 % der dystopen Hoden, die mit einer Hoden-Nebenhoden-Dissoziation verbunden waren, eine erhebliche Verminderung der Geschlechtszellen nachweisbar [13, 15]. Schließlich wurde bei bis zu 25 % der Patienten mit ehemaliger Hodendystopie Antisperma-Antikörper im Serum gefunden. Diese Tatsache wird auf eine Veränderung der Blut-Hoden-Schranke zurückgeführt [30, 38], möglicherweise ursächlich in der signifikant höheren Temperatur im maldeszendierten Hoden [28]. Inwieweit erhöhte Temperatur oder Antikörper tatsächlich einen direkten Einfluß auf die Fertilität haben, ist jedoch derzeit noch offen.

Literatur

1. Atwell JD (1985) Ascent of the testis: fact or fiction. Br J Urol 57:474
2. Bellinger MF, Abramowitz H, Brantley S (1989) Orchidopexy: an experimental study of the effect of surgical technique on testicular histology. J Urol 142:553
3. Bergada C (1979) Clinical treatment of cryptorchidism. In: Bierich JR, Giarola A (eds) Cryptorchidism. Academic Press, London
4. Bica DTG, Hadziselimovic F (1992) Buserelin treatment of cryptorchidism: a randomized, double-blind, placebo-controlled study. J Urol 14:617–621
5. Borkenstein M (1987) Intranasal LH-RH for cryptorchidism: Response to initial treatment and to treatment after relapse. Eur J Pediat 146:42–43
6. Clarnette TD, Rowe D, Hasthorpe S, Hutson JM (1997) Incomplete disappearance of the processus vaginalis as a cause of ascending testis. J Urol 157:1889–1891
7. Cortes D, Thorup JM, Lindenberg S (1996) Fertility potential after unilateral orchidopexy: an age independent risk of subsequent infertility when biopsies at surgery lack germ cells. J Urol 156:217–220
8. Deming CL (1952) The evaluation of hormonal therapy in cryptorchidism. J Urol 68:354–357
9. Docimo SG (1996) The results of surgical therapy for cryptorchidism: a literature review and analysis. J Urol 154:1148–1152
10. Domini R, Lima M, Domini M (1997) Microvascular autotransplantation of the testis: the "refluo„o-technique. Eur J Pediatr Surg 7:288–291
11. Engle ET (1932) Experimentally induced descend of the testis in the Macaccus monkey by hormons from anterior pituitary and pregnancy urine. Endocrinology 16:513

12. Fowler R, Stephens FO (1959) The role of testicular vascular anatomy in the salvage of high undescended testis. Aust NZ J Surg 29:92
13. Froehling FM, Sorber MJ, de la Rosette JJ et all (1994) The nonpalpable testis and the changing role of laparoscopy. Urology 43:222
14. Goh DW, Momose Y, Middlesworth W (1993) The relationship among CGRP, androgens and gubernacular development in 3 animal models. J Urol 150:574
15. Hadziselimovic F, Herzog B (1990) Hodenerkrankungen im Kindesalter. Hippokrates, Stuttgart (Bibliothek für Kinderchirurgie)
16. Hadziselimovic F, Herzog B, Seguclu H (1975) Surgical correction of cryptorchidism at 2 years. Electromicroscopic and morphometric investigations. J Pediatr Surg 10:19
17. Hadziselimovic F, Girard J, Herzog B (1984) Four years experience with a combined hormonal therapy of cryptorchidism. Z Kinderchir 39:324–327
17a. Heath AL, Man DWK, Eckstein HB (1984) Epididymal abnormalities associated with maldescent of the testis. J Pediatr Surg 19:47–49
18. Huff DS, Hadziselimovic F, Snyder HM (1991) Early postnatal testicular maldevelopment in cryptorchidism. J Urol 146:624
19. Huff DS, Hadziselimovic F, Snyder HM (1993) Histologic maldevelopment of unilaterally cryptorchid testes and their descended partners. Eur J Pediatr 152 [Suppl 2]:10
20. Hutson JM, Terada M, Zhon B (1993) Factors in testis descent and causes of cryptorchidism. Current Opinion in Urology 3:465
21. Illig R, Bucher H, Prader A (1980) Success, relapse and failure after intranasal LH-RH treatment of cryptorchidism in 55 prepubertal boys. Eur J Pediatr 133:147–150
22. Ivanov A, Dewey CH, Fahlenkamp D, Lümming M (1994) MRT bei nichttastbarem Hoden. Fortschr Röntgenstr 160:249–253
23. Job JCI, Gendrel D, Safer A, Roger M, Chaussain A (1977) Pituitary LH and FSH testosterone secretion in infants with undescended testes. Acta Endocrinol (Copenh) 85:644
24. Kleinteich G, Hadziselimovic F, Hesse V, Schreiber G (1979) Kongenitale Hodendystopien. Thieme, Leipzig
25. Lalla R, Matarazzo P, Chiabotto P et al. (1997) Early hormonal and surgical treatment of cryptorchidism. J Urol 157:1898–1901
26. Landa HM, Gylys-Morin V, Mattrey RF, Krons HF, Kaplan GW, Packer MG (1987) Magnetic resonance imaging of the cryptorchid testis. Eur J Pediatr [Suppl 2] 146:16–17
27. Lee PA, O'Leary LA, Songer NJ, Coughlin MT (1996) Paternity after unilateral cryptorchidism: a controlled study. Pediatrics 98:676
28. Mieusset R, Fonda PJ, Vaysse P et al. (1993) Increase in testicular temperature in case of cryptorchidism in boys. Fertil Steril 59:1319
29. Mininberg DT, Rodger JC, Bedford MJ (1982) Ultrastructural evidence of the onset of testicular pathological conditions in the cryptorchid human testis within the first year of life. J Urol 128:782
30. Mininberg DT, Chen ME, Witikin SS (1993) Antisperm antibodies in cryptorchied boys. Eur J Pediatr [Suppl 2] 152:23
31. Momose Y, Goh DW, Hutson JM (1993) CGRP stimulates motility of the gubernaculum via cyclic adenosine monophosphate. J Urol 150:571
32. Müsebeck J, Fahlenkamp D, Lenk S, Schönberger B, Engel S (1994) Langzeitergebnisse der operativen Therapie des Maldescensus testis. Akt Urol 25:229–233
33. Parker L (1997) Causes of testicular cancer. Lancet 350:827
34. Pascual JA, Villaneuva-Meyer J, Salido E (1989) Recovery of testicular blood flow following ligation of testicular vessels. J Urol 142:549
35. Pyörälä S, Huttunen SP, Uhari M (1995) A review and metaanalysis of hormonal treatment of cryptorchidism. J Clin Endocrinol Metabol 80:2795–2799
36. Rabinowitz R, Hulbert WC (1997) Late presentation of cryptorchidism: the etiology of testicular re-ascent. J Urol 157:1892–1894
37. Rajfer J (1988) Surgical and hormonal therapy of cryptorchidism: an overview. Horm Res 30: 139
38. Rozanski TA, Bloom DA (1995) The undescended testis. Theory and management. Urol Clin NA 22:107–118
39. Smith EM, Dahms BB, Elder JS (1993) Influence of vas deferens mobilization on rat fertility: implications regarding orchidopexy. J Urol 150:663
40. Snyder HM III (1993) Bilateral undescended testes. Eur J Pediatr 152 [Suppl 2]:45–46

41. Taskinen S, Hovatta O, Wikström S (1996) Early treatment of cryptorchidism, semen quality and testicular endocrinology. J Urol 156:82–84
42. Waldschmidt J, Ribbe V, Langhof M, Kemmerling M (1990) Nachuntersuchung von Kindern mit Pendelhoden. In: Schier F, Waldschmidt J (Hrsg) Maldescensus testis. Zuckschwerdt, München Bern Wien San Francisco
43. Walker RD (1992) Diagnosis and management of the non-palpable undescended testicle. American Urology Association Update Serie 11:153

25.2
Hodentorsion

R. Kühn

Abstract. Torsion des Hodens um den Funikulus, organautosuizidaler Vorgang, vermittelt von einem abnorm verschmälerten Mesorchium und einer abnormen Kremasteraktivität. Der Hoden dreht sich um seinen Funikulus mit dem Ergebnis, daß Blutzufluß wie -abfluß obliterativ unterbrochen sind. Betroffen sind vor allem zwei Altersgruppen, Neugeborene wie Säuglinge und dann wieder Adoleszente. Hypoxidose entsteht. Unvollständige Torsion beschränkt sich auf Teilnekrose. Therapeutisch aktive Detorsion hat volle Erfolgsaussicht nur binnen 3–4 Stunden. Extra- und intravaginale Torsion gibt es beides. Häufig sind auch Subtorsionen mit spontaner Detorsion, diese gleichsam als Vorwarnung auf das Hauptereignis. Komplette Torsion schmerzt hochgradig und müßte Warnung vor Verkennung sein. Tastbefund, Farbduplex, auch Szintigraphie, im Zweifelsfalle Probefreilegung führen zur sicheren Diagnose. Besser 6 Freilegungen zu viel als eine zu wenig. Viele ehemals torquiert gewesene Testes erreichen kein Normalformat, verglichen mit dem Geschwisterorgan. Unklar ist der ungünstige Einfluß eines torquiert gewesenen verbliebenen Hodens auf den Kontralateralen. Verkannte Hodentorsion nicht selten in Haftpflichtverfahren.

25.2.1
Definition

Drehung des Hodens um die Längsachse des Funiculus und damit zwangsläufig Strangulierung des testikulären Blutstroms hin und zurück. Definitive Ischämie des Keimgewebes binnen 6–8 h.

25.2.2
Pathogenese und Morphologie

Normalerweise bindet ein breites Mesorchium die Hälfte des Hodenovals innen an die Tunica dartos, eine Bindung, die dem Hoden die nötige Verschieblichkeit beläßt, ihn aber gegen Torsion um den eigenen Funiculus schützt (Abb. 25.8). Umgekehrt mindert ein verschmälert angelegtes Mesorchium diese Bindung und macht den Hoden längs um den Samenstrang potentiell abnorm drehbereit (Klöppel in Glocke), allerdings nicht obligat, denn ungefähr ein Viertel aller Testes ist mit verschmälertem Mesorchium ausgestattet und nur ein kleiner Teil davon gerät in Torsion [1]. Was sie letztlich realisiert, ist unklar. Die gleiche Gefahr aus anderer Bedingtheit droht auch der Kryptorchie (s. Kap. 25.1).

Der akuten Erkrankung voraus gehen meist subklinische Torsionen samt kleinerer Traumatismen, wie abrupte Drehung bei der Arbeit, beim Sport, beim Rad- und

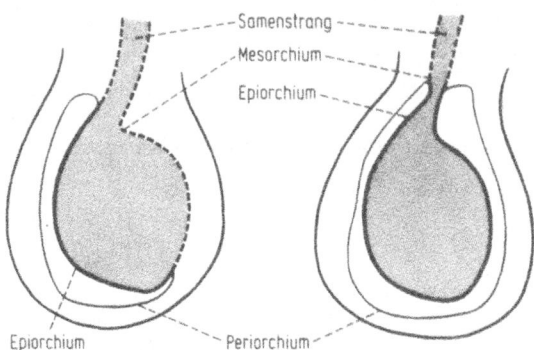

Abb. 25.8. Schema der Drehbereit-schaft in Abhängigkeit von der Ausgestaltung des Mesorchiums. (Nach Bauer [3])

Motorradfahren, oder auch nachts im Schlaf, auch beim Aufstehen aus dem Sitzen, ruckartige Bewegungen mithin, gefolgt von plötzlicher Kremasteraktion, einem Drehmoment, nach skrotal übertragen, dann eine Gegendrehung des hypermobilen Hodens als Torsion auslösend.

Der rechte Hoden dreht sich meist linksspiralig, der linke Hoden rechtsspiralig. Morphologisch setzt das Drehmoment extravaginal bei Säuglingen an, intravaginal bei den Jugendlichen, ausnahmsweise auch zwischen Hoden und Nebenhoden [3].

25.2.3
Morbidität

Zwei Altersgruppen sind bevorzugt befallen. Ganz überwiegend widerfährt das Erlebnis Jugendlichen zwischen 14 und 18 Jahren in der Zeit der physiologischen Vergrößerung des Hodens. Jedoch ist kein Jahrgang davor sicher. Ganz selten betrifft es Säuglinge, schon intrafetal und perinatal, fallweise auch als Geburts-trauma. Bei intrafetaler Torsion ist der betroffene Testis bei der Geburt schon atro-phisch, das perinatale Geschehen erfordert die sofortige operative Intervention. Die Hodentorsion erscheint in der Häufigkeit 1mal 4000 unter den 1- bis 20jährigen. Im Sommer soll sie seltener vorkommen als im Winter. Über Topik der Torsion s. Abb. 25.9.

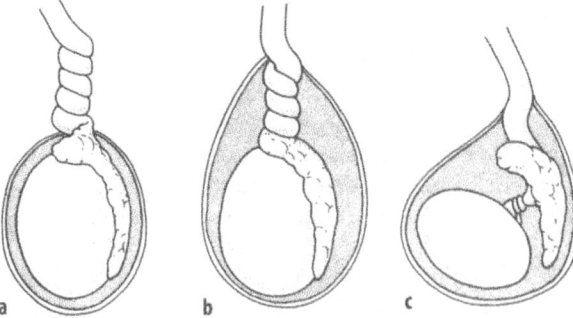

Abb. 25.9a–c. Schematische topographische Unterteilung der Hodentorsion. **a** extrava-ginal; **b** intravaginal; **c** iso-liert

25.2.4
Pathophysiologie

Ischämie des anoxieempfindlichen Keimepithels spiegelt den Krankheitswert der Torsion. Anfänglich nur venöse Obstruktion folgt dann Ödematisierung und arterielle Blockade mit intravasaler Thrombose. Der Grad der Ischämie geht parallel dem Grad der Torsion. Beträgt sie nicht mehr als 180°, so sind die Chancen der Detorsion günstiger als bei Drehung um 360° und mehr.

Komplette Torsion ist nur bis zu 3–4 h gänzlich erholungsfähig, partielle Torsion benötigt wenige Stunden mehr zur Erholung. Die Sertoli- und Leydig-Zellen gehen nicht anders zugrunde, sie widerstehen jedoch der Ischämie länger als die Spermatozyten.

Der definitiv torquierte Hoden schrumpft zu einer bindegewebigen Atrappe in stark verkleinertem Format. Das Geschwisterorgan hypertrophiert kompensatorisch. Jedoch zeigt das spätere Spermiogramm oft quantitativ Reduktionen, die vorher nicht bestanden, zu Fertilität indessen ausreichen, dennoch subnormal sind. Der kausale, vermutlich immunologische Zusammenhang ist noch unerklärt. Daraus entsteht die Empfehlung, den tatsächlich avaskulären Testis nicht zu belassen, sondern operativ zu entfernen, eine Maßnahme, die eben das Geschwisterorgan protegieren soll [13]. Die Empfehlung ist noch nicht allgemein anerkannt.

25.2.5
Experimentelles

Komplette Torsion verursacht schon nach 2 h definitiv einen ischämischen Untergang des Hodengewebes, nach 4–6 h sind die Schäden nicht mehr erholungsfähig. Eine Unterkühlung auf 10–20 °C verlangsamt den hypoxydoxischen Schaden [10].

25.2.6
Symptome und Diagnostik

In erster Linie klinisch Hellhörigkeit: Akuter Beginn des heftigen Lokalschmerzes von der Leiste ins Skrotum ausstrahlend, testikuläre Schwellung, Übelkeit und Erbrechen fallweise. Anheben des Skrotums verstärkt den Schmerz (Prehn-Zeichen), protrahierter Schmerz wenn Subtorsionen vorausgingen. Harn frei von pathologischen Bestandteilen.

25.2.7
Apparative Untersuchung

Ultraschall unerläßlich. Farbduplexsonographie z. Z. beste Methode, Erfahrung des Untersuchers erforderlich. Szintigraphie ebenfalls vorteilhaft, jedoch aufwendiger (Abb. 25.10), nicht zu empfehlen bei Säuglingen und Kleinkindern. Häufigste Fehldiagnose: Nebenhodenentzündung, Orchitis.

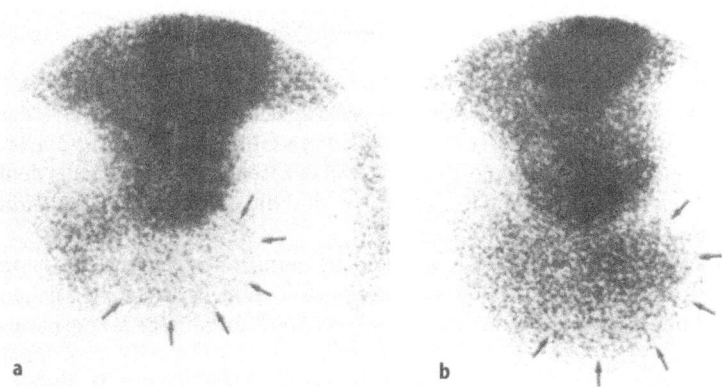

a   b

Abb. 25.10a, b. Szintigraphischer Nachweis von Minder- und Normperfusion des Hodens.
a Testis in stark verminderter Durchblutung. **b** Normalisierung nach (spontaner) Detorsion

25.2.8
Therapie in absoluter Eilbedürftigkeit

1. Versuch einer manuellen Detorsion in Grenzen vertretbar, links: Drehung nach rechts, rechts: Drehung nach links. Schmerzfreiheit zur Probe – erfolgreich in einem Drittel aller Fälle. Szintigraphie (ohne Zeitverlust) zum Beleg. Operative Pexie bald nachfolgend.
2. Unverzögerte inguinale operative Freilegung und Detorsion des Testis. Sofern die Lividisierung binnen weniger Minuten zurückgeht, Pexie des detorquierten Hodens an die Tunica dartos. Falls die Blauverfärbung fortbesteht, dann hohe Ablatio testis.
3. Operative Orchidopexie des Geschwisterorgans bei Tendenz zu Doppelseitigkeit, vorangekündigt durch Querlage. Dieser Eingriff i. allg. nicht notwendig synchron.
4. Gegensätzlich zur perinatal entstandenen Torsion ist bei der pränatal entstandenen keinerlei Operation angezeigt. Sie könnte nichts mehr bessern.

25.2.9
Ergebnisse

Auch frühzeitig detorquierte und organerhaltend operierte Testes erfahren z. T. eine Volumensminderung, was substantielle Minderung belegt.

Ihr Sperma erreicht oft nicht die Norm, dies auch im Gegensatz zu jenen Patienten, deren torquierter Hoden entfernt werden mußte.

Die Quote der Organerhaltung liegt zwischen 20 und 40 %.

Nachträgliche Entfernung des torquiert gewesenen Testis ist fallweise richtig und notwendig, demnächst obligat, sofern sich schädliche Beeinflussung des gesunden Geschwisterorgans bestätigt [13].

Kosmetische Korrektur des leeren Skrotalfaches mittels implantierter Kunststoffprothese passender Größe kann empfohlen werden. Nachteile sind bisher nicht bekannt.

25.2.10
Hydatide testis

Rudimentäres Anhangsgebilde an Hoden oder Nebenhoden, Appendix testis aus Residuen der Müller- und Wolff-Gänge, nicht größer als 5–15 mm, Durchmesser 3–8 mm, ungefähr 15 % aller testikulären Torsionspathologie. Ausnahmslos organerhaltende Operation.

25.3
Varikozele

R. Kühn

Abstract. Testikuläre Varikozele, die variköse Erweiterung des paratestikulären Venennetzes, entstehend infolge zentral behinderten Abstroms der V. testicularis sinistra in die linke Vena renalis, bedingt durch fehlende Venenklappen oder Obstruktion aus enteralen Strukturen. Die testikuläre Stase begleitende erhöhte Temperatur, fraglich hormonale Intoxikation durch rückströmendes Adrenalin (aus V. suprarenalis), weiter fraglich testikulär genetischer Hintergrund, alles bewirkt Dysfunktion der Leydig-Zellen und damit verminderte spermatikale Produktion und Verkleinerung des Testis (Volumensdifferenz). Das Krankheitsbild entsteht nicht oder nur ausnahmsweise vor der Pubertät. Auch inkonstantes Verhalten bekannt. Die Diagnostik geschieht mittels Inspektion, Palpation, Farbduplexsonografie und retrograder Seldinger-Angiographie; Therapie: invasiv bei Jugendlichen, ausgeführt als supra- und parainguinale Ligatur der V. testicularis, auch mittels retrograder Verödung anläßlich der Angiographie. Neuerdings im Vordergrund: von skrotal selektive Verödung; wahrscheinlich hat jede Therapie mehr kosmetischen Wert als den erstrebten spermatikalen Schoneffekt. Dennoch postoperatives Aufholwachstum bekannt. Das Krankheitsbild Varikozele rückt pathophysiologisch in die Nähe des Maldescensus testis und enthält noch Ungeklärtheiten.

25.3.1
Definition

Unter Varikozele testis versteht man die pathologische Erweiterung, Verlängerung und varizenartige Schlängelung der V. testicularis interna sowie der Venen des Plexus paminiformis. Die idiopathische Verikozele überwiegt bei weitem und ist mehr links lokalisiert. Die symptomatische Form ist selten und Folge extrinsischer venöser Kompression durch eine retroperitoneale Raumforderung.

25.3.2
Vasale und testikuläre Morphologie

Normale und abnormale Venenpassage: Das Venenblut des Hodens und des Nebenhodens sammelt sich im Plexus pampiniformis, der sich in die V. testicularis interna fortsetzt, die links oben rechtswinklig in die Nierenvene, rechts spitzwinklig in die V. cava mündet. Die V. testicularis interna bildet in ihrem Verlauf zur Nierenvene bzw. Cava häufig mehrfache Kollaterale aus. Der Plexus besteht hauptsächlich aus 2 seitlichen seitlichen Strängen, die in sich kommunizieren [4, 24]. Die kavale Einmündung der rechten Vene liegt 4 cm kaudal des renalen Gefäßkreuzes, in 5–10 % aller Fälle mündet sie in die rechte V. renalis.

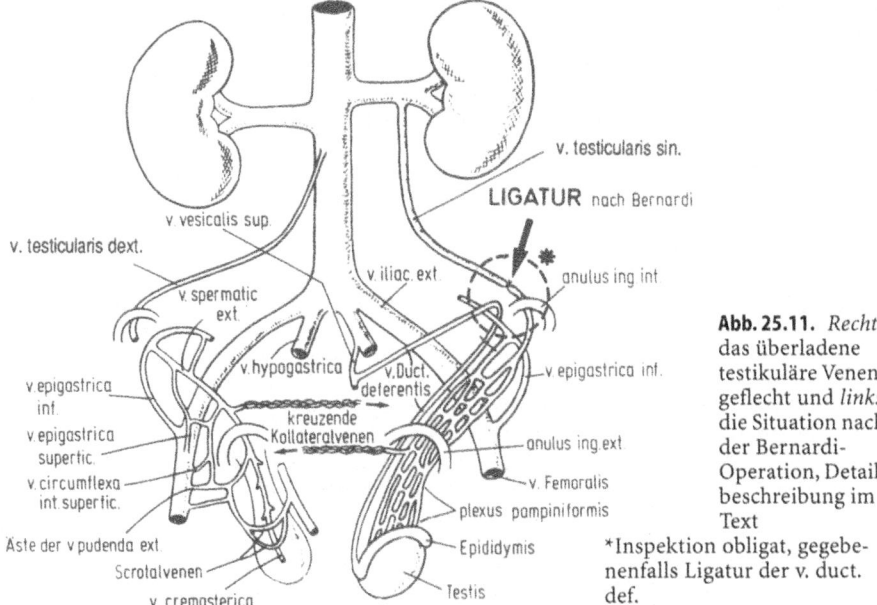

Abb. 25.11. *Rechts* das überladene testikuläre Venengeflecht und *links* die Situation nach der Bernardi-Operation, Detailbeschreibung im Text
*Inspektion obligat, gegebenenfalls Ligatur der v. duct. def.

Im suprainguinalen Verlauf bestehen bisweilen Anastomosen mit Venen der Bauchdecke und der Lumbalregion, mit Venen der Nieren oder der Nierenkapsel, selten auch mit ureteralen und Interkostalvenen. Die rechte V. testicularis unterhält auch Verbindung zur V. porta bzw. mesenterica superior.

Distal stehen dem testikulären Venenblut eine Reihe von stillen Zweitwegen offen, die alle in die V. iliaca interna münden, so über die V. deferentialis und die V. cremasterica, auch über die V. saphena magna sowie die V. epigastrica superficialis in die V. femoralis. Andere Venenzweige münden über die V. pudenda interna, auch über die V. epigastrica. Außerdem gibt es unten im kleinen Becken auch Querverbindungen zwischen links- und rechtsseitigem Abstrom.

Alle diese normalerweise nicht oder minimal beanspruchten venösen Nebenwege werden ersatzweise weit über normal beansprucht und dann varikös verformt, sobald der venöse Hauptstrom an der Mündung der V. testicularis in Obstruktion gerät (Abb. 25.11). Deren Ursachen sind fehlende Klappenmechanismen oder funktionelle Einengung der V. renalis sinistra, das sog. proximale Nußknacker-Phänomen. Fallweise retrokavaler Verlauf der linken Nierenvene trägt dazu bei. Der Rückfluß des Nierenvenenblutes mittels Klappeninsuffizienz bewirkt die Ektasie des Plexus pampiniformis.

Rechtsseitige Varikozelen beruhen auf gleichen Kriterien, vornehmlich bei direkter Einmündung der Hodenvene in die V. renalis.

25.3.3
Makropathologie der Varikozele

Verkleinerung des Hodens und sicht- wie tastbare Varikosis sind die Kriterien (Abb. 25.12). Es gibt eine Graduierung des Formats von I–III, ermittelt durch Orchio-

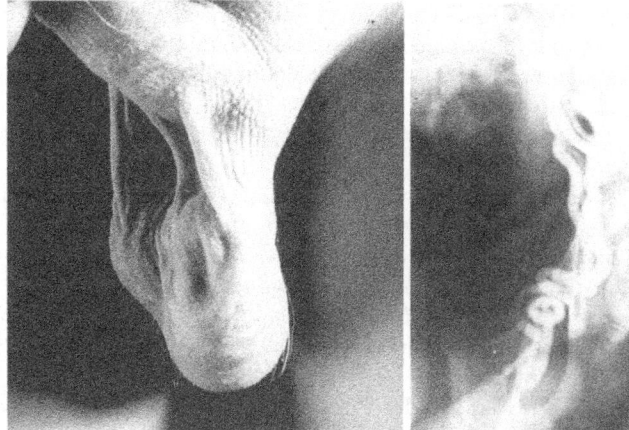

Abb. 25.12. a Variköser Plexus pampiniformis bei 15jährigem. **b** Phlebographische Darstellung der Varikozele über die V. femoralis und renalis

metrie. Grad I ist die häufigste Form, Grad III, das variköse Konvolut, die seltenere. Eine Minderung von 2 mm verglichen mit dem Geschwisterorgan erweist die Grenze zu trophischer Hypoplasie. Oft sind beide Testes unter Normalmaß. Grad I zeigt noch Symmetrie. Volumenverkleinerung und Krankheitswert der Varikozele gehen parallel. Umgekehrt vorteilhaft verhält es sich mit dem Aufholwachstum nach vorteilhafter Therapie. Klinisch wie optisch völlige Normalisierung kommt nicht zustande. Je länger die Varikozele bestand, um so mehr nimmt die substantielle Rückbildungsfähigkeit ab bis zum völligen spermatikalen Ausfall (Orchidopathie e Varikozele) [23].

25.3.4
Pathophysiologie der Varikozele inklusive Genese

Hormonale Dysfunktion
Hormonale Dysfunktion in histologischer Abhängigkeit und beides in vasaler Abhängigkeit [24]. Nach vielen Untersuchungen produziert der variköse Hoden weniger Testosteron als der nichtvariköse. Leidig-Zell-Dysfunktion, vermehrt LH-Titer, Sertoli-Schäden, abnormer GnRH-Stimulationstest sind Erscheinungen, welche die Varikozele pathophysiologisch in die Nähe des Mal descensus rücken. Bei Kindern besteht bereits eine interstitielle und peritubuläre Fibrose oder auch diffuse bis knotige Hyperplasie der Leydig-Zellen. Die Tubuli zeigen dabei alle Grade der Destruktion. Typisch ist die Sklerose der versorgenden Blutgefäße, mithin Minderdurchblutung (Hypoxydose) im Zentrum. Autoimmunologische Mechanismen werden diskutiert.

Vasale Pathomechanismen in kausaler Genese
Die formalen strukturellen Ursachen der Varikozele sind multifaktoriell, ihre Erklärungen sind fachhypothetisch.

– Strömungsmechanisch ungünstiger Einflußwinkel der linken Hodenvene in die Nierenvene, höherer Gefäßdruck innerhalb der V. renalis im Vergleich zur V. cava,

ein zusätzlicher Blutdruckanstieg durch die zangenartige Kompression der linken

Nierenvene zwischen Aorta und A. mesenterica superior bei aufrechter Körperhaltung (proximales Nußknacker-Phänomen) (Abb. 25.12a, b);
erhöhter hydrostatischer Druck der Blutsäule bei der um 10–12 cm längeren linken V. testicularis;

- fragliche Kompression der V. testicularis interna zwischen Aorta und Mesenterica inferior;
- Obstruktion der V. iliaca communis bei Kreuzung mit der A. iliaca (distales Nußknacker-Phänomen); damit bedingt eine Druckerhöhung der V. ductus deferentis bei normalem antegraden Fluß der V. testicularis;
- Turbulenzen bei gegenüberliegender Einmündung der V. suprarenalis und V. testicularis in die Nierenvene;
- Fehlen oder Dysfunktion von Venenklappen, vornehmlich im Mündungsbereich der Hohlvene;
- fehlende Klappen der V. testicularis wurden eindeutig nachgewiesen [14].

Strukturelle und funktionelle Schäden in Temperaturabhängigkeit

Entwicklung und Funktionalität des Keimgewebes ist an verminderte Temperaturgrade gebunden, vermindert um 2–3°C gegenüber der Binnentemperatur des Körpers. Deshalb befinden sich normal angelegte Testes außerhalb der Körperhöhle. Gegen dieses lange postulierte Temperaturerfordernis verstößt trotz Normotopie der verlangsamte venöse Abstrom, der aufgewärmt wird durch planwidrigen Rückstrom von normaltemperiertem venösem Nierenblut. Hypoxie kann weiter ungünstig sein, weil venöse Obstruktion auch die arterielle Passage mindert. Erhöhter intrapapillärer Druck, interstitielles Ödem, Flow-Umkehr von Hormon und Signalstoffen lassen gemeinsam antioxydierende Enzyme entstehen, alles Folgen stauungsbedingter Temperaturerhöhungen [23]. Genau dieses traditionell postulierte Erfordernis der Temperaturrichtigkeit hält einer neueren ausgedehnten experimentellen Überprüfung nicht stand [7]. Thermodynamisch bestand zwischen einem Kollektiv von Varikozelenträgern und einem Kollektiv von varikozelenfreien Versuchspersonen kein überzeugender Unterschied [12]. Unwissenheiten mithin hinter der Pathophysiologie der Varikozele.

Außer dem diskutablen Wärmeschaden gibt es wahrscheinlich noch einen toxischen, zuzuschreiben adrenalen Hormonen, die retrograd über die V. suprarenalis und V. renalis in den Plexus pampiniformis gelangen.

Varikozele und Fertilität in Altersabhängigkeit

Der Vorgang varikozelenbedingter abnormer Spermiogenese bei Adoleszenten ist bis heute nicht in allen Einzelheiten geklärt. Diskutiert wird mehreres:

- Orchidopathie durch Erhöhung der Skrotaltemperatur;
- Hypothermie des Hodens und Nebenhodens (Temperaturdifferenz 2,2°C), Erfordernis einer normalen Spermiogenese, physiologisch erreicht durch testikulär extraabdominale Position, verwirklicht ein arteriell-venöses Gegenstromprinzip, das zufließendes Blut bereits vorkühlt. Genau gegenteilig unterbricht eine venöse Straße diesen sinnvollen Mechanismus. Außerdem: Zur Gegenseite fortgeleitete Wärme sowie dadurch bedingte reflektorische Veränderung induziert gleichzeitig eine Schädigung des zweiten Hodens, alles hier experimentell nachvollziehbar [8, 14].

Varikozelenbedingte Subfertilität in Altersabhängigkeit
Spermatikale Schäden können vorerst ausbleiben und erst mit der Zeit erscheinen. Damit ist ein wesentlicher Unterschied zwischen Adoleszenz und Erwachsenen markiert, eine irrtümlich verharmloste Bewertung bei Jugendlichen statt der Notwendigkeit zu periodischer Untersuchung. Ähnlich verhält es sich mit der Produktion des Spermas nach Qualität und Quantität. Beide leiden unter der Varikosität, aber erst mit der Zeit. Jugendliche haben die besseren Umstände, was alles letztlich die Zeitbestimmung der operativen Indikationen widerspiegelt. Jüngere Varikozelenträger können eine Zeitlang fertil sein und diese Eigenschaft dann nach Jahren verlieren. Solche sekundäre Infertilität kommt häufiger vor als die primäre, ein Umstand, der weiter den potentiellen Progressionscharakter der Varikozele belegt.

Verhältnis zwischen links- und rechtsseitiger Varikozele
Es gibt Wechselwirkungen von linksseitiger Erkrankung auf die sichtlich unbeteiligte rechte Seite. Grobe linksseitige Erkrankung (Grad III) läßt kompensatorische Hypertrophie der rechten Seite und mithin auch insgesamt Normospermie erwarten, was in der Regel aber nicht zutrifft. Mehr noch: histologisch sind trotz Hypertrophie Schäden zu sehen, die abgestuften Schäden der linken Seite gleichen [14]. Verwandt dem einseitigen Maldeszensus scheint eine immunologische oder toxische, bisher ungeklärte Interferenz zwischen linkem und rechtem Testis zu bestehen.

25.3.5
Morbidität und Manifestationszeit der Varikozele

Die Varikozität manifestiert sich selten im Knabenalter, häufig erst nach der Pubertät, dann wenn die Testes sich vergrößern und der Blutdurchfluß zunimmt. Selten erscheint die Krankheit vor dem 10. Lebensjahr, die meisten erscheinen zwischen dem 10. und 15. Lebensjahr. Insgesamt sollen 10–15 % aller Knaben und Männer eine Varikozele in sich tragen, wenngleich nicht alle gleichgradig und nicht alle mit Krankheitswert. 90 % aller Morbidität betrifft die linke Seite.

25.3.6
Symptome der Varikozele

Während der Adoleszenz kann die sich vergrößernde Varikozele örtlich Schmerzen verursachen. Vor- und hinterher bleibt sie symptomlos.

25.3.7
Diagnostik der Varikozele

- Im Vordergrund stehen Inspektion und Palpation im Liegen und Stehen (Abb. 25.13). Das knäuelhafte Varizenpaket ist zu sehen und zu tasten; im Liegen und bei Anheben des Testis entleert und im Stehen füllt sich das Venenbündel schnell wieder.
- Farbdopplersonographie gibt Aufschlüsse, die aber nichts zusätzlich wichtiges liefern, außer bei Grad I, dem subklinischen Grad;

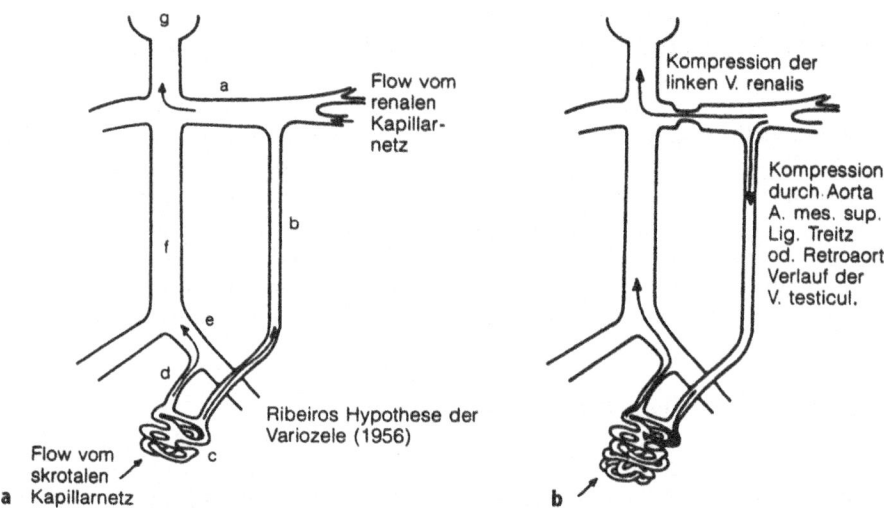

Abb. 25.13. a Testikuläre Venendrainage im Liegen und funktionell geordnet. **b** Das kraniale „Nußknackerphänomen" verursacht venösen Rückstau und Umleitung in die V. iliaca interna. (Aus Mali et al. [41])

- Sonographie weist größere Venenkonvolute nach, außerdem vergleichendes Format zwischen linkem und rechtem Testis;
- Thermographie mehr von wissenschaftlichem als praktischem Wert.

25.3.8
Therapieindikationen

Viele Träger einer Varikozele sind fertil, viele andere sind es nicht oder werden als Erwachsene sekundär subfertil. Wegen der Ungewißheit solcher spermatikaler Entwicklung ist bei Knaben und Heranwachsenden Krankheitswert und Interventionsbedürftigkeit immer zu unterstellen.

Bei Erwachsenen mit Subfertilität erscheint eine operative Korrektur sinnvoll, bei jenen mit Normfertilität nur aus kosmetischer Überlegung.

Bei doppelseitiger Varikozele genügt Intervention auf der linken Seite, der ohnehin schwerwiegenderen. Das Ergebnis ist gleich vorteilhaft wie bei beidseitigem Eingriff. Zwingend ist die Operation bei Kindern dann, wenn eine Volumendifferenz zwischen linkem und rechtem Testis besteht. Zusätzlich hat die kosmetische Überlegung große Bedeutung bei Jugendlichen, gewiß auch die Schmerzhaftigkeit.

25.3.9
Therapieverfahren

1a. Suprainguinale Schnittoperation: schonendes Überwinden der Muskulatur der Bauchdecke, Aufsuchen und doppelte Ligatur der V. testicularis; Suche nach Parallelvenen (Abb. 25.14, 25.15). Ligatur der A. testicularis interna ohne Vorteil,

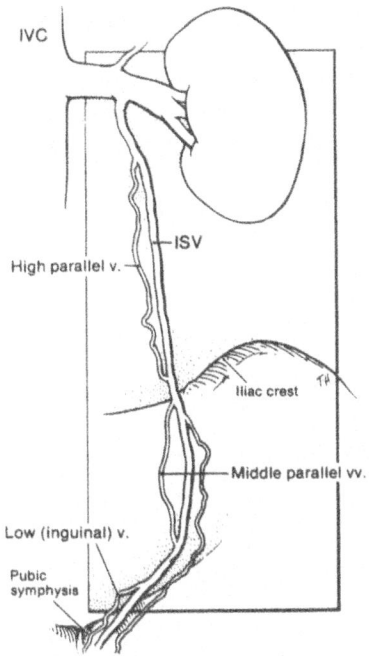

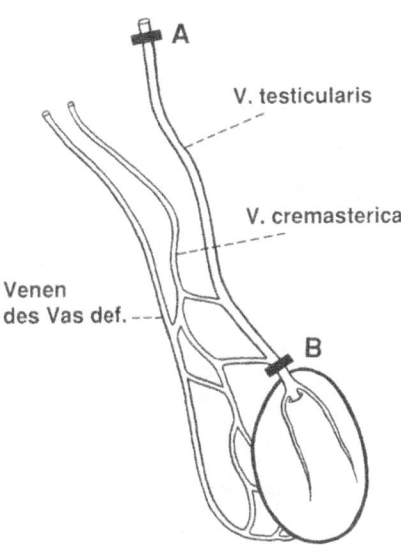

Abb. 25.14. *(links)*. Seitenwege der V. testicularis interna, verantwortlich für Fehlschläge nach Ligatur oder Verödung der Stammvene. (Johns Hopkins Med. Instit., Baltimore 1986)

Abb. 25.15. *(rechts)*. Distante doppelte Ligatur der V. testicularis kann Rezidive der Varikozele vermeiden

gemeinsame Ligatur von V. und A. testicularis interna gilt als atraumatisch, indem es Lymphgefäße schont und postoperative Hydrozelenbildung vermeidet (6–8 %).;

1b. gleiches Vorgehen mit minimal invasiver Chirurgie;

2. Inguinalschnitt, gleiches Vorgehen wie 1a., damit größere Chance, Parallelvenen darzustellen und auszuschalten;

3. skrotales Darstellen einer Varixvene und Verödung (orthograd) antegrad, derzeit das schonendste und am meisten angewandte Verfahren, Rezidivquote 3,4 % [22, 25].

4. über Seldinger-Katheter retrograde Verödung der V. testicularis in der Nähe des Abgangs aus der V. renalis. Venographie hilfreich. Strahlenbelastung bei Jugendlichen.

Ergebnisse kontrovers: Nach bisheriger Beurteilung sind 75–85 % aller Methoden (nach 2–3 Monaten) spermatikal erfolgreich. Makroskopisch-morphologisch Aufholwachstum oft, nicht immer. Testosterontiter steigt an.

In neuester Zeit sind massive Zweifel entstanden, ob jegliche invasive Therapie viel mehr sei als ein kosmetischer Effekt [26]. Insbesondere läßt sich bis heute nicht endgültig beantworten, ob eine Varikozelen-Therapie beim subfertilen adulten Mann überhaupt notwendig ist [26]. Alle unterstellten spermatischen Besserungen der Fertilität hielten einer statistischen Überprüfung nicht stand [23]. Die funktionelle Verwandtschaft mit der Kryptorchie meldet sich damit zurück. Neben dem kosmetischen Effekt behält die invasive Therapie jedoch den potentiellen Vorteil, die Progression der spermatischen Schädigung zu unterbinden. Die Frühoperation rückt damit betont in den Vordergrund. Alle Rezidiveingriffe sollten nur nach vorheriger Venographie erfolgen.

25.4
Hydrocele testis

R. Kühn

Abstract. Flüssigkeitsgefüllte Ansammlung zwischen beiden Blättern der skrotal deszendierenden Tunika vaginalis, deren inneres Blatt den Testis umhüllt. Unterschiedlich großes Volumen. Kommunikation mit dem Abdomen fehlend wie bestehend, daher auch wechselndes Volumen. Die Hydrozele macht wenig Symptome, die Kosmetik kann stören. Im ersten Lebensjahr keine Therapie, auf Spontanheilung wartend. Falls sie ausbleibt, dann operative Korrektur, dazu verschiedene Varianten. Rezidive und Komplikationen sind selten und vermeidbar. Selten auch erworbene Hydrozelen, so nach Varikozelen-Operation. – Die Spermatozele und Funikulozele haben vergleichbare Grundlagen wie die Hydrozele. Eingehende Darstellung mit viel Detailkenntnis.

25.4.1
Definition und Pathogenese

Unter der Hydrocele testis versteht man eine abnorme Flüssigkeitsansammlung innerhalb der beiden Blätter der Tunica vaginalis. Zu unterscheiden sind angeborene von erworbenen (symptomatischen) Formen. Letztere entstehen reaktiv bei Entzündungen und Tumoren des Nebenhodens und Hodens sowie durch traumatische Einwirkung. Sie sind im Kindesalter selten. Die angebotene Hydrozele hat ihre Ursache in der Persistenz des Processus vaginalis mit einer Kommunikation seröser Flüssigkeit zwischen Abdominalraum und Hodenhüllen (Abb. 25.16)

Beim Deszensus des Hodens wird der Processus vaginalis als eine Ausstülpung des Peritoneums ins Skrotum mitgeführt. Diese umhüllt als doppelblättrige Tunica vaginalis den Hoden. Das innere Blatt (Lamina visceralis oder Epiorchium) liegt der Tunica albuginea des Hodens fest an und geht am Mesorchium in das äußere Blatt (Lamina parietalis oder Periorchium) über. Normalerweise verschließt sich dieser Prozessus auf seiner ganzen Länge zwischen Inguina und Skrotum, und die vaginale Flüssigkeitsansammlung wird durch spontane Resorption normalisiert. Dieser Vorgang sollte bis zum Ende des 1. Lebensjahres spätestens beendet sein. Bei fehlendem oder inkompletten Verschluß kommt es zu einer unterschiedlich großen serösen intraskrotalen Flüssigkeitsansammlung mit z. T. tageszeitlichen Schwankungen des Volumens (*Hydrocele communicans*). Abends sind die Zelen häufig größer als morgens. Die Verbindung mit dem Peritoneum ist dabei oftmals nur diskret, viele Hydrozelen sind daher nicht oder nur inkomplett exprimabel. Bei weit offenem Inguinalkanal bildet sich zusätzlich eine Leistenhernie aus. Bei inkompletter Obliteration entsteht eine Hydrocele funiculi (*Funikulozele*) bzw. eine Hydrocele multilocularis. Pathogenetisch diskutiert wird weiterhin ein angeborener Lymphdefekt mit verspäteter oder ausbleibender Maturation der

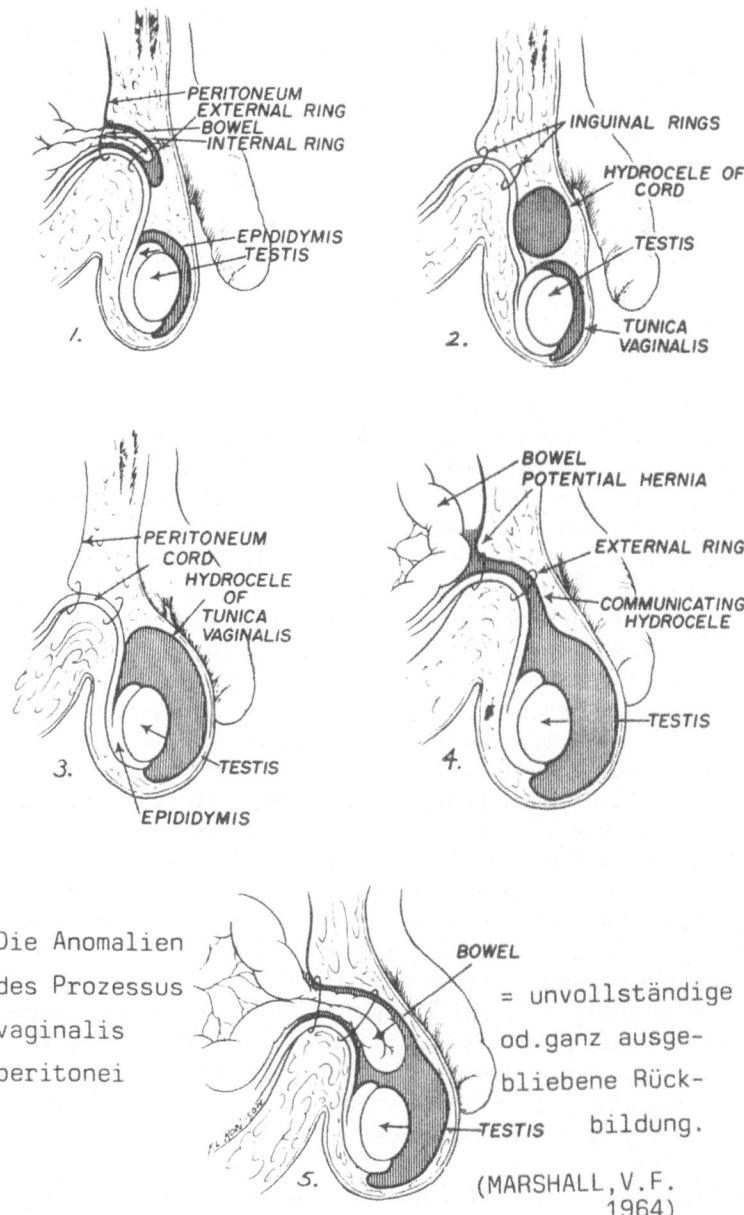

Abb. 25.16. Bildsynopsis der Zelen des maskulinen Processus vaginulis peritonei

intraskrotalen Lymphdrainage [8]. Dieser Sachverhalt ist bei der kongenitalen Form der Hydrozele hypothetisch, erklärt jedoch die idiopathische Form der Hydrozele im Erwachsenenalter bei längst verschlossenem Processus vaginalis. Ein pathologischer Lymphabfluß ist auch die Ursache der Hydrozele nach Varikozelenoperation.

Hämatozelen im Kindesalter sind selten. Hier ist der serösen Flüssigkeit zusätzlich Blut infolge eines Traumas oder bei einer bestehenden Koagulopathie beigemengt. Eine Sonderform ist die seltene *abdominoskrotale Hydrozele* [13] mit einer retro- oder präperitonealen Flüssigkeitsansammlung. Erstere ist bei Kindern, letztere bei Erwachsenen am häufigsten. Voraussetzung ist eine hohe Obliteration des ursprünglich offenen Processus vaginalis mit konsekutiven Penetrationen der Zele durch den Leistenring nach suprainguinal. Neben der skrotalen Komponente zeigt sich eine unterschiedlich große, intraabdominale oder sakrale Raumforderung.

Pyozelen sind Folge einer spezifischen oder unspezifischen Adnexitis.

25.4.2
Symptome und Diagnostik

Das klinische Erscheinungsbild ist durch eine zystische Schwellung unterschiedlicher Größe in einer oder beiden Skrotalhälften geprägt. Die Flüssigkeitsansammlung dehnt die Tunica vaginalis ballonartig auf, der Hoden selbst ist infolge der Fixation am Mesorchium exzentrisch gelegen. Die Form der Zele ist rund bis eiförmig, bei weit offenem Processus vaginalis ist ein zapfenförmiger Ausläufer zum Leistenring hin tastbar. Die Oberfläche ist glatt, der Inhalt prall-elastisch, die Skrotalhaut nicht infiltriert. Bei großen Hydrozelen läßt sich der Hoden nicht mehr vom Nebenhoden abgrenzen bzw. sind die intraskrotalen Strukturen nicht mehr palpabel. Kommunizierende Hydrozelen zeigen ein unterschiedliches Flüssigkeitsvolumen im Liegen und Stehen bzw. sind manuell partiell exprimabel. Schmerzen treten bei extremer Größenzunahme oder bei symptomatischer Ursache auf. Mehrheitlich sind die Hydrozelen Zufallsbefunde. Die Funikulozele imponiert als äquivalenter Tumor entlang des Samenstranges.

Einfaches diagnostisches Hilfsmittel ist die Diaphanoskopie. Mittels einer starken Lichtquelle leuchtet der flüssigkeitsgefüllte Hohlraum hellrot auf. Die Transparenz ist typisch und bei der Differentialdiagnose hilfreich. Die sonographische Untersuchung des Skrotalinhaltes zeigt klar eine unterschiedlich große Flüssigkeitsansammlung um einen unauffälligen Hoden und Nebenhoden mit homogenen Echostrukturen. Die Funikulozele sitzt dem oberen Hodenpol kappenartig auf. Gekammerte Formen der Hydrozele zeigen entsprechende solide Kompartimente. Diese Untersuchungsmethode ist technisch einfach, sensitiv und erlaubt, wenn möglich, eine exakte Volumenberechnung der Zelenflüssigkeit. Hodentumoren und andere intraskrotale Raumforderungen (Hernien) imponieren als echodichte Strukturen.

Die diagnostische Punktion ist in den meisten Fällen entbehrlich und obsolet (Infektion). Lediglich der seltene zwingende Ausschluß einer inkarzerierten Leistenhernie bei großer Zele erlaubt diese Methode.

Differentialdiagnose. Differentialdiagnostische Probleme entstehen gegenüber der Abgrenzung einer Hydrozele des Samenstranges sowie einer Leistenhernie. Diaphanoskopie und Ultraschall sind wegweisend. Die Spermatozele imponiert als kleiner zystischer Tumor im Bereich des Nebenhodenkopfes oder des Samenstranges. Der im Kindesalter seltene Hodentumor ist von derber Konsistenz, die Diaphanoskopie negativ. In der Sonographie finden sich inhomogene, echodichte Strukturen. Hämangiome und lymphatische Retentionszysten sind Raritäten, jedoch differentialdiagnostisch zu berücksichtigen. Die Therapie besteht in der Exzision.

25.4.3
Inzidenz

Die Angaben der Prävalenz der Hydrozele bei Neugeborenen sind unterschiedlich, sie liegen mehrheitlich zwischen 1,5 und 6 % [15, 24, 42]. Außergewöhnlich ist die Inzidenz von 57,9 % [5], hier in 83 % bilateral.

25.4.4
Therapie

Jede angeborene Hydrocele testis, die über das 1. Lebensjahr hinausgeht, sollte operiert werden. Nur im Säuglingsalter kommt es zu Spontanheilungen infolge einer Obliteration des Processus vaginalis mit anschließender Resorption der Zelenflüssigkeit. Die Punktion und Evakuation der Hydrozele ist zwar richtig durchgeführt einfach, aber ineffektiv, da sich innerhalb kurzer Zeit die Zele wieder auffüllt. Die Injektion von sklerosierenden Flüssigkeiten, wie z. B. Tetracyclin [14], verbietet sich im Kindesalter bei der möglichen Kommunikation der Ätzlösung mit dem freien Bauchraum und der konsekutiven klinischen Peritonitis.

Die älteste Operationsmethode (von Bergmann) besteht in der subtotalen Resektion des Periorchiums mit anschließender fortlaufender Saumnaht bzw. in der Teilresektion mit anschließendem Umstülpen des Periorchiums (Winkelmann). Als Zugang wählt man den inguinalen Weg mit gleichzeitiger Exploration der Leiste (Hernie) und des Samenstranges (Processus vaginalis). Bei sorgfältiger Operationstechnik und subtiler Blutstillung lassen sich Hämatome als Frühkomplikationen sowie Hodenparenchymnekrosen oder Schäden des Ductus deferens als Spätkomplikationen [27] vermeiden. Echte Rezidive sind ungewöhnlich, mehrheitlich handelt es sich um eine inkomplette Resektion einer gekammerten Hydrozele oder um eine übersehene Funikulozele. Die entsprechende Rate wird bei Kindern mit 2 % angegeben [33]. Das Vorgehen nach Lord [37] besteht lediglich in der Längsinzision der Hydrozelenwand ohne Resektion mit anschließenden ziehharmonikaartigen Raffnähten. Bei kleinen kindlichen Hydrozelen ist vielfach der Verschluß eines offenen Processus vaginalis [43] ausreichend. Durch die unterbrochene Kommunikation mit der Bauchhöhle kommt es zu einer Spontanresorption der intraskrotalen Flüssigkeit. Früh- und Spätkomplikationen einer testikulären Operation sind so zu vermeiden.

25.4.5
Prognose

Die Langzeitprognose der kindlichen Hydrozele ist gut. Eine Beeinträchtigung der späteren Fertilität ist bei ansonsten geordneten testikulären Strukturen nicht nachweisbar [49].

25.4.6
Spermatozele

Unter der Spermatozele verstehen wir uni- oder multilokuläre Zysten des Rete testis, der Ductus efferentes oder des Nebenhodens, die eine milchig-trübe Flüssigkeit mit reichlich Spermien enthalten. Pathogenetisch stellen sie entweder zystisch erweiterte Reste des Müller-Ganges dar oder sie entstehen posttraumatisch durch Ruptur und Obstruktion der Tubuli des Rete testis bzw. des Nebenhodens.

Selten verursachen sie Beschwerden, meist sind sie palpatorischer Zufallsbefund, nur bei starker Größenzunahme induzieren sie ein Spannungsgefühl. Gewöhnlich sind sie jedoch klein, häufig mehrkammerig.

Palpation, Diaphanoskopie sowie die Sonographie ergeben die Diagnose. Hoden und Nebenhoden sind dabei gut abgrenzbar. Die Differentialdiagnose umfaßt Hydrozele, Funikulozele, die Appendix testis bzw. Epididymis.

Die diagnostische oder therapeutische Punktion ist wie bei der Hydrozele abzulehnen. Kleinere Spermatozelen ohne relevante Symptomatik bedürfen keiner Behandlung. Eine Operationsindikation ist nur bei überzeugender Dolenz, nicht möglicher Abgrenzung von Adenomatoidtumoren des Nebenhodens oder umschriebenen Entzündungen des Nebenhodens gegeben. Die Therapie der Wahl besteht dann in der Zystenresektion. Dabei läßt sich die Spermatozele gewöhnlich gut bis hin zu der meist schmalen Basis ausschälen.

25.5
Orchitis

R. Kühn

Abstract. Fast immer virale Genese, meist erst postpubertär auftretend. Keine operative Therapie. Funktionsverlust fast immer.

25.5.1
Definition, Genese und Morbidität

Die akute Orchitis ist eine hämatogene Infektionskrankheit meist vitaler Genese. Mumps und Coxsackie-Viren sind die häufigsten Erreger. Die Mumpsorchitis ist präpubertal selten, postpubertär die häufigste Komplikation der epidemischen Parotitis mit einer Infektion der Keimdrüsen in bis zu 50 % [5]. Sie manifestiert sich überwiegend unilateral, eine Hodenatrophie zeigt sich bei ca. einem Drittel der Patienten, in 30 % bedingt sie eine Sterilität [21]. Die Inzidenz der Mumpserkrankung im Jugend- und Erwachsenenalter mit konsequenter Erhöhung der Mumpsorchitisrate, in Mitteleuropa nachweisbar, ist Folge einer unbefriedigten Tendenz durch Impfungsrate.

25.5.2
Diagnose und Therapie

Bei der klinischen Untersuchung ist der befallene Hoden deutlich vergrößert und druckschmerzhaft. Durch entzündliche Destruktionen und die ödembedingte Druckerhöhung innerhalb der Tunica albuginea kommt es zu einer irreversiblen Schädigung des germinalen Gewebes. Bei bilateralem Befall bedingt dies die Infertilität.

Eine spezifische Therapie ist unbekannt. Eine frühzeitige Operation mit Inzision der Tunica vaginalis und Tunica albuginea testis soll die Hodenatrophie verhindern.

Die passive Immunisierung ist nur bei frühzeitiger Applikation sinnvoll. Antibiotika verhindern lediglich eine bakterielle Superinfektion. Der Verlauf der Erkrankung ist durch Steroide nicht aufzuhalten. Entscheidend ist auch hier Bettruhe, lokale Kälteapplikation sowie Suspension.

Eine Rarität ist heute die kongenitale syphilitische Orchitis.

25.6
Epididymitis

R. Kühn

Abstract. Epididymitis: kanalikulär deszendierend bei HWI, öfter bakteriell als Chlamydien oder Mykoplasmen. Schmerzhafte Symptomatik. Differentialdiagnose Hodentorsion. Therapie: Antibiotisch oder antimykotisch. Ursachen an den Harnwegen aufklären.

25.6.1
Morbidität, Genese und Diagnostik

Die Entzündung des Nebenhodens ist präpuberal relativ selten, ihr Anteil innerhalb des Sammelbegriffs „akutes Skrotum" liegt nach Literaturangaben jedoch zwischen 15–45 % [20]. Sie entsteht meist kanalikulär deszendierend bei Harnwegsinfekten, vornehmlich bei Kindern mit infravesikalen Strukturanomalien und bei Katheterismus. Die Erreger sind in erster Linie E. coli, Proteus, Klebsiellen und Pseudomonas sowie Chlamydien und Mykoplasmen. Die primäre hämatogene und/oder lymphogene Streuung ist die Ausnahme. Prädisponiert sind neugeborene Knaben sowie Adoleszente in der Pubertät. Die Erkrankung beginnt mit Fieber, Schmerzen und Anschwellung des Nebenhodens. Die Dysurie ist wegweisend. Der Nebenhoden ist anfänglich stark geschwollen, erheblich druckdolent, später ist er vom Hoden schlecht abgrenzbar. Das Skrotum ist ödematös und gerötet. Das Anheben des Hodens bewirkt eine Schmerzlinderung (negatives Prehn-Zeichen). Im Harnsediment findet sich immer eine Leukozyturie, die Bakteriurie ist nicht obligat. Laborchemisch zeigen sich die typischen Entzündungszeichen (Leukozytose, erhöhte BKS). Im Ultraschall ist der Nebenhoden, vornehmlich im Kopfbereich, vergrößert, die Echogenität abnehmend, zusätzlich findet sich auch eine reaktive Hydrozele, die Abszedierung imponiert als umschriebene Hypotensität. Die Farbdopplersonographie sowie die Perfusionsszintigraphie belegen eine Hyperperfusion. Die Hodentorsion muß verbindlich, im Bedarfsfall auch operativ ausgeschlossen werden.

25.6.2
Therapie

Im Mittelpunkt der therapeutischen Maßnahmen steht die hochdosierte Antibiose, diese mindestens über 10 Tage, unterstützt durch die weitere Applikation von Antiphlogistika. Strenge Bettruhe, Hodensuspension sowie Eisbeutelumschläge sind unentbehrlich. Bei stärker ausgeprägten Entzündungszeichen empfiehlt sich eine suprapubische Dauerableitung der Harnblase. Abszedierung bedingt die Freilegung. Bei normalisiertem Lokalbefund lassen sich im Miktionszystourethrogramm vesikale und infravesikale Strukturanomalien sowie eine Restharnbildung ausschließen. Der pathologische Sonographiebefund der Nieren erfordert die Ausscheidungsurographie (ektope Harnleitermündung).

Literatur

1. Andersen L, Wille Jorgensen PA (1990) Torsion of the testis. Scand J Ur Nephrol 24:91–93
2. Bauer HW (1969) Die Hodentorsion. Dtsch Med Wochenschr 95:2600–2604
3. Ben-Ari J, Merlob P, Mimouni F, Rosen O, Reisner SH (1989) The prevalence of high insertion of scrotum, hydrocele and mobile testis in the newborn infant. Eur J Pediatr 148:563–564
4. Braedel HU, Steffens J, Ziegler M, Polsk MS, Platt ML (1994) A possible antogenic etiology for idiopathic left varicocele. J Urol 151:62–66
5. Goldstein DEM (1992) Varicocelectomy. In: Walsh PC, Retik AD, Stamey T, Vaughan ED (eds) Campbells Urology, 6 th edn. Saunders, Philadelphia, pp 3139–3145
6. Hadziselimovic F, Herzog B, Jenny P (1995) The chance for fertility in adolescent boys after corrective surgery for varicocele. J Urol 154:731–733
7. Kass EJ, Reitelmann C (1995) Adoleszent Varicocele. Urol Clin NA 22:151–159
8. Krause W (1998) Effekt der Varikozelen Therapie auf die Spermatozoenfunktion. Urologe (A) 37:254–257
9. Leape LL (1990) Testicular torsion. In: Ashcraft KW (ed) Pediatric urology. Saunders. Philadelphia. pp 429–436
10. Lord PH (1964) A bloodless operation for the radical cure of idiopathic hydrocele. Br J Surg 51:914
11. Mali WPT, Oei HY, Arndt JW, Kremer J, Coolsact DLRA, Schnur K (1986) Hemodynamics of the varicocele. J Urol 135:483–488
12. Nagler HM, White RV (1983) The effect of testicular torsion on the contralateral testis. J Urol 128:1343–1348
13. Oberpenning F, Behre HM, Nieschlag E, Hertle L (1994) Kommentar zu Schoeneich G et al.: Therapiealternative bei idiopathischer Varicocele testis. Akt Urol 25:272–276
14. Pfeiffer D, Johnson N, Tauber R (1994) Die antegrade skrotale Sklerosierung der Varicocele im Kindes- und Jugendalter. Akt Urol 25:268–271
15. Politoff L, Hadziselimovic F, Herzog B (1990) Does hydrocele affect later fertility? Fertil Steril 53:700–703
16. Rabinowitz R (1984) The importance of the cremasteric reflex in acute scrotal swelling in children. J Urol 132:89–90
17. Rajfer J (1997) Congenital anomalies of the testis and scrotum. In: Walsh PC, Retik AD, Vaughan ED, Wein AJ (eds) Campbells Urology, 7th edn. Saunders, Philadelphia 1997
18. Rozanski TH, Bloom DA, Colodny A (1997) Surgery of the scrotum and testis in children. In: Walsh PC, Retik AD, Vaughan ED, Wein AJ (eds) Champbells Urology, 7th edn. Saunders, Philadelphia
19. Shortliffe LMD (1997) Urinary tract infection in infants and children. In: Walsh PC, Retik AD, Vaughan ED, Wein AJ (eds) Champbells Urology, 7th edn. Saunders, Philadelphia
20. Steffens J, Braedel HU, Ziegler M (1992) Die Varikozele im Kindesalter. Urologe (A) 31:302–305
21. Takahashi Y, Akaishi K, Sano A, Kuroda Y (1988) Intra arterial digital subtraction angiography for children with idiopathic renal bleeding: A diagnosis of nutcracker phenomeon. Clin Nephrol 30:134–140
22. Thon WF, Gall H, Danz B, Baehren W, Sigmund G (1989) Percutaneous sclerotherapy of idiopathic varicocele in childhood: a preliminary report. J Urol 141:913–915

26 Gynäkologische Urologie im Kindesalter

G. Schott

Abstract. Die Wortverbindung „Gynäkologische Urologie", von einem Altmeister der Frauenheilkunde eingeführt (Stöckel 1912), faßt jene gynäkologischen Befunde zusammen, welche in die urologische Zone übergreifen, bei kleinen Mädchen wie erwachsenen Frauen, so Obstruktionen des Harnstromes (Hämatocolpos), Neoplasien (Rhabdomyosarkome, Collumcarcinome), weiter Vulvourethritis, vaginale Strapazierungen, auch genetisch korrelative Fehlbildungen. Maliziös könnte man auch operativ iatrogene Verletzungen der Harnleiter nennen. Unser Autor bringt eine gute Übersicht von Genese bis Klinik.

26.1
Embryologische Ableitung

Spezifisch weibliche Erkrankungen des Kindesalters von postnatal bis zur Menarche haben zweifachen Bezug. Als erstes die größere Anfälligkeit zu bakterieller Harnwegsinfektion. Sie wird in Kapitel 6 dargestellt. Als zweites sind es Fehlbildungen der Vagina, die zu Kollisionen mit den Harnorganen führen. Wie immer stützt sich das Verständnis auf embryologische Ableitung.

Aus den verschmolzenen Müller-Gängen entstehen Tuben, Uterus und proximaler Anteil der Vagina. Deren distaler Anteil entsteht aus dem Sinus urogenitalis. Unvollständige Verschmelzung der Müller-Gänge bedingen inkomplette oder komplette Doppelungen von Uterus und Vagina. Eine bindegewebige, trennende Platte zwischen Sinus urogenitalis und Vagina wird nach deren Perforation zum Hymen. Neuere Untersuchungen deuten auch auf eine Beteiligung der Wolff-Gänge bei der Vaginalentwicklung hin [2, 3]. Wenn die verschmolzenen Müller-Gänge distal den Sinus urogenitalis nicht antreffen, unterbleibt die Bildung der Vagina, kommt es zu deren Agenesie. Ist diese Fehlbildung unvollständig, erscheint sie als Vaginalatresie mit Varianten. Als mildeste Ausprägung dieser Fehlbildungstendenz gilt das nicht perforierte Hymen (Abb. 26.1).

26.2
Vaginalagenesie und Vaginalatresie

Mit einer Inzidenz von 1 : 4000 kommen partielle oder totale Aplasien von Uterus und Vagina vor (Meyer-Rokitansky-Küster-Hauser-Syndrom) [4]. Möglicherweise bedingt formalgenetisch ein Anti-Müller-Faktor eine partielle Rückbildung der Müller-Gänge. Korrelativ pathologisch finden sich oft zusätzliche Fehlbildungen der

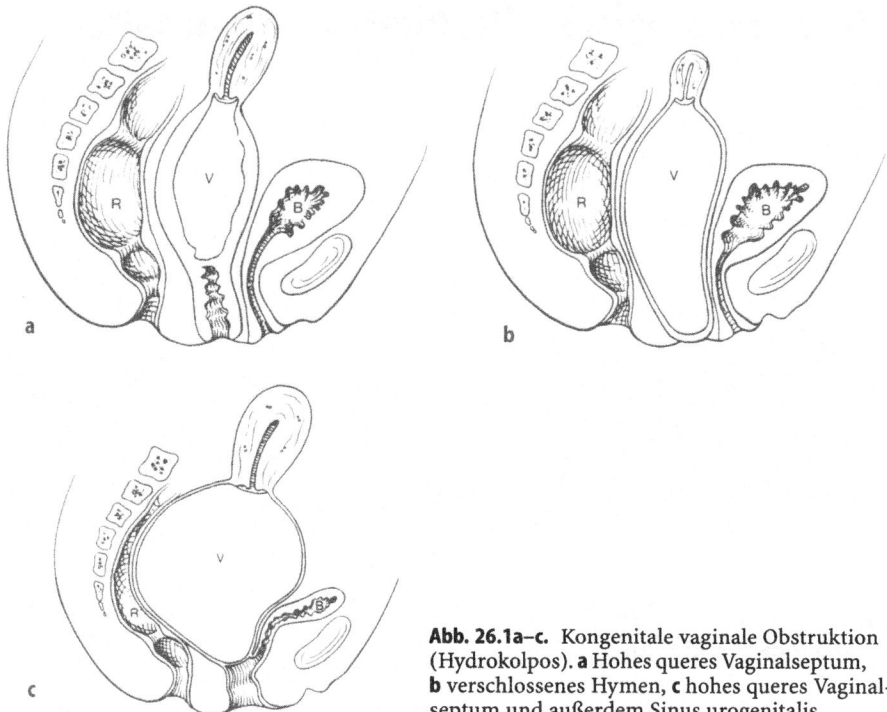

Abb. 26.1a–c. Kongenitale vaginale Obstruktion (Hydrokolpos). **a** Hohes queres Vaginalseptum, **b** verschlossenes Hymen, **c** hohes queres Vaginalseptum und außerdem Sinus urogenitalis

Ureterknospe wie auch des oberen Harntraktes. Der Untersucher findet bei der Vaginalagenesie anstelle des Introitus vaginae lediglich eine angedeutete Mulde oder eine seichte Impression. Bei der Vaginalatresie dagegen findet er eine unauffällige distale Vaginalanlage, jedoch mit atretischem proximalen Abschnitt. Symptomatisch wird die isolierte Vaginalagenesie oder -atresie erst in der Zeit der Menarche durch zyklisch rezidivierende Unterbauchschmerzen bei scheinbar persistierender primärer Amenorrhö.

Plastische Korrektur. Eine Reihe von operativen Techniken wurde entwickelt. Methodenwahl und -operation gehören in das gynäkologische Fachgebiet [3]. Der Zeitpunkt liegt postpubertär. Die verschiedenen Operationsmethoden sind zu gliedern in:

1. chirurgische Methoden mit Hauttransplantation,
2. chirurgische Methoden mit Epithelialisierung von der äußeren Haut her,
3. vaginaler Ersatz mittels Darmsegmenten.

Die Erfolge sind nicht einfach zu erreichen. Nicht zuletzt erweist sich hier die Schwere der Fehlbildung.

26.3
Hymenalatresie (Hymen imperforatum)

Bei sonst normal angelegtem Genitale ist das Hymen vollkommen verschlossen. Beim Neugeborenen oder jungen Säugling kann durch die Sekretion eine Hymenalatresie zu einem tastbaren Unterbauchtumor führen (Hydrokolpos).

Zu Beginn der Menarche treten Obstruktionsbeschwerden auf. Das Menstrualblut sammelt sich in der Vagina und führt über Hämatokolpos und Hämatometra zu einer großen Raumforderung. Einstrom des Menstrualblutes in die Bauchhöhle kommt kaum vor, da sich der ampulläre Anteil der Tuben verschließt. Typischerweise sind die starken Schmerzen zyklusabhängig bei scheinbar fehlender Menstruation.

Diagnostik. Bei der äußeren Inspektion findet sich ein verschlossenes Hymen, durch das bläulich das Blut durchschimmert. Palpatorisch können Unterschiede ausgeprägt, Uterus und Tuben vergrößert sein und durch Hämatokolpos, Hämatometra und beiderseitige Hämatosalpingen auffallen. Sonographisch lassen sich die zystischen Raumforderungen zuordnen.

Therapie. Die Behandlung besteht in der Inzision des Hymens. Uterus und Tuben nehmen hinterher normale Beschaffenheit an. Die Funktion ist später in den meisten Fällen nicht gestört.

26.4
Labienfusion

Sind Atresien bereits pränatal angelegt, so kommen labiale Fusionen erst postnatal zustande. Am häufigsten entsteht die sog. hintere Synechie mit Verklebung der kleinen Labien von der Kommissur bis unmittelbar unter die Urethra. Mittlere oder vordere Lokalisationen sind selten, da der Harnstrahl das Verkleben der kleinen Labien in der Regel verhindert. Rezidivierende Harninfekte sind in der Regel das Leitsymptom und führen zur Diagnose.

Therapeutisch empfiehlt sich die lokale Applikation östrogenhaltiger Salben etwa über 6–8 Wochen (z. B. Ovestin Creme). Hierdurch werden die Verklebungen gelöst und wird das Epithel entwickelt. In Einzelfällen muß man mit einer Sonde die Fusion trennen; eine anschließende Salbenbehandlung unterstützt die Regeneration des Epithels. Restlich begrenzte Applikation (höchstens 2–3 Wochen) minimiert das Risiko einer Pseudopubertas praecox. Hormonfreie Salbenläppchen, eingebracht zwischen die kleinen Labien bis zur kompletten Abheilung des Epithels, können gleichermaßen erfolgreich sein [1, 2, 4, 5].

26.5
Abgrenzungen

Abgrenzungen müssen erfolgen zum Sinus urogenitalis (s. Kap. 22) und zur vaginalen Ektopie des Harnleiters (s. Kap. 12).

26.6
Kasuistik bei Rokitansky-Syndrom

Mädchen, mit $1^1/_2$ Jahren HWI und Bauchschmerzen. Kompensatorisch vergrößerte funktionelle Einzelniere rechts; fragliche linksiliakale Dysplasie; Hemitrigonum; links blasenhalsektope Ureterozele; Inzision.

$3^1/_2$ Jahre: MCU ergibt Reflux in die vorerwähnte Zele. Jegliche Operation von den Eltern abgelehnt.

$11^1/_2$ Jahre: Periode schmerzhaft, Abgänge dunklen Blutes, intermittierende Makrohämaturie, gynäkologisch unauffällig. Ultraschall: 4 x 6 cm großer flüssigkeitshaltiger Tumor mit Verbindung zum Harnleiter der linken Seite.

Operation. Dysplastische, tief lumbale linke Niere exstirpiert samt Harnleiter und Zele, Blasenhals rekonstruiert mit perfektem Ergebnis. Operation intraperitoneal fortgeführt. Befund: Uterus bicornis, doppelte Zervix, doppelte Vaginalanlage, davon eine atretisch, außerdem doppelte Aorta.

Therapie. Fensterung zwischen beiden Vaginalanlagen.

Diagnose. Doppelte Vaginalanlage, eine atretisch, kompliziert durch Hämatokolpos, zusätzlich feine Verbindung mit dem Harnleiter der linken dysplastischen Nierendystopie, erklärbar, weil nach neuerer Auffassung auch der Wolff-Gang Beiträge zur Vaginalbildung liefert.

Literatur

1. Göretzlehner G (1974) Gynäkologische Erkrankungen im Kindesalter. In: Kyank K, Sommer K (Hrsg) Lehrbuch der Gynäkologie. Thieme, Leipzig, S 501
2. Kern G (1973) Gynäkologie. Thieme, Stuttgart, S 8–29
3. Lang N (1980) Operationen zur Wiederherstellung der Funktion bei angeborenem oder erworbenem Verschluß oder Stenose der Vagina. Gynäkologie 13:123
4. Petri E (1986) Gynäkologische Probleme in Kindesalter und Pubertät. In: Hohenfellner R, Thüroff JW, Schulte Wissermann H (Hrsg) Kinderurologie in Klinik und Praxis. Thieme, Stuttgart, S 389–399
5. Peter R, Vesely K (1986) Kindergynäkologie. Thieme, Leipzig

Kapitel 27

Erkrankungen des Penis im Kindesalter

R. Kühn

27.1
Phimose und Paraphimose

Abstract. Mißverhältnis zwischen Umfang der Glans penis und Dehnbarkeit des Präputiums. Als erstes Differenzierung zu physiologischer Verklebung notwendig, deren Spontanlösung abzuwarten ist.

Pathophysiologie: Das retinierte Smegma kann Balanitis samt HWI verursachen, was dann Zirkumzision dringlich erfordert. Rezidivierende HWI bei Phimoseträgern häufiger als bei phimosefreien Knaben.

Therapie: OP-Indikation zu Zirkumzision, wenn binnen 2 Jahren keine spontane Reponibilität zustande kommt. Plastische Operation totaler Resektion vorzuziehen, jedoch erhöhte Rezidivchance bei zu sparsamer Resektion. Komplikationsrate 2–3 %, so postoperative Nachblutung, die der Ausräumung bedarf.

Paraphimose begünstigt Glansnekrose. Sie macht Inzision des Schnürings und nachgehende Zirkumzision erforderlich.

27.1.1
Definition

Eine Phimose wird als eine verengte Vorhaut bezeichnet, die nicht oder nur gewaltsam über die Glans penis reponiert werden kann. Es besteht ein Mißverhältniss zwischen Eichelumfang und der dehnbaren Weite des zylinderförmigen Präputialanteiles.

27.1.2
Pathogenese

Man unterscheidet kongenitale von erworbenen Formen. Die *angeborene Phimose* ist streng von der physiologischen Verklebung des Vorhautblattes bei Säuglingen zu trennen. Beim Fötus entsteht im Alter von 8 Wochen das Präputium aus einem ringförmigen Wulst der Epidermis, der sich nach distal über die Glans hin ausbreitet (Abb. 27.1). Bereits in der 16. Woche ist die Spitze der Glans ganz vom Präputium bedeckt. Als Trennschicht zwischen Vorhaut und Eichel findet sich ein Septum aus Plattenepithel. Diese Zellen schälen sich ab, bilden so Zwischenräume und formen den kompletten Präputialraum. Dieser Prozeß ist zum Zeitpunkt der Geburt noch nicht abgeschlossen. Die Vorhaut ist bei Knaben bei der Geburt in mehr als 90 %, im Alter von 6 Monaten bei 80 %, im Alter von 1 Jahr bei 50 %, ab 2 Jahren bei 20 % und mit 3 Jahren noch bei 10 % nicht reponierbar [8]. Die Diagnose der Phimose sollte daher erst ab dem 2. Lebensjahr gestellt werden. Sie unterscheidet sich klinisch ein-

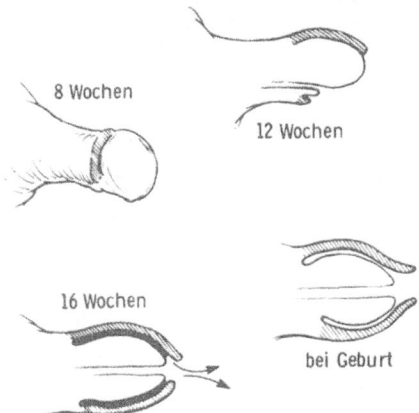

8 Wochen

12 Wochen

16 Wochen

bei Geburt

Abb. 27.1. Genetische Differenzierung von Präputium und Glans penis. (Aus Nesbit u. King [11])

deutig von der physiologischen Vorhautverklebung. Bei der Phimose ist der Harnröhrenmeatus nicht zu sehen, bei der Verklebung ist er frei. Die Eltern sollten über diesen Tatbestand informiert sein und auf eine forcierte Retraktion verzichten. Diese verursacht Schmerzen, gelegentlich eine Paraphimose oder Balanitis und bedingt so eine gleichsam sekundäre narbige Phimose. Somit ist die Inzidenz der eigentlichen, angeborenen Phimose niedrig. Sie wird mit 0,5–1 % angegeben. In der Pubertät ist bei ca. 1–3 % der Knaben [11] die Vorhaut nicht reponibel. Eine symptomatische Phimose findet sich bei ca. 10 % aller nicht zirkumzidierten Männer [5].

Die *erworbene Phimose* entsteht durch Entzündung (Balanitis, Ekzem, Erysipel) oder Verletzung der Glans und des Präputialsackes. Ein Diabetes mellitus ist prädisponierend.

27.1.3
Klinik

Wir unterscheiden eine hypertrophe Phimose mit einem langen rüsselförmigen Präputium von der atrophischen Phimose mit verdünnter Vorhaut und ringförmiger Enge. Der Beschwerdegrad korreliert mit dem Ausmaß der Retraktilität der Vorhaut und der Weite der Vorhautöffnung. Dies bedingt eine unterschiedlich starke infravesikale Obstruktion mit allen möglichen Folgen des Rückstaus sowie der aszendierenden Infektion. Im Extremfall bläht sich bei jeder Miktion der Vorhautsack ballonartig auf.

Im Collum glandis sammeln sich abgeschilferte Epithelien sowie Sekret der Talgdrüsen als Smegma ab. Hier findet sich gewöhnlich das saprophytäre Mycobacterium smegmatis. Eingetrocknetes Material (Smegmolithen) ruft bisweilen starke entzündliche Alterationen hervor, diese kompliziert durch eine Superinfektion. Chronische Balanitiden sind häufiger. Sie verstärken den Phimosegrad durch einen narbig-entzündlichen Umbau der Vorhaut. Schmerzen bei der Erektion sowie Schwierigkeiten beim Geschlechtsverkehr sind weitere Folgen. Die Paraphimose ist eine akute Komplikation.

27.1.4
Neoplasiepotenz

Inwieweit eine intakte Vorhaut Urogenitalinfekte begünstigt, bleibt unklar. Allerdings finden sich bei nichtzirkumzidierten Knaben bzw. Männern häufige Harnwegsinfekte bzw. sexuell übertragbare Krankheiten, insbesondere auch Infektionen mit dem HIV-Virus [12].

Dem Smegma wird eine karzinogene Wirkung beim Peniskarzinom des Mannes sowie beim Zervixkarzinom der Frau zugeschrieben. Infolge einer mangelhaften Hygiene induziert das Sekret direkt als Karzinogen oder als chronisch rezidivierende entzündliche Reaktion ein Karzinom. Ein kausaler Zusammenhang fehlt bis heute. Allerdings finden sich bei nichtzirkumzidierten Männern häufiger onkogene humane Papillomviren vom Typ 16 bzw. 18 [18]. Das Peniskarzinom befällt fast ausschließlich den unbeschnittenen Mann und ist vornehmlich an der Eichel lokalisiert. So beträgt die Inzidenz in den Vereinigten Staaten, wo ca. 80 % aller Männer aus hygienischen Gründen beschnitten sind, nur 1–2 pro 100 000 mit einem Anteil von < 1 % aller männlichen Karzinome. Es ist eine Rarität bei Juden, etwas häufiger bei Mohammedanern mit der erst präpubertären Beschneidung [14]. Bei unbeschnittenen Afrikanern sind 80 % aller Malignome des Mannes Peniskarzinome [6].

Auch die geringe Inzidenz des Zervixkarzinoms bei jüdischen Frauen wird der Beschneidung des Mannes zugeschrieben. Epidemiologische Untersuchungen belegen jedoch eine multifaktorielle Genese des Zervixneoplasmas (früher Sexualbeginn, wechselnde Partner, unbeschnittener Mann). Andere Untersucher sehen keinen Zusammenhang mit der Beschneidung [11]. So ist die Prävalenz des Zervixkarzinoms bei den mehrheitlich moslemischen Frauen der Türkei niedriger als bei den Nichtmoslems, jedoch höher als bei den jüdischen Frauen. Eine Erklärung hierfür ist die späte Beschneidung des Moslems, eine frühe Verheiratung der Frauen mit Geburten in jungen Jahren. Zusätzlich spielen genetische Einflüsse eine Rolle. Entscheidend ist in der Karzinomgenese eine allgemeine Genitalhygiene, nicht die Phimose.

27.1.5
Therapie

Die physiologische Vorhautverklebung der Säuglinge bedarf keiner operativen Therapie. Nur bei einer Balanitis sollte sie vor dem 2. Lebensjahr gelöst werden, dies vorsichtig nach lokaler Applikation eines Anästhetikums (Creme) durch manuelle Retraktion, evtl. unter Zuhilfenahme einer dünnen Knopfsonde. Einrisse sind zu vermeiden, regelmäßige Reinigung der Vorhautblätter zur Rezidivprophylaxe Bedingung.

Für die routinemäßige Beschneidung des Neugeborenen gibt es keine zwingende medizinische Indikation. Bei unbeschnittenen Neugeborenen ist nach Winberg et al. [17] zwar die Harninfektionsrate höher, umgekehrt aber schützt die Vorhaut die Glans vor Ammonium, das durch harnstoffhaltende Bakterien aus dem Urin freigesetzt wird und eine Dermatitis mit sekundärer Meatusstenose beim Beschnittenen induziert. Eine Zirkumzision ist kontraindiziert bei Frühgeborenen (hohe Septikämierate), kongenitalen Abnormitäten des äußeren Genitales (Zwitter), Hpyo- und Epispadie, Koagulopathie, Hyperbilirubinämie, lokalen Infekten sowie kongenitalen neurologischen Fehlbildungen. Die Komplikationsrate des operativen Eingriffs wird mit 0,5–6 % angegeben [13]. Vorteile ergeben sich in der besseren Genitalhygiene, der Vermeidung von entzündlichen Komplikationen sowie der verminderten Inzidenz des Peniskarzinoms. Jedoch ist durch eine regelmäßige und ordentliche Genitaltoilette der gleiche präventive Effekt zu erzielen. Positive oder negative Beeinflussung der Sexualität durch die Beschneidung ist zweifelhaft.

Eine absolute Operationsindikation sind die klinisch eindeutige Phimose (nicht oder nur schwer reponible Vorhaut), die Paraphimose sowie die rezidivierende lokale Infektion. Die Verfahren sind vielfältig und nahezu beliebig modifizierbar. Es lassen sich mehrere Grundtypen ableiten:

Plastibell- oder Gomoco-Technik. Sie wird bei Säuglingen und Kleinkindern angewandt. Nach Lösen der Vorhautverklebungen und evtl. dorsaler Inzision wird die Glans mit einer Glocke bedeckt, der Präputialsack über diese zurückgestreift und mittels eines Ringes an der Vorhautbasis das distale Gewebe reseziert.

Längsspaltung der Vorhaut (dorsale Inzision). Dies als Notfallmanipulation bei der Paraphimose oder abszedierenden Balanitis bzw. als Minimaleingriff der Phimose beim alten Mann.

Plastische Erweiterung des Vorhautringes. Durch Längsinzision des äußeren Blattes im Bereich der Schnürfurche und querverlaufende Adaption der Wundränder lassen sich geringgradige Phimosen bei Kindern und Erwachsenen ausreichend korrigieren, dies ohne Verlust der Vorhaut.

Eigentliche Zirkumzision. Durch eine zirkuläre Resektion wird der überschüssige Vorhautanteil, einschließlich der Schnürfurche, beseitigt. Nach subtiler Blutstillung werden die beiden Vorhautblätter mittels Einzelknopfnähten adaptiert. Ein Frenulum breve wird dabei gleichzeitig mit korrigiert. Je nach Umfang der Vorhautresektion ist die Zirkumzision subtotal oder total.

Auch die *Lokalapplikation* steroidhaltiger bzw. nichtsteroidaler antiinflammatorischer Salben sollen bei geringgradig ausgeprägter Phimose therapeutisch erfolgreich sein [3].

Komplikationen
Die Komplikationsrate wird zwischen 0,5 und 6 % angegeben [13]. Die postoperative Blutung hat ihre Ursache in einer nicht ausreichenden intraoperativen Blutstillung, bei Neugeborenen tritt sie am häufigsten am 3. postpartalen Tag auf, dies bedingt durch einen Abfall der Vitamin-K-abhängigen Gerinnungsfaktoren. Die urethrokutane Fistel ist die ernsthafteste Komplikation, bedingt durch eine zu tiefe Naht im Bereich der distalen Harnröhre. Sie ist nur schwer zu korrigieren. Eine radikale Vorhautkürzung oder die asymmetrische Resektion der Blätter führen zu schlechten kosmetischen und funktionellen Ergebnissen. Die inkomplette Zirkumzision prädisponiert zum Phimosenrezidiv. Auf die Meatusstenose bzw. postnatale Stenose [7] bei ulzerierender Meatitis wurde bereits hingewiesen. Jedoch sind die ernsthaften Komplikationen selten, ihre Häufigkeit liegt zwischen 1 : 5000 und 1 : 10 000 [11].

27.1.6
Paraphimose

Bei der Paraphimose kann der primär enge Präputialring nicht mehr über die Glans nach vorne geschoben werden (Abb. 27.2). Dies bedingt eine Strangulation der Eichel. Durch Kompression der Venen und Lymphgefäße entsteht ein Ödem (spanischer Kragen) und induziert so einen Circulus vitiosus.

Die manuelle unblutige Reposition gelingt fast immer. Lokalanästhesie ist notwendig und sinnvoll (Abb. 27.3). Hierbei wird die Glans durch den Druck beider Daumen langsam ausgedrückt und der phimotische Schnürring mit den übrigen Fingern nach distal gezogen. Nur bei länger bestehenden Paraphimosen ist eine Inzision des Schnürringes an der Dorsalseite notwendig. Eine Zirkumzision ist meist zu einem späteren Zeitpunkt erforderlich. Unbehandelt führt die Paraphimose zur Gangrän der Glans penis.

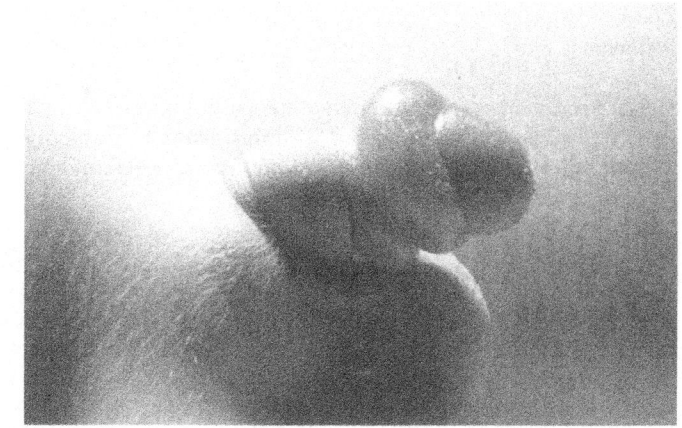

Abb. 27.2. Paraphimose eines 9jährigen

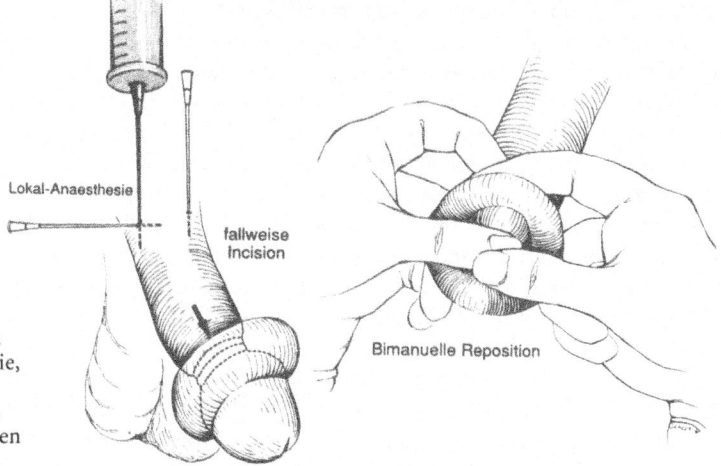

Abb. 27.3. Schema der Lokalanästhesie, der fallweise notwendigen Inzision und der bimanuellen Reposition

27.2
Priapismus

Abstract. Die ernste Erkrankung kommt bei Kindern seltener vor als bei Erwachsenen. Abweichend von physiologischer Erektion und Detumination und pathophysiologisch nicht in allem geklärt ist der venöse Abstrom aus den Corpora cavernosa blockiert. Die venöse Stase bedingt mehrstufig eine bleibende Fibrose der Schwellkörper. Unterschieden wird ein Highflow- von Lowflowpriapismus. Pathogenetisch gibt es eine Reihe von Ursachen, so eine idiopathische, eine neurogene, eine hämatologische (Sichelzellanämie), eine medikamentös-toxische, auch Stoffwechselstörungen, Endotoxine und Entzündungen. Therapeutisch als erstes steht im Vordergrund die Entleerung der Schwellkörper mittels dicklumiger Punktionsnadel, zusätzlich Ausspülen und Injektion eines Alphaadrenergikums, dazu einen schonlichen Kompressionsverband. Bei Resistenz oder Rezidiv kommt als nächstes in Frage ein kavernosospongiöser Nadelshunt. Ein operativer Shunt kommt bei Kinder nur ausnahmsweise in Betracht. Zusätzlich zur örtlichen Therapie gleichzeitig Therapie der Grunderkrankung, so vor allem der Sichelzellanämie.

27.2.1
Definition

Unter Priapismus versteht man eine pathologische schmerzhafte Dauererektion (> 2 h) des Penis ohne sexuellen Stimulus. Diese Erkrankung ist im Kindesalter selten, hier mehrheitlich als Komplikation der Sichelzellanämie.

27.2.2
Pathophysiologie

Im nichterigierten Zustand sind die intrakorporalen Arterien und Arteriolen sowie die Schwellkörper des Penis kontrahiert, das venöse Rückstromnetz ist weit gestellt und ermöglicht dadurch einen freien Blutrefluß in die V. emissariae. Bei der Erektion kommt es durch die Ausschüttung von spezifischen Neurotransmittern zu einer Dilatation des arteriellen Gefäßbaumes und Relaxation der glatten Schwellkörpermuskulatur mit Kompression der abführenden Venen.

Beim Priapismus ist das Zusammenspiel von arteriellem Angebot und venösem Rückstrom gestört. Verantwortlich ist eine nervale Dysregulation. Erkrankungen mit erhöhter Blutgerinnungsbereitschaft sind prädisponierend. Jedoch sind die eigentlichen pathophysiologischen Mechanismen in ihren Einzelheiten noch nicht bekannt. Gefährlich ist nicht die Erektion, sondern die damit verbundene venöse Stase in den Corpora cavernosa. Der damit verbundene CO_2-Anstieg bewirkt zum einen eine Zunahme der Blutviskosität (Circulus vitiosus), andererseits induziert er ein Ödem in den Trabekeln der Corpora cavernosa mit sekundärer Fibrose und konsekutivem Verlust der Erektionsfähigkeit. Diese Alterationen sind bereits 24 h nach Beginn des Priapismus vorbestimmt. Im Endstadium fehlt das Trabekelendothel vollkommen, die Trabekelmuskulatur ist durch Fett und Fibrose ersetzt.

Pathophysiologisch unterscheiden wir dabei einen sog. *High-flow-Priapismus* vom *Low-flow-Priapismus*. Bei ersterem (nichtischämischer Priapismus) besteht ein erhöhter intrakavernöser arterieller Einstrom, dies Doppler-sonographisch nachweisbar, fast immer Folge eines Traumas mit Ausbildung einer arteriovenösen Fistelung, diese in der Farbduplexsonographie lokalisierbar. Das aspirierte Blut ist hellrot gefärbt, die Blutgasanalyse arteriell. Beim Low-flow-Priapismus (ischämischer Priapismus), typischerweise Komplikation der Sichelzellanämie bzw. anderer hämorrhagischer Erkrankungen, ist das aspirierte Blut tiefblau, die Blutgasanalyse venös.

27.2.3
Ätiologie

Idiopathischer Priapismus. Hier ist die eigentliche Ursache unbekannt. Als auslösendes Moment wird beim Erwachsenen der Alkoholabusus, sexuelle Abnormität oder eine prolongierte morgendliche Erektion angeführt. Im Erwachsenenalter sind $^2/_3$ aller Priapismen diesem Formenkreis zuzurechnen, im Kindesalter ist er die Ausnahme.

Neurogener Priapismus. Affektionen des ZNS, wie Tumoren, Traumen oder Entzündungen (multiple Sklerose, Tabes dorsalis), bedingen hier eine nervale Dysregulation, wobei die Häufigkeit mit der Höhe der Läsion zunimmt.

Blutkrankheiten. Blutkrankheiten wie Leukosen, Polyglobulie, Hämophilie oder die Sichelzellanämie induzieren über eine erhöhte lokale Blutviskosität eine intrakorporale venöse Stase. Der Priapismus ist hier oft Erstsymptom und wird häufig schon bei Säuglingen beobachtet. So wird die Inzidenz des Priapismus bei Kindern mit Sichelzellanämie zwischen 2 und 10 % angegeben [9].

Abflußbehinderungen unterschiedlicher Genese im Bereich des Beckenvenenplexus. Hier ist die Inzidenz des Priapismus überraschend gering.

Medikamente und Intoxikationen. Sympatholytika, Chlorpromazin, verschiedene Gifte (Blei, Arsen, Strichnin), Endotoxine bei Sepsis und Urämie und selten auch Androgene sind Auslöser eines Priapismus. Häufige Ursache ist heute bei Erwachsenen eine prolongierte Erektion im Rahmen der SKAT-Therapie.

Entzündliche oder irritative Affektionen im Urogenitalbereich, Stoffwechselerkrankungen (Diabetes, Gicht) oder Malignome sind weitere mögliche Ursachen des Priapismus.

27.2.4
Klinik

Im Gegensatz zur normalen Erektion sind beim Priapismus im Regelfall nur die Corpora cavernosa prall mit Blut gefüllt, nicht das Corpus spongiosum und die Glans penis. Dies ermöglicht mehrheitlich auch eine normale Miktion. Nach wenigen Stunden verfärbt sich die Glans, gelegentlich auch das Präputium livide, später der ganze Penis. Die Corpora cavernosa sind sehr derb und steif, das Corpus spongiosum und die Glans exprimabel. Unbehandelt bildet sich die Erektion nach 2–3 Wochen spontan zurück. Zurück bleiben derbe, insgesamt verdickte Corpora cavernosa. Erektionen sind nicht mehr möglich.

27.2.5
Therapie

Jede Therapie sollte so früh wie möglich einsetzen. Nach 24 h verschlechtern sich, vornehmlich bei Low-flow-Priapismus, die Behandlungsergebnisse. Folgen sind Trabekelfibrose mit Erektionsverlust. Symptomatische Maßnahmen, wie allgemeine Sedierung, lokale Nervenblockaden oder systematische Antikoagulanzien- oder Fibrinolytikatherapie, sind fast immer unzureichend. Entscheidend ist die Entlastung der Corpora cavernosa. Als Erstmaßnahme empfiehlt sich die Punktion der Schwellkörper mit einer dickeren Flügelkanüle und Aspiration des Blutes mit anschließender intrakavernöser Injektion von alphaadrenergen Substanzen unter strenger Kreislaufüberwachung, zusätzlich unter Umständen noch Spülung der Schwellkörper mit Kochsalz oder Heparin. Hierdurch lägt sich in den meisten Fällen bei rechtzeitigem Behandlungsbeginn eine ausreichende Detumeszenz erzielen. Im Bedarfsfall ist die Punktion zu wiederholen.

Nur bei weiterhin persistierender Erektion sollte ein kavernosospongiöser Shunt angelegt werden. Als am einfachsten empfiehlt sich der glandokavernöse Shunt nach Winter durch Punktion der Glans bis in die Corpora cavernosa mittels Trucut-Nadel (Abb. 27.4). Andere operative Techniken (kavernosospongiöser Shunt nach Quackels, saphenokavernöser Shunt nach Greyhack) sind die Ausnahme und bei Kindern technisch schwierig mit unsicherem Ausgang.

Bei systematischen Erkrankungen kann der Priapismus auch durch eine gezielte Therapie der Grunderkrankung unterbunden werden. So läßt sich bei der Sichelzellanämie bereits durch Hydration und Hypertransfusion in bis zu 80 % die Erektion beheben. Bei persistierendem Priapismus oder unzureichender Detumeszenz muß auch in diesen Fällen innerhalb von 48 h eine Punktionsbehandlung bzw. ein Shunt angelegt werden. Nur so lassen sich spätere Impotenzen verhindern [3, 4, 10].

Beim High-flow-Priapismus empfiehlt sich nach erfolgloser Aspiration und Applikation alphaadrenerger Substanzen die supraselektive Angiographie mit Embolisation [16].

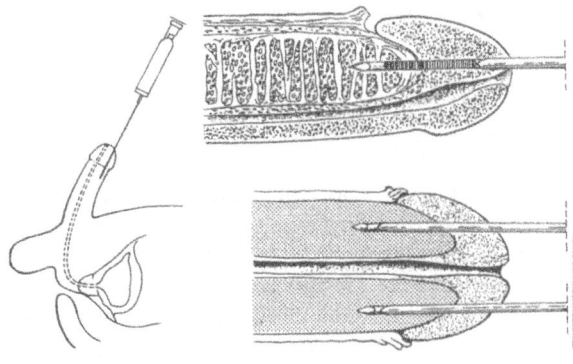

Abb. 27.4. Mittels Stanze Shunt zwischen Glans penis und Corpora cavernosa. (Aus Hild 1980. Urologe [3] 20)

Literatur

1. Adams JR, Mata JA, Venable DD, Culkin DJ, Bocchnin JA (1990) Fournier's gangrene in children. Urology 35:439–441
2. Attila MK, Dundaroz R, Odabas O, Ozturk H, Akui R, Gokcay E (1997) A nonsurgical approach to the treatment of phimosis: local nonsteroidal antiinflammatory cruitment application. J Urol 158:196–197
3. Chakrabarty A, Upadhyay J, Dhabuwala CB, Sarnaik S, Perlmutter AD, Connor JP (1996) Priapism associated with sickle cell hemoglobinopathy in children: long-term effects on potency. J Urol 155:419–423
4. Dewan FA, Tan HL, Auldist AW, Mcl Moss DI (1989) Priapism in childhood. Br J Urol 64:541–545
5. Duckett W, Snow BW (1986) Disorders of the urethra and penis. In: Walsh PC, Gittes RF, Perlmutter AD, Stamey TA (eds) Campbell's urology. Saunders, Philadelphia, pp 2000–2003
6. Elder JS (1997) Congenital anomalies of the genitals. In: Walsh, Retik, Vaughan, Wein (eds) Campbell's Urology, 7th ed. Saunders, Philadelphia, Chapter 69
7. Frank JD, Pocock RD, Stower MJ (1988) Urethral strictures in childhood. Br J Urol 62:590–592
8. Gairdner D (1949) The fate of the foreskin. Br Med J II b:1433–1437
9. Hamre MR, Harmon EP, Dahlia V, Kirkpatrik et al. (1991) Priapism as a complication of sickle cell disease. J Urol 145:1–5
10. Mykulak DJ, Glassberg KI (1990) Impotence following childhood priapism. J Urol 144:134–135
11. Nesbit TE, King LR (1986) Erkrankungen des Penis. In: Hohenfellner R, Thüroff JW, Schulte-Wissermann H (Hrsg) Klinik und Praxis. Thieme, Stuttgart, S 522–527
12. Niku SD, Stock JA, Kaplan GW (1995) Neonatal circumcision. Urol Clin NA 22:57–65
13. Rathert P, Kaless E (1980) Die Circumcision. Historic – Indikation – Technik – Komplikationen. Springer, Berlin Heidelberg New York
14. Schellhammer PF, Lynch DF (1997) Tumors of the penis. In: Walsh PC, Gittes RF, Perlmutter AD, Stamey TA (eds) Campbell's urology. Saunders, Philadelphia, pp 2453–2478
15. Stauffenberg A v, Brühl P, Winter P (1988) 100 Jahre Fournier'sche Gangrän; gibt es neue Behandlungsmodalitäten? Urologe B 28:35–38
16. Truss MC (1997) Behandlung der prolongierten Erektion und des Priapismus. In: Stief CG, Hartmann U, Höfner K, Jonas U (Hrsg) Erektile Dysfunktion. Springer, Berlin Heidelberg New York Tokyo, S 244–248
17. Winberg J, Bollgren I, Gotnefors L, Herthelins M, Tullins K (1989) The prepuce: a mistake of the nature. Lancet 1:598–599

27.3
Kavernitis

Abstract. Im Kindesalter selten. Infizierte diskrete Verletzung oder sekundäre bakterielle Infektion aus genitoanaler Region teilen sich in die Verursachung. Der Prozeß geht von umschriebener Entzündung bis zu ausgedehnter Abszedierung. Inzisionen, Punktionen, Antibiose örtlich und allgemein. Vernarbungen beeinträchtigen die künftige Erektionsqualität.

Die Kavernitis oder Kavernositis bei Kindern ist eine extreme Seltenheit. Sie wird verursacht durch lokale Traumen mit Sekundärinfektion bzw. durch eine metastatische bakterielle Ausstreuung. Bei der klinischen Untersuchung zeigt sich neben unterschiedlich stark ausgeprägten, lokal entzündlichen Veränderungen meist ein Priapismus. Im Ultraschall bilden sich putride Einschmelzungen als umschriebene hypodense Areale ab. Die Therapie besteht in hochdosierter Gabe von Antibiotika und in Lokalmaßnahmen wie Rivanol-Umschlägen. Solitäre intrakavernöse Abszesse lassen sich ultraschallgesteuert punktieren und lokal mit Antibiotika spülen. Ein weiteres Fortschreiten der Entzündung erfordert die Inzision und Drainage der Schwellkörper, dies unter Gefährdung der späteren erektilen Potenz.

27.4
Fournier-Gangrän

Abstract. Hoch akute nekrotisierende bakterielle flächenhafte Entzündung von Kutis und Subkutis in männlicher Genitalregion. Gefährliches Krankheitsbild, potentiell Sepsis. Ausgedehnte Weichteilexzisionen und spätere plastische Deckungen notwendig. Im Kindesalter selten. Temporär suprapubische Harnableitung.

27.4.1
Definition

Beim Fournier-Gangrän handelt es sich nach seinem Erstbeschreiber (1883) um eine foudroyante gangränöse Entzündung des äußeren Genitales, das mehrheitlich Männer zwischen 30 und 60 Jahren befällt, in Einzelfällen auch Knaben [1, 13, 21].

27.4.2
Klinik

Die Krankheit beginnt plötzlich bei scheinbar Gesunden als entzündliches Ödem des Penis und/oder der Skrotalhaut, oft mit Fieber und Schüttelfrost. Bei Kindern ist der Allgemeinzustand weniger reduziert als bei Erwachsenen [1]. Häufig findet sich Krepitation und Gasödem. Innerhalb kurzer Zeit entwickelt sich ein übelriechendes Gangrän mit deutlicher Demarkierung zum Gesunden. Die Nekrosen greifen auf das epifasziale Gewebe über, eine subfasziale Ausbreitung ist selten. Schwellkörper und Hoden sind daher nicht befallen. Die nekrotischen Veränderungen nehmen bisweilen gigantische Ausmaße an, unbehandelt führen sie bei weiterem Fortschreiten zu Sepsis und Tod. Die Mortalität wird in der Literatur zwischen 9 und 27 % angegeben. Sie ist in den letzten 3 Jahrzehnten deutlich rückläufig [1].

27.4.3
Ätiologie und Pathophysiologie

Prädisponierend sind Diabetes mellitus und beim Erwachsenen chronischer Alkoholismus. Der Diabetes mellitus bewirkt eine verminderte humorale und zelluläre Immunreaktion mit verzögerter leukozytärer Phagozytose. Mikrovaskuläre Schäden bewirken zusätzlich eine lokale Ischämie und eine verzögerte Leukozytenmobilisation. Auslösende Ursachen und Eintrittspforte sind perianale und perirektale Infektionen, kleinere Hautläsionen, z. B. Verbrennungen, Wundheilungsstörungen nach Zirkumzision [21], Komplikationen nach Punktion einer Hydrozele [13], selten retroperitoneale Prozesse. Bei der bakteriologischen Untersuchung findet sich immer eine Mischflora, fast immer grampositive Kokken, gramnegative Aerobia und Anaerobia, dies der Fäkalflora entsprechend. Wahrscheinlich bewirkt die Interaktion der einzelnen, für sich nur relativ gering pathogenen Keime über eine veränderte Gerinnung eine vaskuläre Thrombose mit folgender Nekrose der Kutis und Subkutis. Bei der histologischen Untersuchung der nekrotischen Gewebsareale sieht man dementsprechend auch thrombosierte Gefäße.

27.4.4
Therapie

Im Vordergrund sämtlicher Therapiemaßnahmen steht das radikale Debridement des gesamten nekrotischen Gewebes. Weitgehende Exzisionen erfordern spätere plastische Hautdeckung. Die alleinige Inzision und Drainage ist unzureichend. Allgemeine Maßnahmen der Wundbehandlung fördern die Granulation und Epithelialisierung. Entscheidend bei der antibakteriellen Chemotherapie ist die Kombination additiver bzw. synergistischer Antibiotikagruppen in Kombination mit Metronidazol [20]. Die Anwendung von Immunglobulinen sowie hyperbarem Sauerstoff ist umstritten. Die suprapubische Harnableitung ist obligat.

Literatur

1. Adams JR, Mata JA, Venable DD, Culkin DJ, Bocchnin JA (1990) Fournier's gangrene in children. Urology 35:439–441
13. Heemann KF, Homann WP, Istor K (1984) Fournier'sche Gangrän bei einem zwei Monate alten Säugling. Klin Pädiatr 196:392–393
20. Stauffenberg A v, Brühl P, Winter P (1988) 100 Jahre Fournier'sche Gangrän; gibt es neue Behandlungsmodalitäten? Urologe B 28:35–38
21. Sussman SJ, Schiller RP, Shashikumar VL (1978) Fournier's syndrom. Am J Dis Child 132:1189–1191

Kapitel 28

Urologische Aspekte anorektaler Fehlbildungen

H. P. Hümmer

28.1
Einleitung

In Anatomie und Embryogenese weisen Fehlbildungen des Anorektums enge Beziehungen zum Urogenitalsystem auf (Abb. 28.1). Der urologische Anteil der anorektalen Anomalien läßt sich daher nur aus ihrem Gesamtbild ableiten. Weitere urologische Aspekte ergeben sich im Gefolge der Durchzugsoperation. Insofern muß der interessierte Fachurologe mit einem Stück Kinderchirurgie vertraut sein, in deren Kompetenz die Korrektur gehört. Die Problematik wird hier zu begrenzten Zwecken verkürzt dargestellt.

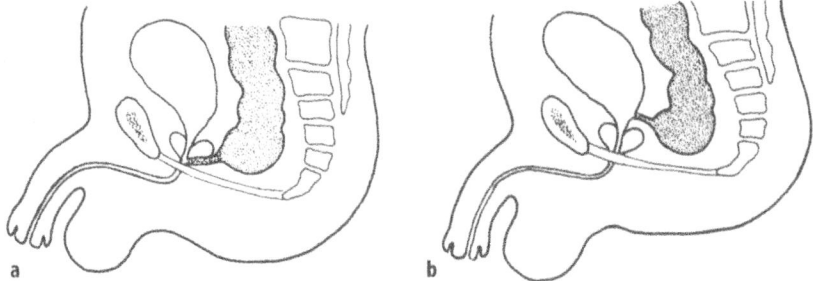

Abb. 28.1. a Rektourethrale Fistel distal, supralevatorisch, **b** Rektovesikale Fistel

Geschichte
Die Assoziation anorektaler und urogenitaler Fehlbildungen ist seit 5 Jahrhunderten geläufig. Neuere Übersichten dazu gibt es in großer Zahl [1, 2, 3, 7, 10, 16, 17].

Inzidenz, Geschlechtsverteilung
Die Inzidenz der Fehlbildung wird in westlichen Ländern auf 1 : 2500–10 000 Lebendgeburten geschätzt [1, 2, 11, 17]. Knaben überwiegen bei weitem, rassische Disposition ist nicht belegt.

28.2
Embryologie und formale Genese

Hohe, supralevatorische Fehlbildungen des Anorektums beruhen auf einer fehlerhaften Teilung der embryonalen Kloake in Sinus urogenitalis und Rektum. Die inkomplette Fusion des Septum urorectale könnte rektovesikale, -urethrale, -kloakale oder -vaginale Verbindungen erklären [1, 17]. Tierexperimentelle Untersuchungen lassen jedoch eher eine ventrale Deviation vermuten und die Fistel als ektopen Analkanal verstehen [9, 15]. Tiefe, infralevatorisch lokalisierte Defekte können zurückgehen auf eine persistierende Analmembran, abnorme Fusion der embryonalen Analhöcker (Anus copertus), Hypoplasie des Dammes (Analektopie) oder auf die Bildung einer Analgrube nach fehlerhafter Kloakenteilung (Analagenesie). Unter den komplexen Fehlbildungen ist die kloakale Ekstrophie (vesikointestinale Fissur) hervorzuheben, die auf die Malfusion der Kloakenmembran infolge kaudal dystoper Genitalhöcker zurückgeführt wird.

28.3
Ätiologie und kausale Genese

Vereinzelt familiäres Vorkommen weist auf die Möglichkeit genetischer Disposition hin; 1,4 % der Kinder mit anorektalen Fehlbildungen stammen aus belasteten Familien [11]. Autosomal-dominante, rezessive oder an das Y-Chromosom gebundene Vererbung wurde vermutet, gehäuftes Auftreten bei monozygoten Zwillingen und bei Geschwistern bis zu 2 Generationen beobachtet [20]. Anders als Atresien des Dünndarms und Kolons sind Anomalien des Anorektums durch vaskuläre Ereignisse nicht zu erklären [9]. Dagegen wurden in Einzelfällen Umwelteinflüsse, mütterlicher Diabetes und teratogene Noxen während der Schwangerschaft nachgewiesen.

28.4
Klassifizierung anorektaler Fehlbildungen

Tabelle 28.1. Wingspred-Schema 1994. (Nach Stephens 1986 [19])

	Männlich	Weiblich
Hohe	1. Anorektale Agenesie a) mit rektoprostatischer UF b) ohne Fistel 2. Rektumatresie	1. Anorektale Agenesie a) mit rektovaginaler Fistel b) ohne Fistel 2. Rektumatresie
Intermediäre	1. Rektobulbäre UF 2. Analagenesie ohne Fistel	1. Rektovestibuläre Fistel 2. Rektovaginale Fistel 3. Analagenesie ohne Fistel
Tiefe	1. Anokutane Fistel 2. Analstenose	1. Anovestibuläre Fistel 2. Anokutane Fistel 3. Analstenose
Seltene Fehlbildungen	z. B. vesikointestinale Fissur	z. B. kloakale Fehlbildungen

Hohe (supralevatorische) Fehlbildungen. Bei Jungen 43–50 %, bei Mädchen 19–20 %. Dazu gehören die anorektale Agenesie ohne/mit Fistelverbindung – bei Knaben zur prostatischen Urethra, bei Mädchen zur Vagina – und die isolierte Rektumatresie mit ausgebildetem Analkanal (UF = Urinfistel) .

Mittelhohe (intermediäre) Fehlbildungen. Bei Jungen 3–9 %, bei Mädchen 16–25 %. Der Analkanal ist nicht angelegt. Diese Gruppe schließt Fistelverbindungen – bei

Knaben zur bulbären Urethra, bei Mädchen zu Vestibulum oder Vagina – ein. Peña [14] geht abweichend davon aus, daß die Fistelmündung so gut wie immer vestibulär lokalisiert ist und hohe vaginale Einmündungen fast nur bei kloakalen Fehlbildungen vorkommen.

Tiefe (trans- oder infralevatorische Fehlbildungen). Bei Jungen 42–54 %, bei Mädchen 46–67 %; sie haben geringere urologische Relevanz. Vereinzelt finden sich dabei subkutane Fistelungen bis zur Raphe des Skrotums, bei Mädchen vestibuläre Ektopien der Analöffnung.

Kloakale und seltene Fehlbildungen. Zu dieser Gruppe gehören perineale Ekstrophien und die hohen anorektalen Agenesien mit vesikaler Fistelung.

Tabelle 28.2. Häufigkeit von Fistelverbindungen zu den Harnwegen

Autoren/Jahr	n (Jungen)	Urethrale Fisteln n [%]	Vesikale Fisteln n [%]	Ekstrophie n [%]
Cook (1978)	213	76 (35,7)	13 (6,1)	–
Hecker et al. (1980)	93	17 (18,3)	5 (5,4)	–
Iwai (1984)	71	31 (83,7)	3 (4,2)	2 (2,8)
Paus (1982)	43	12 (27,9)	2 (4,7)	–
Eichelsdörfer (1989)	55	16 (19,1)	5 (9,1)	–
Insgesamt	475	152 (32)	28 (5,9)	2 (0,4)

Allgemein überwiegen bei *Mädchen* die mittelhohen und tiefen Fehlbildungen. Selten sind bei ihnen urorektale, dagegen häufig rektovestibuläre oder -vaginale Verbindungen zu finden [4, 3, 7, 8, 10]. Insgesamt hat mehr als die Hälfte der betroffenen Mädchen Fisteln. Mittelhohe und hohe Fehlbildungen kommunizieren in mehr als 90 % der Fälle [1, 3, 4, 10].

Bei *Knaben* dominieren Fistelverbindungen zu den Harnwegen (Tabelle 28.2). Je höher die Fehlbildung bezüglich des Beckenbodens lokalisiert ist, um so wahrscheinlicher findet sich eine Verbindung zu den Harnwegen. Bei supralevatorischen Anomalien sind es 73–87 %, bei tiefen weniger als 2 % [10, 20].

28.5
Assoziierte Fehlbildungen

Mehr als 40 % der Kinder mit anorektalen Anomalien haben weitere Fehlbildungen – überwiegend aus der VACTERL-Gruppe. Das gleichnamige Syndrom mit mindestens 3 Fehlern tritt sporadisch auf – ohne familiäre Häufung oder Beziehung zum Alter der Eltern [16]. Im eigenen Krankengut hatten 48 von 173 Kindern mit anorektalen Defekten (28 %) zugleich Fehlbildungen aus der VACTERL-Gruppe [7]. Das Akronym bedeutet:

V[ertebral]:   numerische und andere Anomalien der Wirbelsäule, einschließlich Spina bifida. Für Stuhl- und Harnkontinenz haben sie Bedeutung, wenn sie mit neurologischen und/oder muskulären Defekten einhergehen.

A[nal]:   anorektale Fehlbildungen.
C[ardiovascular]: Herzfehler.
T[racheal]
E[sophageal]:   Ösophagusatresie mit oder ohne Trachealfistel.
R[enal]:   Nieren (Agenesie, Hypoplasie, Dysgenesie, zystische Malforma-
                   tion) und Ureterabgangsstenosen.
L[imbs]:   speziell Reduktion oder Polydaktylie des radialen Unterarmstrahls.

Die Wahrscheinlichkeit assoziierter Fehlbildungen nimmt zu mit der Sitzhöhe des
anorektalen Defektes [1, 3, 8, 10]. Nach Literaturübersichten ist nahezu jedes 2. Kind
mit ARF – zusätzlich zur rektourethralen Fistelung – mit weiteren Fehlbildungen der
Harnwege belastet [2, 7, 10]. Nahezu alle Kinder leiden ferner unter dem, was der
Begriff „mitigierte neurogene Blase" zusammenfaßt [18]. Hinzu kommen noch Genitalanomalien, bei Jungen besonders der Hodenhochstand (20–30 % bei hohen, über
10 % bei tiefen Defekten) und das Scrotum bipartitum, bei Mädchen Septierungen
und – bei komplexen Fehlbildungen – Duplikaturen.

28.6
Diagnostik

Wichtigste Maßnahme zur Beurteilung des Neugeborenen ist die *klinische Untersu-*
chung mit genauer Inspektion des Perineums und der Genitalregion. Insgesamt kann

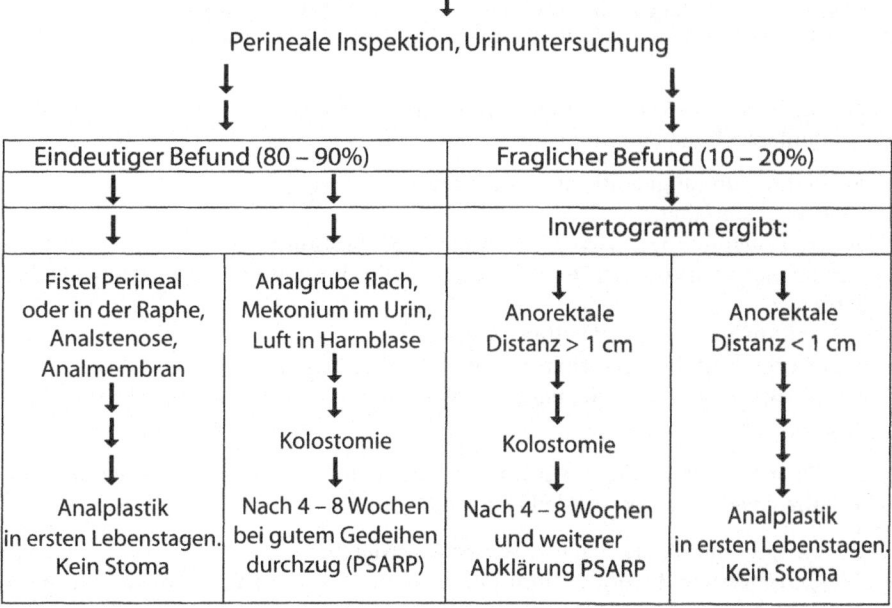

Abb. 28.2. Operationstaktik bei männlichen Neugeborenen mit anorektaler Fehlbildung. (Mod.
nach Peña)

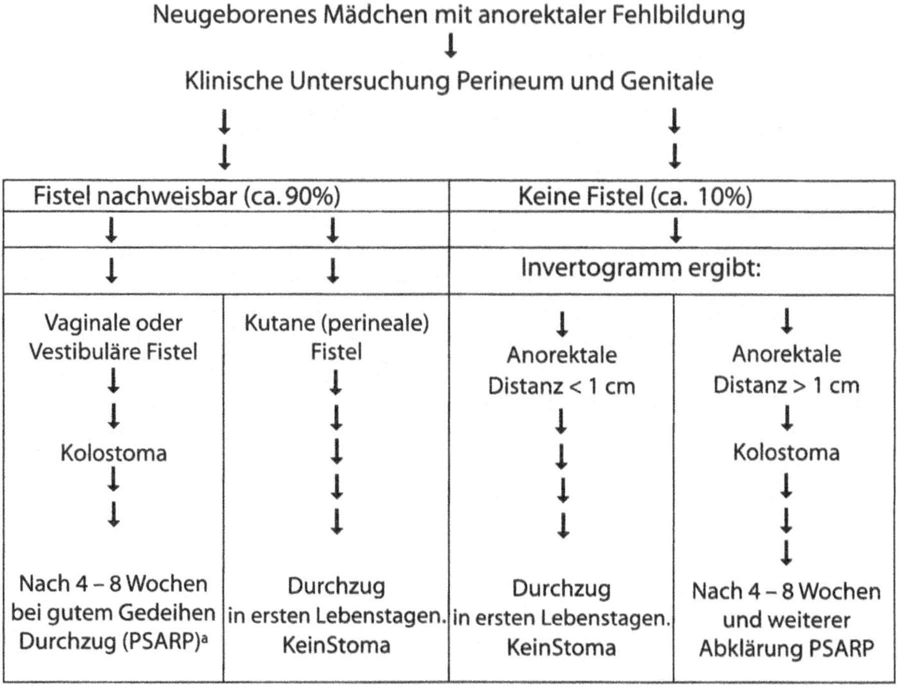

Neugeborenes Mädchen mit anorektaler Fehlbildung
↓
Klinische Untersuchung Perineum und Genitale

Fistel nachweisbar (ca. 90%)		Keine Fistel (ca. 10%)	
↓	↓	Invertogramm ergibt:	
Vaginale oder Vestibuläre Fistel	Kutane (perineale) Fistel	↓ Anorektale Distanz < 1 cm	↓ Anorektale Distanz > 1 cm
↓ Kolostoma ↓	↓	↓	↓ Kolostoma ↓
Nach 4 – 8 Wochen bei gutem Gedeihen Durchzug (PSARP)[a]	Durchzug in ersten Lebenstagen. KeinStoma	Durchzug in ersten Lebenstagen. KeinStoma	Nach 4 – 8 Wochen und weiterer Abklärung PSARP

Abb. 28.3. Operationstaktik bei weiblichen Neugeborenen mit anorektaler Fehlbildung. (Mod. nach Peña)
[a] Bei kloakaler Fehlbildung primär Kolostomie; falls erforderlich, Vaginostomie und Harnableitung. Durchzugsoperation des Rektums und der Vagina (PSARVUP) nach 6 Monaten.

nach dem Schema Peñas verfahren werden (Abb. 28.2 und 28.3). Insbesondere ist bei der Erstuntersuchung zu achten auf:

- Ausbildung und Pigmentierung des Analgrübchens;
- abnorme Hautfalten;
- äußere Fistelöffnungen (Länge, Richtung, Lokalisation);
- Genitale: Labiensynechie, Doppelvagina, Urethralmündung. Jungen: Hypospadie, Scrotum;
- Mekoniumabgang durch Urethra oder Vagina;
- assoziierte Fehlbildungen (Extremitäten, Wirbelsäule, Herz);
- nervale Störungen (Reflexe, perineale Sensibilität, Motorik, Ausdrückbarkeit der Blase).

Bildgebende Verfahren sind zur primären Beurteilung und Operationsplanung nur erforderlich, wenn eine perineale Fistel fehlt:

- Ultraschall (anorektale Distanz, Herzfehler, Nieren?);
- Röntgenübersicht, Invertogramm mit erhöhtem Becken frühestens 12–20 h nach der Geburt (anorektale Distanz; Zahl/Dysplasie der Sakralwirbel?);

- MCU zur Darstellung der rektourethralen Fistel, mitunter ohne Erfolg;
- MRT (Muskelbeschaffenheit, „tethered cord"?) bei hohen Defekten mit Sakraldysplasie;
- Endoskopie (Vagina, evtl. Urethra und Harnblase).

28.7
Operationsplanung bei Neugeborenen

Nach sorgfältiger Untersuchung des Kindes, Klärung der anatomischen Situation (Höhe des Verschlusses, Beziehungen des Rektumblindsackes insbesondere zu den Harnwegen) und assoziierter Störungen bestehen therapeutisch folgende Möglichkeiten (vgl. Abb. 28.2 und 28.3):

- Bei perinealer (oder skrotaler) Fistel, einfachem Membranverschluß oder geringer Distanz (< 1 cm) primäre Anoplastik während der ersten Lebenstage, also in der abakteriellen Phase des Darmes.
- Bei isolierter Analstenose oder/und geringer Ektopie der Analöffnung genügt meist die Bougierungsbehandlung.
- In allen anderen Fällen ist zunächst ein Kolostoma anzulegen. Die posterior sagittale Anorektoplastik folgt im Alter von 3–6 Monaten.
- Nur vereinzelt, z. B. bei sehr hohen anorektalen Defekten und vesikaler Fistelmündung, ist neben sakraler Freilegung zur Muskelidentifizierung die abdominale Mobilisierung erforderlich. Die gute intramurale Gefäßversorgung erlaubt dabei die rektumnahe Dissektion.
- Der klassische abdominoperineale Durchzug sollte nicht mehr durchgeführt werden.

Urologische Aspekte. Bei den urologischen Aspekten ist zu unterscheiden zwischen (I) assoziierten Störungen des Urogenitalsystems, (II) assoziierten lumbosakralen Defekten und anderen Läsionen der sakralen Innervation, (III) den erwähnten urogenitalen Beziehungen des Rektums und (IV) möglichen Folgen und Komplikationen der Durchzugsoperation.

Begleitstörungen an Nieren und oberen Harnwegen mit Belastung der Gesamtprognose können die Entscheidung für die Operation limitieren. Bei gravierender Obstruktion der Nieren muß deren Desobstruktion in der Regel der Kolostomie vorausgehen. Bei schweren Defekten der sakralen Innervation wird man die Indikation restriktiv stellen und jeweils den kleinstmöglichen operativen Eingriff empfehlen. Die Korrektur urorektaler oder rektogenitaler Verbindungen hängt unmittelbar zusammen mit der Durchzugsoperation und muß gemeinsam mit dieser erfolgen. Nur bei komplexen Fehlbildungen (z. B. kloakale Ekstrophie) sind meist mehrere getrennte Schritte erforderlich.

Durchzugsverfahren. Unter den Durchzugsverfahren wird heute meist die posterior sagittale Anorektoplastik (PSARP) nach Peila u. De Vries [13, 14] favorisiert. Sie beruht auf der alten Methode der Rectotomia posterior nach Kraske. Die PSARP ermöglicht die genaue Identifizierung und Schonung der Schließmuskulatur, insbesondere auch des Internus, sowie Trennung von Rektum und Harnröhre unter direkter Sicht. Ferner erlaubt sie, vaginale und kloakale Fehlbildungen gemeinsam mit dem Durchzug zu korrigieren.

28.8
Häufige Fehler bei der Behandlung anorektaler Fehlbildungen

- Anlegen eines überflüssigen Kolostomas bei tiefem Defekt.
- Nichtanlegen eines indizierten Stomas z. B. bei urethraler oder vestibulärer Fistel.
- Vor Durchzug unterlassenes Kolostogramm oder Kontrastdarstellung ohne ausreichenden hydrostatischen Druck.
- Bei Jungen unterlassenes MCU, Nichterkennen einer Urethralfistel.
- Devaskularisation des Rektums.
- Nebenverletzungen, insbesondere Nerven- und Muskelläsionen, Samen- und Harnwege.
- Übersehen eines Tethered-Cord-Syndroms.
- Inadäquate oder unterlassene Bougierung und Nachsorge.

28.9
Komplikationen nach Durchzugsoperation

Mukosaprolaps: 4–18 % nach abdominoperinealer Mobilisierung, fast nie nach PSARP.

Analstenose: 5–18 %. Prophylaxe durch routinemäßige Bougierung über 6–12 Monate. Korrektur mittels Erweiterungsplastik.

Fistelrezidiv: urorektal oder rektovaginal, 1–8 %. Korrektur erfordert Muskelinterposition und meist erneuten Durchzug.

Funktionelle Koprostase (Überkontinenz?) ist ein häufiges Problem nach PSARP. Mögliche Ursachen sind fehlende Motilität des Rektosigmoids, fehlende Perzeption der Stuhlfüllung oder mangelndes Toilettentraining. Behandlung durch Irrigation und Training.

Urethraldivertikel entstehen aus Fistelresten, manifestieren sich auch nach jahrelanger Latenz durch rezidivierende Infekte oder Steinbildung.

Urethralstriktur nach Traumatisierung bei der Mobilisierung des Rektums oder inadäquater Versorgung der Fistel, seltener infektionsbedingt.

Neurogene Blasenstörungen bei Dysgenesie des Os sacrum oder nach exzessiver Dissektion des Mastdarmstumpfes.

Myogene Harninkontinenz nach Läsion des Sphincter vesicae externus.

Sekundäre Enuresis bei Megarektum und Koprostase.

28.10
Langzeitergebnisse

Die Kontinenzerwartung hängt vorwiegend von anatomischen Vorgaben ab. Bei tiefem, translevatorischem Sitz der Anomalie können mehr als 90 % der Kinder normale Darm- und Blasenfunktion erwarten.

Stuhlkontinenz

Bei supralevatorischen und intermediären Formen erreichen 30–50 % der Kinder volle Stuhlkontinenz, 30 % Teilkontinenz, 20–30 % bleiben auf Dauer inkontinent. Zuverlässig sind die Ergebnisse erst nach dem 4. Lebensjahr zu beurteilen, frühzeitige Hnweise ergeben sich jedoch aus manometrischen Untersuchungen [7]. Manchmal kommt spontane Besserung noch bis zur Pubertät zustande. Prognostisch ungünstig sind komplexe Fehlbildungen sowie Fälle mit sakraler Dysgenesie oder Meningomyelozele. Kontinenzverbessernde Sekundäreingriffe sind möglich bei Analstenose, Mukosaprolaps, zu niedrigem Ruhetonus, fehlender Internusfunktion. Differente Muskelplastiken, mechanische Trainingsgeräte und Elektrostimulation haben gute Erfolgsaussichten.

Urinkontinenz

Urodynamische Untersuchung bei 104 Kindern mit operierter Analatresie ermittelte in 20 Fällen – (19,2 %) durchschnittlich 11 Jahre postoperativ – eine Urininkontinenz mit geringer Neigung zu Spontanheilung [6]. Mögliche Ursachen für diese Störung sind:

– Sakraldysplasie, primäre neuromuskuläre Defekte,
– iatrogene Läsion sakraler Nervenfasern,
– Läsion des Sphincter vesicae externus,
– assoziierte urogenitale Fehlbildungen.

Die Behandlung findet nicht immer Ansatzpunkte. So haben sich Muskeltransplantationen bei neuromuskulären Läsionen nicht bewährt. In sonst aussichtslosen Fällen kommen mechanische Systeme in Betracht, z. B. der pneumatische Sphinkter nach Scott.

Literatur

1. Cook RCM (1978) Anorectal malformations. In: Rickham PP, Lister J, Irving JM (eds) Neonatal surgery. Butterworths, London, p 457
2. DeVries PA, Pefla A (1986) Posterior sagittal anorectoplasty for intermediate and high imperforate anus anomalies. In: Welch KJ, Randolph JG, Ravitch MM, O'Neill JA, Rowe MJ (eds) Pediatric surgery, 4th edn. Year Book, Chicago, p 1035
3. Eichelsdörfer S (1989) Behandlungskonzept und Ergebnisse bei anorektalen Fehlbildungen. Erlanger Patientengut 1970–1985. Med Fak Diss, Erlangen
4. Hecker W Ch, Holschneider M, Kraeft H, Neumann M (1980) Complications, lethality and long-term results after surgery of anorectal atresia. Z Kinderchir 29:238–244
5. Hendren WH, Oesch JL, Tschaeppeler H, Bettex MC (1987) Repair of cloacal malformation using combined posterior sagittal and abdominal perineal approaches. Z Kinderchir 42:115–119
6. Holschneider AM, Kraeft H, Scholtissek Ch (1982) Urodynamische Untersuchungen von Blasenentleerungsstörungen bei Analatresie und Morbus Hirschsprung. Z Kinderchir 35:64–68
7. Hümmer HP, Simon S, Rösch W (1994) Urogenitale Implikationen der „Analatresie": Konsequenzen für Operationsindikation, Prognose und Nachsorge. Kontinenz 3:79–85
8. Iwai N, Hashimoto K, Goto Y, Majima S (1984) Long-term results after surgical correction of anorectal malformations. Z Kinderchir 39:35–39
9. Lambrecht W, Lierse W (1987) The internal sphincter in anorectal malformations: morphologic investigations in neonatal pigs. J Pediatr Surg 22:1160–1168
10. McLorie GA, Sheldon CA, Fleisher M, Churchill BM (1987) The genitourinary system in patients with imperforate anus. J Pediatr Surg 22:1100–1104
11. Nevo S, Bar-Maor JA, Nissan S (1983) Heredity in anal atresia. Z Kinderchir 38:105–107

12. Paus A, Bjordal R, Refsum S, Knudrud (1982) Anorectal anomalies – International classification. Z Kinderchir 36:58–62
13. Peña A, DeVries PA (1982) Posterior sagittal anorectoplasty: important technical considerations and new applications. J Ped Surg 17:796–811
14. Peña A: Imperforate anus and cloacal malformations. In: Ashcraft KW, Holder TM (eds) Pediatric Surgery, 2nd edn. Saunders, Philadelphia, S. 372
15. Putte SCJ van der (1986) Normal and abnormal development of the anorectum. J Pediatr Surg 21:434–440
16. Rintala R, Lindahl H, Louhimo J (1986) VATER association and anorectal malformations. Z Kinderchir 41:22–26
17. Schärli AF (1980) Mißbildungen des Rektums und des Anus. In: Bachmann KD, Ewerbeck H, Joppich G (Hrsg) Pädiatrie in Praxis und Klinik, Bd. II. Thieme, Stuttgart, S 13220
18. Sheldon C, Cormier M, Crone K, Waksman J (1991) Occult neurovesical dysfunction in children with imperforate anus and its variants. J Pediatr Surg 26:49–54
19. Stephens FD, Smith ED (1986) Classification, identification, and assessment of surgical treatment of anorectal anomalies. Pediatr Surg Int 1:200–205
20. Templeton JM, O'Neill JA (1986) Anorectal malformations. In: Welch KJ, Randolph JG, Ravitch MM, O'Neill JA, Rowe MJ (eds) Pediatric surgery, 4th edn. Year Book, Chicago, p 1022

Kapitel 29

Die Zukunft der Kinderurologie

A. Sigel

Die beiden Medizinfächer Urologie und Kinderchirurgie, beide lange Zeit in der Herrschaft der allgemeinen Chirurgie, befinden sich im Zwiespalt um die Zugehörigkeit des Teilgebietes Kinderurologie. Der Fächerkatalog der Bundes- und Landesärztekammern vergibt Wort und Begriff Kinderurologie nur dem Fach Urologie, nicht dem Fach Kinderchirurgie. Ihr wird jedoch Lizenz für alle angeborenen Fehlbildungen des Kindes zuerkannt, dies ohne jede Organbegrenzung.

Argumentativ stützt sich die Kinderchirurgie auf ältere Hinwendung zu urologischen Krankheiten des Kindesalters, stützt sich weiter auf bessere Kenntnis der Pathophysiologie des Kindes und hält an dem Generalanspruch auf operative Erkrankungen des Kindesalters fest, dies vom Scheitel bis zur Sohle. Indessen ist vieles davon längst weggebrochen, so Neurochirurgie, Kardiochirurgie, HNO- und ZMK-Chirurgie und gynäkologische Chirurgie. Auch die Fächer Unfallchirurgie und Orthopädie beanspruchen die Kindermorbidität für sich. Bei Anerkenntnis all dessen hält das Fach Allgemeine Kinderchirurgie einzig an kinderurologischer Teilhabe fest, verhält sich hier völlig anders als die allgemeine Chirurgie, die einsichtig alles Urologische schon lange aufgegeben hat. Gegenteilig bestätigt und unangefochten sieht sich die Kinderchirurgie in Teilen der Welt, besonders in romanischen und slawischen Ländern.

Das eigenständig gewordene Fach Urologie beschäftigt sich seither an vielen seiner Zentren intensiv mit Kinderurologie. Gewiß nicht an allen, was meist örtliche Gründe hat, aber dennoch eine Schwachstelle in unserer eigenen Argumentation bleibt.

Der Urologe, der sich an kranken Erwachsenen ausbildet, kann von dort her leichter auf Kindermorbidität abstrahieren, operativ wie endoskopisch, leichter als derjenige, der das Endoskopieren und Operieren primär und autodidaktisch am Kleinkind erlernen soll. Was ihm vielleicht an Pathophysiologie des Kleinkindesalters fehlt, verschafft er sich über die Pädiatrie, weil die zu operierenden Kinder des 1.–3. Lebensjahres ohnehin alle auf der Intensivstation der Kinderklinik ankommen. Viele von ihnen kommen auch primär von dort nur stundenweise zur Operation in die räumlich einverbundene Urologie, die dann hinterher täglich konsiliarisch aktiv bleibt.

Die allgemeine Urologie beansprucht die Zuständigkeit für Kinderurologie als natürlichen Bestandteil ihres Faches. Der Anspruch spiegelt sich wissenschaftlich und empirisch in regelmäßigen Fachtagungen, in häufigen Fachbeiträgen ihrer beiden deutschsprachigen wissenschaftlichen Fachzeitschriften und in Herausgabe von

Lehrbüchern der Kinderurologie wie dem vorliegenden. Im Gegensatz dazu hat die deutsche Kinderchirurgie in den letzten 40 Jahren kein eigenes Lehrbuch herausgebracht, geschweige denn eines der Kinderurologie. Sie zehrt von schweizerischem Buchbestand.

Wenn es zutrifft, daß viele Kinderchirurgen 25–30 % ihrer Betten mit urologischen Kindern belegen, dann vermißt man dazu den adäquaten wissenschaftlichen Hintergrund, vermißt ausreichende empirische Berichterstattung und die zugehörige Lehrbemühung. Indessen gibt es Ausnahmen perfekter kinderurologischer Arbeit in kinderchirurgischen Kliniken. Einen Alleinanspruch können wir Urologen deshalb per Verordnung nicht durchsetzen oder anstreben. Es ist möglich und vertretbar, daß Kinderurologie auch künftig gespalten vor sich geht, in den Händen der allgemeinen Urologie wie in denen des Faches Kinderchirurgie. Jedoch müßten sich dazu beide Fächer dem unterziehen, was ohnehin auf alle Medizin zukommt, einer Qualitätskontrolle. Dieses Erfordernis wird dazu führen, was wir hier für das Fach Urologie erneut postulieren: an urologischen Universitätskliniken – nicht notwendig an allen – Abteilungen für Kinderurologie, Stationen nicht im Sinne der Ausgliederung mit vollkommener Selbständigkeit und Unabhängigkeit, sondern als C-3-Professur zugeordnet dem C-4-Lehrstuhl.

Voraussetzung für solche Professur wäre urologische Facharztanerkennung, mehrjährige Oberarzttätigkeit samt Habilitation, diese einschließlich Publikationen möglichst mit kinderurologischer Thematik. Leiter der Abteilungen ließen sich an urologischen Kliniken finden. Forderung nach eigenem Etat, nach zusätzlichem Personal wäre primär illusorisch, weil zur Zeit nicht einzulösen. Die Einrichtung müßte einstweilen überwiegend aus Vorhandenem entstehen, erreichbar deshalb, weil dieselbe Klinik bisher bereits ihre Kinderurologie betrieb. Erforderlich wäre dazu Weitsicht und Einsicht des Klinikdirektors. Er müßte seine Fakultät oder seinen Stadtrat (bei Lehrkrankenhäusern) dazu bewegen. Weiter müßte der Klinikchef seinem Leiter der Kinderurologie die Position souverän so ausstatten, auch wirtschaftlich, daß sie ihm erstrebenswert und bleibenswert erscheint, was dennoch Wechsel von einer Hochschule zur anderen nicht ausschlösse.

Verbunden mit einer solchen Einrichtung wäre notwendig ein lizenzierter Zusatz „Kinderurologie" zum Facharzttitel Urologie, zu erwerben binnen 2 Jahren im Anschluß an die normale Facharztanerkennung, dies alles jedoch ohne streng exklusiven Anspruch, was heißt, daß der Kinderurologe von der Allgemeinurologie nicht ganz ausgeschlossen sein muß, wie umgekehrt der Urologe ohne Zusatztitel fallweise an der Kinderurologie teilhaben kann. Der Zusatz hätte aber selektiv seine beabsichtigte und berechtigte akademische Langzeitwerbewirksamkeit auf Patienten, Eltern, Ärzte und Krankenhausträger.

Schließlich stünde es auch den Lehrstühlen der Kinderchirurgie offen, ihrerseits Abteilungen für Kinderurologie einzurichten, jedoch müßten dazu die erwähnten fachlich-personellen Voraussetzungen stimmen. Der kinderurologische Zusatztitel könnte dann auch dort erworben werden. Der Weg wäre frei für eine faire kinderurologische Konkurrenz zwischen beiden Fächern. Ob sie darin dann gleich- oder verschiedenwertig würden, müßte die Ausstrahlung in medizinische und allgemeine Öffentlichkeit mit der Zeit erweisen. Ein direkter Zugang zur Kinderurologie, unter Umgehung einer vorherigen operativen Facharztanerkennung (für Urologie oder Kinderchirurgie), müßte ausgeschlossen bleiben.

Vorerst nicht, aber am Ende können wir eine Situation erreichen, vergleichbar derjenigen im englischen Sprachbereich, wo in den letzten beiden Jahrzehnten an allen großen akademischen Kliniken eine eigenständige Abteilung Kinderurologie entstand, deren Leiter überwiegend aus der Erwachsenenurologie hervorgegangen sind, jedoch auch aus der Kinderchirurgie. Es ist dies die Konsequenz aus dem Umstand, daß Kinderurologie in ihrer ganzen Weite und Tiefe (einschließlich Nierentransplantation und Urotraumatologie) eine Arztpersönlichkeit wissenschaftlich und praktisch so stark beansprucht, daß sie Mühe hat, andere Teilgebiete ähnlich kompetent zu praktizieren, zu beforschen und zu lehren. Umgekehrt hat der klinisch tätige Urologe gleiche Mühe, wenn er neben allen Zweigen der Erwachsenenurologie in gleicher Gründlichkeit auch die Kinderurologie praktisch wie wissenschaftlich bearbeiten will.

In dem erwiesen höheren Fachstand der englischsprachigen Kinderurologie, vor allem der nordamerikanischen, liegt letztlich die Ursache, daß wir mit unserer derzeitigen kinderurologischen Verfassung nicht zufrieden sein können, das gilt für das Fach Urologie, noch viel mehr für das Fach Kinderchirurgie.

Sachverzeichnis

The manufacturer's authorised representative in the EU is Springer
Nature Customer Service Centre GmbH, Europaplatz 3, 69115 Heidelberg,
Germany. If you have any concerns regarding our products, please
contact ProductSafety@springernature.com

Printed and bound by CPI Group (UK) Ltd, Croydon, CR0 4YY
27/04/2026
02097636-0003